A. Messall, D. Löscher, C. Rohrbach (Hrsg.)
Fachpflege Neonatologische und Pädiatrische Intensivpflege

Anja Messall, Diana Löscher, Christiane Rohrbach (Hrsg.)

Fachpflege Neonatologische und Pädiatrische Intensivpflege

2. Auflage

Mit Beiträgen von: Christina Beck, Erlangen; Petra Brutscher, Datteln; Daniela Dapia Cao, Erlangen; Marianne Düllmann, Essen; Lieselotte Eizenhöfer, Triefenstein; Yvonne Freitag, Berlin; Anne Katrin Ganz, Herford; Maren Grabicki, Berlin; Tobias Hieckmann, Roßtal; Katja Knab, Oberasbach; Dorothee Kollmann, Porta Westfalica; Katja von Maydell, Nürnberg; Stephanie Möllmann, Lünen; Uta Münstermann, Vasselder Veldhunten (NL); Gabriele Oberhoff, Hattingen; Stephanie Rist, Freudenberg; Christiane Rohrbach, Bochum; Monika Schindler, Ladenburg; Michale Schroth, Möhrendorf; Heike Stasik, Herten; Ulrike Stein, Erlangen; Hannah Toensfeuerborn, Hannover; Sabine Vogel, Erlangen; Renate Westreicher, Gössendorf (A); Robert Zimmer, Hannberg

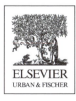

ELSEVIER
URBAN & FISCHER

URBAN & FISCHER München

Zuschriften an:
Elsevier GmbH, Urban & Fischer Verlag, Hackerbrücke 6, 80335 München
E-Mail pflege@elsevier.de

Wichtiger Hinweis für den Benutzer
Die Erkenntnisse in der Pflege und Medizin unterliegen laufendem Wandel durch Forschung und klinische Erfahrungen. Herausgeber und Autoren dieses Werkes haben große Sorgfalt darauf verwendet, dass die in diesem Werk gemachten therapeutischen Angaben (insbesondere hinsichtlich Indikation, Dosierung und unerwünschter Wirkungen) dem derzeitigen Wissensstand entsprechen. Das entbindet den Nutzer dieses Werkes aber nicht von der Verpflichtung, anhand weiterer schriftlicher Informationsquellen zu überprüfen, ob die dort gemachten Angaben von denen in diesem Werk abweichen und seine Verordnung in eigener Verantwortung zu treffen.
Für die Vollständigkeit und Auswahl der aufgeführten Medikamente übernimmt der Verlag keine Gewähr.
Geschützte Warennamen (Warenzeichen) werden in der Regel besonders kenntlich gemacht (®). Aus dem Fehlen eines solchen Hinweises kann jedoch nicht automatisch geschlossen werden, dass es sich um einen freien Warennamen handelt.

Bibliografische Information der Deutschen Nationalbibliothek
Die Deutsche Nationalbibliothek verzeichnet diese Publikation in der Deutschen Nationalbibliografie; detaillierte bibliografische Daten sind im Internet über http://www.d-nb.de/ abrufbar.

Alle Rechte vorbehalten
2. Auflage 2013
© Elsevier GmbH, München
Der Urban & Fischer Verlag ist ein Imprint der Elsevier GmbH.

13 14 15 16 17   5 4 3 2 1

Für Copyright in Bezug auf das verwendete Bildmaterial siehe Abbildungsnachweis

Das Werk einschließlich aller seiner Teile ist urheberrechtlich geschützt. Jede Verwertung außerhalb der engen Grenzen des Urheberrechtsgesetzes ist ohne Zustimmung des Verlages unzulässig und strafbar. Das gilt insbesondere für Vervielfältigungen, Übersetzungen, Mikroverfilmungen und die Einspeicherung und Verarbeitung in elektronischen Systemen.

Um den Textfluss nicht zu stören, wurde bei Patienten und Berufsbezeichnungen die grammatikalisch maskuline Form gewählt. Selbstverständlich sind in diesen Fällen immer Frauen und Männer gemeint.

Planung: Martina Lauster, München
Lektorat und Redaktion: Bernd Hein, München
Projektmanagement: Karin Kühnel, München
Herstellung: Ute Landwehr-Heldt, Bremen
Satz: abavo GmbH, Buchloe/Deutschland; TnQ, Chennai/Indien
Druck und Bindung: Dimograf, Bielsko-Biała, Polen
Umschlaggestaltung: SpieszDesign, Neu-Ulm
Titelfotografie: Getty Images

ISBN Print   978-3-437-27101-4
ISBN e-Book 978-3-437-59222-5

Aktuelle Informationen finden Sie im Internet unter **www.elsevier.de** und **www.elsevier.com**

Vorwort

„An diesen Orten, mit den bedrückenden Schatten, dort wird intensiver gelebt, stärker gerungen und tiefer geliebt!"
[aus „Das Spezialkind" von Gudrun Stoever]

Jeder Mitarbeiter einer neonatologischen und/oder pädiatrischen Intensivstation kann diese Worte sehr stark nachempfinden und begegnet diesem „intensivem Leben", dem „stärkeren Ringen" und der „tiefen Liebe" immer wieder auf's Neue.

So ist es, neben der hochspezialisierten Intensivmedizin, ganz besonders wichtig, unsere, zum Teil sehr kleinen, Patienten pflegerisch optimal zu betreuen und deren grundsätzliche Bedürfnisse nicht aus den Augen zu verlieren.

Auch in der aktuellen Auflage von „Fachpflege neonatologische und pädiatrische Intensivpflege" war unser Augenmerk auf die Intensiv„PFLEGE" und weniger auf die Intensiv„MEDIZIN" gerichtet. Denn **BEIDES** kann das Outcome der Kinder entscheidend beeinflussen.

Zeigen wir doch als eine Art Lobbyisten der Kinder (und auch Eltern), dass unser grund- und intensivpflegerisches Wissen und Können einen großen Stellenwert hat.

Medizintechnik, Medikamente und ein gewisses medizinisches Wissen sind natürlich nicht wegzudenken und fließen in die einzelnen Bereiche des Buches ein.

Die Entwicklung in der Intensivpflege und -medizin schreitet sehr schnell voran und es gibt bestimmt auch jetzt in diesem Moment neue Erkenntnisse, Methoden und Möglichkeiten. Alle Autoren haben dennoch ihr Bestes gegeben, dieses Buch auf den neusten Stand zu bringen. Dafür möchten wir uns ganz herzlich bedanken.

Anja Messall und Diana Deutsch
im Juni 2012

Glossar und Abkürzungen

A.	Arterie	BMI	Bodymass-Index
ACS	Akutes Koronarsyndrom	BPD	Bronchopulmonale Dysplasie
ACT	Active clotting time (aktivierte Gerinnungszeit)	BSG	Blutsenkungsgeschwindigkeit
		BSN	Berner Schmerzscore für Neugeborene
ACVB	Aortocoronarer Venenbypass	BZ	Blutzucker
ADH	Antidiuretisches Hormon	Ca^{2+}	Kalzium
AEP	Akustisch evozierte Potentiale	CAPD	Kontinuierliche ambulante Peritonealdialyse
AF	Atemfrequenz		
AHA	American Heart Association	CCT	Kranielles Computertomogramm
AHV	Atemhubvolumen	Ch	Charriére
AICD	Automatischer implantierbarer Kardiodefibrillator	chron.	Chronisch
		chronotrop	Steigerung der Herzfrequenz, Aktivierung Sympathikus
AIDS	Acquired Immune Deficiency Syndrom		
AK	Antikörper	CK	Kreatinkinase
AMG	Arzneimittelgesetz	CK-MB	Kreatinkinase vom Herzmuskeltyp
AMV	Atemminutenvolumen	Cl^-	Chlorid
ANS	Atemnotsyndrom	cm	Zentimeter
ANV	Akutes Nierenversagen	cmH_2O	Zentimeter Wassersäule
AO	Anordnung	CMV-Infektion	Cytomegalie-Infektion
AP	Arterieller Druck		
APRV	Airway Pressure Release Ventilation	CNPV	Continuous negative pressure ventilation (kontinuierlicher negativer Atemwegsdruck)
ArbSchG	Arbeitsschutzgesetz		
ARDS	acute respiratory distress syndrome (akutes Lungenversagen)		
		CNV	Chronisches Nierenversagen
art.	arteriell	CO_2	Kohlendioxid
Art.	Arterie	COPD	Chronic Obstructive Pulmonary Disease, chronisch obstruktive Lungenerkrankung
AS	Aminosäuren		
ASE	Atemstimulierende Einreibung	CPAP	Continuous positive airway pressure; kontinuierlicher positiver Atemwegsdruck
ASS	Acetylsalicylsäure		
AT III	Antithrombin III	CPD	Kontinuierliche Peritonealdialyse
AVK	Arterielle Verschlusskrankheit	CPP	Zerebraler Perfusionsdruck
AVSD	Atrioventrikulärer Septumdefekt	CPR	Kardiopulmonale Reanimation
AZ	Allgemeinzustand	CRP	C-reaktives Protein
AZV	Atemzugvolumen	CT	Computertomographie
BAA	Bauchaortenaneurysma	CTG	Cardiotokogramm
bakt.	bakteriell	Cu	Kupfer
bathmotrop	Die Reizschwelle des Myokards beeinflussend	CVVH	Kontinuierliche venovenöse Hämofiltration
		d	dies (lat.= täglich)
BB	Blutbild	δT (Delta T)	Differenz zwischen zentraler und peripherer Temperatur
BDK	Blasendauerkatheter		
bds.	beidseits	DCM	Dilatative Kardiomyopathie
BDSG	Bundesdatenschutzgesetz	diast.	diastolisch
BE	Broteinheit	DIC	dissaminated intravasal coagulation, disseminierte intravasale Gerinnung (Verbrauchskoagulopathie)
BE	Base Excess (Basenüberschuss): Abweichung der Gesamtpufferbasen vom Normalwert		
		Distribution	Verteilung
BfArM	Bundesinstitut für Arzneimittel und Medizinprodukte	DLTx	Double Lungentransplantation
		Dos.	Dosierung
BGA	Blutgasanalyse	dPmax	Index für kardiale Kontraktilität
BGV	Berufsgenossenschaftliche Vorschriften	dromotrop	Die Erregungsleitung des Herzens beeinflussend
Bili	Bilirubin		
BIPAP	Biphasic Positive Airway Pressure: druckkontrollierte Beatmung mit 2 Druckniveaus	E. coli	Escherichia coli
		EBV	Epstein-Barr-Virus
BLS	Basic Life Support		

Glossar und Abkürzungen

ECMO	Extrakorporale Membranoxygenierung; extrakorporale Lungenunterstützung	HK	Herzkatheter
EEG	Elektroenzephalogramm	Hkt.	Hämatokrit
EK	Erythrozytenkonzentrat	HLA-Antigen	Histokompatibilitätsantigene
EKG	Elektrokardiogramm	HLM	Herz-Lungen-Maschine
EKZ	Extrakorporale Zirkulation	HMV	Herzminutenvolumen
Elimination	Ausscheidung; alle Prozesse, die im Rahmen der Verstoffwechslung zum Unwirksamwerden eines Stoffes führen	HNCM	Hypertrophisch nicht-obstruktive Kardiomyopathie
		HOCM	Hypertrophisch-obstruktive Kardiomyopathie
EMMV	Extended Mandatory Minute Ventilation	HR	Herzrate
EP	Evozierte Potentiale	HRST	Herzrhythmusstörungen
ERCP	Endoskopische retrograde Cholangio-Pankreatikographie	HSM	Herzschrittmacher
		HSV	Herpes-simplex-Virus
Ery	Erythrozyten	HUS	Hämolytisch-urämisches Syndrom
ES	Extrasystole	HVLP	high-volume-low-pressure
ESV	Endsystolisches Volumen	Hyperkapnie/Hypokapnie	$paCO_2$ erhöht/erniedrigt
etCO$_2$	Endexspiratorisches Kohlendioxid		
EVLW	Extravasales Lungenwasser	HZV	Herzzeitvolumen
EZR	Extrazellularraum	i. c.	intrakutan
Faeces	Stuhlausscheidung	I. d. R.	In der Regel
FFP	Fresh Frozen Plasma, gefrorenes Frischplasma	i. m.	Intramuskulär
		i. o.	Intraossär
FG	Frühgeborenes	i. v.	Intravenös
FiO$_2$	Inspiratorische O$_2$-Fraktion	IABP	Intraaortale Ballongegenpulsation
FRC	Funktionelle Residualkapazität	ICP	Intracranial Pressure (Hirndruck)
FSP	Fibrinspaltprodukte	ICR	Interkostalraum; Zwischenrippenraum
GEDV	Gesamtes enddiastolisches Volumen	ID	Innerer Durchmesser
GFP	Gefrorenes Frischplasma (Fresh Frozen Plasma)	IE	Internationale Einheit
		Ig	Immunglobuline
GFR	Glomeruläre Filtrationsrate	IMV	Intermittend mandatory ventilation
GIT	Gastrointestinaltrakt	Ind.	Indikation
GKW	Ganzkörperwäsche	inotrop	Die Kontraktilität des Myokards beeinflussend
GOT	Glutamat-Oxalazetat-Transaminase		
GPT	Glutamat-Pyruvat-Transaminase	IPPV	Intermittend positive pressure ventilation (Beatmung mit intermittierend-positivem Druck)
gtt	Tropfen		
gyn.	Gynäkologisch		
h	Stunde	IRDS	Infant respiratory distress syndrome
HAES	Hydroxyethylstärke. Wird als Blutplasmaersatzstoff verwendet	IRV	Inversed ratio ventilation
		ITBV	Intrathorakales Blutvolumen
Hb	Hämoglobin	IZR	Intrazellularraum
HbF	Fetales Hämoglobin	K	Kalium
HCO$_3$	Standardbikarbonat: Menge des Bikarbonats im Blut	Kcal	Kilokalorie
		kg	Kilogramm
HCV	Hydrokolloidverband	KG	Körpergewicht
HDM	Herzdruckmassage	kgKG	Kilogramm pro Körpergewicht
HELLP	Schwere Verlaufsform der Praeeklampsie mit schwerer Leberfunktionsstörung: Hämolyse, erhöhten Leberenzymen, verminderter Thrombozytenzahl	KH	Kohlenhydrate
		KHK	Koronare Herzkrankheit
		KI	Kontraindikation
		kJ	Kilojoule
HF	Herzfrequenz	KOF	Körperoberfläche
HFOV	Hochfrequenzoszillationsbeatmung	Kontextsensitive Halbwertszeit	Parameter für den Wirkungsverlauf eines Pharmakons nach Ende der Zufuhr
HFV	High Frequency Ventilation (Hochfrequenzventilation)		
HI	Herzinsuffizienz	Kps.	Kapsel
HIT	Heparininduzierte Thrombozytopenie	Krea	Kreatinin
HIV	Human immunodeficiency virus, humanes Immundefizienzvirus	KUSS	Kindliche Unbehagens- und Schmerzskala
		l	Liter

Glossar und Abkürzungen

LA	Linksartial	O_2	Sauerstoff
LAP	Linker Vorhofdruck, Links-atrialer Druck	OP	Operation
LAS	Lymphadenopathiesyndrom	OPCAB	Off-Pump Coronary Artery Bypass
LDH	Laktatdehydrogenase	p. o.	Per os
Leukos	Leukozyten	$paCO_2$	Kohlendioxiddruck im arteriellen Blut
Lj	Lebensjahr(e)	PAK	Pulmonalarterienkatheter
LK	Lymphknoten	PA_m	Pulmonalarterienmitteldruck
LP	Lumbalpunktion	paO_2	Arterieller Sauerstoffdruck
Lufu	Lungenfunktion	PAP	Pulmonalarteriendruck
LWK	Lendenwirbelkörper	pAVK	Periphere arterielle Verschlusskrankheit
MAD	Mittlerer arterieller Druck	PC HZV	Pulskontrolliertes Herzzeitvolumen
MAP	Mittlerer Atemwegsdruck (pressure)	PCA	patient controlled analgesia (patientenkontrollierte Analgesie)
MARS	Molecular Adsorbents Recirculating System	pCO_2	CO_2-Partialdruck
MAS	Mekoniumaspirationssyndrom	PCV	pressure controlled ventilation (druckkontrollierte Beatmung)
max.	Maximal		
mg	Milligramm	PCWP	Pulmonalarterieller Verschlussdruck, Wedgedruck
Min.	Minute		
Miosis	Engstellung der Pupillen	PD	Peritonealdialyse
MMC	Meningomyelozele	PDA	Persistierender Ductus arteriosus
mmHg	Millimeter Quecksilbersäule	PDK	Periduralkatheter
MMV	Mandatory minute volume	PEA	Pulslose elektrische Aktivität
Mo.	Monate	pECLA	Pumpless Extracorporeal Lung Assistent
MODS	Multiorgandysfunktionssyndrom	PEEP	Positiver endexspiratorischer Druck
MOV	Multiorganversagen	PEG	Perkutane endoskopische Gastroenterostomie
MPAP	Mittlerer Pulmonalarteriendruck		
MPG	Medizinproduktegesetz	Perspiratio insensibilis	Bezeichnet die nicht wahrnehmbare Verdunstung über die Haut
MRSA	Methicillin-resistente Staphylococcus-aureus-Stämme		
		Pharmakodynamik	Wirkungsmechanismus eines Arzneimittels
MRT	Magnetresonanztomographie		
MS	Magensonde	Pharmakokinetik	Verlauf der Arzneimittelverteilung im Körper von der Aufnahme bis zur Ausscheidung (Resorption-Distribution-Elimination)
MTS	Medizinischer Thrombosestrumpf		
N.	Nervus		
n. A.	Nach Anordnung		
Na	Natrium	pH-Wert	Konzentrationsbeschreibung der Wasserstoffionenkonzentration in einer Lösung
NaCl 0,9 %	Natriumchloridlösung 0,9-prozentig; physiologische Kochsalzlösung		
		P_{insp}	Inspiratorischer Spitzendruck; ist abhängig vom Inspirationsflow, von der Resistance und der Compliance der Lunge
$NaHCO_3$	Natriumbikarbonat		
NAK	Nabelarterienkatheter		
NEC	Nekrotisierende Enterokolitis	pO_2	O_2-Partialdruck
neg.	Negativ	postop.	Postoperativ
NG	Neugeborenes	PPHN	Persistierende pulmonale Hypertension des Neugeborenen
NIBP	Non-invasive Blood-Pressure, nicht invasive Blutdruckmessung		
		PPI	Protonenpumpeninhibitoren
NIV	Noninvasive Ventilation	präop.	Präoperativ
NMH	Niedermolekulares Heparin	PRVC	pressure regulated volume controlled (druckregulierte volumenkontrollierte Beatmung)
NNM	Nebennierenmark		
NNR	Nebennierenrinde		
NO	Nitric oxide, Stickstoffmonoxid	PRIND	Prolongiertes reversibles ischämisches neurologisches Defizit
NPN	Nitroprussidnatrium		
NRS	Numerische Rangskala	PSV	pressure support ventilation (druckunterstützte Beatmung)
NSAID	Non Steroidale Anti Inflammatory Drugs		
NSAR	Nichtsteroidale Antirheumatika	PTA	Perkutane transluminale Angioplastie
NSTEMI	Infarkt ohne ST-Hebungen	PTT	Partielle Thromboplastinzeit
NV	Nierenversagen	Resorption	Aufnahme
NVK	Nabelvenenkatheter	respir.	Respiratorisch
NW	Nebenwirkung	rezid.	Rezidivierend

Glossar und Abkürzungen

RG	Rasselgeräusche	$tcpCO_2$	Transkutane Messung des Kohlendioxidpartialdrucks
Rh	Rhesusfaktor	TEE	Transösophageale Echokardiografie
RR	Blutdruck nach Riva-Rocci	TENS	Transkutane elektrische Nervenstimulation
r-TPA	Rekombinant Tissue Plasminogen Activator	T_{ex}	Exspirationszeit
s. c.	Subkutan	tgl.	Täglich
s. l.	Sublingual	Thrombos	Thrombozyten
s. o.	Siehe oben	TIA	Transitorisch ischämische Attacke
s. u.	Siehe unten	T_{in}	Inspirationszeit
SAB	Subarachnoidalblutung	TK	Thrombozytenkonzentrat
S_aO_2	Sauerstoffsättigung	TMP	Transmembrandruck
SDH	Subdurales Hämatom	TTE	Transthorakale Echokardiografie
Se	Selen	TX	Organtransplantation
Sek.	Sekunde	TZ	Thrombinzeit
SEP	Somatosensorische evozierte Potentiale	u. U.	Unter Umständen
Shivering	Kältezittern	UFH	Unfraktioniertes Heparin
SHT	Schädel-Hirn-Trauma	UF-Rate	Ultrafiltrationsrate
SIDS	Sudden infant death syndrome (plötzlicher Kindstod)	V.	Vene
SIMV	Synchronized intermittend mandatory ventilation, synchronisierte intermittierende maschinelle Beatmung	v. a.	Vor allem
		VAS	Visuelle Analogskala
		VC	Vitalkapazität
S-IPPV	Synchronized intermittend (continous) positive pressure ventilation (synchronisierte (kontinuierliche) Beatmung mit intermittierend positivem Druck)	VCV	volume controlled ventilation (volumenkontrollierte Beatmung)
		VES	Ventrikuläre Extrasystole
		VRS	Verbale Rangskala
SIRS	Systemic Inflammatory Response Syndrome, Verbrennungsschock	VSD	Ventrikelseptumdefekt
		VSV	volume support ventilation (volumenunterstützte Beatmung)
SLTx	Single Lungentransplantation		
SM	Schrittmacher	VT	Ventrikuläre Tachykardie
SO_2	Sauerstoffsättigung	Vv.	Venae (Venen)
SPA	Spinalanästhesie	VW	Verbandswechsel
SSW	Schwangerschaftswoche	Weaning	Entwöhnung vom Beatmungsgerät
Std.	Stunden	W/O-Emulsion	Wasser-in-Öl-Emulsion
stdl.	Stündlich		
SV	Schlagvolumen	WHO	World Health Organization
SVES	Supraventrikuläre Extrasystolen	Wo.	Wochen
SVR	Systemischer Gefäßwiderstand	z. B.	Zum Beispiel
SVR	Systemisch vaskulärer Widerstand	z. T.	Zum Teil
SVT	Supraventrikuläre Tachykardie	Zn	Zink
syst.	Systolisch	ZNS	Zentrales Nervensystem
Tbc	Tuberkulose	ZVD	Zentraler Venendruck
TCD	Transkranielle Dopplersonographie	ZVK	Zentraler Venenkatheter

Abbildungsnachweis

Der Verweis auf die jeweilige Abbildungsquelle befindet sich bei allen Abbildungen im Werk am Ende des Legendentextes in eckigen Klammern. Alle nicht besonders gekennzeichneten Grafiken und Abbildungen © Elsevier GmbH, München.

A 300	Reihe Klinik- und Praxisleitfaden, Elsevier GmbH, Urban & Fischer Verlag, München
J747	D. Fichtner/T.Engbert, GraphikBureau, Kroonsgard
J787	Colourbox.com
K115	A. Walle, Hamburg
K307	S. Möller, Utting
L106	H. Rintelen, Velbert
L107	M. Budowick, München
L126	K. Dalkowski, Buckenhof
L138	M. Kosthorst, Borken
L157	S. Adler, Lübeck
L190	G. Raichle, Ulm
L215	S. Weinert-Spieß, Neu-Ulm
L217	E. Schenk-Panic, München
M205	P. Nydahl, Kiel
M251	F. Kirsch, Schwäbisch Hall
M285	A. Messall, Zirndorf
M290	H. Tönsfeuerborn, Hannover
O553	Robert Zimmer, Erlangen
O591	U. Münstermann, Vasselder Veldhunten (NL)
R148	J. Hampton: EKG für Pflegeberufe, 1.Aufl., Elsevier GmbH, Urban & Fischer Verlag 2005
V514	Nutricia GmbH, Erlangen

Inhaltsverzeichnis

1	**Ethische Aspekte in der Intensivpflege**	**1**
1.1	Berufsethik	2
1.1.1	Ethik-Kodex des ICN	2
1.1.2	Ethik-Kodex der DGF	2
1.2	Klinisches Ethik-Komitee	2
1.3	Selbstbestimmungsrecht/Patientenautonomie	5
2	**Hygiene**	**7**
2.1	Standardhygienemaßnahmen	7
2.2	Hygieneanforderungen bei Punktionen und Injektionen	9
2.3	Hygienische Besonderheiten auf einer neonatologischen Intensivstation	11
2.4	Verhalten bei speziellen Infektionskrankheiten	16
3	**Psychosoziale Unterstützung von Kind und Eltern**	**19**
3.1	Kommunikation	19
3.1.1	Kommunikation in der Pflege	19
3.1.2	Kommunikation von Frühgeborenen	21
3.2	Psychosoziale Unterstützung der Familie	21
3.2.1	Umgang mit der Angst des Kindes	21
3.2.2	Begleitung der Eltern	22
3.2.3	Einbeziehen der Geschwister	26
3.2.4	Familien aus anderen Kulturkreisen	26
3.2.5	Erleben vom Sterben und Tod des Kindes	28
3.3	Für Wohlbefinden sorgen	32
3.3.1	Bedeutung des Umfelds	32
3.3.2	Einfluss der Pflegenden	33
3.3.3	Kängurumethode	33
3.3.4	Lärm auf der Intensivstation	34
4	**Betreuungsübernahme**	**37**
4.1	Erstversorgung von Früh- und Neugeborenen	37
4.2	Transport	39
4.2.1	Transport von Früh- und Neugeborenen	39
4.2.2	Transportarten	40
4.3	Aufnahme	42
4.3.1	Aufnahme von Früh- und Neugeborenen	42
4.3.2	Aufnahme von Kindern	43
5	**Außerklinische Intensivpflege**	**45**
6	**Beobachtung des Kindes**	**53**
6.1	Bewusstseinslage	53
6.1.1	Bewusstseinsstadien	53
6.1.2	Überwachung der Bewusstseinslage	53
6.2	Beobachtung der Atmung	59
6.2.1	Physiologische Atmung	59
6.2.2	Pathologische Atmung	59
6.2.3	Apnoeformen	60
6.2.4	Atemgeräusche	61
6.3	Beobachtung der Temperatur	62
6.3.1	Temperaturmessung	62
6.3.2	Pflegerische Besonderheiten bei Hypothermie	63
6.3.3	Pflegerische Besonderheiten bei Hyperthermie	64
6.4	Palpation des Abdomens	65
6.5	Schmerz	66
6.5.1	Schmerzbeobachtung	67
6.5.2	Pflegerische Interventionen	67
6.5.3	Medikamentöse Maßnahmen	70
6.6	Flüssigkeitsbilanz	70
6.7	Monitoring	70
6.7.1	Elektrokardiogramm	71
6.7.2	Pulsoxymetrie	72
6.7.3	Transkutane Sauerstoffpartialdruckmessung	73

6.7.4	Transkutane Kohlendioxidpartialdruckmessung	74	8.2	Kinästhetik Infant Handling	115	
6.7.5	Kapnometrie	75	8.3	Frühmobilisation	119	
6.7.6	Blutdruckmessung	76	8.4	Lagerungen	121	
6.7.7	Zentralvenöse Druckmessung	79	8.5	NIDCAP	128	
6.7.8	Pulmonalarterielle Druckmessung	80	**9**	**Prophylaxen**	**133**	
6.7.9	Linksatriale Druckmessung	81	9.1	Dekubitusprophylaxe	133	
6.7.10	Intrakranielle Druckmessung	81	9.1.1	Dekubitus	133	
6.7.11	PiCCO-Katheter	83	9.1.2	Prophylaktische Maßnahmen	134	
			9.2	Atelektasen- und Pneumonieprophylaxe	139	
7	**Körperpflege**	**85**	9.2.1	Atelektasen/Pneumonien	139	
7.1	Spezielle Techniken in der Intensivpflege	85	9.2.2	Prophylaktische Maßnahmen	139	
7.1.1	Haarwäsche im Bett	85	9.3	Kontrakturenprophylaxe	141	
7.1.2	Mundpflege	86	9.3.1	Kontrakturen	141	
7.1.3	Nasenpflege	89	9.3.2	Prophylaktische Maßnahmen	141	
7.1.4	Augenpflege	90	9.4	Thromboseprophylaxe	141	
7.2	Intimsphäre und Sexualität	91	9.4.1	Thrombose	141	
7.3	Unterstützung bei der Ausscheidung	92	9.4.2	Prophylaktische Maßnahmen	142	
7.3.1	Miktion	92	**10**	**Ernährung**	**145**	
7.3.2	Defäkation	92	10.1	Stillförderung	145	
			10.2	Künstliche enterale Ernährung	150	
8	**Integration entwicklungs- fördernder Maßnahmen**	**95**	10.3	Parenterale Ernährung	156	
8.1	Basale Stimulation in der Pflege	95	**11**	**Pflege vor, während und nach medizinischen Interventionen**	**159**	
8.1.1	Grundlagen des Konzepts	95	11.1	Punktionen und Drainagen	159	
8.1.2	Entwicklung der Sinneswahrnehmung	97	11.1.1	Aszitespunktion und -drainage	159	
8.1.3	Ganzkörperwaschungen	101	11.1.2	Pleurapunktion und -drainage	162	
8.1.4	Vestibuläre Wahrnehmung und Stimulation	106	11.1.3	Perikardpunktion und -drainage	166	
8.1.5	Vibratorische Wahrnehmung und Stimulation	107	11.1.4	Liquorpunktion und -drainage	167	
			11.1.5	Rickham-Kapsel-Punktion	170	
8.1.6	Olfaktorische und gustatorische Wahrnehmung und Stimulation	108	11.1.6	Knochenmarkpunktion	170	
8.1.7	Schlucktraining	110	11.1.7	Wunddrainagen	170	
8.1.8	Taktil-haptische Wahrnehmung und Stimulation	112	11.2	Transfusion	172	
			11.2.1	Blut und Blutderivate	172	
8.1.9	Auditive Wahrnehmung und Stimulation	112	11.2.2	Ablauf der Transfusion	174	
			11.2.3	Hämolytischer/nicht-hämolytischer Zwischenfall	175	
8.1.10	Visuelle Wahrnehmung und Stimulation	113	11.3	Instrumentelle Harnableitung	176	
8.1.11	Autostimulation	114	11.3.1	Transurethraler Blasenkatheter	176	
			11.3.2	Suprapubischer Blasenkatheter	178	
			11.3.3	Splint	179	
			11.3.4	Urostoma	180	

11.4	Zentralvenöse Katheter	181		13.2.4	Zwerchfellhernie	237
11.4.1	Zentraler Venenkatheter	181		13.2.5	Bronchopulmonale Dysplasie	239
11.4.2	Nabelvenenkatheter	183		13.3	Kardiorespiratorische Anpassungsstörungen	240
11.4.3	Einschwemmkatheter	183				
11.5	Arterienkatheter	184		13.3.1	Persistierende pulmonale Hypertension des Neugeborenen	240
11.6	Implantierte venöse Dauerkatheter	186				
				13.3.2	Persistierender Ductus arteriosus Botalli	241
11.6.1	Partiell implantierte venöse Dauerkatheter (Broviac/Hickman/Permcath-Katheter)	186				
				13.4	Weitere Atemwegserkrankungen	243
11.6.2	Vollständig implantierte venöse Dauerkatheter	186		13.4.1	Status asthmaticus	243
				13.4.2	Cor pulmonale	244
11.7	Wundversorgung in der neonatologischen und pädiatrischen Intensivpflege	188		13.4.3	Lungenkontusion	245
				13.4.4	Adult respiratory distress syndrome	246
11.7.1	Dokumentation	188		13.4.5	Lungenödem	247
11.7.2	Spüllösungen und Antiseptika	188		13.4.6	Aspiration	247
11.7.3	Septische und aseptische Verbandswechsel	190		13.4.7	Pneumonie	248
				13.4.8	Pneumothorax	249
11.7.4	Materialkunde	190		13.5	Lungentransplantation	250
11.7.5	Verbandtechniken	192		13.5.1	Betreuung nach einer Lungentransplantation	251
11.7.6	Verbandempfehlungen	195				
11.8	Stomapflege	195		13.5.2	Immunsuppression	254
				13.5.3	Komplikationen	255
12	**Beatmung**	203		13.6	Pflege eines ECMO-Patienten	256
12.1	Endotracheale Intubation	203				
12.1.1	Intubationsmaterial	203		14	**Pflege bei kardiologischen und kardiovaskulären Erkrankungen**	261
12.1.2	Ablauf und Assistenz bei der Intubation	207				
				14.1	Angeborene Herzfehler	261
12.1.3	Pflege des beatmeten Kindes	208		14.1.1	Ductusabhängige Herzfehler	261
12.1.4	Beatmungsmuster	215		14.1.2	Hypoxämischer Anfall bei Fallot-Tetralogie	262
12.1.5	Entwöhnung vom Respirator	224				
12.1.6	Trachealkanülen	226		14.1.3	Kardiomyopathien	263
				14.2	Infektionserkrankungen des Herzens	265
13	**Pflege bei respiratorischen Erkrankungen**	231				
				14.2.1	Endokarditis	265
13.1	Physikalische Atemunterstützung	231		14.2.2	Myokarditis	266
				14.3	Herzinsuffizienz	266
13.1.1	Inhalationen	231		14.4	Herzrhythmusstörungen	268
13.1.2	Sauerstofftherapie	232		14.4.1	Kardioversion	268
13.2	Neonatale Lungenerkrankungen	234		14.4.2	Extrasystolen	269
				14.4.3	Tachykarde Herzrhythmusstörungen	270
13.2.1	Infant respiratory distress syndrome	234				
				14.4.4	Bradykarde Herzrhythmusstörungen	273
13.2.2	Mekoniumaspiration	236				
13.2.3	Wet-lung-syndrome	237				

14.5	Herzschrittmachertherapie	274	16	Pflege bei nephrologisch-urologischen Erkrankungen		317
14.5.1	Anschluss des Herzschrittmachers	275	16.1	Nierenersatztherapie		317
14.5.2	Pflegerische Besonderheiten	276	16.2	Nierenerkrankungen		322
14.6	Herzkatheteruntersuchungen	277	16.2.1	Hämolytisch-urämisches Syndrom		322
14.7	Operationen mit und ohne Herz-Lungen-Maschine	278	16.2.2	Nierenversagen		322
			16.3	Nierentransplantation		324
14.7.1	Vorbereitung der postoperativen Maßnahmen	279	17	Pflege bei gastrointestinalen Erkrankungen		327
14.7.2	Postoperative Maßnahmen	280	17.1	Angeborene Fehlbildungen		327
14.7.3	Kardiochirurgische Interventionen ohne Herz-Lungen-Maschine	281	17.1.1	Ösophagusatresie		327
			17.1.2	Duodenal- und Dünndarmatresie		329
14.7.4	Kardiochirurgische Interventionen mit Herz-Lungen-Maschine	283	17.1.3	Omphalozele und Gastroschisis		330
			17.1.4	Gallengangsfehlbildungen		333
14.7.5	Fontan-Operation/totale cavopulmonale Anastomose (Glenn-Anastomose)	287	17.2	Erkrankungen beim Früh- und Neugeborenen		334
			17.2.1	Hypoglykämie des Neugeborenen		334
14.7.6	Pulmonalhypertensive Krise	288	17.2.2	Nekrotisierende Enterokolitis		334
14.7.7	Offener Thorax	290	17.3	Weitere gastrointestinale Erkrankungen		335
14.8	Schock	290	17.3.1	Lebererkrankungen		335
14.8.1	Kardiogener Schock	291	17.3.2	Akutes Abdomen		339
14.8.2	Hypovolämischer Schock	291	17.3.3	Diabetisches Koma		341
14.8.3	Septischer Schock	292				
14.8.4	Anaphylaktischer Schock	292	18	Pflege bei hämatologischen Erkrankungen und systemischen Infektionen		343
14.9	Chylothorax	293				
14.10	Herztransplantation	295	18.1	Erkrankungen beim Früh- und Neugeborenen		343
15	Pflege bei neurologischen Erkrankungen	301	18.1.1	Hyperbilirubinämie		343
15.1	Beobachtungsparameter	301	18.1.2	Hydrops fetalis		344
15.2	Allgemeine Maßnahmen der neurologischen Intensivpflege	304	18.2	Weitere Erkrankungen		346
			18.2.1	Disseminierte intravasale Gerinnung		346
15.3	Neurologische Krankheiten und pflegerische Besonderheiten	306	18.2.2	Sepsis		347
			18.2.3	Meningokokkensepsis		348
15.3.1	Meningomyelozele	306	18.2.4	HIV-Infektion		349
15.3.2	Hirnblutungen	308				
15.3.3	Schädel-Hirn-Trauma	310	19	Unfälle im Kindesalter		351
15.3.4	Wachkoma	312	19.1	Thermische Verletzungen		351
15.3.5	Hydrocephalus	313	19.1.1	Ursachen, Einschätzung, Komplikationen, Zentren		351
15.3.6	Meningitis und Enzephalitis	314				
15.3.7	Status epilepticus	315	19.1.2	Aufnahme des Patienten		355

19.1.3	Krankenbeobachtung und Körperpflege	358
19.1.4	Verbandswechsel	359
19.1.5	Lagerung	362
19.1.6	Ernährung	363
19.1.7	Psychosoziale Aspekte	364
19.2	Ertrinkungsunfall	365
19.3	**Ingestionen und Intoxikationen**	368
19.3.1	Anamnese und Sofortmaßnahmen	368
19.3.2	Induziertes Erbrechen	370
19.3.3	Magenspülung	371
19.3.4	Giftnotrufzentralen	372
19.3.5	Umgang mit suizidalen Patienten	373
19.3.6	Antidotbehandlung	373
20	**Notfall/Reanimation**	**375**
20.1	**Basismaßnahmen**	376
20.1.1	Atmung	376
20.1.2	Beatmung	377
20.1.3	Zirkulation	378
20.2	Erweiterte Reanimationsmaßnahmen	379
20.2.1	Medikamente	379
20.2.2	Elektrotherapie	382
20.2.3	Weiterführende Intensivtherapie	384
20.3	Reanimation von Neugeborenen und Säuglingen	385
20.4	Notfallkoffer/-wagen/-rucksack	386
21	**Rechtliche Aspekte**	**389**
21.1	Medizinproduktegesetz und Medizinprodukte-Betreiberverordnung	389
21.1.1	Medizinproduktegesetz	389
21.1.2	Medizinprodukte-Betreiberverordnung	389
21.2	Berufliche Schweigepflicht	390
21.3	Dokumentationspflicht	391
21.4	Transplantationsgesetz	392
21.4.1	Organspende	392
21.4.2	Entnahme und Übertragung von Organen	393
21.5	Transfusionsgesetz	393
21.5.1	Anwendung von Blutprodukten	393
21.5.2	Dokumentationspflicht	394
22	**Medikamente**	**395**
22.1	Pulmonal wirksame Medikamente	395
22.2	Herz-Kreislauf-Medikamente	396
22.3	Sedativa	399
22.4	Analgetika	401
22.5	Relaxanzien	403
22.6	Diuretika	403
22.7	Medikamente zur Reanimation	404
22.8	Homöopathie	405
23	**Anhang**	**409**
	Normalwerte für Laboruntersuchungen	409
	Klinische Chemie	410
	Index	**415**

KAPITEL 1

Diana Löscher, Christiane Rohrbach

Ethische Aspekte in der Intensivpflege

DEFINITIONEN
Ethik (griech.: ta ethika): „Die Sittenlehre" (des Aristoteles); Disziplin der Philosophie; Wissenschaft vom moralischen Handeln.

Das Wertesystem und die innere Haltung der Menschen entwickeln sich innerhalb einer Kultur bzw. Gesellschaft und unterliegen einem stetigen Wandel. Was z. B. vor 200 Jahren noch „gute Sitte" war, kann heute sittenwidrig sein.

Ethik sucht im Sinne des sittlich richtigen Handelns eine Antwort auf die Frage: „Was sollen wir tun?" Ethisches Verhalten besteht somit aus der Verwirklichung ethischer Werte. Diese Werte (z. B. Wert des Lebens, Willensfreiheit, Gerechtigkeit, Nächstenliebe, Weisheit, Tapferkeit, Selbstbeherrschung, Wahrhaftigkeit, Treue, Vertrauen, Glaube) sind Werte der inneren Haltung und des erstrebten sittlichen Verhaltens in verschiedenen Lebenssituationen. Diese Maximen der Lebensführung leiten sich aus der Verantwortung gegenüber anderen ab.

Menschen beachten die Regeln und Normen sittlichen Verhaltens nicht nur deshalb, weil sie per Gesetz durchgesetzt werden können und bei Nichteinhaltung Sanktionen drohen, sondern weil sie diese Regeln aus Überzeugung für gut und richtig erachten. Diese Erkenntnis kann nur die handelnde Person selbst für sich erlangen. Nur aus dieser Erkenntnis heraus übernimmt sie Verantwortung für ihr Tun.

Als vernunftbegabtes Wesen hat der Mensch die Möglichkeit, sich bewusst (in Freiheit) für oder gegen etwas zu entscheiden. Eine Entscheidung bewusst treffen, das bedeutet aber auch, die Verantwortung dafür zu übernehmen. Die persönliche Freiheit zur Entscheidung ist sowohl eine Möglichkeit als auch eine Pflicht, der sich der Mensch nicht entziehen kann. Die Verantwortung ist das wichtigste Zeichen ethischen Verhaltens.

Im Gegensatz zur Rechtsprechung und den Gesetzen, die lediglich regionale Geltung haben, gilt die Ethik grenzüberschreitend. Gesetze dienen der Verstärkung ethischer Auffassungen innerhalb eines Staates oder einer Staatengemeinschaft.

Ethische Werte sind nicht naturgegeben, sondern erschließen sich durch Sozialisation. Ohne dass es dem Einzelnen bewusst sein muss, bestimmen die kulturell verankerten Werte sein Handeln. Sie ordnen sich im Sinne einer Wertepyramide selbst. Die unbewusst verwirklichten Vitalwerte bilden die Basis dieser Pyramide (z. B. Lebenswille, Nahrungstrieb, Geschlechtstrieb), an der Spitze der Pyramide findet sich der denkbar höchste Wert.

Die für die Bundesrepublik Deutschland gültigen ethischen Werte sind zum einen im Grundgesetz verankert, zum anderen gründen sie auf der christlichen Ethik, die Gottes Gebote anerkennt (exemplarisch festgehalten durch die „Zehn Gebote" und das Wirken Jesu).

In der Präambel zur Rahmen-Berufsordnung für professionell Pflegende heißt es: „Die ethischen Grundsätze der professionell Pflegenden basieren auf dem Grundgesetz der Bundesrepublik Deutschland, das die Unantastbarkeit der Würde des Menschen festlegt." [1]

Häufig entzündet sich die Diskussion über ethische Standpunkte an großen Themen, z. B. Hirntod, Organtransplantation, Gentechnik, Bioethik. Für die Praxis sind jedoch die alltäglichen Probleme entscheidender. Jeder Mensch kennt sie aus eigenem Erleben: „Die Einbrüche in die Privatheit des Patienten, die Halbwahrheiten und Lügen, die gebrochenen Versprechen, die großen und kleinen Freiheitsberaubungen, der Mangel an Respekt, die Verletzung menschlicher Würde, die unangemessene Machtausübung, die verbalen und physischen Gewalttätigkeiten, das Mitansehen und Dabeistehen und das Wegschauen, die Vertrauenseinbrüche, das Fehlermachen, die Gehorsamkeit aus Bequemlichkeit". [2]

1.1 Berufsethik

Patienten, die der intensivpflegerischen und intensivmedizinischen Betreuung bedürfen, sind in besonderem Maße abhängig von einer verantwortungsvollen Versorgung, die ethischen Grundsätzen verpflichtet ist. Sie sind aufgrund ihrer Erkrankung oder ihres Alters häufig nicht in der Lage, die Verantwortung für sich selbst zu übernehmen und ihre Bedürfnisse oder Ängste auszudrücken. In der neonatologischen und pädiatrischen Intensivpflege übernehmen meist die Eltern zunächst die Verantwortung für ihr Kind. Aufgrund der Erkrankung und der daraus resultierenden Situation existenzieller Bedrohung, ist es ihnen aber nur bedingt möglich, diese Verantwortung in Akutsituationen vollständig zu tragen. Sie sind auf Hilfe und Unterstützung des therapeutischen Teams angewiesen. Vorübergehend übernimmt das Intensivpersonal in bestimmten Situationen die Verantwortung und unterstützt dadurch den Patienten und seine Angehörigen.

Die Ethik-Kodices des Weltbundes der Krankenschwestern und Krankenpfleger (International Council of Nurses, ICN) und der Deutschen Fachgesellschaft für Intensivpflege (DGF) formulieren die Bedingungen für diese spezielle Aufgabe professionell Pflegender. In ihnen sind allgemeine Grundsätze und Verhaltensregeln festgelegt, die für Pflegende bindend sind. Sie stellen zweifelsfrei klar, dass Pflegende die Verantwortung für ihr Handeln tragen.

> Ethische Entscheidungen können dem Einzelnen nicht abgenommen werden.

1.1.1 Ethik-Kodex des ICN

Der **Weltbund der Krankenschwestern und Krankenpfleger** (*International Council of Nurses*, ICN) hat 1953 zum ersten Mal einen internationalen Ethik-Kodex für professionell Pflegende aufgestellt. Im Jahr 2005 überarbeitete der Verband den Kodex erneut und verabschiedete ihn in der aktualisierten Form (➤ Tab. 1.1). In der Präambel heißt es: „Untrennbar von Pflege ist die Achtung der Menschenrechte, einschließlich des Rechts auf Leben, auf Würde und auf respektvolle Behandlung. Pflege wird mit Respekt und ohne Wertung des Alters, der Hautfarbe, des Glaubens, der Kultur, einer Behinderung oder Krankheit, des Geschlechts, der sexuellen Orientierung, der Nationalität, der politischen Einstellung, der ethnischen Zugehörigkeit oder des sozialen Status ausgeübt." [3]

Dem ICN gehören 122 nationale Berufsverbände an, in denen weltweit Millionen Pflegende zusammengeschlossen sind. Deutschland ist in dieser Organisation durch den Deutschen Berufsverband für Pflegeberufe (DBfK) vertreten.

1.1.2 Ethik-Kodex der DGF

Die **Deutsche Gesellschaft für Fachkrankenpflege** (*DGF*) hat in Anlehnung an die ethischen Prinzipien des Philosophen Immanuel Kant Regeln für Intensivpflegende erarbeitet. Diese Regeln sollen als Grundlage für moralisches Handeln in der Intensivpflege dienen. Gleichzeitig stellt dieser Ethik-Kodex das berufliche Selbstverständnis dar und untermauert die Autonomie der Intensivpflege. Auch der Ethik-Kodex der DGF weist darauf hin, dass „Menschen in ihrer Ganzheit aus physischen, psychischen und spirituellen Bedürfnissen sowie in ihren sozialen und kulturellen Bezügen lebend, betrachtet (werden). Sie erfahren Respekt, Zuwendung und Anteilnahme, unabhängig von Alter, Geschlecht, nationaler der sozialer Herkunft, Hautfarbe, Religion oder politischen Anschauung." [4]

1.2 Klinisches Ethik-Komitee

Ethische Entscheidungen werden aufgrund der Entwicklung in Medizin und Pflege immer vielfältiger. Ethik hängt zwar letzten Endes an den Entscheidungen und Überzeugungen der Einzelnen, aber da Menschen gemeinsam in Institutionen leben und arbeiten, sollten ethische Entscheidungen von einer

Tab. 1.1 Der ICN (International Council of Nurses) verabschiedete im Jahr 2005 diese überarbeitete Fassung des Ethik-Kodex. (deutsche Übersetzung 2010)

Der ICN Ethik-Kodex für Pflegende enthält 4 Grundelemente, die den Standard ethischer Verhaltensweise bestimmen.

1. Pflegende und ihre Mitmenschen

Die grundlegende berufliche Verantwortung der Pflegenden gilt dem pflegebedürftigen Menschen.

Bei ihrer beruflichen Tätigkeit fördert die Pflegende[1] ein Umfeld, in dem die Menschenrechte, die Wertvorstellungen, die Sitten und Gewohnheiten sowie der Glaube des Einzelnen, der Familie und der sozialen Gemeinschaft respektiert werden.

Die Pflegende gewährleistet, dass der Pflegebedürftige ausreichende Informationen erhält, auf die er seine Zustimmung zu seiner pflegerischen Versorgung und Behandlung gründen kann. Die Pflegende behandelt jede persönliche Information vertraulich und geht verantwortungsvoll mit der Informationsweitergabe um.

Die Pflegende teilt mit der Gesellschaft die Verantwortung, Maßnahmen zugunsten der gesundheitlichen und sozialen Bedürfnisse der Bevölkerung, besonders der von benachteiligten Gruppen, zu veranlassen und zu unterstützen. Die Pflegende ist auch mitverantwortlich für die Erhaltung und den Schutz der natürlichen Umwelt vor Ausbeutung, Verschmutzung, Missachtung und Zerstörung.

2. Pflegende und die Berufsausübung

Die Pflegende ist persönlich verantwortlich und rechenschaftspflichtig für die Ausübung der Pflege, sowie für die Wahrung ihrer fachlichen Kompetenz durch kontinuierliche Fortbildung.

Die Pflegende achtet auf ihre eigene Gesundheit, um ihre Fähigkeit zur Berufsausübung nicht zu beeinträchtigen.

Die Pflegende beurteilt die individuellen Fachkompetenzen, wenn sie Verantwortung delegiert.

Die Pflegende achtet in ihrem persönlichen Verhalten jederzeit darauf, das Ansehen des Berufes hochzuhalten und das Vertrauen der Bevölkerung in die Pflege zu stärken.

Die Pflegende gewährleistet bei der Ausübung ihrer beruflichen Tätigkeit, dass der Einsatz von Technologie und die Anwendung neuer wissenschaftlicher Erkenntnisse vereinbar sind mit der Sicherheit, der Würde und den Rechten der Menschen.

3. Pflegende und die Profession

Die Pflegende übernimmt die Hauptrolle bei der Festlegung und Umsetzung von Standards für die Pflegepraxis, das Pflegemanagement, die Pflegeforschung und Pflegebildung.

Die Pflegende beteiligt sich an der Entwicklung beruflicher Kenntnisse, die auf Forschungsergebnissen basieren.

Über ihren Berufsverband setzt sich die Pflegende dafür ein, dass sichere, gerechte soziale und wirtschaftliche Arbeitsbedingungen in der Pflege geschaffen und erhalten werden.

4. Pflegende und ihre Kolleginnen

Die Pflegende sorgt für eine gute Zusammenarbeit mit ihren Kolleginnen aus der Pflege und mit den Mitarbeitenden anderer Bereiche.

Die Pflegende greift zum Schutz des Einzelnen, der Familie und der sozialen Gemeinschaft ein, wenn deren Wohl durch eine Pflegende oder eine andere Person gefährdet ist.

[1] Zugunsten der besseren Lesbarkeit wurde im Text durchgehend die weibliche Form verwendet

Tab. 1.2 Ethik-Kodex der Deutschen Gesellschaft für Fachkrankenpflege (DGF).

Intensivpflegende und die Bevölkerung

Die/der Intensivpflegende ist primär den Menschen gegenüber verantwortlich, die Intensivpflege benötigen. Bei der Ausführung der Pflege fördert sie/er eine Umgehung, in der Wertvorstellungen, Gewohnheiten und Glauben der Einzelnen berücksichtigt werden.

Die/der Intensivpflegende erkennt das Recht der Patienten auf Selbstständigkeit, Selbstbestimmung und Selbstfürsorge sowie deren individuelle Bedürfnisse an und begegnet ihnen mit Anteilnahme, Offenheit und Ernsthaftigkeit.

Die/der Intensivpflegende verteidigt das Recht der Patienten auf Privatsphäre, u. a. durch den Schutz vertraulicher Daten gegenüber Personen, die diese Informationen nicht zur Behandlung benötigen, es sei denn, dass eine gerichtliche Anordnung dies erforderlich macht.

Tab. 1.2 Ethik-Kodex der Deutschen Gesellschaft für Fachkrankenpflege (DGF). (Forts.)

Intensivpflegende und die Bevölkerung

Die/der Intensivpflegende erhält die persönliche Integrität der Patienten aufrecht, achtet auf die Einhaltung der Würde des Menschen, beschützt Patienten vor unethischen oder illegalen Handlungen und ist bestrebt, diese berufliche Freiheit in der Praxis zu etablieren.

Die/der Intensivpflegende vermeidet jeden Missbrauch durch die besondere Beziehung zu Patienten und des Zugangs zu deren Eigentum und verweigert jedes angebotene Geschenk, welches als Beeinflussung zu bevorzugter Behandlung interpretiert werden könnte.

Intensivpflegende und die Praxis

Die/der Intensivpflegende versorgt ihren/seinen Dienst mit Respekt vor der menschlichen Würde und der Einzigartigkeit der Patienten, ohne von deren sozialen oder ökonomischen Status, persönlichen Eigenschaften oder des Wesens der Gesundheitsprobleme beeinflusst zu sein.

Die/der Intensivpflegende zeigt einen kontinuierlich hohen Grad an Kompetenz. Kompetenz ist eine Mischung aus individuellem, professionellem Wissen, Urteilsvermögen, Wertvorstellungen und technischen sowie zwischenmenschlichen Fähigkeiten.

Die/der Intensivpflegende ist verpflichtet und verantwortlich für individuelle, professionelle Urteile und Handlungen, sie/er ist der Advokat für die Rechte der Patienten. Sie/er achtet auf die Einhaltung ethischer Prinzipien hinsichtlich Pflege, Diagnostik, Behandlung und Forschung.

Die/der Intensivpflegende erkennt Grenzen ihrer/seiner Kompetenz und weist in solchen Situationen die Übernahme von Tätigkeiten zurück, solange sie/er nicht eingewiesen und als kompetent beurteilt worden ist, um den Patienten vor Schaden zu schützen.

Die/der Intensivpflegende informiert die zuständige Person oder Institution über jede Situation, in welcher der Patient durch die Umgebung der Intensivpflege oder inadäquate Ressourcen gefährdet ist, oder die gegen die Sicherheitsstandards spricht.

Intensivpflege und die Gesellschaft

Die/der Intensivpflegende nimmt an den Bemühungen der Profession teil, die Öffentlichkeit vor Fehlinformation oder Fehlrepräsentation zu schützen und erhält so die Integrität des Berufsbildes.

Die/der Intensivpflegende unterstützt zusammen mit anderen Gruppen im Gesundheitswesen oder in der Kommune die Gesundheitsbedürfnisse in der Öffentlichkeit.

Die/der Intensivpflegende vermeidet es, ihre/seine Qualifikation einseitig zur Förderung von Produkten einzusetzen, um die Unabhängigkeit professioneller Beurteilung nicht zu beeinträchtigen.

Intensivpflegende und die Mitarbeiterinnen und Mitarbeiter

Die/der Intensivpflegende erhält kooperative Beziehungen zwischen Intensivpflegenden, Intensivmedizinern und anderen Angehörigen der Berufe im Gesundheitswesen, Krankenhäusern und Einrichtungen, die Interesse für Intensivpflege repräsentieren, aufrecht.

Die/der Intensivpflegende behandelt Kolleginnen und Kollegen mit Gerechtigkeit, Einheitlichkeit, Glaubwürdigkeit, Ehrlichkeit, Verlässlichkeit und Aufrichtigkeit und trägt individuell dazu bei, die Kollegialität im Gesundheitswesen zu verbessern.

Die/der Intensivpflegende gibt Wissen, Erfahrungen und Fachautorität an Kolleginnen und Kollegen weiter, um die professionelle Kompetenz entsprechend der Bedürfnisse weiter zu entwickeln.

Intensivpflege und die Profession

Die/der Intensivpflegende spielt eine maßgebende Rolle bei der Bestimmung und Verwirklichung wünschenswerter Standards für die Intensivpflegepraxis und -weiterbildung.

Die/der Intensivpflegende nimmt an Aktivitäten teil, die zur weiterführenden Entwicklung des beruflichen Fachwissens beitragen.

Die/der Intensivpflegende bemüht sich, den Berufsstand zu etablieren und Arbeitsbedingungen zu unterstützen, die einer qualitativ hochwertigen Intensivpflege dienlich sind.

Die/der Intensivpflegende informiert die zuständige Person oder Institution über jede gewissenhafte Beobachtung, die für die professionelle Praxis relevant ist.

gemeinsamen Überzeugung getragen sein. Das **klinische Ethik-Komitee** (*KEK*) setzt sich aus den im Krankenhaus Tätigen sowie Berufsgruppen zusammen, die mit medizinischen und pflegerischen Fragen befasst sind. In dem Gremium sind Vertreter verschiedener hierarchischer Ebenen der Berufsgruppen vertreten.

Das KEK ist formaljuristisch durch den Krankenhausträger einzusetzen und seine Mitglieder sind von ihm zu berufen. Es bedarf einer Satzung bzw. Geschäftsordnung, die von dem Gremium selbst unter juristischer Beratung zu erarbeiten ist und dann vom Krankenhausträger in Kraft gesetzt wird.

Die Aufgaben eines Ethik-Komitees sind weit zu fassen. Grundsätzlich können alle im Krankenhaus auftretenden ethischen Probleme im KEK besprochen werden, nicht nur Fragen des Wohlergehens von Patienten.

Das KEK wird in der Regel auf Anfrage und beratend tätig. Es kann aber auch von sich aus die Initiative ergreifen. Grundsätzlich kann das KEK von allen Mitarbeitern des Hauses, aber auch von Patienten, ihren Angehörigen, Bevollmächtigten und Betreuern angerufen werden.

Ethisch relevante Probleme können z. B. sein:
- Fortsetzung der Behandlung Sterbender
- Aufrechterhaltung der Lebensfunktion von komatösen Patienten, bei denen keine Aussicht auf Besserung besteht
- Reanimation oder Unterlassen der Reanimation ohne Kenntnis des Willens des Betroffenen
- Abbruch einer Behandlung
- erzwungene Unehrlichkeit in Bezug auf die Prognose bei Sterbenden, beispielsweise wenn sich Eltern nicht wünschen, dass ihrem Kind die Diagnose und Prognose mitgeteilt wird. Es kann sich auch um Zwänge innerhalb des therapeutischen Teams handeln, wenn z. B. Unstimmigkeiten bezüglich eines günstigen Zeitpunktes zur Prognosebesprechung mit den Angehörigen innerhalb des Teams bestehen
- Verabreichung von Medikamenten unter Zwang

Letztlich trägt der behandelnde Facharzt ethisch und juristisch die Verantwortung für die Entscheidungen, die Grundlage der medizinischen Behandlungen sind. Deshalb kann das KEK nur eine beratende Funktion wahrnehmen. Seine Entscheidungen sind als Empfehlungen zu verstehen.

Aufgaben eines Ethik-Komitees können sein:
- ethische Leitbilder und Leitlinien für das gesamte Krankenhaus erstellen
- Richtlinien in ethischen Fragen für häufig wiederkehrende Behandlungsentscheidungen erarbeiten
- grundsätzliche Orientierungen in speziellen ethischen Fragen erstellen
- Bearbeitung ethisch und rechtlich relevanter Informationen für alle Mitarbeiter des Krankenhauses
- Bekanntmachung der erarbeiteten ethischen Orientierungen
- Fortbildungen in ethischer Urteilsbildung

1.3 Selbstbestimmungsrecht/Patientenautonomie

Jeder Mensch besitzt das unantastbare Recht auf individuelle Wertvorstellungen, Wünsche und Ziele. Pflegende respektieren dies, indem sie die Patienten als rational denkende Individuen wahrnehmen. Dazu gehört, dass sie Wünsche, Entscheidungen und Prioritäten der Patienten als Maßgaben in ihre Betreuung einbeziehen. Die Voraussetzung für freie Willensbildung ist ein Umfeld, das es den Patienten ermöglicht, Entscheidungen ohne Zwang zu treffen. Dieses Umfeld zu schaffen – besonders in Anbetracht einer existenziell bedrohlichen Erkrankung und mit notwendigen intensivtherapeutischer Interventionen – ist Aufgabe des therapeutischen Teams.

Allein die Umgebung einer Intensivstation ist für die meisten Patienten und deren Angehörige furchterregend und kann sie in ihren Entscheidungen beeinflussen. Gerade auf einer Intensivstation ist es die Aufgabe des Personals, Patienten und Angehörigen Sicherheit zu vermitteln und ihre Autonomie zu fördern, zu schützen und evtl. wiederherzustellen. Um selbstständig Entscheidungen treffen zu können, ist neben einer Sicherheit vermittelnden Umgebung auch unabdingbar, dass der Patient ausreichende Informationen in für ihn verständlicher Form erhält. Leider fällt es dem Krankenhauspersonal oft schwer, diese Patientenautonomie zu respektieren. Das Verhältnis zwischen dem therapeutischen Team und dem Patienten ist nicht selten von erheblicher Abhängigkeit gekennzeichnet.

Besonders schwierig ist es, festzulegen, wer das Recht hat, Entscheidungen für einen schwerstkranken, pflegeabhängigen Patienten zu treffen. Unklar ist häufig auch, auf welcher Grundlage diese Entscheidungen zu treffen sind.

Eltern haben bis zur Volljährigkeit der Kinder ein umfassendes Sorgerecht und damit die Befugnis zur Entscheidung und Vertretung in allen Angelegenheiten. Unter dem Eindruck der schweren Erkrankung eines Kindes sind den Eltern verantwortungsvolle Entscheidungen nur möglich, wenn die schon genannten Umstände zutreffen. Der Gesetzgeber hat mit der rechtlichen Bindung an eine vorhandene Patientenverfügung nochmals die Bedeutung des Selbstbestimmungsrechts der Patienten unterstrichen. Prinzipiell können auch Kinder und Jugendliche eine Patientenverfügung verfassen, sofern sie einwilligungsfähig sind. Die Einwilligungsfähigkeit ist im Gegensatz zur Geschäftsfähigkeit nicht an Altersgrenzen gebunden. Untersuchungen zeigen die zunehmende Bedeutung der Patientenverfügungen in der Pädiatrie.

LITERATUR

1. Deutscher Pflegerat e. V. (Hrsg.): Rahmen-Berufsordnung für professionell Pflegende. Berlin, 2004.
2. Schröck, R.: Zum moralischen Handeln in der Pflege, in: Pflege 8; S. 315–323, Kohlhammer Verlag, Stuttgart, 1995.
3. ICN: Ethik-Kodex für Pflegende, 2004. www.icn.ch (letzter Zugriff: 20.12.2011)
4. Deutsche Gesellschaft für Fachkrankenpflege (Hrsg.): Ethische Regeln der Intensivpflegenden (Ethik Kodex, verabschiedet Frühjahr 1995) www.dgf-online.de/ethik-kodex (letzter Zugriff: 20.12.2011)
5. „Arbeitsgemeinschaft für Medizinische Ethik im Krankenhaus" des Konvents der Krankenhauseelsorger/innen der „Evangelischen Kirche im Rheinland": Klinisches „Ethik-Komitee" und „ethisches Konsil" im Krankenhaus – Empfehlungen zur Einrichtung und Arbeitsweise.
6. Dörpinghaus, S.; Rohrbach, C.; Schröter, B.: Ausbildung in Situationen existentieller Bedrohung. Theoretische Analyse und Ergebnisse einer empirischen Studie. Mabuse Verlag, Frankfurt a. Main, 2002.
7. Jox, R. J. et al: Patientenverfügungen in der Pädiatrie, erschienen in Monatsschrift Kinderheilkunde, 12/2007, Springer Verlag, Heidelberg.
8. Millar, B.; Burnard, P. (Hrsg.): Intensivpflege – Hightough und High-tech. Psychosoziale, ethische und pflegeorganisatorische Aspekte. Hans-Huber-Verlag, Bern, 2002.
9. Schischkoff, G.: Philosophisches Wörterbuch. Alfred-Kröner-Verlag, Stuttgart, 1991.
10. Zegelin, A. (Hrsg.): Sprache und Pflege. Ullstein-Mosby-Verlag, Berlin, 1997.

KAPITEL 2

Hygiene

2.1 Standardhygienemaßnahmen
Anja Messall

Die **Standardhygiene** schließt alle Maßnahmen ein, die bei der Versorgung jedes Patienten zu berücksichtigen sind. Sie sind bei allen Patienten erforderlich; nicht nur, wenn eine Besiedelung mit multiresistenten Erregern nachgewiesen ist.

> Die zur Desinfektion geeigneten Wirkstoffe sind in klinikspezifischen Hygieneplänen festgelegt. Aus diesem Grund verzichtet dieses Werk auf die Nennung von Wirkstoffen oder Handelsnamen. Eine Liste der gängigen Desinfektionsmittel, ihrer erforderlichen Konzentration und Einwirkzeit ist beim RKI zu finden. [1]

Händehygiene
Die **Händehygiene** ist die wichtigste Grundlage der Prävention nosokomialer Infektionen.

Durchführung
- ausreichende Menge Händedesinfektionsmittel in die trockenen Hände geben
- Flüssigkeit gründlich verreiben, bis die Hände trocken sind
- Hände vollständig benetzen
- Dauer 30 Sek. (abhängig vom jeweiligen Produkt; Angaben des Herstellers beachten)

Die 5 Indikationen der Händehygiene
1. Bevor der Mitarbeiter den Patienten **direkt berührt**, z. B.:
- Auskultieren
- Palpieren
- vor dem Anlegen der Handschuhe
2. Unmittelbar **vor einer aseptischen Handlung**, z. B.:
- Kontakt mit invasiv einzusetzenden Medizinprodukten bzw. Arzneimitteln (z. B. Katheter, Vorbereitung einer i. v.-Medikation)
- Kontakt mit nicht intakter Haut (z. B. Verbände, Injektionen)
- Schleimhautkontakt (Augentropfen, Mundpflege, Absaugen)
3. Unmittelbar **nach Kontakt zu potenziell infektiösem Material**, z. B.:
- Schleimhaut (Mundpflege, Absaugen)
- nicht intakte Haut (Verbände)
- invasiv einzusetzenden Medizinprodukten (Blutentnahme über Katheter, Wechsel von Sekretbeutel, Absaugen)
- Blut, Urin, Stuhl, Erbrochenes, andere Körpersekrete
4. **Nach Patientenkontakt**, z. B.:
- Waschen
- klinische Tätigkeiten wie Puls/Blutdruckmessung, Auskultieren, Palpieren
- nach dem Ausziehen der Handschuhe
5. **Nach Verlassen der unmittelbaren Patientenumgebung, ohne direkten Kontakt zum Patienten gehabt zu haben**, z. B.:
- direkter Kontakt mit Bett, Spritzenpumpen, Monitoren am Bettplatz, Beatmungsgerät
- direkter Kontakt mit persönlichen Gegenständen des Patienten

Händewaschen mit Wasser und Seife
- Händewaschen ist weniger hautverträglich als die Händedesinfektion und daher nur bei grober Verunreinigung der Hände sowie möglicher Kontamination mit Clostridium difficile indiziert.
- Künstliche Fingernägel, Ringe, Schmuck oder Armbanduhren erschweren die Händehygiene, deshalb tragen Pflegekräfte sie während der Arbeitszeit auf der Intensivstation nicht.

2 Hygiene

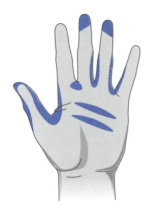

Abb. 2.1 Besonders zu beachtende Hautareale bei der Händedesinfektion. [L157]

Hautschutz

Um die Haut vor Schädigung durch häufiges Waschen bzw. Desinfizieren zu schützen, führen Pflegende regelmäßige Hautpflege mit Pflegemitteln durch, die auf den individuellen Hauttyp abgestimmt sind. Besonders erforderlich ist dies z. B. nach der Arbeit und vor längeren Pausen.

- Hautschutzmittel vor der Arbeit auftragen → geben einen gewissen Schutz vor Wasser und Händedesinfektionsmitteln
- Nur im Fall einer sichtbaren Kontamination mit potenziell infektiösem Material Händewaschung und Händedesinfektion unmittelbar hintereinander durchführen

Persönliche Schutzausrüstung

> **DEFINITION**
> **Persönliche Schutzausrüstung** (*PSA*): Besteht aus Haarhaube, Augenschutz (z. B. Schutzbrille), Mund-Nasen-Schutz, langärmeligem Kittel (ggf. flüssigkeitsdicht) und Einmalhandschuhen. Dient dem Eigenschutz der Pflegekräfte und reduziert das Übertragungsrisiko über kontaminierte Bereichskleidung und keimbelastete Aerosole.

Allgemeine Regeln

Pflegekräfte legen die persönliche Schutzausrüstung beim Umgang mit **allen** Patienten an, wenn Kontakt mit Blut, Körperflüssigkeiten, Sekreten oder Ausscheidungen zu erwarten ist.

- beim Ablegen des Schutzkittels Kontamination von Haut und Kleidung vermeiden
- vor dem Verlassen des Patientenzimmers PSA ausziehen, entsorgen und Händedesinfektion durchführen
- Schutzhandschuhe und Schutzkittel nicht bei mehreren Patienten verwenden
- Bettplatz mit Schutzkittel/Plastikschürze nicht verlassen

> **VORSICHT**
> Pflegekräfte wenden Händehygiene, Handschuhe, Schutzkittel, Masken, Augenschutz **unter Berücksichtigung** der beabsichtigten Tätigkeit bzw. möglichen Exposition an.

Die Entscheidung für die Anwendung von Maßnahmen, die über das Niveau der Standardhygiene hinausgehen, treffen Pflegekräfte bereits vor dem mikrobiologischen Erregernachweis, z. B. bei:

- Diarrhö mit vermuteter infektiologischer Genese → Kontaktisolierung
- Meningitis → Tröpfchenisolierung für 24 Std.

Mund-Nasen-Schutz

Chirurgischer Mund-Nasen-Schutz

- Chirurgische Masken verhindern die Freisetzung von infektiösen Aerosolen aus dem Atemtrakt des Trägers zum Schutz des Patienten. Sie müssen gut sitzen und dicht am Gesicht anliegen.
- Schützen den Träger vor Erregern, die aerogen übertragen werden, z. B. Meningokokken, Influenza-Viren.
- Beim Kontakt der Hände, insbesondere mit der Innenseite der Maske, kommt es zur Kontamination der Hände mit potenziell pathogenen Keimen aus dem Nasen-Rachen-Raum. Deshalb Maske nicht herunterhängen lassen, sondern anbehalten oder ganz ablegen → nach Kontakt Hände desinfizieren.

Masken Typ FFP 2 oder 3

- Schützen den Träger vor aerogen übertragbaren Erregern. Z. B. Tuberkulosebakterien.
- Sie müssen am Gesicht dicht anliegen, damit der Träger ausschließlich durch den Filter atmet.

- Vollbartträger können sich damit nicht ausreichend schützen.

Handschuhe

- Reduktion des Übertragungsrisikos von Erregern auf Patienten und Personal
- Schutz des Personals vor Hepatitis B, C, HIV (durch Kontakt mit Blut und anderen Körperflüssigkeiten)
- Nach Kontamination sofort auszuziehen, d. h.:
  - zwischen der Versorgung verschiedener Patienten
  - nach bestimmten Tätigkeiten beim gleichen Patienten
  - vor anderen Tätigkeiten (z. B. Dokumentation, Telefonieren)
  - Händedesinfektion nach dem Ausziehen der Handschuhe
  - Handschuhmaterial an die Tätigkeit anpassen

> Regeln für Angehörige und Besucher:
> - in die Händehygiene einweisen
> - Kittel sind nicht routinemäßig erforderlich
> - Notwendigkeit zusätzlicher Barrieremaßnahmen ist entsprechend des jeweiligen Übertragungswegs festzulegen, z. B. Mund-Nasen-Schutz bei Influenza oder Meningokokken, FFP2-Maske bei Tuberkulose
>
> Für den Zutritt von Kindern gilt keine spezifische Altersgrenze.
> Entscheidungskriterien sind Compliance (Aufsicht) sowie Freiheit von floriden Infekten (auch bei Geschwisterkindern).

Flächendesinfektion

> Nach sichtbarer oder vermuteter Kontamination mit potenziell infektiösem Material führen Pflegende sofort eine Reinigung und Desinfektion der Flächen durch.

- Flächen: patientennah, Bedienoberflächen von Geräten, Flächen mit häufigem Handkontakt → 1 × pro Schicht
- Arbeitsfläche unmittelbar vor dem Richten von i. v.-Medikamenten oder Verbandsmaterial
- Desinfektionsmittel nicht versprühen (Personalschutz, zudem fehlt der Wischeffekt)
- routinemäßiges Reinigen/Desinfizieren der Geräte und Materialien nach Patientenwechsel
- für Geräteoberflächen und kleinere (Arbeits-)flächen kann Alkohol verwendet werden → Materialverträglichkeit prüfen
- bei jedem Umgang mit Flächen- und Gerätedesinfektionsmittel zum Selbstschutz Handschuhe tragen
- Desinfektionsmittel-Lösungen mit kaltem Wasser ansetzen, Dosierung und Einwirkzeit beachten (Herstellerangaben)
- Flächen ausreichend feucht abwischen
- Desinfektionslösungen nicht mischen
- keine Raumdesinfektion mit Formaldehyd

2.2 Hygieneanforderungen bei Punktionen und Injektionen

- Händedesinfektion vor Medikamenten- und Materialvorbereitung
- Arbeitsfläche wischdesinfizieren und sterile Abdeckung vorbereiten, wenn sterile Materialien abgelegt werden müssen
- Medikamentenzubereitung zeitnah zur Applikation
- Gummistopfen der Medikamenten- oder Infusionsflaschen vor dem Anstechen mit alkoholischem Desinfektionsmittel reinigen (nicht nötig bei Infusionsflaschen aus Kunststoff)
- Entnahme von Teilmengen aus Mehrdosisbehältern mit neuer Kanüle und Spritze, Kanülen nach Entnahme entfernen
- bei Entnahme über Mehrfachentnahmekanülen für jede Entnahme neue Spritze verwenden
- Anbruchsdatum und Verwendungsdatum gut sichtbar notieren
- regelmäßige Unterweisung der Mitarbeiter in hygienische Arbeitstechniken
- Sprüh- oder Wischdesinfektion (beides ist lt. RKI zulässig, Unterschiede in der Wirksamkeit gibt es nicht)
- Punktionsstelle nach Punktionen der Risikoklasse 1 und 2 mit keimarmen Wundschnellverband, bei Punktionen von Organen oder Körperhöhlen mit sterilen Wundschnellverband abdecken [2]

Tab. 2.1 Hygienemaßnahmen bei Punktionen und Injektionen (laut RKI, modifiziert). [2]

Risikogruppen	Punktionsart	Tupferart*	Abdeckung	Schutzkleidung der durchführenden Person	Schutzkleidung der assistierenden Person
Risikogruppe 1	• s.c.- und i.m.-Injektion	• keimarm	–	–	–
	• Blutabnahme (auch per Lanzette)	• keimarm	–	• keimarme Handschuhe	
	• i.v.-Injektion (peripher)	• keimarm	–	• keimarme Handschuhe	
Risikogruppe 2	• s.c.-Punktion (mit folgender Dauerapplikation)	• steril	–	• keimarme Handschuhe	• keine Assistenz erforderlich
	• i.m.-Injektion (Risikopatient; Injektion von Kortikoiden oder gewebetoxischen Substanzen)	• steril	–	• keimarme Handschuhe	–
	• Shunt-Punktion zur Dialyse (autologer Shunt)	• steril	–	• keimarme Handschuhe	
	• Punktion einer Portkammer	• steril	–	• sterile Handschuhe	
	• Lumbalpunktion (diagnostisch)	• steril	• steriles Abdeck- oder Lochtuch	• sterile Handschuhe	–
	• Punktion eines Ommaya- oder Rickham-Reservoirs	• steril	–	• sterile Handschuhe • Mund-Nasen-Schutz (bei Punktion mit Spritzenwechsel)	
	• Blasenpunktion (diagnostisch)	• steril	–	• sterile Handschuhe	
	• Pleurapunktion, Aszitespunktion (diagnostisch)	• steril	–	• sterile Handschuhe • Mund-Nasen-Schutz	
Risikogruppe 3	• Beckenkammpunktion, Amniozentese • Chorionzottenbiopsie	• steril	• steriles Abdeck- oder Lochtuch	• sterile Handschuhe	–
	• Organpunktion (z.B. Niere, Leber, Lymphknoten, Milz, Schilddrüse)	• steril	• steriles Abdeck- oder Lochtuch	• sterile Handschuhe	–
	• Anlage einer suprapubischen Ableitung	• steril	• steriles Abdeck- oder Lochtuch	• sterile Handschuhe • Mund-Nasen-Schutz	
	• Spinalanästhesie (Single shot), intrathekale Medikamentenapplikation	• steril	• steriles Abdeck- oder Lochtuch	• sterile Handschuhe • Mund-Nasen-Schutz	• Mund-Nasen-Schutz

2.3 Hygienische Besonderheiten auf einer neonatologischen Intensivstation

Tab. 2.1 Hygienemaßnahmen bei Punktionen und Injektionen (laut RKI, modifiziert). [2] (Forts.)

Risikogruppen	Punktionsart	Tupferart*	Abdeckung	Schutzkleidung der durchführenden Person	Schutzkleidung der assistierenden Person
Risikogruppe 3	• Gelenkpunktion (diagnostisch bzw. mit Einzelinjektion)*	• steril	• steriles Abdeck- oder Lochtuch	• sterile Handschuhe • Mund-Nasen-Schutz bei Punktion mit Spritzenwechsel	• Mund-Nasen-Schutz bei Punktion mit Spritzenwechsel
	• Vorderkammerpunktion des Auges mit intravitrealer Medikamentengabe	• steril	• steriles Abdeck- oder Lochtuch	• sterile Handschuhe • Mund-Nasen-Schutz bei Punktion mit Spritzenwechsel	
Risikogruppe 4	• Anlage von Bülau-Drainage, Pleuracath, Monaldi-Drainage	• steril	• steriles Abdeck- oder Lochtuch	• Mund-Nasen-Schutz • OP-Haube • steriler langärmeliger Kittel • sterile Handschuhe	• Mund-Nasen-Schutz
	• Periduralanästhesie/Spinalanästhesie mit Katheteranlage • Anlage eines Periduralkatheters zur Schmerztherapie	• steril	• steriles Abdeck- oder Lochtuch	• Mund-Nasen-Schutz • OP-Haube • sterile Handschuhe • steriler langärmeliger Kittel	• unsterile Handschuhe • Mund-Nasen-Schutz
	• perkutane endoskopische Gastrostomie-Anlage (PEG)	• steril	• steriles Abdeck- oder Lochtuch	• sterile Handschuhe • OP-Haube • steriler langärmeliger Kittel • Mund-Nasen-Schutz	• unsterile Handschuhe • Mund-Nasen-Schutz • ggf. Einwegschürze

Vor allen aufgeführten Punktionen, ggf. auch bei Zwischenschritten, ist eine hygienische Händedesinfektion erforderlich.
* Bei allen Punktionen kann die Hautantisepsis grundsätzlich auch durch alleiniges Einsprühen erfolgen. Sollen Tupfer verwendet werden, empfehlen sich die angegebenen Tupferqualitäten. Die vom Hersteller angegebene Einwirkzeit des Hautantiseptikums ist bei beiden Verfahren zu beachten. Vor der Punktion muss das Hautantiseptikum abgetrocknet sein.
Bei Punktionen, bei denen keine spezielle Einkleidung angegeben ist, ist das Tragen kurzärmeliger Kleidung empfohlen.
– = nicht erforderlich
* = Deutsche Gesellschaft für Orthopädie und orthopädische Chirurgie (2008) „Hygienemaßnahmen bei intraartikulären Punktionen und Injektionen", AWMF-Leitlinie Nr. 029/006 (www.awmf.de)

Punktionen unter Ultraschallkontrolle
Kommt der Schallkopf mit der Punktionsstelle oder der Punktionsnadel in Berührung ist er mit einem sterilen Überzug zu beziehen. Wird ein Katheter eingeführt, ist auch das Zuleitungskabel steril abzudecken. Für die Untersuchung ist steriles Ultraschallgel zu verwenden.

2.3 Hygienische Besonderheiten auf einer neonatologischen Intensivstation

Händehygiene ➤ 2.1
Hygieneanforderungen an Besucher ➤ 2.1

Kranke NG und FG, v. a. mit einem Geburtsgewicht < 1.500 g, sind stark gefährdet, an einer nosokomialen Infektion zu erkranken. Die erforderliche intensivmedizinische Betreuung begünstigt deren Entstehung durch die häufigen, meist invasiven Eingriffe. Ziel ist es daher, diese besonderen Patienten durch umfassende und korrekt ausgeführte Hygienemaßnahmen zu schützen.

Risikofaktoren für nosokomiale Infektionen
- Beatmung und die dazu gehörenden Systeme, Inhalationszubehör und -lösungen (CPAP über nasalen Tubus → Risiko für Sepsis mit gramnegativen Keimen ↑↑)
- intravasasale Katheter (z. B. Nabelvenenkatheter, Silastic®, periphervenöse Katheter, Nabelarterienkatheter, periphere Arterienkatheter), durch:
  - Besiedelung der Insertionsstelle
  - Eingriffe an der Insertionsstelle ohne Hautantiseptik
  - Besiedelung des Katheterhubs
  - Eingriffe am Katheterhub
  - ZVK-Liegedauer > 10 Tage → Risiko für Sepsis mit gramnegativen Keimen ↑↑
- Zubereitung und Applikation von Parenteralia
- instrumentelle Harnableitung
- Magensonde
- antibiotische Vorbehandlung
- Dexamethasontherapie
- unzureichende Händedesinfektion
- mangelhafte Standards bei der Katheteranlage und -pflege
- fehlende Standards für den Umgang mit Mutter- oder Formulamilch (bzw. unzureichende Umsetzung der Richtlinien) [3]

Prävention
Grundsätzlich gelten alle Maßnahmen der Standardhygiene (> 2.1).

Bauliche Voraussetzungen
- kurze Distanz zwischen Kreißsaal und neonatologischer Intensivstation
- Spender für Handwaschlotion, Desinfektionsmittel und Einmalhandtücher in jedem Raum vorhanden
- empfohlener Abstand zwischen Behandlungsplätzen mind. 2 m

Tab. 2.2 Auswahl von Merkmalen der geschwächten Infektionsabwehr von Neugeborenen mit einem Geburtsgewicht < 1.500 g. [3]

Haut und Schleimhäute
- Nabelstumpf als Eintrittspforte und Nidus für die exogene Besiedlung
- erhöhte Permeabilität und Verletzlichkeit der Haut
- keine kolonialen Resistenzmechanismen von Haut und Schleimhaut
- eingeschränkte Wundheilung

anatomische Begünstigung von Infektionsherden
- fehlende oder verminderte Darmmotilität, Mekoniumverhalt bis zum Ileus
- Atelektasen durch Surfactantmangel, eingeschränkte mucocilliare Clearance
- lokales oder generalisiertes Emphysem beim Frühgeborenen mit CLD[1]

abnorme Zahl und Funktion der Granulozyten
- perinatale Neutropenie bei schwerer Gestose der Mutter,
- verminderte Granulozyten-Reserve, unzureichende reaktive Mobilisierung (rasche Entwicklung einer Granulozytopenie bei erhöhtem Umsatz),
- verminderte Chemotaxis, Adhärenz und Phagozytose

Unreife der zellvermittelten spezifischen Immunität
- verminderte antigenspezifische T-Zell-Antwort, insbesondere der T_{CD4}-Zellen
- verminderte zytotoxische Aktivität von NK-Zellen und T_{CD8}-Zellen

Unreife der humoralen Immunität[2]
- verminderte Aktivierung des Komplementsystems
- verminderte Komplementaktivität und Opsonierung durch Komplement C3b
- verzögerte Bildung spezifischer Antikörper (vorwiegend vom Typ IgM)
- verminderte Bildung bestimmter Antikörpersubklassen (z. B. IgG2)
- verminderte Bildung sekretorischer IgA (fehlende Schleimhautprotektion)
- verminderte Bildung von Interleukinen und Interferonen

[1] chronische Lungenerkrankung des Frühgeborenen (vormals bronchopulmonale Dyplasie)
[2] vor der 33. SSW geborene Kinder haben oft niedrige Immunglobulinspiegel. Maternales IgG wird etwa ab der 17. Schwangerschaftswoche aktiv über die Plazenta zum Kind transportiert. Frühgeborene mit vielen Blutentnahmen verlieren diesen Nestschutz rascher (Halbwertszeit sonst ca. 20 Tage).

- Lagerungsmöglichkeiten zur Abgrenzung von besiedelten (unreinen) und desinfizierten (reinen) Materialien und Gerätschaften vorhanden
- Pflegestützpunkt mit desinfizierbaren Tastaturen und Monitoren ausstatten
- Kühlschrank für kühl zu lagernde Medikamente vorhanden
- „Milchküche" mit „Kühlschrank für Formulanahrung und Gefrierschrank für Muttermilch" vorhanden [3]
- Aufbereitungsraum für Inkubatoren und Beatmungsgeräte vorhanden
- Personal- und Besucher-WC getrennt
- Isolierungsmöglichkeiten für Kinder mit resistenten Keimen, sowie Kindern, die aus anderen infektionspräventiven Gründen isoliert werden müssen (Raum mit Schleuse zum An- und Ablegen der Schutzkleidung und Entsorgung infektiösen Materials) vorhanden
- Raum zur aseptischen Zubereitung von Medikamenten und Mischinfusionen mit „Werkbank entsprechend der LAF DIN 12980 Typ H" vorhanden [3]

Anforderung an die Wasserqualität

Die mikrobiologische Qualität der Wasserversorgung auf neonatologischen Intensivstationen muss der Trinkwasserverordnung entsprechen. [4] Ist dies nicht durchgehend sichergestellt, verwenden Pflegekräfte für die Haut- und Schleimhautpflege der FG steriles oder sterilfiltriertes Wasser. [3] Dafür sind die Enden der Wasserhähne mit Filtersystemen zu versehen.

Zur Herstellung von Kräutertee, die vorwiegend zur Schleimhautpflege dienen, kochen Pflegekräfte die Teeblätter ab und füllen den Sud in sterile, verschlossene Flaschen. Angebrochene Teeflaschen sind nach jeder Schicht zu erneuern.

Raumlufttechnik

Empfehlenswert ist eine vollständige physiologische Klimatisierung. Luftauslässe der Inkubatoren sind mit HEPA (High Efficiency Particulate Airfilter) auszustatten, um „aerogene nosokomiale Transmissionen" zu vermeiden. [3]

Stethoskope
- patientenbezogene Stethoskope
- Wischdesinfektion mit Alkohol nach jedem Gebrauch

Schutzkittel

Schutzkittel sind zur Eindämmung bestimmter übertragbarer Infektionserreger und generell bei der Pflege des FG außerhalb des Inkubators patientenbezogen zu tragen. [3] Besucher müssen nicht grundsätzlich einen Schutzkittel anlegen.

Aufbereitung von Inkubatoren mit geschlossenem Sterilwassersystem
- komplette Reinigung und Desinfektion des Inkubators vor jeder Neubelegung mit Sauerstoffabspaltern (falls das Material thermostabil ist, also eine Dampfsterilisation ermöglicht, ist dieses Verfahren vorzuziehen, sofern es die Klinik leisten kann)
- Entfernung von Biofilmen aus Kunststoffschläuchen und das Abtöten von evtl. darin haftenden Krankheitserregern sicher gewährleisten
- bis zur Verwendung ist der Inkubator mind. 1 Std. bei laufendem Motor zu belüften und in einem abgetrenntem Bereich vor Kontamination zu schützen [3]
- Innenreinigung während des Betriebs erfolgt mit Trinkwasser (Trinkwasserverordnung einhalten) bzw. mit sterilfiltriertem Wasser, dazu verwenden Pflegende für jeden Inkubator ein neues, keimarmes Tuch
- alle äußeren Handkontaktflächen inkl. Steuerung täglich wischdesinfizieren
- wöchentlicher Wechsel des Inkubators empfohlen

Mikrobiologisches Monitoring

Eine generelle Empfehlung für ein mikrobiologisches Monitoring ohne Infektionsverdacht besteht nicht. [3] Bei komplizierten Krankheitsverläufen mit multiplen Infektionen sollte 1 Mal pro Woche ein mikrobiologisches Screening von Haut- und Schleimhäuten erfolgen.

Umgang mit Muttermilch

Das Abpumpen der Muttermilch (MM) erfolgt in einem separaten Raum (Stillzimmer), in dem desinfizierbare Handkontaktflächen und Sitzbezüge vorhanden sind. [3] Pflegekräfte leiten die Mütter an, zunächst eine gründliche Handreinigung und direkt vor dem Abpumpen eine Händedesinfektion durchzuführen.

Die Brustwarzen sind mit Trinkwasser und frischem Lappen oder Kompressen zu reinigen (cave: Trinkwasserverordnung [5]). Die abgepumpte MM ist in sterile Flaschen zu füllen. Pumpt die Mutter daheim ab, darf sie die Kühlkette nicht unterbrechen, der Transport der Milch in die Klinik muss bei 4–6 °C erfolgen. Je nach Klinikstandard wird das Abpumpset 1× tgl. (im Anschluss gründliche Reinigung, Aufbereitung im Vaporisator und Aufbewahren im geschlossenen Behältnis) oder nach jedem Abpumpvorgang erneuert.

Aufbewahrung
- 6–8 Std. bei Raumtemperatur
- 72 Std. im Kühlschrank bei 4–6 °C
- ≤ 6 Monate bei Tiefkühlung von mind. −20 °C

Aufgetaute MM ist in einem geschlossenen Gefäß bei 4 °C für 24 Std. lagerfähig. Nach dem Öffnen und einer Lagertemperatur von 4 °C ist sie 12 Std. lang verwendbar. Das Auftauen erfolgt bei Raumtemperatur, im Wasserbad (37 °C) oder im Flaschenwärmer. Ein Mikrowellengerät darf dafür **nicht** benutzt werden. [5] [6]

Mikrobiologisches Monitoring

Eine grundsätzliche mikrobiologische Untersuchung der Muttermilch ist nicht erforderlich. Empfohlen ist sie bei Infektionen im Gastrointestinaltrakt oder bei nekrotisierender Enterokolitis. Beim Auftreten einer Mastitis puerperalis und während ihrer Behandlung verwerfen Pflegekräfte die Muttermilch nach dem Abpumpen. [3]

Umgang mit Beruhigungssaugern/ Ernährungssaugern

Beruhigungssauger sind mind. alle 24 Std. aufzubereiten.

Sie sind jedoch grundsätzlich nicht für eine maschinelle Aufbereitung geeignet, da es zu Wasseransammlungen im Hohlraum des Sauger-Mundstückes kommen kann. [7] Die Entscheidung über das Vorgehen obliegt der jeweiligen Klinik.

Nach Händedesinfektion und Anlegen keimarmer Handschuhe reiben Pflegende den Sauger mit Salz ab und spülen ihn gründlich unter fließendem Wasser. [7] Die weitere Aufbereitung findet im Vaporisator statt. Die Lagerung erfolgt staubgeschützt und trocken in einem geschlossenen Behältnis. [7]

Die meisten Kliniken sind auf Einmalernährungssauger umgestiegen. Wenn verschiedene Flaschensysteme (z. B. Avent®, NUK First Choice®) vorhanden sind, erfolgt die Aufbereitung wie bei Beruhigungssaugern. Abhängig von der Materialbeschaffenheit ist zu entscheiden, wie oft die Aufbereitung erfolgt.

Körperpflege

Die zur Körperpflege eingesetzten Pflegeutensilien und -mittel sind patientenbezogen zu verwenden. [3]

Aufgrund der erhöhten Permeabilität und Verletzlichkeit der Haut reduzieren Pflegende die Manipulationen auf das unbedingt nötige Minimum. [3]

Haut- und Schleimhautantiseptik

Aus toxikologischen Gründen ist eine Hautdesinfektion bei Frühgeborenen mit Octenidin 0,1 % ohne Phenoxyethanol empfohlen. [3] Da der Wirkstoff allein im Handel nicht erhältlich ist, stellt die Klinikapotheke das entsprechende Produkt her.

Nabelpflege

Pflegende versorgen den Nabelschnurstumpf mit sterilen Kompressen. Nur bei einer Rötung erfolgt nach einem Abstrich der Einsatz eines Hautantiseptikums (➤ oben).

Prävention einer beatmungsassoziierten Pneumonie

Risikofaktoren für eine **beatmungsassoziierte Pneumonie** (*ventilator associated pneumonia/VAP*):
- Tubus; verhinderter Hustenreflex, Reizung/Verletzung des Tracheaepithels, mikrobieller Biofilm auf der Kunststoffoberfläche (Leitschiene für Mikroaspirationen)
- geringes Geburtsgewicht (häufiger Beatmung erforderlich)
- Beatmungsdauer
- bereits durchgemachte Infektionen
- niedriger Säuregehalt des Magensekrets, unreife gastrointestinale Motorik, Sondenernährung [3]

Die beste Prävention der VAP ist die Vermeidung einer endotrachealen Intubation. [3]. Vermutlich reduziert eine Frühintubation mit anschließender Surfactantgabe und nachfolgender Extubation die VAP-Rate.

Eine nichtinvasive Atemunterstützung ist grundsätzlich vorzuziehen.

Die Diskonnektion des Tubus vom **Beatmungsgerät** erfolgt mit keimarmen Handschuhen und unter Vermeidung einer externen Besiedelung. Pflegekräfte beseitigen regelmäßig das Kondenswasser aus den Schläuchen. Die meisten Kliniken verwenden Einmalschlauchsysteme.

Mehrfach verwendbare Beatmungsschläuche müssen thermisch desinfizierend aufbereitet oder sterilisiert und anschließend kontaminationssicher gelagert werden. [3] Der Wechsel des Beatmungsschlauchsystems erfolgt nicht öfter als alle 7 Tage. Beatmungsfilter sind bei FG ≤ 1.500 g nicht erforsch und können durch die Vergrößerung des Totraums zu einer CO_2-Retention führen.

Das **endotracheale Absaugen** erfolgt unter aseptischen Bedingungen. Das für die Befeuchtung des Atemgases verwendete Aqua und das zum Anspülen verwendete NaCl 0,9 % (für jeden Absaugvorgang frisch aufgezogen, keine Mehrfachentnahme aus Infusionsflaschen) muss steril sein. Ein Vorteil vom geschlossenen Absaugsystem gegenüber dem offenen Absaugen ist nicht erkennbar.

Zum offenen Absaugen verwenden Pflegende sterile Handschuhe und sterile Absaugkatheter.

Das geschlossene Absaugsystem ist alle 48 Std. zu wechseln. Nach jedem Absaugvorgang achten Pflegende darauf, das System komplett von Flüssigkeit zu befreien.

Die Kinder sind intermittierend in Schräg- und flacher Bauchlage zu positionieren, um eine gleichmäßige Ventilation und Sekretdrainage zu erzielen.

Zur **Intubation** ziehen alle Beteiligten nach der Händedesinfektion sterile Handschuhe an. Die verwendeten Materialien (Magillzange, Führungsstab, Laryngoskopspatel) müssen zumindest desinfiziert und kontaminationsfrei aufbewahrt werden, besser ist es, sterile Instrumente zu verwenden. Ein Mund-Nasenschutz kann das Kind zusätzlich vor respiratorischen Erregern schützen.

Prävention katheterassoziierter Infektionen
zentralvenöse Katheter ➤ 6.7.6
arterielle Katheter ➤ 6.7.7

Nachweislich führt es zu einer signifikanten Reduktion von katheterassoziierten Infektionen, wenn die Pflegekräfte den **Systemwechsel am ZVK** unter streng aseptischen Bedingungen ausführen und dazu sterile Handschuhe, Mund-Nasen-Schutz sowie einen sauberen, patientenbezogenen Kittel tragen. Eine zweite Pflegekraft sollte das Material anreichen. [3]

Katheterhub
Das Kontaminationsrisiko am **Katheterhub** lässt sich durch das Einwickeln in eine sterile Kompresse und die Vermeidung unnötiger Diskonnektionen reduzieren. Zudem soll der Katheter nicht ohne Polsterung auf der ungeschützten Haut des Kindes liegen. [3]

Eine Diskonnektion erfolgt nach Desinfektion mit Ethanol 70 % ausschließlich mit sterilen Handschuhen. Blut oder Reste der Parenteralia entfernen Pflegekräfte mit einem sterilen, desinfektionsmittelgetränkten Tupfer.

Nach dem Ende der Diskonnektion erfolgt erneut eine Desinfektion mit Ethanol 70 %.

Intervalle für Systemwechsel
- Systemwechsel kristalliner Lösungen nicht häufiger als alle 72 Std.
- Systemwechsel der Lipidinfusion alle 24 Std.
- Systemwechsel der Blutprodukte alle 6 Std.

In-line Infusionsfilter
Der Einsatz von **In-line Infusionsfiltern** ist zur Vermeidung von katheterassoziierten Infektion nicht empfohlen. Studien haben keinen infektionspräventiven Nutzen nachgewiesen. [3] Der Einsatz erfolgt meist aus pharmazeutischen Gründen.

2.4 Verhalten bei speziellen Infektionskrankheiten

Tab. 2.3 Verhalten bei speziellen Infektionskrankheiten

Infektion mit	Schutzkleidung	Abfall- und Wäsche-entsorgung	Ausschleusen von im Zimmer benutzten Materialien	spezielle Maßnahmen
Noroviren/Rotaviren [8] [9]	• erforderlich bei Kontakt • Schutzhandschuhe • Schutzkittel • bei Gefahr der Aerosolbildung, z.B. bei Erbrechen, Mund-Nasen-Schutz • viruzides Händedesinfektionsmittel	• Sammlung der Wäsche und des Abfalls im Zimmer • Sack-in-Sack-Methode bei der Entsorgung • Bett- und Leibwäsche als infektiöse Wäsche kennzeichnen • Vorgaben des AS 18 01 03 ist bei dem Abfall einzuhalten [14]	• Desinfektion der Materialen vor Ausschleusen • viruzide Desinfektionsmittel einsetzen • bei der Material- und Flächendesinfektion auf eine evtl. erforderliche höhere Konzentration des Desinfektionsmittels achten • Geschirr in Spülmaschine reinigen • im Zimmer nur geringe „Vorratshaltung" • alle Materialien entsorgen die im Anschluss nicht wischdesinfizierbar sind • evtl. vorhandene Vorhänge vor Belegung des Zimmers entfernen	• Isolierung notwendig • Besucher dürfen sich nicht in Gemeinschaftsräumen aufhalten
RSV [10]	• erforderlich bei Kontakt • Schutzhandschuhe • Schutzkittel • Mund-Nasen-Schutz	• Sammlung der Wäsche und des Abfalls im Zimmer • Sack-in-Sack-Methode bei der Entsorgung • Wäsche und Abfall können im Krankenhaus normal entsorgt werden	• Desinfektion der Materialen vor Ausschleusen • keine spezielle Anforderung an die Desinfektionsmittel – übliche Produkte sind ausreichend • im Zimmer nur geringe „Vorratshaltung" • alle Materialien entsorgen die im Anschluss nicht wischdesinfizierbar sind • evtl. vorhandene Vorhänge vor Belegung des Zimmers entfernen	• Isolierung neugeborener und immunsupprimierter Patienten • Besucher dürfen sich nicht in Gemeinschaftsräumen aufhalten
CMV	• erforderlich bei Kontakt • Schutzhandschuhe • Schutzkittel	• Sammlung der Wäsche und des Abfalls im Zimmer • Sack-in-Sack-Methode bei der Entsorgung • Wäsche und Abfall können im Krankenhaus normal entsorgt werden	• Desinfektion der Materialen vor Ausschleusen • keine spezielle Anforderung an die Desinfektionsmittel – übliche Produkte sind ausreichend	• Isolierung Schwangerer sowie neugeborener und immunsupprimierter Patienten

2.4 Verhalten bei speziellen Infektionskrankheiten

Tab. 2.3 Verhalten bei speziellen Infektionskrankheiten (Forts.)

Infektion mit	Schutzkleidung	Abfall- und Wäscheentsorgung	Ausschleusen von im Zimmer benutzten Materialien	spezielle Maßnahmen
Meningokokken [11]	• erforderlich bei Kontakt • Schutzhandschuhe • Schutzkittel • Mund-Nasen-Schutz	• Sammlung der Wäsche und des Abfalls im Zimmer • Sack-in-Sack-Methode bei der Entsorgung • Wäsche als infektiös kennzeichnen • Vorgaben des AS 18 01 03 ist bei dem Abfall einzuhalten [14]	• Desinfektion der Materialien vor dem Ausschleusen • keine spezielle Anforderung an die Desinfektionsmittel – übliche Produkte sind ausreichend	• Isolierung bis 24 Std. nach einer wirksamen Antibiotikatherapie
EHEC/HUS [12]	• erforderlich bei Kontakt • Schutzhandschuhe • Schutzkittel	• Sammlung der Wäsche und des Abfalls im Zimmer • Sack-in-Sack-Methode bei der Entsorgung • Wäsche kann im Krankenhaus normal entsorgt werden • Vorgaben des AS 18 01 03 ist bei dem Abfall einzuhalten [14]	• Desinfektion der Materialien vor dem Ausschleusen • keine spezielle Anforderung an die Desinfektionsmittel – übliche Produkte sind ausreichend • im Zimmer nur geringe „Vorratshaltung" • alle Materialien entsorgen, die im Anschluss nicht wischdesinfizierbar sind • evtl. vorhandene Vorhänge vor Belegung des Zimmers entfernen	• Isolierung • Besucher dürfen sich nicht in Gemeinschaftsräumen aufhalten
MRSA [13]	• Erforderlich bei Kontakt • Schutzhandschuhe • Schutzkittel • Mund-Nasen-Schutz	• Sammlung der Wäsche und des Abfalls im Zimmer • Sack-in-Sack-Methode bei der Entsorgung • Wäsche und Abfall können im Krankenhaus normal entsorgt werden	• Desinfektion der Materialien vor dem Ausschleusen • keine spezielle Anforderung an die Desinfektionsmittel – übliche Produkte sind ausreichend • im Zimmer nur geringe „Vorratshaltung" • alle Materialien entsorgen, die im Anschluss nicht wischdesinfizierbar sind • evtl. vorhandene Vorhänge vor Belegung des Zimmers entfernen	• Isolierung • Sanierung: – **nasaler Befall** →Mupirocin®-Nasensalbe 3 × tgl. – **Hautbefall** → 1 × tgl. Ganzkörperwaschung und Haarwäsche mit antiseptisch wirkenden Seifen oder Lösungen (mittlerweile gibt es antiseptische Einmalwaschlappen) sowie 1 × tgl. kompletter Wäschewechsel

Tab. 2.3 Verhalten bei speziellen Infektionskrankheiten (Forts.)

Infektion mit	Schutzkleidung	Abfall- und Wäscheentsorgung	Ausschleusen von im Zimmer benutzten Materialien	spezielle Maßnahmen
ESBL	• erforderlich bei Kontakt • Schutzhandschuhe • Schutzkittel • bei Gefahr der Aerosolbildung Mund-Nasen-Schutz	• Sammlung der Wäsche und des Abfalls im Zimmer • Sack-in-Sack-Methode bei der Entsorgung • Wäsche und Abfall können im Krankenhaus normal entsorgt werden	• Desinfektion der Materialen vor dem Ausschleusen • keine spezielle Anforderung an die Desinfektionsmittel – übliche Produkte sind ausreichend • im Zimmer nur geringe „Vorratshaltung" • alle Materialien entsorgen, die im Anschluss nicht wischdesinfizierbar sind • evtl. vorhandene Vorhänge vor Belegung des Zimmers entfernen	• Isolierung

LITERATUR

1. www.rki.de/cln_234/nn_200706/DE/Content/Infekt/Krankenhaushygiene/Desinfektionsmittel/Desinfektionsmittelliste,templateId=raw,property=publicationFile.pdf/Desinfektionsmittelliste.pdf (Letzter Zugriff am 9.3.2012).
2. Kommission für Krankenhaushygiene und Infektionsprävention beim Robert-Koch-Institut (RKI): Anforderungen an die Hygiene bei Punktionen und Injektionen. www.rki.de/cln_162/nn_205760/DE/Content/Infekt/Krankenhaushygiene/Kommission/Downloads/Punkt__Inj__Rili,templateId=raw,property=publicationFile.pdf/Punkt_Inj_Rili.pdf (Letzter Zugriff am 9.3.2012).
3. RKI: Empfehlungen zur Prävention nosokomialer Infektionen bei neonatologischen Intensivpflegepatienten mit einem Geburtsgewicht unter 1.500 g: www.rki.de/cln_162/nn_201414/DE/Content/Infekt/Krankenhaushygiene/Kommission/Downloads/Neo__Rili,templateId=raw,property=publicationFile.pdf/Neo_Rili.pdf (Letzter Zugriff am 9.3.2012).
4. Borchers U., Die Trinkwasserverordnung 2011: Erläuterungen – Änderungen – Rechtstexte. Beuth Verlag, Berlin, 2012.
5. Bundesinstitut für Risikobewertung, Empfehlungen der Nationalen Stillkommission vom 2. März 1998: Sammlung, Aufbewahrung und Umgang mit abgepumpter Muttermilch für das eigene Kind im Krankenhaus und zu Hause. www.bfr.bund.de/cm/343/sammlung_aufbewahrung_und_umgang_mit_abgepumpter_muttermilch_fuer_das_eigene_kind.pdf (Letzter Zugriff am 9.3.2012).
6. Sitzmann F.: Hygiene in der Intensivpflege – Infektionsprophylaktische Maßnahmen bei neonatologischen Patienten mit einem Geburtsgewicht unter 1.500 g. www.uni-duesseldorf.de/Intensivpflege/seiten_ft/pdf/sitzmann.pdf (Letzter Zugriff am 9.3.2012).
7. GKIND: Leitlinie 6 Aufbereitung von Beruhigungssaugern. Januar 2005: www.gkind.de/downloads/leitlinien/Leitlinie_6_Aufbereitung_Beruhigungssaugern.pdf (Letzter Zugriff 2.3.2012)
8. www.rki.de/cln_160/nn_494558/DE/Content/Infekt/EpidBull/Merkblaetter/Ratgeber__Noroviren.html (Letzter Zugriff 2.3.2012)
9. www.rki.de/cln_160/nn_504474/DE/Content/Infekt/EpidBull/Merkblaetter/Ratgeber__Rotaviren.html (Letzter Zugriff 2.3.2012)
10. www.rki.de/cln_160/nn_504478/DE/Content/Infekt/EpidBull/Merkblaetter/Ratgeber__RSV.html (Letzter Zugriff 2.3.2012)
11. www.rki.de/cln_160/nn_494546/DE/Content/Infekt/EpidBull/Merkblaetter/Ratgeber__Meningokokken.html (Letzter Zugriff 2.3.2012)
12. www.rki.de/cln_160/nn_467482/DE/Content/Infekt/EpidBull/Merkblaetter/Ratgeber__EHEC.html#doc2101482bodyText1 (Letzter Zugriff 2.3.2012)
13. www.rki.de/cln_160/nn_504504/DE/Content/Infekt/EpidBull/Merkblaetter/Ratgeber__Staphylokokken__MRSA.html (Letzter Zugriff 2.3.2012)
14. www.rki.de/cln_234/nn_225760/DE/Content/Infekt/Krankenhaushygiene/Entsorgung/LAGA__Entsorg,templateId=raw,property=publicationFile.pdf/LAGA_Entsorg.pdf (Letzter Zugriff 2.3.2012)

KAPITEL 3

Psychosoziale Unterstützung von Kind und Eltern

3.1 Kommunikation
Diana Löscher

Kommunikation ist ein Grundbedürfnis des Menschen und setzt sich zusammen aus Prozessen des Wahrnehmens, des Denkens, der Emotion und der Motivation. Diese Interaktion zwischen Menschen erfolgt sowohl verbal als auch nonverbal. Das heißt, Kommunikation umfasst mehr als nur den sprachlichen Austausch von Informationen. In ihr drücken sich Beziehungen zwischen Menschen aus.

3.1.1 Kommunikation in der Pflege

Die Kommunikation nimmt auf einer Intensivstation eine zentrale Rolle ein. Auf einer pädiatrischen Intensivstation stellt sie hohe Anforderungen an das Personal. Vom therapeutischen Team wird erwartet, dass es auch in belastenden Situationen, sowohl innerhalb des therapeutischen Teams, als auch im Zusammenhang mit Patienten und Angehörigen, angemessen und professionell kommuniziert. Eine Voraussetzung dafür ist eine wertschätzende Haltung, die schon mit der eigenen namentlichen Vorstellung und der namentlichen Ansprache des Patienten und seiner Angehörigen beginnt. „Obwohl es sich niemand gern eingesteht, jedem Menschen ist sein Name in gewisser Weise heilig. Wird sein Name vergessen, verwechselt oder verstümmelt, so trifft ihn dies wie eine körperliche Verletzung. Dieses Gefühl verstärkt sich verständlicherweise noch in der Extrem- bzw. Ausnahmesituation der Intensivstation." [1]

Die wertschätzende Grundhaltung stabilisiert die Beziehungsebene. Patienten und nicht zuletzt ihre Angehörigen befinden sich in einer Situation, die sie als existenziell bedrohlich erleben. Die Angehörigen leiden häufig unter dem ungewissen Schicksal ihres Verwandten sehr viel mehr als der Patient selbst. In diesen Situationen tritt die Beziehungsebene in den Vordergrund. Bei länger dauernder intensivmedizinischer Betreuung ist es deshalb wichtig, dass das Pflegeteam dem Patienten und seinen Angehörigen eine feste Bezugsperson zur Verfügung stellt.

Eine weitere Grundregel der gelungenen Kommunikation auf der Intensivstation ist der Gebrauch einer einfachen und verständlichen Sprache. Die Auffassungsfähigkeit des Patienten und seiner Angehörigen ist oft durch die Schwere der Erkrankung und durch therapeutische Maßnahmen eingeschränkt. Jedes Wort erhält Gewicht, jede unverständliche oder mehrdeutige Äußerung kann große Angst auslösen. Dieses Gefühl verstärkt sich, wenn die Mitglieder des professionellen Teams untereinander über den Patienten sprechen, anstatt ihn in das Gespräch einzubeziehen. Der Gebrauch eines für den Patienten unverständlichen, medizinischen Fachjargons kann zusätzliche Ängste wecken.

Patienten und ihre Angehörigen haben ein ausgeprägtes Informationsbedürfnis bezüglich des aktuellen Zustands, der therapeutischen Maßnahmen und der Prognose. Dieses Bedürfnis wird jedoch häufig nur unzureichend befriedigt. Oft geben die Verantwortlichen Informationen in großer Eile. Aussagen, die Patienten von verschiedenen Mitgliedern des therapeutischen Teams erhalten, sind nicht selten missverständlich oder gar widersprüchlich. Dies verunsichert Patienten und ihre Angehörigen. Die Ängste können sich in Misstrauen und Aggressionen äußern. Abhilfe schafft hier die feste Bezugsperson, die z. B. jede noch so kleine Maßnahme auf eine Weise erklärt, dass der Patienten sie versteht. Dadurch lassen sich von vornherein Missverständnisse reduzieren und Ängste verringern.

Kommunikation auf der Intensivstation

Patienten auf einer Intensivstation sind häufig in ihren verbalen Kommunikationsmöglichkeiten aufgrund ihres Alters (FG, NG, Kleinkinder), ihrer Kultur (fremde Sprache) oder ihrer Krankheit (Intubation/Beatmung) eingeschränkt. Entsprechend flexibel und einfallsreich sollten Pflegende agieren. Besonders für das Gelingen von Pflegesituationen ist die Kommunikation von zentraler Bedeutung. Abzuklären ist auch, ob ein Kind Hilfsmittel wie Brille oder Hörgeräte benötigt.

Die nonverbale Kommunikation erfolgt häufig über Berührungen. Dieser unmittelbaren Kommunikationsform kommt in der Intensivpflege eine besondere Bedeutung zu. In kaum einem anderen Berufsfeld werden soziale Grenzen so selbstverständlich überschritten. Pflegende setzen Berührungen bewusst ein, um Pflege überhaupt durchführen zu können, um Therapien anzuwenden oder um Kontakt aufzunehmen (> 8.1). Oftmals finden Berührungen jedoch auch unbewusst oder unüberlegt statt. Die Patienten können sich vielfach nicht gegen die Missachtung ihrer persönlichen Distanzzone zur Wehr setzen.

Die Pflegenden vermitteln durch Berührung aber nicht nur unterschiedliche Berührungsqualitäten. Auch Zuneigung, Abneigung, Ekel, Traurigkeit und Ängste spiegeln sich darin und vermitteln sich den Patienten.

Kann das Kind verbale Äußerungen wahrnehmen und verarbeiten, sollten Pflegende eine altersentsprechende, kindgerechte aber nicht verniedlichende Sprache verwenden. Die Kinder nehmen nonverbale Signale oft äußerst feinsinnig auf. Sie reagieren sehr sensibel auf Stimmlage und Lautstärke. Auch Ängste und Traurigkeit der Eltern übertragen sich auf sie. Aktives Zuhören und Wertschätzung sind hier unerlässlich. Pflegende unterstützen alle Pflegemaßnahmen verbal. Sie sprechen das Kind persönlich an. Stellen Pflegende Fragen, formulieren sie diese geschlossen, sodass sie mit einem „ja" oder „nein" zu beantworten sind. Kann das Kind sprechen, lassen Pflegende ihm ausreichend Zeit für die Antwort. Sie unterbrechen das Kind in keinem Fall.

Für nicht sprechfähige Patienten, z.B. aufgrund einer Intubation oder Tracheotomie kann altersabhängig die schriftliche bzw. bildliche Kommunikation von großer Bedeutung sein. Dazu verwenden Pflegende Tafeln, die durch Fingerhinweise auf Bilder, Sätze oder die Worte „ja" und „nein", die Verständigung deutlich erleichtern. Kann das Kind schreiben, bieten Pflegende einen gut festzuhaltenden Stift und eine stabile Schreibunterlage an. Ist das Kind nicht in der Lage zu schreiben oder auf Tafeln zu zeigen, vereinbaren Pflegende einfache Gesten, z.B. Augen schließen, blinzeln oder Hand drücken.

Tab. 3.1 Signale von Frühgeborenen. [2]

Signale	mögliche Interpretation
plötzliche Veränderung der Herzfrequenz	• Kind kommt mit seiner Umgebung nicht zurecht
Tachykardie	• Stress
Bradykardie	• Müdigkeit oder sehr tiefer Schlaf
plötzliche Veränderung des Blutdrucks (innerhalb festgelegter Grenzen)	• Kind reagiert ungünstig auf seine Umgebung
Veränderung der Atmung	
Tachypnoe	• Aufregung oder Stress
Bradypnoe	• tiefer Schlaf, Entspannung und Zufriedenheit
Veränderung der Hautfarbe von rosig zu marmoriert bis blass-bläulich	• Überforderung
Verhaltensänderungen	
Faust mit weißen Fingerknöcheln	• Anspannung
gespreizte Finger	• Unwohlsein und Anspannung
leicht geöffnete Hände	• Wohlbefinden
angewinkelte Arme und stark angezogene Beine	• Abwehr
gebeugte, entspannte Körperhaltung	• Wohlbefinden
Stirnfalten zwischen den Augenbrauen	• Unruhe, Angst oder Stress
glatte Augenbrauenpartie	• Entspannung
schlaffe Wangen und schlaffes Kinn	• Müdigkeit
Blick abwenden, Kopf wegdrehen	• Unbehagen und Stress
Gähnen und Schluckauf	• Müdigkeit oder Stress
Berührung des eigenen Körpers	• Rückzug aus der Umgebung
Grimassieren	• Schmerz
Lächeln mit geschlossenen Augen	• Wohlbefinden
Schreien	• Unmutsäußerung oder Hunger

3.1.2 Kommunikation von Frühgeborenen

Da **Früh-** und **Neugeborene** noch nicht über eine Sprache auf höherer Abstraktionsebene verfügen, ist es erforderlich, das Verhalten als Hinweis auf Bedürfnisse, Vorlieben und Abneigungen zu deuten. Die sorgfältige Interpretation ermöglicht eine entwicklungsfördernde Pflege (➤ Tab. 3.1).

3.2 Psychosoziale Unterstützung der Familie
Stephanie Möllmann

Die Notwendigkeit der intensivmedizinischen Behandlung eines Kindes stellt für die gesamte Familie eine existenziell bedrohliche Situation dar. Das betroffene Kind wird aus seinem vertrauten Umfeld gerissen, hat Schmerzen oder muss zumindest unangenehme Maßnahmen erdulden. Es ist in seiner Bewegungsfreiheit eingeschränkt, kann sich eventuell nicht verständigen, hat Angst und kann die Welt, die es nun umgibt, nicht verstehen. Es ist nicht in der Lage, Einfluss auf die Geschehnisse zu nehmen, es erlebt sich als weitgehend fremdbestimmt.

Auch die Eltern erleben existenzielle Ängste und Sorgen. Sie müssen das Leben ihres Kindes fremden Menschen anvertrauen und sind in ihrer elterlichen Sorge zumindest teilweise fremdbestimmt. Schuldgefühle, den Ernst der Erkrankung nicht rechtzeitig erkannt zu haben oder das Gefühl, die Situation schuldhaft mit verursacht zu haben, z. B. bei Unfällen, können die Eltern darüber hinaus belasten. Geschwisterkinder erleben, dass etwas Bedrohliches geschehen ist, können dies aber eventuell aufgrund ihres Alters noch nicht einschätzen. Auch sie verlieren ihr vertrautes Umfeld und bedürfen in dieser Situation eigentlich der besonderen Aufmerksamkeit ihrer Eltern. Ängste um die Gesundheit ihrer Schwester oder ihres Bruders belasten Geschwisterkinder ebenfalls.

Unabhängig von der individuellen familiären Situation befinden sich die betroffenen Familien in unterschiedlichen Ausgangssituationen. Eltern chronisch kranker oder behinderter Kinder sind mit der Erkrankung ihres Kindes meist sehr vertraut. Sie haben bereits zahlreiche Erfahrungen in verschiedenen Institutionen des Gesundheitswesens gesammelt und begegnen dem therapeutischen Team auf der Basis dieser Erfahrungen. Die Anerkennung der hohen Kompetenz der Eltern im Umgang mit ihrem Kind und seiner Erkrankung ist die Voraussetzung für den Aufbau einer vertrauensvollen Beziehung. Eltern, deren Kind aus völliger Gesundheit heraus schwer erkrankt, befinden sich primär in einer stärkeren Abhängigkeit, da sie kaum auf pflegerische und medizinische Erfahrungen zurückgreifen können. Ihre elterlichen Kompetenzen scheinen auf den ersten Blick für die Bewältigung der Situation nicht bedeutsam zu sein. Das bewusste Einbinden der Eltern in das Geschehen trägt dazu bei, das Gefühl völliger Fremdbestimmtheit zu mildern.

Ähnlich verhält sich die Situation bei Eltern, deren Kind unmittelbar nach der Geburt intensivmedizinisch betreut werden muss. Erschwerend ist in dieser Situation, dass die Eltern erst am Beginn ihrer Elternschaft stehen. Zudem kann die Mutter durch die räumliche Trennung und den aus der Entbindung resultierenden Einschränkungen nur in begrenztem Umfang bei ihrem Kind sein. In einigen Fällen wird sie es erst Tage nach der Entbindung zum ersten Mal besuchen können. Der Vater steht hier in der Rolle eines Mittlers zwischen Mutter und Kind. Diese Rolle kann angesichts seiner eigenen Ängste und Sorgen rasch zu einer Überforderung führen. Der Aufbau der Eltern-Kind-Bindung ist vor dem Hintergrund dieser existenziell bedrohlichen Situation sehr schwierig.

3.2.1 Umgang mit der Angst des Kindes

Zentrales Moment im Umgang mit der **Angst des Kindes** ist eine ehrliche Begegnung mit ihm. Sie ermöglicht den Aufbau eines Vertrauensverhältnisses zu dem therapeutischen Team. Die Anwesenheit der Eltern bedeutet für das Kind Sicherheit, Geborgenheit und Trost. Die Begleitung durch die Eltern sollte immer möglich sein, z. B. bei der Visite oder der Durchführung bestimmter Eingriffe (etwa Blutentnahmen, Sonografien), sofern die Eltern dies wünschen.

Angst kann sich äußern durch
- Rückzug, Verschlossenheit, Schweigen
- Abwehr, Unruhe, Weinen
- Tachykardie, Tachypnoe, Blutdruckanstieg, Blässe, Schwitzen, Zittern

> Pflegende bedenken bei den klassischen Zeichen von Angst stets, dass auch Schmerzen diese Symptome auslösen können.

Die **Begegnung** mit dem Kind ist durch die folgenden Verhaltensweisen gekennzeichnet:
- Die Angst des Kindes wird ernst genommen.
- Fragen werden ehrlich und in verständlichen, kindgerechten Worten beantwortet.
- Es besteht Zeit für Gespräche, Zuwendung wird gegeben und Trost gespendet.
- Unangenehme Maßnahmen werden nicht verharmlost, sondern dem Kind in verständlichen Worten die Gründe, der Ablauf und die Dauer der geplanten Handlung erklärt.
- Das Kind kann sich Zeit nehmen und hat Einfluss auf den Ablauf der Handlung.
- Das Kind kann sicher sein, dass eine adäquate Analgesie erfolgt.

Maßnahmen, um Ängste zu mildern sind
- offene Besuchszeiten und nach Möglichkeit die Mitaufnahme eines Elternteils
- Ermöglichung und Förderung der Besuche von Großeltern, Geschwistern und Freunden
- Berücksichtigung von Lebensgewohnheiten und Vorlieben, beispielsweise bei der Körperpflege, den Ernährungsgewohnheiten oder bei bevorzugten Lagerungen
- Beibehaltung von Ritualen, z. B. das Vorlesen einer Geschichte oder das Hören einer bestimmten Musik zum Einschlafen
- Gestaltung des Umfelds mit vertrauten Gegenständen, z. B. mit Spielzeug, Kuscheltieren, Fotos, Büchern, einem CD-Spieler oder einer Uhr
- eigene Wäsche anziehen und Verwendung vertrauter Pflegeprodukte
- Orientierung des Tagesablaufs an den Gewohnheiten des Kindes
  - Ruhe- und Schlafphasen
  - Essenszeiten
  - Zeiten zur Körperpflege
- Waschungen mit beruhigenden ätherischen Ölen, beruhigende Wickel und Einreibungen (➤ 8.1.3)
- Schutz der Kinder vor dem Erleben von Notfallsituationen und Behandlungssituationen, die bei anderen Patienten auftreten, z. B. durch räumliche Abschirmung (Rollos an Fenstern, Trennwände), Ablenkung und Beschäftigung.

3.2.2 Begleitung der Eltern

In der **Begleitung der Eltern** steht die einfühlsame Unterstützung bei der Bewältigung der Ängste und Sorgen sowie die ehrliche und offene Information und Beratung im Vordergrund. Sie bildet die Grundlage für eine vertrauensvolle Beziehung. Dieses Vertrauensverhältnis ist für die Eltern essenziell, denn sie befinden sich vor allem zu Beginn der Intensivtherapie in einem starken Abhängigkeitsverhältnis gegenüber dem therapeutischen Team. Sie vertrauen ihr Kind fremden Menschen an und sind darauf angewiesen, dass diese sich der damit verbundenen Verantwortung bewusst sind.

Darüber hinaus sind die Eltern ebenso wie ihre Kinder den belastenden Einflüssen, die auf einer Intensivstation entstehen, schutzlos ausgesetzt. Auch wenn sich der Gesundheitszustand ihres eigenen Kindes zumindest hinsichtlich der physischen Verfassung stabilisiert hat, werden Eltern täglich mit der primären Aufgabe der Intensivpflege konfrontiert, der Akutversorgung lebensbedrohlich erkrankter Kinder. Eltern können sich dem nicht entziehen, zumal Intensivstationen räumlich oft sehr offen gestaltet sind. Sie erleben, wie sich der Gesundheitszustand anderer Kinder akut verschlechtert, eventuell erleben sie auch, dass andere Kinder sterben. Eigene Ängste können in diesen Momenten unvermittelt wieder aufbrechen. Die räumlichen Bedingungen der Intensivstation führen aber auch dazu, dass das „Familienleben" auf engstem Raum und weitgehend öffentlich und ohne Schutz der Privatsphäre stattfindet. Dies ist gerade für Familien sehr belastend, deren Kind über eine lange Zeit intensivmedizinisch betreut werden muss.

Bewältigungsprozesse

Ein weiterer Aspekt der elterlichen Belastung ist die Bewältigung der Erkrankung oder Behinderung des

Kindes. Für das Verstehen der elterlichen Situation seitens der Pflegenden können Phasen-Modelle, die diesen **Bewältigungsprozess** nachzeichnen, hilfreich sein. [3] Mit Bezug auf die Bewältigung der Lebenskrise, die die Eltern chronisch kranker und behinderter Kinder durchleben, charakterisiert Gertrude Bogyi die Phasen der damit verbunden Trauerarbeit in Anlehnung an das Phasenmodell der Trauer von Verena Kast: [4]

Phase des Nichtwahrhaben-Wollens
Mit der Eröffnung der Diagnose durch den Arzt ist häufig keine eindeutige Prognose hinsichtlich des Verlaufs der Erkrankung verbunden. Es wird allenfalls eine mögliche Entwicklung aufgezeigt. Für die Eltern bedeutet dies neben dem Aufbrechen von wechselnden Gefühlen wie Angst, Verzweiflung, Ohnmacht und Niedergeschlagenheit auch ein starkes Abwehrverhalten und Wut, ein „Nichtwahrhaben-Wollen" der Realität. Dies führt häufig dazu, dass Eltern die ursprüngliche Diagnose des Arztes ignorieren, sich auf eine oftmals sehr lange Suche nach Spezialisten begeben und viele weitere Ärzte konsultieren. In dieser Zeit kommt es häufig zu Konflikten mit den Fachleuten. Die Akzeptanz dieser Phase als eine natürliche Reaktion der Eltern erhöht das Verständnis für deren Aktivität. Die Gefahr einer fortbestehenden Leugnung der Erkrankung oder Behinderung des Kindes und die damit verbundene Fixierung der Eltern in dieser Phase sind dennoch zu bedenken.

Phase der aufbrechenden Emotionen
Diese Phase steht in einem engen Wechselspiel mit der vorangegangenen. Die sich immer wiederholende Konfrontation mit der Diagnose löst starke Gefühle aus. Angst und Verzweiflung aber auch Wut und enorme Aggressionen gegen die Ärzte, die die Diagnose stellen, können ebenso auftreten wie Scham- und Schuldgefühle, verbunden mit der Gefahr des sozialen Rückzugs.

Phase des Suchens und sich Trennens
Mit der Kenntnisnahme der Erkrankung auf der kognitiven Ebene setzt häufig ein starker Aktionismus der Eltern ein. Sie veranlassen verschiedene Therapien und die Suche nach neuen Behandlungsmöglichkeiten scheint unerschöpflich. Hier besteht die Gefahr einer Überforderung der Eltern in physischer wie psychischer Hinsicht. Schuldgefühle und die Interpretation der Erkrankung oder Behinderung des Kindes als eigenes Versagen können zu Depressionen führen. Das Unverständnis von Fachleuten angesichts dieser Reaktion der Eltern kann die emotionale Bewältigung weiter behindern.

Phase des neuen Selbst- und Weltbezugs
Die emotionale Akzeptanz der Erkrankung bzw. Behinderung des Kindes ist die Basis für das Erreichen dieser Phase. Die Eltern erleben eine neue Sicherheit und sehen in ihrer Lebenssituation auch eine Bereicherung im Sinne eines neuen Problem- und Wertebewusstseins.

Das Durchleben einer Phase ist nicht gleichbedeutend mit einem endgültigen Abschluss. Es besteht immer die Möglichkeit eines Zurückfallens in eine bereits durchlebte Verarbeitungsphase oder eines mehrfachen Wechsels zwischen den Phasen. Die Bewältigung der Erkrankung oder Behinderung ihres Kindes ist für Eltern kein Prozess, den sie nur einmalig durchleben.

Rolle der Pflegenden

Pflegende können durch eine einfühlsame Begleitung dazu beitragen, dass Eltern diese Lebenskrise bewältigen und eine vertrauensvolle Beziehung zum therapeutischen Team aufbauen. Eine elternbejahende Atmosphäre gibt ihnen das Gefühl, keine Besucher, sondern die wichtigsten Personen für ihr Kind zu sein.

Aspekte
- Gefühle und Belange der Eltern ernst nehmen
- Eltern ehrlich und offen informieren, beraten und anleiten
- Zeit für Elterngespräche einräumen
- Eltern das Gefühl geben, auch weiterhin Verantwortung für Kind übernehmen zu können und Einfluss auf die Geschehnisse zu haben
- Kompetenz der Eltern anerkennen und wertschätzen
- Stärkung des Selbstvertrauens der Eltern
- Aspekte bei dem ersten Kontakt der Eltern mit ihrem Kind:
  – namentliche Vorstellung

- Eltern vor Betreten der Station auf die Situation vorbereiten, die sie erwartet
- Begleitung der Eltern zum Bett ihres Kindes
- Eltern Zeit für das Erfassen der Situation geben, dann behutsam alle Zu- und Ableitungen und die erforderlichen Geräte in kurzen und verständlichen Worten erklären, die Eltern nicht mit zu viel Informationen und Erklärungen überfordern, sondern die Aufmerksamkeit auf das Kind lenken
- ein natürlicher Umgang der Pflegenden mit dem Kind und die persönliche Ansprache des Kindes kann erste Hemmschwellen der Eltern überwinden helfen
- „Da sein", auf Gesprächssignale wie „einen fragenden Blick" oder einen unvermittelt abgebrochenen Satz reagieren und auf Fragen verständlich antworten
- Eltern erklären und zeigen, wie sie Körperkontakt zu ihrem Kind aufnehmen können, die Eltern dabei nicht bedrängen
- Eltern ermutigen, mit ihrem Kind zu sprechen
- Eltern Zeit geben, mit ihrem Kind allein zu sein
- schriftliches Informationsmaterial anbieten, das die Eltern zuhause nochmals durchlesen können (Grundriss der Station, Stationsabläufe, hygienische Hinweise, Telefonnummern)
- Eltern so früh wie möglich in die Pflege einbeziehen, dabei Hemmschwellen bedenken, die durch einen sicheren und einfühlsamen Umgang der Pflegenden mit dem Kind abgebaut werden können
- Bezugspflege und feste Ansprechpartner für die Eltern zur Verfügung stellen
- Eltern das persönliche Umfeld des Kindes gestalten lassen
- Lebensgewohnheiten des Kindes berücksichtigen, bei behinderten oder chronisch kranken Kindern die gewohnten pflegerischen und therapeutischen Maßnahmen und Abläufe beibehalten, z. B. das Anlegen von Schienen oder anderen Hilfsmitteln, gewohnte Lagerungen
- Vermittlung psychologischer oder seelsorgerischer Hilfe und Begleitung
- Vermittlung von Selbsthilfegruppen oder Gesprächskreisen
- bei geplanten Aufenthalten auf der Intensivstation (Operation, Frühgeburt) den Eltern die Möglichkeit einer vorherigen Stationsbesichtigung eröffnen

Situation der Eltern frühgeborener Kinder

Eltern frühgeborener Kinder befinden sich in einer besonderen Situation. Die mit der Schwangerschaft verbundene Freude, die Hoffnungen und Wünsche für das Kind werden den Eltern abrupt genommen. Der Vorstellung eines gesunden Neugeborenen steht nun ein sehr kleines, zerbrechlich wirkendes Baby gegenüber. Dies bedeutet für die Eltern zunächst einen großen Schock, Angst, Trauer und auch Ungläubigkeit. Das Gefühlschaos, in dem sie sich befinden, und die Reaktionen auf diese emotionale Belastung sind für Angehörige und Freunde kaum nachvollziehbar und daher nur schwer zu teilen.

> Eltern frühgeborener Kinder sind nahezu immer von Schuldgefühlen belastet.

Mütter erleben Schuldgefühle vor allem hinsichtlich des „Versagens", ein Kind normal austragen zu können und des Umstands, dass sie ihr Baby nicht allein versorgen können, sondern auf professionelle Hilfe angewiesen sind. Auch der Vater des Kindes kann Schuldgefühle entwickeln angesichts seiner Rolle als Beschützer von Mutter und Kind und dem „Versagen" in diesem Punkt. Pflegende können bewusst dazu beitragen, die Belastung eines Beziehungsaufbaues unter diesen schwierigen Umständen zu minimieren.

Der Aufbau einer vertrauensvollen Beziehung zu den Eltern, die einfühlsame Pflege des Kindes, die frühe Einbindung der Eltern in die Pflege und die Förderung eines intensiven Körperkontaktes unterstützen den Aufbau einer tragfähigen Eltern-Kind-Bindung und stärken das Selbstvertrauen der Eltern. [5] [6] [7]

Anleitung der Eltern

Die **Anleitung der Eltern**, z. B. in der Übernahme pflegerischer oder therapeutischer Maßnahmen oder im Umgang mit speziellen Geräten, erfordert ein strukturiertes Vorgehen. Insbesondere in Situationen, in denen die Eltern diese Pflegemaßnahmen anschließend auch zu Hause durchführen müssen, ist eine sorgfältige Planung erforderlich. Pflegende gliedern Anleitungssituationen in kurze Sequenzen, z. B. bei der Verabreichung von Medikamenten. Unter Umständen umfasst die Elternschulung auch ein komplexes Thema mit vielen Anleitungsabschnitten, etwa bei der Vorbereitung auf eine Heimbeatmung.

Beispiele für Anleitungssituationen
- Stillen, Handling, Ganzkörperwäsche, Baden oder entfaltende Massagen bei Früh- und Neugeborenen
- Durchführung einer speziellen Mundpflege
- Umgang mit einem Überwachungsmonitor
- Verabreichen von Sondennahrung, Legen einer Magensonde oder PEG-Pflege
- Inhalationen und atemtherapeutische Maßnahmen
- Umgang mit Sauerstoff
- Umgang mit einem Absauggerät, orales und nasales Absaugen
- Tracheostomapflege, endotracheales Absaugen und Wechsel der Trachealkanüle

Vorüberlegungen
- Sind die Eltern dazu bereit, diese Maßnahmen zu übernehmen? Äußern die Eltern von sich aus den Wunsch oder das Interesse, die Maßnahmen zu erlernen, oder ist dies eine zwingende Notwendigkeit, damit sie die häusliche Pflege ihres Kindes übernehmen können? Wie kann das Kind auf die Anleitungssituation vorbereitet werden?
- Welche Kompetenzen haben die Eltern bereits erworben? Wie ist die Lernsituation der Eltern? Welche Voraussetzungen sind für das Verständnis des Lerninhaltes erforderlich? Benötigen die Eltern beispielsweise theoretisches Wissen, um die Maßnahme durchführen zu können? Können sie dieses Wissen anhand von schriftlichem Informationsmaterial oder anderen Medien erarbeiten?
- Was sind die Bedingungen für die Durchführung der Maßnahme? Sollen die Eltern die Maßnahme unter den Voraussetzungen der stationären Intensivpflege oder unter dem Blickwinkel der häuslichen Pflegesituation erlernen? Können die Eltern ggf. den Transfer zur häuslichen Pflegesituation leisten?

> **Beispiel**
> Beim Erlernen des Umgangs mit Sauerstoff weisen Pflegende die Eltern, deren Kind nur vorübergehend Sauerstoff benötigt, in die Grundprinzipien ein, sodass sie beispielsweise ihr Kind ohne Hilfe aus dem Bett nehmen können. Eltern, deren Kind auch zu Hause sauerstoffpflichtig sein wird, erlernen darüber hinaus den Umgang mit einem Sauerstoffkonzentrator oder einem Flüssigsauerstofftank.

- Ist es sinnvoll, einzelne Handlungsschritte isoliert vor Beginn der eigentlichen Handlung einzuüben?
- Kann das Erstellen einer Checkliste eine hilfreiche Methode zur Wiederholung und Festigung des Erlernten sein?

> **Beispiel**
> Festhalten der einzelnen Schritte bei der Durchführung einer entfaltenden Massage oder Überprüfung und Vorbereitung der Materialien bei einem Spaziergang mit einem tracheotomierten Kind.

- Wie viel Zeit steht für die Anleitungssituation zur Verfügung? Ist es sinnvoll, einen separaten Termin zu vereinbaren?

Gestaltung der Anleitungssituation
- Ruhe und ausreichend Zeit sind die Grundvoraussetzungen. Das gesamte Team sollte daher über die geplante Anleitung informiert sein. Wenn es in der aktuellen Situation absehbar ist, dass die notwendige Zeit nicht zur Verfügung steht, erwägen Pflegende, ob die Verlegung des Termins für die Anleitung sinnvoll ist.
- Vor Beginn der Anleitung vereinbaren Pflegende gemeinsam mit dem betreffenden Elternteil in einem Vorgespräch das Ziel der Anleitung und die damit verbundenen Rollen: Sollen sich die Eltern die Handlung zunächst nur anschauen oder sollen sie selbst handeln? Sollen Fragen und Anmerkungen gleich oder im Anschluss behandelt werden? Muss der Ablauf der Handlung nochmals theoretisch besprochen werden?

- Während der Anleitung:
  - Für eine ruhige und entspannte Atmosphäre sorgen.
  - Das Kind in Ruhe und kindgerecht auf die Übernahme der Maßnahme durch die Eltern vorbereiten.
  - Keinen Zeitdruck vermitteln.
  - Nach einzelnen Handlungssequenzen kurze Pausen einhalten.
  - Ggf. dafür Sorge tragen, dass die Eltern die Handlung gut beobachten können.
  - Wenn die Eltern die Handlung ausführen, konzentrieren sie sich zunächst auf die einzelnen Handlungsschritte. Die Beobachtung des Kindes und die Kommunikation treten dabei oft in den Hintergrund. Es ist daher auch die Aufgabe der Pflegenden, das Kind in die Handlung einzubeziehen.
  - Bei der Durchführung unangenehmer Maßnahmen, beispielsweise beim Legen einer Magensonde oder beim Absaugen, brechen Eltern gerade zu Anfang relativ häufig den Vorgang ab, da die Hemmschwelle verständlicherweise sehr hoch ist und es die Eltern viel Überwindung kostet, ihrem Kind diese unangenehme Maßnahme zuzumuten. In diesen Situationen ermutigen Pflegende die Eltern, weisen auf Fortschritte hin und informieren sie darüber, dass andere Eltern diese Situation auch erleben und sie im Verlauf dennoch bewältigen.
- Im Nachgespräch reflektieren Pflegende und Eltern die vermittelte Handlung erneut, planen weitergehende Lernziele und Anleitungen. Ein positives Feedback stärkt das Selbstvertrauen der Eltern.
- Anleitung und weiteres Vorgehen dokumentieren.

3.2.3 Einbeziehen der Geschwister

Geschwister sind von der schweren Erkrankung ihres Bruders oder ihrer Schwester in besonderer Weise betroffen. Sie müssen mit ihren eigenen Bedürfnissen und Wünschen häufig zurückstehen und zugleich hohe Erwartungen erfüllen. Sie sollen Rücksicht nehmen und Verständnis für die Situation haben. Sie erleben, dass ihr krankes Geschwisterkind mehr zeitliche und emotionale Zuwendung erhält und sie erleben die Sorgen und Ängste ihrer Eltern. Eigene Ängste können sie unter diesen Umständen kaum äußern und bewältigen, mitunter wollen sie die Eltern auch bewusst damit nicht zusätzlich belasten. Besonders belastend ist diese Situation für Kinder, die ihren Bruder oder ihre Schwester nicht besuchen dürfen und daher beispielsweise ihr neugeborenes Geschwisterkind nur von Fotos kennen. Der Aufbau einer Beziehung zu dem Kind ist dadurch erschwert, Eifersucht und starke Trennungsängste können die Folgen sein. Pflegende streben, wenn es irgend möglich ist, Besuche der Geschwister auf der Intensivstation an.

Pflegende können als Vermittler
- Geschwistern kindgerecht die Situation des Bruders oder der Schwester erklären,
- Kinder spielerisch in einfache Pflegehandlungen einbeziehen, so dass diese das Gefühl haben, ihrem Bruder oder ihrer Schwester etwas Gutes tun zu können, z. B. indem sie helfen, die Lippen oder die Haut einzucremen oder indem sie Materialien halten und anreichen,
- Kinder ermutigen, ihrem Bruder oder ihrer Schwester etwas zu erzählen, vorzulesen oder vorzusingen,
- Körperkontakt zum Geschwisterkind fördern,
- Fotos oder Hand- und Fußabdrücke anfertigen,
- Selbstgemalte Bilder von den Geschwistern am Bett des Kindes aufhängen,
- Material zur Beschäftigung der Geschwister zur Verfügung stellen, z. B. Buntstifte, Papier oder Bücher.

3.2.4 Familien aus anderen Kulturkreisen

Die Begleitung von **Familien aus anderen Kulturkreisen** stellt Pflegende vor besondere Herausforderungen. Sprachliche Barrieren, ein anderes Verständnis von Gesundheit und Krankheit, fremde Gewohnheiten und unbekannte Rituale erschweren das Verstehen der individuellen familiären Situation. Die Auseinandersetzung mit der eigenen Einstellung gegenüber anderen Kulturen und die bewusste Reflexion von Vorstellungen und Befangenheiten ist die Basis für die Begegnung mit Familien aus anderen Kulturkreisen. Voraussetzung für das

Verstehen der individuellen familiären Situation ist die gelungene Verständigung im gemeinsamen Gespräch.

Vor dem Gespräch bedenken Pflegende grundsätzlich folgende Aspekte:
- Wie gut beherrschen das Kind und seine Eltern die deutsche Sprache? Können sie die Sprache gut verstehen, sich aber selbst nur schwer ausdrücken? Können sie lesen und schreiben?
- Ist es erforderlich, einen Dolmetscher zu dem Gespräch hinzuzuziehen? Gibt es vertraute Personen im Umfeld der Familie, die diese Aufgabe übernehmen können? Sind diese in der Lage, schwierige Gesprächsinhalte zu übersetzen oder werden sie selbst zu stark emotional betroffen sein?
- Gibt es Informationsmaterial in der jeweiligen Sprache? Können Bilder die anzusprechenden Themen veranschaulichen?
- Ist es sinnvoll, in dem Gespräch bestimmte Zeichen und Symbole zur Verständigung festzulegen? Gibt es Bildkarten, die in der Fremdsprache beschriftet werden können? Als Vorlage könnte z. B. eine kopierte Bildtafel aus der „unterstützten Kommunikation" (➤ 3.1.2) dienen
- Welche Aspekte sollten mit der jeweiligen Übersetzung schriftlich fixiert werden (z. B. Telefonnummern, Erreichbarkeit)?
- Welcher Religionsgemeinschaft gehört die Familie an? Welche Informationen haben die Pflegenden über die Besonderheiten des Kulturkreises aus dem die Familie stammt? Gibt es beispielsweise spezielle Ernährungsgewohnheiten oder Besonderheiten in der Körperpflege, die zu berücksichtigen sind?

Allgemeine Vorstellungen über die Besonderheiten einer bestimmten Religionsgemeinschaft können als grobe Orientierung dienen (➤ Tab. 3.2). Die tatsächlichen Lebensgewohnheiten und Gebräuche der Eltern und des Kindes und die daraus resultierenden individuellen Bedürfnisse der Familie lassen sich nur im Gespräch ermitteln. [8] [9]

Tab. 3.2 Besonderheiten verschiedener Religionsgemeinschaften.

Religion	Tod und Krankheit	Ernährung und Körperpflege
Islam • Verbreitung: In erster Linie arabische Staaten in Nordafrika und im Nahen Osten, Türkei • Quelle der islamischen Lehre ist der Koran • unterschiedliche Gruppen, z. B. Sunniten, Schiiten, Aleviten	• psychisches Leiden wird stark körperlich empfunden, körperliche Vorgänge haben eine hohe Bedeutung • Todesstunde und Todesort sind von Gott vorherbestimmt • am Tag des Jüngsten Gerichts wird Gott über alle Menschen richten, die „Geretteten" gelangen ins Paradies • Trauer wird offen gezeigt, streng gläubige Muslime versuchen sich evtl. auch zu beherrschen, um keinen Unmut gegenüber der Entscheidung Gottes zu zeigen • Erdbestattung	• Schweinefleisch ist nicht erlaubt, anderes Fleisch muss gemäß den islamischen Speisevorschriften geschlachtet sein • für Kinder, Schwangere, Frauen während der Menstruation und Kranke gilt der Fastenmonat Ramadan nicht verpflichtend • Reinheit von Körper und Seele sind untrennbar verbunden • Baden wird als unhygienisch angesehen, die Reinigung erfolgt unter fließendem Wasser
Judentum • Verbreitung: insbesondere Israel, sonst weltweit • Quelle der jüdischen Lehre sind die Thora und der Talmud	• die Seele wird als unsterblich angesehen, jedoch keine einheitlichen Vorstellungen vom Jenseits • starker Bezug zum Leben und Betonung des Diesseits • Erdbestattung, Feuerbestattung grundsätzlich möglich	• Schweinefleisch und Fische ohne Flossen oder Schuppen gelten als unrein und dürfen nicht gegessen werden; erlaubtes Fleisch muss nach jüdischen Speisevorschriften geschlachtet worden (*koscher*) sein. Bei orthodoxen Juden müssen sämtliche Nahrungsmittel koscher sein • Fleisch- und Milchprodukte dürfen nicht zusammen verzehrt werden. Orthodoxe Juden trennen die gesamte Kücheneinrichtung in milchig/nicht-milchig – diese Patienten dürfen u. U. Speisen aus einer nicht koscheren Küche überhaupt nicht essen

Tab. 3.2 Besonderheiten verschiedener Religionsgemeinschaften. (Forts.)

Religion	Tod und Krankheit	Ernährung und Körperpflege
Buddhismus • Verbreitung: insbesondere Burma, Nepal, Sri Lanka, Thailand, Tibet, Japan • Grundlage des Buddhismus sind die vier edlen Wahrheiten Buddhas • unterschiedliche Schulen	• Gesundheit liegt in der Eigenverantwortung des Menschen • Krankheit und Leiden sind Folgen der Begierde nach weltlichen Genüssen und der eigenen Schwäche • Geister können Krankheiten und Fehlbildungen verursachen • Glaube an die Wiedergeburt und eine stufenweise Annäherung an die Vollkommenheit, das Nirwana • Feuerbestattung	• viele Buddhisten sind Vegetarier, da sich das Verbot des Tötens auf alle Lebewesen bezieht • die Hauptmahlzeit wird abends gegessen • möglicherweise Ablehnung von Schmerzmitteln, da die uneingeschränkte Wahrnehmungsfähigkeit eine große Bedeutung hat
Hinduismus • Verbreitung: hauptsächlich Indien • unterschiedliche Gruppierungen	• eigene Philosophie, die „Lehre vom Leben" (Ayurveda), beeinflusst die Medizin ebenso wie die Naturheilkunde und die Homöopathie • Gesundheit ist die Belohnung für die Einhaltung der Regeln, an einer Krankheit trägt der Mensch eine Mitschuld • Glaube, dass das Leben in vier Abschnitte gegliedert ist: eine Zeit der Erziehung, eine Zeit der Tätigkeit in der Welt, die Zeit der Ablösung und die Zeit des Sterbens und der Befreiung des Geistes • Glaube an die Reinkarnation • Feuerbestattung (Bestattung der Asche im Ganges ist für Hindus wesentlich)	• Rindfleisch ist nicht erlaubt, ebenso keine Nahrung, die Rindfleisch während der Zubereitung berührt hat • viele Hindus sind Vegetarier • strenge Gebote der Reinigung: Baden wird als unhygienisch angesehen, die Reinigung erfolgt unter fließendem Wasser • strenge Sauberkeit bei der Essenszubereitung • Ausspülen des Mundes vor und nach den Mahlzeiten • Neugeborene erhalten in den ersten Lebenstagen nur Wasser, da das Kolostrum als giftig angesehen wird

3.2.5 Erleben vom Sterben und Tod des Kindes

Das **Sterben und den Tod ihres Kindes** zu erleben, bedeutet für die betroffene Familie eine Phase stärkster emotionaler Belastung. Neben dem Verlust des Kindes und der damit verbundenen Bedeutung des „Verlustes der Zukunft" für die Eltern, spielen bei allen Beteiligten, also auch beim therapeutischen Team, Berührungsängste eine große Rolle. Dies mit der gesellschaftlichen Tabuisierung des Themas „Sterben und Tod" zu erklären, reicht nicht aus. Andere Aspekte, etwa die Institutionalisierung des Sterbens in Krankenhäusern, die Tatsache, dass Menschen inzwischen durchschnittlich erst in der mittleren Lebensspanne erstmalig von einem Todesfall in der Familie betroffen sind oder der veränderte Umgang mit Toten sind ebenfalls Auslöser für Berührungsängste.

Die Begleitung einer Familie in dieser Lebenssituation berührt immer auch die eigene Auseinandersetzung mit dem Leben und dem Tod. Eine intensive Begleitung der Familie kann Pflegende an die Grenzen der Belastbarkeit bringen, zumal sie sich oft auf diese Aufgabe nicht ausreichend vorbereitet fühlen. Ein einfühlsames Team bietet im Gespräch Hilfen, baut Belastungen ab und hilft, die empfundene Hilflosigkeit und Ohnmacht aufzufangen. Supervisionen tragen dazu bei, Situationen aufzuarbeiten, die Grenzen des eigenen Handelns zu akzeptieren und den Umgang des Teams mit sterbenden Kindern zu reflektieren. In der Auseinandersetzung mit der eigenen Haltung zum Tod und den damit verbundenen Gefühlen und Gedanken kann sich eine persönliche Lebens- und Sterbephilosophie entwickeln, die eine einfühlsame Begleitung der Familien ermöglicht und zugleich den eigenen Bedürfnissen Rechnung trägt.

Todesvorstellungen bei Kindern

Die Reaktion von Kindern auf den Tod und das Verständnis der Bedeutung des Todes hängt von der Entwicklungsstufe des Kindes ab: [10] [11]

- **Kinder bis drei Jahren**
  - haben überwiegend keine Vorstellung vom Tod und keinen Bezug zur Zeit
  - Bemerken durch die Veränderung ihrer Umwelt, dass etwas Bedrohliches geschieht
  - Trennungsängste, Schlaf- und Essstörungen und regressives Verhalten sind mögliche Folgen
  - zwei- bis dreijährige Kinder begreifen den Tod als Abwesenheit des Verstorbenen und suchen nach ihm
- **Kinder bis sechs Jahren**
  - entwickeln eine Vorstellung vom Tod, stellen sich ihn als einen Schlafzustand oder als eine lange Reise vor, halten den Tod nicht für endgültig
  - beobachten bewusst den Tod in der Natur, z. B. das Absterben der Pflanzen oder den Tod von Insekten und anderen Tieren
  - entwickeln ein Verständnis dafür, dass Menschen in bestimmten Situationen sterben, z. B. alte Menschen, in Folge einer Gewalteinwirkung
  - drei- bis fünfjährige Kinder sehen graduelle Unterschiede im Tod, jemand kann „mehr oder weniger stark tot sein"
  - können sich aufgrund ihrer moralischen Entwicklungsstufe für den Tod eines Menschen verantwortlich fühlen: der Tod des anderen tritt infolge des eigenen Fehlverhaltens ein
  - benötigen in der Konfrontation mit dem Tod deutliche und kindgerechte Erklärungen, z. B. dass der Körper kalt wird, Eintreten der Totenstarre, Veränderung der Hautfarbe; Kinder können in dieser Phase ohne Verständnis der Situation große Ängste entwickeln, etwa bei der Vorstellung eines Begräbnisses, wenn sie davon ausgehen, dass der Tote noch etwas spürt oder wieder aufwacht
- **Kinder bis zehn Jahren**
  - begreifen die Endgültigkeit des Todes
  - erkennen, dass der Tod jeden treffen kann, können sich jedoch nicht vorstellen, dass sie selbst oder jemand aus der Familie betroffen sein könnte
  - geringe Angst vor dem Tod, häufiger Verstümmelungsängste
- **Kinder bis zwölf Jahren**
  - erlangen das Bewusstsein dafür, dass sie selbst auch einmal sterben müssen
  - haben ein großes sachliches Interesse am Tod und suchen nach Erklärungen, stellen viele Fragen, z. B. warum der Mensch stirbt oder was danach mit ihm geschieht
  - nehmen eigene Gefühle der Trauer bewusst als solche wahr
- **Jugendliche**
  - verdrängen während der Pubertät das Thema Tod eher, weil viele andere Themen bereits emotional stark besetzt sind und die Entwicklung der eigenen Identität durch die Vorstellung des Todes gefährdet ist
  - in der Auseinandersetzung mit dem Thema erlangen philosophische und religiöse Deutungsversuche eine hohe Bedeutung
  - haben in der Konfrontation häufig erhebliche eigene Todesängste

Lebensbedrohlich erkrankte Kinder setzen sich oft sehr intensiv mit dem nahenden Tod auseinander, so dass sie nicht nur ihre eigene Situation sehr deutlich wahrnehmen, sondern auch die Haltung anderer Menschen, insbesondere der Eltern. Sie bemerken, wenn ihre erwachsenen Bezugspersonen der Frage nach dem Tod ausweichen oder lediglich unreflektierte Erklärungen und Versprechen abgeben.

> Im Gespräch mit einem Kind über den Tod sind offene Fragen hilfreich, so dass das Kind mit Hilfe seiner Erzählungen Klarheit über die eigenen Vorstellungen erlangen kann. Das Kind erwartet nicht, dass Erwachsene auf alle Fragen eine Antwort haben, es wünscht sich, dass sie dem Gespräch nicht ausweichen. Wut, Aggression, Ängste und depressive Phasen sind auch bei Kindern in der Auseinandersetzung mit dem bevorstehenden Tod und während der Konfrontation mit dem Unausweichlichen normal.

Sterbe- und Trauerphasen (nach Kübler-Ross)

Der Sterbeprozess lässt sich, ebenso wie die Trauerarbeit der Angehörigen, nicht schematisieren. Das Phasen-Modell von Elisabeth Kübler-Ross ist für ein allgemeines Verständnis der Reaktionen und Verhaltensweisen hilfreich, auch wenn der Phasenablauf im Einzelfall nicht eindeutig nachvollziehbar sein muss.

- **Erste Phase**
  - Phase des Verleugnens, des Nichtwahrhaben-Wollens und der Isolation
  - Leugnung des bevorstehenden Todes, Ablehnung aller Anzeichen und Informationen, die darauf hindeuten
  - Schockzustand, in dem die Verleugnung als Selbstschutz dient
- **Zweite Phase**
  - Phase der Auflehnung, Wut und Aggression
  - Erkenntnis des bevorstehenden Todes
  - Wut und Aggressionen gegenüber dem therapeutischen Team, weil es dem Kind nicht mehr helfen kann
  - Wut gegen sich selbst oder gegenüber der Familie, unter der Vorstellung, dass etwas falsch gemacht oder versäumt wurde
  - Schuldgefühle und das Gefühl des Versagens
- **Dritte Phase**
  - Phase des Verhandelns mit dem Schicksal
  - Betroffene bestreiten den bevorstehenden Tod nicht mehr grundsätzlich, hoffen aber auf Möglichkeiten, die Lebensspanne zu verlängern, z. B. durch alternative Therapiemethoden
  - die gewonnene Zeit soll dem intensiven Erleben und der Erfüllung von Wünschen gewidmet sein
- **Vierte Phase**
  - Phase der Depressionen
  - tief empfundene Trauer und Schmerz kennzeichnet diese Phase, die durch eine eventuelle Verschlechterung des Zustands verstärkt werden kann
- **Fünfte Phase**
  - Phase der Zustimmung
  - Betroffene nehmen den bevorstehenden Tod an und akzeptieren ihn

Diese Phasen folgen nicht immer linear aufeinander. Viele Sterbende durchlaufen einzelne Phasen mehrfach, oder nur einmal und sehr kurz. [10] [12]

Begleitung des Kindes

- Die Begleitung des Kindes richtet sich nach seinen aktuellen Bedürfnissen. Lindernde und unterstützende Pflegemaßnahmen stehen bei der Pflege des sterbenden Kindes im Vordergrund.
- Schaffung einer ruhigen Atmosphäre, ggf. die Möglichkeit einer Verlegung in ein ruhigeres Zimmer mit dem Kind und den Eltern besprechen.
- Den Eltern eine kontinuierliche Anwesenheit ermöglichen, ihnen dabei aber keinen Druck oder eine bestimmte Erwartungshaltung vermitteln.
- Besuche von Geschwisterkindern, Freunden und anderen Angehörigen ermöglichen und begleiten, der Wunsch des Kindes steht im Vordergrund, auch Zeiten des Alleinseins und der Ruhe ermöglichen, wenn das Kind das Bedürfnis danach hat.
- Körperkontakt mit den Eltern ermöglichen, ihnen das Kind auf den Arm geben bzw. das Kind in ein großes Bett legen, sodass die Eltern sich dazulegen können.
- Fragen des Kindes ehrlich und offen beantworten; dabei berücksichtigen, inwieweit das Kind über seinen Zustand informiert ist; zugeben, wenn man Fragen nicht beantworten kann und offene Fragen stellen „Ich weiß es nicht …, was denkst du?"
- Schmerzen erkennen, lindern und behandeln.
- Die pflegerischen Maßnahmen orientieren sich an der Steigerung des Wohlbefindens:
  - atemerleichternde Maßnahmen
  - bedürfnisorientierte Lagerung
  - Linderung von Übelkeit und Erbrechen
  - Maßnahmen bei Obstipation oder Harnverhalt
  - Körperpflege entsprechend den Bedürfnissen und der Belastbarkeit
  - Wunschkost, Mundpflege nach Bedarf
  - temperaturregulierende Maßnahmen
  - unterstützende Maßnahmen bei Schlafstörungen

Begleitung der Eltern

Die Bedürfnisse der Eltern in dieser Situation sind individuell sehr unterschiedlich. Pflegende ermitteln sie im Gespräch immer wieder neu. Grundsätzlich versucht das Team, den Eltern ihre „Form der Begleitung" zu ermöglichen.

- für die Eltern da sein, ansprechbar sein, sich Zeit nehmen, zuhören, Schweigen zulassen, Leid und

Trauer zulassen, dabei eigene Gefühle nicht unterdrücken
- Bedürfnisse der Eltern erkennen: ein Glas Wasser oder eine Tasse Kaffee anbieten, evtl. etwas zu essen anbieten, Telefongespräche ermöglichen
- psychologische oder seelsorgerische Begleitung ermöglichen, sofern die Eltern dies wünschen
- Geschwisterkinder in die Situation einbeziehen, ggf. ablenken und beschäftigen
- Eltern einen intensiven Körperkontakt mit ihrem Kind ermöglichen
- einfühlsamer Umgang mit dem Kind und das Einbeziehen der Eltern in die Pflege zeigt den Eltern, dass ihr Kind auch weiterhin liebevoll und aufmerksam behandelt wird
- kulturelle und religiöse Rituale und Gebräuche ermöglichen, z. B. Nottaufe, Krankensalbung, Gebete, Gesang
- in der Sterbephase Alarmsysteme abstellen, ggf. den Monitor ausstellen
- körperliche Reaktionen erklären, z. B. die Veränderung der Atmung oder der Hautfarbe
- nach Eintritt des Todes den Eltern die Möglichkeit geben, den Abschied von ihrem Kind zu gestalten: es ohne Zeiteinschränkung halten zu dürfen, es waschen und anziehen zu können, es zu fotografieren, auf Wunsch eine Aufbahrung zu Hause ermöglichen
- praktische Hinweise zu formalen Abläufen und den erforderlichen Formalitäten geben

meinsamen Erinnerungen beitragen, sie können lediglich zuhören. Eine hilfreiche und wichtige Aufgabe der Pflegenden ist es daher, solche Erinnerungen zu schaffen:
- Fotos von dem Kind mit einer Sofortbildkamera und einer normalen Kamera anfertigen
- Hand- und Fußabdrücke aus Gips oder mit Hilfe eines Stempelkissens anfertigen, dazu evtl. selbstgestaltete Karten verwenden
- eine Haarlocke, das Identifikationsbändchen, einen Beruhigungssauger oder ein Tuch, mit dem das Kind zugedeckt war, aufheben
- wenn die Eltern diese Erinnerungsstücke zunächst ablehnen, diese sorgsam aufbewahren und die Eltern darüber informieren, dass sie sie zu einem späteren Zeitpunkt abholen können (Aufbewahrung der Fotos in der Akte)
- Eltern liebevoll auf besondere äußere Merkmale und Eigenarten des Kindes aufmerksam machen
- Eltern ermutigen, das Kind auf den Arm zu nehmen
- Großeltern, Geschwistern und Freunden die Möglichkeit geben, das Kind kennen zu lernen
- wenn das Kind stirbt, ohne dass die Mutter dabei sein kann, dem Vater die Möglichkeit eröffnen, das Kind zur Geburtsklinik bringen zu lassen und ggf. die Koordination und Absprache mit der Klinik übernehmen, auf die Möglichkeit einer häuslichen Aufbahrung hinweisen
- den Eltern einen weiteren Gesprächstermin in einigen Wochen oder Monaten anbieten

Situation der Eltern früh- und neugeborener Kinder

Ein wichtiger Bestandteil in der Verarbeitung der Trauer ist die Erinnerung an den Verstorbenen. Das Gespräch in der Familie und unter Freunden über gemeinsame Erlebnisse mit dem Verstorbenen, das Ansehen von Fotos oder Videoaufnahmen oder persönliche Gegenstände sind Bestandteile dieser Erinnerung. Eltern, die ihr Kind kurz nach der Geburt verlieren, haben nur wenige gemeinsame Erlebnisse mit ihrem Kind, sie konnten es kaum kennen lernen. Die Erlebnisse sind zudem durch das Trauma der lebensbedrohlichen Erkrankung geprägt. Freunde und weitere Angehörige haben das Kind womöglich nicht gesehen und können so keine ge-

Situation der Eltern hirntoter Kinder

Die Diagnose „Hirntod" stellt eine besonders schwierige und belastende Situation für die Eltern und auch für das therapeutische Team dar. Der irreversible und komplette Ausfall der Gehirnfunktionen ist angesichts des unveränderten Aussehens des Kindes kaum *be-greifbar*: die Haut ist warm und rosig und das Herz schlägt unverändert. Bewegungen, die durch spinale Reflexe entstehen, können verunsichern und werfen Fragen nach der Diagnose „Tod" und dem Umgang mit dem Kind auf. Nur in der intensiven Auseinandersetzung mit diesem Thema lässt sich eine tragfähige individuelle Haltung aufbauen, die eine sichere Begleitung der Eltern in dieser Situation ermöglicht. Erste Impulse

zur Reflexion der eigenen Haltung können folgende Fragen bieten:
- Wie begreife ich persönlich die Diagnose „Hirntod"?
- Wie erleben es die Eltern, wenn ich mit dem Kind wie mit einem Lebenden spreche? Worüber kann ich in dieser Situation mit dem Kind reden? Soll ich es wie gewohnt über mein Handeln informieren oder muss ich nun andere Worte finden?
- Wie kann ich den Eltern erklären, dass ich das Kind weiterhin pflege oder ihm Medikamente verabreiche?
- Bemerken es die Eltern, wenn ich nach „Lebenszeichen" suche? Warum richte ich meine Aufmerksamkeit darauf?
- Bemerken die Eltern meine Unsicherheit oder mein Erschrecken beim Auftreten spinaler Reflexe?
- Wie kann ich angesichts eigener ungelöster Fragen die Eltern begleiten, ihre zweifelnden Fragen beantworten und sie nicht zusätzlich verunsichern?
- Wie stehe ich zur der Frage einer Organspende?
- Ist ein würdiges Sterben im Falle einer Explantation möglich? Ist das Kind nicht bereits gestorben?

Versorgung des verstorbenen Kindes

Eltern und Angehörige sollten die Möglichkeit haben, über die weitere Versorgung des Kindes zu entscheiden. Besonders bedeutsam ist dies bei Familien aus anderen Kulturkreisen, die unter Umständen strenge religiöse Vorschriften bei dem Umgang mit Verstorbenen einhalten.

Die Versorgung des verstorbenen Kindes ermöglicht auch den Pflegenden, Abschied zu nehmen. Vielen Pflegenden ist es ein Bedürfnis, diesen Abschied in Ruhe gemeinsam mit den Eltern oder wenn diese es nicht wünschen, allein zu gestalten. Unerfahrene Pflegende fühlen sich mit dieser Aufgabe jedoch häufig überfordert. Ängste, das tote Kind zu berühren oder allein mit ihm in einem Raum zu sein, sollten von den erfahrenen Pflegenden erkannt und ernst genommen werden. Sie bieten Unterstützung an und versorgen das Kind gemeinsam mit den unerfahreneren Kollegen. Der Rückhalt im Team und ein klarer Stellenwert der Bedeutung dieser Aufgabe sind hier eine zwingende Voraussetzung.

Die Versorgung des Kindes umfasst:
- das Abstellen aller Geräte
- das behutsame Entfernen von Elektroden, Sonden, Kathetern, Drainagen, Tubus, Pflasterresten und ggf. Blutstillung, bei zuvor erhöhter Blutungsneigung zentrale Katheter ggf. nur verschließen
- ggf. die Versorgung von Wunden
- Ermittlung und Dokumentation der Maße des Kindes
- Ganzkörperwäsche oder Teilwäsche, ggf. Haarwäsche, Haare kämmen
- Dem Kind nach Wunsch persönliche Kleidung anziehen und evtl. ein Lieblingsspielzeug in den Arm geben
- das Kind in ein sauberes Bett legen, bei der Lagerung religiöse Bedürfnisse berücksichtigen (z. B. Falten der Hände), den Mund schließen und ggf. für einige Zeit eine kleine Rolle unter das Kinn legen
- Name des Kindes, Geburtsdatum und Sterbedatum und -uhrzeit sowie Maße des Kindes auf einem Zettel notieren und am Körper fixieren
- ggf. Aufbahrung

> Vermutet der Arzt eine unnatürliche Todesursache, verbleiben sämtliche Zugänge, Katheter und Drainagen bis zur Obduktion im Körper des Kindes.

3.3 Für Wohlbefinden sorgen
Anja Messall

3.3.1 Bedeutung des Umfelds

Freundlich gestaltete Zimmer, vertraute Gegenstände, vertraute Rituale, Orientierungspunkte und eine nach Möglichkeit ruhige Umgebung können den Heilungsverlauf maßgeblich unterstützen.

Der Trend bei der Farbwahl in Patientenzimmern geht vom steril wirkenden Weiß, hin zu freundlichen, anregenden, belebenden oder beruhigenden Farben. Empfehlenswert sind vor allem die Farben orange (stimulierend, Wärme und Gemütlichkeit ausstrahlend), gelb (stimmungsaufhellend, anregend, belebend), grün, wobei gelbgrün günstiger wirkt als blaugrün (beruhigend, ausgleichend, strahlt Sicherheit und Geborgenheit aus), sowie ocker, sienna oder umbra (wärmend, dämpfend, beruhigend). Türen und Fenster können zur besseren Abgrenzung und Orientierung für den Patienten etwas dunkler abgesetzt sein. Zwischen Wand und Decken sollte nach Möglichkeit eine Trennung durch eine Farbabgrenzung oder eine Bordüre erfolgen, damit Kinder den Übergang besser unterscheiden können.

Pflegende animieren die Eltern, Bilder oder Poster von zu Hause mitzubringen, die an Pinnwänden, Magnetstreifen, Bettgittern oder Halterungen angebracht werden können. Hängen die Bilder nah genug, kann das Kind auch Details erkennen. Pflegende wechseln die Motive regelmäßig, um dem Kind abwechslungsreiche visuelle Reize zu bieten. Ebenso ist es möglich, Mobiles oder Poster an der Zimmerdecke zu befestigen.

Für das Wohlbefinden des Kindes ist es ebenso wichtig, persönliche Dinge bei sich zu haben, z. B. Spielzeug, Kleidung mit dem Geruch des in der Familie gebräuchlichen Waschmittels, Zahnpasta/Zahnbürste und Waschzusatz.

Ein Kalender und eine Uhr können Schulkindern und Jugendlichen die zeitliche Orientierung erleichtern.

3.3.2 Einfluss der Pflegenden

Bereits bei der Aufnahme entscheiden der einfühlsame Umgang mit dem Kind und die freundliche, verständnisvolle Begegnung mit den Eltern, über deren ersten Eindruck und Befinden.

Vor allen in Notfallsituationen ist der Wunsch nach einer optimalen Erstbegegnung meist eine Illusion. Jedoch ist auch hier entscheidend, wie die Pflegenden im Anschluss an die hektische Aufnahme oder nach einem kritischen Zwischenfall mit den Eltern und dem Kind umgehen.

Bei der Durchführung pflegerischer Maßnahmen nehmen Pflegende durch eine exakte, altersgemäße Aufklärung und einen möglichst ruhigen Ablauf dem Kind die Angst und vermindern seinen Stress.

Für die Pflegenden ist es sehr hilfreich, die Eigenheiten des Kindes zu kennen, damit sie auch in kritischen Situationen zugewandt agieren und reagieren können. Für das Kind bedeutet die Rücksichtnahme auf seine Persönlichkeit zusätzliche Sicherheit, denn es erkennt gewohnte Verhaltensmuster. Um diese Informationen für alle Mitglieder des therapeutischen Teams zugänglich zu machen, empfiehlt es sich, einen **Biografiebogen** in die Dokumentation aufzunehmen, den die Eltern ausfüllen. Er gibt Auskunft über Ess-, Schlaf- und Ausscheidungsgewohnheiten sowie über das Lieblingskuscheltier, von den Eltern verwendete Beruhigungsrituale oder das Lieblingslied.

Pflegende vermindern das Gefühl der Hilflosigkeit bei den Eltern, wenn sie sie in die Betreuung integrieren. Die Eltern spüren, dass sie gebraucht werden. Die Pflegenden können den Eltern je nach Zustand des Kindes gewisse Maßnahmen, z. B. Mundpflege, Sondieren überlassen und ihnen dabei zur Seite stehen.

Aufgrund der vielen Kabel, Sonden und Drainagen haben die Eltern zu Beginn des Aufenthaltes auf der Intensivstation meist Angst, ihr Kind zu berühren. Pflegende können diese Angst verringern. Ihre Aufmerksamkeit richtet sich nicht nur auf das Kind und dessen Vitalparameter, sondern umfasst auch die Eltern-Kind-Begegnung. Pflegende denken daran, dass viele Eltern ihre Ängste nicht aussprechen, da sie unter dem Eindruck der ungewohnten Medizintechnik vermuten, dass jede Berührung ihr Kind gefährden könnte. Oft trauen sie sich nicht, die Pflegenden zu fragen, weil sie die Arbeitsabläufe nicht stören wollen. Oft hilft den Eltern ein Gespräch mit den Pflegenden auf „neutralem Boden" diese Ängste auszusprechen, z. B. im Rahmen eines von einer Pflegeperson begleiteten „Elterncafés".

3.3.3 Kängurumethode

Die Defizite in der körperlichen Entwicklung der Frühgeborenen erfordern fast immer eine ausgedehnte intensivmedizinische Behandlung, die Wochen oder gar Monate dauern kann. Daraus resultiert direkt nach der Geburt die Trennung des Kindes von Mutter und Vater. Besonders die Mütter, zusätzlich belastet durch die hormonelle Dysbalance während der Zeit des Wochenbettes, leiden darunter, dass ihnen der normale Bonding-Prozess verwehrt ist.

Bei der **Kängurumethode** entsteht ein intensiver Hautkontakt zwischen Eltern und Kind. Das Kind kann seine Eltern riechen und „schmecken", es spürt ihre Wärme und kann den vertrauten Herzschlag hören. Die Eltern-Kind-Beziehung erfährt eine enorme Stärkung. Während dem Känguruing und auch anschließend ist oft eine Besserung der Gesamtsituation des Kindes zu erkennen. Die Einstellungswerte der Beatmung und Atemunterstützung können häufig reduziert werden.

Voraussetzungen und Durchführung

Bei der Vorbereitung zum Känguruing überprüfen Pflegende, ob sich das Kind in einem stabilen Allgemeinzustand befindet. Bei Katecholamintherapie oder bei Beatmung mit hohen Inspirationsdrücken, FiO_2 oder hohem PEEP, empfiehlt es sich nicht, das früh- oder neugeborene Kind aus dem Inkubator zu nehmen.

Der richtige Zeitpunkt richtet sich nach dem Tag-Nacht-Rhythmus und den Pflegerunden des Kindes, damit das Känguruing u. a. mit der Nahrungsaufnahme zusammenfällt.

Die Mutter oder der Vater waschen sich und setzen sich dann mit freiem Oberkörper bequem auf einen Stuhl, der auch eine Liegeposition ermöglicht. Dann legen die Pflegenden das Kind auf die Brust des jeweiligen Elternteils. Beim Känguruing trägt das Kind eine Mütze und ist mit einer Windel oder einem Fell bedeckt, damit es nicht auskühlt. Beatmete oder mit Atemhilfe versorgte Kinder lagern Pflegende stets zu zweit um. Es empfiehlt sich, diese Kinder senkrecht auf den Thorax der Mutter oder des Vaters zu legen und anschließend die Kabel und Schläuche sicher zu fixieren. Spontan atmende Kinder liegen am besten direkt an einer der mütterlichen Brüste, damit sie an der Brustwarze nuckeln können. Die Dauer des Känguruing richtet sich nach den Bedürfnissen von Eltern und Kind.

3.3.4 Lärm auf der Intensivstation

Der **Lärm auf der Intensivstation** ist meist intermittierend, hochfrequent, impulsbehaftet und vor allem für die Patienten weder vorhersehbar noch zu beeinflussen. So entsteht eine massive und bisher zu wenig beachtete Belastung für Patienten und Pflegende.

Lärm entsteht in erster Linie durch die verwendeten Geräte und durch das Personal.

Welche Lautstärke Patienten als störend empfinden, hängt sehr stark von ihrer psychischen und physischen Verfassung ab. Lärm kann zu einer Verschlechterung der Krankheitsbilder führen.

Vor allem Kinder sind dem sehr strukturlosen Lärmpegel einer Intensivstation hilflos ausgeliefert. Um so viel Sicherheit wie möglich zu vermitteln und die Angst vor den unerwarteten Geräuschen zu vermindern, erklären Pflegende den Patienten vor allem die besonders durchdringend angelegten Alarmtöne der Überwachungsgeräte. Ist das Kind wegen seines Alters oder gesundheitlichen Zustands nicht in der Lage, die Erklärungen zu verstehen, beruhigen Pflegende durch nonverbale Signale, z. B. Berührungen.

> Zur Sensibilisierung des Lärmbewusstseins ist der Einsatz einer **Lärmampel** empfehlenswert. Sie ist wie eine Verkehrsampel aufgebaut und zeigt je nach Modell bei Lautstärken von:
> - ca. 45 dB **grünes** Licht,
> - ca. 55 dB **gelbes** Licht,
> - ca. 60 dB **rotes** Licht.

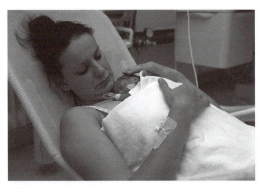

Abb. 3.1 Kängurumethode. [K115]

Möglichkeiten zur Lärmreduktion

- Anbringen einer Lärmampel
- Schuhe mit weichen Sohlen
- Gespräche nicht im Zimmer führen
- Abwägung, ob ein lautes Rufen nach Kollegen nötig ist
- ruhiges Reden mit dem Patienten während der Pflegerunde und wenn man sich im Zimmer bewegt, da vor allem bewusstseinsgestörte Kinder Personen nicht orten können und evtl. Angst vor möglichen schmerzhaften Maßnahmen haben
- alle Handlungen ruhig ausführen, z. B.:
  - Bettgitter langsam öffnen
  - Handschuh- und Spritzenpackungen nicht im Kopfbereich des Patienten öffnen
  - Trennen von z. B. aneinander gereihten Spritzen, Absaugkathetern nicht im Patientenzimmer
  - Materialien leise ablegen
- Alarmlautstärke am Monitor evtl. reduzieren
- sofortiges Reagieren auf Alarme oder Signale
- Koordinieren von pflegerischen, ärztlichen und physiotherapeutischen Maßnahmen, um dem Kind ausreichende Ruhephasen zu ermöglichen
- Hinweisschilder an der Zimmertür anbringen: Ruhezeit von … bis …
- Geräte bei Nichtgebrauch abschalten
- nach Möglichkeit Türen schließen
- Türstopper anbringen
- nachts keine unnötigen Aufräum- und Auffülltätigkeiten durchführen

Tab. 3.3 Lärm auf der Intensivstation beeinträchtigt Patienten und Personal.

medizinische Wirkungen	• Gehörschäden • Kreislaufbelastung • Störungen im endokrinen System und im Elektrolythaushalt
psychische Wirkungen	• Stress • Aggressivität • Reizüberflutung • Angst • räumliche und zeitliche Orientierungsstörungen
soziale Wirkungen	• lautes Sprechen, um Geräte zu übertönen • seltenere Kontaktaufnahme zum Patienten

LITERATUR

1. Geisler, L.: Arzt und Patient – Begegnung im Gespräch. Kommunikation in der Intensivmedizin. Pharma Verlag, Frankfurt a. Main, 1992.
2. Schäper, A.; Gehrer, B.: Pflegeleitfaden Intensivpflege Pädiatrie. Urban & Fischer Verlag, München, 1999.
3. Hinze, D.: Väter und Mütter behinderter Kinder. Der Prozess der Auseinandersetzung im Vergleich. Winter Verlg, Heidelberg, 1999.
4. Bogyi, G.: Trauerarbeit in Familien mit einem chronisch kranken oder behinderten Kind. In: Lehmkuhl, Gerd (Hg.): Chronisch kranke Kinder und ihre Familien. Quintessenz Verlag, München, 1996.
5. Frenzel, C.: Frühgeborene: Der Familienalltag nach der Krankenhausentlassung: Eine qualitative Studie zum Alltagserleben der Eltern. Diplomica Verlag, Hamburg, 2009.
6. Sparshott, M.: Früh- und Neugeborene pflegen. Stress- und schmerzreduzierende, entwicklungsfördernde Pflege. Hans-Huber-Verlag, Bern, 2009.
7. Sarimski, K.: Frühgeburt als Herausforderung. Psychologische Beratung als Bewältigungshilfe. Schlütersche Verlagsgesellschaft, Hannover, 2000.
8. Domenig, D.; Stauffer, Y.; Georg, J.: Transkulturelle Pflegeanamnese. in: Domenig, Dagmar (Hrsg.): Transkulturelle Kompetenz. Lehrbuchbuch für Pflege-, Gesundheits- und Sozialberufe. Hans-Huber-Verlag, Bern, 2007.
9. Neuberger, J.: Die Pflege Sterbender unterschiedlicher Glaubensrichtungen. Ullstein & Mosby Verlag, Berlin, 1995.
10. Glanzmann, G.; Bergsträßer, E.: Begleiten von sterbenden Kindern und Jugendlichen. Anja Verlag, Schaffhausen, 2001.
11. Lohtrop, H.: Gute Hoffnung – jähes Ende. Kösel Verlag, München, 2000.
12. Kübler-Ross, E.: Interviews mit Sterbenden. Knaur Vrelag, München, 1999.
13. Dörpinghaus, S.; Rohrbach, C.; Schröter, B.: Ausbildung in Situationen existentieller Bedrohung. Theoretische Analyse und Ergebnisse einer empirischen Studie. Mabuse Verlag, Frankfurt a. Main, 2002.
14. Geißner, U.: Fallbuch Pflege, Kommunikation verstehen. Thieme Verlag, Stuttgart, 2006.
15. Mahler, R.: Auf den Punkt gebracht – professionell kommunizieren. Thieme Verlag, Stuttgart, 1999.
16. Nolting, H.-P.; Paulus, P.: Psychologie lernen. Eine Einführung und Anleitung. Beltz Psychologie Verlags Union, Weinheim, 1996.
17. Rosenthaler T., Fitzgerald, A.: Was haben sie? Was fehlt ihnen? Springer Verlag, Wien, 2004.
18. Schulz von Thun, F.: www.schulz-von-thun.de (Letzter Zugriff: 20.12.2011)
19. Watzlawick, P.; Beavin, J.; Jackson, D.: Menschliche Kommunikation. Formen, Störungen, Paradoxien. Hans-Huber-Verlag, Bern, 2000.

20. Zegelin, A. (Hrsg.): Sprache und Pflege. Ullstein Mosby Verlag, Berlin, 1997.
21. Alban, S.; Leininger, M.; Reynolds, C.: Multikulturelle Pflege. Urban & Fischer Verlag, München, 2000.
22. Beutel, M.: Der frühe Verlust eines Kindes. Verlag für angewandte Psychologie, Göttingen, 1996.
23. Eckert, A.: Eltern behinderter Kinder und Fachleute. Klinkhardt Verlag, Bad Heilbrunn/Obb., 2002.
24. Fröhlich, A.: Die Mütter schwerstbehinderter Kinder. Schindle Verlag, Heidelberg, 1993.
25. Zernikow, B.: Palliativversorgung von Kindern, Jugendlichen und jungen Erwachsenen. Springer Verlag, Heidelberg, 2008.
26. Hoehl, M.; Kullick, P.: Kinderkrankenpflege und Gesundheitsförderung. Thieme-Verlag, Stuttgart, 2002.
27. Schrader, D.; Schrader, N.: Intensiv 9, Lärm auf Intensivstationen. Thieme-Verlag, Stuttgart, 2001.
28. Aktionskomitee Kind im Krankenhaus (AKIK-Bundesverband e.V.) www.akik.de (Letzter Zugriff: 20.12.2011)
29. Ehgartner, C.: www.salk.at/DMS/2–20090120–13581042.pdf (Letzter Zugriff: 20.12.2011)

KAPITEL 4

Anja Messall

Betreuungsübernahme

Grundausstattung eines Intensivplatzes

Alle Patientenzimmer einer Intensivstation sind mit einer (klinikspezifischen) Grundausstattung versehen. Bei Notfällen benötigt das Team zusätzlich nur spezielle Gerätschaften für die Betreuung des Kindes. Zur Grundausstattung gehören:
- Wand- oder Deckenanschlüsse für Sauerstoff, Druckluft, Strom
- Monitor mit Möglichkeit zur EKG, S_pO_2-, nichtinvasiven/invasiven Druckmessung, rektalen und zentralen Temperaturüberwachung, Atemfrequenzmessung, sowie $EtCO_2$ bzw. $tcpO_2/tcpCO_2$-Messung
- EKG-Elektroden, Sättigungssensor, Thermometer, evtl. Temperatursonde, Druckkabel, Kapnometer zur $ETCO_2$- bzw. Zubehör zur $tcpO_2/tcpCO_2$-Überwachung
- Sauerstoffanschluss mit Befeuchtung, Sauerstoffschlauch, Beatmungsbeutel und entsprechende Masken
- Absauganlage mit Absaugschlauch und Köchern mit verschiedenen Absaugkathetern
- NaCl 0,9 %-Ampullen zum evtl. Anspülen beim Absaugen oder der intravenösen/intraarteriellen Zugänge
- Beatmungsgerät mit altersentsprechenden Beatmungsschläuchen
- mehrere Spritzenpumpen, 1–2 Infusionspumpen
- sterile und unsterile Handschuhe, Spritzen verschiedener Größen
- Je 1 Windel jeder Größe (Stationsstandard beachten)
- Pflegeschalen mit verschiedenen Pflastern, Hautdesinfektionsmittel, Pflasterlöser, pH-Indikatorstäbchen, (un-)sterilen Tupfern, Watteträgern, Verbandsmaterial, Mund- und Hautpflegemittel, Cremes
- Patientenkurven oder PC zur Dokumentation
- Abwurfsäcke für Müll und Schmutzwäsche
- Notfallwagen nach Standard der Station bestückt (➤ 20.4)

4.1 Erstversorgung von Früh- und Neugeborenen

Notwendige Informationen von der Geburtsklinik ➤ 4.2.1

Die **Erstversorgung eines Früh- oder Neugeborenen** ist von entscheidender Bedeutung für seine weitere Entwicklung. Deshalb ist sie optimal vorzubereiten und durchzuführen.

Material

Station
- Transportinkubator und Notfallkoffer (➤ 20.4) überprüfen
- Transportmonitor/das entsprechende Zubehör, z. B. S_pO_2-Sensor, RR-Manschette, EKG-Kabel auf Funktionsfähigkeit überprüfen
- Bei zu erwartender CPR: Medikamente zur Reanimation, Sedierung und Relaxierung, Material zur Intubation, zum Legen einer peripheren Infusion, zur Surfactantgabe
- Inkubatorplatz auf vollständige Ausstattung überprüfen

Sobald die Ankunft des Kindes gesichert ist:
- Einfüllen des Inkubatorwassers und Einstellung der Feuchte und Temperatur nach Stationsstandard
- Check des Beatmungsgeräts (Voreinstellung übernimmt der Arzt)
- Röntgenplatte zum Aufwärmen in den Inkubator legen
- Überwachungsmonitor konfigurieren
- transkutane Kombisonde kalibrieren und Monitor in der Standby-Position belassen

- zum Hautschutz unter der RR-Manschette: Stück eines Tg-Schlauchverbandes oder eine größere Kompresse bereitlegen.
- Material zur Konakiongabe bereitstellen
- bei Verdacht auf Infektion: Laborröhrchen für Ohrabstrich, Magen- und Trachealsekret sowie Maßband bereitlegen
- bei einem Inkubator ohne Wiegefunktion zusätzlich entsprechende Waage bereitstellen

Kreiß- oder OP-Saal

Für die Erstversorgung ist eine offene Intensivpflegeeinheit mit externer Wärmezufuhr üblich. Zu Beginn stellen Pflegende den Wärmestrahler auf volle Leistung ein.

> Wichtig ist die enge Koordination mit den Hebammen. Die Wärmeeinheit sollte vorgeheizt vom neonatologischen Reanimationsteam übernommen werden.

Zur Unterlage, zum Zudecken und Abtrocknen des Kindes legen die Pflegenden 4–5 warme Windeln, sowie eine Mütze (z.B. aus Tg-Schlauch) bereit. Sie stellen den Transportmonitor gut sichtbar auf.

Außerdem ordnen die Pflegenden alle Materialien der folgenden Liste übersichtlich und griffbereit an:
- funktionstüchtige Absaugeinrichtung inkl. Absaugschlauch mit passendem Absaugkatheter
- Beatmungsgerät und Beatmungsbeutel mit passender Maske, an O_2-Anlage angeschlossenen Sauerstoffschlauch
- Material zum Legen einer peripheren Infusion (zum Spülen immer Glukose 5% und als Infusionslösung anschließend Glukose 10% verwenden, um eine Hypoglykämie zu vermeiden)
- Medikamente zur Sedierung, Relaxierung und Reanimation
- unsterile Handschuhe für Arzt und Pflegende
- zusätzliche Materialien für spezielle Krankheitsbilder, z.B. Mekoniumaspiration (➤ 13.2.2), Zwerchfellhernie (➤ 13.2.4), Omphalozele (➤ 17.1.3)

Ist eine **Intubation** wahrscheinlich:
- Tubus entsprechend der Größe des Kindes (➤ 12.1.1)
- NaCl 0,9% zum Anfeuchten des Tubus
- Magillzange
- Laryngoskop mit geradem 0-er Spatel (bei Frühgeborenen ≤600 g: Saling-Laryngoskop®)
- Pflaster zur Fixation des Tubus

Ist eine **Surfactantgabe** wahrscheinlich:
- Surfactanttubus
- Surfactant
- Magensonde zur Applikation ohne Intubation.

Durchführung

> Pflegende führen alle Maßnahmen ohne Hektik, jedoch zügig und für das Kind nachvollziehbar durch und achten darauf, dass es möglichst durchgängig zugedeckt ist.

Körpertemperatur regulieren

Pflegende nehmen das Kind aus dem nassen Tuch der Hebamme heraus und legen es seitlich in die offene Intensivpflegeeinheit. Der kindliche Kopf ist dem Arzt zugewandt. Anschließend hüllen sie es mit den angewärmten Windeln ein und reiben es sanft trocken.

Feuchte Tücher wechseln Pflegende sofort. Um den Wärmeverlust zu reduzieren, setzen sie dem Kind zusätzlich eine Mütze auf.

Für den Transport wickeln Pflegende Kinder mit niedriger Körpertemperatur nicht in Folie, sondern in warme Tücher, damit die Inkubatorwärme direkt zum Kind gelangt.

Atmung

Das Kind wird, nur wenn unbedingt nötig, oral abgesaugt. Bei zähem Sekret empfiehlt sich für das Absaugen des Rachens ein großlumiger Absaugkatheter. Bei jedem Kind erfolgt die Sondierung des Magens und der Nase mit einem dünnen Absaugkatheter, um Fehlbildungen auszuschließen.

> Nie zuerst die Nase absaugen, da dies eine tiefe Inspiration auslöst, die eine Aspiration zur Folge haben kann. Zudem schwillt die zarte Nasenschleimhaut sehr schnell an, was die Spontanatmung beeinträchtigt (Kinder sind bis zum 5. Lebensmonat Nasenatmer) und eine Intubation erschweren kann.

Zur Atemanregung reiben Pflegende den Rücken des Kindes parallel zur Wirbelsäule oder massieren die Fußsohlen mit sanftem Druck. Bleibt die Spontanatmung des Kindes aus oder reicht sie nicht aus, kann ein kurzzeitiger Einsatz eines Perivent®, mit fest eingestelltem PEEP oder auch der Einsatz des Neopuff® mit druckkontrollierten Atemhüben eine Besserung erzielen. Bei unzureichender O_2-Sättigung kann über den Perivent® oder einen O_2-Schlauch dosiert Sauerstoff zugeführt werden.

> Die normale postnatale Sauerstoffsättigung beträgt direkt nach Geburt ca. 70 %, nach 2 Min. 74 %, nach 5 Min. 86 % und nach 10 Min. 92 %. [1]

Evtl. ist bei unzureichender Spontanatmung die Anlage eines CPAP nötig.

Bei ausbleibender Spontanatmung und einer Herzfrequenz <100/Min., erfolgen die Anlage einer periphervenösen Infusion, Intubation und Beatmung.

> Kind nicht spontan über den Tubus atmen lassen. Der künstlich verlängerte Atemweg vergrößert den Totraum erheblich.

Monitoring

Sobald das Kind auf der Reanimationseinheit liegt, schließen die Pflegenden das **Monitoring** an. Während der gesamten Erstversorgung überwachen sie außerdem Atemqualität, Hautfarbe und Motorik des Kindes.

Nach Absprache mit dem Arzt sondieren die Pflegenden den Magen und die Nase des Kindes, um evtl. Fehlbildungen auszuschließen. Sie beachten, dass die Sonde einen Vagusreiz auslösen kann, der eine Bradykardie hervorruft. Die Überwachung umfasst außerdem (*APGAR-Test*):
- Atmung
- Hautfarbe
- Muskeltonus
- Reflexe
- Herzfrequenz

Wenn es der Zustand des Kindes erlaubt, bahnen Pflegende in dieser Phase den Eltern-Kind-Kontakt an, indem sie das Kind den Eltern zeigen und, wenn möglich, kurz in den Arm oder auf den Bauch der Mutter legen. Der Arzt informiert die Geburtshelfer und spricht mit den Eltern über die Notwendigkeit der Verlegung auf die Intensivstation. Außerdem informiert der Arzt das Team der Intensivstation vor Beginn des Transportes über den Zustand des Kindes, damit dort die nötigen Vorbereitungen getroffen werden können.

4.2 Transport

4.2.1 Transport von Früh- und Neugeborenen

Das Transportteam (1 Pflegende und 1 Arzt pro Kind) übernimmt die Verantwortung für das Neugeborene. Ein ruhiger, koordinierter Handlungsablauf und eine adäquate Einschätzung der Situation setzen qualifiziertes Personal voraus.

Vorbereitung

Der Neonatologe erfragt in der Geburtsklinik bei einer Risiko- bzw. Frühgeburt:
- Schwangerschaftswoche
- geschätztes Gewicht
- evtl. Fehlbildungen
- pränatale Probleme, z. B. Infektion der Mutter, Anhydramnion, Plazentalösung oder Rhythmusstörungen des Kindes
- bisher durchgeführte Therapie, z. B. intrauterine Transfusion, Punktion von Ergüssen, Digitalisierung der Mutter oder Lungenreifung

Bei Verlegung oder Geburt in einer auswärtigen Klinik bestellen die Pflegenden einen Rettungswagen und organisieren das Reanimationsteam.

Material

Für eine geplante Entbindung eines Risiko- oder Frühgeborenen bereiten die Pflegenden Medikamente zur Sedierung, Relaxierung und Reanimation sowie Materialien zum Legen einer peripheren Infusion, zur Intubation und evtl. einer Surfactantgabe vor.

- Überprüfung des Transportinkubators auf
  - ausreichende Füllung der O_2- und Druckluftflaschen (➤ 13.1.2),
  - Batterieladung,
  - vollständiges und dichtes Beatmungsschlauchsystem,
  - Funktionsfähigkeit des Beatmungsgeräts,
  - Funktionsfähigkeit der Absauganlage,
  - voreingestellte Inkubatortemperatur von 37 °C.

Durchführung

Die Mitglieder des Transportteams lagern das Kind in einem Nestchen im Inkubator. Während des Transportes gewährleisten sie die kontinuierliche optische Überwachung des Patienten und führen den Transport so ruhig und schonend wie möglich durch. Erfolgt der Transport im Rettungswagen, schließt das Team den Inkubator an die im Wagen vorhandene Gas- und Stromversorgung an. Für Manipulationen am Patienten, z. B. Venenpunktion oder Intubation, stoppt der Fahrer den Wagen. Vor Antritt des Transportes benachrichtigt das Team die neonatologische Intensivstation und gibt erste Informationen über das Kind weiter.

4.2.2 Transportarten

Intrahospitaler Transport

Ein **intrahospitaler Transport** erfolgt zwischen verschiedenen Abteilungen eines Krankenhauses und dient in der Regel der stationsexternen Diagnostik oder Therapie.

Material

Vorbereitung des Transportinkubators ➤ 4.2.1

Je nach Alter des Kindes setzen Pflegende das Bett oder einen Transportinkubator ein. Sie entfernen alle unnötigen Lagerungshilfsmittel.

Zur Überwachung des Kindes ist ein Transportmonitor vonnöten, den die Pflegenden zuvor auf seine Funktionsfähigkeit überprüft haben. Bei stabilen Kindern ist die Überwachung von S_pO_2 und Puls ausreichend. Instabile Kinder benötigen zusätzlich eine kontinuierliche EKG-Ableitung und eine invasive oder nichtinvasive Blutdruckmessung. Für langstreckige Transporte beatmeter Patienten kommt ein Transportrespirator, bei kurzstreckigen Transporten ein Beatmungsbeutel zum Einsatz. Pflegende überprüfen die O_2-Flasche vorher auf ihren Inhalt (*Berechnung des Flascheninhaltes* ➤ 13.1.2).

Das Transportteam führt das benötigte Material in einem entsprechenden Notfallkoffer oder -rucksack mit. Dieser ist je nach Klinikstandard unterschiedlich ausgestattet, sollte aber grundsätzlich folgende Materialen enthalten:
- Beatmungsmasken aller Kindergrößen
- Laryngoskop, verschiedene Laryngoskopspatel, Magillzangen und Führungsstäbe
- je zwei Tuben der Größen 2,0–7,0 mit und ohne Cuff
- verschiedene Guedeltuben, Mundkeil
- Beatmungsbeutel, Sauerstoffschlauch
- Absaugkatheter unterschiedlicher Größe
- Venenverweilkatheter unterschiedlicher Größe, Intraossärkanülen unterschiedlicher Größe
- Verbindungsleitungen, Dreiwegehähne
- sterile Spritzen und Aufziehkanülen in ausreichender Menge
- Medikamente zur Sedierung, Analgesie, Relaxierung und Reanimation
- Glukoselösungen in verschiedener Konzentration, NaCl 0,9 %, Plasmaproteinlösungen
- Pflaster

Durchführung

Das Transportteam besteht aus mindestens einem Pflegenden und einem Arzt. Die Pflegenden fixieren in der Vorbereitung Tubus, Katheter, Drainagen, Infusionen und Magensonde sicher und ordnen sie so an, dass ein versehentliches Entfernen und Diskonnektieren möglichst verhindert wird.

Bei spontan atmenden Patienten mit Pneumothorax, ohne steriles, geschlossenes Einwegsystem z. B. Pleur-evac-System®, schließen Pflegende die Drainagen an ein Heimlichventil® und z. B. einen Magenablaufbeutel an. Dieses Einwegventil ermöglicht das Entweichen von Luft und Flüssigkeit aus der Drainage und verhindert das Eindringen der Luft von außen. Bei spontan atmenden Patienten mit einem Pleuraerguss, ohne steriles, geschlossenes Einwegsystem z. B. Pleur-evac®, Jackson-Pratt-Drainage®

mit Silikon-Reservoir, klemmen sie die Drainage ab und verpacken sie steril. Ist der Patient kontrolliert beatmet und besitzt keine Eigenatmung, genügt es, die Drainage offen zu lassen und steril zu verpacken, da durch den erhöhten intrathorakalen Druck keine Luft in den Pleuraspalt eindringen kann.

Die Pflegenden konfigurieren den Transportmonitor entsprechend der Vitalzeichen des Kindes und befestigen ihn am Bett. Ebenso fixieren sie den Transportrespirator oder eine transportable Sauerstoffflasche. Wichtige Infusionsgeräte befestigen Pflegende am Bett oder einem Infusionsständer. Sie stellen den Notfallkoffer und weiteres vorbereitetes Material bereit.

Die Pflegenden lagern das Kind sicher und schützen es durch das Auflegen von Decken vor Wärmeverlust. Das Transportteam führt den Transport so schonend wie möglich durch. Hier gilt jedoch die Regel: Qualität vor Schnelligkeit. Manipulationen am Patienten erfolgen während des Transportes ausschließlich an gut beleuchteten Orten.

Interhospitaler Transport

Der **interhospitale Transport** gleicht in den meisten Maßnahmen dem intrahospitalen Transport. Bei der Vorbereitung ziehen die Pflegenden bereits alle evtl. benötigten Medikamente in ausreichender Menge auf. Sie informieren das Kind altersentsprechend, lagern es sicher auf der Transportliege und befestigen Beatmungsgerät und Transportmonitor gut sichtbar und zugänglich. Alle notwendigen Unterlagen, inklusive eines Pflegeverlegungsberichtes, sind mitzuführen.

Im Rettungswagen wird das Beatmungsgerät an die Gas- und Stromversorgung angeschlossen. Die begleitende Pflegende oder der Arzt bleiben beim Kind, um es kontinuierlich beobachten zu können und wenn nötig Maßnahmen einzuleiten. Sind intensivmedizinische Maßnahmen erforderlich, stoppt der Fahrer den Wagen.

Flugtransport

Für den Flugtransport kommen vorwiegend Hubschrauber und Learjets zum Einsatz. In der Intensivmedizin findet diese Transportart meist während eines Sekundärtransports statt, d.h. zur Verlegung eines erstversorgten Patienten in ein Krankenhaus der Maximalversorgung oder nach dort erfolgter Stabilisierung in ein heimatnahes Krankenhaus.

Der Vorteil ist ein schonender und zügiger Transport. Ein RTH legt z. B. innerhalb einer Minute drei Kilometer zurück, der Rettungswagen hingegen einen Kilometer. Der RTH und die Learjets sind 24 Std. einsatzbereit und in kurzer Zeit startklar. Im RTH sowie im Learjet befinden sich ein Transportrespirator, ein Transportmonitor sowie O_2- und Druckluftanschlüsse.

Material

Die Pflegenden schreiben einen Pflegeverlegungsbericht oder füllen ein standardisiertes Pflegeprotokoll aus. Zusätzlich geben sie die nötigen ärztlichen Unterlagen mit. Die Vorbereitungen gleichen denen des intrahospitalen Transportes (siehe oben).

Für einen Flugtransport sind Medikamentenflaschen aus Glas nicht geeignet. Sie könnten durch die Luftdruckveränderungen platzen. Das Transportteam hält die benötigten Medikamente aufgezogen bereit, da der Handlungsspielraum im Flugzeug oder Hubschrauber begrenzt ist.

Patient

Wenn möglich, klären die Pflegenden das Kind altersentsprechend auf. Sie fixieren alle peripheren oder zentralen Zugänge, Tubus, Sonden, Katheter und Drainagen sicher. Aufgrund der Luftdruckveränderungen während des Fluges dürfen Sonden und Drainagen nicht abgeklemmt sein. Pflegende versehen Drainagen mit einem Heimlich-Ventil und evtl. mit einem Magenablaufbeutel für das abfließende Sekret.

Mit Hilfe einer Vakuummatratze lagern sie das Kind sicher. Große Kinder erhalten einen Gehörschutz im Hubschrauber, kleinere Kinder bereits auf Station eine Mütze, in die jeweils im Bereich der Ohren ein Wattestück eingelegt ist. Für alle Altersgruppen eignen sich Ohrstöpsel.

Durchführung

Bevor das Kind gelagert wird, kontrolliert das Transportteam noch einmal alle Vitalparameter und saugt es, sofern nötig, endotracheal ab. Das Kind erhält ggf. eine Sedierung, um Unruhe und Stress während des Fluges zu mindern. Während des Transportes überwacht das Team das Kind kontinuierlich apparativ und klinisch.

Physikalische Einflüsse auf den Patienten
- **Beschleunigungskräfte**. Hohe Startgeschwindigkeiten reizen aufgrund der Schwerkraft und des Trägheitsmomentes die Blutverteilung und das vegetative Nervensystem. Die Folgen können Übelkeit, Schweißausbruch, RR-Abfall, Tachykardie und ggf. Schmerzen bei Verletzungen sein.
- **Lärm**. Die Rotorblätter des RTH erzeugen Luftschwingungen mit unterschiedlichen Frequenzen. Der daraus resultierende Lärm kann bei wachen oder bewusstseinsgestörten Patienten zu vegetativen Störungen führen.
- **Mechanische Schwingungen**. Je nach Zahl der Rotorblätter und Geschwindigkeit entstehen mechanische Schwingungen, die sich auf den Patienten übertragen und Störungen des vegetativen Nervensystems oder Schmerzen bei traumatischen Verletzungen verursachen. Die Lagerung auf einer Vakuummatratze kann die Wirkung der Schwingungen auf den Patienten dämpfen.
- **Medizinische Probleme**. Mit zunehmender Höhe fällt der Luftdruck und Luftansammlungen, z. B. Pneumothorax, Magen, Infusionsflaschen und der Cuff des Tubus, dehnen sich aus. Bei abnehmender Höhe steigt der Luftdruck und die Luftansammlungen verringern ihren Umfang. Es entsteht ein Vakuum. Deshalb achten Pflegende darauf, Drainagen und Magensonden nicht abzuklemmen und keine Glasflaschen zu verwenden. Das Transportteam passt die Füllung des Tubus-Cuffs dem jeweiligem Luftdruck an (Ausnahme: Verwendung des Lanz®-Systems).

4.3 Aufnahme

4.3.1 Aufnahme von Früh- und Neugeborenen

Nach der Erstversorgung erfolgt die **Aufnahme** auf der neonatologischen Intensivstation. Die Aufnahme geht zügig, aber ohne Stress für das Früh- oder Neugeborene vonstatten. Deshalb prüfen die Pflegenden im Einzelfall, welche Maßnahmen notwendig sind. Viele Routinetätigkeiten können zu einem späteren Zeitpunkt erfolgen, z. B. die Messung des Kopfumfangs und der Länge.

Günstig ist die Unterstützung durch eine zweite Pflegekraft, die für die Dokumentation verantwortlich ist.

Maßnahmen bei Ankunft auf der Station

- Kind auf der vorbereiteten Waage wiegen und anschließend in den Inkubator oder bei einem Geburtsgewicht > 1.500 g in ein Wärmebett legen
- ggf. Beatmungsgerät anschließen und darauf achten, dass die Heizung eingeschaltet und die Wasserzufuhr geöffnet sind, um eine Beatmung mit trockenem, kaltem Atemgas zu vermeiden
- zur Überwachung EKG, RR und S_pO_2 sowie bei respiratorischen Problemen eine transkutane Kombisonde anschließen. Die Häufigkeit der Blutdruckmessung erfolgt nach klinikeigenem Standard.

> Unter die RR-Manschette legen Pflegende zum Hautschutz einen Tg-Schlauch oder eine Kompresse.

- Körpertemperatur des Kindes ermitteln und anhand der gemessenen Werte die Inkubatortemperatur wählen. Zur besseren Kontrolle des „Aufwärmens" (max. 1 °C pro Std.) eignet sich eine Temperatursonde, z. B. locker an die Haut im Windelbereich positioniert, Gestationsalter und Reifezeichen bestimmen die Feuchte-Einstellung des Inkubators
- Infusionslösung anschließen (meist Glukose 10 %) evtl. mit Ca-Glukonat® 10 % oder Aminosäuren
- Konakion subkutan oral verabreichen (gesunde NG 2 mg per os, NG mit besonderem Risiko 1 mg per os, i. m. oder i. v., FG unter 2.500 g 0,4 mg/kg KG i. m. oder i. v.)

Maßnahmen innerhalb der ersten 24 Stunden

- Bei Verdacht auf eine Infektion: vor der ersten Antibiotikagabe, Tracheal-, Magensekret, Ohrabstrich und evtl. Blutkultur entnehmen

- Kopfumfang, Länge messen
- Blutdruck an allen 4 Extremitäten messen (Ausschluss einer Aortenisthmusstenose)
- Blut entnehmen
- ggf. Röntgenaufnahme des Thorax organisieren (erfolgt in Kopfmittellage)
- je nach Zustand des Kindes legen die Ärzte einen NVK, NAK oder eine Pleuradrainage an.

Nach der Aufnahme bestücken die Pflegenden den Notfallkoffer und den Transportinkubator. Der Transportrespirator wird mit einem neuen Beatmungsschlauchsystem versehen. Je nach der Menge der zu erledigenden Arbeiten empfiehlt es sich unter Umständen, diese Maßnahmen an Kollegen zu delegieren.

4.3.2 Aufnahme von Kindern

Bei der Anmeldung eines Patienten erfragen Pflegende Patientennamen, Alter, bestehende Erkrankung, spezielle Probleme, benötigte Medikamente, Dauertropfinfusionen und Atmungssituation.

Monitoring

- Wenn möglich, Patienten direkt nach dem Eintreffen auf der Station wiegen, um ein Ausgangsgewicht zu ermitteln.
- Kind im Bett lagern.
- Mindestens mit EKG, RR und S_pO_2 an den Überwachungsmonitor anschließen.
- Bei pulmonalen Erkrankungen: Säuglinge und Neugeborene zusätzlich mit einer transkutanen Kombisonde versehen, beatmete Kinder benötigen ggf. eine $ETCO_2$-Überwachung.
- Körpertemperatur rektal messen.
- Vorhandene Infusionen anschließen (ist kein venöser Zugang vorhanden, sollte er jetzt gelegt werden).
- Blutentnahmen und ggf. Röntgenaufnahme des Thorax veranlassen.
- Bei einer postoperativen Aufnahme: Kontrolle von Schmerzzeichen, Analgesierung veranlassen.
- Alarmgrenzen am Monitor einstellen.

Der Einsatz weiterer Überwachungsmaßnahmen ist von der Erkrankung des Kindes abhängig.

Atmung

- Ggf. Beatmung anschließen, auf eingeschaltete Heizung und geöffnete Wasserzufuhr achten, um eine kalte, trockene Beatmung zu vermeiden.
- Kind endotracheal und im NRR absaugen.
- Beatmungsschläuche ohne Zug auf den Tubus fixieren.
- Bremsen am Beatmungsgerät feststellen, um eine versehentliche Extubation zu vermeiden.

Ausscheidung

- Pleura-, Perikard- oder substernale Drainagen mit einem Pflasterstreifen sicher fixieren, anschließen, beschriften, Sog einstellen.
- Robinson- oder Redondrainagen mit einem Pflasterstreifen fixieren; bei mehreren Drainagen Nummerierung anbringen.
- Blasendauerkatheter mit geschlossenem Urinablaufsystem verbinden, unter Blasenniveau hängen und ohne Schlaufenbildung befestigen.

Dokumentation

Die Pflegenden notieren alle Parameter in einer Patientenkurve. Sofern die Station über eine EDV-gestützte Dokumentation verfügt, geben sie die Daten in den Computer ein.

ZITIERTE LITERATUR
[1] Spielmann, S., Dissertation zum Thema: Normwerte der postduktalen Sauerstoffsättigung bei reifen Neugeborenen in den ersten 10 Lebensminuten, Hamburg 2010, S. 23

VERWENDETE LITERATUR
Ellinger K., Denz C., Hinkelbein J., Lessing P., Intensivtransport, Köln, Deutscher Ärzte Verlag 2010

KAPITEL 5

Anne Katrin Ganz

Außerklinische Intensivpflege

Die **außerklinische Intensivpflege** übernimmt intensivpflegebedürftige Menschen (oft Kinder), wenn die Diagnose abgeschlossen ist, keine weiteren Therapiemaßnahmen auf der Station erfolgen und die Behandlungsmaßnahmen auch zu Hause durchgeführt werden können. Die Kinder können endlich in ihre vertraute Umgebung zurückkehren.

Ambulante Intensivpflegedienste versorgen intensivpflichtige Patienten fachpflegerisch zu Hause. Das heißt, sie betreuen die Patienten in einem 1:1 Pflegesystem – teilweise rund um die Uhr.

Um dieser Aufgabe gerecht werden zu können, arbeiten Intensivpflegedienste in enger Kooperation mit zahlreichen Institutionen des Gesundheitssystems. Darin stehen Kliniken, niedergelassene Ärzte sowie Hersteller oder Lieferanten von Medizintechnik und Hilfsmitteln in einem regen Austausch. Dieses Netz kompetenter Ansprechpartner ermöglicht es, Eltern und andere Angehörige durch Fachpersonal schulen zu lassen. Dadurch lässt sich u. a. das Modell der **Rückzugspflege** realisieren. Damit ist die schrittweise Lösung der jeweiligen Versorgung von der professionell organisierten Pflege gemeint. Im Idealfall betreuen am Ende des Prozesses die Angehörigen des sozialen Umfelds (z. B. Familienmitglieder, Freunde, Bekannte) den Patienten, ohne zwingend auf professionelle Unterstützung angewiesen zu sein.

Für die Kinder bedeutet die Option der außerklinischen Intensivpflege, dass sie trotz ihrer schweren Erkrankung im familiären Umfeld wohnen können. Kranke Kinder und Erwachsene benötigen für ihre Entwicklung und Genesung in besonderem Maße die Nähe ihrer Eltern und anderer Angehörigen. Schwer erkrankte Kinder, die zuhause adäquat versorgt sind, können das Familienleben erleben, soziale Kontakte pflegen oder neu aufbauen.

Auf diese Weise steigert außerklinische Intensivpflege die Lebensqualität der Patienten. Sie können leichter am Alltag ihrer Familien teilnehmen und sind – trotz dauerhafter Beatmungspflicht – nicht an eine Intensivstation gebunden.

Technische Hilfsmittel, z. B. Heimbeatmungsgeräte, mobile Absauggeräte und Überwachungsmonitore, sind mittlerweile so dimensioniert, dass sie sich ohne großen Aufwand transportieren lassen. So können technikabhängige Kinder, etwa mit Beatmungspflicht, ihre Wohnungen verlassen und z. B. den Kindergarten, die Schule, ein Kino, ein Konzert besuchen. Erwachsene können zu ihrem Arbeitsplatz gelangen und trotz ihrer Einschränkungen adäquat am Alltag teilnehmen.

Überleitung aus der Klinik in die häusliche Umgebung

Zahlreiche Voraussetzungen müssen erfüllt sein, bevor ein Intensivpatient in die häusliche Umgebung übergeleitet werden kann. Die Grunderkrankung muss ausreichend diagnostiziert sein und therapeutische Maßnahmen müssen abgeschlossen sein. Zudem sind stabile Vitalparameter Voraussetzung.

Besonders wichtig sind das Einverständnis der Angehörigen sowie ihre Bereitschaft, ein Familienmitglied unter den Bedingungen häuslicher Intensivpflege in die Wohnung aufzunehmen. Um sie auf diese Situation vorzubereiten, leisten Klinikmitarbeiter sowie Sozialtherapeuten und -arbeiter bereits vor der Entlassung aus der stationären Versorgung umfangreiche Aufklärungsarbeit. Das multidisziplinäre Team nimmt Kontakt zu den vorhandenen Netzwerken auf und plant die Entlassung sowie die Weiterbetreuung in der außerklinischen Intensivpflege.

Dieses Team erstellt einen dauerhaften Betreuungsplan, der die komplexen medizinischen Bedürfnisse des Kindes umfasst. Die dauerhafte Kooperation mit einem niedergelassenen Arzt, der über Erfahrungen in Intensivmedizin verfügt, muss gewährleistet sein.

Sind diese Voraussetzungen geschaffen, folgt die Klärung der weiteren Betreuung des Kindes. Es gilt festzulegen, welcher ambulante Pflegedienst die Versorgung übernehmen wird.

Möglichkeiten der Kontaktaufnahme zu einem ambulanten Pflegedienst:
- durch die Krankenversicherung des Patienten; zwischen Leistungsträgern und Pflegediensten bestehen häufig Kooperationsverträge
- durch die behandelnde Klinik; oft verfügen Krankenhäuser über langjährige Erfahrungen mit Intensivpflegediensten

Die Pflegedienstleitung des ambulanten Pflegedienstes erhält die Eckdaten des Kindes und das angestrebte Kontingent der Pflegestunden.

Pflegerisches Erstgespräch

Kann der Pflegedienst eine Übernahme in die Häuslichkeit gewährleisten (z. B. sollten Kostenübernahme und Personalbedarf geklärt sein), vereinbart er einen Termin zum weiteren Informationsaustausch. Das **Erstgespräch** findet idealerweise in der Klinik und in ruhiger Atmosphäre statt. Bei diesem Termin lernen sich der Pflegedienst und die betroffene Familie kennen.

Teilnehmer
Um alle Aspekte der häufig sehr komplexen Versorgungssituationen besprechen zu können, ist es empfehlenswert, Angehörige aller beteiligten Professionen an dem Gespräch teilnehmen zu lassen. Das können z. B. sein:
- Bezugspflegekraft der Klinik
- Stationsarzt
- Sozialarbeiter
- Eltern
- Pflegedienstleitung des ambulanten Dienstes
- Teamleitung/Überleitungskoordinator
- Medizintechniker, der die Betreuung der Heimgeräte übernimmt

Eckpunkte des Erstgesprächs
- Vorstellung der Anamnese
- Festlegung des vorläufigen Entlassungstermins
- Erörterung des aktuellen Unterstützungsbedarfes und der erforderlichen Hilfsmittel und Medizinprodukte für die häusliche Betreuung
- Benennung des niedergelassenen Arztes, der für die weitere Behandlung des Kindes und bei Komplikationen zur Verfügung steht
- weitere Therapien
- bisher erfolgte oder noch erforderliche Anleitung der Angehörigen

Der Pflegedienst stellt seine Struktur und sein Tätigkeitsfeld sowie das Pflegeteam vor und gibt Info-Material sowie Kontaktdaten (z. B. Telefonnummern, Mail-Adressen) an die Klinik und die Eltern weiter.

Die Eltern erhalten die Möglichkeit, Fragen zu stellen und ihre Ängste anzusprechen. Der Pflegedienst ist aufgerufen, die Bedenken und Sorgen ernst zu nehmen und in der künftigen Zusammenarbeit sowie der Versorgungsplanung zu berücksichtigen.

Für das Pflegeteam und auch für den Medizintechniker sind Informationen über die räumlichen Voraussetzungen von großer Bedeutung. Die Vertreter des Pflegedienstes erörtern die baulichen Voraussetzungen (z. B. ein eigenes Zimmer für das Kind, Lagerungsraum für Hilfsmittel).

Auch die weiteren Schritte der Übernahme in die außerklinische Versorgung, z. B. Termine für Folgegespräche, Wohnungsbesichtigung, Hospitationen und Geräteeinweisungen sind zu besprechen.

Es ist wichtig, den Angehörigen schon in dieser Phase einen ersten Eindruck davon zu vermitteln, welche Aufgaben auf sie zukommen, wie sich die Pflegesituation zu Hause entwickeln könnte und welche Rahmenbedingungen sie selbst erfüllen sollten.

Weitere Stationen des Überleitungsprozesses

Kontaktaufnahme und Verhandlungen mit der **Krankenkasse** erfolgen über die Pflegedienstleitung. Sie sendet die Erstverordnung, den aktuellen Arztbericht und einen Kostenvoranschlag an die zuständige Krankenkasse. Eine Ausnahme bilden Patienten, die privat krankenversichert sind.

In Zusammenarbeit mit dem Klinikpersonal und evtl. den beteiligten Ärzten ist eine an den Bedürfnissen des Patienten orientierte **Hilfsmittelliste** zu erstellen. Eine sorgfältige Abschätzung des Bedarfs verhindert gerade zu Beginn der Pflegesituation die Notwendigkeit von Nachbestellungen.

Alle erforderlichen **medizinischen Geräte** und **Verbrauchsmaterialien** müssen verordnet sein und zum Entlassungstermin in ausreichender Menge zur Verfügung stehen. Damit dies gewährleistet ist, ist die Zusammenarbeit mit einen Hilfsmittelanbieter erforderlich, der die Bestellung der Medizinprodukte anhand der Hilfsmittelliste aufnimmt, sie liefert und außerdem die medizinischen Geräte prüft, wartet und bei Bedarf repariert.

Der Pflegedienst kontaktiert den **weiterbehandelnden Arzt** vor Beginn der außerklinischen Versorgung, um das Tätigkeitsfeld vorzustellen. Der Arzt fordert mit dem Einverständnis der Angehörigen von der behandelnden Klinik Informationen über das Kind, seine Grunderkrankung und den zu erwartenden Arbeitsaufwand an. In diesem Zusammenhang sind auch mögliche Notfallsituationen sowie die entsprechenden Bewältigungsstrategien zu besprechen.

Ein weiteres **Rundengespräch mit den Angehörigen** findet in ihrer häuslichen Umgebung statt. Die Pflegedienstleitung, die Teamleitung sowie ggf. der Überleitungskoordinator besuchen die Familie, um eine vertrauensvolle Basis zu schaffen und sich ein Bild von dem neuen Arbeitsumfeld machen zu können. Hier haben die Angehörigen nochmals die Möglichkeit, Fragen und Ängste zu formulieren. Die Mitarbeiter des Pflegedienstes besichtigen die Räumlichkeiten, um festzustellen, ob genügend Platz für Hilfsmittel, Pflegebett, Gerätetische, Dokumentation und weitere Utensilien vorhanden ist.

Die Angehörigen haben die Möglichkeit **Regeln für den gemeinsamen Umgang** zu Hause aufzustellen, die in der Zukunft von den Teammitgliedern einzuhalten sind. Diese Regeln können im Laufe der Zeit erneuert und überarbeitet werden. Sie dienen dazu, die Zusammenarbeit in der Häuslichkeit reibungslos zu gestalten und die Privatsphäre der Angehörigen zu wahren, obwohl sich ggf. rund um die Uhr eine Pflegefachkraft im Haushalt befinden wird.

Die Angehörigen erhalten auch detaillierte Informationen über das weitere Vorgehen und die Struktur der Versorgung. Dazu gehören beispielsweise Informationen über die Größe des Pflegeteams, Kostenvoranschläge, Verhinderungspflege, zusätzliche Betreuungsleistungen, Schülereinsätze, Hospitationen, Pflegestufe, Kombileistung und Pflegegeld.

Der Pflegedienst nimmt (nach Entbindung von der Schweigepflicht) Kontakt zur zuständigen **Rettungsleitstelle** auf und informiert sie über den Namen, die Anschrift, Erkrankung und ggf. die Beatmungspflicht des Patienten. Diese Vorbereitung ermöglicht im Notfall eine schnellere und koordiniertere Aktion der Rettungskräfte. Die Information kann auch durch die Angehörigen erfolgen.

Teamleitung und Mitarbeiter des Pflegedienstes **hospitieren** vor der Entlassung des Kindes auf der Intensivstation. Dadurch erhalten sie die Möglichkeit, die apparative Ausstattung des Patienten kennen zu lernen, individuell notwendige Behandlungsmaßnahmen abzustimmen und die Pflegebeziehung zu dem Kind anzubahnen.

Auch die Eltern werden von den Pflegefachkräften auf der Station im Hinblick auf Heimbeatmung, Reanimationsmaßnahmen, pflegerische Tätigkeiten und die Bedienung der medizinischen Geräte angeleitet.

Der **Entlassungstermin** ist mit der Teamleitung abzusprechen, sodass sie – als für die Versorgung verantwortliche Pflegekraft – die ersten Dienste übernehmen und neue Mitarbeiter patientenorientiert anleiten kann. Ein individuelles Einarbeitungskonzept ermöglicht die adäquate Anleitung neuer Mitarbeiter und einen reibungslosen Ablauf der außerklinischen Intensivpflege. Die Teamleitung unterhält während des Entlassungsprozesses engen Kontakt zu den Hilfsmittelfirmen und koordiniert einen reibungslosen Ablauf der Hilfsmittel- und Geräteanlieferung. Sie übernimmt den Aufbau des neuen Arbeitsplatzes nach den geltenden Hygienerichtlinien.

Vor dem Entlassungstag erfolgt ein **Hilfsmittelcheck**. Teamleitung oder der Überleitungskoordinator kontrollieren anhand der Hilfsmittelliste, ob alle verordneten Materialien und Geräte in ausreichender Menge vorrätig sind und führen eine erste Bestandsaufnahme durch. Die Geräte werden auf ihre Funktionstüchtigkeit geprüft, Geräte mit Akku müssen aufgeladen sein.

Konnte auf der Station keine **Geräteeinweisung** erfolgen, muss umgehend ein Schulungstermin für alle Teammitglieder festgelegt werden. Die Einweisung wird nach der Medizinproduktebetreiber-Verordnung schriftlich dokumentiert. Die Angehörigen und der zuständige niedergelassene Arzt können an dieser Einweisung teilnehmen, um Unsicherheiten zu minimieren.

Die Teamleitung steht den Eltern am Entlassungstag zur Verfügung. Im Optimalfall befindet sie sich bereits vor Eintreffen des Kindes in der Wohnung, um die ersten Stunden der außerklinischen Betreuung übernehmen zu können.

Im Rahmen regelmäßiger **Dienstbesprechungen** erörtert das Team das aktuelle Befinden des Patienten, erste individuelle Erfahrungen mit dem Kind und seinen Angehörigen sowie evtl. erforderliche Neuerungen.

Es ist erforderlich, ein **pflegerisches Assessment** (Informationssammlung und Einschätzung von Pflegeproblemen, Ressourcen, Pflegezielen) unter Einbeziehung der biografischen Informationen zu erstellen und darauf die Maßnahmenplanung aufzubauen.

> Die außerklinische intensivpflegerische Betreuung reduziert sich nicht auf die Pflege des Kindes. Ein wesentlicher Bestandteil ist auch der Informationsaustausch mit den Angehörigen sowie deren Anleitung und Beratung.

Aufbau eines außerklinischen Arbeitsplatzes

Aufgrund der sehr unterschiedlichen räumlichen Bedingungen in Privathaushalten lassen sich keine allgemeingültigen Regeln für den Aufbau eines **außerklinischen Arbeitsplatzes** aufstellen.
Folgende Aspekte sind zu beachten:
- gute Abwurfmöglichkeiten
- desinfizierbares Mobiliar
- geringe Lagerhaltung im Kinderzimmer
- Einhaltung der Arbeitssicherheit
- Umsetzung ergonomischer Anforderungen (zur Entlastung der Pflegenden)
- gute Krankenbeobachtungsmöglichkeit
- Schutz der Intimsphäre des Kindes
- gutes Raumklima

Beim Umgang mit Lebensmitteln, Sondenkost, Medikamenten und Medizinprodukten sind die Regeln der Hygiene anzuwenden.

Medikamente und Desinfektionsmittel dürfen für das betreute Kind oder dessen Geschwister nicht zugänglich sein (Intoxikationsgefahr).

Beatmungsmuster in der außerklinischen Versorgung

Auch wenn die Beatmungsgeräte für den außerklinischen Gebrauch viel kleiner sind und deutlich übersichtlichere Funktionen aufweisen, ermöglichen sie inzwischen zahlreiche **Beatmungsmuster** und werden damit nahezu allen Bedürfnissen der Patienten gerecht.
- **V(A)C**: Volume (assisted) controlled ventilation = assistierte volumenkontrollierte Beatmung (➤ 12.1.4)
- **APCV**: Assisted pressure controlled ventilation = assistierte druckkontrollierte Beatmung (➤ 12.1.4)
- **SIMV**: Synchronized intermittent mandatory ventilation = synchronisierte intermittierende mandatorische Beatmung (➤ 12.1.4)
- **PSIMV**: Pressure synchronized intermittent mandatory ventilation = wie SIMV mit druckkontrollierter Beatmung, jedoch ohne Druckunterstützung (➤ 12.1.4)
- **PSV**: pressure support ventilation = druckunterstützte Beatmung (➤ 12.1.4)
- **PS.Tv**: Pressure support with guaranteed Tidalvolumen = Druckunterstützende Beatmung mit garantiertem Tidalvolumen (Atemzugvolumen)

Zusammenarbeit zwischen Eltern und Pflegekräften

Die **Zusammenarbeit** zwischen Eltern, Patient und Pflegekräften in der ambulanten Kinderintensivpflege ist sehr anspruchsvoll. Sie soll sich in einer Balance zwischen Unterstützung, Hilfe, Anleitung und Entlastung bewegen.

Die Familie benötigt die Freiheit, ein normales und selbstbestimmtes Leben nach eigenen Vorstellungen zu führen. Die ständige Anwesenheit einer Pflegekraft wirkt – trotz zwangsläufig wachsender Vertrautheit zwischen den Beteiligten – als Fremdkörper, der die Rückzugsgebiete der betroffenen Familie blockieren kann.

Deshalb ist es notwendig, in Pflegevisiten und Gesprächsrunden zu besprechen, wie das Pflegeteam die Zusammenarbeit unter Berücksichtigung von Zeitabläufen, Wünschen und Ritualen gestalten kann. Pflege im häuslichen Umfeld ist nicht mit einem Stationsalltag zu vergleichen. Die Pflegekräfte nehmen eine Gastrolle im privaten Umfeld der Familie ein und unterliegen den Regeln, die von der Familie aufgestellt worden sind. In stationären Institutionen sind Tagesablauf und Strukturen vom System bestimmt und die Patienten müssen sich anpassen.

Eltern von intensivpflichtigen Kindern sind nach einer Zeit Profis und verfügen über wertvolles Fachwissen. Die Pflegekräfte leiten und begleiten sie Stück für Stück, um ihnen Sicherheit im Umgang mit ihrem Kind zu geben. Die Pflegekräfte sind somit professionelle Begleiter und Helfer, nicht aber Freunde der Familie. Diese Abgrenzung und die professionelle Distanz sind oft schwierig zu wahren, da die Teammitglieder viel Zeit in der Familie verbringen.

Ist das Gleichgewicht zwischen Nähe und Distanz gestört, stellen sich häufig Probleme ein. Zuviel Nähe ist unprofessionell und beraubt Pflegekräfte der Möglichkeit, hilfreich zu sein. Eine zu große Distanz hingegen beeinträchtigt die Pflegebeziehung zum Kind. Sowohl die Eltern als auch das pflegerische Team sollen sich ihrer Verpflichtung bewusst sein und ihre Grenzen klar definieren. Gegenseitige Akzeptanz und ein respektvoller Umgang in beide Richtungen bildet die Grundlage für die Kooperation.

> Pflege kann nur mit Abstand dauerhaft gut funktionieren und nur mit Abstand ist Nähe gut.

Kommunikation und Konfliktbewältigung
Gelungene **Kommunikation** zwischen allen Beteiligten ist für eine erfolgreiche Pflegebeziehung und die erfolgreiche außerklinische Intensivpflege unabdingbar. Dazu müssen in erster Linie die Pflegekräfte (als professionelle Partner) Kommunikationsregeln kennen und in den täglichen Kontakten anwenden. Eine gute Orientierung bietet dafür das 4-Ohren-Modell nach Friedemann Schulz von Thun. Er ordnet jeder Botschaft vier Dimensionen zu:
- Selbstkundgabe
- Sachebene
- Appell
- Beziehungsebene

Selbst eine scheinbar neutral übermittelte Information kann bei Gesprächspartnern als höchst emotional bewertetes Signal ankommen, je nachdem, welchem „Ohr" der Informationsempfänger in diesem Moment die höhere Bedeutung zumisst. Da diese Bewertung für den Sender der Nachricht nicht von vorn herein abschätzbar ist und außerdem von zahlreichen psychologischen Variablen abhängt, kann es – insbesondere in Situationen mit hohem emotionalen Druck – leicht zu Unstimmigkeiten kommen.

> Ein regelmäßiger Austausch zwischen Familie und Pflegekräften (Teamleitung und PDL) dient dem frühzeitigen Auffangen und Bewältigen von Konflikten.

Konflikte sind in der Zusammenarbeit zwischen Pflegekräften und Eltern unvermeidbar. Wichtig ist, wie die Beteiligten mit kritischen Situationen umgehen. Zur Klärung können Gespräche beitragen, z. B. anlässlich von Pflegevisiten oder „runden Tischen".

Die Strategie der „Ich-Du-Botschaften" spielt beim Austragen von Konflikten und beim Üben von Kritik eine große Rolle. Die **Ich-Botschaft** zeigt die eigene Position, ohne das Gegenüber anzugreifen. **Du-Botschaften** können verletzend wirken.

Zwischen Eltern und Pflegeteam muss ein Vertrauensverhältnis herrschen. Der Familie fällt es oft sehr schwer, Hilfe von außen anzunehmen. Die Eltern haben Angst um Ihre Privatsphäre, fühlen sich als beobachtete Objekte und nicht mehr als Hausherren. Der Umgang mit ständig wechselnden Pflegekräften erschwert die Situation zusätzlich. Oft entsteht bei Pflegekräften der Eindruck, sie würden kontrolliert und beobachtet.

Die Mitglieder des pflegerischen Teams müssen sich ständig im Klaren sein, dass sie in die Intimsphäre der Familie eindringen.

Besonderheiten bei der Ernährung

In der ambulanten Intensivpflege werden die meisten Kinder, je nach Erkrankung, enteral über eine Magensonde oder eine PEG ernährt. Die PEG stellt einen effizienten Nahrungszugang dar und bietet z. B. folgende Vorteile:
- orale Nahrungsaufnahme kann ohne „Mengenzwang" trainiert werden
- störende „Schläuche" in Gesicht und Rachen entfallen
- Ausgleich eines Flüssigkeitsdefizits ist z. B. über Nacht möglich

Essen soll Spaß machen, nicht zu viel Zeit in Anspruch nehmen und für das Kind nicht zur Qual werden. Oft entsteht durch orale Nahrungszufuhr auch eine Aspirationsgefahr.

Der Weg dahin ist für viele Eltern nicht leicht. Die Ernährung, das Essen eingeben, hat für sie häufig eine große symbolische Bedeutung. Nähren ermöglicht Beziehung, Körperkontakt, Integration, es ist ein Geben und Nehmen, auf das die Eltern nicht verzichten möchten. Oft ist es die letzte Intimität mit ihrem Kind. Eltern können es zudem nur schwer ertragen, dass die PEG ein „Loch" im Bauch verursacht und zur Anlage eine zusätzliche Narkose erfordert.

Oft findet sich bei körperlich und geistig behinderten sowie chronisch kranken Menschen eine Mangelernährung. Die Folgen sind beeinträchtigte Lebensqualität, Antriebslosigkeit, Wachstums-/Entwicklungsstörungen, geschwächte Immunabwehr mit daraus resultierender Infektionsanfälligkeit, verschlechterte Wundheilung, gastrointestinale Probleme, verlängerte Krankheitsphasen und Aggressivität (modifiziert nach Knorrek, 2001). [1] Die **Deutsche Gesellschaft für Ernährung** (*DGE*) gibt in den „Referenzwerten für die Nährstoffzufuhr" Richtlinien für eine bedarfsgerechte Energie- und Nährstoffzufuhr heraus. [2]

Diese Werte gelten als Orientierungsgröße für die Ernährung gesunder und durchschnittlich aktiver Kinder. Im Krankheitsfall müssen diese Empfehlungen dem jeweiligen Körper- und Ernährungszustand des Patienten angepasst werden.

Chronisch kranke bzw. mangelernährte Kinder erhalten spezielle Trink- und Sondennahrungen. Kinder, die schlucken können, damit jedoch nicht ausreichende Mengen bewältigen, können auch passierte Kost über die Sonde erhalten. Die Konsistenz ist so zu wählen, dass keine Gefahr eines Sondenverschlusses entsteht.

Die Einlaufgeschwindigkeit der Sondenkost lässt sich mithilfe einer Ernährungspumpe exakt einstellen. Die Geräte helfen, ein zu schnelles Sondieren oder die Anwendung eines zu hohen Drucks zu vermeiden. Damit lassen sich auch unerwünschte Folgen der Sondenernährung vermeiden, z. B. Übelkeit, Völlegefühl und Erbrechen.

Hygieneregeln in der häuslichen Versorgung

Die Infektionsprävention in der ambulanten Kinderintensivpflege ist ein wesentliches Qualitätsmerkmal. Durch die speziellen medizinischen Risikofaktoren der Kinder, und der damit einhergehenden hohen Infektionsgefährdung, steht das Hygieneregime im engen Zusammenhang mit dem physischen und psychischen Schutz der Kinder.

Das Hygieneregime erfolgt in Anlehnung an die Empfehlungen des Robert-Koch-Instituts zur Infektionsprävention in Heimen und Krankenhäusern. Der ambulante Bereich ist bei der Aufstellung der Richtlinien jedoch nur unzureichend bedacht worden. Es ergeben sich viele Schwierigkeiten, wenn Pflegekräfte versuchen, die Empfehlungen in der ambulanten Kinderintensivpflege zu verwirklichen.

Die individuellen Risiken eines Patienten bilden die Grundlage für die Entscheidung zur Einführung spezifischer hygienischer Maßnahmen. Die Installation verbindlicher Regeln erfolgt durch ein multiprofessionelles Team aus Pflegekräften, Hygienefachkraft, Ärzten, Eltern und Gesundheitsamt.

Einige zwingende Hygienemaßnahmen der außerklinischen Intensivpflege:
- hygienische Händedesinfektion [3] (RKI-Empfehlung zur Händehygiene und nach Standardeinreibemethode EN-Norm 1500)
- Anwendung von Handschuhen
- Hautpflege gem. Hautschutzplan
- ausschließliche Verwendung von Desinfektionsmittel der VAH-Liste (Verbund für angewandte Hygiene)
- Erstellung eines individuellen Hygieneplans gemäß TRBA250 (Gliederung eines Hygieneplans); als Grundlage dafür können Onlineangebote einiger Gesundheitsbehörden dienen; mind. jährliche Evaluierung des Rahmenhygieneplans für die ambulante Pflege (Plan muss allen Mitarbeitern bekannt sein)

Ärzte und Krankenkassen zeigen gelegentlich eine mangelnde Bereitwilligkeit, Desinfektionsprodukte zu verordnen oder zu genehmigen. Dies kann zu Problemen bei der Durchführung adäquater Desinfektionsmaßnahmen führen. In solchen Fällen ist intensive Kommunikation und Hartnäckigkeit seitens der Eltern und des Pflegedienstes notwendig. Ggf. ist es sinnvoll, das Gesundheitsamt als Unterstützung hinzuziehen.

Überwiegend sind ambulante Kinderintensivpflegedienste zu Gast bei sehr gut geführten und sauberen Haushalten. Das Hygieneempfinden einiger El-

Tab. 5.1 Beispiele für hygienische Maßnahmen der außerklinischen Intensivpflege: Desinfektion eines Absauggeräts.

WAS	WANN	WIE	WER
Absaugbehälter (wieder verwendbar)	• alle 6 Tage	• entleeren (Schutzmaßnahmen) • einlegen (Gigasept 4 % für 15 Min. oder Gigasept 3 % für 30 Min.; Gebrauchsanweisung beachten) • Filter nach Herstellerangaben wechseln	Pflegekräfte
Absaugschlauch	• alle 3 Tage	• verwerfen	Pflegekräfte
Absaugkatheter	• nach Gebrauch	• verwerfen	Pflegekräfte
Spülflüssigkeitsbehälter	• 1× täglich	• Wasser erneuern • Wischdesinfektion (Incidin extra N 0,5 % für 1 Stunde; Gebrauchsanweisung beachten)	Pflegekräfte
Gerät (außen)	• 1× täglich	• Wischdesinfektion • (Incidin extra N 0,5 % für 1 Stunde; Gebrauchsanweisung beachten)	Pflegekräfte

tern liegt aber unter dem allgemeinen Standard. Pflegekräfte müssen dies akzeptieren, solange die Kinderversorgung oder der Mitarbeiterschutz nicht beeinträchtigt sind. Ist dies der Fall, erfolgen intensive Beratung und Hilfen, ggf. unter Einbeziehung des behandelnden Arztes und des Gesundheitsamtes.

> Die Ansicht, dass in der ambulanten Pflege weniger hygienisch gearbeitet werden dürfe, weil weniger Problem- oder Krankenhauskeime vorhanden seien und das Kind sich an die häuslichen Keime adaptiert habe, ist ein Mythos.

Das gesamte beatmungsassoziierte Equipment (z. B. Schläuche, Maske, Inhalationsgerät, Beatmungsbeutel, Atemgasklimatisierung, Trachealkanüle) ist gemäß der produktspezifischen Herstellerangaben und unter Berücksichtigung der entsprechenden RKI-Empfehlungen aufzubereiten. Die jeweilig anzuwendenden Verfahren sind ebenfalls im Hygieneplan erläutert.

Pflegekräfte beziehen die Eltern in sämtliche Tätigkeiten des Hygienemanagements ein und leiten sie zu fachlich korrektem Handeln an. Auch die kleinen Patienten sind altersgerecht und edukativ-begleitend mit den Hygienemaßnahmen vertraut zu machen.

> Auch die ambulante Kinderintensivpflege ist zunehmend mit **Problemkeimen** wie MRE, MRSA, ESBL konfrontiert. In solchen Fällen ist das Hygieneregime um die persönliche Schutzausrüstung zu erweitern. Vor Verlegung und Transport des betroffenen Kindes erfolgt eine frühzeitige Information der Zieleinrichtung.
> Sowohl niedergelassene Kinderärzte als auch Kostenträger fordern Pflegedienste gelegentlich auf, Hygienestandards zu unterschreiten. Solche Verstöße gegen die Regeln verantwortungsbewusster Pflegepraxis darf ein Pflegedienst nicht akzeptieren.

LITERATUR
1. Fortbildung Ernährungsberatung Enterale Ernährung in der Pädiatrie von Nutricia: SS-Art.-Nr.9705614 2.T.06.10
2. Deutsche Gesellschaft für Ernährung (DGE). Referenzwerte für die Nährstoffzufuhr, 1. A., 4. korrig. Nachdruck. Umschau Verlag, Bonn 2012
3. RKI-Empfehlung zur Händehygiene und nach Standardeinreibemethode EN-Norm 1500
4. www.baua.de/de/Themen-von-A-Z/Biologische-Arbeitsstoffe/TRBA/pdf/TRBA-250.pdf;jsessionid=94F49A75B041ACB0391C9A86BE6CC3AF.1_cid246?__blob=publicationFile&v=3 ; Anhang 4; Seite 41

KAPITEL 6

Anja Messall

Beobachtung des Kindes

6.1 Bewusstseinslage

> **DEFINITION**
> **Bewusstsein**: Gesamtheit und Ausdruck aller empfundenen psychischen Vorgänge. Bei klarem Bewusstsein reagieren Menschen altersentsprechend auf Reize. Sie nehmen ihren Aufenthaltsort, die Zeit und sich selbst wahr.

6.1.1 Bewusstseinsstadien

Zu jedem **Bewusstseinsstadium** gehört ein besonderes Maß der Einschränkungen in der Wahrnehmung, eine scharfe Abgrenzung ist jedoch schwierig.

Die **Apathie** ist das erste und leichteste Stadium der Bewusstseinseintrübung. Sie geht mit Müdigkeit einher. Ein apathisches Kind ist jedoch noch ansprechbar und orientiert. Es ist sowohl körperlich als auch geistig aktiv. Seine Handlungen und Denkabläufe sind allerdings verlangsamt. Diese Verlangsamung ist auch für einen Außenstehenden deutlich erkennbar.

Die **Somnolenz** ist von stärkerer Müdigkeit gekennzeichnet. Das Kind ist jedoch durch Ansprache oder leichte Reize kurzzeitig erweckbar. Körperliche Aktivitäten und Denkabläufe sind in diesem Stadium der Bewusstseinseintrübung bereits stark verlangsamt.

Von **Sopor** spricht man bei einer schweren Bewusstseinseintrübung. Das Kind ist desorientiert und kann physiologische Vorgänge, z. B. die Darm- und Blasenentleerung, nicht kontrollieren. Nur durch starke Reize ist es kurzzeitig erweckbar, die Schutzreflexe sind vermindert oder fehlen.

Die schwerste Form der Bewusstseinsstörung wird als **Koma** bezeichnet. Selbst durch erhebliche Schmerzreize ist das Kind nicht erweckbar, eventuell provozieren diese Reize jedoch undifferenzierte Reaktionen.

6.1.2 Überwachung der Bewusstseinslage

Pflegerische Aspekte

Die Bewusstseinslage des kranken Kindes ist aus verschiedenen Gründen für die Pflegenden von Bedeutung. Einerseits stellt sich bei einem Kind, das bei vollem Bewusstsein ist, die Frage, inwieweit es an Pflegemaßnahmen aktiv mitwirken kann oder möchte. Andererseits ist gerade in der Intensivpflege zu bedenken, ob das Kind schmerzhafte oder unangenehme Prozeduren bewusst erlebt. Einen dritten Punkt stellen schließlich Komplikationen dar, mit denen bei zunehmender Bewusstseinseintrübung zu rechnen ist. So birgt z. B. die Nahrungsaufnahme bei eingeschränktem Bewusstsein die Gefahr einer Aspiration.

Gerade beim bewusstseinsgestörten Kind ist es von besonderer Bedeutung, alle pflegerischen und medizinischen Maßnahmen altersentsprechend zu erklären. Im Idealfall ist zudem eine Bezugsperson des Kindes anwesend, die ihm Sicherheit und Vertrauen vermittelt. Da nicht genau festzustellen ist, wie viel ein Kind vom Geschehen seiner Umwelt versteht und verarbeitet, vermeiden es alle Mitglieder des therapeutischen Teams sowie die Angehörigen, am Bett über Diagnosen und Prognosen zu sprechen. Eine Reduktion von Lärm und Helligkeit kann das Wohlbefinden fördern. Bei pflegerischen Tätigkeiten, z. B. der Körperpflege, ist es wichtig, dem Kind seinen Körper erfahrbar zu machen. Eine Möglichkeit hierzu stellt die Basale Stimulation® dar (➤ 8.1).

Einschätzung der Bewusstseinslage

Für die **Einschätzung der Bewusstseinslage** ist es wichtig, die Fähigkeiten des Kindes im täglichen Leben zu kennen. Trübt das Kind erst nach längerem

Aufenthalt im Krankenhaus ein, sind den Pflegenden diese Fähigkeiten zumindest teilweise bekannt. Ist die bewusstseinsklare Phase jedoch sehr kurz, oder erreicht das Kind die Klinik bereits in einem reduzierten Bewusstseinszustand, können die Pflegenden sein Verhalten nicht mit seinen regulären Fähigkeiten vergleichen. In diesem Fall ist die Befragung der Eltern besonders hilfreich. Erst eine sorgfältige Anamnese ermöglicht den Pflegenden, die Bewusstseinslage des Kindes genau zu beurteilen.

> **Beispiel**
> Von einem fünfjährigen Kind, das einen vergleichsweise geringen Wortschatz und eine sehr undeutliche Aussprache haben kann, dürfen die Pflegenden keine klare Antwort auf die Frage nach dem Ort, an dem es sich befindet, erwarten. Pflegende, die die sprachlichen Fähigkeiten des Kindes nicht kennen, nehmen möglicherweise an, dass es eingetrübt sei, obwohl das Kind in seiner gewohnten Art spricht.

Für die Feststellung der **sprachlichen Entwicklung** ist es zunächst von Bedeutung, zu wissen, welche Sprache das Kind spricht und versteht. Bei (drohender) Eintrübung holen Pflegende daher in der Anamnese insbesondere folgende Informationen von den Eltern ein:
- Wortschatz des Kindes
    - Kann es allgemeinverständlich seine Wünsche, sein Befinden ausdrücken?
    - Benutzt es eigene Ausdrücke? Wenn ja, wie lauten diese?
    - Hat es eine bestimmte Gestik oder Mimik entwickelt, mit der es sich verständigt?
- Aussprache des Kindes
    - Hat das Kind eine Sprachstörung, stottert es oder „verschluckt" es Silben?
    - Spricht es in einem ortsfremden Dialekt, den die Pflegenden missverstehen könnten?

In engem Zusammenhang mit der sprachlichen steht die **geistige Entwicklung**. Pflegende berücksichtigen daher in der Anamnese auch folgende Fragen:
- Geistige Fähigkeiten des Kindes
    - Liegt eine geistige Behinderung oder Retardierung vor?
    - Besucht das Kind bereits einen Kindergarten oder eine Schule, ggf. eine Fördereinrichtung?
    - Wie schätzen die Eltern die geistigen Fähigkeiten ihres Kindes im Vergleich zu Geschwistern/anderen Kindern ein?
- Welche Fragen kann das Kind normalerweise beantworten?
    - seinen eigenen Namen nennen
    - das eigene Alter nennen
    - Tageszeiten unterscheiden
    - Orte unterscheiden
    - Namen der Familienmitglieder nennen

Schließlich sind Informationen über die **motorische Entwicklung** des Kindes von Bedeutung, um die Bewusstseinslage einzuschätzen. Diese Fragen zielen vor allem in zwei Richtungen:
- Bewegungsfähigkeit
    - Liegt eine körperliche Behinderung vor?
    - Kann das Kind seine Extremitäten bewegen? Wie bewegt es sich fort? Kann es greifen?
- Koordination und neurologische Fähigkeiten
    - Wie reagiert das Kind, wenn es sich z. B. stößt? Weint es oder reagiert es nicht auf den Schmerz?
    - Kann es frei sitzen?
    - Kann es seine Kopfhaltung kontrollieren?

Um eine Veränderung der Bewusstseinslage frühzeitig zu bemerken, kontrollieren die Pflegenden mind. bei jeder Pflegerunde den Bewusstseinszustand. Im Idealfall geschieht dies durch einen möglichst kleinen Personenkreis und in enger Zusammenarbeit mit den Eltern. Auf diese Weise lassen sich bereits geringe Veränderungen wahrnehmen.

Stellen die Pflegenden Bewusstseinsveränderungen oder auffällige vegetative Reaktionen, z. B. eine erhöhte Herzfrequenz, Schwitzen oder kühle Extremitäten fest, informieren sie sofort den Arzt.

> **VORSICHT**
> Negative Reize zur Überprüfung des Bewusstseins, z. B. regelmäßige Schmerzreize, fördern den Rückzug des Kindes von seiner Außenwelt. Daher sind sie kritisch zu betrachten und nur unter strenger Indikationsstellung einzusetzen. Sedativa beeinflussen die Bewusstseinslage.

Glasgow Coma Scale

Die **Glasgow Coma Scale** (*GCS*) findet bei der Verlaufsbeobachtung von Patienten mit einer Hirnschädigung oder zur Beurteilung des Bewusstseinszustands Verwendung. Die Häufigkeit der Überprüfung richtet sich nach der Anordnung des Arztes und ist individuell auf das Kind abzustimmen. Die GCS gibt Aufschluss über Augenöffnung, motorische Reaktion sowie die verbale Antwort. Bei der verbalen Antwort unterscheidet die GCS zwischen Kindern im Alter von weniger bzw. mehr als 24 Monaten. Jeder Bereich fließt in die Punktwertung ein. Die Summe der Punkte ermöglicht die Einschätzung der Komatiefe.

> **Glasgow Coma Scale**
> - max. 15 Punkte
> - 12–9 Punkte: mäßige Bewusstseinsstörung, (schläfrig aber weckbar)
> - 9–6 Punkte: soporös, semikomatös (Reaktion nur auf stärkste Stimuli; Intensivüberwachung erforderlich)
> - 5–3 Punkte: komatös, apallisch
>
> Eventuelle Analgosedierung und Beatmung beachten! Erreicht das Kind weniger als 8 Punkte auf der Glasgow Coma Scale (➤ Tab. 6.1), ist eine Intubation mit anschließender Beatmung zu erwägen.

Tab. 6.1 Glasgow Coma Scale (GCS).

Bewusstseinsbereiche/Reaktion auf Reize	Punktzahl
Augen öffnen	
• spontanes Öffnen	4
• Öffnen bei Ansprache	3
• Öffnen bei Schmerzreiz	2
• kein Öffnen der Augen	1
Verbale Antwort < 24 Lebensmonate	
• Kontakt normal, verfolgt, lacht	5
• Kontakt inkonstant, lacht nicht (situationsbezogen)	4
• zeitweise erweckbar	3
• nicht erweckbar, Unruhe	2
• keine Kontaktaufnahme möglich	1
Verbale Antwort > 24 Lebensmonate	
• verständliche Sprache	5
• verwirrt, unzusammenhängendes Sprechen, desorientiert	4
• inadäquate Sprache	3
• unverständliche Laute	2
• keine verbale Äußerung	1
Motorische Antwort	
• sofortige motorische Reaktion bei Aufforderung	5
• Abwehr eines Schmerzreizes gezielt	4
• Abwehr eines Schmerzreizes ungezielt	3
• auf Schmerzreiz werden alle vier Extremitäten gestreckt	2
• keine motorische Reaktion auf Schmerzreiz	1

Pupillenreaktion

In heller Umgebung sind die Pupillen eng. Sie erweitern sich mit zunehmender Dunkelheit. Sie sind gleich weit (*isokor*) und meistens rund. Die Pupillenkontrolle ist ein fester Bestandteil der neurologischen Überwachung. Hierzu überprüfen und beschreiben Pflegende die Pupillenweite, -form, -position, eine eventuelle Pupillendifferenz, sowie die konsensuelle Reaktion auf Licht. Moderne Glasaugen sind zwar mit der Muskulatur verbunden, sodass beim Betrachter der Eindruck von Augenbewegungen entsteht, aber eine Pupillenreaktion ist selbstverständlich nicht zu provozieren.

Pflegende beachten auch, dass einige Augenoperationen Veränderungen der Pupillenmotorik und Pupillenform zur Folge haben.

Nystagmus und Koordinationsstörungen weisen auf eine Kleinhirnschädigung hin.

Pupillenweite

Eine Pupille kann maximal eng, eng, mittelweit und maximal weit sein. Zudem ist es von Bedeutung, ob beide Pupillen die gleiche Weite aufweisen, d. h. ob sie **isokor** sind. Bei einer Differenz der Pupillenweite zwischen rechtem und linkem Auge spricht man von einer **Anisokorie**.

Lichtreaktion

Eine gesunde Pupille verengt sich prompt bei Lichteinfall und der Wahrnehmung einer Konvergenzbewegung. Konvergenz beschreibt die Reaktion der Augen, wenn sie einen sich nähernden Gegenstand fixieren: beide Pupillen verengen sich und die Bulbi drehen sich nach innen, zur Nase hin. Um die direkte Lichtreaktion zu prüfen, richten Pflegende den Strahl einer Lampe seitlich auf die Pupille eines Auges, während sie das andere Auge mit der Hand abschirmen, jedoch nicht abdecken. Dieses Vorgehen ermöglicht die Beurteilung der übereinstimmenden (konsensuellen) Lichtreaktion beider Pupillen. Die Reaktion auf einen plötzlichen Lichteinfall kann prompt oder träge sein bzw. vollständig fehlen.

Eine träge Lichtreaktion kann auf einen erhöhten Hirndruck hinweisen. Bei komatösen Patienten ist die Lichtreaktion ggf. stark verlangsamt oder sie fehlt.

Weitere Ursachen für eine ein- oder beidseitig fehlende Lichtreaktion können eine Läsion der Sehnerven, eine Lähmung verschiedener Hirnnerven, eine Mittelhirnläsion oder eine traumatische Schädigung des Auges sein.

Pupillenerweiterung

Eine **Pupillenerweiterung** (*Mydriasis*) kann verschiedene Ursachen haben. So löst z. B. die Schädigung oder Lähmung des N. oculomotorius (für die Weit- bzw. Engstellung der Pupille zuständiger Hirnnerv), eine Pupillenerweiterung aus. Als Lähmungsursache kommen u. a. eine Hirnblutung oder ein Hirnödem infrage.

VORSICHT
Stress oder Unruhe können ebenfalls eine Mydriasis hervorrufen.

Auch Medikamente wie Atropin (8 Std. anhaltend), Amphetamine, Antihistaminika, Dolantin®, Suprarenin®, Drogen wie Cannabis, LSD sowie die Intoxikation (IT) bzw. Inokulation (IO) mit Giftpflanzen z. B. Stechapfel (IT, IO), Engelstrompete (IO), Stechginster (IT), Goldregen (IT), Eibennadeln (IT), u. a. lösen u. U. eine Pupillenerweiterung aus. Zudem kann eine Intoxikation mit Methylalkohol oder CO zu einer Mydriasis führen.

Mit zunehmender Komatiefe werden die Pupillen weiter, anisokore Pupillen deuten auf eine zerebrale Läsion hin.

Pupillenverengung

Auch die **Pupillenverengung** (*Miosis*) kann verschiedene Ursachen haben. Infrage kommen eine Schädigung der zentralen Sympathikusbahn, z. B. beim Mittelhirnsyndrom oder dem Horner-Syndrom (Lidsenkung, Pupillenverengung und zurückgesunkener Augapfel durch Lähmung der glatten Augenmuskulatur), Medikamente, z. B. Fentanyl®, Dipidolor® und Morphium, sowie eine Intoxikation mit Alkylphosphaten, Muskarin, Risspilz, Schlafmitteln, Nikotin oder Alkohol.

Tab. 6.2 Pupillenkontrolle: Aussehen und Größe der Pupillen und mögliche Ursachen.

	Beschreibung	Wacher Patient	Komatöser Patient
	beidseit mittelweit	normale Pupillenform	
	Rechts mittelweit, links weit	periphere N. okkulomotorius-Schädigung oder lähmung, links	linksseitige Hirnblutung
	beidseits maximal eng	Nikotin- oder Alkoholabusus, Opiate z. B. Fentanyl, Dormicum, Cholinesterasehemmer, z. B. Prostigmin	Schädigung oder Lähmung der zentralen Sympathikusbahn
	beidseits maximal weit	Atropin, Tollkirschenintoxikation, Stress und Unruhe	Hirnödem, Hypoxie, Intoxikation
	entrundet	Infektionen des Innenauges, SHT, Operationen oder Fehlbildungen am Auge	

Pupillenform

In der Regel ist die Pupille rund. Neben angeborenen Fehlbildungen des Auges können entrundete Pupillen jedoch auch bei Verletzungen, Infektionen, Mittelhirnläsion, Schädelhirntrauma oder nach Operationen auftreten.

Bulbusstellung

Die Beobachtung richtet sich auf die Stellung der Bulbi zueinander (achsengerecht, Mittelstellung oder divergent? ➤ Tab. 6.3).

Überprüfung von Motorik und Sensibilität

Motorik

Gesunde Bewegungsabläufe sind
- geordnet; eine Bewegung ist die Voraussetzung für die nächste
- angepasst; eine Tasse wird z. B. anders gehoben als eine schwere Truhe
- zielgerichtet; z. B. beim Vorbeugen, um ein Objekt zu erreichen

Motorische Störungen können sich in vielfältiger Weise äußern, sie bieten z. B. das Bild ungezielter und unkoordinierter Bewegungsabläufe. Eine vorwiegende Streckung der Extremitäten kann auf eine Mittelhirnläsion, Ponsläsion, ischämische Hirnschädigung oder ein hepatisches Koma hinweisen. Zur übermäßigen Beugung der Extremitäten führen u. a. eine Schädigung der Großhirnhemisphären oder eine stoffwechselbedingte Dämpfung der Hirnfunktion. Jede einseitige motorische Auffälligkeit gilt als pathologisch. Auch vollständig fehlende Bewegungen, ein schlaffer Muskeltonus und fehlende Reflexe sind als auffällig zu bewerten.

Als Ursachen kommen eine Hirnstammschädigung und der Hirntod infrage.

Sensibilität

> **DEFINITION**
> **Sensibilität**: Fähigkeit zur Aufnahme und Verarbeitung von Sinnesreizen. Zuständig für die Funktion sind die Sinnesrezeptoren des Nervensystems.

Die Überprüfung der **Sensibilität** erfolgt durch das Setzen von Reizen. Hierbei ist es wichtig, mit leichten Reizen zu beginnen, denn reagiert das Kind bereits auf diese in angemessener Weise, kann der Untersucher ggf. auf stärkere Reize verzichten. Zudem erschrickt das Kind bei leichten Reizen nicht so sehr wie bei starken oder gar schmerzhaften Reizen. Die Pflegenden nehmen daher zunächst Kontakt mit dem Kind auf, sprechen es leise an und berühren es vorsichtig, z. B. am Arm. Im Sinne der Basalen Simulation® (➤ 8.1) führen Pflegende auch „vorsichtige" Berührungen eindeutig aus, dass heißt, mit einem leichten Druck und großflächig. Reagiert das Kind nicht, so verstärken Pflegende die Intensität des Reizes. Sie sprechen lauter und üben einen verstärkten Druck bei der Berührung aus. Erhalten sie keine Reaktion, steigern Pflegende die Intensität so

Tab. 6.3 Pupillenkontrolle: Bulbusstellung und mögliche Lokalisation der Schädigung.

Bulbusstellung	Beschreibung	Lokalisation der Schädigung
	beidseits seitliche Bulbusstellung	leichte Hirnstammschädigung
	Bulbusstellung divergent	schwere Hirnstammschädigung
	Bulbi gerade, Pupillen weit, Lichtreaktion dauerhaft negativ	keine intakten Hirnstammfunktionen
	kurzzeit negative Lichtreation	Medikamentenwirkung
	Bulbusstellung seitlich und nach oben, Patient schaut zum Blutungsherd	Bei Hirnblutung zur betroffenen Seite

weit, bis das Kind entweder reagiert oder ein stärkerer Reiz dem Kind schaden würde.

Neben der Ansprache und Berührung kommen auch thermische Reize wie die Berührung mit einem Eiswürfel oder leichte Schmerzreize infrage. Zur Beurteilung der Reaktion auf Schmerzreize können auch ohnehin durchzuführende Maßnahmen, wie eine Blutentnahme (sofern sie ohne lokale Anästhetika erfolgt), herangezogen werden. Auf diese Weise setzen Pflegende das Kind möglichst wenigen Schmerzerlebnissen aus. Neben Hinweisen zur Bewusstseinslage ermöglichen Schmerzreize Aussagen zur Lokalisation und Schweregrad einer zerebralen Schädigung.

Überprüfung von Reflexen

DEFINITION
Reflex: Unwillkürliche Reaktion auf die Reizung afferenter Nervenbahnen, die diese Informationen zum Rückenmark und Gehirn weiterleiten. Der entsprechende Muskel erhält über efferente Bahnen die Reflexantwort.

Die **Überprüfung von Reflexen** dient in erster Linie der Feststellung von geschädigten Nerven. Für die Pflegenden steht jedoch die besondere Verletzlichkeit des Patienten im Vordergrund. Diese ergibt sich aus dem reduzierten Eigenschutz, der normalerweise durch die Reflexe gegeben ist.

Zu unterscheiden sind Eigen- und Fremdreflexe. **Eigenreflexe** heißen auch Muskeldehnungsreflexe. Rezeptoren sowie Effektorgan sind in diesem Fall an derselben Stelle lokalisiert. Der Untersucher löst die Reflexe durch kurzes, kräftiges Anschlagen der Sehne mit einem Reflexhammer aus. Zu den Eigenreflexen gehören z. B. Bizepssehnen-, Patellarsehnen- und Achillessehnenreflex.

Fremdreflexe sind in physiologische und pathologische Reflexe unterteilt. Zur Auslösung dieser Reflexe streicht der Untersucher mit einer Nadel, einem Stieltupfer oder einem Spatel über die Haut. Zu den physiologische Fremdreflexen gehören z. B. Bauchhautreflex und Analreflex. Pathologische Reflexe sind z. B. Babinski- und Oppenheimreflex.

Für die Pflegenden sind folgende Fremdreflexe relevant, besonders im Hinblick auf ihre Beeinträchtigung unter Bewusstlosigkeit, Analgesie und Sedierung (> Tab. 6.4).

Beobachtung von Krampfanfällen

Ein zerebraler **Krampfanfall** lässt sich in der Regel medikamentös unterbrechen. Aufgabe der Pflegenden während des Krampfanfalls ist es, das Kind vor Verletzungen zu schützen und den Verlauf des Krampfanfalls zu beobachten.

Beobachtungskriterien

In Abhängigkeit von der Anfallsart können die Kinder erspüren, wann ein Krampfanfall beginnt (Aura). Bei kleineren Kindern beobachten Pflegende u. U. eine Eintrübung der Bewusstseinslage.

Für eine genaue Beurteilung ist entscheidend, an welcher Extremität der Krampfanfall beginnt und wie er sich ausbreitet.

Krampfanfälle unterscheiden sich unter anderem auch in der Bewegungsform. Im **tonischen** Krampf spannen sich verschiedene Muskeln stark an. Zitternde und stoßende Bewegungen deuten auf einen **klonischen** Krampf hin. **Myoklonische** Krämpfe gehen mit blitzartigen Muskelzuckungen einher.

Die meisten Krampfanfälle sind mit vegetativen Begleiterscheinungen vergesellschaftet, z. B. Speichelfluss, Nystagmus, Einnässen oder gar Zungenbiss.

Auf einem **Anfallsprotokoll** dokumentieren Pflegende die Dauer des Anfalles, den genauen Verlauf und das Verhalten des Kindes nach dem Anfall.

Tab. 6.4 Relevante Fremdreflexe.

Reflexe	Reaktion auf Reiz
Niesreflex	• Reizung der Nasenschleimhaut führt zum Niesen
Hustenreflex	• nach Reizung von Rezeptoren in Kehlkopf, Trachea, tieferen Atemwegen, Brust- oder Zwerchfell und äußeren Gehörgang durch Sekret oder Fremdkörper kommt es zum Husten
Schluckreflex	• Reflex wird zu Beginn willkürlich durch die Weiterleitung des Speisebreies in das Reflektorgebiet ausgelöst und findet dann unwillkürlich statt
Korneal- und Konjunktivareflex	• bei Berührung von Kornea oder Konjunktiven mit einem Wattetträger kommt es zum Lidschluss

6.2 Beobachtung der Atmung

DEFINITION
Atmung: Gasaustausch zwischen Organismus und Umwelt. Physische und psychische Faktoren können die Atmung beeinflussen.

Bei Kindern treten nicht selten durch die anatomischen Besonderheiten des Respirationstrakts und die eingeschränkten Kompensationsmechanismen Störungen der **Atemfunktion** auf. Aus diesem Grund ist es wichtig, dass Pflegende umfangreiches Wissen über physiologische und pathologische Atmungsmuster besitzen.

6.2.1 Physiologische Atmung

Atemfrequenz

Die physiologische Atmung im Ruhezustand ist gleichmäßig und frei von Anstrengung. Unter dem Einfluss körperlicher Belastung vertiefen und beschleunigen sich die Atemzüge. Auch Stress und andere auf dem Organismus einwirkende Reize bewirken u. U. physiologischerweise eine beschleunigte Atmung.
Die **Atemfrequenz** ist außerdem vom Lebensalter abhängig.

Atemtypen

Abdominalatmung
Das Zwerchfell übernimmt die Atmung. Dieser Atemtyp ist vorwiegend bei Neugeborenen und Säuglingen zu finden.

Thorakalatmung
Die Interkostalmuskulatur übernimmt ab dem späteren Kleinkindalter hauptsächlich die Atemfunktion.
Für das frühe Kleinkindalter ist eine Mischform beider Atemtypen kennzeichnend.

6.2.2 Pathologische Atmung

Pathologische Atemrhythmen können zu den ersten Zeichen einer Erkrankung gehören. Zentrale Ursachen oder eine Veränderung der Atemmechanik verursachen die Störung des Atemzyklus.
Die jeweiligen Atemrhythmen unterscheiden sich hinsichtlich Atemfrequenz, Atemtiefe und Thoraxexkursion.

Pathologische Atemrhythmen

Die **Cheyne-Stoke-Atmung** ist von periodischer Zu- und Abnahme der Atemfrequenz und -tiefe gekennzeichnet. Vereinzelt treten Atempausen ein. Dieser Atemrhythmus kann physiologischerweise im Schlaf und als pathologisches Zeichen bei Frühgeborenen mit unreifer Atemregulation, Kindern mit Schädigung des oberen Hirnstamms, nach Vergiftungen und bei einer schweren Herzinsuffizienz auftreten.

Von einer **Biot-Atmung** spricht man bei gleichmäßiger, tiefer Atmung mit wiederkehrenden Atempausen. Dieser pathologische Atemrhythmus kann bei Frühgeborenen, bei Kindern mit Hirnstammschädigung, Hirnverletzung, Meningitis und nach Opiateinnahme vorliegen.

Das Coma diabeticum ist die Ursache für eine **Kussmaulatmung**. Durch tiefe und regelmäßige Atemzüge versucht das Kind, die bestehende Azidose respiratorisch auszugleichen.

Kurze, tiefe Atemzüge mit geöffnetem Mund, vereinzelt auftretende, unterschiedlich lange Atempausen und eine Mundbodenatmung sind Anzeichen für eine **Schnappatmung**, die bei einer schweren zentralen Hypoxie und im präfinalen Stadium auftritt.

Eine **Hyperventilation** ist vorwiegend durch psychische Probleme bedingt. Durch eine sehr schnelle

Tab. 6.5 Physiologische Atemfrequenzen von Kindern verschiedener Altersgruppen.

Altersgruppe	Atemzüge/Min.
Frühgeborene	48–60
Neugeborene	40–50
Säuglinge	20–30
Kindergartenkinder	16–25
Schulkinder/Jugendliche	12–20

und flache Atmung kommt es zu einem starken Abfall des p_aCO_2 und aufgrund dessen zu einer Reduktion des Serumkalziums. Dies kann zu einer Hyperventilationstetanie mit Pfötchenstellung und Taubheitsgefühl in Händen und Füßen führen. Pflegende schaffen Abhilfe, indem sie den Patienten in eine Papier- oder Plastiktüte atmen lassen, deren Öffnung Mund und Nase bedeckt. Der Patient atmet auf diese Weise CO_2 zurück und der p_aCO_2 steigt wieder in den Normbereich.

Die **Maschinenatmung** tritt bei einer Fehlsteuerung des Atemzentrums, z. B. durch Schädel-Hirn-Trauma, auf. Gekennzeichnet ist sie durch absolut gleichmäßige Atemzüge mit konstanter Atemtiefe. Unspezifische Reize beeinflussen diesen Atemrhythmus nicht.

Atemqualität

Eine gleichmäßige, ruhige, tiefe und geräuschlose Atmung wird als **Eupnoe** bezeichnet.

Tachypnoe ist eine beschleunigte Atmung.

Bei der **Bradypnoe** ist die Atemfrequenz erniedrigt.

Die **Dyspnoe** ist eine erschwerte Atmung, bei der die gesamte Atemhilfsmuskulatur zum Einsatz kommt. Sie tritt in- und exspiratorisch auf.

Tab. 6.6 Pathologische Atemrhythmen

Bezeichnung	Atemmuster
Normale Ruheatmung	
Kussmaul-Atmung	
Cheyne-Stokes-Atmung	
Schnappatmung	
Biot-Atmung	

Eine **Orthopnoe** ist die stärkste Form der Atemnot, bei der das Kind eine aufrechte Körperhaltung (ortho = gerade) einnimmt, um die Atemhilfsmuskulatur optimal einsetzen zu können.

Das Blähen der Nasenflügel in der Inspiration wird als **Nasenflügelatmung** bezeichnet. Bei der **Mundbodenatmung** senkt sich in der Inspiration der Mundboden. Beides führt zu einer Vergrößerung der Einatemwege.

Die **Schonatmung** ist eine flache, tachypnoeische Atmung mit Seitendifferenz. Sie kann bei Thoraxschmerzen infolge eines Ergusses oder einer Pleuritis auftreten.

Einziehungen sind Zeichen einer verminderten Dehnbarkeit (Compliance) der Lunge. Die Erzeugung eines Unterdrucks im Thorax kompensiert die verminderte Compliance. Zu beobachten sind interkostale, juguläre, klavikuläre, sternale und epigastrische Einziehungen.

6.2.3 Apnoeformen

DEFINITION
Apnoe: Atemstillstand infolge Lähmung oder Unreife des Atemzentrums.

Bei einer **zentralen Apnoe** fehlen Gasfluss und Atembewegungen. Zentrale Apnoen können durch sanftes Anstoßen des Patienten oder festes Streichen der Fußsohlen unterbrochen werden. Der Einsatz einer nasalen CPAP-Maske kann eine Besserung erzielen. Zur medikamentösen Unterstützung eignen sich Theophyllin und Coffein, da sie eine Stimulation des Atemzentrums bewirken (➤ Tab. 22.1).

Die Ursachen einer zentralen Apnoe sind Frühgeburtlichkeit, Hirnblutung, Meningitis, Krampfanfälle, Elektrolyt- und Stoffwechselstörungen, Hyperbilirubinämie und Temperaturinstabilität. Vorwiegend bei Kindern mit chronischen respiratorischen Erkrankungen kann eine übermäßige O_2-Gabe zur Apnoe führen, da diese Kinder die Atmung weniger über das p_aCO_2 steuern, sondern über das paO_2.

Sekretverlegung, nasal eingeführte Sonden, Fehlbildungen im Nasen-Rachen-Raum, O_2-Nasensonden mit überhöhtem Flow und eine extreme Reklination des Kopfes können zu einer **obstruktiven**

Apnoe führen. Atembewegungen sind hierbei vorhanden, jedoch findet kein Gasfluss statt. Zur pflegerischen und ärztlichen Prävention gehören u. a.:
- bedarfsgerechtes, gründliches Absaugen des Nasen-Rachen-Raums
- korrekte Lagerung bei Fehlbildungen
- angepasster O_2-Flow über Nasensonden (Sauerstofftherapie ➤ 13.1.2)
- rechtzeitige Operation bei Choanalatresie
- evtl. orale Platzierung von Sonden

6.2.4 Atemgeräusche

Der Untersucher führt die Auskultation in einem gut geheizten Raum durch. Die Pflegenden klären das Kind altersentsprechend über die bevorstehende Maßnahme auf. Dies ist besonders bei bewusstseinsgetrübten Kindern sehr wichtig. Der Untersucher wärmt den Schallkopf des Stethoskops durch Reiben an. Kleidung und ein unvollständig aufgesetzter Schallkopf können Störfaktoren für eine korrekte Auskultation sein.

Lunge auskultieren

Die Lunge ist von dorsal, ventral, lateral und symmetrisch von den Lungenspitzen bis zum Zwerchfell auszukultieren. Spontanatmende Patienten fordert der Untersucher, soweit möglich, zu einer langsamen und tiefen Atmung auf. Es kann hilfreich sein, Kinder zu bitten, sich vorzustellen, dass sie einen Luftballon aufblasen oder eine Kerze ausblasen. Bei beatmeten Patienten führen Pflegende regelmäßig zu jeder Pflegerunde die Auskultation im Hinblick auf folgende Fragen durch:
- Ist die Lunge belüftet?
- Sind die Atemgeräusche seitengleich?
- Ist Sekret vorhanden?

> Pflegende hören die Lunge vor und nach dem endotrachealen Absaugen ab. So erkennen sie, welche Veränderungen durch den Vorgang hervorgerufen worden sind.

Auskultierbare Atemgeräusche

Das normale **Atemgeräusch** ist ein Ergebnis der Vesikulärratmung und dem Bronchialatmen. Die Geräusche begleiten den gesamten Atemzyklus. Das Vesikulärratmen ist über allen Lungenabschnitten zu hören und in der Exspiration leicht abgeschwächt. Das Bronchialatmen ist über der Trachea am lautesten und über den Hauptbronchien leiser. Es klingt in der In- und Exspiration fast gleich laut.

Trockene Rasselgeräusche (*RG*) entstehen durch Schleimmembranen oder -fäden in den Bronchien. Der Luftstrom versetzt diese Membranen in Schwingungen und erzeugt so ein brummendes, pfeifendes oder giemendes Geräusch.

Sind die Bronchien mit dünnflüssigem Schleim oder entzündlichem Exsudat gefüllt, hört der Untersucher ein **feuchtes RG**. Das Strömen der Luft klingt, als würde Luft in Wasser geblasen.
- Feinblasige RG: scharf, knackend, hervorgerufen durch Flüssigkeit in den Alveolen, z. B. bei Pneumonie und Lungenödem
- Mittelblasige RG: leise, gurgelnd, hervorgerufen durch Sekret in den Bronchiolen
- Grobblasige RG: laut, gurgelnd, hervorgerufen durch Sekret in der Trachea und den Bronchien

> Grobblasige RG sind eine Indikation für endotracheales Absaugen.

Flüssigkeits- oder Luftansammlungen im Thorax, z. B. Pleuraerguss, Pneumothorax, Hämatothorax, eine Pleuraschwarte sowie Atelektasen führen zu einem **abgeschwächten Atemgeräusch**.

Bei der erschwerten Entfaltung der Alveolen, z. B. durch Surfactantmangel oder zähes Sekret, entsteht ein „**Entfaltungsknistern**". Es kann bei jeder Form der entzündlich veränderten Lunge auftreten, v. a. über ungenügend belüfteten Lungenabschnitten.

Weitere Atemgeräusche

Stridor

> **DEFINITION**
> **Stridor**: Pfeifendes Atemgeräusch, das durch eine Verlegung oder Verengung der Atemwege entsteht. Abhängig von der Lokalisation der Stenose tritt er in- oder exspiratorisch auf.

Bei einem **inspiratorischen Stridor** liegt eine Verengung oder Verlegung der Atemwege oberhalb der

Bifurkation vor, z. B. bei Epiglottitis, Laryngitis, Tracheitis, Laryngomalazie, Tracheomalazie, Ödem nach allergischer Reaktion, konnatalem Stridor bei weicher Epiglottis, Pierre-Robin-Syndrom, Makroglossie und doppeltem Aortenbogen.

Ein **exspiratorischer Stridor** entsteht durch Verengung oder Verlegung der Atemwege unterhalb der Bifurkation, z. B. bei Asthma bronchiale, Bronchitis oder Pneumonie.

Husten

> **DEFINITION**
> **Husten**: Reflektorisch oder willkürlich ausgelöster, starker Exspirationsstoß, der Fremdkörper aus den Atemwegen entfernt.

- Stakkatohusten, Serie von 10–20 Hustenstößen, die mit einem lauten, ziehenden Inspirationsgeräusch endet, z. B. bei Keuchhusten; ohne Inspirationsgeräusch bei Mukoviszidose
- bellender Husten, verbunden mit rauer Stimme, z. B. bei Pseudokrupp
- Reizhusten, trocken oder keuchend, z. B. bei Laryngotracheobronchitis
- feuchter Husten, produktiv (mit Sekretauswurf), z. B. bei Bronchitis oder Pneumonie
- unterdrückter Husten, zur Vermeidung von Schmerzen, z. B. bei Rippenfrakturen, Pleuritis oder Pneumonie

Pleurareiben

Sind die Pleurablätter entzündlich verändert (z. B. bei Pleuritis), entsteht in- und exspiratorisch ein Geräusch, das sich mit dem Knarren von Leder oder dem Knirschen von Schnee vergleichen lässt.

6.3 Beobachtung der Temperatur

6.3.1 Temperaturmessung

Der Körper reguliert seine **Temperatur** über die Wärmeproduktion (z. B. durch Muskelbewegungen) und die Wärmeabgabe über die Haut. Die Steuerung der Temperatur ist vorwiegend im Hypothalamus lokalisiert. Dieser Teil des Zwischenhirns steht über Reizbahnen mit inneren und äußeren Thermorezeptoren in Verbindung.

Pflegende ermitteln die Temperatur intermittierend rektal, axillar oder thympanal mit einem Digitalthermometer oder kontinuierlich mit einer Temperatursonde, die in den Blasen- oder den PA-Katheter integriert sein kann. Die Differenz bei gleichzeitiger Messung von Körperkern- und Körperschalentemperatur gilt als indirektes Kriterium für die Herzleistung.

Messung der Körperkerntemperatur

Die kontinuierliche **rektale Messung** erfolgt mittels einer Messsonde, die meist von einer Einmalhülle geschützt ist. Um die Gleitfähigkeit zu erhöhen, fetten Pflegende die Sonde leicht ein und führen sie vorsichtig, je nach Alter, 3–5 cm rektal ein. Bei unruhigen Kindern fixieren Pflegende die Rektalsonde am Oberschenkel. Mind. einmal pro Schicht sollten Pflegende die Sonde für etwa 15 Min. aus dem Anus entfernen und diesen genau inspizieren, da die Gefahr von Druckstellen besteht. Die Indikation einer kontinuierlichen rektalen Messung ist zu jeder Pflegerunde erneut zu prüfen.

> **VORSICHT**
> Wegen des relativ harten Sondenmaterials verzichten Pflegende bei Früh- und Neugeborenen auf die kontinuierliche rektale Temperaturmessung. Absolute Kontraindikationen sind manifeste NEC oder NEC-Verdacht sowie erhöhte Blutungsneigung.

Über einen Silikon-Blasenkatheter mit Temperaturfühler ist die **intravesikale Messung** der Temperatur möglich. Diese Methode ist für Intensivpatienten sehr gut geeignet. Die Messkatheter sind jedoch erst ab einer Größe von 8 Charrière verfügbar.

Bei der **ösophagealen Methode** platzieren Pflegende eine entsprechende Sonde im unteren Drittel des Ösophagus. Vor dem Anlegen bestimmen sie die benötigte Einführtiefe der Sonde, indem sie den Abstand von der Sternummitte zur Nasenspitze und zum Ohrläppchen abmessen. Die Nasenwände polstern Pflegende wegen der Dekubitusgefahr mit HCV oder Schaumstoff.

Zur Verlaufsbeurteilung wenden Pflegende bei einem Patienten immer die gleiche Messmethode an.

Messung der Körperschalentemperatur

Mit einer an der Außenseite isolierten Klebeplatte befestigen Pflegende die Messsonde an der Fußsohle oder Handinnenfläche. Die Lokalisation der Sonde ist mind. einmal pro Schicht, bei verringerter Hautperfusion zu jeder Pflegerunde zu wechseln, da die Gefahr von Druckstellen besteht.

Bei FG und NG eignet sich das Einlegen einer peripheren Temperaturmesssonde in die Windel zur Überwachung der Körperschalentemperatur und damit zum schnelleren Erkennen von Temperaturveränderungen.

6.3.2 Pflegerische Besonderheiten bei Hypothermie

Die **Hypothermie** ist meist Folge einer Kälteexposition oder einer Wärmeregulationsstörung. Ein Absinken der Körpertemperatur um 1 °C vermindert den O_2-Bedarf um 7 %. Der myokardiale O_2-Bedarf kann infolge von Kältezittern um das 500-fache seines Normwertes steigen.

Maßnahmen zum Aufwärmen

Bei einer Körpertemperatur < **32 °C** ist der Patient durch Peritonealdialyse oder mittels extrakorporaler Zirkulation intern zu erwärmen. Liegt die Hypothermie in einem Bereich > **32 °C**, genügen die folgenden extern anzuwendenden Maßnahmen.

Pflegende heizen das Patientenzimmer auf und wärmen das Bett mit einer Wärmflasche, warmen Tüchern oder Kirschkernsäckchen vor. Das Kind wird mit vorgewärmter Kleidung und Decken versorgt. Zusätzlich können Pflegende Wärmestrahler oder Wärmematten einsetzen.

Haut sorgfältig inspizieren, da wegen der verminderten Hautperfusion eine erhöhte Verbrennungsgefahr besteht. Patienten so wenig wie möglich bewegen. Pflegende achten darauf, die Geschwindigkeit des Aufwärmprozesses auf etwa 1 °C pro Std. zu begrenzen, da er durch periphere Vasodilatation zum Blutdruckabfall führen kann.

Interne Maßnahmen, wie Magenspülungen und Einläufe mit 37 °C warmer Flüssigkeit (z. B. NaCl 0,9 %) sowie die Gabe von 37 °C warmen Infusionen können das Aufwärmen unterstützen.

Tab. 6.7 Hypothermiestadien. [1]

Grad	Temperatur in °C	Bezeichnung	Symptome
1	37–34	Phase der Erregungssteigerung	• Bewusstseinsklar • RR ↓, Puls ↓ • Kältezittern • Schmerzen • Haut blass und kalt
2	34–30	Phase der Erregungsabnahme	• Somnolenz • keine Schmerzen • Muskelstarre • Bradykardie, Arrythmie, RR ↓ • arrhythmische Atmung • < 33 °C: Bewusstseinstörungen
3	30–27	Phase der Lähmung	• Koma • kaum tastbarer Puls • absolute Arrhythmie • Atemfrequenz und Atemtiefe ↓, Apnoephasen • keine Reflexe • < 30 °C Bewusstlosigkeit
4	< 27	Phase des Scheintodes/Todes	• keine Pupillenreaktion • Atem- und Kreislaufstillstand

Tab. 6.8 Einteilung der Körpertemperatur zwischen Hypothermie und Hyperpyrexie.

Bezeichnung	Referenzwerte
Hypothermie	≤ 36,0 °C
normale Temperatur	36,1–37,5 °C
subfebrile Temperatur	37,6–38,0 °C
febrile Temperatur	38,1–40,5 °C
Hyperpyrexie	≥ 40,5 °C

Tab. 6.9 Reaktionen des Körpers auf Hypothermie und Hyperthermie.

Hypothermie	Hyperthermie
• Elektrolytverschiebung Blutzucker ↑, P_aCO_2 Produktion ↓, P_aO_2 ↓, Laktat ↑ • postnataler Gewichtsverlust ↓ durch gesteigerten Sauerstoff- und Energieverbrauch • Atemminutenvolumen ↓ • Atemstörungen durch Surfactantinaktivierung • Herz-Kreislauf-Belastung • Herzrhythmusstörungen bis zum Kammerflimmern bei KT ≤ 28 °C, Asystolie bei KT ≤ 22 °C • zerebrale Hypoperfusion • Herabsetzung der zellulären Immunabwehr • veränderte Medikamentenwirkung z. B. Abbauhemmung von Morphinen und Heparin sowie Wirkminderung von Katecholaminen, Relaxanzien und Antibiotika • Wundheilungsstörungen • renaler Blutfluss ↓, glomeruläre Filtrationsrate ↓, trotzdem gute Diurese aufgrund einer gesteigerten Natriumrückresorption möglich • Hirnschädigung durch hypothermes Hirnödem bei Kreislaufinsuffizienz	• Sauerstoffverbrauch ↑ (gesamt, myokardial und zerebral) • Hypovolämie • Herz-Kreislaufbelastung durch Tachykardie, -arrhythmie • Schockgefahr • Kreislaufzentralisation • Tachypnoe • zerebrale Hyperperfusion • Bewusstseinsstörung, Desorientiertheit, Halluzinationen, Krämpfe, bei Temperaturen ≥ 41 °C zerebrale Schädigung • gerötetes Gesicht, glänzende Augen, heiße und meist trockene Haut am Körperstamm, ggf. kühle Extremitäten (Symptom der Kreislaufzentralisation) • trockene Mundschleimhaut, Durst, Appetitlosigkeit • Diurese ↓, stark konzentriert • beim Frühgeborenen sind die Auswirkungen noch schwerwiegender: Flüssigkeitsverlust, Gewichtsverlust, Hypernatriämie durch hypertone Dehydratation (Wasserverlust ohne entsprechenden Verlust von Na), Hyperbilirubinämie, Apnoe, Mortalität

Überwachung des Kindes
Die Pflegenden überwachen EKG, RR, S_pO_2-Messung (z. B. am Ohr) sowie zentrale und periphere Temperatur kontinuierlich. Die niedrige Körpertemperatur und das mögliche Kältezittern kann vor allem bei der S_pO_2-Messung, der RR-Messung und beim EKG „Zitter"-Artefakte auslösen.

Zusätzlich erfolgt beim intubierten Kind eine ET-CO_2-Überwachung.

VORSICHT
Pflegende legen hypothermen Kindern keine Transkapnode bzw. Transoxode zur pO_2/pCO_2-Überwachung an. Bei niedriger Körpertemperatur liefern sie sehr ungenaue Messergebnisse und die Verbrennungsgefahr durch die Sensortemperatur ist erhöht.

In der Aufwärmphase kann es zu Rhythmusstörungen und durch den sinkenden peripheren Widerstand zu einer relativen Hypovolämie mit Blutdruckabfall kommen, sodass eine Rehydratation angezeigt ist.

Bei einem Kind, dessen Körpertemperatur unter 32 °C liegt, können Polyurie und Kältediurese auftreten. Pflegende erstellen deshalb mind. zweistündlich eine Flüssigkeitsbilanz.

Je nach ärztlicher Anordnung erfolgt die Kontrolle von Pupillenweite und -reaktion, Bewegungen und Reflexen.

Eine verminderte Hautperfusion erfordert die Lagerung auf einer Antidekubitusmatratze. Pflegende inspizieren den Hautzustand während jeder Pflegerunde.

6.3.3 Pflegerische Besonderheiten bei Hyperthermie

Hyperthermie entsteht u. a. durch eine Sollwertverstellung im Hypothalamus. Fieber ist die Folge unzureichender Wärmeabgabe oder einer Störung der Wärmeregulation, z. B. durch Flüssigkeitsmangel, Wärmestau, Infektion, Allergie, nach Operationen oder durch Endotoxine.

Maßnahmen zur Fiebersenkung
Pflegende entkleiden das Kind, bedecken es mit leichtem Baumwollstoff und schützen es vor Zugluft.

Bei starkem Schwitzen wechseln sie Bettwäsche und Kleidung, sobald sie feucht sind. Da aufgrund der erhöhten Temperatur ein gesteigerter Flüssigkeitsbedarf besteht, erfolgt je nach ärztlicher Anordnung eine zusätzliche orale oder parenterale Flüssigkeitszufuhr.

Ganzkörperwaschungen mit Eukalyptus- oder Pfefferminzzusatz (kühlender Effekt), Wadenwickel und die großflächige Auflage von feuchten, dünnen Baumwollkompressen auf Körperstamm und Kopf können fiebersenkend wirken.

Die Anwendung trockener Kälte erfolgt mittels Eiskrawatten oder Eisblasen. Pflegende legen sie auf Bezirke mit großen, oberflächlich verlaufenden Blutgefäßen, z. B. Leistenbeugen, Achselhöhlen.

> Pflegende legen Kühlaggregate nie auf die nackte Haut, sondern umhüllen sie immer mit einem dünnen Tuch. Andernfalls wären lokale Kältetraumen und Erfrierungsverletzungen möglich. Eine häufige Inspektion der entsprechenden Körperregion ist unerlässlich.

Die Lagerung auf einer Kühlmatte, z. B. Variotherm® oder einem Kühlkissen, sowie die Verwendung eines Cooltouch® kann ebenfalls zur Temperatursenkung beitragen. Pflegende achten darauf, dass die Kinder nur mit dem Körperstamm auf der Kühlmatte liegen. Um die Extremitäten vor verstärkter Vasokonstriktion zu schützen, hüllen Pflegende sie z. B. in Watte, Felle, Socken oder Handschuhe. Das Gerät ist auf eine Temperatur einzustellen, die 5–7 °C unter der Körperkerntemperatur liegt.

Zusätzlich kann eine interne Kühlung durch kühle (Raumtemperatur) Magenspülungen oder Einläufe erfolgen.

Die **medikamentöse Therapie** erfolgt durch fiebersenkende Medikamente, z. B. Paracetamol, Ibuprofen, Metamizol, oder durch eine neurovegetative Blockade, z. B. mit Dolantin®, Dipidolor®, Promethazin®, die die körpereigene Wärmeproduktion und Gegenregulation bei Wärmeentzug hemmt. Pflegende verabreichen die Medikamente nach Arztanordnung, langsam und unter kontinuierlicher Kreislaufkontrolle.

Überwachung des Kindes
Es erfolgt eine kontinuierliche EKG-Ableitung, engmaschige RR-Kontrolle, S_pO_2-Messung, Kontrolle der Atmung und evtl. die kontinuierliche Messung der Körperkern- und Schalentemperatur. Bei Fieberabfall und peripherer Vasodilatation kann durch eine relative Hypovolämie ein Blutdruckabfall auftreten.

Mind. zu jeder Pflegerunde beurteilen Pflegende die Bewusstseinslage und bilanzieren die Flüssigkeitsaus- und einfuhr.

6.4 Palpation des Abdomens

DEFINITION
Palpation: Tastuntersuchung aller zugänglichen Körperregionen zur Feststellung von Temperatur, Abwehrspannung, Elastizität, Druck- und Schmerzempfindlichkeit, Lage und Größe einzelner Körperorgane.

Für die **Palpation** des Abdomens ist eine völlige Bauchdeckenentspannung nötig. Die Pflegenden bereiten das Kind entsprechend auf die Untersuchung vor. Die Lagerung erfolgt auf dem Rücken, die Beine sind leicht angewinkelt. Sofern möglich, fordern die Pflegenden den Patienten zu einer ruhigen und gleichmäßigen Atmung durch den Mund auf. Die

Tab. 6.10 Die Palpation der Abdominalregionen (➤ Abb. 6.1) ergibt Hinweise auf Krankheiten.

Abdominalregion	zugeordnete Krankheiten
Quadrant A	• Gallenkolik • Lebererkrankung
Periumbilikalregion B	• Pankreatitis • Aortenaneurysma • Nabelhernie • Gastroenteritis
Quadrant C	• Appendizitis • Erkrankungen der inneren Geschlechtsorgane oder der ableitenden Harnwege
Quadrant D	• Erkrankungen von Pankreas, Milz oder der tief gelegenen Niere
Quadrant E	• Erkrankungen des absteigenden Dickdarmes oder des Sigmadarmes • Erkrankungen der inneren Geschlechtsorgane oder der Harnwege

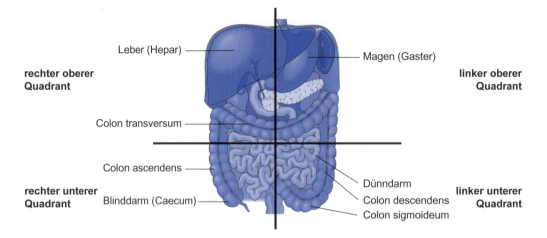

Abb. 6.1 Einteilung des Abdomens in Quadranten und Zuordnung der in der Abdominalhöhle gelegenen Organe. [L190]

Palpation erfolgt in einem gut geheizten Raum und mit warmen Händen. Bevor der Untersucher mit der Palpation beginnt, macht er den Bauch für das Kind erfahrbar (> 8.1). Diese Maßnahme ist besonders bei bewusstseinsgestörten Kindern wichtig.

Das Abdomen lässt sich zur besseren Beurteilung in fünf Gebiete einteilen. Rund um den Nabel befindet sich die Periumbilikalregion. Um diesen Bereich sind die vier Quadranten der Bauchdecke angeordnet.

Schmerzen, erhöhte Druck- und Abwehrspannung, veränderte Elastizität oder eine Wölbung des Abdomens können je nach Lokalisation auf bestimmte Erkrankungen hinweisen.

6.5 Schmerz

DEFINITION
Schmerz: Unangenehmes Sinnes- oder Gefühlserlebnis, das mit aktuellen oder potenziellen Gewebeschädigungen verknüpft ist oder mit Begriffen einer solchen Schädigung beschrieben wird. [2]

Schmerzkomponenten

Vier **Schmerzkomponenten** treten gewöhnlich gemeinsam auf, wenn auch in unterschiedlich starker Ausprägung.

- **sensorische Komponente**: Übermittlung von Lokalisation, Dauer und Intensität eines schmerzhaften Reizes an das Gehirn
- **affektive Komponente**: jeder Mensch fühlt und verarbeitet Schmerzen individuell
- **vegetative Komponente**: das vegetative Nervensystem löst reflektorische Reaktionen auf den Schmerz aus, z. B. Übelkeit, Schweißausbruch
- **motorische Komponente**: Auslösung des Flucht- und Schutzreflexes, z. B. der Betroffene zieht das entsprechende Körperteil aus der Gefahrenzone. Schonbewegung oder -haltung helfen, den akuten Schmerz besser zu ertragen

Schmerztypen

Ein akuter Schmerz ist häufig das Ergebnis einer spezifischen, rasch identifizierbaren Gewebeschädigung. Er ist zeitlich begrenzt, gut zu lokalisieren und reversibel.

Chronische Schmerzen beginnen meist mit einem akuten Ereignis, die Behandlung bringt jedoch keine nennenswerte Schmerzerleichterung. Allerdings kann auch insuffizientes Schmerzmanagement (z. B. zu geringe Arzneimittelmengen, falsch gewählte Zeitabstände) zur Chronifizierung der Schmerzen führen.

6.5.1 Schmerzbeobachtung

Eine wichtige Aufgabe in der Intensivpflege ist die Beobachtung schmerzhafter Zustände beim Kind sowie die entsprechende Intervention.

Das Kind erfährt schmerzhafte, unangenehme und ungewohnte Reize, z. B. Hunger, Kälte, Wärme, Licht, Lärm, Nässe, Trockenheit, Druck, Berührung durch fremde Personen und Schmerz. Hinzu kommt der psychische Stress durch die Trennung von den Eltern, der über vegetative Komponenten ebenfalls Schmerzreaktionen auslösen kann. Jedes Kind empfindet und äußert seine Schmerzen individuell.

> **DEFINITION**
> Ziel ist es, Schmerzen nicht nur zu behandeln, sondern auch vorausschauend zu vermeiden.

Schmerzen erkennen

Die Fähigkeit zur verbalen Äußerung ist vom Alter abhängig und kann durch Schreien, Wimmern, Stöhnen oder gezielte Nennung von Lokalisation, Intensität und Charakter der Schmerzen erfolgen.

Nonverbale Schmerzäußerungen
- Tachykardie, Hyper- oder Hypotonie
- beschleunigte, oberflächliche Atmung, bei Frühgeborenen evtl. Apnoe und Bradykardie, Hautblässe, Hautrötung, erweiterte Pupillen
- Schweißausbrüche, Kaltschweißigkeit, periphere Kühle, Fieber
- Übelkeit, Erbrechen
- veränderte Mimik, unnatürliche oder verkrampfte Körperhaltung, Zittern

Schmerzen einschätzen

Es gibt verschiedene Instrumente, die Pflegenden helfen, Schmerzen bei einem Kind einzuschätzen. Am schwierigsten gestaltet es sich bei Früh- und Neugeborenen sowie Säuglingen, wobei der Einsatz der **Berner Schmerzskala** (➤ Tab. 6.11) relativ gute Ergebnisse erzielt. Bei Kleinkindern und größeren Kindern verwenden Pflegende, abhängig vom Alter, verschiedene Schmerzskalen. Für Kleinkinder eignet sich die **Smiley-Analog-Skala** (*SAS* ➤ Abb. 6.2) oder die **KUSS** (➤ Tab. 6.12). Bei älteren Kindern und Jugendlichen setzen Pflegende vor allem die **Numerische Rating-Skala** (*NRS* ➤ Abb. 6.3) ein.

Faktoren, die das Schmerzerlebnis beeinflussen

Es ist sehr wichtig, möglichst viele negative Faktoren auszuschalten und positive zu schaffen.

Um gute Ergebnisse zu erreichen, arbeiten Pflegende eng mit den Eltern zusammen. Sie informieren sich über die Vorlieben des Kindes und machen sie dem gesamten therapeutischen Team bekannt. Ein möglichst geringer Personalwechsel, die fast ununterbrochene Anwesenheit eines Familienmitgliedes, eine altersentsprechende Beschäftigung zur Ablenkung, der nötige Schlaf, Ruhephasen und die Vermeidung von Hektik beeinflussen das Schmerzempfinden positiv.

Schlaflosigkeit und Erschöpfung können sich verstärkend auf den Schmerz auswirken. Die Angst vor pflegerischen Maßnahmen, Traurigkeit, Alleinsein, unruhige Umgebung und der Ärger über die eigene Situation setzen die Schmerzschwelle herab, sodass der Analgetikabedarf steigt.

6.5.2 Pflegerische Interventionen

Die **Schmerzintervention** ist davon abhängig, dass die Pflegenden die Schmerzursache erkennen. Pflegerische Maßnahmen unterstützen durch Steigerung des subjektiven Wohlbefindens die ärztliche Therapie, können sie aber meist nicht ersetzen. Alle Maßnahmen, die eine starke Belastung für das Kind darstellen, führen Pflegende zu zweit durch. Sie bereiten das Kind altersentsprechend auf alle Maßnahmen vor.

Umgebung und Tagesablauf gestalten

Bedeutung des Umfelds ➤ 3.3.1

Sofern möglich, gestalten Pflegende in Zusammenarbeit mit den Eltern die Umgebung des Kindes und erstellen einen Tagesplan.

Sie lagern das Kind bequem und so, dass der schmerzende Bereich entlastet ist. Je nach Alter und Ressourcen entscheidet das Kind selbst, ob das Zimmer hell oder abgedunkelt ist. Die Eltern sind soweit möglich in die Pflege integriert. Sofern keine übergeordneten Gründe dagegen stehen, berücksichtigen die Pflegenden die Essens- und Getränkewünsche des Kindes. Altersgemäße Beschäftigungen, wie Vorlesen, Musik hören, Basteln sowie die Schmusezeit mit den Eltern im Bett oder auf dem Schoß, tragen entscheidend zur Reduktion des Schmerzempfindens bei, da sie die Aufmerksamkeit des Kindes auf einen anderen Bereich lenken. Sind die Eltern nicht anwesend, ist es wichtig, sich Zeit für Gespräche, zum Zuhören, Mut machen und Trösten zu nehmen. In einigen Kliniken besteht die Möglichkeit, dass Mitarbeiter des Klinikbesuchsdienstes Kinder betreuen, deren Eltern nicht sooft zu Besuch kommen können. Einen zusätzlichen positiven Einfluss auf das Schmerzerleben des Kindes hat die Anwendung der Basalen Stimulation® (➤ 8.1).

Tab. 6.11 Berner Schmerzskala. [6]

Parameter	0	1	2	3	Zeit und Score
Schlaf	ruhiger Schlaf oder Phase physiologischer Wachheit	oberflächlicher Schlaf mit Augenblinzeln	erwacht spontan	kann nicht einschlafen	
Weinen	kein Weinen	Kurze Weinphase (< 2 Min.)	vermehrtes Weinen (> 2 Min.)	vermehrtes und schrilles Weinen (> 2 Min.)	
Beruhigung	keine Beruhigung notwendig	< 1 Min. zur Beruhigung nötig	> 1 Min. zur Beruhigung nötig	> 2 Min. zur Beruhigung nötig	
Hautfarbe	rosig	gerötet	leicht blass, evtl. marmoriert	blass, marmoriert, zyanotisch	
Mimik	Gesicht entspannt	vorübergehendes Verkneifen des Gesichts	vermehrtes Verkneifen des Gesichts und Zittern des Kinns	dauerhaftes Verkneifen des Gesichts und Zittern des Kinns	
Körperausdruck	Körper entspannt	vorwiegend entspannt; kurze Verkrampfung	häufige Verkrampfung, aber auch Entspannung möglich	permanente Verkrampfung	
Atmung	normal und ruhig (Ausgangswert)	oberflächlich; Zunahme der Frequenz um 10–14 innerhalb von 2 Min.; bzw. thorakale Einziehungen	oberflächlich; Zunahme der Frequenz um 15–19 innerhalb von 2 Min.; vermehrt thorakale Einziehungen	oberflächlich und unregelmäßig; deutliche Zunahme der Frequenz um ≥ 20 innerhalb von 2 Min.; bzw. starke thorakale Einziehungen	
kein Schmerz: 0–8 Punkte Schmerz: ≥ 9 Punkte				**total subjektive Indikatoren →**	
Herzfrequenz	normal (Ausgangswert)	Zunahme von 20 Schlägen/Min. vom Ausgangswert innerhalb von 2 Min. **mit** Rückgang zum Ausgangswert innerhalb von 2 Min.	Zunahme von 20 Schlägen/Min. vom Ausgangswert innerhalb von 2 Min. **ohne** Rückgang zum Ausgangswert innerhalb von 2 Min.	Zunahme von 30 Schlägen/Min. vom Ausgangswert oder vermehrte Bradykarie innerhalb von 2 Min.	
O$_2$-Sättigung	Senkung von 0–1,9 %	Senkung von 2–2,9 %	Senkung von 3–4,9 %	Senkung von 5 % oder mehr	
kein Schmerz: 0–10 Punkte Schmerz: ≥ 11 Punkte				**total Gesamtskala →**	

Lokale Maßnahmen

Nach Rücksprache mit dem Arzt führen Pflegende Einreibungen und Massagen durch. Sie bewirken eine bessere Durchblutung und somit eine schnellere Wundheilung. Der Einsatz von trockener oder feuchter Wärme und Waschungen mit beruhigenden ätherischen Ölen (Rücksprache mit dem Arzt) können das Kind entspannen.

Schmerzen führen häufig zur Schonhaltung an Extremitäten, sodass eine frühzeitige krankengymnastische Betreuung angezeigt ist.

Um die Schmerzbehandlung so effektiv wie möglich zu gestalten, wurde vom *Deutschen Netzwerk für Qualitätsentwicklung in der Pflege* ein Expertenstandard Schmerzmanagement erstellt.

> Der Expertenstandard zum Schmerzmanagement kann bestellt werden unter:
> **Deutsches Netzwerk für Qualitätsentwicklung in der Pflege** (*DNQP*)
> • E-Mail: dnqp@hs-osnabrueck.de
> • Homepage: www.dnqp.de

Tab. 6.12 KUSS-Schmerzskala.

Beobachtung	Bewertung	Punkt
Weinen	gar nicht	0
	Stöhnen, Jammern, Wimmern	1
	Schreien	2
Gesichtsausdruck	entspannt, lächelnd	0
	Mund verzerrt	1
	Mund und Augen grimassieren	2
Rumpfhaltung	neutral	0
	unstet	1
	Aufbäumen, Krümmen	2
Beinhaltung	neutral	0
	strampelnd	1
	tretend	2
motorische Unruhe	nicht vorhanden	0
	mäßig	1
	ruhelos	2
Addition der Punkte:		

Maßnahmen bei FG und NG [8, 9]

- nicht-nutritives Saugen
- „facilitated tucking"
- swaddling
- kangaroo-care
- Saccharosegabe [3]

> **DEFINITION**
> **Dosierung orale Glukose**
> • Bei FG < 1.000 g: 1 × 0,1 ml pro Intervention
> • Bei FG > 1.000 g: 1 × 0,5 ml pro Intervention
> • Bei FG > 2.000 g: bis 4 × 0,5 ml pro Intervention; kein Tageslimit (bei nüchternen FG und TG nicht öfter als 6-stündlich; 0,05 ml–2 ml 20 % Saccharose sind von internationalen Experten empfohlen) [3]

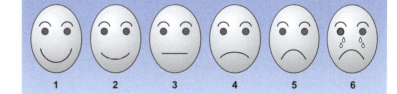

Abb. 6.2 Smiley-Analog-Skala. [L106]

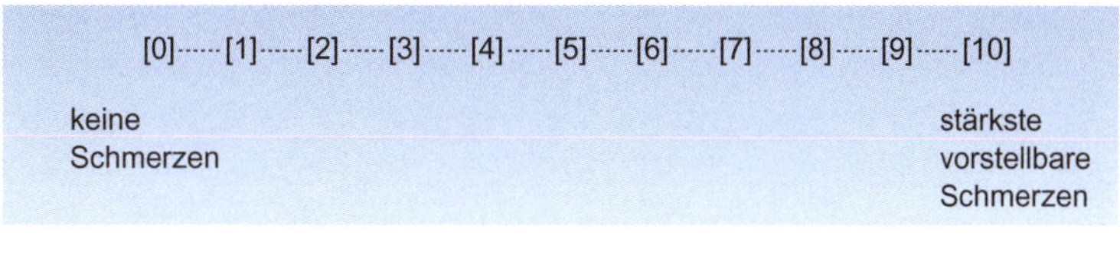

[0]------[1]------[2]------[3]------[4]------[5]------[6]------[7]------[8]------[9]------[10]

keine Schmerzen — stärkste vorstellbare Schmerzen

Abb. 6.3 Numerische Rating-Skala. [L106]

6.5.3 Medikamentöse Maßnahmen

Eine **medikamentöse Sedierung** bei fehlender Analgesie kann zu schweren Unruhezuständen führen. Umgekehrt steigern Angst und Unruhe das Schmerzempfinden und erschweren die Schmerzbehandlung. Bei Kindern sollte keine intramuskuläre Verabreichung erfolgen, da sie anschließend aus Angst vor einer erneuten Injektion u. U. ihre Schmerzen leugnen (*Analgetika* ➤ Tab. 22.4).

6.6 Flüssigkeitsbilanz

Die **Flüssigkeitsbilanz** dient der Kontrolle des Wasserhaushalts und der Überwachung der Nierenfunktion. Die Pflegenden dokumentieren Flüssigkeitseinfuhr und -ausfuhr in der Patientenkurve.

> - **positive Bilanz**: Einfuhr > Ausfuhr
> - **negative Bilanz**: Ausfuhr > Einfuhr
> - **ausgeglichene Bilanz**: Einfuhr = Ausfuhr
> Die angestrebte Flüssigkeitsbilanz hängt vom Krankheitsbild ab.

Weitere Kriterien zur Feststellung des Flüssigkeitshaushalts des Kindes sind das Körpergewicht, der Hautturgor, die Schleimhautfeuchte und die Vitalparameter, v. a. RR, HF und ZVD.

Eine genaue Flüssigkeitsbilanzierung ist bei allen Krankheitsbildern sinnvoll, besonders jedoch bei:
- Durchfall, Erbrechen, Diabetes insipidus
- Nierenfunktionsstörungen
- forcierter Diurese, z. B. bei Intoxikationen, Verbrennungen
- Flüssigkeitsreduktion, z. B. bei Lungenödem, Hirnödem, Herzinsuffizienz (➤ 14.3).

Pflegende bestimmen die Urinausscheidung durch das Abwiegen der Windel, den Blasenverweilkatheter oder die Abmessung der Ausscheidungsmenge in der Urinflasche. Erbricht der Patient, fangen die Pflegenden das Erbrochene nach Möglichkeit in einem Gefäß auf und bestimmen danach die Menge in einem Messzylinder. Über die Haut abgegebene („ausgeatmete") Flüssigkeit, Tracheal- und Rachensekret sind nicht genau zu ermittelnde Größen, sie lassen sich nur annähernd durch Schätzung bestimmen. Zum Management einiger Erkrankungen und Therapien (z. B. Hämofiltration) gehört die stündliche Erstellung der Bilanz, um zeitnah auf Schwankungen des Flüssigkeitshaushalts reagieren zu können. Bei der weitaus überwiegenden Zahl der Patienten errechnen die Pflegenden jedoch zweimal täglich im Abstand von 8 Std. eine Zwischenbilanz. Am Ende des dritten Achtstundenintervalls addieren sie Ein- und Ausfuhr zur Gesamtbilanz des Tages.

6.7 Monitoring

Das apparative **Monitoring** auf einer Intensivstation umfasst zahlreiche Parameter. Für jeden Patienten wird die optimale Kombination zuzüglich zur klinischen Überwachung festgelegt. Das **Basismonitoring** (*Standardmonitoring*) umfasst die Messdaten, die bei fast jeder Patientenüberwachung auf einer Intensivstation erforderlich sind: EKG, S_pO_2-, RR- und Temperaturmessung sowie klinische Atmung und Abdomen. Abhängig von der Erkrankung bzw. dem Zustand des Patienten wird das Standardmonitoring um die zusätzlich erforderlichen Parameter ergänzt.

Tab. 6.13 Tolerable Grenzen für die Herzfrequenz.

	Alter	Wachzustand	Schlafzustand
HF (pro Min.)	NG	100–180	80–160
	1 Wo.–3 Mo.	100–220	80–200
	3 Mo.–2. Lj.	80–150	70–120
	2.–10. Lj.	70–110	60–90
	> 10 Lj.	55–90	50–90

6.7.1 Elektrokardiogramm

Die Pflegenden leiten das **Elektrokardiogramm** (*EKG*) bei jedem Intensivpatienten kontinuierlich ab. Es zeigt die elektrische Aktivität des Herzens und ermöglicht u. a. die Beurteilung von Herzfrequenz und Herzrhythmus.

Um Störungen rechtzeitig zu erfassen, stellen Pflegende die Alarmgrenzen am Monitor altersentsprechend ein. Durch Verbindung des Monitors mit einem Drucker lassen sich Arrhythmien aufzeichnen und besser beurteilen.

Auffälligkeiten beim EKG

Mit Hilfe der Ableitung des EKGs beobachten Pflegende fortlaufend die Herzaktion und erkennen Auffälligkeiten der Herzfrequenz, Herzrhythmusstörungen sowie den Einfluss von Medikamenten (➤ Tab. 22.2).

> Zusätzlich zur Monitorüberwachung palpieren Pflegende mind. einmal pro Schicht den Puls. Die ermittelte Pulsqualität gibt Aufschluss über die lokalen bzw. allgemeinen Durchblutungsverhältnisse. Diese Maßnahme dient auch der Überprüfung der Monitoranzeige.

EKG-Ableitungen

Brustwandableitung mit dreipoligem Kabel
Die drei Ableitungselektroden sind mit den Farben Rot, Gelb, Schwarz (oder Grün) gekennzeichnet. Platzierung der Elektroden:
- rote Elektrode – oberhalb der rechten Klavikula
- gelbe Elektrode – oberhalb der linken Klavikula
- schwarze/grüne Elektrode – oberhalb der linken Hüfte

Brustwandableitung mit fünfpoligem Kabel (nach Wilson)
Das Fünf-Elektroden-System ermöglicht eine präzisere EKG-Überwachung. Es dient der Lokalisation von Störungen im Reizleitungssystem und kommt vor allem bei Patienten mit Herzerkrankungen oder nach kardiochirurgischen Eingriffen zum Einsatz. Platzierung der Elektroden:
- rote Elektrode – an der rechten Medioklavikularlinie, direkt unterhalb der Klavikula
- gelbe Elektrode – an der linken Medioklavikularlinie, direkt unterhalb der Klavikula
- grüne Elektrode – zwischen dem 6. und 7. Interkostalraum auf der linken Medioklavikularlinie oder auf der linken Hüfte
- schwarze Elektrode – rechte Hüfte
- weiße Elektrode – Brustwandableitungen V1–6

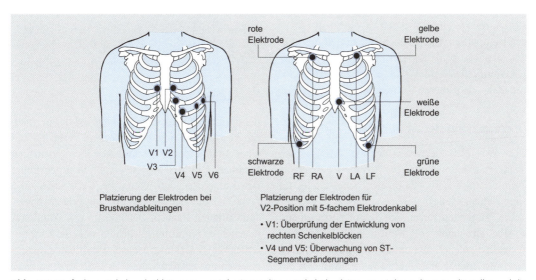

Abb. 6.4 Fünfpoliges Kabel und Ableitungen – wird mit 3-poligem Kabel abgeleitet, so wird nur die rote, die gelbe und die schwarze Elektrode (rechtes Bild) verwendet. [L157]

Fehlerquellen und Störungen

Fehlt die EKG-Kurve, überprüfen die Pflegenden zuerst, ob sich der Zustand des Patienten verändert hat. Meist zeigt der Monitor auch andere Vitalparameter an. Danach kontrollieren sie, ob das Kabel intakt ist, fest in der Monitorbuchse steckt und die Kabelteile ordnungsgemäß miteinander verbunden sind. Sie überprüfen auch, ob die Klebestellen der Elektroden gut haften und, sofern Elektroden mit Gel im Einsatz sind, ob das Elektrodengel feucht ist. Ist kein offensichtlicher Defekt zu finden, tauschen sie das Messsystem abschnittsweise aus, bis die Kurve erscheint.

Ständige Artefakte und Alarme können durch extreme Unruhe des Patienten entstehen. Auch hier sind die korrekte Anordnung der Elektroden sowie die Überwachung ihrer Funktionstüchtigkeit wichtig.

Falsch angeordnete Elektroden können bisweilen starke Veränderungen im Kurvenverlauf erzeugen und zu einer falschen Interpretation des EKG führen (z. B. ST-Hebung, negative oder spitze p-Welle, negative oder spitze t-Welle).

Pflegerische Besonderheiten

Pflegende wählen die Klebestellen der Elektroden möglichst so, dass die Übertragung weder durch Bewegungsartefakte gestört ist, noch Atemexkursionen des Thorax erfasst. Bevor sie die Elektroden aufkleben, reinigen und trocknen sie die entsprechenden Hautpartien. Ggf. ist auch eine Entfettung (z. B. mit Alkohol) notwendig. Der Elektrodenwechsel erfolgt mind. alle 72 Std. Wenn sie sich zu lösen beginnen, kann ein früherer Wechsel nötig sein.

Überwachung der Atmung

Über zwei EKG-Elektroden zeichnet der Überwachungscomputer während der Atembewegungen die Veränderung des transthorakalen Widerstandes auf (Impedanzmessung).

Die Pflegenden stellen den Sensor entsprechend sensibel ein, damit er sowohl tiefe als auch flache Atemzüge ableitet. Bei apnoegefährdeten Kindern oder zur zusätzlichen Überwachung beatmeter Patienten aktivieren sie individuelle Alarmgrenzen für die Apnoezeit.

> Die apparative Überwachung der Atmung gibt keine Auskunft über die Atemqualität, sodass die klinische Beobachtung durch das Pflegepersonal unerlässlich bleibt. Zudem wirken sich oft Artefakte durch Bewegungen, falsche Elektrodenposition oder überlagerte EKG-Impulse (Koinzidenz-Alarm) störend aus. In diesen Fällen überprüfen die Pflegenden zunächst stets das System (siehe oben).

6.7.2 Pulsoxymetrie

Die **Pulsoxymetrie** misst mit Hilfe der Lichtabsorptionsmethode während der Systole annähernd die Sauerstoffsättigung (S_pO_2) im Kapillarsystem. Der Sensor besteht aus einer Diode, die Infrarotlicht in verschiedenen Wellenlängen aussendet, und einem Detektor, der die durch das strömende Blut absorbierte Lichtmenge bestimmt und das Ergebnis in ein elektrisches Signal umwandelt. Voraussetzung für eine korrekte Messung ist die Registrierung der Pulswelle im Sensor.

Das Verfahren beruht auf der Eigenschaft des Hämoglobins, seine Farbe abhängig von der Sauerstoffbindung zu ändern. **Sauerstoffreiches** (*oxygeniertes*) Hämoglobin absorbiert weniger rotes Licht als **sauerstoffarmes** (*desoxygeniertes*) Hämoglobin.

> Die Vorteile der Pulsoxymetrie liegen in der kontinuierlichen Information über die Sauerstoffsättigung des Blutes und im sofortigen Messbeginn nach Anlegen des Sensors ohne vorherige Kalibration. Thermische Schädigungen der Haut treten nicht auf, da kein Erwärmen des Sensors nötig ist.

Nachteile

Bei peripherer Kälte kann es aufgrund der peripheren Vasokonstriktion, der schlechten Perfusion und einer Anämie zur eingeschränkten Messgenauigkeit kommen. Die Messung ist empfindlich gegenüber Bewegungsartefakten. Wenn die Werte unter 60 % fallen, ist die Genauigkeit der angezeigten Sauerstoffsättigung fraglich. Der Einsatz von Fototherapieleuchten und Infrarotleuchten stört die kontinuierliche S_pO_2-Messung ebenso, wie direkte Sonneneinstrahlung auf den Sensor.

Die Geräte erkennen MetHb, COHb und HbF als oxygeniertes Hämoglobin. Dies führt zu einer falsch hohen S_pO_2-Messung. Hyperoxien erfasst die Pulsoxymetrie nicht.

VORSICHT
Bei zu langer Positionierung des Sensors an einer Stelle oder bei Patienten mit empfindlicher Haut, z. B. Frühgeborenen, können Druckstellen auftreten.

Pflegerische Besonderheiten

Die Pflegenden befestigen den Sensor bei Früh- und Neugeborenen an Handteller, Daumengrundgelenk oder Mittelfuß und vermeiden zirkuläre Abschnürungen. Bei größeren Patienten sind die Finger und Zehen, ggf. auch Ohrläppchen und Nasenrücken zur Messung geeignet. Die Pflegenden bringen den Sensor so an, dass sich Lichtquelle und Detektor gegenüberliegen. Zur hautschützenden Fixierung eignen sich vor allem Klettmanschetten, spezielle Sättigungsfixierungen oder eine selbsthaftende Mullbinde, z. B. Peha Haft®. Mind. einmal pro Schicht verändern Pflegende die Lokalisation des Sensors. Bei Früh- und Neugeborenen sowie Patienten mit empfindlicher Haut empfiehlt sich der Positionswechsel zu jeder Pflegerunde.

Während der Fototherapie oder des Einsatzes eines Infrarotheizstrahlers ist es von Vorteil, den Sensor abzudunkeln (z. B. mit einer Klettmanschette).

VORSICHT
Patienten unter Sauerstoff- oder Beatmungstherapie benötigen enge Alarmgrenzen.

6.7.3 Transkutane Sauerstoffpartialdruckmessung

Zur kontinuierlichen **transkutanen Messung des Sauerstoffpartialdrucks** (tcpO$_2$) findet die Transoxode Verwendung. Die auf 43–44 °C erwärmte Elektrode bewirkt eine lokale Hyperämisierung und misst den durch die Haut diffundierenden Sauerstoff. Im Allgemeinen besteht eine gute Vergleichbarkeit zwischen transkutanem und arteriellem pO$_2$, bei Neugeborenen ist er nahezu identisch.

Die Vorteile der tcpO$_2$-Messung sind die kontinuierliche und unblutige Überwachung des pO$_2$ und die daraus resultierende Reduktion von Blutgasanalysen.

Nachteile

Bei guter Hautperfusion ist eine relativ lange Stabilisierungszeit von 5–10 Min. nötig, bis der Sensor annähernd genaue Werte anzeigt. Die Reaktion auf tcpO$_2$-Veränderungen bei verminderter Hautperfusion ist stark verlangsamt, außerdem kommt es zu deutlichen Abweichungen zwischen paO$_2$ und tcpO$_2$. Vor allem bei extrem kleinen Frühgeborenen und bei Patienten mit schlechter Hautperfusion ist die Gefahr von Rötungen bis zu Verbrennungen erheblich. Die Elektrodenmembran ist empfindlich und der Sensor verlangt häufige Kalibrationen.

Gründe für ungenaue Messergebnisse

- gestörte Mikrozirkulation, Kreislaufzentralisation, Herzvitien mit Zyanose oder Herzinsuffizienz
- ausgeprägte Ödeme der Haut
- Hypothermie
- Therapie mit Vasodilatatoren
- beschädigte, zerkratzte Elektrode
- schlecht klebende Elektrode, Luft zwischen Haut und Elektrode

VORSICHT
Die Transoxode dient lediglich zur Überwachung der tcpO$_2$-Werte. Die gemessenen Werte sind durch eine BGA zu überprüfen. Pflegende notieren die Vergleichswerte wegen der Messverzögerung erst nach der Entnahme des kapillaren bzw. arteriellen Blutes.

Eine **Hyperoxie** führt zu einem verminderten Einsprießen von Gefäßen in die Retina. Bei Kindern mit chronischen Atemwegserkrankungen kann die Anpassung an die Hyperkapnie beim Anstieg des PaO$_2$ zur Atemdepression führen.

Durch eine **Hypoxie** können Stoffwechselstörungen in Form von Azidose, Hypokalzämie, Hyper- oder Hypoglykämie und Temperaturregulationsstörungen entstehen. Lang dauernde Hypoxie löst u. a. hypoxisch-ischämische Läsionen in Gehirn (Krämpfe, Hirnblutungen), Nieren (prä- und intrarenales

Nierenversagen), Darm (NEC, Perforationen) und Lunge (PPHN, ANS) aus.

Pflegerische Besonderheiten

Knochenvorsprünge, Gelenke, ausgeprägte Ödeme, Narben oder Ekzeme sind keine optimalen Applikationsorte für die Elektrode, da durch die dort vorherrschende Minderdurchblutung falsche Messergebnisse auftreten.

Die Pflegenden kalibrieren die Elektrode alle 4–6 Std. Bevor sie die Elektrode fixieren, bringen sie eine Transmitterlösung auf (Aqua dest. oder spezielle Lösung je nach Sondentyp). Anschließend kleben Pflegende die Elektrode luftfrei auf die ggf. entfettete Haut.

> **VORSICHT**
> Luft, die unter der Elektrode verbleibt, verursacht falsch hohe $tcpO_2$-Werte.

Es empfiehlt sich, die Elektrode erst nach den Pflegemaßnahmen am Kind zu wechseln, um eine kontinuierliche Überwachung bei belastenden pflegerischen Maßnahmen, z. B. Trachealtoilette, zu gewährleisten.

Die Pflegenden wechseln den Messort nach spätestens 6 Std., da besonders bei verminderter Hautperfusion die Verbrennungsgefahr erhöht ist. Meist entsteht im Bereich der Sonde ein leichtes Erythem. Auch eine Reduktion der Elektrodentemperatur ist zur Vermeidung von thermischen Hautverletzungen möglich.

> **VORSICHT**
> Je niedriger die Elektrodentemperatur gewählt ist, desto größer ist die Differenz des Messwerts zum arteriellen pO_2.

Die Pflegenden stellen die Alarmgrenzen individuell nach Rücksprache mit dem Arzt und unter Berücksichtigung der arteriellen pO_2-Vergleichswerte ein.
  Referenzwerte für Alarmgrenzen:
- Frühgeborene unter Sauerstofftherapie: 30–50 mmHg
- Neugeborene unter Sauerstofftherapie: 40–60 mmHg

Durch das HbF erreichen Früh- und Neugeborene trotz niedriger $tcpO_2$-Werte oft eine normale S_pO_2 von etwa ≥ 90 %. Aufgrund spezieller Eiweißketten nimmt HbF Sauerstoff besser auf. Bereits geringe Anstiege der pO_2-Werte führen zu starker Zunahme der S_aO_2. HbF gibt den Sauerstoff allerdings schlechter an das Gewebe ab.

Nach dem Wechsel der Elektrode dokumentieren Pflegende die angezeigten Werte erst nach Ende der Anlaufzeit. Bei verminderter Hautperfusion verlängert sich die Stabilisierungszeit, die Messgenauigkeit nimmt ab.

6.7.4 Transkutane Kohlendioxidpartialdruckmessung

Die Transkapnode dient der kontinuierlichen Messung des **transkutanen Kohlendioxidpartialdrucks** ($tcpCO_2$) bei Früh- und Neugeborenen sowie älteren Säuglingen. Üblich ist der Einsatz von Kombigeräten die gleichzeitig $tcpO_2$ und $tcpCO_2$ messen. Die Kriterien der Handhabung entsprechen aus diesem Grund denen der Transoxode (➤ 6.7.3). Je nach Gerät erwärmen die Pflegenden die Elektrode auf eine Temperatur von 41–45 °C. Der Mittelwert von 43 °C hat sich bei der Überwachung des $tcpCO_2$ bei Neugeborenen und auch bei älteren Patienten bewährt. Durch die Hyperämisierung der Haut fällt der transkutan gemessene pCO_2 höher aus als der arterielle pCO_2. Die meisten Geräte zur transkutanen Messung des pCO_2 korrigieren dies jedoch automatisch. Eine Blutgasanalyse eignet sich ebenfalls zur Überprüfung der Differenz.

Das Auftreten von Tachykardie, Herzrhythmusstörungen und Blutdrucksteigerung lassen sich auf eine **Hyperkapnie** zurückführen. Ausgeprägte Hyperkapnie kann zu Somnolenz, Koma, Muskelklonie und evtl. Krämpfen führen. Durch den gesteigerten Blutfluss ist die Haut hyperkapnischer Kinder meist stark gerötet.

Eine **Hypokapnie** kann Tetanie, Krampfanfälle und zerebrale Minderperfusion mit hypoxisch-ischämischen Schädigungen hervorrufen.

Alarmgrenzen

- Pflegende stellen die Alarmgrenzen stets patientenorientiert und nach Rücksprache mit dem Arzt ein.

- Angestrebt sind Werte eines Lungengesunden, d. h. 35–45 mmHg.
- Bei Lungenerkrankungen, z. B. BPD (bronchopulmonale Dysplasie), sind auch höhere $tcpCO_2$-Werte tolerabel, sofern sie metabolisch kompensiert sind.

6.7.5 Kapnometrie

Mit der **Kapnometrie** lässt sich das endexspiratorische CO_2 ($EtCO_2$) kontinuierlich nicht-invasiv über Infrarot-Spektroskopie messen. Das Gerät zeigt gleichzeitig die Atemfrequenz an. Am Monitor erscheinen die Werte digital und in Form einer CO_2-Verlaufskurve, dem Kapnogramm.

Bei Lungengesunden entspricht die endexspiratorisch gemessene CO_2-Konzentration der alveolären CO_2-Konzentration. Da zwischen den Alveolen und dem Blut ein Gleichgewicht der Gase herrscht, entspricht der $ETCO_2$ dem arteriellen pCO_2. Bei beatmeten Patienten ist eine kontinuierliche p_aCO_2-Messung möglich.

Bei gesunden Kindern „shunten" 1–5 % (max. 7 %) des HZV an der Lunge vorbei, d. h. dieser Anteil des Blutes nimmt nicht am alveolären Gasaustausch teil. Schon unter physiologischen Bedingungen liegt der tatsächliche p_aCO_2 1–2 mmHg über dem mit dem Kapnometer gemessenen Wert. Vergrößert sich die Shuntfunktion unter pathologischen Bedingungen, z. B. durch Kurzschlussverbindungen im Herzen oder in Gefäßen, weichen die gemessenen Werte noch weiter von dem tatsächlichen p_aCO_2 ab.

Möglichkeiten der EtCO$_2$-Messung

Ist die Messküvette direkt zwischen Tubus und Beatmungssystem angebracht, spricht man von einer **Hauptstrommessung**. Die Vorteile dieser Methode bestehen in der Messgenauigkeit und der kurzen Ansprechzeit. Verschmutzte oder feuchte Messküvetten führen u. U. zu einer Unterbrechung der Mes-

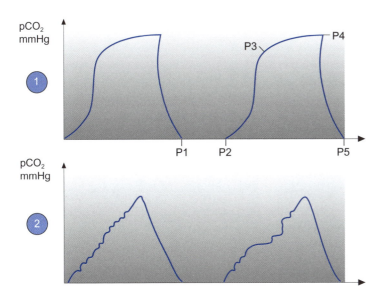

Abb. 6.5 Kapnogramm. [L157]
1) Die Strecke P1–P2 bezeichnet den Beginn des Exspirationsvorgangs, bei dem sich das obere Totraumvolumen der Atemwege entleert. In diesem Bereich entspricht die CO_2-Konzentration der Inspirationsluft (praktisch Null). P1–P2 verläuft auf der Basislinie des Kapnogramms. Die Strecke P2–P3 bildet die Phase ab, in der zunehmend Luft aus den unteren Toträumen des Respirationstrakts entweicht. Sie weist aufgrund der Vermischung mit alveolären Luftanteilen eine steigende CO_2-Konzentration auf. Die Strecke P3–P4 zeigt die Exspiration des alveolären Gases. Hier findet sich ein leicht ansteigendes Plateau. Den Endpunkt dieser Strecke stellt der Punkt 4 dar, an dem der endexspiratorische CO_2-Partialdruck ($EtCO_2$) erreicht ist. Er stellt annähernd den arteriellen PCO_2 dar. Die Strecke P4–P5 entspricht der Inspirationsphase. Durch den raschen Einstrom von CO_2-freier Atemluft fällt die Kurve steil ab.
2) Pulmonale Probleme, z. B. eine Obstruktion, führen zum Verschwinden des Plateaus und einem langsameren Kurvenanstieg.

sung oder zu falschen Ergebnissen. Der Nachteil der Hauptstrommessung liegt in der Erhöhung des Atemwegswiderstandes durch die Küvette.

Da die Messküvette relativ schwer ist und den Totraum erhöht, findet sie bei Früh- und Neugeborenen selten Anwendung.

Im **Nebenstromverfahren** saugt das Analysegerät über einen patientennah eingesetzten Adapter kontinuierlich einen Teil der Ausatemluft an. Der Adapter ist auch für Früh- und Neugeborene gut geeignet, da er ein geringes Totraumvolumen und ein geringes Gewicht hat. Hohe Beatmungsfrequenzen bzw. Tachypnoe des Patienten bei niedriger Beatmungsfrequenz verursachen eine zeitverzögerte Anzeige und eine geringere Aussagekraft der Werte.

Verlegen Flüssigkeitstropfen das Lumen der Gasleitung, zeigt das Gerät falsche Messwerte an. Deshalb achten Pflegende darauf, den Adapter so anzubringen, dass der Abgang der Leitung nach oben zeigt.

Erfolgt die Beatmung mit Flow-Geräten, kann die Kapnometrie verfälscht sein. Bei der Hochfrequenz-Oszillationsbeatmung ist sie aufgrund zu kleiner Tidalvolumina nicht einsetzbar.

Interpretation des Kapnogramms

Tab. 6.14 Kurvenveränderungen im Kapnogramm und ihre Ursachen.

Kurvenverände-rung	Ursachen
EtCO$_2$-Abfall oder steigende Differenz zum p$_a$CO$_2$	• verschlechterte Lungenperfusion und verminderte alveoläre Ventilation, z. B. durch Sekretstau in den Alveolen (gestörtes Ventilations-/Perfusionsverhältnis) • eingeschränkte alveolo-kapilläre Diffusion, z. B. beim Lungenödem (gestörtes Ventilations-/Diffusionsverhältnis) • Zunahme arteriovenöser Shunts
Mäßiger EtCO$_2$-Abfall	• Leck im Beatmungssystem • Atemwegsobstruktion • zunehmende Auskühlung des Patienten • Tubusfehllage
Abflachung des Plateaus und langsamer Kurvenanstieg	• pulmonale Obstruktion

Tab. 6.14 Kurvenveränderungen im Kapnogramm und ihre Ursachen. (Forts.)

Kurvenverände-rung	Ursachen
Grundlinie nicht bei Null	• Kondenswasser in der Leitung • Rückatmung von CO$_2$
fehlendes Kapnogramm	• Diskonnektion • Respiratordefekt • Monitordefekt • Tubusobstruktion
fehlendes Plateau	• bei Kindern: Gefahr der alveolären Minderperfusion (Beatmung überprüfen)

Pflegerische Besonderheiten

Die Pflegenden kalibrieren das Kapnometer je nach Herstellerempfehlung in regelmäßigen Abständen. Sie stellen die Alarmgrenzen unter Berücksichtigung der mittels BGA gemessenen pCO$_2$-Werte ein. Ist der Einsatz des Kapnometers bei Neugeborenen nötig, empfiehlt es sich, eine Neonatalküvette mit Totraumverkleinerung zu benutzen. Verschmutzte und feuchte Messküvetten sind auszutauschen.

6.7.6 Blutdruckmessung

DEFINITION

Blutdruck: Druck des Blutes auf die Wände der Gefäße des Körper- und Lungenkreislaufs. Die umgangssprachlich verwendete Bezeichnung „Blutdruck" bezieht sich meist auf den arteriellen Druck, dessen Werte regelgerecht in Herzhöhe und gegen den Atmosphärendruck zu messen sind. Die Messung umfasst den systolischen, diastolischen und mittleren Druck.

Das Herzzeitvolumen, das intravasale Blutvolumen und der Gefäßwiderstand können den **Blutdruck** z. T. erheblich beeinflussen.
- Die Normwerte des Blutdrucks sind altersabhängig.
- Invasiv und nicht-invasiv gemessene Blutdrücke sind in der Regel nicht identisch. Unter Normalbedingungen beträgt der Unterschied zum Manschettendruck 8–16 mmHg, kann aber je nach hämodynamischer Situation auf 25–30 mmHg steigen.

Nicht-invasive Blutdruckmessung

Verfahren zur **nicht-invasiven Blutdruckmessung**: palpatorisch, auskultatorisch, dopplersonografisch und oszillometrisch.

Bei Kindern mit niedrigen RR-Werten lässt sich bei der palpatorischen und auskultatorischen Methode der Puls oft nicht tasten, sodass die Blutdruck-Überwachung hier oszillatorisch, z. B. mit dem Dinamap® erfolgt. Der Manschettendruck übersteigt bei der Oszillationsmethode (wie auch bei der auskultatorischen Messung) den systolischen Blutdruck und unterbindet den Blutfluss in den Arterien. Sobald durch das Ablassen der Luft der Manschettendruck auf das Niveau des Gefäßinnendrucks sinkt und das Blut beginnt, wieder durch die Arterie zu strömen, empfängt das Gerät die Amplituden der pulsatorischen Druckschwankungen und zeigt sie digital an.

Pflegerische Besonderheiten

Die für den Patienten optimale Manschettengröße beträgt:
- 2/3 der Länge des Oberarmes/-schenkels
- Oberarm-/schenkelumfang (in cm) × 0,6–1,2

Um exakte Daten zu gewinnen, achten Pflegende darauf, die Manschette korrekt anzulegen. Der Arm bzw. das Bein, an dem die Messung erfolgt, liegt ruhig und auf Herzhöhe. Pflegende vermeiden Manschettenmessungen an Extremitäten mit
- Infusionszugängen, über die kontinuierlich Medikamente fließen,
- arteriellen Zugängen,
- Behinderungen des venösen Rückflusses (Ödeme),
- Hautveränderungen (z. B. Wunde),
- Paresen.

VORSICHT
Bei dialysepflichtigen Patienten messen Pflegende den Blutdruck niemals am Cimino-Shunt-Arm. Der Druck kann zu starken Schmerzen, falsch niedrigen diastolischen Werten und einem Shuntverschluss durch Thrombosierung führen.

Weichen bei einer Messung die Werte ohne ersichtlichen Grund erheblich von den bisherigen Ergebnissen ab, empfiehlt es sich, vor der Einleitung therapeutischer Maßnahmen, ein- bis zweimal nachzumessen.

Sind häufige automatische Messungen notwendig, legen Pflegende die Manschette mehrmals pro Schicht an eine andere Extremität, um der Gefahr von Durchblutungsstörungen vorzubeugen. Zum Hautschutz legen sie einen faltenfrei und eng anliegenden Schlauchverband unter die Manschette.

Invasive Blutdruckmessung

Die **invasive** oder direkte arterielle **Blutdruckmessung** ist durch die Verbindung einer arteriell liegenden Kanüle mit einem Druckaufnehmer (elektromechanischer Wandler) möglich. Das Messverfahren beruht darauf, dass der arterielle Druck sich über eine Flüssigkeitssäule auf die Membran im Druckaufnehmer überträgt. Der Sensor leitet die Druckschwankungen als elektrische Signale kontinuierlich an den Monitor weiter, wo sie als fortlaufende Druckkurve erscheinen.

Tab. 6.15 Blutdrucknormalwerte. [4]

	diastolischer RR (mmHg)	MAD	systolischer RR (mmHg)
Neugeborenes	30–48	40–60	50–83
3 Mo.	37–60	45–75	80–110
6 Mo.	43–63	50–90	80–110
1–3 J.	46–79	50–100	80–113
4–6 J.	47–79	55–95	80–115
7–10 J.	52–83	60–90	83–122
11–13 J.	58–88	65–95	95–136
14–16 J.	55–77	65–95	100–127

> Die invasive Blutdruckmessung ist bei instabilen Kreislaufverhältnissen, beim Einsatz vasoaktiver Medikamente und bei häufigen Blutgasanalysen notwendig.

Die Vorteile der invasiven Blutdruckmessung liegen in der kontinuierlichen, genauen Darstellung des arteriellen Drucks. Sie ermöglicht es, hämodynamische Störungen schnell zu erkennen und deren Therapie optimal zu überwachen. Die invasive Blutdruckmessung gestattet ebenfalls die direkte Überwachung der hämodynamischen Wirkung von Herzrhythmusstörungen.

Die **Bestandteile** der invasiven arteriellen Druckmessung sind:
- Druckaufnehmer
- Verstärker
- arterielle Kanüle
- Schlauchsystem
- Monitor
- Dauerspülung (evtl. heparinisiert)

Pflegerische Besonderheiten

Um genaue Messergebnisse zu erzielen, positionieren Pflegende den Druckaufnehmer in Höhe des **Referenzpunktes**. Als Referenzpunkt für alle invasiv gemessenen Werte (AP, ZVD, PAP, LAP) gilt die Herzhöhe ungefähr im Bereich der Einmündung der Vv. cavae in den rechten Vorhof. [5]

Zur Ermittlung der korrekten Höhe teilen Pflegende den Abstand zwischen Matratzenoberkante und Sternum des liegenden Patienten in fünf gleich große Abschnitte. Der Referenzpunkt befindet sich, von der Matratzenoberkante aus betrachtet, am Übergang des dritten zum vierten Fünftel.

Zum Nullabgleich öffnen die Pflegenden den Dreiwegehahn des Messsystems zum umgebenden atmosphärischen Druck, der dann als Nullwert die Basis für die folgende Messung bildet. Dieser Abgleich findet mind. einmal pro Schicht und nach jedem Lagewechsel des Patienten statt.

Die Messleitung zwischen dem Kind und dem Druckwandler ist starr und so kurz wie möglich, damit die arteriellen Druckschwankungen die Membran des Sensors ungedämpft erreichen und die Messung korrekte Werte ergibt.

Klinikeigene Standards legen die Zeiträume fest, nach denen jeweils der Austausch von Spüllösung,

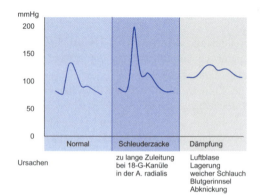

Abb. 6.6 Arterielle Druckkurve. [L157]

Messsystem und Druckaufnehmer erfolgt. Der regelmäßige Wechsel beugt dem Keimeintrag in das arterielle Gefäßsystem vor.

Das System der invasiven arteriellen Druckmessung ist mit Luer-Lock-Anschlüssen versehen, über die eine Blutentnahme aus der Arterie erfolgen kann. Daraus resultiert das Risiko einer versehentlichen intraarteriellen Injektion. Um diese Gefahr zu vermindern, kennzeichnen Pflegende die arteriellen Drucksysteme stets mit Etiketten mit der Aufschrift „Arterie" und verwenden für die Anschlüsse rote Verschlussstopfen. Im Unterschied dazu sind venöse Zugänge mit blauen Verschlussstopfen markiert.

Pflegende verbinden die Eintrittsstelle des arteriellen Katheters steril.

Fehlerquellen bei der Messung

Fehlt plötzlich die Druckkurve auf dem Monitor, überprüfen Pflegende folgendes:
- Wie geht es dem Patienten?
- Wie sieht das EKG-Bild aus?
- Ist der nicht-invasive Blutdruck messbar?
- Sind periphere und zentrale Pulse tastbar?

Ist eine lebensbedrohliche Situation des Patienten ausgeschlossen, beginnen Pflegende mit der technischen Fehlersuche. Hierbei kontrollieren sie systematisch sämtliche Bestandteile des Messsystems, von der Arterienkanüle bis zum Monitor. Sind keine offensichtlichen Defekte zu finden, tauschen die Pflegenden abschnittsweise das Messsystem aus, bis die Druckkurve am Monitor erneut erscheint.

Komplikationen

- Blutungen bei Diskonnektion oder Leckagen des Schlauchsystems, Hämatome
- Thrombosen, Luftembolien, Infektion
- Arterienspasmus bis zur Ischämie der betreffenden Extremität mit notwendiger chirurgischer Intervention
- Gangrän nach versehentlicher intraarterieller Injektion

6.7.7 Zentralvenöse Druckmessung

Der **zentralvenöse Druck** (*ZVD*) ermöglicht Aussagen über die Funktion des rechten Herzens, über das zirkulierende Blutvolumen und den zentralen Venentonus. Er wird auch durch den intrathorakalen Druck und durch die Obstruktion zentraler Venen beeinflusst. Bei mehrlumigen ZVK ermitteln Pflegende den ZVD stets über den distalen (endständigen) Schenkel, da dessen Öffnung an der Spitze des ZVK liegt.

Die Messung erfolgt entweder hydrostatisch mit einer Wassersäule (cm H_2O) oder elektronisch über einen Druckwandler (mmHg).

Für die Messgenauigkeit sind ein korrekt gewählter Referenzpunkt und der Nullabgleich entscheidend. Die Durchführung der zentralvenösen Druckmessung entspricht der bei invasiver Blutdruckmessung.

- Normwert für den ZVD (bei nicht beatmeten Patienten): 4–10 mmHg
- Umrechnungsfaktor Quecksilbersäule zu Wassersäule: 1 mmHg = 1,36 cm H_2O

Indikationen

Die ZVD-Messung wird zur Überwachung und Steuerung des Volumenstatus bei Störungen des Flüssigkeitshaushalts, z. B. durch septischen, hypovolämischen Schock, Verbrennung und Niereninsuffizienz, eingesetzt.

Eine beeinträchtigte Myokardfunktion, z. B. bei Herzinsuffizienz oder nach kardiochirurgischen Eingriffen, lässt sich ebenfalls durch eine ZVD-Messung besser überwachen.

Tab. 6.16 Veränderte Kurvenverläufe bei der invasiven Druckmessung und ihre Ursachen.

Kurvenveränderungen	Ursachen
gedämpfte Druckkurve	- Luftblasen, Blutkoagel im Schlauchsystem - wandständige Kanülenspitze - zu weiches Schlauchsystem - falscher Referenzpunkt, fehlerhafter Nullabgleich - Leckage im Verbindungssystem - „spastisches Gefäß" (v. a. bei Arterie) - Bewegungsartefakte - defekter Transducer - Abknicken des Schlauchsystems
zu hohe Druckwerte evtl. mit „Schleuderzacke"	- zu langes Schlauchsystem - fehlerhafter Nullabgleich - Referenzpunkt zu niedrig gewählt
fehlende Druckkurve	- Fehllage des Katheters - Thrombosierung der Katheterspitze - Abknicken des Katheters - geschlossenes Messsystem

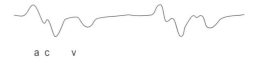

a c v

Abb. 6.7 ZVD-Kurve. [L157]

Veränderungen des ZVD

Zu einem Anstieg des ZVD führen u. a.:
- Hypervolämie
- Herzbeuteltamponade
- Rechtsherzinsuffizienz
- Lungenembolie
- intrathorakale Drucksteigerung (z. B. durch PEEP, Pneumothorax)
- gesteigerter Venentonus (z. B. bei Katecholamingabe)

Ein **Abfall** des ZVDs wird bei Hypovolämie und Gabe von Vasodilatatoren beobachtet.

6.7.8 Pulmonalarterielle Druckmessung

Die **pulmonalarterielle Druckmessung** (*PAP*) kann mit Hilfe eines intraoperativ gelegten Druckmesskatheters oder mit einem Swan-Ganz-Katheter® (Ballonkatheter) erfolgen (➤ Abb. 6.8 a). Mit einem Swan-Ganz-Katheter® lassen sich der pulmonale Kapillarverschlussdruck, das HZV und der ZVD direkt bestimmen. Die gemischt-venöse Blutentnahme und Sättigung ermöglichen Aussagen über arteriovenöse Sauerstoffdifferenz, HZV und intrapulmonale Rechts-Links-Shunts.

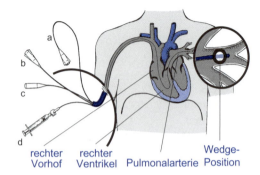

Abb. 6.8 Pulmonalis-Katheter. [L190]

Anhaltswerte

Normwerte der pulmonalarteriellen Druckmessung
- PAP_{SYS} 15–28 mmHg
- PAP_{DIA} 5–16 mmHg
- PAP_M 9–17 mmHg

Der pulmonalarterielle Druck verändert sich bei Erkrankungen der Lungengefäße, bei erhöhter Lungenperfusion durch intrakardiale Shunts (z. B. AVSD, VSD) und bei chronischem Hochdruck in den Lungenkapillaren und Lungenvenen, im linken Vorhof oder in beiden Abschnitten, z. B. durch Mitralstenose oder -insuffizienz.

Indikationen

Nach kardiochirurgischen Operationen von Herzfehlern mit pulmonalem Hochdruck ist die Messung des PAP von großer Bedeutung. Die kontinuierliche Messung ermöglicht es, PAP-Anstiege sofort zu erkennen, ihr Verhältnis zum arteriellen Druck zu bestimmen und die Wirksamkeit der Therapiemaßnahmen (➤ unten) zu überwachen.

Die PAP-Messung ist ebenso bei schweren, protrahierten Schockzuständen, ausgeprägten Verbrennungen und ARDS vorteilhaft.

Pflegerische Besonderheiten und Überwachung

Die Handhabung der PAP-Messung gleicht grundsätzlich der bei invasiver Blutdruckmessung (➤ 6.7.6). An den PA-Katheter können Medikamente zur Senkung des pulmonalen Gefäßwiderstandes (z. B. Flolan®) angeschlossen werden.

War bereits präoperativ eine pulmonale Hypertonie vorhanden, besteht die Gefahr, dass es auch nach der operativen Korrektur zu pulmonalen Druckanstiegen oder sogar zu pulmonalen Krisen kommt. Alle belastenden pflegerischen Maßnahmen können zu Veränderungen des PAP führen. Besonders wichtig ist es, das Verhältnis von mittlerem pulmonalarteriellem Druck (MPAP) und mittlerem arteriellem Druck (MAP) zu beachten. Steigt der MPAP auf das Niveau des MAP, besteht die Gefahr der verminderten bzw. fehlenden Lungendurchblutung, sowie verminderten

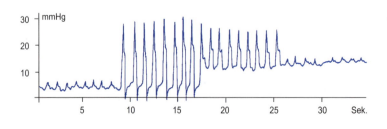

Abb. 6.9 Druckkurven (Wedge-Kurve). [L190]

linksventrikulären Füllung und einem stark verminderten HZV (pulmonalhypertensive Krise ➤ 12.7.6).

Pflegende verbinden die Eintrittsstelle des Katheters steril. Die klinikeigenen Standards regeln Häufigkeit und Durchführung des Verbandwechsels.

Voraussetzungen für das Entfernen des PA-Katheters:
- normaler Gerinnungsstatus
- gekreuzte Blutkonserve vorhanden
- funktionierende Thorax- bzw. substernale Drainage

Bei gleichzeitig liegendem linksatrialem (LA)-Katheter ist zwischen dem Entfernen beider Zugänge ein Abstand von 4–6 Std. einzuhalten. Das Ziehen des Katheters erfolgt ausschließlich durch den Arzt. Die Höhe des Druckgradienten gibt Aufschluss über die Herz- und Klappenfunktion. Nach dem Entfernen besteht die Gefahr von Nachblutungen und einer Herzbeuteltamponade. Tachykardie, Blutdruck-Abfall, Kaltschweißigkeit und Erbrechen sind erste Anzeichen für eine Tamponade. Sobald Pflegende diese Anzeichen bemerken, informieren sie den Arzt, damit er therapeutische Maßnahmen einleiten kann.

Komplikationen

- supraventrikuläre und ventrikuläre Herzrhythmusstörungen
- Knotenbildung an der Katheterspitze
- Ballonruptur beim Swan-Ganz-Katheter, Lungeninfarkt, Gefäßruptur
- beim intraoperativ gelegten PA-Katheter: Katheterabriss (erfordert eine operative Entfernung), Blutung, Perikardtamponade
- Infektion
- Luftembolie, Embolie, Thrombenbildung

6.7.9 Linksatriale Druckmessung

Die **linksatriale** (im linken Vorhof vorgenommene) **Druckmessung** gibt Auskunft über den Füllungsdruck des linken Herzens und dient als Anhaltswert für die linksventrikuläre Vorlast.

Normwert der linksatrialen Druckmessung
4–12 mmHg

Der Chirurg führt den LA-Katheter intraoperativ direkt in den linken Vorhof ein, fixiert ihn durch eine Tabaksbeutelnaht und leitet ihn perkutan aus.

Indikationen

- Aorten- oder Mitralklappenveränderungen
- koronare Herzerkrankungen mit Funktionsstörung des linken Ventrikels

Pflegerische Besonderheiten und Überwachung

Die Pflege gleicht grundsätzlich der bei invasiver Blutdruckmessung (➤ 6.7.6). Es ist möglich, über den LA-Katheter Katecholamine oder Inotropika zu applizieren.

Pflegerische Aufgabe ist die Beobachtung des Verhältnisses von LAP zu ZVD. Beide Werte sollten im Normbereich liegen. Akute Abweichungen der Werte ($\geq$ 5 mmHg) können bei einer Volumenüberlastung des linken Ventrikels auftreten.

Der Zeitpunkt zur Entfernung des LA-Katheters hängt von der Stabilität der hämodynamischen Situation ab. Liegt gleichzeitig ein PA-Katheter, sollten zwischen der Entfernung beider Zugänge 4–6 Std. Zeitabstand gewahrt sein. Diese Katheter zieht stets der Arzt. Voraussetzungen:
- normaler Gerinnungsstatus
- gekreuzte Blutkonserve vorhanden
- durchgängige substernale Thoraxdrainage (nach kardiochirurgischem Eingriff)

Komplikationen

- Luftembolie der Koronar- und Hirnarterien (luftfreies Schlauchsystem verwenden und durch den Arzt anschließen lassen)
- Thrombosierung und Embolisierung (kontinuierliche Heparinspülung)
- Blutungen, Herztamponade nach Katheterentfernung (pulmonalarterielle Druckmessung ➤ 6.7.8)

6.7.10 Intrakranielle Druckmessung

Die **intrakranielle Druckmessung** (*ICP*) dient als Grundlage zur Errechnung des zerebralen Perfusionsdrucks und dem frühzeitigen Erkennen von intrakraniellen Druckanstiegen, z. B. durch SHT, Hirnödem und Hirntumoren.

Die gleichmäßigen Schwankungen der Druckkurve am Monitor sind atemabhängig und pulssynchron, der Überwachungscomputer errechnet einen Mittelwert.

Zur Messung des intrakraniellen Drucks stehen verschiedene Methoden zur Verfügung (> Abb. 6.9). Referenzpunkt ist das Foramen Monroi (Verbindung zwischen Seitenventrikel und III. Hirnventrikel) ungefähr in Höhe der Ohrmuschel des liegenden Patienten.

Ventrikeldruckmessung

Durch ein frontales Bohrloch schiebt der Neurochirurg einen Kunststoffkatheter in einen der Seitenventrikel. Der Katheter erhält anschließend über ein Messsystem Verbindung zum Druckaufnehmer.

- Vorteil: Liquorabnahme zu diagnostischen und therapeutischen Zwecken ist möglich.
- Nachteile: erhöhte Infektionsgefahr. Bei generalisierter Hirnschwellung kann das Einführen des Katheters schwierig sein.

Druckbereiche des ICP

Referenzwerte der intrakraniellen Druckmessung
- 0–15 mmHg: normal
- 15–30 mmHg: leicht erhöht
- 30–50 mmHg: stark erhöht
- 50–80 mmHg: extrem erhöht mit Gefahr der Hirnstammeinklemmung
- 80–100 mmHg: Einklemmungszeichen
- >100 mmHg: irreversibles Versagen des Hirnstamms

Ein kurzfristiger Anstieg des ICP, z. B. beim Husten, ist physiologisch. Pathologische Hirndruckerhöhungen liegen erst vor, wenn der Normwert längere Zeit überschritten ist. ICP beim SHT-Patienten nie isoliert, sondern immer im Zusammenhang mit dem zerebralen Perfusionsdruck (siehe unten) betrachten.

Einflussgrößen auf den ICP

- Osmotherapeutika, Diuretika
- Barbituratkoma (reduziert den Hirnstoffwechsel)
- Entlastung durch Ablassen von Liquor über die Ventrikeldrainage
- operative Dekompression (Entfernung des Knochendeckels)
- Reduktion des arteriellen Blutdrucks
- kontrollierte Hypothermie
- 30°-Oberkörperhochlagerung.

Zerebraler Perfusionsdruck

Der **zerebrale Perfusionsdruck** (*CPP*) errechnet sich aus der Differenz zwischen mittlerem arteriellem Blutdruck (MAP) und intrakraniellem Druck (ICP).

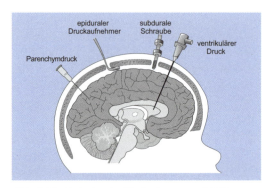

Abb. 6.10 Methoden der Hirndruckmessung. [L106]

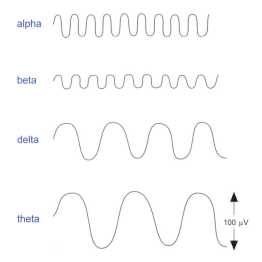

Abb. 6.11 ICP-Kurve. [L157]

> **Referenzwerte des zerebralen Perfusionsdrucks**
> - Säuglinge ≥ 40 mmHg
> - Kinder ≥ 50 mmHg
>
> CPP = MAP - ICP

Die Hirndurchblutung unterliegt einer Autoregulation, die von CPP, MAP und HZV unabhängig ist. Erst wenn der MAP über- oder unterschritten wird, kommt es zu einer verminderten oder gesteigerten Hirnperfusion. Die Autoregulation kann durch zerebrale Schädigungen aufgehoben oder gestört sein. Je nach Höhe des CPP kann es zur Mangeldurchblutung mit nachfolgender Hirnschädigung oder, bei zu starker Durchblutung, zum ICP-Anstieg kommen, der ebenfalls eine Schädigung des Gehirns verursachen kann.

> Um eine ausreichende Perfusion des Gehirns zu gewährleisten, strebt der Arzt bei neurochirurgischen Patienten einen CPP von mind. 50 mmHg, bei NG und Säuglingen von mind. 30 mmHg an.

6.7.11 PiCCO-Katheter

Das Kunstwort **PiCCO** ist vom englischen Begriff *pulse contour cardiac output* (Pulskontur-Herzzeitvolumen) abgeleitet. Das System kombiniert zwei Messsysteme. Mit Hilfe der Thermodilution ist das **intermittierende** Monitoring von Herzzeitvolumen (HZV), des globalen enddiastolischen Volumens (GEDV), des intrathorakalen Blutvolumens (durch Berechnung der Werte) sowie des extravasalen Lungenwassers (EVLW) möglich.

Nach Kalibration der Pulskontur können Pflegende das **Pulskontur-Herzzeitvolumen** (*PCHZV*), die Herzrate (HR), das Schlagvolumen (SV), die Schlagvolumenvariation (SVV), den arteriellen Druck (AD), den systemisch-vaskulären Widerstand (SVR) und den Index für die kardiale Kontraktilität (dPmax) **kontinuierlich** überwachen.

Der PiCCO-Katheter kommt bei Patienten zum Einsatz, bei denen die Anlage technisch möglich ist und die ein erweitertes kardiovaskuläres und volumetrisches Monitoring benötigen.

Thermodilution

Zur Durchführung der transpulmonalen **Thermodilution** sind ein zentralvenöser Katheter sowie ein arterieller Thermodilutionskatheter, der in einer größeren, herznahen Arterie liegt, erforderlich. Zu Beginn der Messung erfolgt die Eingabe von u.a. Körpergewicht und -größe, zentralvenösem Druck und Sensortyp. Diese Parameter bilden die Basis für die Berechnung der Werte.

Zur Injektion wird auf 8 °C gekühltes NaCl 0,9 % verwendet. Das Volumen richtet sich nach der Gebrauchsanleitung. Nach der Injektion registriert der Thermodilutionskatheter den intravasalen Temperaturverlauf. Aus den Werten errechnet der Computer eine Thermodilutionskurve, die auf dem Monitor erscheint und aus der das HZV („Area under the curve") errechnet wird. Aus der Thermodilutionskurve lassen sich außerdem die mittlere Durchgangszeit des Injektates (MTt) und die Abfallzeit der Thermodilutionskurve (DSt) ermitteln. Diese Parameter sind zur Berechnung des GEDV und somit von EVLW und ITBV erforderlich.

Pulskonturanalyse

Zur Ermittlung des Kalibrationsfaktors für die **Pulskonturanalyse** ist die Bestimmung des transpulmonalen Herzzeitvolumens mittels Thermodilution erforderlich. Nach der Kalibration lassen sich das HZV durch die Herzfrequenz und die Fläche unter der aortalen Druckkurve kontinuierlich berechnen, ebenso wie die oben genannten Parameter.

Tab. 6.17 Ursachen für steigenden und fallenden zerebralen Perfusionsdruck.

Anstieg des CPP (Erweiterung der Hirngefäße) durch	Abfall des CPP (Kontraktion der Hirngefäße) durch
- p_aCO_2 ≥ 40 mmHg - paO_2 ≤ 50 mmHg - Fieber - Alkalose - Medikamente, z.B. Perlinganit, Adalat - Schmerzen, Angst	- p_aCO_2 ≤ 35 mmHg - paO_2 ≥ 90 mmHg - niedrige Körpertemperatur - Azidose - Medikamente, z.B. Trapanal, Mannitol

ZITIERTE LITERATUR

[1] Flake F.; Hoffmann, B.: Leitfaden Rettungsdienst. Elsevier Verlag, München, 2011

[2] Merskey H., Bogduk N., Classification of Chronic Pain, Second Edition, „Part III: Pain Terms, A Current List with Definitions and Notes on Usage" (pp 209–214); IASP Task Force on Taxonomy, IASP Press, Seattle, 1994

[3] Workshop 6. Dattelner Kinderschmerztage 02/2011-Recklinghausen; Schmerzreduzierende Maßnahmen bei Früh- und Neugeborenen; Eva Cignacco, PhD, MNSc, RM Lilian Stoffel, MNS cand.

[4] Nicolai T.: Pädiatrische Notfall- und Intensivmedizin, Berlin, Heidelberg, Springer Verlag 2011

[5] Latasch L.; Knipfer, E.: Anästhesie, Intensivmedizin, Intensivpflege, München, Elsevier Verlag 2004

[6] Cignacco & Stoffel, Frauenklinik INSELSPITAL 2001

VERWENDETE LITERATUR

Gebrauchsanleitung PiCCO der Firma Pulsion, sowie www3.pulsion.de/index.php?id=2142

Latasch L.; Knipfer, E.: Anästhesie, Intensivmedizin, Intensivpflege, München, Elsevier Verlag 2004

Marx B., Klinikleitfaden Pädiatrische Intensivpflege, Lübeck, Stuttgart, Jena, Ulm, Gustav Fischer Verlag 1998

Merskey H., Bogduk N., Classification of Chronic Pain, Second Edition, „Part III: Pain Terms, A Current List with Definitions and Notes on Usage" (pp 209–214); IASP Task Force on Taxonomy, IASP Press, Seattle, 1994

Potter, P.; Weilitz, P.: Pflegeanamnese und Pflegediagnostik, München, Elsevier Verlag 2005

Schäper A., Gehrer B., Pflegeleitfaden Intensivpflege Pädiatrie, München, Urban & Fischer Verlag 1999

Sparshott M., Früh- und Neugeborene pflegen. Stress- und schmerzreduzierende, entwicklungsfördernde Pflege, Bern, Huber Verlag 2009
http://apps.who.int/rhl/reviews/cd001069.pdf

KAPITEL 7

Anja Messall

Körperpflege

7.1 Spezielle Techniken in der Intensivpflege

7.1.1 Haarwäsche im Bett

Die **Haarwäsche** trägt zum allgemeinen Wohlbefinden des Intensivpatienten bei. Allerdings ist sie meist eine große Belastung für das Kind. Aus diesem Grund führen Pflegende die Haarwäsche stets zu zweit durch.

Material

Am besten eignet sich eine aufblasbare Haarwaschwanne mit breitem Auflagerand. Ist diese nicht vorhanden, verwenden Pflegende eine Waschschüssel. Außerdem legen sie zwei bis drei Handtücher, Haarshampoo (wenn möglich, das patienteneigene), Kamm und Fön bereit.

> Bei instabilen Patienten stark saugfähige Unterlagen (z. B. supersaugfähige Pampers) unterlegen und mit möglichst wenig Wasser und Shampoo arbeiten.

Vorbereitung und Durchführung

Vor Beginn der Haarwäsche:
- Katheter, Sonden, Tubus, Beatmungs- und Drainagenschläuche sicher fixieren
- Kind nach Möglichkeit altersentsprechend aufklären und auf den Rücken lagern
- Kopf-Schulter-Bereich erhöht lagern oder kindlichen Kopf so platzieren, dass er über das Kopfende des Bettes hinausragt
- Handtuch als zusätzlichen Nässeschutz unter den Kopf des Kindes, ein zweites in Griffweite legen
- Augen und Ohren des Kindes z. B. mit einem Waschlappen vor dem Wasser schützen
- bei Verwendung einer Haarwaschwanne Wasserreservoir mit warmem Wasser füllen. Steht eine solche Wanne nicht zur Verfügung, stellen Pflegende das Wasser in einem zusätzlichen Gefäß bereit

Durchführung:
- Eine Pflegende hält den Kopf des Patienten, die andere feuchtet die Haare an, wäscht sie mit Shampoo und spült sie anschließend gründlich aus.
- Richtung des Haarwuchses beachten; Massage in diese Richtung wirkt beruhigend, entgegengesetzte Bewegungen wirken belebend (Basale Stimulation® > 8.1).

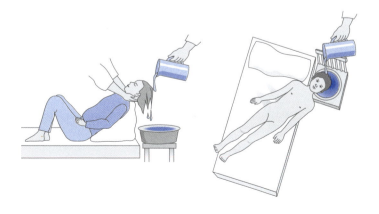

Abb. 7.1 Haarwäsche im Bett. [L157]

- Nach der Wäsche Haare nicht rubbeln, da die schnellen Bewegungen v. a. bei einem bewusstseinsgetrübten Kind als ungezielte Informationen ankommen. Stattdessen Haare mit einem Handtuch bedecken und anschließend trocken fönen.

7.1.2 Mundpflege

Indikationen

Jeder intubierte, parenteral ernährte und immunsupprimierte Patient bedarf einer sorgfältigen **Mundpflege**, die ihn vor Schäden und Komplikationen bewahrt. Hierbei ist zu beachten, dass der Mund ein sensibles Organ mit multiplen Aufgaben ist, das in verschiedenen Lebensbereichen seine Bedeutung hat: verbale und nonverbale Kommunikation, Nahrungsaufnahme und Verdauung, Aussehen, Zärtlichkeit und Sexualität. Das „Biotop" Mundhöhle ist von Milliarden Keimen der physiologischen Flora besiedelt. Der Mund gehört zu den sensibelsten Körperregionen und zählt zu den Intimzonen des Menschen. Speziell für Kinder, die sich noch in der oralen Phase (nach Freud) befinden, ist die Mundhöhle ein zentrales Lustorgan. Fehlende oder eingeschränkte Nahrungsaufnahme vermindert die Perfusion des Zahnfleisches und somit die Speichelproduktion. Dies begünstigt die Entstehung von bakteriellen Infektionen und Mykosen.

Pflegeprobleme im Mundbereich

Tab. 7.1 Pflegeprobleme im Bereich des Mundes und dazu passende Maßnahmen.

Problem	Mundpflegetechnik und -lösungen
Hyposalivation (*verminderter Speichelfluss*) • Selbstreinigungskraft der Mundhöhle ↓ • Auftreten von Erosionen, Ulzerationen und Infektionen • Mundschleimhaut kann unter Einsatz von O_2-Nasensonden oder -brillen, beim nasalen CPAP oder nach Operationen im Mundbereich austrocknen → vor allem bei massivem Zungenödem mit unvollständigem Mundschluss	• Dexpanthenollösung • Glandosane® Zur Anregung der Speichelsekretion: • Zahnfleisch mit Finger oder Watteträger zwischen 2. und 3. Molar massieren (Ausgang Ohrspeicheldrüse) • ätherisches Zitronenöl, tropfenweise auf das Kopfkissen oder den Schlafanzug geben
Hypersalivation (*verstärkter Speichelfluss*) • z.B. unter Wirkung von Phenobarbital oder Ketamin • Gefahr von Mikroaspirationen bei vermindertem oder fehlendem Schluckreflex	• Salbeitee oder -tinktur • Rathania- oder Myrrhetinktur
Parotitis (*sehr schmerzhafte Schwellung im Bereich des Oberkiefers vor dem Ohr*) • mögliche Ursache ist eine fehlende Kautätigkeit • **Kieferklemme** (*Trismus*) möglich	• Maßnahmen sowohl zur Prophlaxe und Therapie geeignet • (siehe Hyposalivation)
Soor • weiße, fleckige Beläge auf Mundschleimhaut oder Zunge, die sich nicht entfernen lassen • meist durch Candida albicans verursacht • tritt besonders häufig während Antibiotikagabe auf	• Salbeitee oder -tinktur (prophylaktisch) • Kamilletee oder -tinktur • Antimykotika, z. B. Daktar-Mundgel®, Ampho-moronal®, Nystatin-Suspension® • zur Prophylaxe Mundschleimhaut intakt, sauber und feucht halten
Aphthen (*schmerzhafte Schleimhautdefekte*) • verursachen ein „brennendes" Gefühl • entstehen v.a. bei Immunsuppression, Zytostatika-Gabe, Vitamin B_2-Mangel sowie idiopathisch	• Salbeitee (nur so lang bis Heilung einsetzt, sonst Zerstörung der Mundflora möglich) • Kamilletee oder -tinktur • Melissetee oder -tinktur • Hexetidin®
Rhagaden (*kleine Hauteinrisse*) • z.B. durch ein schlecht platziertes Tubuspflaster bei oraler Intubation, durch Dehydratation, Eisenmangel	• Lavendel-, Arnika-, Spitzwegerich-, Ringelblumen- oder Thymiantinktur

7.1 Spezielle Techniken in der Intensivpflege

Tab. 7.1 Pflegeprobleme im Bereich des Mundes und dazu passende Maßnahmen. (Forts.)

Problem	Mundpflegetechnik und -lösungen
Stomatitis • entzündete, gerötete, schmerzende und ulzeröse Mundschleimhaut	• Salbeitee • Kamilletee • Myrrhetinktur • Hexetidin®

Mundpflegelösungen

Salbeitee
- entzündungshemmend, gerbend, sekretionshemmend, desinfizierend
- kann bei längerem Gebrauch Mundschleimhaut stark austrocknen
- nicht als Monolösung verwenden

Pfefferminztee
- antiemetisch durch leichte Anästhesie der Magenschleimhaut
- wirkt Gärungsprozesse im Magen-Darm-Trakt entgegen
- regt Gallenfluss und -entleerung an
- wirkt schwach antiseptisch, krampflösend und sehr erfrischend

Kamillentee
- entzündungshemmend, krampfstillend, wundheilend, granulationsfördernd
- geeignet bei onkologischen Patienten mit gestörter Magen-Darm-Flora

Fencheltee
- appetitanregend, verdauungsfördernd, harntreibend, schleimlösend, krampflösend, mild abführend
- bei langer (≥ 3 Monate) und überdosierter Anwendung können enthaltene Gerbstoffe Darmblutungen auslösen

Dexpanthenol-Lösung
Enthält Pantothensäure, ein Vitamin, das als Co-Enzym an vielen Stoffwechselvorgängen beteiligt ist und die Epithelisierung des Gewebes fördert.

Hexetidin-Lösung
- desinfiziert und vermindert die Keimzahl im Mund- und Rachenraum
- unerwünschte Wirkungen nach längerer Anwendung: Geschmacksveränderungen, Allergien, Schleimhautverätzungen, Zahnverfärbungen

Glyzerin, Zitronenstäbchen
- bindet Wasser und entzieht Mundschleimhaut Feuchtigkeit
- Zitrone regt Speichelproduktion zwar an, Glyzerin bindet jedoch produzierte Flüssigkeit
- enthaltene Zitronensäure greift Zahnschmelz an, aggressiver als natürliche Zitrone

Glandosane®
- künstlicher Speichel ohne unerwünschte Wirkungen
- unangenehmer Geschmack daher eher die aromatisierte Version mit Zitrone verwenden und im Kühlschrank lagern

Durchführung

Vor der Mundpflege:
- Mundhöhle mit Spatel und Lampe inspizieren, um einen Ausgangsbefund zu erheben
- wenn nötig, Sekret aus dem Nasen-Rachen-Raum (NRR) absaugen, um Mikroaspirationen zu verhindern
- wenn möglich, Kind zur Mundpflege in eine aufrechte Sitzposition bringen

Zur Durchführung:
- Erhält das Kind seine Nahrung über eine Sonde, erfolgt die Mundpflege während der Mahlzeit, damit das Kind die positive orale Stimulation im Zusammenhang mit der Nahrungszufuhr erlebt. Dies unterstützt auch die Erreichung von pflegerischen Fernzielen, z. B. das Trinken aus der Flasche.
- Früh- und Neugeborene erhalten z. B. während des Sondierens einen mit Pflegelösung oder Nah-

rung befeuchteten Beruhigungssauger oder Watteträger zum Lutschen.
- Alle Bereiche der Mundhöhle mit einem in der Pflegelösung getränkten Watteträger auspinseln → möglich ist auch die Verwendung einer Péan-Klemme, die vollständig mit einem Tupfer umhüllt ist.
- Eine um den Finger gewickelte Kompresse eignet sich auch im Sinne der Basalen Stimulation® (➤ 8.1) denn so spüren die Pflegenden die Strukturen der Mundhöhle und können den aufgewendeten Druck ideal dosieren → Gefahr beachten, dass v. a. bewusstseinsgestörte Patienten u. U. zubeißen.

VORSICHT
Pflegende benutzen wegen der erheblichen Verletzungsgefahr niemals Gummi-Mundkeile zur Mundpflege. Als Alternative eignen sich zusammengerollte Mullbinden.

- Borken und Krusten lassen sich leichter entfernen, wenn sie ca. 30 Min. zuvor mit Bepanthen®-Salbe, Butter oder Rosenhonig bestrichen wurden.

Mundpflege bei verdrahtetem Kiefer und Zähnen mit Brackets

Hier bietet der Einsatz einer Munddusche Vorteile. Sie reinigt die Zähne, massiert das Zahnfleisch und hemmt die Zahnsteinbildung. Pflegende wägen die Verwendung einer Munddusche genau ab, denn der Wasserstrahl spült, v. a. bei unsachgemäßer Anwendung, Teile des Zahnbelags unter das Zahnfleisch. Wegen der Keimbelastung können sich daraus Entzündungen entwickeln. Bei beatmeten Patienten blocken Pflegende den Tubus vor der Mundpflege mit der Munddusche und saugen während der Maßnahme sowie anschließend die Duschflüssigkeit aus dem Rachen ab. Nach dem Entblocken saugen sie endotracheal ab.

Hat der Kieferorthopäde dem Kind **Brackets** (am Zahn festgeklebte Befestigungselemente einer Zahnspange) angelegt, benutzen Pflegende eine Interdentalzahnbürste, um die Zahnzwischenräume zu reinigen. Zum Schutz der Wangentaschen vor Rhagaden und Druckschäden durch Brackets oder Verdrahtungen, modellieren Pflegende handwarme Wachsstreifen auf die hervorstehenden Metallteile. Sie verwenden farbiges Zahnwachs und dokumentieren die Zahl der Streifen (Aspirationsgefahr).

Mundpflege bei erhöhter Blutungsneigung

Ist die Zahl der Thrombozyten auf 20000/µl oder weniger gesunken, verwenden Pflegende keine Zahnbürste, da sie leicht Mundschleimhautblutungen hervorrufen kann. Bei der Inspektion der Mundhöhle üben Pflegende lediglich einen ganz leichten Spateldruck auf die Zunge aus und führen die Mundpflege vorsichtig mit Wattestäbchen durch.

Zähneputzen beim intubierten Patienten

Pflegende führen die **Zahnpflege bei intubierten Patienten** nach Möglichkeit zu zweit durch.

Sie klären das Kind altersentsprechend auf und lagern seinen Oberkörper erhöht. Vor der Zahnpflege saugen Pflegende das Sekret aus dem Nasen-Rachen-Raum ab und blocken den Tubuscuff (sofern vorhanden) kurzfristig dicht. Eine Pflegekraft führt einen großlumigen Katheter möglichst tief in den Rachen, ohne einen Würgereiz auszulösen, hält den unter Sog stehenden Katheter in dieser Position und beobachtet den Patienten. Sollte sich der Kiefer nicht öffnen lassen, massieren die Pflegenden die Wangenmuskulatur und beklopfen sie leicht in Höhe des Kiefergelenks. Es kann eine Weile dauern, bis sich die Kiefermuskulatur entspannt.

Die zweite Pflegekraft putzt nun die Zähne mit einer **weichen** Zahnbürste und benutzt dazu möglichst die patienteneigene Zahnpasta. Die Zahnbürste ist gemäß der „Rot-Weiß-Technik" einzusetzen, das heißt, der Bürstenkopf bewegt sich ausschließlich vom Zahnfleisch ausgehend über die Zähne. Pflegende achten darauf, das Zahnfleisch sanft zu massieren und spülen danach den Mund mit einer Spritze und Pflegelösung aus. Bei Aspirationsgefahr ist es ratsam, die Zähne mit ungesüßtem Tee zu reinigen.

Die Verwendung von Saugzahnbürsten (z. B. von Medline®, Tapmed® oder Kimberley-Clark®) erleichtert die Mundpflege für die Pflegenden und ist für den Patienten angenehmer, da der zusätzlich benötigte Absaugkatheter wegfällt.

Nach dem Zähneputzen entblocken Pflegende den Tubus, das Sekret läuft aus der „Jammerecke" oberhalb des Cuffs ab und lässt sich endotracheal absaugen. Anschließend cremen Pflegende die Lippen mit Salbe oder patienteneigenem Fettstift ein. Bei oral intubierten Patienten untersuchen sie den Mundraum auf Druckstellen, Rhagaden oder Schwellungen und fixieren den Tubus in einer veränderten Position neu.

7.1.3 Nasenpflege

Das Ziel der **Nasenpflege** ist eine saubere, borkenfreie Nase mit intakter Mikrozirkulation und gesunder, rosiger sowie feuchter Schleimhaut. Die Nase ist vor Schäden geschützt, die durch Druck oder Zug von Tubus und Magensonde ausgelöst sein können.

Die Indikation zur Nasenpflege besteht bei allen nasal und oral intubierten Kindern sowie bei Kindern mit nasalen Sonden, z.B. Magen- und Sauerstoffsonden, transösophagealem Schrittmacher oder bei einer Rhinoliquorrhö.

Material

Pflegende bereiten bei Bedarf zum Absaugen des NRR einen dünnen Absaugkatheter und unsterile Handschuhe vor. Außerdem legen sie Watteträger, evtl. Kompressen, eine Pflegelösung z.B. Dexpanthenol-Lösung und ggf. einen dünnen Hydrokolloidverband zum Hautschutz bei nasalen Sonden bereit.

> Frühgeborene sind wegen ihrer mangelnden Immunabwehr steril abzusaugen.

Durchführung
Für das Absaugen des NRR gilt eine sehr enge Indikationsstellung. Pflegende saugen auf keinen Fall routinemäßig ab.

> **VORSICHT**
> Bei Rhinoliquorrhö, z.B. nach Schädelbasisfraktur, nicht nasal absaugen. Aufsteigende Infektionen vermeiden: Naseneingang nur mit steriler Kompresse abwischen und sterile Kompresse vorlegen.

Pflegende führen den Katheter vorsichtig und ohne Sog in den unteren Nasengang ein. Sie vermeiden stochernde Bewegungen und versuchen keinesfalls, eventuell auftretende Hindernisse zu überwinden. Anschließend aktivieren sie den Sog und befreien die Nase bzw. den Rachen von Sekret. Unter anderem bei Kindern mit nasalem CPAP bilden sich häufig fest sitzende Borken im NRR, die schwierig abzusaugen sind. In diesem Fall spülen Pflegende die Nasenschleimhaut z.B. mit Bepanthen®-Lösung oder NaCl 0,9%. Dazu führen sie einen dünnen Absaugkatheter ohne Sog weit über ein Nasenloch ein, aktivieren erst dann den Sog und träufeln mittels einer 1 ml-Spritze einige Tropfen Spüllösung in die Nase. Dieses Vorgehen weicht das borkige Sekret auf, es löst sich und lässt sich beim Abfließen in hintere Teile des NRR leicht absaugen.

> Diese Spülung nehmen Pflegende nur unter bestehendem Sog und mit möglichst geringer Menge Spülflüssigkeit vor, um eine Aspiration zu vermeiden.

Vorsorglich überprüfen Pflegende die Fixierung des Tubus oder der Atemunterstützung und erneuern diese, wenn nötig. Zudem positionieren sie die Beatmungsschläuche oder die Schläuche zur Atemunterstützung so, dass möglichst geringe Zug- und Scherkräfte auf die Nase wirken. Ist die Haut des Kindes

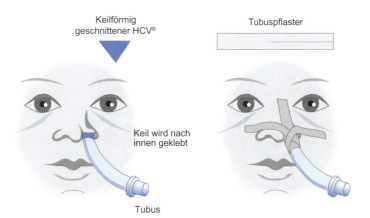

Abb. 7.2 Hydrokolloidverband unter einem Tubuspflaster. [L157]

sehr empfindlich oder zeigen sich bereits Rötungen, empfiehlt es sich, die Nasenflügel mit Hautschutz (z. B. Cavilon®-Lolly) und einem Hydrokolloidverband zu versorgen. Er reduziert die Scherkräfte, die bei Manipulationen und Bewegungen des Tubus entstehen und schützt die Haut vor Schäden, die durch häufige Pflasterwechsel auftreten können. Der Hydrokolloidverband bleibt so lange auf dem Nasensattel, bis er sich ablöst oder nicht mehr erforderlich ist. Pflegende kleben das Tubuspflaster **auf** den Hydrokolloidverband. Auch bei bereits vorhandenem Nasendekubitus finden Hydrokolloidverbände Verwendung, da sie die Wundheilung unterstützen.

Bei Nasenbluten und Schwellungen der Nasenschleimhaut können Pflegende statt Nasentropfen auch kaltes NaCl 0,9 % tropfenweise verabreichen.

7.1.4 Augenpflege

Indikationen

Bei unvollständigem Lidschluss oder seltenem bis fehlendem Lidschlag sind die Augen des Intensivpatienten von Austrocknung, Hornhautulzerationen und Infektionen bedroht. Ziel der **Augenpflege** ist es, Schäden vorzubeugen, um dem Patienten das uneingeschränkte Sehvermögen zu erhalten.

Auch bei einem hirntoten Patienten, der zur Organspende freigegeben ist, führen Pflegende die Augenpflege sorgfältig durch. Da die Augen in der Reihenfolge der Explantation meist ganz am Ende stehen, empfiehlt es sich, vor der Abfahrt in den OP noch einmal Augensalbe zu applizieren, um die Hornhaut nicht zu gefährden.

Material

Zur Augenpflege verwenden Pflegende körperwarmes NaCl 0,9 % oder Ringer-Lösung. Zur Spülung ziehen sie die Lösung in einer Spritze auf oder geben sie für die normale Augenpflege auf eine Kompresse.

Zur Vermeidung einer Hornhautaustrocknung bei inkomplettem Lidschluss sind u. a. folgende Augensalben, -gele oder -tropfen geeignet:

Dexpanthenol-Augensalbe. Nur verwenden, wenn das Kind nicht auf seine Sehkraft angewiesen ist, also sediert/relaxiert ist und die regelmäßige Pupillenkontrolle unterbleiben kann. Dexpanthenol-Salbe bildet einen nicht blickdurchlässigen Film auf dem Augapfel. Ihr Vorteil liegt in der lang anhaltenden Feuchtigkeitswirkung. Pflegende bringen die Salbe etwa alle 6–8 Std. in den Bindehautsack ein.

Augengel, z. B. Vidisic®-Gel, Corneregel®, Thilo-Tears®, Coliquifilm®, sind Tränenersatzgele mit hoher Viskosität. Sie bilden einen lang haftenden Schutzfilm und halten die Horn- und Bindehaut lange feucht. Die Anwendung der Gele erfolgt 3–5× täglich. Sie lassen sich aber aufgrund ihrer sehr guten Verträglichkeit auch häufiger anwenden. Augengele beeinträchtigen bei korrekter Anwendung ebenfalls vorübergehend die Sehleistung des Patienten. Die Möglichkeit zur Pupillenkontrolle bleibt allerdings erhalten, weil die Gele transparent sind.

Augentropfen, z. B. Vidisept-N®-AT, Liquifilm-AT®, sind großmolekulare Tränenflüssigkeiten mit physiologischem pH-Wert, die bakteriostatisch, fungistatisch und mild desinfizierend wirken, ohne die Gefäße zu verengen.

Die Augentropfen bilden einen Schutzfilm, der die Sehleistung nicht beeinträchtigt, gut verträglich ist und den die Patienten als angenehm empfinden. Bei trockenen Augen, Reizungen durch Rauch, Staub oder Licht, sowie Erosionen der Hornhaut träufeln Pflegende 3–5 × täglich, bei Bedarf häufiger, jeweils einen Tropfen in den Bindehautsack.

> Uhrglasverbände oder feuchte Kompressen begünstigen die Entstehung von Infektionen (feucht-warme Kammer) und sind deshalb nicht zu empfehlen.

Durchführung

Pflegende führen die Augenpflege mind. einmal pro Schicht durch, bei verklebten Augen auch häufiger. Dazu feuchten sie sterile Kompressen mit zimmerwarmem NaCl 0,9 % oder Ringer-Lösung an. Für das zweite Auge verwenden sie eine neue Kompresse. Bei geschlossenem Auge wischen sie über das Lid zur Nasenwurzel hin. Anschließend wischen sie mit einer trockenen sterilen Kompresse nach. Sie wiederholen diesen Vorgang so lange, bis die Verkrustungen beseitigt sind.

Die Verabreichung von Augensalbe ist nur bei unzureichendem Lidschluss notwendig. Pflegende geben dazu einen 0,5–1 cm langen Salbenstrang in den unteren Bindehautsack. Passive Lidbewegungen unterstützen die Verteilung der Salbe über den Augapfel.

> **VORSICHT**
> Nie mit der Tubenspitze die Hornhaut berühren. Der Kontakt könnte das Auge schädigen, führt aber in jedem Fall zu einer Kontamination der Tube.

Um eine therapeutisch sinnvolle Tropfengröße bei der Applikation von Augentropfen und -gelen zu erzielen, halten Pflegende die Tube senkrecht über das Auge. Eine zu große Tropfenmenge übersteigt das Fassungsvermögen des Bindehautsacks. Die überschüssige Flüssigkeit würde unter dem Lid hervortreten und die Wimpern verkleben.

Augenspülung

Augenspülungen sind in den meisten Fällen überflüssig.

Falls trotzdem die Indikation besteht, lagern Pflegende den Kopf seitlich und schützen das untere Auge mit einer Kompresse vor Kontamination. Anschließend spreizen sie die Augenlider mit zwei Fingern und träufeln einige Tropfen warmes NaCl 0,9 % vorsichtig und ohne Druck in das Auge, sodass die Flüssigkeit zum inneren Lidwinkel fließt. Danach schließen sie die Lider und reinigen das Auge von außen nach innen, indem sie mit einer Kompresse zur Nasenwurzel hin streichen.

7.2 Intimsphäre und Sexualität

Jeder Mensch verfügt über ein individuelles Körper- und Schamgefühl.

Bereits mit fünf Jahren beginnen Kinder, ein Gefühl für ihre Intimsphäre zu entwickeln und wollen sich u. U. nicht in Gegenwart Fremder ausziehen. Die Pflegenden respektieren diese vom Kind gesetzten Grenzen in vollem Umfang. Ist das Kind nicht in der Lage, seine Wünsche zu äußern, übernehmen Pflegende und Angehörige den Schutz seiner Intimsphäre. Sie orientieren sich dabei an den anamnestisch erhobenen, individuellen Gewohnheiten.

In der **Kinderrechtskonvention** der Vereinten Nationen ist festgelegt:

- Artikel 16 (Schutz der Intimsphäre)
    - (1) Kein Kind darf willkürlichen oder rechtswidrigen Eingriffen in sein Privatleben, seine Familie, seine Wohnung oder seinen Schriftverkehr oder rechtswidrigen Beeinträchtigungen seiner Ehre und seines Rufes ausgesetzt werden.
    - (2) Das Kind hat Anspruch auf rechtlichen Schutz gegen solche Eingriffe oder Beeinträchtigungen.

Die „Charta für Kinder im Krankenhaus", verabschiedet 1988 durch die 1. Europäische Konferenz „Kind im Krankenhaus" in Leiden (Niederlande), formuliert die Rechte der Kinder ebenfalls eindeutig:

- Artikel 10
    - Kinder sollen mit Takt und Verständnis behandelt werden, und ihre Intimsphäre soll jederzeit respektiert werden.

Ein lässiger Umgangston und eine Missachtung des kindlichen Schamgefühls erreichen das Gegenteil der Absicht. Unter diesen Umständen fühlt das Kind sich nicht ernst genommen.

Der Schutz der Intimsphäre beginnt bereits bei der genauen, altersgemäßen Information über alle Maßnahmen, die geplant sind.

Ist es nötig, das Kind zu entkleiden, z. B. bei der Urin- und Stuhlentleerung, der Pflege des Blasenverweilkatheters oder bei der Durchführung eines Einlaufs, bitten Pflegende alle Personen aus dem Zimmer. Sie schützen das Kind durch einen Rollo oder eine Trennwand vor den Blicken anderer Besucher. Dies gilt für wache wie beatmete und analgosedierte Kinder gleichermaßen.

Bei sämtlichen Tätigkeiten entkleiden Pflegende das Kind nur so weit wie nötig. Nicht in die Pflege einbezogene Körperpartien decken sie mit Tüchern ab. Sofern möglich, übernehmen größere Kinder die Genitalpflege selbst. Pflegende können die Eltern in diesen sensiblen Teil der Körperhygiene einbeziehen. Zur Wahrung der Intimsphäre beachten Pflegende vor allem die Grundsätze verschiedener Kulturen und Religionen.

Mit Beginn der Pubertät verändert sich der Körper des Jugendlichen aufgrund hormoneller Einflüsse. Die Umwelt betrachtet sie schon als Erwachsene, in der Familie und in der Klinik behandelt man die Jugendlichen häufig jedoch noch als Kinder. Dies führt möglicherweise zu Identifikationsproblemen. Zwar benötigen kranke Jugendliche meist dasselbe Maß an Zuwendung und Streicheleinheiten wie kleinere Kinder, doch gleichzeitig sehnen sie sich danach, als Erwachsene akzeptiert zu sein. Pflegende benötigen deshalb erhebliche Sensibilität, um die jeweils richtige Dosis von Distanz und Zuwendung zu finden.

7.3 Unterstützung bei der Ausscheidung

7.3.1 Miktion

Die pflegerische Unterstützung der **Miktion** (*Blasenentleerung*) ist durch Klopfmassage und physikalische Reize möglich. Bei der Klopfmassage beklopfen Pflegende die Bauchdecke zwischen Symphyse und Nabel synchron zur Herzfrequenz leicht mit den Fingern. Meist führt dies bei gefüllter Blase zur reflektorischen Entleerung. Allerdings kommt es vor, dass der Erfolg etwa 10 Min. verzögert eintritt.

> **VORSICHT**
> Harnblase keinesfalls ausdrücken, da unsachgemäßes Vorgehen ein hohes Verletzungsrisiko der Blasenschleimhaut sowie der Bauchorgane birgt. Außerdem kann dieses Vorgehen einen Vagusreiz auslösen oder den Reflux von Urin ins Nierenbecken verursachen.

Physikalische Reize:
- Bei gefüllter Blase feucht-kühle Kompresse für kurze Zeit auf die Bauchdecke legen
- Bei Kindern >6 Jahren einen feuchten Lappen auf den Bauch legen, der mit Eukalyptusöl (verdünnt im Verhältnis 1:1 mit Trägeröl, z. B. Sonnenblume, Weizenkeim, Jojoba) beträufelt ist
- Hand des Kindes für 10 Min. in lauwarmes Wasser halten
- Geräusch von fließendem Wasser herstellen (z. B. Wasserhahn laufen lassen)

7.3.2 Defäkation

Durch die Immobilität und die häufige oder dauerhafte Analgosedierung kommt es bei Intensivpatienten sehr häufig zu Problemen bei der **Defäkation** (*Stuhlentleerung*). Auch ohne orale oder enterale Nahrungsaufnahme ist Stuhlgang zu erwarten.

Pflegende befragen die Eltern in der Anamnese zur Stuhlfrequenz, bisher aufgetretenen Problemen und deren Therapie.

Sie kontrollieren den Stuhlgang hinsichtlich Menge, Beschaffenheit, Farbe, Beimengungen und Geruch und dokumentieren die Befunde.

Ebenso achten sie auf eine regelmäßige Stuhlentleerung, da ein zu stark gefüllter Darm wegen des beeinträchtigten Wohlbefindens durchaus zu Problemen, z. B. der Atmung und des Kreislaufs, führen kann.

Zur Unterstützung der spontanen Defäkation können Pflegende oder die Angehörigen eine **Bauchmassage** durchführen.

Sie ist bei Blähungen, Bauchkrämpfen, Obstipation und reduzierter Darmperistaltik angezeigt.

Voraussetzungen für die Effektivität der Bauchmassage sind ausreichend Zeit und eine ruhige Umgebung.

Pflegende lagern das Kind zur Bauchmassage in leichter Oberkörperhochlage auf den Rücken und winkeln seine Knie an. Abhängig von seiner Körpergröße massieren sie mit den Fingerspitzen oder der gesamten Hand.

Alle folgenden Massageschritte jeweils 6×, den gesamten Ablauf 2× durchführen.
- Hand liegt rechts neben dem Nabel und massiert entsprechend des Dickdarmverlaufs im Uhrzeigersinn um den Nabel.
- Beide Beine zum Bauch führen, 6 Sek. halten und dann strecken.
- Linke Hand zeichnet einen vollen Kreis um den Nabel, die Rechte gleichzeitig einen von links nach rechts weisenden Halbmond.
- Knie zum Bauch führen und die Beine im Uhrzeigersinn kreisen lassen.
- Beine im Wickelgriff halten und entweder den Unterarm, wie ein „Nudelholz", über den Bauch rollen oder mit der Hand Schaufelbewegungen ausführen.
- „Lotussitz": die Sohle eines Fußes liegt jeweils an der Innenseite des gegenüberliegenden Oberschenkels, die Unterschenkel liegen parallel zueinander; dieses „Paket" Richtung Bauch drücken, kurz halten und wieder öffnen, Beine befinden sich abwechselnd vorn bzw. hinten.

Während der Massage halten Pflegende stets den Kontakt zum Patienten, indem sie die Hand, die eine Bewegung beendet hat, erst dann vom Körper entfernen, wenn die andere Hand ihre Ausgangsposition eingenommen hat.

VORSICHT
Über dem Sonnengeflecht (vegetatives Nervengeflecht, Fasern des N. vagus), also im Bereich der Magengrube, jeglichen Druck vermeiden.

Die Wirkung der Massage lässt sich durch Aromaöle unterstützen, z. B. Kümmel, Fenchel (*stark verdünnt in Trägeröl, z. B. Sonnenblume, Weizenkeim, Jojoba*), Weleda-Bäuchlein-Öl®. Bei Früh- und Neugeborenen ist die Anwendung ätherischer Öle nicht zulässig. Bäuchlein-Öl® ist speziell für Babys hergestellt. Die Massage dauert etwa 10 Min. Während dieser Zeit beobachten die Pflegenden das Kind, um beurteilen zu können, ob es eher ruhig oder unruhig reagiert.

Eine Fußreflexzonenmassage zur Anregung der Defäkation wird nur von speziell ausgebildeten Personen durchgeführt.

Führen die genannten Maßnahmen nicht zum gewünschten Erfolg, haben die Pflegenden die Möglichkeit, ein Darmrohr zu legen und bei weiterem Ausbleiben der Defäkation ein Klistier oder einen Einlauf zu verabreichen. Bei diesen Maßnahmen beachten sie den Schutz der Intimsphäre und des kindlichen Schamgefühls.

Darmrohr

Die Einlage eines **Darmrohrs** kann den Enddarm von Kot und Darmgasen entlasten. Pflegende verwenden weiche und flexible Darmrohre und bemessen ihre Größe nach der Körpergröße des Kindes und der Indikation. Sie klären das Kind altersentsprechend auf und lagern es mit angewinkelten Beinen auf die linke Seite. Zum Schutz der Bettwäsche dient eine flüssigkeitsundurchlässige Einmalunterlage.

Durchführung
- Darmrohr einfetten, z. B. mit Vaseline oder Bepanthen-Salbe®; darauf achten, dass die Öffnungen frei bleiben
- Einmalhandschuhe anziehen, um Kontaminationen zu vermeiden
- Darmrohr unter leichten Drehbewegungen je nach Größe des Kindes 2–10 cm tief einführen; Darmrohr niemals gegen einen Widerstand vorwärts schieben

Einlauf

Bringt die Anlage des Darmrohrs nicht den erwünschten Erfolg, ist u. U. ein **Einlauf** angezeigt. Er regt die Darmperistaltik durch Druck, Menge, Temperatur und die chemische Zusammensetzung der verabreichten Flüssigkeit an.

Zum Einlauf eignet sich körperwarmes NaCl 0,9 % (*Menge* ➤ Tab. 7.2). Bei größeren Kindern setzen die Pflegenden der Flüssigkeit ggf. Glyzerin zu.

Die Pflegenden klären das Kind altersentsprechend auf und lagern es auf die linke Seite.

Durchführung
- Darmrohr einfetten, z. B. mit Vaseline oder Bepanthen-Salbe®, darauf achten, dass die Öffnungen frei bleiben
- Einmalhandschuhe anziehen, um Kontaminationen zu vermeiden
- Darmrohr unter leichten Drehbewegungen je nach Größe des Kindes 2–10 cm tief einführen. Darmrohr niemals gegen einen Widerstand vorwärts schieben
- Flüssigkeit applizieren
- nach Entfernen des Darmrohrs Gesäßfalte zusammendrücken, um eine angemessene Verweildauer der Flüssigkeit im Darm zu sichern
- Erfolg der Maßnahme evtl. mit Bauchmassage unterstützen
- Zur Dokumentation entleerte Menge wiegen und das Gewicht der applizierten Flüssigkeit abziehen.

Tab. 7.2 Benötigte Flüssigkeit für einen Einlauf je nach Alter des Kindes. Es eignet sich körperwarmes NaCl 0,9 %.

Alter	benötigte Flüssigkeitsmenge
FG	5–10 ml
NG	10–20 ml
Säugling	30–50 ml
Klein-/Schulkind	100–300 ml

Klistier

Die Durchführung entspricht der des Einlaufs. **Klistiere** führen durch den meist hohen Anteil an Zucker- oder Mineralstoffen zum Wasserentzug aus der Darmwand und somit zur Verflüssigung des Kots. Mikroklistiere enthalten eine kleine Menge abführender Flüssigkeit. Pflegende verabreichen das Klistier körperwarm.

Unterstützende Maßnahmen

Die frühzeitige Mobilisation des Kindes unterstützt seine Fähigkeit zur Eigenaktivität und fördert die Darmtätigkeit. Zusätzlich achten Pflegende auf ausreichende Flüssigkeitszufuhr. Vor allem bei Kindern vor und nach kardiochirurgischen Eingriffen ist dies allerdings meist nur schwer möglich. Die Gabe von Laxanzien bewirkt einerseits eine indirekte Darmstimulation durch ein erhöhtes Stuhlvolumen, das durch die Wasserretention aus dem Darm entsteht, andererseits eine direkte Darmstimulation durch die Instillation der Flüssigkeit und eine Anregung der Peristaltik.

Laxanzien ziehen rasch einen Gewöhnungseffekt nach sich und eignen sich nur zu einem kurzfristigen Einsatz.

VERWENDETE LITERATUR

Augustin, M.; Schmiedel, V.: Praxisleitfaden Naturheilkunde. 2. Auflage, Jungjohann Verlagsgesellschaft, Neckarsulm, 1994
www.akik.de (Letzter Zugriff 27.12.2011)
www.kinderpolitik.de/bibliothek/content/index.html?a=/bibliothek/content/3_1.htm (Letzter Zugriff 27.12.2011)
Marx, B. (Hrsg.): Klinikleitfaden Pädiatrische Intensivpflege. Gustav Fischer, Lübeck/Stuttgart/Jena/Ulm, 1998.
Schäper, A.; Gehrer, B. (Hrsg.): Pflegeleitfaden Intensivpflege Pädiatrie. Urban & Fischer, München/Jena, 1999.

KAPITEL 8
Integration entwicklungsfördernder Maßnahmen

8.1 Basale Stimulation® in der Pflege
Uta Münstermann

Intensivpflichtige Kinder fordern Pflegende im besonderen Maße. Kinder, die frühzeitig auf die elementaren intrauterinen Erfahrungen verzichten mussten ebenso, wie Kinder und Jugendliche, die aufgrund lebensbedrohlicher Situationen erhebliche Einschränkungen in ihrer Entwicklung erfahren. Sie benötigen umso mehr eine pflegerische Unterstützung und Begleitung. Die Implementierung entwicklungsfördernder Konzepte ist dabei unabdingbar.

Der Sonderpädagoge Andreas Fröhlich entwickelte bei seiner pädagogischen Arbeit mit geistig und körperlich behinderten Kindern und Jugendlichen in den 70-er Jahren das Konzept der **Basalen Stimulation®**. Er stellte fest, dass diese Kinder trotz ihrer Behinderung erlebnis- und wahrnehmungsfähig sind.

Zehn Jahre später knüpfte die Krankenschwester **Christel Bienstein** erste Kontakte zu Andreas Fröhlich und gemeinsam begannen sie, die Basale Stimulation® in die Pflege zu übertragen. Elementare Bedürfnisse schwerstkranker Menschen standen nun im Vordergrund, individuell entwickelte Pflegeangebote ermöglichten eine professionelle Bereuung. Das Konzept „Basale Stimulation®" befindet sich in einem stetigen Entwicklungsprozess und ist als pflegetherapeutisches Konzept in pädagogischen, therapeutischen und pflegerischen Arbeitsgebieten fest integriert.

8.1.1 Grundlagen des Konzepts

Basale Stimulation® umfasst die individuelle Begegnung, sowie die vertrauensvolle und sicherheitsvermittelnde Beziehung zum Kind.

Sie konzentriert sich vor allem auf die Förderung, Pflege und Begleitung von Menschen in krisenhaften Lebenssituationen, in denen der einzelne Mensch in seinen Möglichkeiten deutlich einschränkt oder von dauerhafter Behinderung bedroht ist. [1]

Dies betrifft im Besonderen Kinder und Jugendliche auf einer Intensivstation. FG und NG sind dabei aufgrund ihrer unzureichenden Hirnreife auf Pflegende, Betreuende und Eltern angewiesen, die ihnen Bedingungen schaffen Entwicklung zu erfahren. Jeder Mensch hat in allen Lebensphasen individuelle Bedürfnisse. Dazu gehören Sicherheit, Geborgenheit, Gesundheit, Beziehung, Partnerschaft, Bildung, Entwicklung, Beschäftigung, Ruhe und Aktivität. Diese stimmen mit den zentralen Bedürfnissen jedes Patienten überein und stehen im Zentrum pflegerischer Interventionen. Die Wichtigkeit und Wertigkeit dieser einzelnen Bedürfnisse ist individuell.

Bienstein und Fröhlich beschreiben dies in den **Zentralen Zielen**:
- Leben erhalten und Entwicklung erfahren
- das eigene Leben spüren
- Sicherheit erleben und Vertrauen aufbauen
- den eigenen Rhythmus entwickeln
- Außenwelt erfahren
- Beziehung aufnehmen und Begegnung gestalten
- Sinn und Bedeutung geben
- das eigene Leben gestalten
- Autonomie leben und Verantwortung übernehmen

Basal stimulierende Angebote unterstützen das Kind sich zu orientieren, bieten Möglichkeiten zur Entdeckung eigener Fähigkeiten; Angebote, die es ihm ermöglichen das eigene Leben zu spüren und somit Entwicklung zu erfahren.

> Basale Stimulation® hat zum Ziel, Menschen elementare Sinneserfahrungen zu ermöglichen, die Einschränkungen in ihrer Bewegung, Erlebnis- und Wahrnehmungsaktivität sowie der Kommunikation erfahren.

Dies erfordert von den Pflegenden:
- Fähigkeit, die momentane Lebens- und Leidenssituation des intensivpflichtigen Kindes zu erfassen
- Sensibilität, eine geeignete kommunikative Ebene zu finden
- Fachwissen und Kreativität, um Angebote zu entwickeln, die die Wahrnehmungsaktivität des einzelnen Kindes unterstützen

Eine entwicklungsfördernde und sicherheitsvermittelnde Pflege setzt zudem eine wohlwollende Beziehung, ein Kennenlernen voraus, denn jeder Mensch bringt individuelle Erfahrungen und Möglichkeiten mit in den Dialog. Die Wahrnehmungsfähigkeit, die Bewegungsaktivität und die kommunikativen Fähigkeiten des Kindes können somit erst erfasst werden. Dem Kind können nun Angebote über seine ihm zur Verfügung stehenden Sinne gemacht werden, die es unterstützen, sich im **Hier und Jetzt** zu spüren.

Gerade in der Pflege intensivpflichtiger Kinder sind solche Angebote unverzichtbar. Orientierung, Beziehung, Sicherheit und Stabilität wirken Angst, Verunsicherung und Schmerz entgegen.

Die betreuenden Personen bilden ein multidisziplinäres Team, d.h. die Zusammenarbeit zwischen Eltern, Pflegenden, Ärzten, Physiotherapeuten, Sozialarbeitern, Laborassistenten und Stationsassistenten ist von elementarer Bedeutung.

> Alle Überlegungen, Planungen und Angebote erfolgen individuell und unter Berücksichtigung der kindlichen und familiären Ressourcen.

Wahrnehmung, Kommunikation, Bewegung

Wahrnehmung, **Kommunikation** und **Bewegung** stehen in engem Zusammenhang und sind nicht voneinander zu trennen. Die Wahrnehmungsfähigkeit ist für Menschen selbstverständlich. Sie ist ein aktiver Prozess und führt dazu, dass Menschen sich ihrer selbst und ihrer körperlichen Möglichkeiten bewusst sind. Durch sie sind Menschen in der Lage, sich mit ihrer Umwelt auseinander zu setzen, diese zu verstehen, das heißt allgemein: zu kommunizieren.

Besonders Kinder sind von Natur aus neugierig und wissbegierig. Sie möchten ihre Umwelt erkunden und anfassen, also „begreifen". Stetig sind sie auf der Suche nach taktilen und vor allem oralen Erfahrungen. Damit sie diese erleben können, benötigen sie zum einen die Fähigkeit, sich zu bewegen, zum anderen Mitmenschen, die die Umwelt durch Bewegung erfahrbar machen. Bewegung ist die Voraussetzung für Kommunikation und Wahrnehmungsentwicklung. [2]

Menschen, die in ihrer Bewegungsmöglichkeit und somit in ihrer Erlebnis- und Wahrnehmungsfähigkeit reduziert sind und somit im kommunikativen Bereich Einschränkungen erleben, können durch Basale Stimulation® Förderung erfahren. Besonders Kinder, die intensivmedizinischer Behandlung bedürfen, sind häufig Einschränkungen der genannten Lebensäußerungen ausgesetzt. Um negative Folgen für ihre Entwicklung zu minimieren bzw. zu verhindern, sind basal stimulierende Angebote gerade in der pädiatrischen Intensivpflege unabdingbar.

Die Wahrnehmung der Kinder differenziert sich im Laufe ihrer Entwicklung durch Bewegungen und kommunikative Erfahrungen, denn im Gehirn verschalten sich die Neuronen vor allem in den ersten Lebensjahren und bilden schließlich ein dichtes Netz. Das Maß der Vernetzung hängt von der Stimulation durch die Umwelt ab, nicht aber von der Größe oder dem Gewicht des Gehirns. [3]

Es gilt, die Besonderheit der fetalen Hirnreifung zu berücksichtigen, um Schäden und Entwicklungsstörungen zu minimieren, die auch durch Überreizung und Überforderung entstehen können.

Habituation

In Eigenerfahrung kann jeder die Folgen von Bewegungsinaktivität erleben. Körpergefühl und Körperselbstbild verschieben sich bereits nach zwanzigminütigem Liegen derart, dass der Proband seine Körpergrenzen nicht mehr deutlich wahrnimmt. Die Teilnehmer solcher Übungen fühlen sich überwiegend dick, unförmig und kalt. Sie empfinden Druck und Schmerz an den Auflagepunkten. Einige berichteten von einer Verschmelzung mit der Auflagefläche.

Eine Reizsituation die sich nicht verändert, wird immer undifferenzierter. Sie reduziert sich auf grobe Wahrnehmung wie Druck, Temperatur, Schmerzreiz. Dieses Phänomen wird als **Habituation** (*Gewöhnung*) bezeichnet. [3]

> Verminderte Bewegung schränkt die Wahrnehmung ein und reduziert die Kommunikationsfähigkeit.

Durch Bewegungsaktivität aktualisiert der Mensch seine körperlichen Möglichkeiten fortlaufend. Ist diese nun eingeschränkt, reduziert sich die Wahrnehmung, die aktive Differenzierungsfähigkeit nimmt ab. Das Körperselbstbild verändert sich. Dies kann Persönlichkeitsveränderungen, Veränderungen der Identität und des Verhaltens, bis hin zu physischem Rückzug und Isolierung zur Folge haben. [3]

Die reduzierte Auseinandersetzung mit sich selbst und der Umwelt beeinflusst zudem die körperbezogene und räumliche Orientierung. Der Betroffene kann sich nicht differenziert spüren. Es kommt zu einer langsam zunehmenden Gewöhnung (degenerierende Habituation). Diese Habituation kann in allen Wahrnehmungsfeldern auftreten. Im somatischen Bereich spüren die Patienten z. B. nicht mehr, dass sie auf Falten, Salbenverschlüssen oder Monitorkabeln liegen. Druck-, Temperatur- sowie Schmerzempfinden reduzieren sich ebenfalls. Die Patienten integrieren den Gegenstand in ihr Körperbild. Ein Dekubitus kann die Folge sein.

> Habituation und Bewegungsaktivität sind vor allem bei der Positionierung, Lagerung und Mobilisation des Patienten zu berücksichtigen.

Um die Lage der Kinder und Jugendlichen zu verändern, die unter schwersten Einschränkungen leiden, ist das Wissen über individuelle Wahrnehmungs- und Bewegungsmöglichkeiten unabdingbar. Ebenso sind die Lieblingslagen sowie Positionen, die Schutz vermitteln (z. B. Embryonalhaltung, Nestlagerung), zu berücksichtigen. Eine Lagerung auf weichen Materialien schafft eher Entspannung, jedoch geht die Orientierung des Menschen über seinen Körper eher verloren. Dies provoziert geistige Orientierungslosigkeit, die bis zu Persönlichkeits- und Identitätsverzerrungen reichen kann.

Für viele intensivpflichtige Kinder ist dieser Prozess nicht selten mit Abwehr und Schmerz verbunden. Taktile Reize in Verbindung mit Bewegungsimpulsen empfinden sie häufig als unerträglich. Sie verunsichern und führen nicht selten zu Spastiken und Opisthotonus.

Eine angemessene Möglichkeit zur Mobilisation und Anbahnung von Bewegungsaktivitäten kann die Verteilung des taktilen Reizes auf den gesamten Körper sein. Dazu bewegen Pflegende das Kind mit der gesamten Unterlage. Dadurch minimieren sie Stress bzw. Abwehr und vermitteln Sicherheit.

Konzepte wie Bobath® und Kinästhetik/Kinaesthetics® (➤ 8.2) sind unter basal stimulierenden Aspekten gut in die Versorgung integrierbar.

8.1.2 Entwicklung der Sinneswahrnehmung

Vom Augenblick der Entstehung entwickelt sich der Mensch durch die aktive Auseinandersetzung mit seinem intrauterinen Umfeld und wird mit individuellen genetischen Faktoren und körperlichen Fähigkeiten geboren.

Erfahrungen im kommunikativen Bereich sowie in der Bewegungs- und Wahrnehmungsaktivität prägen den Menschen intrauterin und für sein gesamtes Leben. Intrauterin werden diese Erfahrungen bereits gespeichert und können dem Menschen in den einzelnen Lebenssituationen wieder erfahrbar gemacht werden. Die somatischen, vestibulären und vibratorischen Erfahrungen bilden hierbei die basalen Grundlagen. Auch die orale, olfaktorische, auditive, taktil-haptische und visuelle Wahrnehmung prägt das Kind.

> Das Beispiel der „Umarmung" macht deutlich, wie elementar die sensorische Basis in fast jedem Menschen verankert ist. Beinahe jeder kennt diese tröstende, tief beruhigende Geste, die ein Urgefühl weckt und beinahe jeder kann es auch anderen Menschen vermitteln. Indem jemand einen anderen umarmt, gibt er ihm körperliche Begrenzung, d. h. *somatische* Informationen. Wenn der Umarmende dabei summt oder mit tiefer, tröstender Stimme spricht, vermittelt er *vibratorische* Informationen. Sachtes Wiegen erzeugt *vestibuläre* Informationen.

Über diese zugewandte nonverbale Kommunikation vermitteln sich Halt und Sicherheit, Vertrauen und Stabilität, Nähe und Wohlwollen. Der dabei entstehende Kontakt ist Basis einer sicherheitsvermittelnden und vertrauensvollen Beziehung.

Basale Stimulation® knüpft an vorgeburtliche Erfahrungen im somatischen, vestibulären und vibratorischen Wahrnehmungserleben an. Alle basal stimulierenden Angebote unterstützen die Patienten, in den ihnen zur Verfügung stehenden Sinnesbereichen unter Berücksichtigung ihrer elementaren und individuellen Fähigkeiten.

Somatische Wahrnehmung und Stimulation

Die **somatische Wahrnehmung** bezieht sich auf den gesamten menschlichen Körper und umfasst die Wahrnehmung der Körperoberfläche (*Oberflächensensibilität*) über die Haut, die Tiefensensibilität sowie die Wahrnehmung über Muskeln und Gelenke (*Propiozeption*). Jedes ungeborene Kind ist von Fruchtwasser umgeben. Die Gebärmutterwand bildet eine Begrenzung, die das Kind seine Körpergrenze, sowie das Umfeld spüren lässt. Ebenso nehmen die Ungeborenen Temperatur und Druckveränderungen über die Haut wahr.

Die Haut ist das größte Wahrnehmungsorgan. Pflegerische Angebote, z. B. Ganzkörperwaschung, kommunikative Entfaltungsmassage oder die umgrenzende Lagerung, können hier anknüpfen. Diese Berührungs- und Bewegungsangebote können dem Kind helfen, seinen Körper zu spüren. Darüber hinaus vermitteln sie Aktivität, Entspannung, körperliche Nähe und Geborgenheit.

Die Haut ist ein Medium der Kommunikation. Über sie stellen Menschen Kontakt zwischen sich und ihrer Umgebung her. Sie bildet aber auch eine Grenze, mit deren Hilfe sich Kontakte beenden lassen. Die Art der Berührungen und die Erfahrungen jedes Einzelnen im Bereich der somatischen Wahrnehmung prägen das Körperbewusstsein und das Selbstbewusstsein. Frühe Erfahrungen von Berührung begleiten einen Menschen durch sein gesamtes Leben. Hier besitzen Pflegende eine hohe Verantwortung.

> „Berührt, gestreichelt und massiert zu werden, das ist Nahrung für das Kind.
> Nahrung, die genauso wichtig ist, wie Mineralien, Vitamine und Proteine.
> Nahrung, die Liebe ist.
> Wenn ein Kind sie entbehren muss, will es lieber sterben. Und nicht selten stirbt es." [5]

Die Hände Pflegender sind ein kommunikatives Medium und vermitteln einem Kind Informationen in Form von Berührungen, z. B.:

- Kraft
- Druck
- Struktur
- Temperatur
- Emotionen

Die Hände Pflegender senden aber nicht nur Signale, sie empfangen auch Informationen, indem sie z. B. das Befinden des Kindes erfassen.

Gerade Kinder in intensivpflegerischen Abteilungen erfahren aufgrund der pflegerisch und therapeutisch notwendigen Maßnahmen unzählige und häufig negative Berührungen, z. B. Blutentnahme, Absaugen.

Diese Berührungen unterliegen selten festgelegten Regeln. Einige sind angekündigt, andere nicht, manche erfolgen geplant und gewollt, andere spontan oder zufällig. Die Kinder sind ihnen wehrlos ausgesetzt.

Das Bewusstsein der Möglichkeiten, die in den Händen liegen, strukturierte und für das Kind nachvollziehbare Berührungen auszuführen, schaffen die Voraussetzung, eine vertrauensvolle und sicherheitsvermittelnde Beziehung zum Kind aufzubauen.

> Pflegende denken immer daran, dass sie eine Persönlichkeit berühren, die Respekt verdient.

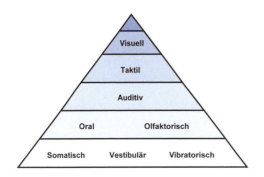

Abb. 8.1 Basale Grundlagen. [O591]

Allen pflegerischen Handlungen muss eine patientengerechte Information vorausgehen, die dem Kind eindeutig vermittelt „Ich möchte mit dir in Kontakt treten". Die rein verbale Ansprache ist für bewusstseinseingeschränkte Kinder häufig nicht ausreichend. Die Kontaktaufnahme mittels der Hände und die Qualität der Berührung spielen eine entscheidende Rolle.

Initialberührung und Verabschiedungsberührung
Für Erwachsene des abendländischen Kulturkreises ist die Begrüßung per Handschlag ein selbstverständliches Ritual. Sie entspricht der Höflichkeit. Die Hand gilt Erwachsenen als öffentliche Körperregion und eine dort stattfindende Berührung unterliegt nur geringen Restriktionen.

Die Einteilung des Körpers in Areale unterschiedlicher Privatheit verändert sich im Laufe des Lebens. Menschen nehmen je nach Alter ihren Körper sehr unterschiedlich wahr und sind darauf angewiesen, dass das jeweilige Gegenüber diese Bedürfnisse respektiert.

Bienstein und Fröhlich beschreiben in ihrem Buch „Basale Stimulation in der Pflege", dass Babys und Kleinkinder das Recht auf Körperkontakt einfordern. Sie benötigen Sicherheit und Vertrauen.

Im Kindergarten- und Schulalter äußern Kinder ihre veränderten Bedürfnisse oft durch stark ausgeprägte Berührungen, etwa Schubsen und Rempeln. Mit Eintritt in die Pubertät erhalten körperliche Kontakte eine verbale Dimension. In dieser Phase geben Jugendliche die Hand oft zögerlich und ohne großen Druck.

Neben dem Alter nehmen Religion, Kultur und der familiäre Umgang mit Nähe und Distanz einen enormen Stellenwert bei der Entwicklung der Berührungsgewohnheiten ein. Pflegende beachten diese Aspekte in der individuellen Pflegeplanung.

Hilfreich ist hier die Erstellung einer biografischen Anamnese unter Berücksichtigung von:
- Alter und Entwicklungsalter (Ressourcen)
- Kultur, Religion
- familiärer Umgang mit Intimität, Nähe und Distanz
- Umgang mit Freunden und Verwandten

Ebenso wichtig ist es, die Berührungszonen herauszufinden. Wer darf den Patienten wann, wo und wie berühren? Manche Menschen haben Zonen ihres Körpers festgelegt, an denen sie niemand berühren darf.

Vorlieben und Bedürfnisse können sich grundlegend sowie innerhalb von Stunden verändern und besitzen auf einer Intensivstation keine dauerhafte Gültigkeit. Die Pflegenden erfassen deshalb täglich die aktuellen Bedürfnisse des einzelnen Kindes.

Das zentrale Ziel der Pflegenden ist die Vermittlung von Rhythmus und Sicherheit.

Dazu gehört ein individuelles Begrüßungsritual, die **Initialberührung**. Hand, Arm und Schulter bieten sich zur Kontaktaufnahme an. Im Umgang mit intensivpflichtigen Kindern, die unter Einschränkungen ihrer Bewegungs- und Wahrnehmungsfähigkeit leiden, ist eine körpernahe Initialberührung sinnvoll. Ein Berührungsbeginn am Körperstamm oder dem vorderen Thorax hat sich nicht bewährt, da die Kinder evtl. schon viele negative und lebensbedrohliche Erfahrungen in diesem Bereich gemacht haben, z. B. aufgrund kardio-respiratorischer Probleme, Langzeitbeatmung oder einer Reanimation. Sie empfinden Berührungen am Körperstamm häufig als bedrohlich. Eine Begrüßung am hinteren Teil des Thorax dagegen nehmen einige Kinder positiv an.

Bei FG bietet sich die Kontaktaufnahme über den Kopf oder die Füße an. Intrauterin sind die Kinder im permanenten kommunikativen Wahrnehmungs- und Bewegungsaustausch mit ihrer Mutter, indem sie z. B. mit ihren Füßen gegen die Uteruswand treten.

Neben der Begrüßung, die dem Kind Aktivität ankündigt, ist auch die eindeutige Verabschiedung essenziell. Pflegende signalisieren mit einer unmissverständlichen Abschiedsgeste, dass vorerst keine weiteren Maßnahmen geplant sind und die erholsame Schlafphase beginnen kann. Sie vermitteln auch damit Ruhe und Sicherheit.

Sinnvoll ist es, die Form der Initialberührung in der Planung und Dokumentation zu fixieren. Somit ist gewährleistet, dass alle Personen, die mit und an dem Kind pflegerische, therapeutische und diagnostische Tätigkeiten ausüben, das Begrüßungs- und Verabschiedungsritual berücksichtigen.

Bei der Erarbeitung eines Tagesplanes achten Pflegende darauf, dem Patienten einen Rhythmus von Aktivität und Ruhe bzw. Tag und Nacht zu vermitteln.

Dies erreichen sie u. a. durch:
- Verwendung eines indirekten Nachtlichts am Patientenplatz
- Abdunkeln des Patientenplatzes, z. B.:
  - Inkubator mit einem Tuch abdecken
  - Bett mit Himmel für NG und KK
  - große Decken, Schlaufengardinen oder ein Bettlaken über Patientenaufrichter legen

Das Öffnen der Abdeckung kündigt Aktivität an, das Schließen verdeutlicht die anstehende Ruhephase.

Der Tagesplan in Blickhöhe und unmittelbarer Nähe zum Patientenbett dient als Erinnerungshilfe. Neben der Festlegung der Initialberührung und des Begrüßungsrituals enthält er alle planbaren Pflegemaßnahmen. Dies schafft Rhythmus und Sicherheit, ebenso wie feste Bezugspersonen und wenig Personalwechsel. Pflegende halten die festgelegten Ruhephasen ein, sofern der Zustand des Patienten dies erlaubt.

Intensivpflichtige Kinder müssen eine Vielzahl von Berührungen, zudem von zahlreichen unterschiedlichen Personen über sich ergehen lassen. Pausen gibt es beinah nicht.

> Pflegende berücksichtigen, dass Frühgeborene durchschnittlich 130-mal in 24 Stunden berührt werden, was eine Gesamtzeit von 3,7–4,3 Stunden bedeutet. Die meisten Störungen gingen hier von Pflegenden und Hilfspersonal aus. [6]

Berührungsqualität, taktile Abwehr und Anbahnung von Maßnahmen

Flächige Berührungen und tragende Angebote, z. B. Waschen des Beins mit gleichmäßigem und konstantem Druck, vermitteln dem Kind die eigene Körperform und geben ihm das Gefühl von Sicherheit und Angenommensein. Punktuell, plötzlich und flüchtig ausgeführte Berührungen können taktile Abwehr hervorrufen. Diese kann sich durch Spastik, Veränderungen von Atmung und Herzaktivität sowie allgemeinem Rückzug äußern.

Pflegende beachten, dass das Gesicht hochempfindlich ist, weil seine Haut mit vielen Tastkörperchen ausgestattet ist.

VORSICHT
Stress und Schmerz führen zu Abwehr und Rückzug und wirken somit der positiven Entwicklung des Patienten entgegen.

Berührungen, die taktile Abwehr hervorrufen können:
- Sondenpflaster oder gelöste Elektrode festdrücken
- Auge öffnen, um Augentropfen zu verabreichen
- Wechseln der S_aO_2-Sonde
- Schleifen eines zu großen Handtuches an der Haut beim Abtrocknen
- achtlos in das Bett gelegte, bzw. an und auf den Bauch des Kindes gestellte Verpackung (z. B. eines sterilen Handschuhs, eines Absaugkatheters)

> Pflegende bahnen alle geplanten Maßnahmen an.

Zum Anbahnen eignet sich u. a. die taktile Bewusstmachung. Pflegende geben dazu dem Kind z. B. Waschlappen, Sonde, Zahnbürste oder Elektroden zunächst in die Hand.

Die Pflegeaktivitäten werden für das Kind nachvollziehbar gestaltet. Pflegende kündigen das Angebot verbal als auch nonverbal an. Neben der Initialberührung eignet sich u. a. das taktile Bewusstmachen, z. B. Waschlappen zunächst an der Hand spüren lassen. Gleiches gilt für andere Gegenstände, z. B. Sonden, Zahnbürste, Elektroden.

Beim Wechsel der S_aO_2 Sonde kann eine flächige Berührung, z. B. zum Fuss, dem Kind Aktivität, Orientierung und Sicherheit vermitteln.

Pflegende unterbrechen den Körperkontakt während der Pflege möglichst nicht. Falls dies doch erforderlich sein sollte, ist der Handkontakt an der Stelle, an der er unterbrochen wurde, durch einen anderen Gegenstand (z. B. Spielzeug, Handtuchrolle) zu ersetzen. An dieser Stelle beginnen Pflegende erneut, wenn sie die unterbrochene Handlung fortsetzen.

Viele intensivpflichtige Kinder sind in ihrer Wahrnehmungsfähigkeit so sehr eingeschränkt, dass sie Berührungen von zwei unterschiedlichen Personen verunsichert und sie dies als bedrohlich empfinden. Deshalb berührt möglichst nur eine Pflegekraft das Kind.

Ausstreichungen

Gerade morgens spüren Menschen ihre Körper nur bedingt. Um die Müdigkeit zu vertreiben recken und strecken sie sich. Nicht selten begleitet Gähnen diese ersten Bewegungen nach dem Aufwachen. Kinder mit Einschränkungen der Bewegungsaktivität können dies nur bedingt ausführen. Um ihnen einen ersten Eindruck ihrer körperlichen Möglichkeiten zu vermitteln, kann das **Ausstreichen** entlang der Körperkonturen sinnvoll sein, z. B. verbunden mit dem Entfernen der Decke und dem Druck an Füßen und Kopf. Die Kinder erfahren „Dies bin ich, dies sind meine körperlichen Möglichkeiten", „Hier endet mein Körper."

Umgrenzende Lagerung
Lagerungsschlangen können so gelegt werden, dass sie den gesamten Körper des Kindes umgrenzen. Ein darüber gespanntes Tuch oder eine Bettdecke geben Begrenzung bei Bewegung, vermitteln einen taktilen Reiz und machen Körperkonturen spürbar. Schlaf- und Strampelsäcke für Kinder bis 6 Jahre sowie spezielle Einschlagdecken für FG (z. B. Toffels®, Snuggles®) nutzen ebenfalls die Bewegungsaktivität der Kinder. Die Sicherheit spendende Hülle aus unterschiedlichen Materialien vermittelt Halt und wirkt beruhigend.

8.1.3 Ganzkörperwaschungen

Primär dient die **Ganzkörperwaschung** (*GKW*) der Reinigung. Hygienische Aspekte stehen nach wie vor im Vordergrund, jedoch messen Pflegende inzwischen den individuellen Bedürfnissen der Kinder eine höhere Bedeutung zu.

Aufgrund hygienischer Vorschriften beginnen viele Pflegende mit der Waschung des Gesichtes. Die Berücksichtigung der Wahrnehmungsaktivitäten des Patienten und das Wissen, dass das Gesicht hochsensibel ist, machen dieses Vorgehen zu einem pflegerischen Fehlgriff. Diese Art der GKW ruft bei einem in der Wahrnehmung reduzierten Patienten Abwehr hervor. Sie verfehlt die **Ziele** der Förderpflege: Stärkung der Eigenwahrnehmung, Aufmerksamkeit und der Ressourcen des Kindes.

Pflegende berücksichtigen in der Planung:
- Anamnese
  - Wann? (Uhrzeit der Grundpflege, vertrauter Rhythmus und Rituale, z. B.: Wann hat sich das Kind daheim die Zähne geputzt?)
  - Wo? (gewohnter Ort der Pflegehandlungen, z. B. Badezimmer, Wickelkommode)
  - Wie? (Ist dem Kind Waschen oder Duschen vertrauter?)
  - Womit? (z. B. Waschhandschuhe, Kinderschwämme, Zusätze)
  - Wer? (darf waschen, darf mit im Raum sein?)
  - Musik oder andere Unterhaltung während der Körperpflege z. B. Radio, Kassette?

Was zu Hause oder gestern noch Gültigkeit hatte, kann heute hinfällig sein. Eine Anamnese ist unabdingbar, ersetzt aber nicht die Beobachtung der aktuellen Bedürfnisse und Möglichkeiten des Kindes in der momentan stattfindenden Interaktion.

Grundsätzlich beachten Pflegende die Aspekte der Berührungsqualität. Ist mit einem Waschhandschuh kein entsprechendes Ergebnis zu erzielen, verwenden sie zwei Waschhandschuhe oder Waschläppchen.

Außerdem gilt:
- Nur **eine Person** wäscht.
- Alle **Pflegeutensilien befinden sich in Reichweite**, um unnötige Unterbrechungen zu vermeiden.
- Je häufiger Pflegende einen Körperteil bewusst waschen, desto intensiver spürt das Kind die Berührung. Sie wiederholen deshalb Berührungen üblicherweise **1–4-mal**, richten sich jedoch nach dem Befinden des Patienten.
- Pflegende halten die **Symmetrie der Berührungen** ein. Dies gilt besonders für die Extremitäten. Durch eine Verschiebung der Körpermitte können Wahrnehmungsstörungen entstehen. Das Kind nimmt dann seine Körperhälften bezüglich Temperaturempfinden, Bewegungsfähigkeit und Schwere unterschiedlich wahr.
- **Keine Gespräche** mit anderen Personen während der GKW. Die Aufmerksamkeit ist ganz auf das Kind gerichtet.
- **Verbale Begleitung beim Waschen minimieren** bzw. den Bedürfnissen des Kindes anpassen. Es soll sich ganz auf das Waschen und das Nachspüren seines Körpers konzentrieren können.
- Bei älteren Kindern **Kopf etwas unterlagern**, damit sie die Waschung auch visuell aufnehmen und nachvollziehen können.
- Ein **festgelegter Ablauf schafft Rhythmus** für das Kind und ist gerade im Lernprozess für Pflegende hilfreich. Pflegende planen die Abfolge der Waschung dennoch individuell bzw. überlassen diese Entscheidung dem Kind. Im Sinne der Ba-

8 Integration entwicklungsfördernder Maßnahmen

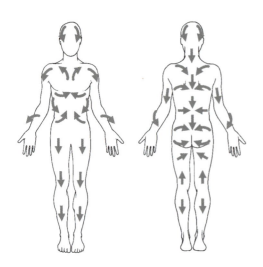

Abb. 8.2 Allgemeine Haarwuchsrichtung. [M205]

salen Stimulation® beginnen Pflegende körpernah, z. B. am Thorax oder an der Schulter.

Vorbereitung

- warme, angemessene Raumtemperatur
- für ruhige Atmosphäre sorgen
- Richten der benötigten Utensilien
- patientengerechte Information
- Herstellen eines Sinnzusammenhanges, z. B.
  - akustisch: Wasserplätschern beim Füllen der Waschschüssel
  - taktil-haptisch: Waschlappen und Wasser erfahrbar machen

Im Rahmen der Basalen Stimulation® in der Pädiatrie sind folgende Formen der Ganzkörperwaschungen gebräuchlich:

- entfaltende GKW
- beruhigende GKW
- belebende GKW
- Neurophysiologische GKW
- basal stimulierende GKW
- geführte GKW

Entfaltende Ganzkörperwaschung

Ziel
Unterstützung und Förderung der Körperwahrnehmung.

Zielgruppe
Kinder, deren Körpergefühl sich nach zentral reduziert hat, bzw. verloren gegangen ist. Häufig intensivpflichtige Kinder, die in den Bewegungsmöglichkeiten und somit in ihrer Wahrnehmungsfähigkeit eingeschränkt sind. Die **entfaltende Ganzkörperwaschung** dient der primären Körpererfahrung. Sie ist daher die Methode der Wahl für FG und NG.

Material
- 2 Waschhandschuhe (Fäustlinge, Söckchen für Neugeborene)
- wegen des kleinen Thorax von Frühgeborenen, evtl. eine Kompresse als Waschlappen verwenden

Wassertemperatur und Zusätze
- 37 °C oder etwas wärmer → **wichtig**: Waschhandschuhe kühlen beim Auswringen um 10 °C ab, Wassertemperatur bei ca. 42 °C optimal
- grundsätzlich anfangs auf Zusätze verzichten, da die Art der Waschung entscheidend ist, nicht der Zusatz

Mögliche Reihenfolge
Brustkorb
- Waschhandschuhe flächig einsetzen, je nach Größe des Kindes beide Hände mittig neben das Sternum legen.
- Zeit zum „Erspüren" geben.
- Entlang des Rippenverlaufs gleichzeitig mit beiden Händen nach außen waschen.
- Die erste Hand legt sich nach der Waschbewegung an die Ausgangsposition, dann erst rückt die andere nach, damit der Kontakt zum Kind nicht abbricht.
- Bei FG flächig vom Thorax bis Bauch waschen, evtl. Bauch im Uhrzeigersinn.

Diagonale
- Mit einer Hand von der vorderen Schulter zum gegenüberliegenden unteren Rippenbogen streichen, dann setzt die andere Hand sich in Bewegung. Dieser Ablauf hat sich bei NG bewährt, da sie die embryonale Haltung verstärkt.
- Die eigentliche entfaltende GKW enthält eine diagonale Waschrichtung von der Flanke zur Schulter. Sie ist bei Kindern mit Spastiken und Opisthotonus angezeigt. Verstärken Pflegende die Kinder in ihrer Körperposition, bedeutet das für sie Ak-

zeptanz und eine Lockerung der Muskulatur setzt eher ein.

Bauch
- Kreisförmig waschen, dem Darmverlauf folgend.

Arme
- Schulter umfassend bis zum Handgelenk waschen.
- Handinnenfläche, dann jeden Finger einzeln, mit etwas Druck an den Fingerspitzen waschen.

Beine
- Oberschenkel umfassend bis zum Fußgelenk waschen.
- Fußsohle evtl. nur halten, Zehen einzeln waschen.

Rücken
- Quer (zur Längsachse, Wirbelsäule) und entgegengesetzt waschen.
- Längs, rechts und links an der Wirbelsäule entlang waschen.
- FG flächig vom Nacken bis zum Steiss waschen

Gesicht
- Am Haaransatz von außen langsam zur Mitte streichen.
- Die Waschung des Gesichts bauen die Pflegenden situativ in den Ablauf ein oder sie waschen es am Ende bzw. nach der Mahlzeit (bei älteren Kindern).

Beruhigende Ganzkörperwaschung

Ziel
Fördert das Körpergefühl und hilft bei Unruhezuständen, Einschlafproblemen, Angst und Stresssymptomen, z. B. vor Operationen.

Die **beruhigende Ganzkörperwaschung** orientiert sich an der Haarwuchsrichtung, da Berührungen, die mit der Haarwuchsrichtung erfolgen, vom Kind intensiver wahrgenommen werden, aber auch beruhigen.

> Tröstet jemand mittels Berührung, so streichelt er üblicherweise langsam mit der Haarwuchsrichtung am Kopf und den Rücken hinunter.

Material
- 2 weiche Waschhandschuhe

Wassertemperatur und Zusätze
Siehe entfaltende Ganzkörperwaschung oben

Durchführung
Reihenfolge:
Bei dieser Waschung folgen Pflegende der Haarwuchsrichtung. Mögliche Reihenfolge: Brust, Bauch, Arme, Hände, (Gesicht), Beine, Füße und Rücken. (Gesicht) Pflegende beziehen die Reinigung des Gesichtes sowie die Gesäß- und Genitalpflege entsprechend den Bedürfnissen des Patienten ein.

Belebende Ganzkörperwaschung

Ziel
Unterstützt das Körpergefühl, wirkt aktivierend und fördert die Wachheit der Kinder. Geeignet für schläfrige, hypotone sowie bewegungsarme Kinder. Die **belebende Ganzkörperwaschung** ist primär nicht für Früh- und Neugeborene geeignet.

Material
- strukturreiche, eher härtere Waschlappen, Schwämme
- Frotteehandtuch

Wassertemperatur und Zusätze
Sollte leicht unter der Körpertemperatur des Patienten liegen, sofern die Gefahr einer raschen Auskühlung besteht, lässt sie sich auch mit Wasser vermeiden, das etwas wärmer ist als die Körpertemperatur.

Durchführung
- Bewegungen gegen die Haarwuchsrichtung
- Beginn an den Fingern bis hin zum Sternum oder der Schulter

VORSICHT
Blutdruck kontinuierlich beobachten. Der systolische Druck erhöht sich meist um 10–20 mmHg. Bei hirndruckgefährdeten Patienten ist diese Form der Waschung kontraindiziert. [7]

Neurophysiologische GKW

Ziel
Fördert die Wahrnehmung der plegischen Seite und verdeutlicht die Körpermitte.

Durchführung
- Pflegende stehen auf der betroffenen Seite.
- Beginn an der nicht betroffenen Seite, umfassend und ohne abzusetzen zur plegischen Seite hin waschen.
- Vorsicht beim Waschen von Fingern und Zehen, ebenso bei der Reizung von Kniekehlen, Fußgewölben, Fußballen, Ellenbeugen und Handinnenflächen, da eine erhöhte Neigung zur Spastizität besteht. Falls sie einsetzen sollte, waschen Pflegende, wenn überhaupt, im Gegenmuster zu den Spasmen. [8]

Je nach Hirnbeteiligung und Verarbeitungsfähigkeit des Patienten entscheiden Pflegende individuell, ob sie diese Form der Waschung anbieten. Gerade ältere Kinder empfinden sie oft als unangemessen. Hinzu kommt die Frustration über den Wahrnehmungs- und Bewegungsverlust bzw. den Ausfall der Funktionen. Pflegende sind in diesen Fällen zur Kreativität aufgerufen. Ein „Autorennen" mittels Handschuhen, Tennissocken, Igelbällen oder Massagerollen kann eine Möglichkeit zur Anregung der Wahrnehmungs- und Bewegungsaktivität sein, sofern die Maßnahmen die Fähigkeiten des Patienten berücksichtigen.

Basal stimulierende Ganzkörperwaschung

Ziel
Fördert die Aufmerksamkeit sowie die taktile Differenzierungsfähigkeit des Patienten.

Material (Auswahl)
- Frotteewaschlappen
- Handschuhe mit Struktur
- Duschschaum
- weiches Tuch zum Abtrocknen (Molton)
- Sanitaswindel, Seidentuch, Socken, Igelbälle, Bürsten zum Nachmodellieren des gesamten Körpers.

Durchführung
Da diese Waschung vom Kind hohe Aufmerksamkeit erfordert, wenden Pflegende sie auf der Intensivstation in isolierter Form selten an. Sinnvoller ist es, Teile daraus mit den Prinzipien der anderen Waschungen zu kombinieren.

Die Reihenfolge passen die Pflegenden dem Kind an. Sie können auch nach dem Ablauf der anderen Waschungen vorgehen.

Geführte Ganzkörperwaschung

Fördert und unterstützt die verbliebene Aktivität und somit die Selbstständigkeit des Kindes. Das Kind beginnt mit den Waschbewegungen und führt sie fort, so weit es kann. Die Pflegenden greifen die Bemühungen auf und unterstützen sie. So können sie jede Eigenaktivität spüren und fördern. Das Erinnerungsvermögen erhält Impulse. Pflegende binden Elemente der anderen Waschungen ein.

Baden

Baden, die Bewegungserfahrung im Wasser, knüpft an vorgeburtliche Erfahrungen an. Beim Baden können Pflegende Bewegungen des Kindes aufnehmen und forcieren. Einerseits kann dies die Bewegungsaktivität des Kindes fördern, andererseits eine tiefe Entspannung vermitteln.

Kinder, deren Körperwahrnehmung reduziert ist, benötigen nicht selten vor dem Bad somatische Anregung, z. B. in Form von Ausstreichen des gesamten Körpers, dem Bewusstmachen der Kleidung beim Ausziehen, einer Babymassage.

Ohne diese Hilfe sind sie nicht in der Lage, eine Grenze zwischen dem Medium Wasser und ihrer Haut (*Körpergrenze*), d. h. sich selbst, wahrzunehmen.

Bei aktiven und unruhigen Kindern hat sich zusätzlich ein Einwickeln in eine Sanitaswindel und ein langsames Gleiten ins Wasser bewährt. Die Kinder spüren dann eine sanfte Hülle, die ihnen Halt und Sicherheit vermittelt.

Während des Bades benötigen manche Kinder einen leichten Druck auf den Thorax, z. B. mittels Waschlappen, der Sicherheit vermittelt und zusätzlich die Wärme hält. (Gerade Frühgeborene bekommen leicht Auftrieb mit dem Bauch. Da immer nur an den Massen Druck ausgeübt wird, d. h. an den knöchernen Teilen des Körpers, bieten sich der Thorax oder das Becken an.)

Trotz aller Vorsicht, die Pflegende anwenden, empfinden viele Intensivpatienten mit Herz-Lungen-Erkrankungen Angst und Atemnot beim Baden.

Auf **Zusätze** verzichten Pflegende beim Bad weitgehend. Bei älteren Kindern können sie ggf. durch eigene Pflegeprodukte an vertraute Gerüche anknüpfen. Diese geben ein Gefühl der Vertrautheit. Je nach Indikation können z. B. Zusätze wie Zitronen- (belebend) und Lavendelbademilch (beruhigend) individuell angewendet werden.

Sinngebende Zusammenhänge und patientengerechte Information

Pflegende entkleiden das Kind möglichst in der Nähe der Badewanne. Die Möglichkeit, das Wasser rauschen zu hören, bereitet das Kind auch akustisch auf das Bad vor. Eine taktile Einstimmung geben Pflegende, indem sie Hände und Füße mit Wasser benetzen.

Durchführung

- Kind über die Seite auf den Arm des Pflegenden in sitzende Position mit Blickrichtung zum Wasser drehen, die Hände unterstützen dabei den Brust- und Beckenbereich.
- Wasser mit den Füßen erspüren lassen und langsam hineinsetzen bzw. -drehen.
- Füße behalten Kontakt zum Wannenrand und geben Halt.
- Dem Kind die Möglichkeit geben, sich zu öffnen und von der sitzenden in die liegende Position zu wechseln.
- Das Kind ist nun in der Lage, aufgrund der veränderten Schwerkraft seine Bewegungsmöglichkeit zu entdecken, z. B. durch Druck der Füße gegen den Wannenrand. Einige Kinder benötigen in dieser Phase nur eine leichte Unterstützung des Hinterkopfes.
- Durch leichten Druck gegen den Hinterkopf oder den hinteren Thorax geben Pflegende dem Kind den Impuls, sich zu setzen.
- Pflegende unterstützen das Kind während des Sitzens im Brust- und Gesäßbereich.
- Kind sitzend aus der Wanne nehmen und auf das Handtuch setzen.
- Mit dem Handtuch umhüllen und über die Seite in eine liegende Position drehen.
- Das Handtuch bietet eine schützende Hülle. Das Kind erhält die Möglichkeit, dem Bad eine kurze Zeit nachzuspüren.
- Kind im Sinne der Entfaltung belebend und beruhigend abtrocknen.

Duschen

Bei älteren Patienten ist das Duschen dem Baden in der Regel vorzuziehen. Hilfsmittel wie z. B. ein Duschwagen mit großer Auflagefläche oder ein der Körpergröße entsprechendes Handtuch, welches auf das Kind gelegt wird, bietet neben dem Intimschutz eine schützende Hülle, modelliert die Körpergrenze nach und gibt einen somatischen Reiz mittels Temperatur und Gewicht.

Für Kinder, die den taktilen Reiz beim Waschen bereits als schmerzhaft empfinden, kann es ausreichend sein, das Gewicht des nassen Handtuchs und ein evt. leichtes Streichen über das nasse Handtuch zu spüren. Zudem verhindert das Handtuch ein zu schnelles Auskühlen.

Ein Abduschen des Kindes vermittelt ihm zusätzlich seine Körpergrenze, ebenso ein Abtrocknen nach entfaltend, belebend oder beruhigend Prinzipien. Pflegende integrieren diese nach individuellen Bedürfnissen des Kindes. Belebende oder beruhigende Elemente können ebenfalls bei der Haarwaschung eingebunden werden.

Kommunikative Entfaltungsmassage

Die **kommunikative Entfaltungsmassage** dient der systematischen Körperanregung zur Ausdifferenzierung des Körperschemas und ist somit ein Angebot zur Unterstützung und Förderung der somatischen Wahrnehmung (primäre Körpererfahrung). Zudem ist es eine Möglichkeit zur intensiven nonverbalen Kommunikation. Unruhige und motorisch aktive Kinder können Ruhe und Entspannung erfahren. Motorisch hypotone Kinder entdecken ihren Körper und ihre Bewegungsmöglichkeiten neu.

Vorbereitung

Pflegende optimieren die Raumtemperatur und sorgen für eine ruhige Atmosphäre. Sie legen alle Materialien bereit, um unnötige Unterbrechungen und Unruhe zu vermeiden. Massageöl oder -milch (W/O-Emulsion) erhöhen die Gleitfähigkeit der Hände. Entspannende, harmonisierende oder belebende

Zusätze können nach Absprache mit Fachleuten in das Massageöl gegeben werden.

Grundsätzliches
- Körperangebote erfolgen nicht unmittelbar nach einer Mahlzeit, da der relativ hohe Druck der Massagebewegungen auf den Körper Übelkeit und Erbrechen provozieren kann.
- Saugfähige Unterlage verwenden oder benutzen, da die Kinder häufig Wasser lassen.
- Altersentsprechende und detaillierte Information über die anstehende gemeinsame Aktivität geben, z. B. an Milch/Öl riechen lassen.
- Nur in eine Richtung, sowie nicht auf- und absteigend massieren, um Angst und Verunsicherung zu vermeiden.
- Massage mit rhythmischen Bewegungen und konstantem Druck ausführen (Berührungsqualität).
- Anzahl der Massagebewegungen individuell anpassen, bei FG und NG ist es eher ein Eincremen mit 1–5-maliger Wiederholung, bei älteren Kindern wird ca. 10-mal (max. 15-mal) wiederholt.
- Massagebewegungen an allen Extremitäten gleich häufig wiederholen, um einer Asymmetrie entgegen zu wirken.

Positionen
- auf dem Wickeltisch in Rückenlage
- auf dem Schoß des Pflegenden (intensiviert den Informationsaustausch bezüglich Wahrnehmung, Kommunikation und Bewegung)
- auf der Spielmatte (Kind liegt auf den Beinen des Massierenden)

Pflegende verzichten während der Massage weitgehend auf verbale und andere akustische Stimuli, um dem Kind die Möglichkeit zu geben, sich auf das „Tun" zu konzentrieren und in sich hineinzuhorchen.

Durchführung
- Hände rechts und links mittig neben das Brustbein legen und das Kind die Berührung spüren lassen.
- Langsam am Rippenverlauf nach außen streichen. Damit der Kontakt zum Kind erhalten bleibt, legt sich erst die eine, dann die andere Hand neben das Brustbein. Dann streichen beide Hände erneut mit gleich bleibendem Druck und Rhythmus den Rippenverlauf entlang.
- Eine Hand streicht von der kindlichen Schulter zur gegenüberliegenden oder von der Flanke zur gegenüberliegenden Schulter, z. B. bei Kindern mit Spastiken und Opisthotonus. Ist eine Flanke (Schulter), erreicht, setzt sich die andere Hand in Bewegung.
- Bauchregion dem Darmverlauf folgend massieren (Uhrzeigersinn).
- Oberarm umfassend, d. h. mit ein oder zwei Händen den Arm entlang bis zum Handgelenk massieren.
- Hand und Handinnenfläche bis zu jedem einzelnen Finger massieren.
- Leichter Druck auf die einzelne Fingerkuppe vermittelt „Hier endest Du".
- Oberschenkel umfassend bis zu den Fußgelenken ausstreichen.
- Fußsohle ggf. nur halten, jede Zehe einzeln massieren.
- Am Rücken arbeiten die Hände entgegengesetzt quer zur Längsachse (Wirbelsäule) von oben nach unten. Anschließend den Rücken rechts und links der Wirbelsäule längs bis zum Gesäß massieren, bei FG und NG flächig mit einer Hand vom Nacken bis zum Gesäß.
- Kopf behutsam halten, mit dem Daumen vorsichtig von der Nasenwurzel über Stirn und Augenbraue, vom Nasenbein zum Jochbein, über die Oberlippe und über Stirn und Schläfe bis zum Kinn streichen.

8.1.4 Vestibuläre Wahrnehmung und Stimulation

Intrauterin kann sich das Ungeborene im Fruchtwasser leicht bewegen, sich drehen, sowie sich den Lageveränderungen der Mutter anpassen. Diese Impulse regen sein Gleichgewichtsorgan an. Ist das Kind geboren, sind diese vorgeburtlichen Erfahrungen prägend. Das Kind kann sich in Bewegung erfahren, Lageveränderungen nachvollziehen und Orientierung über sich und seine Lage im Raum wahrnehmen.

Hier knüpfen Angebote wie sanftes Schaukeln auf dem Arm, Tragen im Tragetuch oder andere Bewegungsangebote an.

Das vestibuläre System ist eng mit dem visuellen und dem kinästhetischen System verbunden. Kinder benötigen diese Reize (Beschleunigung- und Drehbewegung) in besonderem Maß und können sie schneller verarbeiten als Erwachsene. Sie hüpfen, machen Dreh- und Kreisspiele (z. B. Flugzeug, „Rolle vorwärts"), so oft hintereinander, dass Erwachsenen längst schwindelig würde.

Verharrt ein Mensch, z. B. aufgrund längeren Liegens, in einer Position, verliert er die Fähigkeit, rasch auf eine veränderte Körperposition zu reagieren. Der Patient hat Probleme, sich zu orientieren oder Entfernungen abzuschätzen.

> Setzt in der Phase der Habituation eine plötzliche, vestibuläre Stimulation ein (z. B. Handling, Positionierung oder selbst der Einsatz einer Wechseldruckmatratze), kann es zu Überempfindlichkeitsreaktionen, z. B. Schwindel, Übelkeit bis hin zu Erbrechen und einem Kreislaufkollaps kommen.

Möglichkeiten für die Pflege

- regelmäßiger Lagerungswechsel (bereits minimale Veränderungen der Körperposition bzw. Kopfbewegungen stimulieren das vestibuläre System)
- Hängematte, FG und NG erfahren neben dem vestibulären Reiz eine Unterstützung in ihrer Embryonalhaltung.
- leichtes Schwingen in einem Handtuch, Decke, z. B. auf dem Weg zur Waage
- Patientenlift
- Wiegeschale
- Känguru-Methode bei Frühgeborenen
- Kinderwagen und Wiege

8.1.5 Vibratorische Wahrnehmung und Stimulation

Neben der somatischen und vestibulären gehört die **vibratorische Wahrnehmung** zur Basis der sensorischen Entwicklung und ist tief im Menschen verankert.

Das Kind nimmt bereits im Mutterleib den mütterlichen Herzschlag, das Blutrauschen der Bauchaorta, Darmgeräusche und Atmung in Form sanfter Vibrationen wahr. Kinder hüpfen, stolpern, beklopfen ihren Thorax, während sie Brumm-Töne von sich geben. Sie machen Musik mittels Vibration und verschaffen sich so vibratorische Impulse.

Angebote über die Röhrenknochen vermitteln primär älteren Kindern, ein Gefühl des Körperinneren, der Körpertiefe, der Stabilität und des Zusammenhalts.

Möglichkeiten für die Pflege

Vibration der Beine vermittelt das Gefühl, dass da etwas ist, was einen trägt:

- sich hinter das Kind hocken, singen, summen oder erzählen
- Rollstuhl, Buggy und Kinderwagen fahren
- mit den Händen vibrieren
- Stimmgabel
- Angebote mittels kleiner Massagegeräte oder einer elektrischen Zahnbürste stimulieren die Röhrenknochen, die Tiefensensibilität, das Trägersystem Skelett
- bei FG und NG wird z. B. die Hand der Pflegenden, zwischen Kind und Massagequelle eingesetzt → Vibration trifft weniger intensiv auf den Körper und verteilt sich
- Känguruing – sachte Schwingungen durch mütterliche Stimme (Bezugsperson) und ihren Herzschlag knüpfen an vorgeburtliche Erfahrungen an → Vibrationen werden über Muskeln ins Körperinnere geleitet und dadurch spürbar → Nähe, Geborgenheit, Stabilität und Sicherheit werden vermittelt (➤ 3.3.3)

Um taktile Abwehr zu vermeiden, gehen alle Aktivitäten vom Kind aus.

Das Kind kann sein Körperinneres spüren. Stabilität wird vermittelt. Audiorhythmische Angebote, wie das Hören von Kinderreimen begleitet von sachtem Klopfen auf den Körper, regen zudem die Sprachentwicklung an.

Jeder Mensch hat andere Bedürfnisse und benötigt individuelle Angebote. Der eine Mensch reagiert mit Erhöhung des Muskeltonus, andere reagieren mit Muskelentspannung.

Mit Vibrationsangeboten beginnen Pflegende in der Peripherie. Sie lassen die Wirbelsäule dabei aus. Bei Kindern mit Herzerkrankungen und Gerinnungsstörungen ist Vibration kontraindiziert. Kinder mit Atelektasen und Pneumonien sind, wenn überhaupt, nur an den Extremitäten oder nach ärztlicher Anordnung zu vibrieren.

Nach heutigem Wissensstand wirkt die Vibration schleimlösend und bei muskulären Verspannungen entspannend. Auch Kinder, die das Wahrnehmungsvermögen ihrer Haut verloren haben, können häufig Vibrationen empfinden.

VORSICHT
Die Wirkung einer längeren, regelmäßigen Anwendung auf das Knochenwachstum ist nur unzureichend bekannt. Die Angebote sind daher nicht zur Langzeittherapie geeignet.

8.1.6 Olfaktorische und gustatorische Wahrnehmung und Stimulation

Riechen (*olfaktorisch*) und **Schmecken** (*gustatorisch*) sind sehr sinnliche Erfahrungen. Bereits im Mutterleib kann das Ungeborene Fruchtwasser schmecken, zudem werden die Riechzellen im Mund- und Nasenbereich angeregt.

Geruch und Geschmack gehören zu den ältesten Reizen. Sie eröffnen dem Menschen weite Teile der sozialen Kommunikation, ermöglichen Nahrungsaufnahme und helfen, ungünstige ökologische Umweltbedingungen (z. B. Vergiftung, Brand) zu meiden. [9] Sie erfüllen somit eine Schutzfunktion. Gerüche sind tief im Gedächtnis verankert. Sie können Erinnerungsauslöser sein und Erinnerungen, Assoziationen und Emotionen freisetzen, z. B.:
- Zimt und Lebkuchen = Weihnachten
- Kaffeeduft = Frühstück
- Chlor = Schwimmbad

Gerüche können aber auch negative Gefühle provozieren, z. B. lässt der typische Geruch einer Zahnarztpraxis die Erinnerung an einen Bohrer entstehen, der den Zahn berührt. Ein Versuch mit Kindergartenkindern zeigte, dass sie das T-Shirt, das ihre eignene Mutter in der Nacht getragen hatte, aus einem Stapel herausschnüffeln konnten.

Vor der gezielten olfaktorischen Anregung erfragen Pflegende u. a. Essensvorlieben und Pflegemittel. Das Kopfkissen der Eltern, Bettdecke, Schmusetuch oder Plüschtiere vermitteln ein Grundgefühl der Sicherheit. Der Geruch hält allerdings nur etwa 4 Tage an.

Neugeborene erkennen den Geruch der Mutter bereits nach 45 Stunden. [10] Als olfaktorischer Reiz für FG und NG eignen sich Nachthemden, Stilleinlagen mit etwas Muttermilch oder ein getragenes Tuch der Mutter. Dies gleich bleibende Geruchsangebot vermittelt ein tiefes Urgefühl, d. h. Vertrauen und Sicherheit.

FG und NG können gut riechen. Sie reagieren auf Düfte, z. B. Parfüm, Händedesinfektionsmittel, Nikotin, mit Grimassieren. Daher sollten Pflegende solche Expositionen vermeiden bzw. auf die korrekte Einwirkzeit achten.

Düfte können mit einem Trauma verbunden sein, andererseits verändern Traumen im Kopfbereich möglicherweise die Vorlieben für Geruch und Geschmack. Grundsätzlich soll dem Kind die aktuelle Situation über die Sinne vermittelt werden, z. B. Nahrung riechen (es gibt etwas zu essen), Massageöl riechen (ich werde berührt).

Orale Wahrnehmung und Stimulation

Bereits im Mutterleib berührt sich das Kind im Mundbereich, es lutscht am Daumen. Es kann seinen Mund spüren und trainiert bereits ab der 10.–11. SSW das Schlucken und ab der 18.–25. SSW das Saugen. Sonografisch zeigt sich, dass zum Ende der Fetalzeit bereits eine deutliche Erhöhung der Schluckfrequenz erkennbar ist. Dies ist vor allem auf die Entwicklung des Geschmacksinnes zurück zu führen. [11] Eine frühe orale Stimulation und (sofern möglich) Ernährung bei FG ist wichtig, da diese Kinder nur verkürzte interuterine Erfahrungen sammeln konnten.

Nahrungsaufnahme verschafft ein Sättigungsgefühl, befriedigt aber auch das Bedürfnis nach oralen Berührungen. Kinder bis zum 2. Lebensjahr benutzen ihren Mund, um die Umwelt zu begreifen und Objekte zu erkunden. Dies bedeutet für das Kind Beschäftigung und spielerisches Lernen, es kann darüber Orientierung erfahren.

Das Saugen und Lutschen vermittelt zudem eine tiefe Beruhigung und Zufriedenheit. Pflegende können FG und NG diese Erfahrung durch Lagerungen ermöglichen, die kindliche Hand-Mundmotorik fördern. Auch das Anbieten eines Schnullers ist hier hilfreich.

Nicht nahrungsbezogenes Saugen (*nonnutritives Saugen*) fördert zudem die Gewichtszunahme des Frühgeborenen, erleichtert die orale Nahrungsaufnahme und reduziert motorische Unruhezustände. Insgesamt machen Kinder, die in dieser Form beschäftigt sind, einen stabileren psychischen Eindruck. [12]

Der Bereich um den Mund und an der Zungenspitze ist aufgrund seiner hohen Dichte an Rezeptoren ein empfindsames Tastorgan. Jedes unangemessene Eindringen in die Mundhöhle kann bei Patienten negative Reaktionen, z. B. Abwehr und Resignation, hervorrufen. Eine individuelle, sicherheitsvermittelnde und trostgebende Begleitung durch z. B. Berührung und Zusprache ist unabdingbar. Alle Maßnahmen müssen für das Kind nachvollziehbar angekündigt und entwicklungsgemäß gestaltet werden.

Ziele
- Bewusstmachen des oralen Bereichs und Wahrnehmungsförderung
- Umfeld erfahren
- Bewegungsabläufe des Kindes unterstützen, z. B. Saug-, Kau- und Schluckfunktion
- Aktivierung des Wachheitsgrades

Orale Stimulation dient primär nicht der Mundpflege und ist mit dieser nicht zu verwechseln. Ein gezieltes Kautraining fördert jedoch die Speichelsekretion und berührt somit die Parotitisprophylaxe. Die Informationen von Eltern, die Anamnese und die Beobachtungen unter Berücksichtigung von Geschmacks-, bzw. Essensvorlieben, Ritualen, Ort und Lage, Essenszeiten und Dauer, sind in der Pflegeplanung zu berücksichtigen. Es hat sich als sinnvoll erwiesen, orale Angebote zu den Mahlzeiten anzubieten. Der sinngebende Zusammenhang von oraler Aktivität und Fülle im Bauch vermittelt das Gefühl der Sättigung und Normalität.

Sonden, nasal wie oral, Tubus und Tracheostoma beeinflussen den Geruchs- und Geschmackssinn sowie die Sensibilität des Mundraums. Zur langfristigen, künstlichen Ernährung ist eine PEG sinnvoll, weil sie den orofazialen Trakt unberührt lässt.

Durchführung
- alters- und kindgerechte Lagerung gewährleisten (Aspirationsgefahr!)
  - Opisthotonus vermeiden
  - Seitenlage oder Oberkörperhochlage mit physiologischer Kopfneigung nach vorn ermöglichen das Herauslaufen der Nahrung aus dem Mund
- Riechen der Nahrung ermöglichen
- Sensibilisierung des Gesichtsbereichs durch:
  - Halten des Kopfes, langsames Streichen über Stirn, Schläfen bis zum Mund, Spitzmund forcieren und Entspannung vermitteln
  - Verdeutlichung der Mimik durch Knautschen von Stirn und Kinn und anschließender Entspannung

Die Einbeziehung der Patientenhand ist hierbei sinnvoll, damit sich das Kind selbst begreifen und spüren kann. Zusätzlich unterstützt dies die Hand-Mund-Koordination. Ein Umfahren des Mundes, evtl. mit Nahrung, kann die Bereitschaft fördern, ihn zu öffnen. Bei Früh- und Neugeborenen lässt sich so der Such-, Saug- und Schluckreflex auslösen.

- Vibration des Jochbeins mittels
  - Händen, Fingern
  - Zahnbürste, Rasierapparat bei älteren Kindern
  - Eltern, die mit dem Kind Wange an Wange kauen
- Sensibilisierung des Mundinnenraums durch
  - Massieren der Kau- bzw. Zahnleisten mit Hilfe des Patientenfingers, Fingerlingen oder Schaumstoff- und Wattestieltupfern
  - Einsatz von Nahrung (später)

VORSICHT
Die Zungenspitze ist hochsensibel. Angebote im Mundinnenraum beginnen deshalb am seitlichen Zungenrand. Als Nahrungsträger eignen sich z. B. Wattestäbchen, Schnuller, Sauger. Eine Stimulation von Zunge und Gaumen wägen Pflegende unter Berücksichtigung des Zustands des Patienten ab.
Bei FG und NG sowie Säuglingen berücksichtigen Pflegende die mögliche Keimbesiedlung aufgrund von Milchnahrungen (ausgenommen Muttermilch). Alternativ lassen sich verschiedene Teesorten und stilles Mineralwasser einsetzen.

8.1.7 Schlucktraining
Marianne Ahndorf

Physiologischer kindlicher Schluckakt
Das kindliche Schlucken unterscheidet sich in wesentlichen Punkten vom Schlucken im Erwachsenenalter. Dies ist vor allem auf die unterschiedlichen Strukturen und die, beim Kind noch nicht komplett ausgereifte, Sensibilität zurückzuführen.

In den ersten Lebensjahren durchläuft das Kind eine komplexe Entwicklung im Bereich Essen und Trinken, bei der sich Form und Größe der anatomischen Strukturen, „des Mundbereichs, des Larynx, der Trachea, der Lunge, des Pharynx und Ösophagus sowie der Speiseröhre" verändern. [13] Ein weiterer Faktor ist die Entwicklung der Mundmotorik, vom Saugen und Schlucken über das Essen mit dem Löffel zum Kauen und Trinken aus dem Becher. Dabei ist zu beachten, dass die Koordination von Atmung und Schlucken keine angeborene Fähigkeit ist, sondern mit Änderung der Konsistenz neu erlernt werden muss. [13] [14]

Pathologischer Schluckvorgang
Pathologische Schluckvorgänge bezeichnet man als Dysphagie. Dysphagie ist die fehlende Fähigkeit, Speisen zu verzehren, also eine „Störung des Essens". [15]

Die wichtigsten pathologischen Symptome sind: [16]
- **Leaking** (*Entgleiten*) – unkontrolliertes Entgleiten des Bolus nach anterior aus dem Mund, oder nach posterior in den Rachenraum
- **Pharyngeales Pooling** (*Auffangen*) – prädeglutitives Auffangen von Bolusteilen im Rachen, vor Auslösung des Schluckreflexes
- **Residuen** (*Reste oral, laryngeal* bzw. *pharyngeal*) – postdeglutitiv im Rachen, Mundraum oder Kehlkopf verbleibende Teile der Nahrung
- **Penetration** – prä-, intra- oder postdeglutitives *Eindringen von Fremdsubstanzen*, entweder in die Nase (*nasale Penetration*) oder in den Kehlkopfeingang, oberhalb der Stimmlippen (*laryngeale Penetration*)
- **Aspiration** – prä-, intra- oder postdeglutitives Eindringen von Fremdsubstanzen unterhalb der Stimmlippen; bedrohlichste Folge der Dysphagie

Pflegerische Maßnahmen
Die Möglichkeiten des **Schlucktrainings** unterscheiden sich je nach Alter und Allgemeinzustand des Kindes. Bei allen Altersgruppen ist die Sicherstellung der notwendigen Schutzreflexe vor dem eigentlichen Schlucktraining von zentraler Bedeutung. Neben einem suffizienten Schluckreflex ist ein sicherer Husten- und Würgereflex notwendig.

Der Schluckreflex wird im hinteren Bereich der Mundhöhle ausgelöst. Zur Überprüfung des Schluckens dient der Kieferkontrollgriff. Hierzu legen Pflegende ohne Druck 2–3 Finger auf Kehlkopfhöhe des Patienten untereinander. Schluckt der Patient, ist eine Hebung des Kehlkopfes fühlbar.

Vor Beginn eines gezielten oralen Ess- und Schlucktrainings ist eine klinische und bei Bedarf apparative Schluckdiagnostik durch einen Logopäden, Phoniater oder Schlucktherapeuten erforderlich.

Liegt abschließend kein Verdacht auf eine Aspiration vor (im Besonderen auf eine stille Aspiration ohne Schutzreflexe), beginnen die Pflegenden nach Rücksprache mit dem Therapeuten das Ess- und Schlucktraining.

Voraussetzung für ein Schlucktraining ist eine altersentsprechend adäquate **Lagerung** bzw. Sitzposition. Die Körperhaltung ist für die Nahrungsaufnahme wichtig, da nur bei guter Positionierung ein funktionelles Gleichgewicht unterstützend wirken kann. Kay Coombes beschreibt in ihrem Konzept der **FOTT** (*Therapie des facio-oralen Trakts*) besonders den Zusammenhang zwischen der Kopfhaltung und der Beckenstellung. Ein großes Kind nimmt dazu eine sichere und aufrechte Sitzhaltung ein. Die Füße haben Bodenkontakt und die Pflegenden unterstützen die Kopfhaltung, wenn erforderlich, in Mittelstellung oder leicht nach vorn gekippt. Säuglinge werden in einer halb liegenden Position auf dem Schoß der fütternden Person oder z. B. in einem Stillkissen gelagert. Die Position soll dem Kind Halt und Sicherheit vermitteln. Das Ess- und Schlucktraining kann nach Anleitung von den Eltern übernommen werden. Das Füttern durch eine bekannte Person fördert in vielen Fällen die Compliance des Kindes.

Die **Auswahl der Nahrungsmittel** richtet sich nach den Gewohnheiten des Kindes und den Empfehlungen der Therapeuten. Milch oder Milchprodukte sind zu vermeiden, da diese das Risiko für eine

Aspirationspneumonie erhöhen. Bei großen Kindern wird das Schlucken zunächst mit Wackelpudding oder speziellen amylaseresistenten, angedickten Speisen getestet. Bei FG und NG wird vorzugsweise Muttermilch (evtl. auch angedickt) verwendet.

Ist das Essen von wackelpuddingartigen Konsistenzen problemlos, können größere Kinder nach ihren Vorlieben und Gewohnheiten gefragt werden. Pflegende bevorzugen starke Geschmacksreize und kalte Nahrung, da sie die orale Wahrnehmung unterstützen. In der Neonatologie sollte auf starke Geschmacksreize verzichtet werden. Hier bietet sich die Verwendung von verschiedenen kalten Teesorten an.

Pflegende unterstützen die **Bewegungen des Kindes** nur bei Bedarf. In Absprache mit einem Ergotherapeuten kann eine Adaptation des Bestecks (z. B. weicher Löffel, Strukturlöffel, anatomisch geformter Griff) oder des Tellers (z. B. hoher Rand) erfolgen. Kinder, die lange nicht gegessen haben, bekommen zunächst eine geringe Nahrungsmenge mit einheitlicher Konsistenz angeboten. Eine Mischung der Konsistenzen kann u. U. ein zu schnelles Eintreten von Boli fördern, sodass eine zu späte Triggerung des Schluckreflexes ein Abgleiten des Bolus über den Larynx in die Trachea ermöglicht. Ohne Hustenreflex kann dies zur Aspiration führen.

Bei der Verabreichung von Flüssigkeiten ist große Vorsicht geboten. Sie haben eine kürzere orale Verweildauer, sodass der Schluckreflex schneller auszulösen ist, um sie zu bewältigen. Zur Vorbeugung können Pflegekräfte Flüssigkeiten andicken. Die langsamere Flussgeschwindigkeit und kleine Mengen (zunächst max. 1 TL) unterstützen die Kinder bei der Aufnahme. Flüssigkeiten sind günstigerweise aus einem gewohnten Gefäß zu reichen.

Strohhalme, Schnabeltassen, kleine Becher oder ein Löffel können die Flüssigkeitsaufnahme erleichtern. Das Trinken mit einem Strohhalm oder aus einer Schnabeltasse setzt jedoch einen guten Mundschluss voraus. Kohlensäurehaltige Getränke sind zunächst zu vermeiden.

Die olfaktorische und visuelle Wahrnehmung der Speisen unterstützt die orale Vorbereitungsphase. Falls möglich, die Nahrung vor den Augen der Kinder zubereiten (Freude auf das Essen; Wasser läuft im Mund zusammen, d. h. der Körper stellt sich auf Nahrungsaufnahme ein).

Eine nasogastrale Magensonde löst oft negative Reize aus und behindert die orale Ernährung. Zur langfristigen künstlichen Ernährung ist daher die Anlage einer PEG sinnvoll. Sie kann beim Aufbau der oralen Ernährung unterstützend wirken.

Negative Stimulationen, z. B. Absaugen, Trachealkanüle, anatomische Veränderungen im Aerodigestivbereich, haben Einfluss auf die Ernährungssituation, sodass die orale Ernährung evtl. vorübergehend pausiert werden muss, um einer späteren Fütteraversion vorzubeugen.

Kauanregung
Kausäckchen

Ziel ist es, dem Kind das Spüren von Struktur, Konsistenz, Geruch, Geschmack und Temperatur zu ermöglichen. Bevor Pflegende Angebote in der Mundhöhle machen, sind die Anbahnung der Aktivitäten im Mundbereich und eine gute, sichere Positionierung des Kindes erforderlich.

- Nahrung zerkleinern, in einen gut angefeuchteten TG-Schlauch oder eine Mullkompresse legen und sicher verpacken.
- Nahrungsmenge und Größe des Säckchens entsprechen der Mundgröße, da Kinder bereits kleine Dinge, z. B. Nahrungsreste, im Mund als groß wahrnehmen.
- Nahrungspäckchen in die Wangentasche, bzw. auf die Kaufläche platzieren → Beachte: Säckchen von außen festhalten.
- Leichte Drehbewegungen des Säckchens und ausreichend Zeit (max. 15 Min.) ermöglichen bessere Wahrnehmung.

Fruchtsauger

Fruchtsauger gibt es in einigen Drogeriemärkten zu kaufen. Ein kleines Säckchen kann mit Fruchtstückchen gefüllt und einem Sicherheitsverschluss verschlossen werden. Ein Handgriff ermöglicht das Festhalten, ggf. gemeinsam mit der Hand des Patienten, sowie ein Führen des kindlichen Arms zum Mund. Dies unterstützt zudem die Hand-Mund-Koordination.

> Tipp: Obst zerkleinern und mit entsprechendem Mus ins Säckchen füllen oder dieses mit entsprechendem Fruchtsaft durchtränken.

8.1.8 Taktil-haptische Wahrnehmung und Stimulation

Das Ungeborene spürt über seine Handflächen und Fußsohlen die Begrenzung der Gebärmutterwand. Diese Erfahrungen werden über den Tastsinn gespeichert. Die Fähigkeit des Tastens ist wichtig, damit das Kind sein Umfeld begreifen und erspüren kann.

Die zahlreichen Tastkörperchen in der Haut ermöglichen die taktile Wahrnehmung. Eine besonders hohe Dichte der Rezeptoren befindet sich an der Fußsohle und im Handteller, hier vor allem an den Fingerspitzen.

Im Säuglings- und Kleinkindalter ist allerdings der Mundbereich mit der größten taktilen Wahrnehmungsfähigkeit ausgestattet.

Die taktile Wahrnehmung umfasst die Sensibilität für Berührung, Temperatur und Schmerz. Sie dient der Erkundung von Objekten. Gerade Säuglinge benötigen die Hand-Mund-Koordination, um ihre Umwelt zu begreifen. Mithilfe dieser beiden Körperteile erspüren sie Form, Struktur, Temperatur und Gewicht der Gegenstände in ihrer Umgebung.

Je älter die Kinder werden, desto mehr dominiert der visuelle Sinn und überdeckt die taktil erlangten Informationen.

Möglichkeiten für die Pflege

Taktiles Begreifen von Waschlappen, Zahnputzbecher, Kleidungsstücken bzw. allen Gegenständen, mit denen Pflegende das Kind berühren, schafft einen ersten Zugang zu den geplanten Handlungen.

Das taktile Erkunden von z.B. Sondenpflastern, Verbänden und des eigenen Körpers vermittelt Sicherheit und erleichtert das Begreifen von Situationen.

> Spielzeug und Lagerungsmaterialien mit unterschiedlichem Härtegrad und Struktur animieren Kinder zur Bewegung und Beschäftigung.
> - rau, kühl, glatt wirkt aktivierend, macht neugierig und motiviert das Kind, sich zu bewegen
> - weich, warm, wohlig, flauschig verschafft das Gefühl, sich gehen lassen, ruhen oder schlafen zu können (Habituation berücksichtigen)
>
> Beispiel für stark eingeschränkte Kinder (Mobile): Rettungsfolie in kleine Streifen geschnitten, kann durch minimale

> Eigenaktivität der Kinder, z.B. durch Atem, in Bewegung gebracht werden. Die Kinder sammeln dadurch taktile Erfahrungen und können etwas bewirken.

8.1.9 Auditive Wahrnehmung und Stimulation

Mit zunehmendem Schwangerschaftsalter kann das Kind auch Geräusche und Stimmen über sein Gehör wahrnehmen.

Die **auditive Wahrnehmung** ermöglicht es dem Menschen, Töne, Geräusche und Klänge wahrzunehmen und zu verarbeiten. Sie ist die grundlegende Funktion zur Sprachentwicklung und damit zur verbalen Kommunikation.

Mit ihrer Hilfe ist eine akustische Raumerkennung und Orientierung möglich. Das Hören ist für intensivpflichtige Kinder, die ihre Augen meist geschlossen halten, der Sinn, mit dem sie primär die Reize aus der Umgebung wahrnehmen. Ist der visuelle Sinn ausgeschaltet, nimmt der Mensch akustische Reize intensiver wahr. Aufgrund der sehr unstrukturierten Geräuschkulisse einer Intensivstation, die aus permanentem Stimmengewirr, unbekanntem Piepsen und einer insgesamt hohen Lautstärke besteht, interpretieren Kinder ihre Umgebung nicht selten fehlerhaft. FG werden abrupt unphysiologischen Reizen ausgesetzt, z.B. Monitoralarmen, die ihre auditive und allgemeine Entwicklung massiv einschränken.

Die Ohren lassen sich im Unterschied zu den Augen nicht ohne Hilfsmittel verschließen. Menschen können sich musikalischer Dauerberieselung sowie anderen Geräuschquellen nicht einfach entziehen. Als Auswege bleiben ihnen der Rückzug und ein schwindendes Interesse, das Umfeld wahrzunehmen, bzw. in Kommunikation zu treten. Zur Sensibilisierung von pflegerischem, ärztlichen Personal und Eltern eignet sich eine **Lärmampel** (➤ 3.3.6).

Möglichkeiten für die Pflege

Geräuschangebote
Die Imitation von Meeresrauschen und Wellenbewegung sowie des Herzschlags sollen das Kind an den Blutfluss erinnern, den sie intrauterin gehört

haben. Einige Kinder reagieren darauf positiv. Zu beachten ist jedoch, dass FG nicht ohne Grund zu früh zur Welt kamen. Der Uterus bildet nicht immer ein beschützendes, wohliges Nest, die Kinder haben nicht selten Schmerz, Stress und Todesangst erfahren. Ein sinnvoller Rhythmus im Tagesablauf, darauf abgestimmte Pflegetätigkeiten und der intensive Kontakt zu den Eltern (*Känguruen*) geben meist mehr Sicherheit und Stabilität, als die Geräuschimitation.

Umgebungsgeräusche von Zuhause
Pflegende können dem Kind vertraute Geräusche von daheim mittels Kassette vorspielen. Dies kann positive Effekte, aber auch Fehlinterpretationen erzielen. Das Kind befindet sich im Krankenhaus und dies muss es auch erfahren, um bestimmte Umstände in der Umgebung richtig einordnen zu können. Erinnerungen und Geräusche von Zuhause sind nur sinnvoll, wenn ein Angehöriger da ist, der weitergehende Informationen vermitteln kann.

Geschichten vorlesen
Kann eine gute Möglichkeit sein, z. B. an das Einschlafritual anzuknüpfen.

Musikkassette/Hörspiel/Radio
Musik oder Hörspiele sind häufig eng mit Emotionen und Situationen verknüpft. Dabei kann es sich sowohl um Ruhe, als auch Bewegung und Aktion handeln. Eine genaue Beobachtung ist notwendig, da Musik oder Geschichten möglicherweise Erinnerungen auslösen, die das Kind u. U. nicht entsprechend verarbeiten kann. Trotz ausgedehnter Anamnese kennen Pflegende nur selten die Erinnerungen, die an bestimmten Musikstücken hängen. Deshalb sind sie kaum in der Lage, spezifische Reaktionen korrekt zu interpretieren.

Singen
Nehmen Pflegende das Kind dabei auf den Schoß, erhält es zusätzlich zum akustischen Reiz auch eine leichte Vibration. Ein intensiver kommunikativer Austausch ist somit möglich. Im Rahmen der Musiktherapie nach Nordoff und Robbins ist das Singen im Atemrhythmus eine Form der Kontaktaufnahme, die sich gerade bei bewusstseinsgetrübten und komatösen Patienten empfiehlt. Bei diesem Konzept singen die Pflegenden während der Einatmung und lassen bei der Ausatmung ggf. einen etwas tieferen Ton entstehen. Sie berücksichtigen die anschließende Atempause. Für viele Kinder mit einer Wahrnehmungseinschränkung ist das Hören von Schallwellen nicht besonders attraktiv. Bei diesen Kindern empfehlen sich Vibrationsangebote (➤ 8.1.5).

8.1.10 Visuelle Wahrnehmung und Stimulation

Der visuelle Sinn bündelt Informationen anderer Sinne und bringt Situationen in einen angemessenen Zusammenhang. NG sind bereits in der Lage, Umrisse von z. B. Augen, Nase, Mund zu sehen, Gesichtsausdrücke nachzuahmen und im Gedächtnis zu speichern. Allgemein können sie in einer Entfernung von 25–40 cm am besten sehen. [17]

FG sind eher kurzsichtig und sehen in einem Abstand von ca. 10 cm scharf. Diesen Abstand nehmen Eltern, z. B. beim Füttern, intuitiv ein. Schnell differenziert sich im Säuglingsalter die Wahrnehmung von Abstand, Entfernung, Formen und Farben. Die Sehschärfe nimmt zu.

In Krankenhäusern herrscht nicht selten ein Überangebot an visuellen Reizen. Kinder können dies als Bedrohung empfinden. Besonders zurückhaltend sind Pflegende in Bezug auf z. B. übergroße Kuscheltiere im Inkubator, Aufklebern, Pflegeutensilien auf Inkubatoren oder zu tief hängenden Mobiles über dem Kopfende.

Für Kinder in zunehmendem Alter verringern sich meist die visuellen Angebote im Krankenhaus. Vor allem Wände und Deckengestaltung sind noch zu wenig in die visuelle Stimulation eingebunden (➤ 3.3.1).

Auch im visuellen Bereich kann eine Habituation eintreten und zu Wahrnehmungsstörungen führen. Bei langem Starren an eine weiße Decke, z. B. im Coma vigile, kommt es nicht selten zu Fehlinterpretationen. So nehmen Kinder z. B. Lüftungsschächte aus Metall als Leitern wahr, die sich langsam auf sie zu bewegen. Grüne und gelbe Punkte erhalten die Bedeutung von Männchen und die feinen Löcher einer Kassettendecke beginnen, wie Käfer zu krabbeln.

Möglichkeiten für die Pflege

- kontrastreiche Gegenstände in Form und Farbe mit klarer, nicht reflektierender Struktur (Schwarz, Weiß und Rot werden früh wahrgenommen)
- Kuscheltiere in alters- und entwicklungsgemäßen Abstand (minimal 10–40 cm)
- Mobiles an der Seite oder am Bettende
- Fotos nach Möglichkeit vergrößert und als Schwarzweiß-Abzüge
- Poster, Bilder, Drachen, Flugzeuge individuell und patientengerecht an Wänden und Decke
- Schwarzlicht können auch Kinder mit starker visueller Wahrnehmungsstörung (sogar nahezu Blinde) wahrnehmen
- Inkubatorabdeckung, Betthimmel, Moskitonetz, Schlaufengardinen am Patientenaufrichter angebracht, ermöglichen Rückzugsbereich, Verdunkelung, Lärmdämpfung und verstärken Struktur von Ruhe und Aktivität
- reflektierende Symbole, wie Sterne aus Pappe oder Plastik an Abdeckung oder Bett
- Wechsel von Tag und Nacht durch entsprechende Lichtverhältnisse signalisieren
- Uhr/Kalender bei Schulkindern in Sichtbereich → zeitliche Orientierung möglich
- Aufrichten/veränderte Körperposition erweitern Blickwinkel und dienen der räumlichen Orientierung
- eigene Kleidung und vertraute Gegenstände (z. B. Haarbürste, Zahnbürste, Bettwäsche, Kuscheltiere) vermitteln Trost und Sicherheit

8.1.11 Autostimulation

Autostimulation betrifft alle Sinnesbereiche. Pflegende missdeuten sie nicht selten als krankhaftes, unerwünschtes Verhalten und diagnostizieren Autoaggression und Hospitalismus. Somatische Zeichen sind Beißen, Schlagen, sowie rhythmisches Streicheln. Um sich vestibulär zu stimulieren, schaukeln die Kinder in sitzender Position oder im Vierfüßlerstand vor und zurück oder rollen in Seitenlage mit Kopf und Oberkörper hin und her.

Kinder führen sich vibratorische Reize zu, indem sie Gegenstände abklopfen, auf den eigenen Thorax schlagen, tiefe Laute von sich geben oder mit dem Kopf gegen Wand, Boden oder Bettgitter stoßen. Ihren visuellen Sinn stimulieren Kinder, wenn sie sich z. B. fest auf ihre Augäpfel drücken.

Es handelt sich um selbst entwickelte Techniken und Fähigkeiten, mit deren Hilfe Kinder sich in einem Wahrnehmungsfeld, das sie als eingeschränkt erleben, selbst Reize setzen. Das Verhalten kann für Pflegende ein Zeichen sein, intensivere basal stimulierende Angebote für die entsprechenden Wahrnehmungsbereiche in die Pflege zu integrieren.

Gerade im vestibulären Bereich schaukeln sich die Kinder nicht selten in Trance und klinken sich aus dem Umweltgeschehen aus. Sie benötigen den Rückzug, um Ruhe zu finden. Die rhythmischen Bewegungen erhalten die Funktion von Ritualen zum Einschlafen und zur Stressbewältigung. Eine Unterbrechung bzw. das Angebot pflegerischer Aktionen ist in diesen Momenten nicht immer sinnvoll. Pflegende minimieren die Verletzungsgefahr und beobachten genau, ob eine tatsächliche Autoaggression vorliegt.

LITERATUR

1. Fröhlich, A. 07/08. Auf: www.basale-stimulation.de/konzept. Zugriff 20. Juni 2012
2. Zimmer, R.: Handbuch der Sinneswahrnehmung. Herder Verlag, Freiburg, 2012
3. Bienstein, C.; Fröhlich, A.: Basale Stimulation in der Pflege. Verlag selbstbestimmtes Leben, Düsseldorf, 1991
4. Bienstein, C.; Fröhlich, A.: Basale Stimulation in der Pflege. Die Grundlagen. Kallmeyersche Verlagsbuchhandlung, Seelze-Velber, 2004
5. Leboyer, F.: Sanfte Hände. Kösel Verlag, München, 2004
6. Sparshott. M.: Früh- und Neugeborene pflegen, Stress- und schmerzreduzierende, entwicklungsfördernde Pflege. 2. Auflage Verlag Hans Huber, Bern, 2009.
7., 8. Nydahl, P.; Bartoszek, G.: Neue Wege in der Pflege Schwerstkranker. 4. Auflage, Urban & Fischer, München/Jena, 2008
9. Pickenhain, L.: Basale Stimulation – Neurowissenschaftliche Grundlagen. Verlag selbstbestimmtes Leben, Düsseldorf, 1998
10. Morris, D.: Babywatching – die Körpersprache des Babys. Heyne, München, 1995
11. Arvedson, J. C.; Brodsky, L.: Pediatric Swallowing and Feeding – Assessment and Management – Second Edition. New York: Singular Pub, 2002
12. Pinelli e. a.: How rewarding can a pacifier be? A systematic review of nonnutritive sucking in preterm infants; Neonatal Network 2000 Vortrag: Developmental care - entwicklungsfördernde Konzepte, Kalber, A.; Kühn, T.: Vivantes Perinatalzentrum Berlin, Datteln 2011

13. van den Engel-Hoek, L.: Fütterstörungen – Ein Ratgeber für Ess- und Trinkprobleme bei Kleinkindern. Schulz-Kirchner Verlag, Idstein, 2008
14. Morris, S.; Klein M. D.: Mund und Eßtherapie bei Kindern – Entwicklung, Störung und Behandlung orofazialer Fähigkeiten. Urban&Fischer Verlag, München, Jena, 2001
15. Prosiegel, M.; Weber S.: Dysphagie: Diagnostik und Therapie – Ein Wegweiser für kompetentes Handeln. Springer Verlag, 2008
16. Bartholome, G.; Schröter-Morasch, H.: Schluckstörungen – Diagnostik und Rehabilitation. Urban&Fischer Verlag, München, 2010
17. Sparshott, M.: Früh- und Neugeborene pflegen, Stress- und schmerzreduzierende, entwicklungsfördernde Pflege. 2. Auflage, Verlag Hans Huber, Bern, 2009

8.2 Kinästhetik Infant Handling
Petra Brutscher

Kinästhetik entstand aus dem Tanz. Tanz ist Harmonie zwischen zwei Partnern. So ist es auch in Kinästhetik: die Pflegenden orientieren sich an den Fähigkeiten des Kindes und berücksichtigen dessen Ressourcen. Die Bezeichnung Kinästhetik kombiniert die griechischen Wörter **kiniesis** (*Bewegen*) und **aisthesis** (*Empfindung*).

Frank Hatch entwickelte ein Konzept, das Methoden vermittelt, Bewegung besser zu verstehen, um tänzerische Fähigkeiten und die Körperhaltung zu optimieren.

Ende der 1970-er Jahre entwickelten Lenny Maietta (Child-Development-Forscherin) und Frank Hatch ein professionelles Programm, um Eltern in der Interaktion über Berührung und Bewegung mit ihren NG zu unterstützen. Sie nannten es „Baby Tipps". 1984 entstand daraus das „Kinästhetik Infant Handling". Diesem Konzept liegen Erkenntnisse der Kinästhetik-Kurse, der Feldenkraismethode, der Entwicklungspsychologie und der humanistischen Psychologie zugrunde.

Ein Neugeborenes muss sich nach der Geburt völlig umorientieren. Intrauterin schwimmt es im Fruchtwasser, einem Medium, das Bewegungen erleichtert. Nach der Geburt ist es gezwungen, sich gegen die Schwerkraft zu stemmen. Dabei benötigt es Hilfe.

Das Programm des „Kinästhetik Infant Handling" ist ein Lernmodell und vereinigt die folgenden Konzepte. Es fördert Kinder, gemäß ihrer Fähigkeiten, in jeder Phase der Bewegungsentwicklung.

Interaktion

In diesem Konzept geht es um Sinnessysteme und die unterschiedlichen Kanäle der Vermittlung, wie sehen, hören, riechen, schmecken und fühlen.

Die geistige Entwicklung des NG, FG oder Säuglings ist eng mit der körperlichen Entwicklung vernetzt. Interaktion zur Bewegungsunterstützung findet vorwiegend über Berührung statt. Diese Art der Kommunikation verstehen sie am besten, denn ein NG kann zwar hören, aber der Sinn der Worte erschließt sich ihm nicht.

Das innere sensorische System entspricht dem kinästhetischen Sinn. Dabei handelt es sich um die Wahrnehmung, die aus dem Menschen selbst kommt. Dieses System, z. B. der Vestibularapparat im Innenohr oder die Rezeptoren in Muskeln und Gelenken, registriert Bewegungsveränderungen. Mit seiner Hilfe erfahren Menschen, wo sie sich im Raum befinden, ob sie z. B. liegen oder stehen.

Wichtig ist es, dass Pflegende stets gleichzeitig mit dem Kind in eine gemeinsame Interaktion treten. Erst dies fördert seine weitere Entwicklung optimal.

Beispiel Windelwechsel

Bei der unreflektierten Form des Windelwechsels nimmt der Erwachsene die Füße des Kindes in die Hand, zieht die Beine und das Gesäß in die Höhe und wechselt die Windel. An diesem Prozess kann sich das Kind nicht aktiv beteiligen. Es wird bewegt und hat keine Möglichkeit, das Bewegungsmuster nachzuvollziehen. Einseitige Aktivität prägt den gesamten Vorgang.

Das Kind verliert die Kontrolle über den eigenen Körper, es verliert die Orientierung. Desorientierung erhöht die Körperspannung. So erleben es Pflegende häufig, dass Kinder mit Schreckreaktionen reagieren, die sich in Form von Mororeflexen ausdrücken. Aber auch das vestibuläre Sinnessystem wird stark überfordert, so kommt es oft zu Übelkeit, Spucken und Erbrechen.

> Der Windelwechsel nach kinästhetischen Prinzipien ist ein gleichzeitig gemeinsamer Prozess. Der Erwachsene hilft dem Baby, seine Bewegung zu organisieren. Er dreht es langsam mit Zug und Druck an unterschiedlichen Körperteilen von einer Seite zur anderen. Das Gewicht verlagert sich jeweils auf die andere Seite. So ist das Baby aktiv am Bewegungsablauf beteiligt und verliert zu keiner Zeit die Kontrolle über das Geschehen. Außerdem regt die Drehung den Darm an und begünstigt die Stuhlausscheidung.

Funktionale Anatomie

Das Konzept unterscheidet drei große Körperbereiche:
- Muskeln und Knochen
- Bewegungsräume und Körperteile
- Körperorientierung

Die Knochen geben dem Körper Stabilität. Ihre harte Konsistenz ist an vielen Körperpunkten zu tasten. Die Muskeln hingegen sind weich und geben Beweglichkeit. Durch ihr Zusammenspiel können Menschen sich aufrecht halten und bewegen.

Körperteile oder Massen, also Kopf, Brustkorb, Arme und Beine, machen das Hauptgewicht des Körpers aus. Der Mensch nutzt sie, um mit der Umgebung in Kontakt zu treten. **Bewegungs- oder Zwischenräume** (Hals, Schultergürtel, Taille, Hüftgelenke) sind flexible Bereiche, die zwischen zwei Körperteilen liegen. Sie ermöglichen das Bewegen der Körperteile einzeln oder in Beziehung zueinander.

Für das Handling ist vor allem die Unterscheidung in Körperteile und Bewegungsräume essenziell. Während der Kontakt an Körperteilen Bewegung unterstützt und ermöglicht, blockiert Berührung an Bewegungsräumen die Beweglichkeit.

Die Zahl der Bewegungsräume bzw. Körperteile ist bei Erwachsenen und Kindern identisch. Im Hinblick auf Größe, Proportionen und Gewichtsverteilung sind sie jedoch sehr unterschiedlich. Bei einem Baby ist der Kopf im Vergleich zum Körper sehr viel schwerer als bei einem Erwachsenen, dessen Gewicht stärker auf Brustkorb, Becken und Beine verteilt ist.

Pflegende beachten die Größenverhältnisse, um Kinder unterschiedlichen Alters in ihren Fähigkeiten optimal zu unterstützen. Um sich im Raum zu orientieren, brauchen Menschen Informationen, z. B.:
- Wo ist oben und unten?
- Wo ist vorne und hinten?

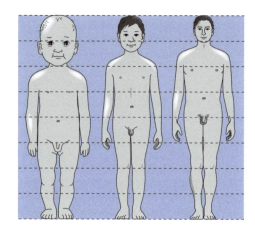

Abb. 8.3 Körperproportionen. [L157]

Die höchste Stelle bei einem Menschen ist der Scheitel, die tiefste ist die Spitze der längsten Zehe. Dieses Selbstbild bleibt von Lagewechseln unbeeinflusst. Egal ob ein Mensch aufrecht steht oder einen Kopfstand macht, in seiner Wahrnehmung ist der Scheitel stets die höchste Stelle. Die Körpermitte befindet sich in Höhe der Hüftgelenke. In dieser Ebene findet die Körperbeugung statt.

Die Vorderseite des Körpers stellt die eher weiche, verletzliche Seite dar. Zu ihr gehören Gesicht, Brust, Bauch, die Innenseiten von Oberschenkeln und Armen sowie Waden und Fußsohlen. Hier befindet sich vorwiegend Beugemuskulatur. Die hintere Seite des Körpers ist eher hart, knöchern und übernimmt die Schutzfunktion. Sie ist die Seite, an der Menschen Berührung leichter zulassen können. Sie zieht sich vom Hinterkopf über den Rücken, die Außenseiten von Oberschenkel und Armen, hin zu Schienbeinen und Fußrücken.

In diesem Bereich ist hauptsächlich die Streckmuskulatur zu finden.

Diese Aufteilung in Vorder- bzw. Rückseiten sind nicht räumlich zu sehen, weil sie dann verwirrend wäre. Die Aufteilung ist von der funktionalen Seite zu betrachten. Bei Positionswechseln hat immer eine Rückseite Kontakt zur unterstützenden Fläche.

Schon Embryos nehmen vorwiegend mit ihrer Rückseite Kontakt zum Uterus auf. Auch Erwachsene schützen ihre Vorderseite durch diese embryonale Haltung, z. B. wenn sie sich ducken, um einem tätlichen Angriff zu entgehen.

Menschliche Bewegung

Erwachsene bewegen sich anders als Kinder, aber auch ihnen fallen Bewegungen im Wasser leichter als außerhalb. Der Fetus führt intrauterin spiralige Bewegungen aus. Dieses Bewegungsmuster behalten gesunde Kinder nach der Geburt bis ca. zum zweiten Lebensjahr bei. Da es aber wesentlich anstrengender ist, sich gegen die Schwerkraft zu bewegen, benötigen Kinder nach ihrer Geburt Unterstützung.

Erwachsene dagegen bewegen sich vorwiegend parallel. Dazu bedarf es einer größeren Anstrengung und Körperspannung. Leider bewegen Pflegende oftmals kleine Kinder ebenfalls nach einem parallelen Muster. Meist steckt die Annahme dahinter, sie müssten in ständigem Blickkontakt mit ihnen bleiben. Oft liegt es auch daran, dass das kindliche Gewicht so gering ist. Auch ohne Mithilfe und sogar gegen ihre Intention lassen sich kleine Kinder leicht heben und bewegen. Doch dadurch verlieren die Kinder die Kontrolle über ihren Körper und die Orientierung. Sie bekommen Angst, ihre Körperspannung nimmt zu. Dies schränkt ihre Bewegungsmöglichkeiten ein. Das ist vergleichbar mit einer Situation innerhalb einer verbalen Interaktion zweier Erwachsener in der einer in einer Sprache kommuniziert, die der Andere nicht beherrscht.

Werden die Kinder schwerer, suchen Pflegende ganz automatisch nach einer für sie schonenderen Art, sie zu bewegen.

> **Beispiel Windelwechsel**
> Bei einem NG benötigen Pflegende lediglich drei Finger, um das Kind an den Füßen hochzuziehen und die Windel zu wechseln. Derselbe Vorgang bei einem Jugendlichen mit schwerer Mehrfachbehinderung gestaltet sich ganz anders. Er lässt sich nicht an den Beinen nach oben ziehen, denn dafür fehlt den Pflegenden sowohl die Kraft als auch der Hebel. Also drehen sie ihn automatisch von einer Seite auf die andere – und sind beim kinästhetischen Prinzip angelangt.

Haltungs- und Transportbewegungen sind zwei grundlegende Elemente der menschlichen Bewegung und gewissermaßen die Bausteine für die Ausführung aller Aktivitäten. Menschen könnten diese Bewegungstypen fühlen. Sie tun es aber in der Regel nicht, obwohl der Einfluss ständig vorhanden ist –

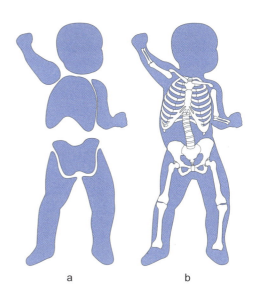

Abb. 8.4 Der kindliche Körper. [L107]
a) Massen und Zwischenräume
b) Skelettstruktur

selbst dann, wenn Menschen scheinbar in völliger Ruhe verharren.

> **Selbstversuch**
> Um zu verstehen, wie die permanenten Bewegungsmuster wirken, sollten Pflegende sich Zeit für ein Experiment gönnen: Sie nehmen eine bequeme, stehende Stellung ein, schließen die Augen und verharren so einige Zeit. Es dauert nicht lange, bis sie feststellen, dass sie nicht komplett ruhig stehen, sondern dass der Körper leicht hin und her schwingt. Um den aufrechten Stand zu ermöglichen, führt der Körper ständige Korrekturbewegungen aus. Sie durchlaufen den gesamten Körper und übertragen das Gewicht von unten nach oben oder umgekehrt.

Die Transportbewegungen verändern die Beziehung der Bewegungsräume zueinander und wirken so auf den gesamten Körper.

Erst das Zusammenspiel der zwei Bewegungsarten ermöglicht menschliche Bewegung. Legt man diese Erkenntnisse zugrunde, ergibt sich Folgendes:
- Hypertone Kinder brauchen Unterstützung der Transportbewegungen. Pflegende leisten diese Hilfe, indem sie z. B. das Becken leicht aber in schneller Folge drehen. So lassen sich Spastiken lösen oder entschärfen.

- Hypotone Kinder dagegen brauchen Unterstützung bei den Haltungsbewegungen. Pflegende helfen hier vor allem durch die Stabilisierung der Körperteile bei Transfers.

Anstrengung

Unter **Anstrengung** ist die Kommunikation über Zug und Druck zu verstehen. Beim Zug entfernt sich das Gewicht vom Kontaktpunkt, beim Druck nähert es sich ihm. Über die durch Zug und Druck entstehende Spannung ist es möglich, gegenseitige Informationen wie Bewegungsrichtung, Zeitablauf oder Kraftaufwand direkt miteinander auszutauschen. Eine wechselseitige, gemeinsame Beziehung entsteht.

Durch Zug und Druck geben Pflegende die Anweisung für eine spiralige Bewegung. Dazu platzieren sie die Hände so am Körper des Kindes, dass sie sich auf zwei Körperseiten verteilen, z. B. am rechten Brustkorb und am linken Beckenkamm. Über diese Position der Kontaktflächen unterstützen sie die spiralige Drehbewegung von der linken auf die rechte Seite. Befinden sich die Hände nur auf einer Körperseite des Kindes, entsteht Zug oder Druck und es erfolgt eine parallele Drehbewegung zur Seite.

Um den Bedarf an Kraft abzuschätzen, verschaffen sich Pflegende einen Eindruck von dem zu bewegenden Patienten, bevor sie mit ihm in eine Berührungs-Beziehung treten. Die visuelle Erwartung ist allerdings enorm hoch und beeinflusst den Muskeltonus und die Körperspannung des Pflegenden. Doch oft irren die Augen. Auch ein kräftig gebauter Mensch kann durchaus beweglich sein.

Menschliche Funktion

Vertreter von Kinästhetik betrachten **menschliche Funktionen** als zweckgebundene Bewegungen.

Sie unterscheiden sieben Grundpositionen, die sich durch die Organisation des Gewichts definieren. Sie dienen als Mittel, die Verteilung des Gewichts zu analysieren und zu unterstützen.

Die sieben Grundpositionen sind:
- Rückenlage
- aufgestützte Bauchlage
- Schneidersitz
- Vierfüßlerstand
- Einbein-Kniestand
- Einbeinstand
- Zweibeinstand

Bei den Grundpositionen unterscheidet man zwischen Handlungs- und Transportbewegung. Bei der Rückenlage, dem Schneidersitz, dem Einbein-Kniestand und dem Einbeinstand hat das Kind die Hände frei um eine Handlung vornehmen zu können. Die Bauchlage, der Vierfüßlerstand und der Zweibeinstand eignen sich besser zur Fortbewegung.

In den meisten Fällen liegen kleine Kinder auf dem Rücken, dem Bauch oder in der Seitenlage. Wenn sie sich in diesen Positionen auf einer flachen Unterlage befinden, erfahren sie kaum Bewegungsunterstützung. Dadurch steigt ihre innere Spannung. Äußere Zeichen dafür sind Unruhe und steigende Herzfrequenz. In diesen Lagen können sich bestehende Schmerzen verstärken, schlafende Kinder wachen u. U. auf.

> Wenn Pflegende Kinder bewegungsunterstützend lagern, fördern sie ihre Entwicklung. Sie beachten dabei, Lagerungshilfsmittel ausschließlich unter die Massen zu geben und Bewegungsräume nicht zu blockieren.

Umgebung

Aus kinästhetischer Sicht ist zwischen der materiellen, physikalischen und personellen **Umgebung** zu unterscheiden. Häufig wird übersehen, dass auch Menschen selbst für andere Menschen einen Teil der Umgebung bilden.

Jeder erwachsene, gesunde Mensch hat eigene Vorstellungen von der Umgebung in der er sich wohl fühlt. Außerdem nimmt er beinahe ständig Veränderungen an ihr vor: liegt er im Bett unbequem, rückt er seine Kissen zurecht oder dreht sich auf die andere Seite.

Kranke Kinder oder FG/NG sind dazu oft nicht in der Lage. Pflegende versuchen, selbst eine Intensivstation so angenehm wie möglich zu gestalten (➤ 8.1.10). Nachts schalten sie die grelle Neonbeleuchtung ab und bedecken die Inkubatoren mit Tüchern (➤ 8.1.2). Die Kinder erhalten Nestchen in ihre Betten und liegen auf unterschiedlichen Unterlagen. Die Känguru-Methode setzt sich zunehmend durch und Pflegende beziehen die Eltern so früh wie möglich in die Pflege ein.

Sehr unreife Frühgeborene werden vorwiegend auf dem Bauch gelagert. Dabei ist es wichtig, darauf zu achten, dass die Arme richtig gelagert sind. Sie dürfen keinesfalls im Schultergelenk nach hinten außen rotiert werden. Es bietet sich eine Lagerung auf einem Steg an, auf dem die Arme in eine physiologische Position, ähnlich wie in der Embryonalhaltung, gebracht werden. Der Kopf ist leicht nach vorne unten geneigt und so kommt es nicht zu einem Opisthotonus. Die Beine können an den Bauch gezogen werden und die Füße bekommen eine Unterstützung durch Hilfsmittel.

In dem Konzept Umgebung spielt die Lagerung eine große Rolle. (> 8.4) Weiche Unterlagen, in die der Patient einsinkt, hemmen die Beweglichkeit. Feste Unterlagen dagegen fördern und unterstützen Bewegung.

Schließlich ist alles Bewegung, auch die Atmung. Lagern Pflegende z. B. FG, die noch zu Apnoen neigen, atmungsunterstützend, wählen sie auf keinen Fall eine weiche Matratze. Bewegung braucht Widerstand.

Manchmal genügt eine minimale Änderung der Lagerung, um einem Kind Schmerzen zu nehmen. Unterstützung von Körperteilen, die den Druck auf schmerzhafte Areale vermindert, führt das Gewicht von den Problembereichen weg. Die Reduzierung der gesamten Körperspannung kann den Schmerz ebenfalls lindern.

> - Pflegende lagern gesunde Neugeborene völlig ohne Hilfsmittel und informieren Eltern über eine sichere Schlafumgebung!
> - FG und NG, die beim Transfer zur Waage nicht nur hochgenommen und abgelegt werden, sondern denen die Pflegenden zuerst eine aufrechte, sitzende Position ermöglichen, bevor sie sie auf der Waage in die liegende Stellung bringen, zeigen deutlich weniger Schreckreaktionen.

Beim Handling älterer und schwerer Patienten profitieren die Pflegenden selbst durch das kinästhetische Prinzip, denn wegen der menschengerechten Bewegungsführung ist der Aspekt des rückenschonenden Arbeitens gewissermaßen ein unausweichlicher Bestandteil der Methode.

Pflegende sollten immer auch sich selbst bei der Arbeit überprüfen und reflektieren:

- Wie stehe ich?
- Wie ist mein Muskeltonus?
- Stehe ich unter Zeitdruck?
- Was kann ich verändern?

Es bietet sich in jedem Fall an, einen Kinästhetik-Grundkurs zu besuchen. Die eigenen Erfahrungen unter der Anleitung eines Trainers geben eine klare Antwort auf die Fragen: Wie hilft Kinästhetik dem Patienten und auch mir?

Nützliche Hinweise für Tranfers
- Gewicht rollen, führen oder verschieben, **nicht** heben.
- Pflegende arbeiten mit entspannten Muskeln.
- Beine nicht durchdrücken sondern beweglich lassen. Gebeugte Knie entlasten den Rücken.

Die Anwendung von Kinästhetik Infant Handling
- beinhaltet die Umsetzung der sechs Konzepte
- fördert Kinder gemäß ihrer Fähigkeiten in jeder Phase der Bewegungsentwicklung

LITERATUR
1. Citron, I.: Kinästhetisch handeln in der Pflege, 2. A. Thieme Verlag, Stuttgart, 2004.
2. Institut für Kinästhetik IfK AG: Kinaesthetics Infant Handling. Script für Teilnehmer Grundkurs Kinästhetik von Hatch/Maietta.
3. Maietta, F.; Hatch, L.: Kinaesthetics Infant Handling, 2. A. Verlag Hans Huber, Bern, 2010.
4. Maietta, F.; Hatch, L; Schmidt, S.: Kinästhetik. DBfK-Verlag, Eschborn, 2005.
5. Bauder-Mißbach, H.: Kinästhetik in der Intensivpflege, 2. A. Schlütersche, Hannover, 2006

8.3 Frühmobilisation
Anja Messall

Im Sinne einer aktivierenden Pflege beginnen Pflegende so früh wie möglich, die Eigenaktivitäten des Kindes zu fördern. **Frühmobilisation** erhält und stärkt die Aktivität der Muskulatur, die Beweglichkeit der Gelenke bleibt erhalten. Kinder verharren vor allem aus Angst vor Schmerzen in der von Ihnen gewählten Schonhaltung und bedürfen einer starken Motivation von außen. Säuglinge und Kleinkinder tun sehr bald alles, was ihnen tatsächlich möglich ist. So kann es vorkommen, dass sich ein Säugling trotz Thoraxdrainagen selbstständig auf den Bauch dreht, da er diese Position gewöhnt ist.

Pflegende ermitteln die Ressourcen und Gewohnheiten des Kindes und integrieren sie in die Mobilisation. Zu Beginn formulieren sie Ziele für ihre Maßnahmen.

Möglichkeiten der Frühmobilisation:
- Physiotherapie
- passive und aktive Bewegungsübungen
- Lagerungen, die die Eigenbewegungen des Kindes ermöglichen und unterstützen

Passive Mobilisation

Bei fehlender oder verminderter Eigenaktivität erfolgt die Mobilisation des Kindes eher passiv. Bereits durch einen regelmäßigen Lagerungswechsel erzielen Pflegende eine Mobilisation und schaffen eine Ausgangsposition für die Bewegung der Extremitäten. So bestimmt z. B. die Lage des Oberschenkels bzw. Oberarmes die Bewegung des Knie- bzw. Ellenbogengelenks und die Lage des Unterarmes bzw. -schenkels die Bewegung des Hand- bzw. Fußgelenks.

> Vor Beginn der Mobilisation sprechen Pflegende die Übungen mit den Physiotherapeuten ab.

Pflegende achten bei den passiven Bewegungsübungen darauf, dass alle Abläufe den normalen Bewegungsspielraum der Extremitäten nicht überschreiten. Ziel ist es, die Gelenkbeweglichkeit zu erhalten und Kontrakturen zu vermeiden. Pflegende bewegen die Gelenke ausschließlich entsprechend ihrer Funktion und in den jeweiligen Gelenkachsen. Dies erfordert genaue Kenntnisse der Anatomie und Physiologie von Skelett und Muskeln.

Pflegende bewegen Extremitäten von proximal nach distal. Befindet sich der Kopf des Kindes in Flexion oder Extension, beeinflusst dies den Muskeltonus des gesamten Körpers. Starker Druck auf den Hinterkopf kann zu einer Tonussteigerung führen. Pflegende vermeiden deshalb, den kindlichen Kopf mit einem Griff an diese Stelle zu bewegen. Um eine Lageveränderung zu erzielen, streichen sie mit sanftem Druck am Rücken Richtung Kopf entlang. Ein Gegenhalt am Sternum kann helfen, eine überstreckte Position in die Mitte zurückzubringen.

Bei allen Übungen beobachten Pflegende stets Vitalzeichen, Schmerzzeichen, Mimik und Hautfarbe.

> Pflegende führen passive Mobilisation nie gegen einen Widerstand durch.

Aktive Mobilisation

Aktive Mobilisation fördert die Eigenaktivität des Kindes unter Einbeziehung seiner Ressourcen. Schmerzen behindern die aktive Mobilisation, deshalb achten Pflegende auf angemessene Analgesierung vor Beginn der Maßnahme. Sie sichern Infusionen, Drainagen, Beatmungsschläuche und alle weiteren Zu- und Ableitungen. Es empfiehlt sich, die Mobilisation in die Pflegerunden zu integrieren, um dem Kind Ruhezeiten zu ermöglichen.

Die Pflegenden informieren das Kind altersentsprechend und achten darauf, dass es während der

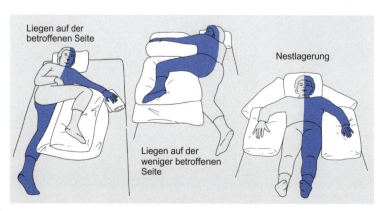

Abb. 8.5 Patientenlagerung bei Hemiplegie. [L157]

gesamten Zeit den Sichtkontakt zur Bezugsperson halten kann. Auch der ununterbrochene Körperkontakt, z. B. durch Handhalten oder Umarmung, vermittelt Sicherheit. In einigen Phasen der Mobilisation ist die Einbeziehung einer zweiten Person (Pflegende oder Angehörige) sinnvoll. Beim Sitzen an der Bettkante kann diese weitere Bezugsperson sich z. B. Rücken an Rücken zum Kind setzen, sodass es Halt erfährt.

Während der Mobilisation beobachten Pflegende kontinuierlich die Vitalparameter, das Aussehen und die verbalen oder nonverbalen Äußerungen des Kindes.

Zur aktiven Mobilisation gehören
- Aufsetzen im Bett,
- Kuscheln auf dem Arm der Eltern,
- Sitzen an der Bettkante,
- Sitzen auf einem Stuhl,
- Stehen,
- ggf. Gehversuche.

8.4 Lagerungen
Anja Messall

Lagerungen fördern Wohlbefinden, Eigenbewegung und Wahrnehmung des Kindes. Regelmäßige Wechsel der Körperposition unterstützen überdies die Sekretmobilisation, Lungenperfusion bzw. -ventilation, Magen-Darm-Passage sowie den Hautstoffwechsel und sie verhindern Dekubiti.

Die Lagerungsart richtet sich nach dem Befinden des Kindes. Pflegende berücksichtigen seine Wünsche, Bedürfnisse und Gewohnheiten. Sofern Vorlieben nicht bekannt bzw. noch nicht ausgebildet sind, orientieren sie sich an den altersentsprechenden, physiologischen Haltungen, z. B. lagern sie ein Früh- oder Neugeborenes in typischer Beugeposition, bequem und sicher. Nach dem Umlagern beobachten Pflegende noch eine Weile Mimik, Gestik und Körperhaltung des Kindes, um herauszufinden ob die gewählte Lagerung wohltuend wirkt. Sofern möglich, befragen sie es nach seinem Befinden. Ein Lagerungswechsel erfolgt je nach Haut- und Allgemeinzustand alle 2–4 Std. Auf vielen Stationen gelten für die Lagerung verpflichtende Standards.

Rückenlage

Die **Rückenlage** ist in flacher Position, aber auch mit erhöhtem Oberkörper (30–45°) möglich.

Durchführung
- Kopf mittig und achsengerecht oder leicht auf die Seite legen und durch Lagerungshilfsmittel unterstützen.
- Kopf, Nacken und Schultern mit einem Kissen unterpolstern. Ausnahme: Früh- und Neugeborene, Säuglinge und Kinder nach Herzoperationen (bis 3 Tage nach Thoraxverschluss) erhalten kein Kissen.
- Oberarme etwa 30° abduzieren, Unterarme im Ellenbogengelenk anwinkeln und leicht erhöht lagern. Pflegende achten darauf, dass der Ellenbogen frei bleibt bzw. weich unterpolstert ist.
- Hände in Pronationsstellung bringen, Handgelenke leicht überstrecken.

> **VORSICHT**
> Kindern mit zerebralen Bewegungsstörungen niemals feste Objekte in die Hände legen, da dies zur Tonussteigerung führen kann.

- Hüfte gerade und in Mittelstellung lagern.
- Kniegelenke abwechselnd gestreckt und gebeugt mit Unterpolsterung lagern. Dabei Oberschenkel seitlich abstützen, um eine „Froschhaltung" der Beine zu vermeiden. Die Fersen liegen frei bzw. weich.
- Weiches Kissen an die Fußsohlen legen, sodass sie ungefähr im 90°-Winkel liegen.

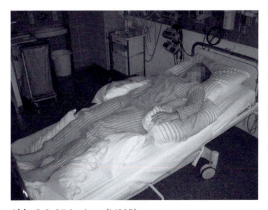

Abb. 8.6 Rückenlage. [M285]

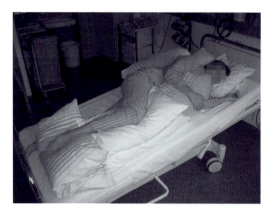

Abb. 8.7 30°-Seitenlage. [M285]

Eine Erhöhung des Oberkörpers erhöht den Druck auf das Gesäß und macht ein häufigeres Umlagern erforderlich.

Das Becken liegt bei der Oberkörperhochlage im „Bettknick", was zum Auftreten von Scherkräften führen kann.

30°-Seitenlage

Die **30°-Seitenlage** kann flach oder mit leicht erhöhtem Kopfteil erfolgen. Pflegende achten darauf, dass der Kopf die Verlängerung der Wirbelsäule bildet, das Kind also achsengerecht liegt und die Durchblutung der Halsgefäße gewährleistet bleibt. Sie unterstützen den Rücken des Kindes mit Lagerungshilfsmitteln.

Durchführung

- Frei liegende Schulter leicht nach hinten nehmen und die unter dem Körper liegende Schulter vorsichtig ein Stück nach vorn und unten ziehen.
- Unten liegenden Oberarm etwa 30° abduzieren, Unterarm zum Körper hin anwinkeln und leicht erhöhen.
- Oben liegenden Arm ebenfalls zum Körper hin anwinkeln und auf ein Kissen oder am Körper lagern.
- Ellenbogen liegen frei oder weich, beide Unterarme in Pronationsstellung bringen.
- Hände locker geöffnet lagern.
- Untere Hüfte leicht nach vorn ziehen und gestreckt lagern.
- Unteres Bein liegt gestreckt oder gebeugt; oberes Bein nach vorn beugen und evtl. geneigt auf ein Kissen legen. Pflegende achten darauf, dass die Fußknöchel frei liegen und die Füße mit einem Kissen abgestützt sind.

Variationen bei der Lagerung der Arme sind locker gestreckte Lagerung, Lagerung am Abdomen und kurzzeitige Lagerung über dem Kopf.

Bauchlage

Das Kopfteil des Bettes ist flach gestellt. Bei Kindern mit Atemproblemen können Pflegende auch das komplette Bett in Schräglage bringen. Sie unterlagern den Kopf nicht, platzieren aber Kissen unter den Brustkorb, das Becken und die Unterschenkel. Die Arme lagern sie gebeugt neben den Kopf.

135°-Bauchlage

Durchführung

- Kind wie bei der stabilen Seitenlage auf zwei Kissen oder eine zusammengelegte Bettdecke drehen. Verwenden die Pflegenden Kissen, befindet sich eins unter Kopf und Oberkörper und das zweite unter dem oberen Bein.
- Arm der erhöhten Seite umgreift Kissen oder Bettdecke, sodass der Unterarm auf dem Bett zu liegen kommt.
- Oberes Bein etwa in einem 90°-Winkel über Kissen oder Bettdecke legen, wobei der Unterschenkel auf der Matratze ruht.
- Kopf auf Kissen oder Decke legen, falls nötig, am Hinterkopf abstützen.
- Unten liegenden Arm gestreckt am Körper lagern.
- Unten liegendes Bein gestreckt mit minimal erhöhtem Unterschenkel lagern.

Schiefe Ebene

Die Pflegenden legen eine zusammengerollte Decke unter die Längsseite der Matratze, wodurch ein Teil der Matratze um 15–20° erhöht ist. Das Gewicht des Körpers verlagert sich somit auf die tiefer liegenden Körperteile. Diese Lagerung fördert die Durchblutung der belasteten und die Lungenbelüftung der entlasteten Körperhälfte. Die Verlagerung der Druckpunkte senkt das Dekubitusrisiko ohne großen Aufwand wesentlich. Die einfache Handhabung dieser Lagerung empfiehlt sich besonders für die Nacht, da die Manipulation den Patienten bei hohem therapeutischem Nutzen nur minimal stört.

Königsstuhllagerung

Die Bezeichnung **Königsstuhllagerung** stammt von Maria Adam, Lehrerin für Gesundheits- und Krankenpflege in Graz.

Indikationen
- Kinder mit gestörter Körperwahrnehmung
- bei Dekubitusgefahr zur Schonung des Sakralbereichs und der Fersen
- Verbesserung der Oberkörper- und Beinstabilität im Sitzen und Liegen
- erhöhte Körperspannung
- nach Operationen, die eine längerfristige Rückenlage erfordern

Für diese Lagerung rollen Pflegende ein Handtuch oder eine Bettdecke längs zusammen und positionieren sie mittig unterhalb des Sitzbeinhöckers. Die möglichst gleichlangen Enden führen sie seitlich des Körpers nach oben, modellieren sie eng am Rumpf sowie unter den Schultern und schieben sie bis unter das Kissen. Das enge Anmodellieren am Körper ermöglicht eine verbesserte Körperwahrnehmung.

Eine weitere zusammengerollte Bettdecke oder ein Handtuch ist unterhalb der Füße zu platzieren und an den Unterschenkeln nach oben zu führen. Beide Enden sind unter den Kniekehlen zusammenzuführen. Ein Handtuch oder ein schmales Kissen zwischen den Beinen verbessert die Körperwahrnehmung zusätzlich.

Nussschalenlagerung

Entwickelt und erprobt wurde die **Nussschalenlagerung** 1998 von Johann Rannegger auf der neurologischen Intensivstation der Landesnervenklinik Graz.

Indikation
- Verlust der Körperwahrnehmung und -orientierung
- Dekubitusprophylaxe
- „Durchgangssymptomatik"
- nach Lumbalpunktion
- SHT

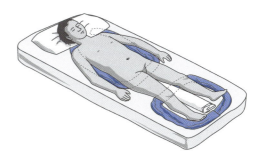

Abb. 8.8 Königsstuhllagerung. [L157]

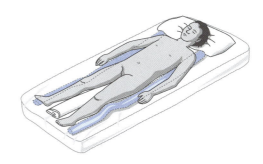

Abb. 8.9 Nussschalenlagerung. [L157]

- Pflegende platzieren zwei zusammengerollte Bettdecken oder Handtücher rechts und links vom Kind unter dem Laken, beginnend am Kopf bis zu den Fußsohlen. Sie spannen das Betttuch mit einer Hand und schieben die Rolle mit der anderen Hand fest an den Körper des Kindes. Bei den Kniekehlen führen sie die Rolle etwas nach innen, um eine leichte Beugung der Beine zu erzielen. An den Fußenden führen sie die Decken zusammen. Auch bei dieser Lagerung kann ein Handtuch oder ein kleines Kissen zwischen den Beinen die Körperwahrnehmung zusätzlich verbessern.

VATI-Lagerungen

DEFINITION
VATI-Lagerungen: Sie basieren auf dem Prinzip der Hohllagerung und können sowohl in Flach- als auch in Oberkörperhochlage erfolgen.

Für **VATI-Lagerungen** (außer der I-Lagerung) benötigt man zwei Kissen, die zu „Schiffchen" geformt sind. Die Position der Kissen ist aus Abb. 8.10 ersichtlich. Bei allen Lagerungen ist eine zusätzliche

Unterstützung des Kopfes erforderlich. Die Anwendungsdauer darf aufgrund der erhöhten Dekubitusgefahr 20 Min. nicht überschreiten.

V-Lagerung
Die **V-Lagerung** fördert durch die Dehnung der oberen Lungenabschnitte die Belüftung dieser Lungenbereiche. In der V-Lagerung liegen Hals und Wirbelsäule frei. Durch den Druck im Sakralbereich ist allerdings die Dekubitusgefahr dort erhöht.

A-Lagerung
Unter dem Einfluss der **A-Lagerung** dehnt sich der untere Bereich der Lunge, wodurch sich die Belüftung verbessert. Auch hierbei ist die Wirbelsäule entlastet, da sie ab der Höhe des 4. Halswirbels frei liegt.

T-Lagerung
Die **T-Lagerung** fördert die Atmung durch eine Dehnung des gesamten Brustkorbs im Mediastinalbereich. Sie dient auch der Dekubitusprophylaxe, sofern Schulter und unterer Rippenrand gefährdet sind.

I-Lagerung
Die **I-Lagerung** verbessert die Belüftung aller Lungenabschnitte.

Trendelenburg-Lagerung
Die **Trendelenburg-Lagerung** (auch *Schocklagerung* genannt) ist bei akutem Kreislaufversagen indiziert, sofern es mit einer zentralen Hypovolämie einhergeht. Ein positiver Effekt für das Schlagvolumen und den Blutdruck ist laut einer Studie nur für 7 Min. gegeben. [1]

Die Pflegenden lagern die Beine des Kindes erhöht, um den venösen Rückfluss zum Herzen und somit die kardiale Vorlast zu erhöhen (ZVD). Um diese Lage zu erreichen, geben sie Kissen unter die Beine oder stellen das Bett in die Trendelenburg-Position. Bei vielen Krankenhausbetten lässt sich dazu das Fußteil erhöhen die gesamte Längsachse in Kopftieflage bringen.

> **VORSICHT**
> Bei Kopfverletzungen mit Blutungen, erhöhtem Hirndruck, Lungenblutungen sowie beim kardiogenen Schock (➤ 14.8.1) ist die Trendelenburg-Lagerung kontraindiziert.

Cardiac-Lagerung
Die **Cardiac-Lagerung** ist bei Kindern mit Herzinsuffizienz, Myo- und Endokarditis sowie nach einigen kardiochirurgischen Eingriffen (z. B. Glenn-Anastomose, Fontan-Operation) angezeigt. Ziele der

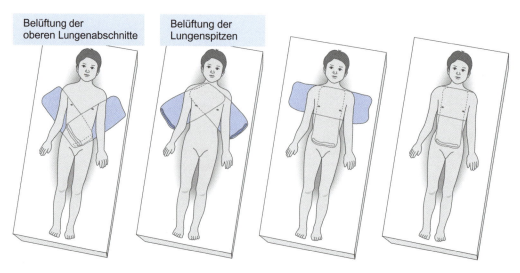

Abb. 8.10 V, A, T und I-Lagerung. [L157]

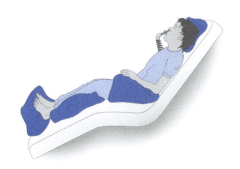

Abb. 8.11 Cardiac Lagerung. [L106]

Lagerung sind die Vorlast- und Nachlastsenkung, die daraus resultierende Entlastung des Herzens sowie die Erhöhung des Herzzeitvolumens.

Pflegende bringen das Kind auf dem Rücken mit 30–45° erhöhtem Oberkörper in eine sitzende Position. Dies kann, wenn möglich, durch eine entsprechende Verstellung des Betts erfolgen oder durch eine Schrägstellung der Bettebene und die Unterpolsterung der Knie und Oberschenkel. Um im letzteren Fall ein Abrutschen des Kindes zu vermeiden, platzieren die Pflegenden im Beckenbereich eine Lagerungsrolle.

Frühgeborenenlagerungen

Das zu früh geborene Kind gerät aus der gedämpften, von Flüssigkeit umspülten Situation im Uterus unvermittelt in ein Milieu mit völlig entgegengesetzten Bedingungen. Das Ambiente im Inkubator ist trocken, laut, hell, reizintensiv und thermisch relativ stabil. Diese Umgebung bietet dem Kind keine idealen Voraussetzungen, eigene Bewegungen zu üben. Frühgeborene verfügen nur über geringe bis gar keine Muskelspannung und können sich kaum gegen die Schwerkraft bewegen. Hieraus ergibt sich ein Bewegungs- und Übungsdefizit, das die typische „Frühchenhaltung" zur Folge hat. Zudem fehlt die körperlich-emotionale Verbindung zur Mutter. Dies ist für Mutter und Kind sehr belastend.

Ziele
- Bewegung der Extremitäten zur Körpermitte und -achse ermöglichen
- Förderung der Stützaktivität gegen die Unterlage
- Eigenaktivität des Kindes fördern
- Begrenzungen schaffen, Körperselbstwahrnehmung fördern
- Sicherheit, Geborgenheit und „Nestwärme" vermitteln
- Körpertiefen und -breiten positiv beeinflussen, z. B. die Kopfform
- Hyperaktivität durch Begrenzungen eindämmen

3-Stufen-Oberkörperhochlagerung

Für diese Lagerung benötigen Pflegende 1–2 Baumwollwindeln. Eine Windel ist so zu falten, dass „3 Stufen" entstehen (➤ Abb. 8.12). Anschließend drehen Pflegende die Windel um bzw. bedecken sie mit einer zweiten Baumwollwindel, damit das Kind nicht auf den Übergängen der Stufen liegt. Die Stufen entsprechen von oben nach unten der Länge von Kopf, Thorax, Gesäß und Beinen. Umgrenzt wird das Kind in Rücken- bzw. Seitlage mittels längs gerolltem Badetuch, einer Windel oder einem Corpomed®-Kissen.

Seitlage

Die **Seitlage** (➤ Abb. 8.13) lässt sich mithilfe einer längs gefalteten Baumwollwindel oder (bei größeren Kindern) mit einem Badetuch durchführen. Kopf und Hals liegen frei, sodass dem Kind Eigenbewe-

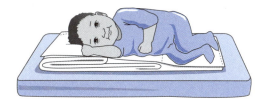

Abb. 8.12 3-Stufen-Oberkörperhochlagerung [L157]

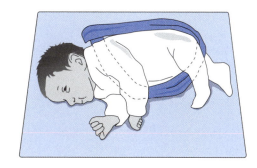

Abb. 8.13 Seitlage. [L157]

gung in diesem Bereich möglich ist. Das oben liegende Bein und der Arm sind mithilfe eines zusammengerollten Handtuchs, einer Windel oder einem Corpomed®-Kissen zu unterstützen.

Bauch-Seitlage

Die **Bauch-Seitlage** (➤ Abb. 8.14) lässt sich mithilfe einer längs gefalteten Baumwollwindel oder bei größeren Kindern mit einem Badetuch durchführen. Pflegende positionieren den Kopf achsengerecht zum Körper, um eine Einengung von Blutgefäßen und Trachea zu vermeiden. Sie achten darauf, dass keine übermäßige Beugung des Kopfes nach vorn bzw. hinten besteht. Die Bewegung von Kopf, Hals und Armen soll erhalten bleiben. Umgrenzt ist das Kind in Rücken- bzw. Seitlage von einem längs gerollten Badetuch, einer Windel oder einem Corpomed®-Kissen.

Nestlagerung

Kissen, z. B. Corpomed®, zusammengerollte Decke, Handtuch oder Windel begrenzen bei dieser Lagerung in Rücken- oder Seitenlage den gesamten Körper. Als Lagerungshilfsmittel eignen sich u. a. mit warmem Wasser gefüllte, latexfreie Handschuhe.

Durchführung
- Rückenlage: Kopf und Rücken liegen auf der Unterlage, das Kissen umschließt den Kopf.
- Arme ab Schulterhöhe unterpolstern, um Eigenbewegung zur Körpermitte zu ermöglichen.
- Beine angewinkelt auf das Kissen legen, sodass Ober- und Unterschenkel auf dem Kissen oder einem zusätzlichen Lagerungshilfsmittel ruhen.
- Seitliche Unterstützung der Knie vermeidet das Abduzieren der Beine.
- Füße weich gegenlagern.

Drainagelagerungen

Drainagelagerungen (➤ Abb. 8.15) fördern den Sekretabfluss aus den Bronchialsegmenten durch die Einwirkung der Schwerkraft. Mithilfe von Kontaktatmen und Vibrationen verstärken Pflegende die Effektivität der Lagerungen.

Drainagelagerungen lassen sich etwa 3–4× täglich für ca. 15–20 Min. je Position durchführen (Kopftieflage deutlich kürzer, sofern das Kind sie toleriert). Die Pflegenden bringen die Kinder weder vor noch unmittelbar nach der Mahlzeit in diese Lage-

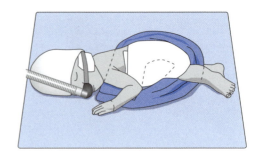

Abb. 8.14 Bauch-Seitlage. [L157]

rungen. Leidet das Kind unter besonders zähem Sekret, lassen die Pflegenden es vor den Drainagelagerungen mit NaCl 0,9 % inhalieren. Bei Säuglingen bietet es sich an, die Lagerungen auf dem Schoß vorzunehmen. Die Pflegenden entscheiden darüber mit Rücksicht auf das Befinden des Patienten.

Unterlappendrainage
- apikal
  - Kind auf den Bauch lagern; Gesäß durch Unterlegen eines Kissens erhöhen
- anterior basal
  - Kind auf den Rücken lagern, Knie mit einem Kissen unterstützen und das gesamte Bett in leichte Kopftieflage bringen
- lateral basal
  - Kind liegt in steiler Rechts- bzw. Linksseitenlage, wobei die Hüfte mit einem Kissen unterstützt und das gesamte Bett in eine leichte Kopftieflage gestellt ist
- posterior basal
  - gleicht der apikalen Drainage, jedoch nimmt das Kind eine leichte Kopftieflage ein
- medial basal
  - Kind liegt auf der rechten Seite mit einem Kissen unter der Hüfte und in leichter Kopftieflage

Mittellappendrainage
- medial und lateral
  - Lagerung in einer 45°-Linksseitenlage, Unterstützung des Rückens durch Kissen, leichte Kopftieflage

Linguladrainage
- superiorer und inferiorer Bronchus
  - leichte Rechtsseitenlage in Kopftieflage

8.4 Lagerungen

Apikale Oberlappen-Drainage
- Hinteres oberes Segment
- Hinterer Bronchialbereich

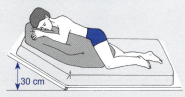

Anteriore Oberlappen-Drainage
- Vordere Segmente
- Vorderer Bronchialbereich

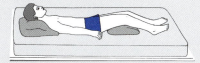

Posteriore Oberlappen-Drainage
- Äußeres und hinteres Segment
- Hinterer Bronchialbereich

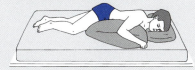

Mediale-laterale Mittellappen-Drainage
(Oberkörper ca. 45° nach links gedreht)

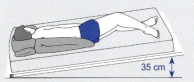

Lateral-basale Unterlappen-Drainage
- Äußeres Segment
- Seitlich unterer Bronchialbereich

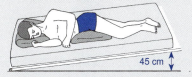

Apikale Unterlappen-Drainage
- Spitzensegmente

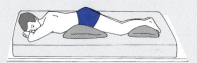

Abb. 8.15 Drainagelagerungen. [L215]

Oberlappendrainage
- apikal
  - Kind mit dem Oberkörper erhöht lagern und entsprechend der betroffenen Bronchialsegmente leicht nach vorn (posteriore apikale Segmente) bzw. leicht nach hinten geneigt lagern (anteriore apikale Segmente)
- anterior
  - flache Rückenlage mit unterlagerten Knien
- posterior
  - Kind in 135°-Bauchlage auf die rechte Seite (rechten Arm nach hinten ausstrecken) bzw. auf die linke Seite (linken Arm nach hinten ausstrecken) lagern

ZITIERTE LITERATUR
[1] www.ncbi.nlm.nih.gov/pubmed/7069801 (Letzter Zugriff am 29.12.2011)

VERWENDETE LITERATUR
Maletzki W.; Stegmayer-Petry, A.: Klinikleitfaden Pflege. München, Elsevier Verlag 2008
Marx B., Klinikleitfaden Pädiatrische Intensivpflege, Lübeck, Stuttgart, Jena, Ulm, Gustav Fischer Verlag 1998
Kolster B.; Ebelt-Paprotny, G.: Leitfaden Physiotherapie, München, Elsevier Verlag 2008
Schäfer S. et al.: Fachpflege Beatmung – Überwachung und Pflege des beatmeten Patienten. 3. Auflage, Elsevier Verlag, München, 2011
www.ncbi.nlm.nih.gov/pubmed/7069801 (Letzter Zugriff am 29.12.2011)
Schnedl M. E.: www.salk.at/DMS/2–20090120–14294579.pdf (Letzter Zugriff am 29.12.2011).
Rannegger J., www.basale.at/system/anypage/index.php?opnparams=BT0CMlIzUTM

8.5 NIDCAP®
Stephanie Rist

> **DEFINITION**
> **NIDCAP®** (*newborn individualized developmental care and assessment programm*): Programm zur individuellen entwicklungsfördernden Pflege und Einschätzung des Neugeborenen.

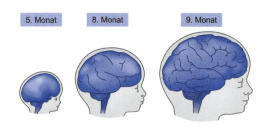

Abb. 8.16 Die Hirnentwicklung des menschlichen Fötus. [L157]

NIDCAP® wurde von der deutschstämmigen Neuropsychologin Heideliese Als erstmals 1982 in einer Bostoner Klinik in den USA eingeführt und seither vielfach anhand von Studien überprüft.

Durch die Spezialisierung auf dem Gebiet der Neonatologie in den 1960-er Jahren verbesserten sich die Überlebenschancen für Frühgeborene enorm.

Man stellte jedoch fest, dass die Folgeprobleme einer Frühgeburt weiterhin bestanden und sich auch die Prognose der Kinder nicht besserte. Die Forschungsgruppe um Heideliese Als entwickelte das Konzept **NIDCAP®** aus dieser Erkenntnis und aufgrund des Wunsches, Entwicklungsstörungen und Folgeschäden bei den Patienten zu vermindern bzw. zu vermeiden.

Die Untersucher erfassten bei ehemaligen Frühgeborenen (z. T. ohne direkte Zeichen einer neurologischen Schädigung bei der Entlassung):
- Seh- und Hörschäden
- mentale Retardierung
- Sprachschwierigkeiten
- Schulprobleme, Verhaltensstörungen und Störungen im Sozialverhalten [1] [2]

Kinder die nach den Regeln des NIDCAP® versorgt wurden, profitierten durch:
- weniger körperliche und mentale Entwicklungsstörungen [3]
- eine geringere Beatmungsdauer, weniger sauerstoffpflichtige Tage
- einer rascher einsetzenden oralen Ernährung, Entwöhnung von der Ernährungssonde
- kürzerem Krankenhausaufenthalt
- Anstieg von Gewicht, Länge und Kopfumfangsdaten bei der Entlassung
- Geringeres Erkrankungsrisiko für IVH, BPD, NEC und ROP [1] [4] [5]

Pränatale Entwicklung des Gehirns

Um den Effekt von entwicklungsfördernder Pflege zu verstehen, ist die Kenntnis einiger Bedingungen der Hirnentwicklung erforderlich.

Das Gehirn des Fötus wächst zwischen der 23.–40. Schwangerschaftswoche rapide.

In der 24. SSW wiegt das Gehirn des Fötus nur ca. 70 g, zum Geburtstermin etwa 350 g. Aufgrund dieser raschen Entwicklung und dem damit verbundenen erhöhten Hirnstoffwechsel haben FG einen gesteigerten Energiebedarf. In der 23. SSW ist die Oberfläche des Gehirns noch glatt, im EEG ist nur eine sehr geringe Aktivität nachzuweisen, die fast einer Nulllinie gleicht. [6] Bis zur 40. SSW bilden sich die typischen Gyri und Sulci (Erhebungen und Vertiefungen der Hirnoberfläche).

In dieser Zeit wandern Milliarden Neuronen in die Hirnrinde. In der 23. SSW haben schon fast alle Neuronen ihren Platz in der Hirnrinde gefunden und beginnen, sich zu vernetzen. Es entstehen Synapsen. Gleichzeitig beginnt auch die Myelinisierung der Nervenfasern. Eine Fett-Eiweißschicht legt sich um die Oberflächen der Nervenfasern. Sie beschleunigen die Nervenleitungsgeschwindigkeit, also die Übertragung von Reizen.

Die Entwicklung des Gehirns (*Plastizität*) ist von vielen Faktoren abhängig. Zu Beginn der Hirnentwicklung entsteht eine Massenproduktion von Neuronen. Sie sind nötig, um den Aufbau zu unterstützen. Ist der Aufbau bestimmter Areale abgeschlossen, beginnt die Zerstörung der Neurone die nur für den Aufbau benötigt wurden. Diesen Vorgang nennt man **Apoptose**.

Die Hirnentwicklung ist von äußeren Reizen und weniger von genetischer Prägung abhängig.

In den Wachstumsphasen sind bestimmte Reize erforderlich, damit sich das Hirn entwickelt. Diese Reize erhält ein Kind im Mutterleib.

Auf der Intensivstation aber entfallen viele von ihnen. Ein Beispiel hierfür ist die Wachstumshaltung, die ein Kind im Uterus einnimmt, und in der die Extremitäten zur Mittellinie des Körpers hin flektiert sind.

Im Gegensatz dazu verhindert eine Lagerung in „Froschhaltung" diese Flexion der Extremitäten und entzieht dem Kind wichtige Reize, die das Gehirn zum Wachstum „erwartet".

Entfällt ein erwarteter Reiz, kann der Entwicklungsschritt der dadurch verpasst wurde, nicht nachgeholt werden. Die nicht genutzten Neurone unterliegen der Apoptose.

Grundsätzlich funktioniert die Apoptose nach dem Prinzip „Use it or lose it". Faktoren, die solch eine ungewollte Apoptose steigern, sind: Schmerz, Stress, Froschhaltung, Sedativa, Mangelernährung, Reizüberflutung, hohe Lichtintensität, hoher Geräuschpegel, fehlende soziale Stimulation.

Die Reize einer Intensivstation führen also zu einer veränderten funktionellen und feinstrukturellen Organisation des Gehirns. [7]

> Wenn Pflegende die Hirnentwicklung unterstützen, fördern sie das kognitive und psychosoziale Outcome der Versorgung von Frühgeborenen.

Das Umfeld hat starken Einfluss auf die Entwicklung des FG-Gehirns. FG müssen erst lernen, sich von Stimulationen anregen zu lassen, ohne sie mit körperlicher Dekompensation zu beantworten. Wenn die Einrichtung damit beginnt, die Stimuli zu reduzieren, z. B. Versorgungen, Prozeduren, Geräuschpegel, Lichtverhältnisse, kann das Kind darin unterstützt werden, effektiver mit physiologischen Anforderungen und Gegebenheiten zurechtzukommen. Wenn Energie erhalten bleibt, beginnt das FG an Gewicht zuzunehmen.

Das Kind lernt, erregende Stimuli aus der Umwelt zu regulieren, während es gleichzeitig die Stabilität seiner Atmung und seines vegetativen Systems aufrechterhalten kann. [1]

Einfluss von Licht

Das **Licht** der Intensivstation hat direkten Einfluss auf die physiologische Stabilität und die Funktion des zentralen Nervensystems eines frühgeborenen Kindes. So erleben FG negativ stimulierende Effekte durch Licht und Lautstärke intensiv. Durch die Erhöhung des Stresspegels verstärken sie Apnoen und führen zu Unregelmäßigkeiten der Herzfrequenz, des Blutdrucks und der Gewichtszunahme.

Die American Academy of Pediatrics empfiehlt, dass die Lichtintensität auf einer neonatologischen Intensivstation im Durchschnitt nicht mehr als 600 lux betragen sollte, zur adäquaten visuellen Beobachtung sollte sie nicht höher als 1.000 lux liegen. Im Durchschnitt wurden auf Neugeborenenintensivstationen allerdings 1.488 lux gemessen. Auch fanden Untersucher heraus, dass die für die Hirnentwicklung so wichtigen REM-Schlafphasen unter dem Einfluss starken Lichts in niedrigerer Frequenz vorkommen. [8] [9]

Deshalb ist es besonders wichtig, dass sich die Beleuchtung der Station während der Wachphasen dimmen lässt und dass während der Schlafzeiten Dunkelheit sichergestellt ist. Auf das kindliche Auge darf nur indirektes Licht fallen. Falls eine Beurteilung bei intensiven Lichtverhältnissen nötig ist, schirmen Pflegende die Augen des Kindes unter allen Umständen gut ab. Die Abschirmungen der Nachbarbettplätze vor Licht, wie es z. B. durch Phototherapie entsteht, muss unbedingt gewährleistet sein. Sie gelingt z. B. durch Inkubator-Cover. Zur Beurteilung richten Pflegende punktuelle Lichtquellen ein, die andere Kinder so wenig wie möglich erfassen.

> Zählungen zeigen, dass ein FG/NG auf der Intensivstation bis zu 134× in seinem Schlaf unterbrochen wird. Deshalb kommt neben der Lichtreduktion die Bündelung der Maßnahmen auf einen Zeitpunkt, an denen das Kind wach ist, besondere Bedeutung zu. [4] [10]

Einfluss von Lärm

Frühgeborene Kinder sind durch ihre Unreife besonders verletzlich gegenüber den Effekten von **Lärm**. Die arterielle Sauerstoffsättigung nimmt bei lauten Umgebungsgeräuschen signifikant ab. Hohe

Geräuschpegel oder -spitzen machen das frühgeborene Kind zu einem Risikopatienten für lärminduzierte Hörschäden. Das gesamte Mobiliar und Equipment muss leise bewegt werden, quietschende Reifen sind zu ölen, Inkubatortüren und Klappen vorsichtig und leise zu schließen. Im Patientenzimmer dürfen keine Radios laufen. Monitoralarme sind auf die leisestmögliche Alarmlautstärke (nur bei zentraler Monitoranlage möglich), Telefone auf die leisesten Klingeltöne, wenn möglich auf Vibrationsalarm zu stellen. Visiten finden nicht am Bettplatz statt. Für Elterngespräche sollte ein separater Raum zur Verfügung stehen.

VORSICHT
Der Inkubator reduziert die Lautstärke nur bedingt, z. T. verstärkt er sogar verschiedene Geräusch durch den Halleffekt.

Einfluss von Schmerzen

Schmerzen steigern beim FG die Apoptose zum falschen Zeitpunkt.

Die efferenten Bahnen des nozizeptiven Systems eines FG sind nicht vollständig ausgebildet, die afferenten jedoch schon. Dass heißt, ein frühgeborenes Kind kann Schmerzen in voller Stärke wahrnehmen, aber die Schmerzhemmung durch Ausschüttung endogener Opiate funktioniert noch nicht adäquat. Frühgeborene Kinder reagieren daher sensibler auf Schmerzen und spüren sie intensiver als z. B. Erwachsene.

Ressourcen erkennen und fördern

Das Verhalten des Kindes ist als nonverbale Kommunikation zu verstehen und erlaubt Rückschlüsse auf seinen Zustand und die Hirnentwicklung. Ein Kind bewegt sich z. B. auf einen Reiz zu, wenn er zum richtigen Zeitpunkt kommt und in seiner Stärke dem Entwicklungsstand des Kindes entspricht. Es bewegt sich davon weg, wenn der Reiz zu einem falschen Zeitpunkt kommt oder zu komplex ist.

Dreh- und Angelpunkte des Konzepts NIDCAP® sind das Verständnis und die entsprechende Reaktion von Team und Angehörigen auf die Verhaltenssprache des Kindes. Die Bezugspersonen stimmen Interaktion und Umfeld sensibel auf das Kind ab.

Ruhephasen gibt das Kind – nicht das Personal – vor. Planbare Interventionen erfolgen im Wachzustand des Kindes. Ziele der Pflegenden sind ein Minimum an Stressreaktionen des autonomen Systems, eine stabile Selbstregulation und eine rasche Erholung des Kindes von Stressreizen.

Die Selbst- oder Eigenregulation beschreibt die Fähigkeit des Kindes, seine Körperfunktionen im Gleichgewicht zu halten und so besser in der Lage zu sein, sich selbst zu beruhigen und zu trösten. Dazu gehören z. B. das Stemmen der Hände und Füße gegen einen Widerstand, das Greifen und Festhalten an Gegenständen, Fingern, Kabeln und Tuben, sowie das Heranführen der Hände zum Mund und das Saugen an ihnen.

Mit Hilfe der folgenden fünf Subsysteme beurteilt ein NIDCAP®-Spezialist das Verhalten des Kindes. Diese Systeme regulieren das Verhalten und zeigen Stress oder Überforderung genauso wie Ausgeglichenheit und Selbstkontrolle:

- **autonomes System**: Hautfarbe, Herzfrequenz, Atemmuster, Ausscheidung, Verdauung, autonome Lautäußerungen und Bewegungen (z. B. unwillkürliches Seufzen und Zuckungen)
- **motorisches System**: Muskeltonus, Körperhaltung, Mimik, Gestik
- **System der Bewusstseinsstadien**: Schlaf- und Wachphasen, Schreien
- **Aufmerksamkeit und Integration**: verschiedene Stadien der Aufmerksamkeit bis hin zu Aufregung und die Stabilität der Aufmerksamkeit
- **Selbst- oder Eigenregulation** Das Aneinanderfassen der Hände und Füße, das Greifen nach Gegenständen und ein animierter Gesichtsausdruck sind beispielsweise Zeichen für ein ausgeglichenes Verhalten, während Klonien, Finger spreizen und ein starrer Gesichtsausdruck deutliche Stresssignale sind. [11] [12]

Unterstützende Maßnahmen

Das Ziel der **Lagerung** ist die Unterstützung der Selbstregulation. Dabei achten Pflegende auf die Flexion aller Extremitäten zur Körpermitte hin. Dies ist am besten in Seitenlage zu erzielen. Das Zusammenführen der Hände und Füße vor dem Körperstamm darf nicht durch Lagerungshilfsmittel verhindert werden. Alle Manipulationen am Kind, z. B. das Legen auf die Waage, erfolgen bevorzugt in Seitenlage.

Dies kann optimalerweise sogar in einem Lagerungsmittel wie dem Toffel® oder dem Snuggle® geschehen. Denn besonders Routinehandlungen, wie das Wiegen, fügen dem Kind Stress zu.

Pucken/Swaddling

Durch das **Pucken/Swaddling** (*Einwickeln*) sollen Bewegungen grundsätzlich begrenzt, aber nicht verhindert sein. Das Kind kann gegen Begrenzungen fassen und drücken → Selbstregulation.

> Von einem dauerhaften und zu engen Pucken ist abzuraten, da dem Kind die Möglichkeit zur Entwicklung durch Bewegung genommen und Fehlstellungen gefördert werden können.

Seitenlage

Die **Seitenlage** bietet dem Kind die beste Möglichkeit zur Selbstregulation, da es mit geringer Muskelkraft die Extremitäten zur Körpermitte bewegen kann. Es liegt so in der Embryonalstellung.

Bauchlage

Die **Bauchlage** erleichtert die Atmung und verbessert die Sauerstoffsättigung. Weitere positive Effekte sind ein Rückgang von Apnoen und Bradykardien, eine Unterstützung der Magendarmfunktion und längere Schlafphasen. Auch die Bauchlage ermöglicht die Flexion der Extremitäten, indem man das Kind beispielsweise auf einen Steg lagert, und vermeidet somit eine Froschhaltung mit der Gefahr von Fehlstellungen.

Rückenlage

Die **Rückenlage** erfordert die Positionierung der Extremitäten zur Körpermitte hin. Ein FG hat noch nicht die Muskelkraft, um seine Extremitäten selbstständig dorthin zu bewegen. Auch hier vermeiden Pflegende eine Froschhaltung. Liegen die Extremitäten abgespreizt vom Körper, kann sich die wichtige Hand-Mund-Koordination nicht entwickeln. Der Kopf ist in Mittelstellung unterstützend zu lagern.

Facilitated Tucking

Facilitated Tucking ist eine gute Möglichkeit zur Stressminimierung, z. B. bei Blutentnahmen. Pflegende bringen das Kind in Seiten- oder Bauchlage und halten Kopf, Arme und Beine mit sanftem Druck zur Mittellinie. Diese Stellung ist während der Intervention beizubehalten und solange weiterzuführen, bis das Kind sich beruhigt hat. Pflegende unterstützen und trösten das Kind bei jeder Intervention. Die Hände der Pflegenden verlassen den Körper erst, wenn sich das Kind beruhigt hat. Wird es nach Beenden der Unterstützung unruhig, erfährt es erneuten Trost. Studien haben gezeigt dass Kinder, die während des endotrachealen Absaugens und der kapillären Blutentnahme mit Facilitated Tucking unterstützt wurden, eine signifikante Reduktion der Herzfrequenz, eine kürzere Schreidauer und längere Schlafphasen im Anschluss zeigten. [13]

Nonnutritives Saugen

Nonnutritives Saugen (*nicht an Ernährung gebundenes Saugen*) gehört zum normalen Verhalten und somit zu den zu erwartenden Reizen des Kindes ab der 20. SSW. Es führt zu einer cholinergen Stimulation, sowie einem vagalen Effekt, der eine tiefe, gleichmäßige Atmung unterstützt und den venösen Rückfluss fördert.

Nonnutritives Saugen hat sich als analgetisches Hilfsmittel in der Neonatologie, vor allem in Verbindung mit Saccharose 30 %, bewährt. Pflegende geben sie 2–3 Minuten vor der Intervention in Verbindung mit einem Beruhigungssauger.

Die Kombination beider Methoden ermöglicht eine effektive Schmerzminderung.

Unterstützung der Eltern-Kind-Geschwister-Beziehung

Die **Eltern-Kind-Beziehung** muss zu jeder Zeit im Mittelpunkt stehen. Pflegende beziehen deshalb die Eltern in alle Bemühungen um das Kind ein. Die soziale Stimulation durch den Kontakt mit den Eltern setzt positive Reize und fördert die Hirnentwicklung des Kindes.

Zahlreiche Hilfsmittel fördern die Eltern-Kind Bindung:

- **Baby-Watch-Kameras** werden über den Betten der Kinder angebracht und die Eltern können darüber ihr Kind auch von zu Hause aus sehen. Dies fördert v. a. die Beziehung von Vater und Geschwistern zum FG oder kranken NG, da ihnen in der Regel wenige Besuche beim Kind möglich sind. Die Kameras übertragen nur Bilder, keinen Ton und man kann sie manuell ausschalten, wenn eine Übertragung bestimmter Situationen unangebracht ist. Die Eltern können über einen Link im Internet das Bild der Kamera aufrufen. Manche Kliniken ermöglichen es auch Müttern, die auf der Intensivstation liegen, ihr Kind über einen Monitor zu sehen.

- **Frühchentagebücher** können Eltern, Pflegenden und evtl. auch Ärzte führen. Sie ermöglichen eine bessere Information über den Verlauf des Intensivaufenthaltes und das Festhalten dieser Erinnerungen. Diese helfen den Eltern, sich auf bereits gemachte Fortschritte zu besinnen, wenn es einmal weniger schnell vorangeht.
- **Koffer für Geschwisterkinder** enthalten eine Puppe, die das Geschwisterkind auf der Neonatologie darstellen soll. Sie ist mit Monitorkabeln, Magensonde, Flasche mit Frühchensauger, Pampers und Snuggle® ausgestattet. Sie soll den Eltern ermöglichen, den Geschwistern die Situation zu erklären und sie hilft Kindern, sich mit der Situation auseinanderzusetzen. Die Wichtigkeit der Familienzusammenführung ist unumstritten, denn das Kind verbringt nur einen Bruchteil seines Lebens im Krankenhaus, den Großteil jedoch in seiner Familie.

NIDCAP® Ausbildung

Um NIDCAP® einzuführen, muss pro neonatologischer Station mindestens ein NIDCAP®-Spezialist ausgebildet werden. Diese Ausbildung dauert, je nach persönlichem Tempo, ungefähr zwei Jahre. Die Schulungsinhalte beziehen sich v. a. auf Verhaltensbeobachtung und Einschätzung des Entwicklungsstandes des Kindes. Auch der Umgang mit Instrumenten zur Verhaltensbeobachtung sowie der richtige Umgang mit dem Kind zur Entwicklungsförderung gehören dazu. Der NIDCAP®-Ausbilder begleitet den Prozess der Einführung auf der Station, der meist ca. fünf Jahre dauert. Er umfasst ggf. Umbauten, Schulung des Personals und organisatorische Änderungen. Die Einführung von entwicklungsfördernder Pflege in den Händen einer ungeschulten Person jedoch birgt das Risiko einer Überbehütung der Kinder. NIDCAP® sollte nicht ohne die Schulung und professionelle Begleitung durchgeführt werden.

LITERATUR
1. VandenBerg, K. A.: Basic competencies to begin developmental care in the intensive care nursery (1993). In: Infants and Young Children 6, 52–59
2. Schothorst, P. F.: Developmental Impact of Neonatal Stress. A Neuropsychiatric Study of Neonatal Intensive Care Unit Graduates at Schoolage. 1990.
3. van der Pal, S. M.: The Leiden Developmental Care Projekt. Effekts of Developmental Care on Behavior and Quality of Life of very preterm infants and parental and staff experiences. Leiden; Amsterdam. Leiden University Press. 2007.
4. Altimier, L. B.; Eichel, M.; Warner, B.; Tedeschi, L.; Brown, B.: Developmental Care, Changing the NICU physically and behaviorally to promote patient outcomes and contain costs. 2004. In: Neonatal Intensive Care 17 (2), 35–39
5. Als, H.; Gilkerson, L.; Duffy, F. H.; McAnulty, G. B.; Buehler, D. M.; VandenBerg, K.; Sweet, N.; Sell, E.; Parad, R. B.; Ringer, S. A.; Butler, S. C.; Blickman, J. G.; Jones, K. J.: Three-Center, randomized, Controlled trial of individualized developmental care for VLBW preterm infants: Medical, neurodevelopmental, parenting and caregivin effects. 2003. In: Developmental and Behavioral Pediatrics 24(6), 399–408
6. Frank, C.; Linderkamp, O.; Pohlandt, F.: Frühgeborene optimal ernähren und pflegen. Kirchheim Verlag, Mainz, 2005.
7. Schott, C.; Verveur, D.; Ziesenitz, V.; Linderkamp, O.: Den Weg in ein Leben ohne Behinderung bahnen. 2006. In: Pflegezeitschrift 11, 685–688.
8. Mutschler, E.; Schaible, H. G.; Vaupel, P.: Anatomie, Physiologie, Pathophysiologie des Menschen. Wissenschaftliche Verlagsgesellschaft, Stuttgart, 2007.
9. Kenner, C.; McGrath, J. M.: Developmental Care of Newborn and Infant. A Guide For Health Professionals. Elsevier Verlag, USA, 2004.
10. Als, H.: A synactive model of neonatal behavioral organisation: Framework for assessment of neurobehavioral development in the premature infant and for support if infants and parents in the neonatal intensive care environment. 1986. In: Physical and Occupational Therapie in Pediatrics 6, 3–55
11. Huppertz, C.; Gharavi, B.; Schott, C.; Linderkamp, O.: Individuelle, entwicklungsfördernde Pflege basierend auf dem Newborn Individualized Developmental Care and Assessment Program (NIDCAP®). 2006. In: Die Kinderkrankenschwester (9) 24, 359–364.
12. Salzburger-Landeskliniken: www.salk.at/4451.html (Letzter Zugriff am 29.12.2011)
13. Kinderklinik Datteln: www.kinderklinik-datteln.de/vortraegepdf/Herber.S._Roth.B.Schmerzmanagement%20in%20der%20Neonatologie%20als_1.pdf (Letzter Zugriff am 29.12.2011)

KAPITEL 9

Diana Löscher, Christiane Rohrbach

Prophylaxen

> **DEFINITION**
> **Prophylaxe**: Maßnahme zur Vorbeugung von Erkrankungen und Vermeidung von Folgeerkrankungen und Komplikationen.

9.1 Dekubitusprophylaxe

9.1.1 Dekubitus

> **DEFINITION**
> **Dekubitus** (*Druckgeschwür*): Läsion der Haut und tiefer gelegener Gewebeschichten aufgrund chronischer, lokaler Druckwirkung.

Ursächlich für einen **Dekubitus** scheinen die Kombination eines länger anhaltenden Drucks (> 25 mmHg) auf ein Hautareal sowie das Auftreten von Reibung und Scherkräften zu sein. Diese Faktoren schädigen die Haut und das darunter liegende Gewebe und führen dort zu einer Mangeldurchblutung. Nährstoffe und Sauerstoff gelangen nicht mehr in adäquater Menge in das betroffene Gebiet und der Abtransport der Stoffwechselabbauprodukte reicht nicht mehr aus. In der Folge übersäuert das Gewebe und stirbt langsam ab.

Die Dekubitusprophylaxe hat einen besonderen Stellenwert, da es sich um ein Thema von hoher gesundheitspolitischer Relevanz handelt. Laut Expertenschätzungen sind etwa 2–10 % der Krankenhauspatienten von Dekubitalulzera betroffen. [1] Für Patienten zwischen 0–18 Jahren bewegen sich die Zahlen im Bereich um 7 %. [2] Die Therapie der Dekubitalulzera verursacht in Deutschland Kosten in Milliardenhöhe.

Eine effiziente Dekubitusprophylaxe gilt im Allgemeinen als ein Messinstrument pflegerischer Qualität, obwohl sich nicht bei allen Patienten die Entstehung eines Dekubitus sicher verhindern lässt. Zu dieser Gruppe gehören Patienten, deren gesundheitliche Situation (z. B. bei akuter kardio-pulmonaler Instabilität) es nicht erlaubt, konsequent die zur Dekubitusprophylaxe erforderlichen Maßnahmen einzusetzen. Hinzu kommen u. a. Patienten, die wegen ihrer Grunderkrankung oder der Einnahme von Medikamenten unter Durchblutungsstörungen leiden, die die Wirkung der prophylaktischen Maßnahmen deutlich beeinträchtigen. [3]

Intensivpatienten sind aufgrund ihrer Immobilität und ihrer häufig stark verminderten peripheren Durchblutung ebenfalls als Risikopatienten anzusehen. Lang anhaltender Druck gilt als Hauptursache für die Entstehung eines Dekubitus bei Kindern. [2]

Besonders gefährdete Körperstellen

Grundsätzlich kann sich an jeder **Körperstelle** sowohl in sitzender als auch in liegender Position ein Dekubitus bilden. Körperstellen, an denen Knochen direkt unter einem dünnen Unterhautfettgewebe liegen sind jedoch besonders prädisponiert. Bei Neugeborenen und Kleinkindern zeigt sich besonders der Hinterkopf als gefährdet, bei größeren Kindern der Sakralbereich. An dritter Position sind Dekubiti an den Fersen anzutreffen. [2]

Risikofaktoren

Langanhaltender Druck gilt als Hauptursache für die Entstehung eines Dekubitus bei Kindern. Durch Reibung und Scherkräfte kommt es zusätzlich zu oberflächlichen Hautdefekten. Krankheitsbedingte Mobilitätsstörungen und fehlende Sensibilität stellen beim Intensivpatienten wichtige Risikofaktoren dar. Weitere Risikofaktoren sind Lähmungen, arterielle Hypertonie, Sedierung, Katecholaminapplikation und Ödeme. Auch medizinische Geräte oder Instrumente, die in direktem Kontakt mit dem Körper des Kindes stehen, z. B. Sonden, Katheter, Pulsoximeter, aber auch Schienen und Verbände können das Auftreten eines Dekubitus begünstigen. [2]

Risikoeinschätzung

Um das Dekubitusrisiko eines Patienten objektiv und standardisiert einschätzen zu können, ist zusätzlich zur klinischen Beurteilung die Anwendung von Risikoskalen unerlässlich. Es existieren Skalen mit unterschiedlichen Schwerpunkten und für unterschiedliche Patientengruppen. Am häufigsten verwenden Pflegende die Braden-Skala, gefolgt von der modifizierten Norton-Skala. Eine Weiterentwicklung der Braden-Skala für den pädiatrischen Bereich ist die „Modified Braden Q Scale", mit deren Hilfe sich bei Patienten im Alter von 21 Tagen bis 6 Jahren das Dekubitusrisiko einschätzen lässt. Für die Einschätzung des Dekubitusrisikos bei Neugeborenen gibt es die **Neonatal Skin Risk Assessment Scale for Predicting Skin Breakdown** (*NSRAS*). Eine Modifikation der Braden Q Skala stellt die „Starkid Skin Scale" dar. Beurteilt werden sechs Items: Mobilität/Aktivität, sensorische Wahrnehmung, Feuchtigkeit, Reibung/Scherkräfte, Ernährung, Hautdurchblutung und Oxygenierung. Die Bewertung erfolgt wie bei der „Braden Q Scale" mit Punkten von 1–4, wobei eine niedrige Gesamtsumme für ein hohes, eine hohe Gesamtsumme für ein niedriges Dekubitusrisiko spricht. Die „Glamorgan Scale" bezieht in die Einschätzung des Dekubitusrisikos 11 Faktoren, u. a. Immobiliät und „Dinge die auf die Haut drücken", ein. Entwickelt wurde sie nach Analyse empirischer Daten aus 12 Krankenhäusern in Großbritannien. [2]

Zur klinischen Beurteilung gehört die regelmäßige Inspektion der Haut, hier besonders der individuell gefährdeten Körperstellen. Pflegende dokumentieren sowohl die standardisierte Risikoeinschätzung mittels Skala als auch das klinische Bild.

9.1.2 Prophylaktische Maßnahmen

Die wichtigsten prophylaktischen Maßnahmen zur Verminderung des Dekubitusrisikos bestehen in der Reduktion des Auflagedrucks, der Vergrößerung der Auflagefläche sowie der Vermeidung von Scherkräften. Bei den Maßnahmen handelt es sich lediglich um Empfehlungen. Aussagekräftige Studien zur Dekubitusprävention bei Kindern liegen bisher nicht vor.

Mobilisation und Lagerung

Um die Druckverweilzeit zu verkürzen (Bewegung = Druckentlastung), erstellen Pflegende einen individuellen Mobilisationsplan. Die Frequenz der Lageveränderungen richtet sich nach dem medizinischen Zustand und dem Wohlbefinden des Patienten sowie den Ergebnissen der Hautinspektion. Die lange Zeit favorisierten Lagerungswechsel in zweistündlichen Intervallen ließen sich wissenschaftlich nicht begründen. Gesichert ist jedoch, dass immobile Patienten eher zu Dekubitalulzera neigen. Zusätzliche

Tab. 9.1 Dekubitusstadien. [4]

Grade	Symptome
Grad 1	Persistierende umschriebene Hautrötung, evtl. Ödembildung, Verhärtung, Überwärmung
Grad 2	oberflächliche Hautdefekte mit Ödem- und Blasenbildung, nach konsequenter Druckentlastung und Wundbehandlung kommt es zur vollständigen Ausheilung ohne Narbenbildung
Grad 3	Verlust aller Hautschichten und Schädigung oder Nekrose des subkutanen Gewebes, die bis auf die darunter liegende Faszie reichen kann, narbige Ausheilung bei einer Druckentlastung und effektivem Wundmanagement
Grad 4	Verlust aller Hautschichten mit ausgedehnter Zerstörung, Gewebenekrose oder Schädigung von Muskeln, Knochen und unterstützenden Strukturen (Sehnen, Gelenkkapsel)

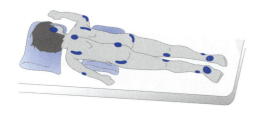

Abb. 9.1 Dekubitusgefährdete Hautstellen. [L106]

Mikrolagerungen scheinen sinnvoll, da Menschen auch im Alltag niemals sehr lange in einer Position verharren, sondern regelmäßig Lageveränderungen vornehmen. [5]

Grundsätzlich kommen alle Lagerungspositionen in Frage. Pflegende achten darauf, länger dauernden Druck auf Knochenvorsprünge zu vermeiden und die Reibungs- und Scherkräfte möglichst gering zu halten. In Rückenlage bieten sich die V- und A-Lagerung (> 8.4) zur Druckentlastung an. Bei diesen Lagerungen bleibt das Os sacrum frei. Pflegende beachten, dass bei allen Formen der Freilagerung gefährdeter Körperstellen der Auflagedruck an den aufliegenden Stellen erhöht ist.

Für seitliche Positionen hat sich die 30°-Lagerung als günstig erwiesen, da hierbei die Knochenvorsprünge relativ wenig belastet sind und sich der Druck auf eine große Körperfläche verteilt. Ebenfalls günstig ist die 135°-Lagerung. Aus dieser ist ein Wechsel in die Bauchlage mit geringer Belastung des Patienten möglich (> 8.4).

Eine sitzende Position ist mit einem höheren Druck auf das Gesäß verbunden und erfordert häufigere Positionswechsel. Untersuchungen haben ergeben, dass das Sitzen in Stühlen mit Armlehnen und gesenkter Rückenlehne sowie mit erhöhten Unterschenkeln druckentlastender wirkt. Eine zur Seite geknickte oder heruntergerutschte Sitzposition eignet sich nicht, da in diesen Positionen höhere Druckbelastungen und Scherkräfte auftreten. [5]

Druckreduzierende Hilfsmittel

Zur Unterstützung der Lagerungen bieten zahlreiche Hersteller **druckreduzierende Hilfsmittel** (z. B. Spezialbetten, Matratzen, Gelmatten, Kissen, Felle) an. Die Produkte ersetzen aber in keinem Fall die konsequente Umsetzung eines Bewegungsplanes zur Druckentlastung.

Die Lagerung auf Schaumstoffmatratzen wird für Risikopatienten nicht empfohlen. Für diese Patienten stehen Wechseldruckmatratzen oder Luftkissenbetten zur Verfügung. [6] Für die Anwendung bei Kindern ist auf die passende Kammergröße und die Position der Drucksensoren in Relation zum Kind zu achten. Des weiteren ist darauf zu achten, dass es bei einer permanent gefüllten Kopfkammer zu einer besonderen Gefährdung des Hinterkopfes kommen kann. [2]

Die dauerhafte Anwendung von Weichlagerungsmatratzen ist jedoch nicht unproblematisch. Sie kann zu Bewegungsdefiziten führen, da jede Bewegung aufgrund des mangelnden Widerstands der Auflagefläche einen erhöhten Kraftaufwand erfordert. Ebenso kommt es zu einer Veränderung des Körperschemas.

Zu den in der Pädiatrie und Neonatologie häufig verwendeten Fellen liegen nur wenige Studien vor. In einer Arbeit (künstliche Felle versus natürliche Felle) wurde gezeigt, dass die Benutzung natürlicher Schaffelle zu einer Reduktion von Reibung und Scherkräften führte, aber nicht zur Reduktion des Auflagedrucks. [5]

Pflegende achten insbesondere darauf, dass die Kinder nicht auf Sonden, Kathetern, Überwachungskabeln oder anderen medizintechnischen Gerätschaften liegen. Die Unterlage und Kleidung soll frei von Falten und Unebenheiten sein. Auf druckreduzierenden Hilfsmitteln werden die Laken nicht gespannt, weil dies zu einem erhöhten Auflagedruck führt. Sofern möglich, verzichten Pflegende darauf, zusätzliche Textilien unter das Kind zu legen.

Um das Dekubitusrisiko durch z. B. Sonden oder Tuben zu verringern, können Pflegende die gefährdeten Hautstellen mit Hydrokolloidplatten abdecken. Eine absolute Sicherheit gegen Dekubitus bilden Hydrokolloidverbände jedoch nicht. Die Sensoren des Pulsoximeters sind alle 3–4 Std. zu wechseln, bei Bedarf häufiger. [2]

Hautpflege

Alle Maßnahmen der **Hautpflege** dienen der Erhaltung und Förderung der Gewebetoleranz. Die meisten Risikoskalen enthalten den Aspekt Inkontinenz als einen Faktor für die Entstehung von Druckulzera. Inkontinenz allein verursacht jedoch keinen Dekubitus. Die Hautfeuchtigkeit bzw. Nässe kann zu einer Mazeration der Haut führen, und erst sie erhöht das Dekubitusrisiko. Entsprechend richten Pflegende alle Maßnahmen der Hautpflege darauf aus, Mazerationen zu verhindern.

Zur Hautpflege finden Pflegemittel Verwendung, die das physiologische Hautmilieu aufrechterhalten. Für Waschungen verwenden Pflegende überwiegend klares Wasser. Diesem setzen sie nur bei starker Verschmutzung waschaktive, flüssige Substanzen (meist mit rückfettenden Komponenten) zu. Trotzdem spülen Pflegende die Haut nach der Anwendung dieser Zusätze mit klarem Wasser nach. Im Anschluss an ein Reinigungsbad setzen Pflegende Wasser-in-Öl-Emulsionen ein, um trockene und gespannte Haut geschmeidig zu halten. Je trockener die Haut ist, desto höher sollte der Fettanteil des Produkts sein. [7] Fetthaltige Cremes sind besonders für die Anwendung im Windelbereich ungeeignet. Sie schützen die Haut nicht vor Urin und Stuhl, sondern führen zu einem Feuchtigkeits- und Wärmestau und beeinträchtigen die feuchtigkeitsableitende Wirkung der Windeln.

Massagen, besonders über Knochenvorsprüngen, hyperämisierende Salben und Kälte-Wärme-Anwendungen sind als durchblutungsfördernde Maßnahmen ungeeignet. In Studien ließ sich die Unwirksamkeit dieser Maßnahmen nachweisen. [5]

Ernährung

Die Entstehung eines Dekubitus lässt sich durch eine ausreichende und ausgewogene Ernährung nicht verhindern. Ein Zusammenhang zwischen der Entstehung von Dekubitalulzera und der Ernährung wird bisher nur angenommen, ließ sich durch Studien aber nicht belegen. Die Ernährung sollte den Empfehlungen der „Deutschen Gesellschaft für Ernährung" folgen und altersgerecht zusammengestellt sein. Zur Wundheilung unerlässlich ist eine ausreichende Zufuhr von Eiweißen, Vitaminen und Mineralstoffen. [5]

Tab. 9.2 Braden Q Skala. [8]

Einschätzung des Dekubitus-Risikos bei Kindern unter 5 Jahren[1] – Modifizierte Braden Q Scale – Vanderbilt Universitätskinderklinik Nashville[2]

	1 Punkt	2 Punkte	3 Punkte	4 Punkte	Punktzahl
Mobilität Fähigkeit, die Position des Körpers insgesamt oder der Gliedmaßen zu verändern	1. vollständige Immobilität führt nicht die geringste Positionsänderung des Körpers oder einzelner Gliedmaßen ohne Hilfe aus	2. stark eingeschränkt führt gelegentlich geringfügige Positionsänderungen des Körpers oder einzelner Gliedmaßen aus, ist aber unfähig, den Körper selbstständig zu drehen	3. leicht eingeschränkt führt oft, jedoch geringfügige Positionsänderungen des Körpers oder einzelner Gliedmaßen aus	4. nicht eingeschränkt führt oft große Positionsveränderungen ohne Unterstützung aus	
Aktivität Ausmaß der körperlichen Aktivität	1. Bettlägerigkeit kann/darf das Bett nicht verlassen	2. an Lehnstuhl/Sessel/Rollstuhl gebunden Fähigkeit, ein wenig zu gehen, ist eingeschränkt oder nicht vorhanden. Kann das Eigengewicht nicht tragen und/oder braucht Hilfe sich in den Lehnstuhl, Sessel oder Rollstuhl zu setzen	3. Geht gelegentlich geht tagsüber gelegentlich, aber nur sehr kurze Strecken, mit oder ohne Hilfe. Verbringt die meiste Zeit jeder Schicht im Bett oder im Stuhl	4. alle Patienten, die zu jung sind, um laufen zu können oder Geht oft – tagsüber wenigstens zweimal außerhalb des Zimmers und wenigstens einmal alle zwei Std. innerhalb des Zimmers	

Tab. 9.2 Braden Q Skala. [8] (Forts.)

Einschätzung des Dekubitus-Risikos bei Kindern unter 5 Jahren[1] – Modifizierte Braden Q Scale – Vanderbilt Universitätskinderklinik Nashville[2]

	1 Punkt	2 Punkte	3 Punkte	4 Punkte	Punktzahl
sensorische Wahrnehmung Fähigkeit, Reize durch Berührung, passive Lageveränderung, z. B. einer Gliedmaße, Vibrationen, Schmerz, Temperatur wahrzunehmen und zu verarbeiten	**1. vollständig ausgefallen** Unfähigkeit, auf Schmerzreize zu reagieren (auch nicht durch Stöhnen, Zurückzucken, Greifen). Ursache: herabgesetzte Wahrnehmungsfähigkeit (bis zur Bewusstlosigkeit) oder Sedierung **oder** Fähigkeit des Schmerzempfindens über den größten Anteil der Körperoberfläche herabgesetzt	**2. Stark eingeschränkt** reagiert nur auf schmerzhafte Reize. Kann Unbehagen weder durch Stöhnen noch durch Unruhe mitteilen **oder** über mehr als die Hälfte des Körper liegen Störungen der sensorischen Wahrnehmung vor, die die Fähigkeit, Schmerz oder Unbehagen zu empfinden, herabsetzen	**3. wenig eingeschränkt** reagiert auf verbale Aufforderungen, kann aber nicht immer Unbehagen oder die Notwendigkeit des Positionswechsels mitteilen **oder** es liegen wenige Störungen der sensorischen Wahrnehmung vor, die die Fähigkeit, Schmerz oder Unbehagen zu empfinden, in ein oder zwei Gliedmaßen herabsetzen	**4. nicht eingeschränkt** reagiert auf verbale Aufforderungen. Hat keine sensorischen Defizite, die die Fähigkeit, Schmerz oder Unbehagen zu empfinden und mitzuteilen, herabsetzen	
Nässe Ausmaß, in dem die Haut der Nässe (Schweiß, Urin) ausgesetzt ist	**1. ständig feucht** die Haut ist ständig feucht durch Schweiß, Urin und Drainageflüssigkeit. Feuchte wird jedes Mal festgestellt, wenn der Patient bewegt oder gedreht wird	**2. sehr feucht** die Haut ist oft, aber nicht ständig feucht. Bettlaken müssen mind. alle 8 Std. gewechselt werden	**3. gelegentlich feucht** die Haut ist gelegentlich feucht, Wäschewechsel ist etwa alle 12 Std. erforderlich	**4. selten feucht** die Haut ist meistens trocken. Windelwechsel routinemäßig, Lakenwechsel nur alle 24 Std. erforderlich	
Reibung und Scherkräfte Reibung entsteht, wenn die Haut über das Bettlaken schleift, Scherkräfte entstehen, wenn sich Haut und angrenzende Oberflächen der Knochen gegeneinander verschieben	**1. erhebliches Problem** Spastik, Kontraktur, Juckreiz oder Unruhe verursachen fast ständiges Herumwerfen, Umsichschlagen und Reiben	**2. bestehendes Problem** braucht mittlere bis maximale Unterstützung beim Positionswechsel. Vollständiges Anheben ohne über die Laken zu rutschen ist nicht möglich. Rutscht im Bett oder Stuhl oft nach unten und braucht oft maximale Hilfe, um in die Ausgangsposition zu gelangen	**3. mögliches Problem** bewegt sich schwach oder benötigt geringe Hilfe. Während des Positionswechsels schleift die Haut etwas über Laken, Stuhl, Kopfstützen oder anderes Zubehör. Behält die meiste Zeit relativ gut die Position in Stuhl oder Bett, rutscht aber gelegentlich herab	**4. kein auftretendes Problem** ist fähig, sich während des Positionswechsels vollständig anzuheben, bewegt sich in Bett und Stuhl unabhängig und hat ausreichend Muskelkraft, um sich während des Positionswechsels zu heben. Erhält in Stuhl oder Bett jederzeit eine gute Position aufrecht	

Tab. 9.2 Braden Q Skala. [8] (Forts.)

Einschätzung des Dekubitus-Risikos bei Kindern unter 5 Jahren[1] – Modifizierte Braden Q Scale – Vanderbilt Universitätskinderklinik Nashville[2]

	1 Punkt	2 Punkte	3 Punkte	4 Punkte	Punktzahl
Ernährung allgemeines Ernährungsverhalten	1. sehr schlecht keine orale Ernährung und/oder nur klare Flüssigkeitszufuhr, oder intravenöse Flüssigzufuhr über mehr als 5 Tage **oder** Eiweißzufuhr < 2,5 mg/dl **oder** isst nie eine vollständige Mahlzeit. Isst selten mehr als die Hälfte der angebotenen Mahlzeit. Eiweißzufuhr beträgt nur 2 fleischhaltige Portionen oder Milchprodukte täglich. Trinkt wenig Flüssigkeit. Erhält keine Ernährungsergänzungskost	2. nicht ausreichend erhält flüssige Nahrung oder Sondenkost/intravenöse Ernährung, die eine für das Alter nicht ausreichende Menge an Kalorien und Mineralien enthält **oder** Eiweißzufuhr < 3 mg/dl oder isst selten eine vollständige Mahlzeit und allgemein nur die Hälfte der jeweils angebotenen Portion. Eiweißzufuhr umfasst nur 3 fleischhaltige Portionen oder Milchprodukte täglich. Gelegentlich wird Nahrungsergänzungskost zu sich genommen	3. ausreichend erhält flüssige Nahrung oder Sondenkost, die eine für das Alter ausreichende Menge an Eiweiß und Mineralien enthält **oder** isst mehr als die Hälfte jeder Mahlzeit. Isst insgesamt 4 oder mehr fleischhaltige und eiweißhaltige Portionen täglich. Lehnt gelegentlich eine Mahlzeit ab, nimmt aber Ergänzungskost zu sich, sofern sie angeboten wird	4. sehr gut nimmt eine normale Ernährung ein, die genügend Kalorien für das Alter enthält. Isst beispielsweise fast jede Mahlzeit vollständig auf. Lehnt nie eine Mahlzeit ab. Isst im Allgemeinen 4 und mehr Portionen täglich, die Fleisch oder Milchprodukte enthalten. Isst gelegentlich zwischen den Mahlzeiten. Braucht keine Nahrungsergänzungskost	
Gewebedurchblutung und Sauerstoffversorgung	1. extrem gefährdet Hypotonie, MAP = Mittlerer Arterieller Blutdruck < 50 mmHg, < 40 mmHg beim Neugeborenen **oder** der Patient toleriert keinen Positionswechsel	2. gefährdet Normotonie, Sauerstoffsättigung bei < 95 %, Hämoglobin bei < 10 mg/dl, kapilläre Wiederauffüllzeit bei > 2 Sekunden, Serum pH < 7,40	3. ausreichend Normotonie, Sauerstoffsättigung bei < 95 %, Hämoglobin bei < 10 mg/dl, kapilläre Wiederauffüllzeit etwa 2 Sek., Serum-pH normal	4. sehr gut Normotonie, Sauerstoffsättigung > 95 %, Hämoglobin normal, kapilläre Wiederauffüllzeit < 2 Sek.	
Gesamtbewertung					
geringes Risiko: scores 23–28 mittleres bis hohes Risiko: scores 7–23					

[1] Für Kinder ab dem 6. Lebensjahr wird empfohlen, die Braden Skala für Erwachsene zu verwenden
[2] Modifizierte Braden Q Scale – Vanderbilt Universitätskinderklinik Nashville; online zu beziehen über www.mc.vanderbilt.edu/learning-center/publist.html

9.2 Atelektasen- und Pneumonieprophylaxe

9.2.1 Atelektasen/Pneumonien

DEFINITION
Atelektase: Mangelhaft oder nicht belüfteter Lungenabschnitt.
Pneumonie: Entzündung des Lungenparenchyms; häufigste tödlich verlaufende Infektionserkrankung in den Industrieländern.

Pneumonien zählen neben den Infektionen der ableitenden Harnwege zu den häufigsten nosokomialen Infektionen. Zu den Zielen aller prophylaktischen Maßnahmen gehören die Verbesserung der Ventilation, die Vermeidung einer Sekretanhäufung in den Atemwegen und die Vermeidung von Aspirationen. Um Sekretanhäufungen zu vermeiden, achten Pflegende u. a. auf eine ausreichende Flüssigkeitszufuhr.

Ursachen

- Minderbelüftung der Lunge
- oberflächliche Atmung (Schonatmung)
- unzureichende Sekretmobilisation
- Aspiration
- Infektion
- unzureichende Befeuchtung der Atemwege

Risikopatienten

- Intensivpatienten
- beatmete Patienten
- Patienten mit Lungenerkrankungen
- Patienten mit Herzerkrankungen
- Patienten nach Operationen an Thorax oder Abdomen
- bettlägerige Patienten
- immobile Patienten
- Patienten mit Schonatmung
- aspirationsgefährdete Patienten (z. B. durch Bewusstlosigkeit, Sedierung, Schluckstörungen, Ernährungssonden, Apoplex)
- abwehrgeschwächte Patienten

9.2.2 Prophylaktische Maßnahmen

Atemunterstützende Maßnahmen

Jede Form der Bewegung, die mit körperlicher Belastung des Patienten einhergeht, führt zunächst zu einer Vertiefung bzw. Intensivierung der Atmung. Somit ist die Mobilisation des Patienten eine wichtige prophylaktische Maßnahme. Auf der Intensivstation sind die Mobilisationsmöglichkeiten jedoch häufig aufgrund der Gesamtsituation des Patienten eingeschränkt. Während der Krankheitsphase, in der die Ressourcen deutlich vermindert sind, bieten sich passive **atemunterstützende Maßnahmen** zur Prophylaxe an. Sobald der Zustand des Patienten es zulässt, geben Pflegende aktiven atemunterstützenden Übungen den Vorzug. Eine wichtige Voraussetzung aller atemunterstützenden Maßnahmen ist die weitgehende Schmerzfreiheit des Patienten.

Aktive Maßnahmen

Pflegende regen nichtbeatmete Patienten (sofern Alter und Zustand es zulassen) zum tiefen Durchatmen an. Je nach Alter kann dies auch spielerisch erfolgen, z. B. durch Wattepusten, Luftballon aufblasen, Seifenblasen machen, Singen, Rufen. Nicht geeignet ist diese Form der Atemunterstützung bei Patienten mit einem Emphysem, da sie Rupturen der Emphysemblasen verursachen kann. [9] Die Anwendung der Lippenbremse forciert die Exspiration. Die Ausatmung erfolgt dabei gegen die leicht geschlossenen Lippen. Um die Eigenaktivität zu fördern, eignen sich auch hier spielerische Übungen, z. B. Federn wegpusten, Wasser in einem Glas mit einem Strohhalm zum Sprudeln bringen.

Die **Kontaktatmung** bietet eine gute Möglichkeit, die Vertiefung der Atmung zu erreichen. Die vertiefte Atmung führt zu Volumenschwankungen in den Alveolen, wodurch sich das Sekret lockert und über Bronchien und Trachea abgeleitet wird. Zur Kontaktatmung legen Pflegende (je nach Alter und Körpergröße des Patienten) die Finger oder die Handflächen auf die Rippen oder die Flanke des Patienten. Zunächst erfühlen sie die Atembewegungen, das heißt, die Finger oder Hände folgen der Ein- und Ausatmung ohne Druck. Sobald die Pflegenden sich auf den Atemrhythmus eingestimmt haben, folgen sie der Inspirationsbewegung passiv und erhöhen während der Exspiration den Auflagedruck. [10]

Bevor Pflegende Patienten zum Husten auffordern, stellen sie die weitgehende Schmerzfreiheit sicher. Nach Operationen leiten sie die Patienten an, mit den Händen einen Gegendruck auf die OP-Wunde auszuüben, um die Schmerzen zu lindern, die durch den Hustenstoß entstehen. Eine sitzende Position mit leicht vorgebeugtem Kopf erleichtert das Abhusten. [10]

Passive Maßnahmen

Zu den passiven Maßnahmen gehören atemunterstützende Lagerungen (➤ 8.4x), atemstimulierende Einreibungen, Inhalationen mit NaCl 0,9 % (evtl. mit Zusatz von Sekretolytika, z. B. Mucosolvan®), Vibrationsmassagen mit den Händen oder einem Vibrationsgerät (z. B. Vibrax®) und das Abklopfen mit der Hand.

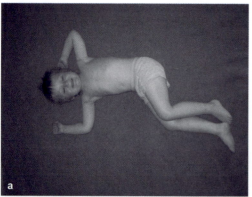

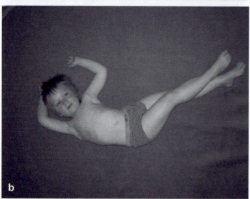

Abb. 9.2 Dehnlagerungen. [K307]

Inhalationen

Ziel der **Inhalation** ist die Verbesserung der Sekretolyse. Voraussetzung dazu ist immer auch die ausreichende Flüssigkeitszufuhr (sofern keine Kontraindikationen vorliegen). Inhalationen optimieren die Anfeuchtung der Atemluft und damit der Atemwegsschleimhäute. Dies regt die Selbstreinigungskräfte der Atemwege an und reduziert die Besiedelung durch Krankheitserreger. Zudem dient die Inhalation der Behandlung von obstruktiven Lungenerkrankungen und entzündlichen Prozessen. Medikamente, die der Patient inhaliert, sollten sich möglichst in allen Bereichen der Atemwege verteilen. Um auch die unteren Bronchialastverzweigungen zu erreichen, dürfen die inhalierten Partikel nicht größer als 3–5 μm sein. Kommt statt eines mit Druckluft oder Sauerstoff betriebenen Geräts ein Ultraschallvernebler zur Anwendung, lässt sich eine Tröpfchengröße von 0,3–3 μm erzielen. Die vernebelte Wassermenge ist bei diesen Geräten wesentlich höher und die Partikel gelangen in tiefere Lungenabschnitte. Zur optimalen Aufnahme des Medikaments atmet der Patient möglichst langsam und tief. [9]

Bei der Aufbereitung der Inhaliergeräte achten Pflegende darauf, Reste der Inhalationsflüssigkeit vollständig zu beseitigen, da von ihnen ein erhöhtes Infektionsrisiko ausgeht.

> Die hygienisch einwandfreie Aufbereitung der Inhalationsgeräte bildet die Basis der Infektionsprophylaxe.

Vibrationsmassage/Abklopfen

Die Sekretlösung mittels **Abklopfen** oder **Vibrationsmassage** erfolgt in Kombination mit den Lagerungsdrainagen. Sowohl Vibrationsmassage als auch Abklopfen versetzen den Brustkorb in Schwingungen, wodurch sich festsitzendes Sekret in den Atemwegen löst. Die Effektivität ist nicht davon abhängig, ob Pflegende die Vibrationen von peripher nach zentral oder von unten nach oben durchführen, sondern davon, dass das gelöste Sekret in den Hauptbronchus gelangen kann. Um dies zu erreichen, unterstützen Pflegende die Vibration durch Drainagelagerungen. Durch die Kombination beider ist es möglich, das Sekret abzuhusten oder abzusaugen.

Sowohl bei der Vibrationsmassage als auch beim Abklopfen sparen Pflegende die Wirbelsäule, das Sternum und die Nierengegend aus. Sie führen die Maßnahmen 2–3-mal täglich für eine Dauer von ca. 3 Min. durch.

9.3 Kontrakturenprophylaxe

9.3.1 Kontrakturen

DEFINITION
Kontraktur: Durch Muskelverkürzung hervorgerufene Funktions- und Bewegungseinschränkung der Gelenke.

Kontrakturen entstehen durch Verkürzungen der Muskeln, Bänder und Sehnen, bei Gelenkkapselschrumpfungen und Verwachsungen der Gelenkflächen, die jeweils durch sehr unterschiedliche Ursachen bedingt sind.

Kontrakturen können reversibel sein, führen aber im Endstadium zu einer völligen Gelenkversteifung. Ziel der Kontrakturenprophylaxe ist die Erhaltung der Beweglichkeit oder eine funktionell richtige Stellung der Gelenke.

Zu unterscheiden sind:
- Beugekontrakturen
  - Fixierung des Gelenks in Beugestellung
  - Streckung ist nicht möglich
- Streckkontrakturen
  - Fixierung des Gelenks in Streckstellung
  - Beugung ist nicht möglich
- Abduktionskontrakturen
  - Fixierung des Gelenks in abgespreizter Haltung
- Adduktionskontrakturen
  - Abspreizen ist nicht möglich

Besondere Gefährdung besteht bei
- Patienten mit Erkrankungen des ZNS
- Lähmungen aufgrund fehlender Nervenimpulse
- Bewusstseinsstörungen
- entzündlichen Gelenkserkrankungen
- falscher Lagerung
- Schonhaltung
- langer Ruhigstellung (z. B. Gipsverband).

9.3.2 Prophylaktische Maßnahmen

Ein interdisziplinärer Behandlungsplan hilft, Kontrakturen zu vermeiden. Dazu gehört besonders die enge Zusammenarbeit zwischen Physiotherapeuten, Ergotherapeuten und Pflegenden. Gemeinsam erarbeiten die Angehörigen dieser Berufsgruppen einen individuell abgestimmten Pflege- und Behandlungsplan für den Patienten. In der Regel setzen sich die Maßnahmen aus Lagerungen (➤ 8.4) und einem Mobilisationsplan zusammen. Lagerungen verhindern die Entstehung von Kontrakturen nicht, sie können jedoch schweren Fehlstellungen vorbeugen.

Die Mobilisation umfasst passive, aktiv-assistierte und aktive Bewegungsübungen. In der Intensivpflege überwiegen häufig die passiven und die aktiv-assistierten Maßnahmen. Bei allen Mobilisationsübungen bewegen die Pflegenden und Therapeuten, sofern keine Kontraindikationen vorliegen, die Gelenke in ihrem maximalen Bewegungsspielraum. Ist der Patient aufgrund seiner Erkrankung nicht in der Lage, aktiv mitzuarbeiten, bewegen Pflegende und Therapeuten die Gelenke mehrmals täglich passiv durch. Aktiv-assistierte Übungen erfordern, dass der Patient in der Lage ist, auf Anweisung bestimmte Muskelgruppen zu kontrahieren. Die Physiotherapeuten und Pflegenden unterstützen den Patienten, sodass er nicht das gesamte Gewicht der Extremität halten muss. Außerdem achten sie darauf, die Bewegungen korrekt und vollständig auszuführen. Die aktiven Bewegungsübungen unternimmt der Patient selbstständig. Sofern nötig, geben Pflegende dabei korrigierende verbale Anweisungen. [11]

9.4 Thromboseprophylaxe

9.4.1 Thrombose

DEFINITION
Thrombose: Verengung oder Verschluss eines Gefäßes durch ein Blutgerinnsel.

Die Gefahr einer **Thrombose** besteht prinzipiell bei allen immobilen Patienten (Ausfall der Muskelpumpe). Ursächlich für eine Thrombose sind ein verlangsamter Blutfluss sowie Veränderungen im Gefäßsystem und der Blutviskosität. Bis vor wenigen Jahren galt die Thrombosegefahr im Kindesalter als inexistent. Neuere Studien belegen jedoch, dass auch für Kinder die Gefahr einer Bein- oder Beckenvenenthrombose besteht, wenn ihre Bewegungsfähigkeit eingeschränkt ist. Aufgrund dieser Erkenntnisse ist auch für sie eine umfassende Prophylaxe erforderlich. Dazu gehören die medikamentöse Therapie mit niedermolekularem Heparin und begleitende physiotherapeutische Maßnahmen. [12] [13]

Symptome

- Schmerzen im Bereich der Venen, Waden und Fußsohlen
- Rötung, Überwärmung, Schwellung und Schweregefühl an der betroffenen Extremität
- Belastungsschmerz

9.4.2 Prophylaktische Maßnahmen

Ziel der **prophylaktischen Maßnahmen** ist die Verbesserung des venösen Rückstroms in den tiefen Beinvenen und die Hemmung der intravasalen Gerinnung. Dies lässt sich durch eine Erhöhung des Muskeltonus und durch eine medikamentöse Prophylaxe erreichen. Zunächst lagern Pflegende die Beine zur Verbesserung des venösen Rückstroms leicht erhöht (ca. 20°). Sie achten darauf, die Gefäße in den Kniekehlen und in den Leisten nicht abzuknicken. Im Rahmen der Körperpflege streichen sie die Beine herzwärts aus. Dies fördert (kurzzeitig) den venösen Rückstrom.

Um den Muskeltonus in den Beinen zu erhöhen, bieten sich aktive oder passive Bewegungsübungen an. Die Art der Übungen ist von der aktuellen Situation und dem Alter des Patienten abhängig. Es sollten nur Übungen zur Anwendung kommen, die den Patienten nicht zu sehr anstrengen.

Zu den Prophylaxe-Übungen gehören:
- Füße kreisen
- Füße heben und senken
- Zehen krallen
- Zehen auseinander spreizen und anspannen
- Beine aufstellen
- Gesäß anheben
- Oberschenkelmuskulatur anspannen

Kann der Patient aufgrund seines Alters oder seiner Erkrankung die Übungen nicht aktiv und selbstständig ausführen, initiieren die Pflegenden die prophylaktischen Bewegungsabläufe. Sie erreichen z. B. das Senken der Füße durch leichten Druck auf die Fußsohle. Da Druck immer einen Gegendruck auslöst, versucht der Patient daraufhin automatisch, den Fuß zu senken. Leichter Druck auf den Fußrücken führt entsprechend zu einem Anheben des Fußes.

Medizinische Thromboseprophylaxestrümpfe (*MTPS*) komprimieren die oberflächlichen Beinvenen, was dazu führt, dass das venöse Blut mit erhöhter Geschwindigkeit zum Herzen zurück fließt. MTPS sind indiziert, solange der Patient die Muskelpumpe nicht ausreichend betätigen kann. Dies ist besonders bei liegenden, immobilen Patienten der Fall.

Sie sind erst dann überflüssig, wenn der Patient soweit mobilisiert ist, dass er seine Muskelpumpe mehrmals täglich aktivieren kann, z. B. indem er kurze Wegstrecken gehend zurücklegt. Bis dahin sollte er die MTPS Tag und Nacht tragen. MTPS erreichen ihre volle Wirksamkeit nur, wenn sie korrekt sitzen. Bei der Auswahl der richtigen Größe beachten Pflegende die Herstellerangaben.

Pflegende ziehen dem Patienten die Strümpfe an, solange er liegt und die Beinvenen entstaut sind. Sie achten darauf, dass die Strümpfe faltenfrei sitzen, da sie andernfalls Einschnürungen verursachen. Auch der korrekte Sitz an der Ferse ist zu gewährleisten. Stehen passende MTPS nicht zur Verfügung, versehen Pflegende die Beine alternativ mit einem Kompressionsverband. Zur Thromboseprophylaxe genügt es meist, die Binden-Touren vom Fuß bis zum Knie zu führen. Wenn möglich, geben Pflegende jedoch den MTPS den Vorzug. [11] In der Literatur ist empfohlen, bei Kindern ab Einsetzen der Pubertät, dem 12. Lebensjahr, einem Körpergewicht von > 40 kg oder einem BMI > 25 mit der Thromboseprophylaxe zu beginnen. Bisher fehlt es an klinischen Studien, die die Wirksamkeit der prophylaktischen Maßnahmen bei Kindern belegen.

ZITIERTE LITERATUR

1. Deutsches Netzwerk für Qualitätssicherung in der Pflege, Expertenstandard Dekubitusprophylaxe in der Pflege. Entwicklung – Konstentierung – Implementierung, 2. Auflage, Osnabrück, 2004.
2. Deutsches Netzwerk für Qualitätssicherung in der Pflege (Hrsg.): Literaturanalyse zur Dekubitusprophylaxe bei Kindern. 2009.
3. Deutsches Netzwerk für Qualitätssicherung in der Pflege (Hrsg.): Arbeitstexte zur 1. Konsensus-Konferenz in der Pflege, Thema: Dekubitusprophylaxe. 2000.
4. Universität Witten/Herdecke (Hrsg.): Dekubitusprävention – Evidenzbasierte Leitlinie des Wissensnetzwerkes „evidence.de" der Universität Witten/Herdecke. Volltextversion. 2001.
5. Deutsches Netzwerk für Qualitätssicherung in der Pflege (Hrsg.): Expertenstandard Dekubitusprophylaxe in der Pflege. 2002.
6. Universität Witten/Herdecke, 2001. Dekubitusprävention – Evidenzbasierte Leitlinie des Wissensnetzwerkes „evidence.de" der Universität Witten/Herdecke. Volltextversion, 2001
7. IGAP – Institut für Innovationen im Gesundheitswesen und angewandte Pflegeforschung (Hrsg.): Dekubitus Pflege-Ratgeber. Dekubitusprophylaxe – Hautpflege. www.dekubitus.de/dekubitusprophylaxe-hautpflege.htm (Letzter Zugriff am 29.12.2011).
8. Heilberufe – Das Pflegemagazin, Spezialheft Dekubitus. Original: Quigley, S. M.; Curley MAQ: Skin integrity in the pediatric population and managing pressure ulcers. Journal of Pediatric Nurses 1(1), 7–18 Curley, Martha AQ: Razmus, Joy; Roberts Kathryn; Wypij, David: Predicting pressure ulcer risk in pediatric patients – The Braden Q Scale; Nursing Research Jan./Feb. 2003, Vol. 52 No. 1, 22–33 (übersetzt von Heidi Heinhold).
9. Kasper, M.; Kraut, D.: Atmung und Atemtherapie. Ein Praxishandbuch für Pflegende. Verlag Hans Huber, Bern, 2000.
10. Schäper, A.; Gehrer, B.: Pflegeleitfaden – Intensivpflege Pädiatrie. Elsevier Verlag, München, 1999.
11. Kellnhauser, E. et al.: Pflege-Professionalität erleben. Thieme Verlag, Stuttgart, 2004.
12. Albisetti, M.: Antikoagulation im Kindesalter. In: Paediatrica, Vol. 13 No. 5, 2002, S. 34–37 www.swiss-paediatrics.org/paediatrica/vol13/n5/pdf/34–37.pdf (Letzter Zugriff am 29.12.2011).
13. Care For Life: Thrombosen bei Kindern. www.care-for-life.de/pat_kinder.php (Letzter Zugriff am 29.12.2011).

VERWENDETE LITERATUR

Hoehl, M.; Kullik, P.: Gesundheits- und Kinderkrankenpflege. Thieme, Stuttgart/New York, 2008.

Huffines, B.: The Neonatal Skin Risk Scale for predicting skin breakdown in neonates. School of Nursing and Health Sciences, Spalding University, Louisville, Kentucky, USA. www.ncbi.nlm.nih.gov/entrez/query.fcgi?cmd=Retrieve&;db=PubMed&list_uids=9423386&dopt=Abstract

Latasch, L.; Knipfer, E. (Hrsg.): Anästhesie, Intensivmedizin, Intensivpflege. 2. kompl. überarb. Auflage. Elsevier Verlag, München, 2004.

Marx, B. (Hrsg.): Klinikleitfaden Pädiatrische Intensivpflege. Gustav Fischer Verlag, Stuttgart, 1998.

KAPITEL 10 Ernährung

10.1 Stillförderung
Daniela Dapia Cao

Muttermilch (*MM*) ist die erste Wahl, wenn es um die Ernährung eines Säuglings geht. Von der optimalen Zusammensetzung der Nährstoffe, der leichten Verdaulichkeit und den enthaltenen antiinfektiösen Stoffen profitieren besonders kranke und zu früh geborene Kinder. MM von Frauen mit einer Frühgeburt, unterscheidet sich in den ersten vier Wochen post partum (pp) von der MM der Frauen, die ein reifes Neugeborenes zur Welt bringen.

Die **Pretermmilch** ist auf die besonderen Nahrungsanforderungen des FG abgestimmt und ist unter anderem gekennzeichnet durch:
- höheren Proteingehalt
- doppelten Zellgehalt an z. B. IgA, Laktoferrin, Lysozym (höherer Immunschutz)
- höheren Gehalt an Enzymen
- leicht erhöhten Fettgehalt
- höhere Konzentration von mittel- und langkettigen Fettsäuren

Aufgrund des unreifen Saugmusters benötigen FG für das „Erlernen" des Stillens unterschiedliche Zeiträume, u. a. abhängig vom gesundheitlichen Zustand, dem Krankheitsverlauf und der Gestationswoche des Kindes.

Verständnis für die emotional belastende Situation der Mutter, eine einfühlsame Integration der Eltern in den Pflegealltag des Kindes (ggf. Unterbringung in der Klinik), sowie die Weitergabe von situationsrelavanten Stillinformationen, bilden eine gute Grundlage, für die Mutter-Kind-Beziehung und das Stillen.

Stillrelevante Hormone und ihre Wirkung auf die Muttermilch

Prolaktin („*reguliert Milchbildung/-menge*") Saugen des Kindes stimuliert Ausschüttung → Prolaktinrezeptoren an der milchbildenden Zelle werden besetzt → frühzeitige und häufige Stimulation durch Anlegen des Kindes oder Abpumpen. Es regelt Milchbildung und -menge bis zum Einsetzen der Laktogenese und der Bildung von reifer Muttermilch.

Oxytocin (reguliert Milchspendereflex/Milchfluss)
Ausschüttung durch Stimulation an der Mamille oder direkten Hautkontakt zum Kind z. B. durch Känguruen oder Bonding.

Eine entspannte Atmosphäre und Brustmassagen vor dem Stillen/Abpumpen wirken positiv; Stress, Schmerzen und Ängste der Mutter (Adrenalin hemmt kurzzeitig die Wirkung von Oxytocin) dagegen negativ auf den Milchspendereflex und Milchfluss.

Abpumpen von Muttermilch

> Primäres Ziel ist eine durchgehende Versorgung des FG oder des kranken NG mit MM. Das Abpumpen der MM ist für die Mutter oftmals ein aktiver Beitrag zur Genesung ihres Kindes. Der Mutter obliegt die Entscheidung, ob und wie lang sie abpumpen möchte.

Pumpbeginn
Der optimale Zeitpunkt liegt innerhalb der a) ersten 6 Std. bis spätestens b) 12 Std. pp. Die Geburtshilfestation übernimmt die Anleitung der Mutter zu diesem Zeitpunkt.
- Gewinnung des Kolostrum mit der Hand (Kolostrummassage) → je nach Gesundheitszustand mit dem Abpumpen beginnen
- Abpumpen zur ausreichenden Stimulation erforderlich, evtl. Kolostrum davor per Hand gewinnen

Kolostrum (*Vormilch*) wird in den ersten 5 Tagen pp. gebildet und ist u. a. reich an Immunglobulinen und Proteinen. Es fördert das Wachstum des Laktobazillus bifidus (grampositive Besiedlung des Darmes). Es ist von dickflüssiger Konsistenz und durch Betacarotine typisch gelblich bis orange.

> Die erste Nahrung, die das FG optimalerweise erhält, ist Kolostrum.

Pumpfrequenz und Dauer

In den ersten Tagen pp empfiehlt es sich, mind. 7–8 × in 24 Std. zu pumpen, um eine adäquate Milchmenge aufzubauen. Das doppelseitige Abpumpen mit einer Dauer von 15 Min. pro Pumpvorgang ist aufgrund der Zeitersparnis zu empfehlen. Ebenso kann wechselseitig für eine Dauer von 20–30 Min. pro Pumpvorgang gepumpt werden. Hierbei wird abwechselnd rechts und links in einem Rhythmus von 5–7 Min., 3–5 Min. und 2–3 Min. gepumpt. Später genügt eine Pumpfrequenz von mind. 5–6 × in 24 Std. Bei Rückgang der Milchmenge kann die Pumpfrequenz erhöht, bei zu viel Milch kann sie reduziert werden. Um den 14. Tag pp. sollte idealerweise eine Milchmenge von mind. 500–800 ml oder mehr in 24 Std. erreicht werden.

Hygiene

- Handhygiene vor den Pumpen
- Reinigung der Brust vor dem Pumpen mit Aqua dest.
- sterile Flaschen verwenden
- Pumpset nach jedem Gebrauch mit heißem Wasser u. Spülmittel auswaschen
- bei Risikokindern und VLBW-FG ist die Sterilisation des Pumpsets vor bzw. nach jedem Gebrauch oder die Verwendung eines neuen Abpumpset (Einwegpumpset) bei jedem Pumpvorgang empfohlen

Muttermilch, die man nicht unmittelbar nach dem Pumpen verabreicht, ist in einem beschrifteten Behälter (Name des Kindes, Datum, Uhrzeit) gekühlt aufzubewahren oder einzufrieren.

Tipps zum Abpumpen

- Häufigen Hautkontakt zum Kind ermöglichen
- Brustmassage oder Wärmeanwendung vor dem Abpumpen
- Abpumpen am Patientenbett oder mit Bild des Kindes
- Entspannte Atmosphäre, z. B. Musik hören
- Intimsphäre der Mutter wahren
- Richtige Größe der Abpumphaube im Verhältnis zur Größe der Mamille wählen
- Sogstärke richtig wählen → Pumpen soll nicht schmerzhaft sein

> Blut in der Muttermilch (*Rusty pipe Syndrom*): In den ersten Tagen pp kann es zu kleine Rupturen im Milchgangsystem der Brust kommen. Die Milch kann jedoch ohne Bedenken gefüttert werden! Bei länger andauernden Blutungen sollte eine Abklärung erfolgen.

Stillen des FG/NG

Stillbeginn

Ob und ab welchem Zeitpunkt ein FG in der Lage ist, gestillt zu werden, hängt von mehreren Komponenten ab, z. B.:

- Gestationswoche des Kindes
- gute Koordination von Atmung, Saugen und Schlucken (circa ab der 32 SSW)
- stabile kardiorespiratorische Funktion bei der Nahrungsaufnahme
- Allgemeinzustand und Saugbereitschaft des Kindes

Trinkt das FG an der Brust, ist die Stilldauer individuell zu entscheiden. Die fehlende Nahrungsmenge wird zugefüttert oder sondiert.

> Die Gabe von Hintermilch (Muttermilch, die gegen Ende eines Pumpvorganges gewonnen wird und deren fettreicher sich an der Oberfläche absetzender Anteil gefüttert wird) mit einer höheren Fettkonzentration ist besonders für FG/NG mit schlechter Gewichtszunahme geeignet. [1]

Unterstützung der Mutter

- entspanntes, bequemes Sitzen ermöglichen (z. B. bequemer Stuhl mit Armlehnen, Stillkissen, Fußschemel)
- evtl. kleines Kissen für den Lendenbereich, auf freie Beweglichkeit im Schultergürtelbereich achten
- Getränk bereitstellen
- ruhige Atmosphäre schaffen, evtl. Trennwand aufstellen
- evtl. Anwesenheit einer Pflegekraft

Stillpositionen

FG, bei denen Stillen noch nicht möglich ist

Häufiger und ausgedehnter Hautkontakt (Känguruen, Bonding) mit der Mutter, nicht nur zwischen, sondern auch während der Nahrungsgaben, (z.B. enterale Ernährung über Magensonde), ist für FG und NG, die aufgrund ihres gesundheitlichen Zustands noch nicht in der Lage sind, gestillt zu werden, eine Vorbereitung für das späteren Stillen. Über diesen frühen Kontakt mit der mütterlichen Brust, ihr Berühren, vorsichtiges Lecken an der Mamille und einzelnen Saugbemühungen, sammelt das FG notwendige Erfahrungen für das spätere Trinken an der Brust. Für erste Stillversuche, bei denen die Nahrungsaufnahme noch nicht so sehr im Vordergrund steht, kann es hilfreich sein, das FG an der weichen, leicht entleerten Brust das Saugen üben zu lassen. Sie können die Brust und das Brustgewebe auf diese Weise leichter erfassen. Die Gefahr der Aspiration durch zu schnellen Milchfluss ist verringert.

Neben der Wiegehaltung haben sich folgende Positionen für FG als effektiv erwiesen, da sie Rumpfbereich, Kopf und Nacken gut stützen und so eine günstige Ausgangssituation schaffen.

Rückenhaltung

Die Mutter stützt das FG mit ihrem Arm über die gesamte Länge des Rückens und an der Schädelbasis (> Abb. 10.2). Die Beine des Kindes liegen seitlich in leicht gebeugter Haltung nahe am Körper der Mutter und weisen zum Rücken.

Diese Position ist gut geeignet z. B. für FG, schläfrigen Kindern, Kindern mit Saug-und Trinkproblemen, nach Kaiserschnitt, bei Frauen mit großen Brüsten und Kindern mit Infusionen am Kopf.

Modifizierte Wiegehaltung/Frühchenhaltung

Die Mutter stützt das FG mit ihrem Arm über die gesamte Länge des Rückens und führt es mit der an der Schädelbasis liegenden Hand zur Brust. Mit der freien, brustnahen Hand kann sie die Brust im C-Griff halten und das Erfassen der Mamille mit genügend Brustgewebe unterstützen (> Abb. 10.3).

Aufrechte Position

Je nach Gestationsalter lässt sich die aufrechte Position mit der Rücken- und Wiegehaltung kombinieren, wobei Kopf und Oberkörper höher als die Beine gelagert sind.

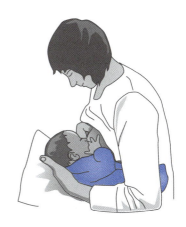

Abb. 10.2 Rückenhaltung. [L157]

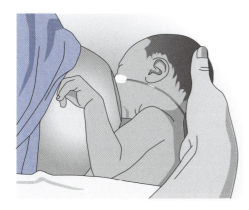

Abb. 10.1 Stillposition eines NG mit Sauerstoffbrille. [L157]

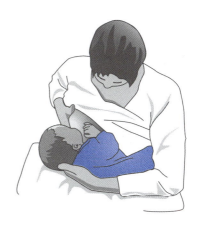

Abb. 10.3 Modifizierte Wiegenhaltung. [L157]

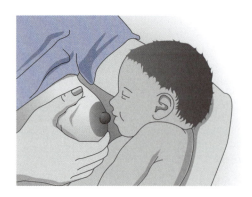

Abb. 10.4 Der C-Griff unterstützt das Kind beim Saugen an der Brust. [L157]

Diese Position ist gut geeignet z. B. für schläfrige Kindern, FG, Kinder mit respiratorischen Problemen, mit Lippen-Kiefer-Gaumenspalten, mit Down-Syndrom und bei zu viel Milch und starken Milchspendereflex.

C-Griff (> Abb. 10.4), **DanCer-Hold** sowie **Brustkompression** können zur Unterstützung, z. B. für saugschwache, hypotone Kinder, mit den einzelnen Stillpositionen kombiniert werden.

Stillhütchen
Die Studie von Clum und Müller hat nachgewiesen, dass FG mit einem **Stillhütchen** teilweise mehr Milch tranken als ohne. Negative Auswirkungen, wie eine Verkürzung der Stilldauer, haben sich nicht gezeigt. Es gelang den Untersuchern nicht, die Wirksamkeit vollständig zu erklären. Nach Angaben beider Autoren wäre es möglich, dass der negative Druck im Stillhütchen die Mamille selbst dann in einer günstigen Position hält, wenn es dem Kind nicht möglich ist, gut zu saugen. [2] [3]

Der Einsatz eines Stillhütchens erfolgt trotzdem nur nach gegebener Indikationsstellung.
Umgang mit dem Stillhütchen
- Wahl der richtigen Größe
- vor Aufsetzen mit warmen Wasser anfeuchten, leicht dehnen, Schaft zurückrollen und aufsetzen
- Kind mit Nase an Aussparung anlegen (es nimmt den Geruch der Mutter wahr)
- evtl. Auslösen des Milchspendereflexes bzw. Stillhütchen mit etwas MM füllen
- Stillhütchen nach jedem Gebrauch mit heißem Wasser und Spülmittel ausspülen (Milchreste sorgfältig entfernen) und sterilisieren

Alternative Zufütterungsmethoden

Anwendung bei:
- Säuglingen und FG, die nicht in der Lage sind, ihre gesamte Nahrungsmenge an der Brust zu trinken
- medizinischen Indikationen (z. B. Hypoglykämie, geringe Gewichtszunahme)
- geringer Milchproduktion der Mutter (Maßnahmen zur Milchsteigerung einleiten)
- Trennung von Mutter und Kind (z. B. OP der Mutter)

VORSICHT
Vor der Anwendung alternativer Fütterungsmethoden muss die Einweisung durch eine Fachkraft erfolgen, um Fehler in der Durchführung zu vermeiden. Die Wahl der Fütterungsmethode muss dem gesundheitlichen Zustand des FG/NG entsprechend gewählt werden. Die folgende Auflistung dient der Information und ist **nicht** als Anleitung gedacht.

Zufüttern an der Brust
Kann mittels einer Spritze mit entsprechendem Aufsatz (*Feeder*) oder einer Magensonde, die bündig mit der Mamillenspitze abschließt und seitlich in den Mundwinkel des Kindes führt, erfolgen. Während das Kind saugt, lässt sich so Muttermilch zufüttern. Indikationen sind saugschwache, kranke NG, medizinisch notwendige Zufütterung und FG ab der 32. SSW.

Zufüttern mit der Spritze
Unterlippe des Kindes vorsichtig mit dem Konus der Spritze berühren, bis es den Mund öffnet und die Zunge nach vorn bringt. Muttermilch langsam in den Mund träufeln, jedoch nie direkt aus der Spritze saugen lassen. Diese Möglichkeit kommt bei FG zur Gabe von Kolostrum, bei medizinischer Notwendigkeit und bei saugschwachen NG zur Anwendung.

Becherfütterung und SoftCup

Das Kind befindet sich gut gestützt in aufrechter Haltung auf dem Schoß. Der Becher ruht auf der Unterlippe des Kindes und ist so weit gekippt, dass die Muttermilch die Zunge berührt. Das Kind soll nun aktiv die Milch vom Becher lecken.

> **VORSICHT**
> Muttermilch nicht in den Mund fließen lassen.

Die Indikation besteht bei medizinisch notwendiger Zufütterung, saugschwachen, kranken NG, FG ab der 32 SSW, zur oralen Medikamentengabe und bei Kindern mit Lippen-Kiefer-Gaumenspalten.

Bei FG/NG, die eine erhöhte Neigung zur Aspiration zeigen, eine andere Art der alternativen Fütterungsmethoden wählen.

Brusternährungsset

Die Anwendung des **Brusternährungssets** ähnelt im Ablauf dem Zufüttern an der Brust mittels einer Magensonde. Allerdings ist der Milchfluss beim Brusternährungsset ausschließlich durch das Saugen des Kindes zu beeinflussen. Das Brusternährungsset ist zur Langzeitanwendung geeignet. Diese Methode kommt bei kranken oder saugschwachen NG, bei Kindern mit Lippen-Kiefer-Gaumenspalten, mit Herzfehlern, mit Gedeihstörung sowie bei medizinisch notwendiger Zufütterung, bei mangelndem Brustdrüsengewebe bzw. ungenügender Milchproduktion zur Anwendung.

Fingerfeeding

Das **Fingerfeeding** zählt zu den therapeutischen Maßnahmen und ist keine routinemäßige Zufütterungsmethode anstelle der Flaschenfütterung. Bei FG unter der 36 SSW sollte sie aufgrund des weichen Gaumens nicht angewandt werden. Mittels eines Fingerfeeders oder einer Magensonde, die seitlich am Finger (sollte zur Größe des Mundes vom Kind passen) befestigt ist, appliziert man Nahrung parallel zum Saugrhythmus des Kindes, während es am Finger saugt.

Wichtig:
- Handhygiene; kurze Fingernägel, um Verletzungen zu vermeiden
- Kind gut gestützt in einer halb aufrechten Position
- Finger liegt mit Kuppe nach oben gerade auf der Zunge, Ober- und Unterlippe sind ausgestülpt
- Pausen des Kindes akzeptieren (keine Zwangsfütterung), keinen Druck auf Lippen oder Gaumen ausüben
- Anleitung der Eltern (Fingerfeeding sollte hauptsächlich nur durch die Eltern ausgeführt werden)

Maßnahmen zur Unterstützung des Stillens und Abpumpens

Brustkompression

Brustkompression eignet sich bei saugschwachen, müden FG/NG. Sie unterstützt und erleichtert Milchtransfer während des Stillens (Kind gelangt leichter an die Milch). Die Brust dabei im C-Griff mit leichtem Druck zum Brustkorb halten, Gewebe sanft spreizen und Brust komprimieren (Brustkompression halten).

Sobald das Kind aufhört zu saugen, Brustkompression lösen, neu komprimieren und Kompression halten, wenn es zu saugen beginnt (Vorgang während des Stillens solange wie nötig wiederholen).

Brustmassage

Brustmassage (z. B. nach Plata Rueda) bezeichnet eine kurze Massagetechnik, die vor dem Stillen oder Pumpen angewendet werden kann. Sie lockert u. a. das Brustgewebe, erhöht den Milchtransfer und stimuliert die Oxytocinausschüttung.

Die Brust ruht zwischen den Händen (eine Hand liegt am Brustansatz, die andere stützt sie von unten).

Die Massierende verschiebt die Handflächen sanft gegeneinander und massiert die Brust kurz mit leichtem Druck. Dann nimmt sie die Brust seitlich zwischen die Handflächen und wiederholt den Vorgang. Mit den Fingerspitzen streicht sie sanft vom Brustansatz bis zur Mamille. Die Mutter neigt sich leicht nach vorn und schüttelt die Brust leicht, um das Brustgewebe zu lockern. Anschließend beginnt sie mit dem Anlegen oder Abpumpen.

Brustkompression und Brustmassage sollte sanft erfolgen und keine Schmerzen verursachen.

C-Griff

Der **C-Griff** stützt die Brust während des Stillens. Brust seitlich umfassen, wobei der Daumen oben und die restlichen Finger unterhalb der Brust liegen und diese stützen. Die Finger sind weit genug von der Mamille entfernt (circa 2–3 cm), um das FG/NG beim Trinken nicht zu stören (➤ Abb. 10.4).

Große und schwere Brüste lassen sich z. B. mit einem kleinen zusammengerollten Handtuch zusätzlich stützen.

DanCer-Hold
Bei Saug- und Trinkproblemen (z. B. FG, hypotone Kinder) bildet die Mutter mit Daumen und Zeigefinger ein „U" und hilft dem Kind mit leichtem Wangendruck beim Saugen an der Brust.

> **Internetadressen**
> - BDL-Berufsverband Deutscher Laktationsberaterinnen e. V. (IBCLC): www.bdl-stillen.de (für Fachpersonal und Eltern mit Hinweisen zur Stillberatungssuche in Deutschland)
> - Europäische Laktationsberaterinnen Allianz (ELACTA; Dachverband der Europäischen Landesverbände der Still- und Laktationsberaterinnen IBCLC) www.velb.org (mit Informationen über Ausbildungsgängen zur Stillberaterin, Fortbildungen und Krankenhausschulungen)

LITERATUR
1. Clum, D.; Primomo, J.: Use of a silicone nipple shild with premature infants. J Hum Lact 1996; 12 (4): 287–290.
2. Meier, P.; Brown, L. P.; Hurst, N. M.; Spatz, D.; Engstrom, J. L.; et al.: Nipple shilds for preterm infants: effect on milk intake and duration of breastfeeding. J Hum Lact 2000, 16 (2): 115–120.
3. Biancuzzo, M.: Stillberatung, Mutter und Kind professionell unterstützen. Elsevier Verlag, München, 2005.
4. Both, D.; Frischknecht, K.: Stillen Kompakt – Atlas zur Diagnostik und Therapie in der Stillberatung. Elsevier Verlag, München, 2007.
5. Bundeszentrale für gesundheitliche Aufklärung (BZgA): Stillen und Muttermilchernährung, Grundlagen, Erfahrungen und Empfehlungen.gesundheitsförderung Konkret Band 3 BZgA, Köln, 2001.
6. Mohrbacher, N.; Stock, J.: Handbuch für die Stillberatung, (Breastfeeding Answer Book-deutsch) – Stillende Mütter fachlich kompetent und einfühlsam begleiten. La Leche Liga Deutschland e. V., München, 2002.
7. Wilson-Clay, B. #; Hoover, K. #.: The Breastfeeding Atlas, 4th edition. BWC/KH Joint Venture, Manchaca, Texas, 2008.
8. Verband Europäischer Laktationsberaterinnen (Hrsg.): Laktation und Stillen. Titelthema: Stillen auf der Intensivstation. (Ausgabe 2/2010, 23. Jahrgang)
9. American Academy of Pediatrics. Work group on breastfeeding. Breastfeeding and the use of human milk. Pediatrics 1997; 100: 1.035–1.039.
10. Lawrence R. A.: Breastfeeding support benefits very low-birth-weight infants. Arch PediatrAdolesc Med 2001; 155: 543–544.

10.2 Künstliche enterale Ernährung
Heike Stasik

Das Wort „künstlich" bezieht sich auf den von der natürlichen Ernährung abweichenden Zufuhrweg, wenn das Kind nicht essen kann, will oder darf. Dabei ist die **enterale** von der **parenteralen** Ernährung zu unterscheiden. Während das Kind bei der enteralen Ernährung die Nährstoffe über eine Ernährungssonde erhält, gelangen sie bei der parenteralen Ernährung unter Umgehung des Magen-Darm-Trakts intravenös in den Körper. Da die enterale Ernährung die physiologischere Form der Nahrungszufuhr darstellt und eine Erhaltung der Darmschleimhaut bewirkt, ist sie bei Kindern mit funktionstüchtigem Gastrointestinaltrakt zu bevorzugen.

Indikationen
- **Pädiatrie**
  - Stoffwechselerkrankungen (z. B. Mukoviszidose)
  - zerebrale Schädigungen
  - körperliche/geistige Behinderungen
  - Gedeih- und Wachstumsstörungen
- **Psychiatrie**: Essstörungen (z. B. Anorexia nervosa)
- **Onkologie**
  - Tumorkachexie
  - Stenosen im Mund-Rachen-Raum
  - Ösophaguskarzinome
- **Neurologie**: Kau- und Schluckstörungen bei frühkindlichen Behinderungen oder Schädel-Hirn-Traumen
- **Gastroenterologie**
  - Morbus Crohn, Colitis ulcerosa
  - Zöliakie
  - Kurzdarmsyndrom

- **Chirurgie**
  - große operative Eingriffe
  - Gesichtsfrakturen

Kontraindikationen

- Ileus
- Dünndarm-Atonie
- schwere akute Pankreatitis
- Peritonitis
- gastrointestinale Blutungen
- nicht beherrschbarer Durchfall oder Erbrechen [1]

Wahl des Sondierungsverfahrens

Die **Wahl des Sondierungsverfahrens** erfolgt aufgrund der Indikation. Entscheidend sind:
- voraussichtliche Dauer der Ernährungstherapie
- Allgemein- und Ernährungszustand des Patienten
- anatomische Besonderheiten (z. B. nach Operationen) [2]

Insbesondere die Wahl des Sondenmaterials ist von der Dauer der Ernährungstherapie abhängig. Bei der Auswahl der richtigen Sonde beachten Pflegende stets die Herstellerangaben. Die zur kurzzeitigen Ernährung verwendeten Magensonden bestehen häufig aus **PVC** (*Polyvinylchlorid*). Diesen Sonden ist ein Weichmacher zugesetzt, der sich innerhalb kurzer Zeit herauslöst. Dadurch ändert sich die Beschaffenheit der Sonde, sie wird hart und spröde. Die Anwendung dieser Sonden gilt als obsolet. Sonden zur Langzeitanwendung bestehen aus Silikonkautschuk oder Polyurethan. Diese Stoffe sind über mehrere Wochen (transnasale/orale Sonden) biostabil und bleiben flexibel (perkutane Sonden sogar Monate bzw. Jahre). [1]

Sondenlage

Ernährungssonden lassen sich nasoenteral, oroenteral oder perkutan (siehe PEG) applizieren. Das Abmessen der nasal zu legenden Magensonde erfolgt durch die Bestimmung des Abstandes von der Nase zum Ohrläppchen und dann entlang der Konturen von Kinn und Hals zur Sternumspitze, bzw. bei älteren Kindern zu einem imaginären Punkt in der Mitte zwischen Sternum und Nabel. Bei der oral zu applizierenden Magensonde gilt die Summe der Abstände zwischen Mundwinkel und Ohrläppchen sowie von dort bis zur Sternumspitze bzw. auch hier bei älteren Kindern zu einem imaginären Punkt in der Mitte zwischen Sternum und Nabel. [3]

Die Spitze der Ernährungssonde kann entweder im Magen (gastral), Zwölffingerdarm (duodenal) oder Dünndarm (jejunal) platziert sein. Vorwiegend erfolgt die Platzierung gastral.

PEG

Die **p**erkutane **e**ndoskopisch kontrollierte **G**astrostomie wurde 1980 von Ponsky und Gauderer in den USA als Fadendurchzugsmethode entwickelt. In Deutschland wurde sie von Keymling vervollkommnet. Mittlerweile ist die PEG auch in der Pädiatrie etabliert. [4]

Bei Kindern mit Langzeiternährung ist anstelle einer beeinträchtigenden PEG-Sonde die Implantation eines Buttons (> Abb. 10.9) eine Alternative.

Die Standardmodelle erfordern allerdings eine vorherige endoskopische Anlage einer PEG. Nach ca. vier Wochen reizlosem Stomakanal kann auf ein

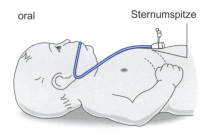

Abb. 10.5 Abmessung der Sondenlänge (oral und nasal). [L157]

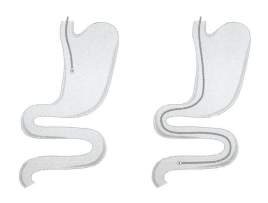

Abb. 10.6 Gastrale und jejunale Sondenlage. [L157]

Zweitsystem (Button, GastroTube ➤ Abb. 10.7) gewechselt werden.

Button

Das Hauptmerkmal eines **Buttons** ist, dass er außen keinen Schlauchfortsatz besitzt. Er hat einen Ballon als Rückhaltemechanismus, der mit NaCl 0,9 % oder sterilem Wasser über ein seitliches Ventil zu füllen ist. Die Nahrung kann mit einem Winkeladapter an ein normales Überleitungssystem angeschlossen werden.

Vorteile: Kosmetisch ist der Button wesentlich attraktiver und bei sehr aktiven Kindern, die an der Sonde ziehen, aus pflegerischer Sicht interessant.

Nachteile: Die Materialermüdung des Ballons macht es notwendig, dass in der Regel nach einigen Monaten der Button gewechselt werden muss. Da sich der Stomakanal innerhalb von Stunden schließen kann, ist es sinnvoll, wenn der Patient mit einem passenden Ersatz-Button ausgestattet ist. Steht kein neuer Button zur Verfügung, kann das alte System in das Stoma eingeführt und mit Pflaster fixiert werden.

> Innerhalb von 4–6 Wochen können 1–2 ml Flüssigkeit aus dem Ballon in den Magen diffundieren. Aus diesem Grund ist es empfehlenswert, den Füllungszustand des Ballons im Abstand von vier Wochen zu überprüfen.

Pflege
- Hautpartie um das Stoma täglich mit warmen Wasser und milder Seife reinigen und anschließend trocknen.
- Button täglich um 360° drehen, um die Beweglichkeit im Stomakanal zu erhalten und Hautirritationen und Druckulzera zu vermeiden.
- Stoma routinemäßig auf Rötungen, Schwellungen und Granulationsgewebe kontrollieren.
- Button vor und nach jeder Nahrungs- und Medikamentenapplikation mit Wasser über eine 20 ml Luer-Spritze durchspülen.
- Auch vorübergehend nicht verwendete Button einmal täglich mobilisieren und spülen. [5]

GastroTube

Der **GastroTube** hat ebenso einen Ballon als Rückhaltemechanismus. Durch das kurze Sondenstück ist er bedeutend unattraktiver als der Button und wird in der Pädiatrie wesentlich seltener eingesetzt (➤ Abb. 10.7).

Kostaufbau

Empfehlenswert ist eine erste Flüssigkeitssubstitution frühestens 4 Std. nach der PEG-Anlage. Bei komplikationsloser Applikation der Flüssigkeit kann die Gabe einer bilanzierten Diät beginnen. Die Nahrungszufuhr lässt sich stufenweise über 3–4 Tage steigern. Die Zufuhr über eine Ernährungspumpe ist ratsam, Pflegende beginnen mit einer langsamen Zufuhrgeschwindigkeit. Verträgt das Kind die Nahrung, steigern sie in den folgenden Tagen die Zufuhrrate und die Nahrungsmenge kontinuierlich. Sollten jedoch nach der Erhöhung der Zufuhrrate Komplikationen auftreten, z. B. Durchfall oder Erbrechen, reduzieren Pflegende die Applikationsgeschwindigkeit. Während der Aufbauphase reicht die Nährstoffzufuhr mittels Sondennahrung unter Umständen nicht aus, sodass die fehlenden Nährstoffe auf dem parenteralen Weg zu verabreichen sind. [2]

Sondennahrung

Die **Sondennahrung** ist eine Weiterentwicklung der „Astronautenkost" aus den 1960-er Jahren. Man unterscheidet zwischen hochmolekularen und niedermolekularen Sondennahrungen.

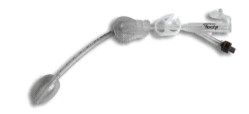

Abb. 10.7 GastroTube in schematischer Darstellung. [V514]

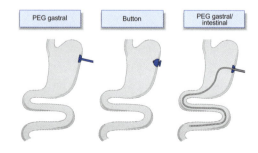

Abb. 10.8 Perkutane Sondenlagen. [L157]

In **hochmolekularer Nahrung** liegen die Nährstoffe in natürlicher Form vor. Zur Verdauung und Resorption dieser Nahrung muss das Kind über eine ausreichende Sekretion von Enzymen und eine genügend große Resorptionsfläche verfügen.

In **niedermolekularer Nahrung** liegen die Nährstoffe in vorverdauter Form vor. Anstelle von Proteinen enthält sie Aminosäuren, die der Darm sofort resorbiert.

Indikationen für die Verabreichung niedermolekularer Nahrung:
- chronisch entzündliche Darmerkrankungen
- ausgedehnte Dünndarmresektion
- Kostaufbau nach langfristiger parenteraler Ernährung [2]

Die Auswahl der geeigneten Sondennahrung richtet sich zunächst nach der Verdauungsleistung des Kindes. Ist der Gastrointestinaltrakt funktionstüchtig, eignet sich hochmolekulare Nahrung. Liegen Einschränkungen vor, ist eine niedermolekulare Nahrung einzusetzen. Anschließend beurteilt der behandelnde Arzt den Stoffwechsel des Kindes. Liegen weitgehend normale Parameter vor, wird Standardnahrung eingesetzt. Falls der Stoffwechsel pathologisch verändert ist, kommt stoffwechseladaptierte Nahrung zur Anwendung.

- normokalorische Sondennahrungen: 1 kcal/ml
- hochkalorische Sondennahrungen: 1,2–1,5 kcal/ml

Der Flüssigkeitsbedarf hängt vom Allgemeinzustand, der Grunderkrankung (z. B. Aszites, Ödeme, Niereninsuffizienz, Dialysetherapie, Herzinsuffizienz), der Mobilität und Aktivität des Kindes (z. B. starkes Schwitzen, erhöhte Atemtätigkeit) sowie Ausnahmesituationen (z. B. Fieber, Diarrhö) ab. Der Flüssigkeitsanteil in der Sondennahrung beträgt im Durchschnitt 80 ml pro 100 ml. [2]

Zur **Flüssigkeitssubstitution** setzen Pflegende bevorzugt kohlensäurearmes Mineralwasser ein, da die Keimbelastung in Tees nachweislich höher ist. An Teesorten verabreichen Pflegende, wenn überhaupt, nur Fenchel-, Kamillen-, Pfefferminz- oder Kräutertees. Früchtetees oder Fruchtsäfte sind kontraindiziert, denn diese säurehaltigen Getränke können eine Ausflockung der Sondennahrung verursachen, die zur Verstopfung der Sonde führt. Schwarzer Tee verfärbt das Sondenmaterial rasch und eignet sich aus

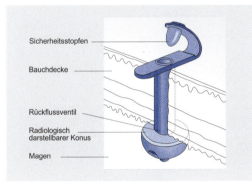

Abb. 10.9 Button-System. [2] [L157]

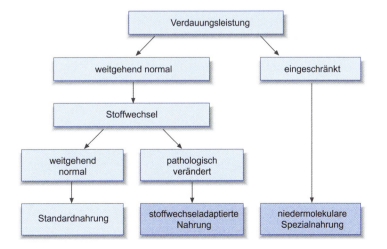

Abb. 10.10 Wahl der geeigneten Sondennahrung. [L157]

Tab. 10.1 Täglicher Energie- und Flüssigkeitsbedarf bei sondenernährten Kindern, Jugendlichen und jungen Erwachsenen in Anlehnung an die Referenzwerte der DACH. [2]

Altersgruppen	Gesamtwasseraufnahme (ml)	Energie (kcal)
0–4 Monate	680	480–700
4–12 Monate	1.000	480–700
1–4 Jahre	1.300	1.000–1.100
4–7 Jahre	1.600	1.400–1.800
7–10 Jahre	1.800	1.700–1.900
10–13 Jahre	2.150	2.000–2.300
13–15 Jahre	2.450	2.200–2.700
15–19 Jahre	2.800	2.500–3.100

diesem Grund nicht. Empfehlenswert ist die Flüssigkeitssubstitution direkt nach der Nahrungsgabe, da sie die Ernährungssonde gleichzeitig spült. Nahrungsreste, die in der Sonde verbleiben, können ebenfalls Sondenverstopfungen verursachen.

Applikationstechniken

Bolusapplikation

Mittels **Bolusapplikation** verabreichen Pflegende die Sondennahrung portionsweise per Spritze. Dieses Verfahren ist nur einsetzbar, wenn die Sonde im Magen liegt.
- Vorteile
  - kostengünstig (geringer Materialbedarf)
  - einfache Handhabung, schnell zu erlernen
- Nachteile
  - hoher Zeitaufwand (bei Jugendlichen max. 250 ml in mind. 20 Min. bei Kleinkindern entsprechend langsamer)
  - erhöhte Gefahr der bakteriellen Verunreinigung (durch vermehrten Kontakt der Sondennahrung mit der Luft und den Materialien)

Schwerkraftapplikation

Zur **Schwerkraftapplikation** hängen Pflegende ein Flaschen-, Beutel- oder EasyBag-System an einen Infusionsständer. Durch den Höhenunterschied entsteht ein Gefälle, die Nahrung fließt der Schwerkraft folgend ein. Über eine Rollklemme am Schlauchsystem lässt sich die Tropfgeschwindigkeit, wie beim Infusionsprinzip, regulieren.

- Vorteile
  - einfache Handhabung
  - geschlossenes System
- Nachteile
  - ständige Einlaufkontrolle notwendig
  - häufig gastrointestinale Beschwerden bei unbeabsichtigt rascher Zufuhr

Pumpenapplikation

Die Ernährungspumpe fördert innerhalb einer definierten Zeit eine definierte Menge an Sondennahrung.
- Vorteile
  - exakte Einstellung der Zulaufgeschwindigkeit möglich
  - langsamer Kostaufbau möglich
  - Vermeidung von Unverträglichkeiten
  - bei Störungen (z. B. Okklusionen) akustische Alarmfunktion
- Nachteile
  - relativ hohe Materialkosten
  - Abhängigkeit von technischen Geräten
  - Schulung und Einweisung des Kindes und der Eltern vor Entlassung in die häusliche Versorgung notwendig

Verbandswechsel

Der **Verbandswechsel** ist nach Anlage der PEG zunächst täglich notwendig. Nach etwa 10 Tagen genügt bei reizlosen Wundverhältnissen der Wechsel zwei- bis dreimal wöchentlich. Wenn die Wunde auffällig ist, inspizieren Pflegende sie häufiger. Ein Verband ist nach Abheilung nicht zwingend notwendig. Das Kind darf baden oder duschen.
- **Material**
  - Einmalhandschuhe
  - sterile Einmalhandschuhe
  - Abwurfbeutel
  - sterile Kompressen
  - Hautdesinfektionsmittel
  - NaCl 0,9 % (zum Entfernen von Verkrustungen)
  - Fixierpflaster
- **Vorbereitung**
  - Hände waschen und desinfizieren, Einmalhandschuhe anziehen
  - alten Verband entfernen und abwerfen
  - Hände erneut desinfizieren und sterile Einmalhandschuhe anziehen

10.2 Künstliche enterale Ernährung

- **Durchführung**
  - Fixierung an der Halteplatte öffnen und sie so weit zurückziehen, dass sich der Wundbereich sorgfältig reinigen lässt
  - Wundbereich mit einer von Hautdesinfektionsmittel getränkten Kompresse von innen nach außen reinigen
  - Sonde desinfizieren und Pflasterreste vorsichtig von der Haut und der Sonde entfernen
  - Sonde vorsichtig etwa 1–2 cm vorschieben und mit einer ca. ¼-Drehung nach rechts und links drehen, um die Freigängigkeit der inneren Halteplatte zu gewährleisten und zu verhindern, dass sie ins Niveau der Magenschleimhaut einwächst
  - innere Halteplatte bis zum spürbaren Widerstand anziehen (bei zu starkem Zug Gefahr von Drucknekrosen)
  - sterile Schlitzkompresse zwischen Haut und Halteplatte legen
  - äußere Halteplatte zurückschieben und Bügel verschließen
  - Halteplatte mit einer sterilen Kompresse abdecken und mit Stretchpflaster fixieren
  - ein zusätzlicher Pflasterstreifen auf der Bauchdecke dient als Zügel und verhindert, dass die Sonde unter Zug gerät
- **Nachsorge**
  - Materialien entsorgen
  - Dokumentation des Verbandswechsels und der Beobachtungen

Hygienische Aspekte

- vor dem Umgang mit Sondennahrung Hände waschen und desinfizieren
- Überleitsysteme nicht länger als 24 Std. verwenden (bei Sondennahrung)
- angebrochene Flaschen im Kühlschrank lagern (mit Datum, Uhrzeit und Namen des Kindes beschriften) und maximal 24 Std. aufbewahren
- Ernährungssonde nach jeder Nahrungsgabe spülen, damit keine Reste in der Sonde verbleiben
- vorübergehend unbenutzte Sonde täglich spülen
- Sondennahrung nicht direkter Sonnenbestrahlung aussetzen. Eine höhere Temperatur führt zu schnellerem Keimwachstum und zum Verderben der Nahrung

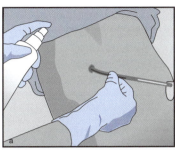
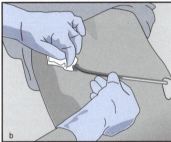
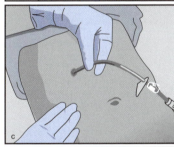
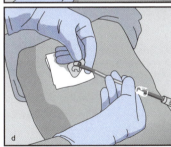
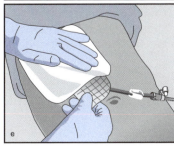

Abb. 10.11 Verbandswechsel an einer PEG. [L157]

- Ernährungspumpe samt dazugehörigem Ständer in regelmäßigen Abständen säubern
- die äußeren Anschlüsse können mit der Zeit unansehnlich werden; in regelmäßigen Abständen wechseln

Medikamentengabe über Sonden

Um **Medikamente** über eine Ernährungssonde applizieren zu können, sind sie meistens durch Mörsern oder Auflösen sondengängig zu machen. Dies ist für viele Medikamente keine bestimmungsgemäße Anwendung, hieraus ergeben sich häufig Unsicherheiten.

Grundregeln zur Medikamentengabe
- Alle Medikamente getrennt voneinander zerkleinern und verabreichen, Sonde nach jeder Medikamentenapplikation mit mindestens 20 ml Wasser spülen.
- Feste Arzneimittel erst unmittelbar vor der Gabe zerkleinern.
- Medikamente niemals in die Sondennahrung geben.
- Abklärung, ob die eingesetzten Medikamente zur Sondenapplikation geeignet sind (der Inhalt magensaftresistenter Kapseln eignet sich z. B. nicht zur Verabreichung durch eine gastral liegende Sonde). [6]

LITERATUR
1. Fresenius/Kabi: Leitfaden Praxis der enteralen Ernährung. 2003
2. Kalde, S.; Kolbig, N.; Vogt M. (Hrsg.): Enterale Ernährung. Elsevier Verlag, München, 2002
3. Hoehl, M.; Kullik, P.: Kinderkrankenpflege und Gesundheitsförderung, 2. A. Thieme Verlag, Stuttgart, 2002 (2. Auflage)
4. Grund, K. E.; Mentges, D.; Dormann, A.; Gebhardt, D.: Pflegeleitfaden Perkutane Sonden. Fresenius/Kabi, 2004
5. Fresenius/Kabi: Medikamentengabe über Sonde. 2009
6. Brandstätter, M.: Roos-Liegemann, B.: Künstliche Ernährung bei Kindern. Elsevier, Urban & Fischer, München, 2005

10.3 Parenterale Ernährung
Diana Löscher, Christiane Rohrbach

Im Gegensatz zur enteralen Ernährung gelangen bei der **parenteralen Ernährung** alle erforderlichen Nährstoffe unter Umgehung des Magen-Darm-Trakts intravenös in den Körper. Um die Komplikationsrate so gering wie möglich zu halten, ist eine frühzeitige enterale Ernährung, zunächst als teilparenterale Ernährung, und schließlich als vollständig enterale Ernährung anzustreben. Eine minimale enterale Ernährung verkürzt die Zeit bis zum kompletten Nahrungsaufbau und die Krankenhausverweildauer. [1]

Tab. 10.2 Häufige pflegerische Komplikationen im Zusammenhang mit Ernährungssonden.

Komplikation	Ursachen	Maßnahmen
Sondenverstopfung	• Sonde nicht regelmäßig gespült • Nahrung und Medikamente gemischt oder gleichzeitig appliziert • Zufuhr von Fruchtsäften, Früchtetees • gemeinsame Applikation verschiedener Medikamente • Medikamente unzureichend zerkleinert	• vorsichtiger Versuch, die Sonde zu spülen • bei größeren Kindern: über eine Spritze einige ml Cola applizieren, einwirken lassen und ggf. erneuter Spülversuch
Diarrhö	• Sondennahrung zu schnell, zu kalt oder in zu großen Mengen verabreicht • Sondennahrung ist verdorben • medikamentöse Ursachen (z. B. Antibiotika) • Lageveränderung der Sonde	• langsamer Kostaufbau und langsame Applikation der Sondennahrung • Sondennahrung hat bei der Verabreichung mind. Zimmertemperatur • Reste im Kühlschrank aufbewahren • Überleitsysteme alle 24 Std. wechseln
Aspiration	• Dislokation der Sonde • Magenentleerungsstörungen	• Kontrolle der Sondenlage • Kontrolle der Magenentleerung • Oberkörper während der Applikation und ca. 1 Std. danach um 30° hochlagern

Zu den Komplikationen der parenteralen Ernährung gehören lokale und systemische Infektionen, Venenthrombosen sowie Stoffwechselkomplikationen bei fehlerhafter Nährstoffzufuhr (z. B. Fettleber als Folge einer zu hohen Kohlenhydratzufuhr).

Intravenös zugeführte Nahrungskomponenten sind:
- Kohlenhydrate
- Aminosäuren
- Fette
- Elektrolyte
- Vitamine
- Spurenelemente

Zu unterscheiden sind die totale parenterale Ernährung (vollständig intravenöse Ernährung) und die partielle parenterale Ernährung (intravenöse und enterale Ernährung).

Die große Spannbreite der pädiatrischen Patienten stellt eine besondere Herausforderung bei der Durchführung der parenteralen Ernährung dar. Der Flüssigkeits- und Nährstoffbedarf orientiert sich am Reifegrad und Alter, sowie an der klinischen Situation des Patienten. Die parenterale Infusionstherapie bedarf der ärztlichen Anordnung. Der Infusionsbedarf wird in der Regel für 24 Std. berechnet. Die parenterale Ernährung kann sowohl über eine periphere Verweilkanüle als auch über einen zentralvenösen Katheter erfolgen. Infusions- und Spritzenpumpen gewährleisten die kontinuierliche Verabreichung.

Infusionslösungen

In der Regel bestehen Kohlenhydratlösungen aus Glukose in unterschiedlicher Konzentration. Die Verabreichung von Glukoselösungen bis zu einer Konzentration von 12,5 % ist über periphere Verweilkanülen möglich, sofern keine weiteren osmolaritätssteigernden Substanzen zugesetzt werden. [1] Bei älteren Kindern und Jugendlichen ist eine langfristige totale parenterale Ernährung oft nur über einen ZVK möglich, da eine bedarfsdeckende Nahrungszufuhr mittels Kohlenhydraten einer Nährstoffdichte bedarf, die mit hoher Osmolarität einhergeht. Übersteigt sie den Wert von 800 mosmol/l, können in der Peripherie Gefäßirritationen entstehen. Fettemulsionen hingegen lassen sich sehr gut periphervenös applizieren, da sie eine niedrigere Osmolarität aufweisen. Vitamine sollten zusammen mit der Lipidemulsion verabreicht werden, da sie die Adsorption an Plastik und die Bildung von Peroxiden in der Lipidemulsion reduzieren. [1] Glukose 5 % eignet sich gut als Trägerlösung für Medikamente. Welche Lösungen mit welchen Medikamenten kompatibel sind, ist den Herstellerangaben zu entnehmen. Bei ungeklärten Fragen ist eine Absprache mit der Apotheke ratsam.

> Während der Zufuhr von Aminosäuren ist auf eine ausreichende Applikation von Kohlenhydraten zu achten, da der Körper die Aminosäuren bei unzureichender Energiezufuhr als Energieträger verstoffwechselt.

Die Verwendung fertiger Infusionslösungen birgt ein geringeres Risiko für Dosierungsfehler und Kontamination. Sie eignen sich zur kurzfristigen oder zur partiellen parenteralen Ernährung. Kinder erhalten in der Regel eine individuelle parenterale Ernährung in Form von Mischinfusionen. Die Zusammensetzung ist auf die spezifischen Bedürfnisse zugeschnitten und jederzeit problemlos den krankheitsbedingten Veränderungen anzupassen. Besonders sinnvoll ist der Einsatz individuell zusammengestellter Lösung dann, wenn eine längerfristige parenterale Ernährung erforderlich ist, z. B. bei:
- Kurzdarmsyndrom
- Fettstoffwechselstörungen
- Leberinsuffizienz
- Niereninsuffizienz

Zubereitung von Mischinfusionen

In Deutschland regelt das Arzneimittelgesetz die Zubereitung der parenteralen Ernährung im Krankenhaus und stellt diese in die Verantwortung eines Pharmazeuten. Für den unmittelbaren Verbrauch bestimmte Lösungen (innerhalb von 24 Std.) kann die Herstellung durch den Arzt oder Assistenzpersonal erfolgen. [1] Die Zubereitung von Mischinfusionen erfolgt unter streng aseptischen Bedingungen in einer Laminar-Airflow-Einheit. Mehrflaschensysteme sollten aufgrund höherer Kosten und des höheren Fehlerrisikos vermieden werden. Auf der Station überwacht der verordnende Arzt die Herstellung. Er trägt zudem die Verantwortung für die Anwendung der Infusion. Unter dem Aspekt einer möglichst sicheren Zubereitung, besonders im Hinblick auf mögliche Inkompatibilitäten, sollte die Zubereitung von Mischinfusionslösungen in der Apotheke erfolgen.

Umgang mit Infusionen

Die Infusionsflaschen bzw. Mischbeutel sind korrekt zu beschriften (Inhaltsstoffe, Datum, Patientenname). Pflegende überprüfen regelmäßig die korrekte Infusionsgeschwindigkeit und den Zustand der Lösungen (u. a. auf Trübung, Ausflockung und Farbveränderungen). Sie handhaben die Konnektionsstellen des Infusionssystems (z. B. beim Infusionswechsel, bei der Medikamentenverabreichung) steril.

LITERATUR

1. DGEM: Leitlinie parenterale Ernährung. 2007. www.dgem.de/parenteral.htm (Letzter Zugriff am 29.12.2011)
2. Hoehl, M.; Kullik, P. (Hrsg.): Kinderkrankenpflege und Gesundheitsförderung. Thieme Verlag, Stuttgart, 2008
3. Parenterale Ernährung bei Kindern – Hinweise für das Pflegepersonal: www.uni-due.de/apotheke/ (Letzter Zugriff am 29.12.2011)

KAPITEL 11

Anja Messall

Pflege vor, während und nach medizinischen Interventionen

11.1 Punktionen und Drainagen

Allgemeine pflegerische Maßnahmen

Medizinische Interventionen sind oft schmerzhaft, belastend und können große Ängste auslösen. Durch eine altersgemäße Information über den bevorstehenden Eingriff lassen sich diese Ängste zumindest teilweise abbauen. Für jede medizinische Intervention benötigt der Arzt die Einverständniserklärung der Eltern. Im Notfall kann er sie nachträglich einholen.

Das betreuende Team ist bestrebt, die Anwesenheit der Eltern, vor allem bei kleineren Kindern zu ermöglichen, bis die Wirkung einer eventuell notwendigen Sedierung oder Lokalanästhesie eintritt. Eine ausreichende Sedierung, ggf. Analgosedierung, reduziert die Schmerzen und den durch sie ausgelösten Stress.

Pflegende erhöhen die Zimmer- oder Inkubatortemperatur bzw. setzen eine Wärmelampe ein und schützen das Kind zusätzlich vor Wärmeverlust.

Bei FG/NG legen sie sterile Kompressen um die Punktionsstelle, um ein komplettes Aufkleben des Lochtuches auf der Haut zu vermeiden.

Zur Überwachung des Kindes leiten Pflegende kontinuierlich das EKG ab, messen den Blutdruck engmaschig und schließen eine S_pO_2-Messung an. Zusätzlich überwachen sie die Atmung und das Bewusstsein.

Während der ärztlichen Intervention dokumentieren Pflegende die Vitalparameter, verabreichte Medikamente, pflegerische und ärztliche Maßnahmen, sowie bei Punktionen und Drainagenanlage die Menge, Farbe und Konsistenz des Punktats engmaschig.

Ist eine laborchemische Untersuchung des Punktats erforderlich, bereiten sie Untersuchungsröhrchen und Anforderungsscheine vor. Sie asservieren das gewonnene Punktat gemäß den Anforderungen der jeweiligen Untersuchung und versenden es in das entsprechende Labor.

Allgemeine hygienische Maßnahmen

- Vor Kontakt mit aseptischen Materialien **Hände desinfizieren** (➤ 2.1)
- Materialien auf vorher **desinfizierten Arbeitsflächen** vorbereiten
- Pflegende, auf der Position des „Springers", sowie alle weiteren im Raum befindlichen Personen, legen Haube und Mundschutz an
- Arzt sowie Pflegende, die in direkten Kontakt zum Kind treten, legen Mundschutz, Haube, sterilen Kittel und sterile Handschuhe an
- Desinfektion des Hautareals mittels **Wischdesinfektion** (oder Sprühdesinfektion) → auf ausreichende Einwirkzeit des Desinfektionsmittels (Herstellerangaben) und einen optimalen Schutz der umliegenden Haut (v. a. bei Früh- und Neugeborenen) achten
- bei Maßnahmen unter sterilen Bedingungen reichen Pflegende Materialien steril an
- Fixierung von Kathetern und Drainagen an der Eintrittsstelle nur mit **sterilem Material**
- Gazeverband der Eintrittsstelle nur bei Kindern die Schmerzen äußern können, **eher Folienverbände** verwenden [1] [2]

11.1.1 Aszitespunktion und -drainage

DEFINITION

Aszites: Ansammlung freier Flüssigkeit in der Bauchhöhle.

Aszites tritt als Komplikation auf bei
- Herz-, Lungen- und Nierenkrankheiten,
- portaler Hypertonie,

11 Pflege vor, während und nach medizinischen Interventionen

- Erniedrigung des kolloidosmotischen Drucks durch Hypoalbuminämie, z. B. bei Hydrops fetalis, nephrotischem Syndrom und Eiweißverlustsyndrom,
- entzündlichen Bauchfellerkrankungen,
- Natrium- und Wasserretention bei sekundärem Hyperaldosteronismus.

Tab. 11.1 Punktionsort sowie Material und Lagerungen für verschiedene Punktionen und Drainageanlagen.

Produktionsart Punktionsort	Material	Lagerung
Aszitespunktion und -drainage zwischen mittlerem und unterem Drittel der Linie zwischen Nabel und Spina iliaca anterior superior	• Medikamente zur Analgosedierung • Volumenersatzmittel (z. B. Ringer-Lösung, NaCl 0,9 %, Voluven®, Humanalbumin 5 %) • Lokalanästhetikum • Injektionsnadel und Spritze für die Lokalanästhesie • Abdecktuch • Kompressen • Verbandsmaterial **Zur Punktion:** • Punktionskanüle • kurzer Infusionsschlauch • Dreiwegehahn • 10- oder 20-ml-Spritzen • Nierenschale oder Messbecher **Zur Drainage:** • Drainage z. B. Pigtail®-Katheter • Ablaufsystem z. B. Silikon-Reservoir mit Verbindungsschlauch zum Pigtail®-Katheter	• mit leicht erhöhtem Oberkörper auf dem Rücken • rechte Beckenseite erhöhen, um die intraperitoneale Flüssigkeit nach links Richtung Punktionsstelle zu verlagern
Pleurapunktion *Pneumothorax:* im 2.–3. Interkostalraum *Pleuraerguss:* im 4.–5. Interkostalraum *Bülaudrainage:* in der mittleren oder hinteren Axillarlinie im 4.–6. Interkostalraum	**Zur Punktion:** • Medikamente zur Analgesie und Sedierung • Volumenersatzmittel (z. B. Humanalbumin 5 %, Voluven®, Ringer-Lösung, NaCl 0,9 %) • Lokalanästhetikum • Injektionsnadel und Spritze für die Lokalanästhesie • Abdecktuch • altersentsprechende Punktionskanüle • kurzer Infusionsschlauch • Dreiwegehahn • 20-ml-Spritze • Nierenschale • Kompressen und Verbandsmaterial	sitzend: • Arm an der zu punktierenden Seite über dem Kopf fixieren • größere Kinder ggf. über eine Stuhllehne gebeugt sitzen lassen liegend: • Rücken- oder Seitlagerung
Monaldidrainage: im 2.–3. Interkostalraum in der Medioklavikularlinie	**Zur Drainage:** • evtl. Skalpell • evtl. kleine, gebogene Klemme • Drainage mit Trokar oder Pigtail®-Katheter • Test, ob Trokar gleitfähig ist, wenn nicht, z. B. Silikonspray oder NaCl 0,9 % verwenden • Drainagesystem mit entsprechendem Verbindungsschlauch • evtl. Nahtmaterial und Nadelhalter • Fixiermaterial	

Tab. 11.1 Punktionsort sowie Material und Lagerungen für verschiedene Punktionen und Drainageanlagen. (Forts.)

Produktionsart Punktionsort	Material	Lagerung
Perikardpunktion und -drainage unterhalb des Processus xiphoideus in Richtung Herz	• Medikamente zur Analgesie, Sedierung • Volumenersatzmittel (z. B. Humanalbumin 5 %, Voluven®, Ringer-Lösung, NaCl 0,9 %) • Reanimationsmedikamente (> 20.2.1) • Lokalanästhetikum • komplettes Intubationszubehör (> 12.1.1) und Defibrillator patientennah stellen • Injektionsnadel und Spritze für die Lokalanästhesie • steriles Abdecktuch • Punktionskanüle (18 G oder 20 G) oder ein Pigtail®-Katheter • 5- und 10-ml-Spritzen • kurze Infusionsleitung • Dreiwegehahn • Ablaufsystem zum dauerhaften Drainieren • sterile Kompressen, Verbandsmaterial • Nahtbesteck, evtl. Nadelhalter und Faden • Nierenschale • Fixiermaterial	• Kind auf den Rücken lagern • um eine optimale Dehnung der Interkostalräume zu erzielen, den Arm der zu punktierenden Seite nach oben lagern und dort sicher mit einer Klettmanschette fixieren
Liquorpunktion/Lumbalpunktion meist in der Medianlinie zwischen 2. und 3. oder 3. und 4. Dornfortsatz der Lendenwirbelsäule	• Medikamente zur Analgosedierung • evtl. Lokalanästhetikum • Spritze und Injektionsnadel zur Lokalanästhesie • Spinalkanüle • Kompressen und Pflaster **Zur Druckmessung:** • kurze Infusionsleitung • Maßband zum Ermitteln der Liquorsteighöhe	• sitzend • liegend in Embryonalhaltung
Rickham-Kapsel-Punktion Rickham-Kapsel	• Punktionskanüle, z. B. Butterfly 26 G • steriles Auffanggefäß mit Milliliter-Graduierung, z. B. 20-ml-Spritze, deren Konus mit einer Verschlusskappe versehen ist • Fixiermaterial • zur Hirndruckmessung: kurze Infusionsleitung und Maßband	• auf dem Rücken lagern und den Kopf in Mittelstellung halten • Arme fixieren
Knochenmarkspunktion Spina iliaca anterior oder posterior superior	• Injektionsnadel, Spritze und Medikament zur Lokalanästhesie • Knochenmarkspunktionskanüle • mehrere Objektträger • sterile Tupfer • Pflaster	• je nach Punktionsort Rücken-, Seit- oder Bauchlage

Indikationen

Die Aszitespunktion kann diagnostisch, zur zytologischen und mikrobiologischen Untersuchung, z. B. bei Leberzirrhose, Peritonitis, und therapeutisch, zur Entlastung des intraabdominellen Drucks bei Zwerchfellhochstand mit Dyspnoe und Spannungsgefühl, erfolgen.

Vorbereitung

Allgemeine hygienische Maßnahmen ➤ 11.1
Benötigtes Material und Lagerung ➤ Tab. 11.1

Bevor die Punktion stattfindet, erfolgt eine Messung des Bauchumfangs und eine Kennzeichnung der Punktionsstelle. Die Pflegenden fordern den Patienten vor der Punktion auf, die Blase zu entleeren, um sie vor Verletzung zu schützen.

Durchführung

Pflegekräfte verabreichen Medikamente zur Sedierung und Analgesie. Der Arzt injiziert das Lokalanästhetikum und punktiert auf der linken Seite des Unterbauches zwischen dem mittleren und unteren Drittel der Linie zwischen Nabel und Spina iliaca anterior superior. Er verbindet die Punktionskanüle mit der kurzen Infusionsleitung und dem Dreiwegehahn. Bei großer Aszitesmenge besteht durch den Volumenverlust und die intraabdominelle Druckentlastung die Gefahr eines raschen HZV-Abfalls, deshalb ist die Flüssigkeit langsam und fraktioniert abzulassen. Falls nötig, ordnet der Arzt die Resubstitution des Volumens an.

Ist zu erwarten, dass Aszites z. B. aufgrund einer portalen Hypertension oder einer massiven Herzinsuffizienz erneut auftritt, legt der Arzt meist einen Pigtail®-Katheter ein, fixiert ihn mit sterilen Pflasterstreifen und deckt ihn mit einem Pflasterschnellverband ab. Nach der Entfernung des Katheters versorgen Pflegende die Punktionsstelle mit einem Kompressionsverband.

Nachsorge

Zur Überprüfung der Effektivität der Aszitespunktion bzw. -drainage erfolgt einmal pro Schicht eine Bauchumfangsmessung. Pflegende beobachten die Menge, Farbe und Konsistenz der Aszitesflüssigkeit, überprüfen den Verband auf der Eintrittsstelle sowie die Fixierung einer evtl. angelegten Drainage und dokumentieren sämtliche Befunde.

Komplikationen

- Verletzung von Darm, Milz, Harnblase, Blutgefäßen
- Schock durch hohen Volumenverlust
- Peritonitis

11.1.2 Pleurapunktion und -drainage

Indikationen

Die **diagnostische** Punktion der Pleura dient der Gewinnung von Pleurasekret, z. B. für eine zytologische und mikrobiologische Untersuchung.

Zur Aspiration von Sekret oder Luft aus dem Pleuraraum, z. B. bei Pneumothorax, Hämatothorax, Pleuraempyem oder Pleuraerguss, führt der Arzt eine **therapeutische** Punktion oder Drainagenanlage durch. Das Ziel ist, durch die Druckentlastung eine Lungenentfaltung und somit eine Atemerleichterung für den Patienten zu erreichen. Die therapeutische Punktion kann außerdem zur Instillation von Medikamenten und zur Entlastung eines Spannungspneumothorax eingesetzt werden.

Drainageformen

Bülau-Drainage: Zum Drainieren eines Ergusses punktiert der Arzt in der mittleren oder hinteren Axillarlinie im 4.–6. Interkostalraum und schiebt den Drain nach hinten oben oder hinten unten vor.

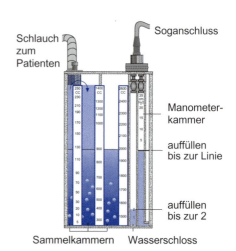

Abb. 11.1 Steriles, geschlossenes Einwegsystem (hier Pleurevac-System®) mit Wasserkammer, Saugkontrollkammer und Sammelkammer. [L157]

11.1 Punktionen und Drainagen

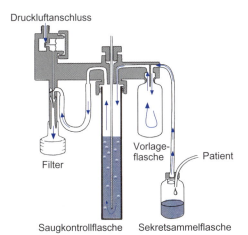

Abb. 11.2 Drei-Flaschen-System. [L157]

Monaldi-Drainage: Zum Absaugen von Luft oder Sekret punktiert der Arzt in der Medioklavikularlinie im 2.–3. Interkostalraum und schiebt den Drain nach oben zur Pleurakuppel vor.

Drainagesysteme

Drei-Flaschen-System (Bülau-Drainage)
- 1. Flasche: Sammlung des drainierten Sekrets
- 2. Flasche: Wasserschloss, vermeidet den Rückstrom von Luft in den Pleuraspalt
- 3. Flasche: Regulierung der Sogstärke durch die Eintauchtiefe des Steigrohrs oder durch die Höhe der Wassersäule

Einwegsystem
Pflegende schließen das System an die Druckluftversorgung an. Zu Beginn füllen sie das Wasserschloss und die Sogstärkekammer mit der vorgegebenen Menge Aqua ad injectionem.

> **VORSICHT**
> An ein Pleur-evac-System® mit zwei Anschlüssen werden auf keinen Fall zwei Pleuradrainagen gleichzeitig angeschlossen.

An einen Pigtail®-Katheter oder eine Jackson-Pratt-Drainage schließen Pflegende mithilfe eines Verbindungsschlauches ein Silikonreservoir (➤ Abb. 11.3) an. Es kann sowohl mit als auch ohne Sog verwendet werden. Dieses handliche Drainagesystem ermöglicht eine optimale Mobilisierung des Patienten.

Vorbereitung

Allgemeine hygienische Maßnahmen ➤ 11.1
Benötigtes Material und Lagerung ➤ Tab. 11.1

Mit Hilfe einer Ultraschalluntersuchung ermittelt der Arzt die genaue Lokalisation des Ergusses und schätzt seine Größe ab.

Durchführung

Vor Beginn der Punktion verabreichen Pflegekräfte Medikamente zur Analgesie und Sedierung. Der Arzt punktiert die vorher ausgewählte Stelle und

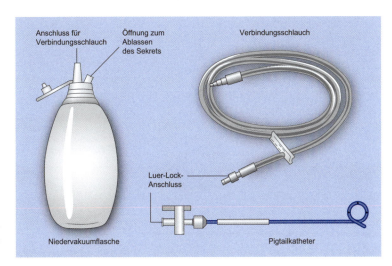

Abb. 11.3 Pigtail®-Katheter, Silikonreservoir und Verbindungsschlauch. [L157]

schließt Verbindungsleitung und Dreiwegehahn an die Punktionskanüle an. Um eine unnötige Kreislaufbelastung des Kindes zu vermeiden, zieht er den Erguss fraktioniert ab. Nach erfolgreicher Punktion wird die Punktionsstelle mit einem Dachziegelverband versorgt (> Abb. 11.4).

Eine Drainage legt der Arzt nach ausreichender Analgosedierung an. Die Technik der Anlage hängt vom verwendeten Drainagesystem ab. Bei einem Pigtail®-Katheter reicht eine Punktion und Dilatation aus, bei einem Drain mit Metalltrokar ist eine vorherige Hautinzision und evtl. eine Spreizung der Einstichstelle mit einer schmalen gebogenen Klemme nötig. Pflegende konnektieren den vorbereiteten Verbindungsschlauch und das Drainagesystem mit dem Drain und achten darauf, dass das Sekret langsam abfließt. Sie fixieren die Drainage zusätzlich mit einem Pflastersteg.

Im Anschluss an die Punktion können die Lungenentfaltung und das Aneinanderlegen der beiden Pleurablätter einen Hustenreiz beim Patienten auslösen.

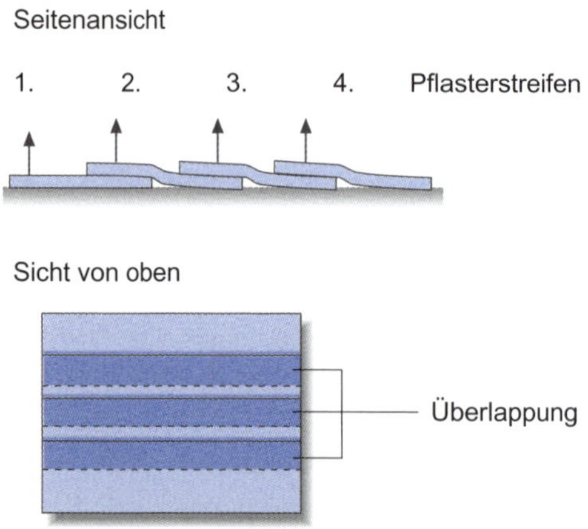

Bei länger bestehendem Erguss besteht die Gefahr des Blutdruckabfalls während der Punktion, weil das HZV durch die Volumenveränderung kurzzeitig sinkt. In diesem Fall erfolgt die Substitution von Volumenersatzmitteln.

Nachsorge

Pflegende setzen die kontinuierliche Überwachung von EKG, Blutdruck und S_pO_2 nach der Punktion fort. Bei Säuglingen empfiehlt sich außerdem die Überwachung der Atmung durch eine transkutane pO_2- und pCO_2-Sonde.

Nach einer Pleurapunktion erfolgt die Lagerung des Kindes, zur Atemerleichterung, auf der punktierten Seite und mit erhöhtem Oberkörper.

Die Pflegenden kontrollieren den Verband auf Nachblutung oder austretende Ergussflüssigkeit. Pflegende wechseln den Verband alle 24–48 Std., bei Austritt von Sekret nach Bedarf. Sie reinigen die Austrittsstelle, wenn nötig, mit NaCl 0,9 % oder versorgen sie bei Rötung und Infektion mit der hausüblichen antiseptischen Lösung.

Schmerzen an der Austrittsstelle oder durch die Drainage selbst können zu einer oberflächlichen Atmung führen. Meist bessert sich die Atmung durch ausreichende Analgesie. Zu jeder Pflegerunde hören Pflegende den Thorax ab und überprüfen so die gleichmäßige Lungenbelüftung. Klingt das Atemgeräusch über einem Areal abgeschwächt, ist davon auszugehen, dass die Drainage nicht effektiv fördert (Kontrolle von Drainage und Ablaufsystem siehe unten).

Abb. 11.4 Dachziegelverband. [L157]

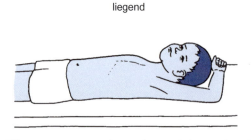

Abb. 11.5 Lagerung zur Pleurapunktion und -drainage. [L157]

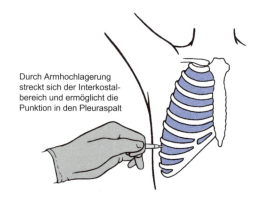

Abb. 11.6 Strecken des ICR. [L157]

Ein Flüssigkeitsspiegel im Drainageschlauch, der entweder von abgelaufenem Pleurasekret oder NaCl 0,9 % gebildet wird, ermöglicht die engmaschige Überprüfung, ob die Drainage Luft fördert.

Ist der Transport eines Kindes mit Pleuradrainage erforderlich und kein geschlossenes Einwegsystem angeschlossen, bringen Pflegende bei einem Pneumothorax bzw. -erguss ein Heimlichventil® an, um den Abfluss des Pleurasekretes zu ermöglichen und ein Ansaugen von Luft zu vermeiden.

Kontrolle von Drainage und Ablaufsystem

Am Bett des Kindes deponieren Pflegende zwei Klemmen je Pleuradrainage in Griffweite, damit sie im Falle einer Diskonnektion das Drainagesystem sofort abklemmen können. Diese Maßnahme ist bei druckkontrolliert beatmeten Kindern ohne Spontanatmung nicht notwendig.

Mindestens zu jeder Pflegerunde unterstützen Pflegende die Durchgängigkeit der Drainage. Dazu stehen ihnen zwei Techniken, das „**Melken**" und das „**Ausstreifen**", zur Verfügung. Beim „Melken" pressen Pflegende die Drainageleitung rhythmisch zusammen und bewegen dabei das Sekret in Richtung Ablaufsystem. Eine spezielle Rollenklemme ermöglicht beim „Ausstreifen" das Komprimieren und Dekomprimieren auch längerer Schlauchabschnitte mit gleichmäßigem Sog. Bei starker Koagelbildung ist es unter Umständen nötig, die Drainage auszusaugen (Perikarddrainage ➤ 11.1.3).

Mindestens einmal pro Schicht überprüfen Pflegende die Sogstärke und regulieren sie bei Bedarf neu. Sofern nötig, füllen sie Aqua dest. in die Saugkammer nach, damit der Flüssigkeitspegel möglichst konstant bleibt. Das Schlauchsystem darf weder abknicken noch durchhängen, da ein Sekretstau die Sogleistung der Drainage blockieren würde.

> **VORSICHT**
> Leckagen im Ablaufsystem können durch fehlenden oder zu niedrigen Sog zur Lufteinsaugung bei jeder spontanen Inspiration und folglich zum Pneumothorax bzw. Hautemphysem führen und sind unbedingt auszuschließen.

Pflegende kontrollieren das Areal um die Austrittsstelle zu jeder Pflegerunde hinsichtlich einer Emphysembildung. Bei positivem Befund erfolgt die luftdichte Versorgung der Austrittsstelle mit Folienverband. Zusätzlich erhöhen Pflegende die Sogstärke nach Anweisung des Arztes.

Falls mehrere Drainagen gleichzeitig liegen, wählen Pflegende für alle dieselbe Sogstärke, um eine Mediastinalverschiebung zu vermeiden.

Entfernung der Pleuradrainage

Bei stabiler Respiration, geringer Sekretmenge, Draineninsuffizienz, sowie nach Ausschluss eines Pneumothorax entfernt der Arzt die Drainage. Dazu benötigt er Desinfektionsmittel, unsterile Handschuhe, Nahtbesteck, evtl. Nahtmaterial, Pflaster und Kompressen.

Pflegende klären das Kind altersentsprechend auf und verabreichen Medikamente zur Analgosedierung nach ärztlicher Anordnung, um Stress und Schmerzempfinden zu reduzieren.

Der Arzt löst den Verband und evtl. vorhandene Haltefäden und desinfiziert das Wundgebiet. Er oder die Pflegekraft bildet um die Austrittsstelle eine Hautfalte und zieht die Drainage unter Sog und (wenn möglich) in der Exspiration, da sonst die Gefahr der Luftaspiration durch die Drainageaustrittstelle besteht.

Bei vorhandener Tabaksbeutelnaht wird die Hautfalte zusammengedrückt, und der Faden zugezogen und verknotet.

Bei Drainagen ohne Naht oder zusätzlich bei Versorgung mit einer geschlossenen Tabaksbeutelnaht erfolgt die Fixation der Nahtränder mittels Wundnahtstreifen. Danach legen Pflegende ggf. eine mit Polyvidonjod-Salbe oder Polyhexanidgel bestrichene Kompresse zum luftdichten Verschluss auf die Wunde und versorgen sie mit einem Druckverband.

Mit einer anschließenden Röntgenaufnahme kontrolliert der Arzt, ob sich ein Pneumothorax gebildet hat.

Pflegende setzen das vorher durchgeführte Monitoring fort und beobachten das Kind insbesondere hinsichtlich seiner Atmung. Bei Atembeschwerden führen sie, evtl. unter Einsatz von Analgetika, ein regelmäßiges Atemtraining (➤ 9.2.2) mit Hilfe der Physiotherapeuten durch (z. B. Kontaktatmen, Wasserblubbern oder Watte pusten). Die Pflegenden fordern das Kind zum Husten auf und unterstützen es, indem sie zur Schmerzlinderung die flache Hand mit leichtem Druck auf den Verband legen.

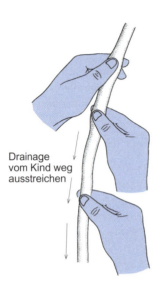

Abb. 11.7 Technik des „Melkens". [L157]

Komplikationen

- Pneumo-, Hämatothorax
- Infektion der Punktionsstelle
- Hautemphysem
- Verletzung der Interkostalgefäße, -nerven
- Lungenverletzung
- Leckage, Fistelbildung
- Kreislaufbelastung durch zu schnelles Ablassen des Ergusses

11.1.3 Perikardpunktion und -drainage

Indikationen

Konservativ nicht therapierbarer Perikarderguss, z. B. im Rahmen von Entzündungen, bei progredienter Rechtsherzinsuffizienz, nach Operationen, bei Malignomen und Sepsis.

Vorbereitung

Allgemeine hygienische Maßnahmen ➤ 11.1
Benötigtes Material und Lagerung ➤ Tab. 11.1
   Vor einer Perikardpunktion oder -drainage muss ein gekreuztes Erythrozytenkonzentrat bereitgestellt werden.

Durchführung

Nachdem der Arzt die Lokalanästhesie gesetzt hat, punktiert er unter Ultraschallsicht das Perikard. Er schließt ein geschlossenes Ablaufsystem an die Punktionskanüle an, um das fraktionierte Abziehen des Ergusses ohne weitere Manipulationen an der Kanüle zu ermöglichen (➤ Abb. 11.1).
   Bei länger bestehendem Erguss droht durch die kurzfristige Verminderung des HZV ein massiver Blutdruckabfall. Deshalb ist darauf zu achten, den Erguss langsam zu entleeren. Ggf. ist es notwendig, Volumen bzw. kreislaufstabilisierende Medikamente zu verabreichen.

Nachsorge

Nach Punktion oder Drainagenanlage legen Pflegende einen sterilen Verband an und überprüfen ihn stündlich auf Nachsickern von Blut oder Ergussflüssigkeit. Der Verbandswechsel findet alle 24–48 Std. statt, bei Verschmutzung häufiger. Die Anlage einer Drainage erfordert eine sichere Fixierung der Ableitung. Pflegende kontrollieren das System während jeder Pflegerunde. Liegt eine Perikarddrainage, richten Pflegende das Kind nicht steil auf, um eine Perforation des Herzmuskels zu vermeiden.
   Das Auffanggefäß bei **Perikarddrainagen ohne Sog** bringen Pflegende unter Patientenniveau an. Sie wechseln oder diskonnektieren es lediglich bei Bedarf und unter sterilen Bedingungen. Bei **Perikarddrainagen mit Sog** erfolgt die Einstellung der Sogstärke nach Anordnung des Arztes. Pflegende überprüfen sie zu jeder Pflegerunde.
   Die Durchgängigkeit der Drainage ist zu jeder Pflegerunde zu kontrollieren.

Drainage aussaugen

Bei einer Abflussstörung durch Koagelbildung oder vor dem Ziehen der Drainage kann das Aussaugen des Systems nötig sein. Diese Maßnahme führen zwei Pflegende unter sterilen Bedingungen durch.
   Eine Pflegekraft desinfiziert und diskonnektiert die Drainage und das ableitende System. Die zweite Pflegekraft schneidet den passenden Absaugkatheter an der Spitze schräg ab, um eine großflächige Saugung zu erzielen und führt ihn unter Sog in die

Drainage so tief wie möglich ein. Danach zieht sie den Katheter unter Sog zurück. Die erste Pflegekraft konnektiert die Drainage mit dem Ablaufsystem und reguliert die Sogstärke.

Drainage ziehen

Der Arzt entfernt die Drainage bei geringer Sekretmenge nach sonographischer Kontrolle und bei entsprechender klinischer Situation. Pflegende decken die Eintrittsstelle mit einem sterilen Verband ab und überprüfen sie regelmäßig auf Nachblutungen.

Die intraoperativ eingelegte Perikarddrainage bleibt mind. 48 Std. liegen, bei liegenden Druckmesskathetern bis 6 Std. nach deren Entfernung.

Je nach Drainageart benötigt der Arzt zur Entfernung Desinfektionsmittel, Nahtbesteck, Nahtmaterial oder Wundnahtstreifen, einen sterilen Wundschnellverband, sterile Kompressen und unsterile Handschuhe.

Vor der Maßnahme informieren Pflegende das Kind altersentsprechend und analgosedieren es nach Arztanordnung.

Nach der Erhöhung des Drainagensogs desinfiziert der Arzt die Austrittsstelle und entfernt die Fixierung und Haltefäden. Er bildet eine Hautfalte um die Austrittsstelle, die er während und nach dem Entfernen der Drainage in derselben Position hält. Ist die Eintrittsstelle mit einer Tabaksbeutelnaht versehen, wird der Faden nach Entfernen der Drainage fest zugezogen und verknotet. Zum Verschluss von Drainageaustrittsstellen ohne Faden dienen Wundnahtstreifen. Anschließend versorgen Pflegende die Wunde je nach Klinikstandard luftdicht mit einer sterilen Kompresse und ggf. Polyvidon-Salbe, Polyhexanidgel oder einem anderen luftdichten Verband.

Pflegende kontrollieren den Verband zu jeder Pflegerunde auf Nachblutung oder Durchfeuchtung.

VORSICHT
Besteht der Verdacht auf eine Herzbeuteltamponade bei liegender Perikarddrainage (z. B. bei Perikarditis, nach Herzoperationen), ist die sofortige Aspiration des Ergusses mit einer Spritze bzw. das Aussaugen des Drainageschlauches notwendig. Bleiben diese Maßnahmen ohne Erfolg, ist eine kurzzeitige Herz-Druck-Massage indiziert oder gar eine Notfall-Thorakotomie.

Komplikationen

- Herz-Kreislauf-Versagen durch zu schnelles Ablassen des Ergusses
- bei Perforation eines Ventrikels (Zeichen: RR- und S_pO_2-Abfall, Bradykardie) Katheter unbedingt belassen und, wenn möglich, Versuch der operativen Intervention unter Reanimationsbedingungen
- Herzrhythmusstörungen (Maßnahmen: EKG- und RR-Überwachung, Antiarrhythmika, ggf. Kardioversion)

11.1.4 Liquorpunktion und -drainage

Liquorpunktion

DEFINITION
Liquor (*cerebrospinalis*): Gehirn-Rückenmark-Flüssigkeit, die physiologischerweise klar, farblos, eiweißarm und fast zellfrei ist. Im Gehirn (Plexus choroidei) gebildet, zirkuliert sie im Ventrikelsystem und um das Rückenmark. Sie dient dem mechanischen Schutz des ZNS.

Zur Liquorpunktion (Lumbalpunktion) sticht der Arzt eine Kanüle in Höhe der Lendenwirbelsäule in den Subarachnoidalraum ein.

Eine **diagnostische** Punktion gibt u. a. Aufschluss über zytologische und mikrobiologische Fragen bei Verdacht auf z. B. Meningitis oder Enzephalitis. Therapeutisch erfolgt die Punktion zur intrathekalen Verabreichung von Medikamenten und zur Spinalanästhesie.

VORSICHT
Bei massiv erhöhtem Hirndruck und Stauungspapille besteht akute Lebensgefahr durch Einklemmung des Hirnstammes mit nachfolgendem Atem- und Herzstillstand. Eine Stauungspapille schließt der Arzt deshalb vor der Liquorpunktion stets durch eine Augenhintergrundspiegelung aus.
Zeichen der Einklemmung:
- Kopfschmerzen
- Übelkeit, Erbrechen
- Mydriasis, verlangsamte oder fehlende Lichtreaktion der Pupillen, Seitendifferenz der Pupillengröße, entrundete Pupillen
- Bewusstseinstrübung

- Hemiparesen, Streck- und Beugebewegungen, erhöhter Muskeltonus
- Atemstörungen
- Tachykardie, später Bradykardie
- Hypertonus, später Hypotonus

Vorbereitung
Allgemeine hygienische Maßnahmen ➤ 11.1
Benötigtes Material und Lagerung ➤ Tab. 11.1

Vor der Punktion bestimmen Pflegende den Blutzucker, um einen Vergleichswert zum Liquorzucker zu gewinnen. Dies ermöglicht zum einen die Unterscheidung zwischen bakterieller oder viraler Beteiligung und zum anderen zeigt es die Ausprägung der Erkrankung.

Durchführung
Sofern beim Kind möglich, erfolgt die Punktion in sitzender Position, sonst liegend.

Intensivpatienten punktiert der Arzt meist in liegender Position. Zu diesem Zweck bringen Pflegende das Kind in eine Embryonalstellung und halten es so, bis die Maßnahme beendet ist.

Die Pflegekraft hält das Kind von vorn und beugt seinen Rücken, indem sie mit einem Arm den Hals und mit dem anderen die Knie von hinten umschlingt und nach vorn in Beugehaltung bringt. Bei intubierten und beatmeten Patienten achten Pflegende darauf, dass der Tubus sicher fixiert ist und die Beatmungsschläuche genügend Spielraum haben.

Nach der Hautdesinfektion erfolgt die Punktion zwischen 3. oder 4. LWK.

Bei Verdacht auf Einklemmung während der Punktion instilliert der Arzt sofort 10 ml NaCl 0,9 % über die Kanüle in den Spinalkanal.

Ist während der Liquorpunktion eine Messung des Hirndrucks geplant, wird unter sterilen Bedingungen eine Infusionsleitung an die Spinalkanüle konnektiert. Die gemessene Steighöhe des Liquors in der Infusionsleitung entspricht dem Hirndruck in cm H_2O.

Die Hirndruckmessung ergibt nur bei ruhigen Patienten verwertbare Daten. Ggf. ist es notwendig, das Kind zu sedieren.

Nach Entfernung der Spinalkanüle legen Pflegende einen Kompressionsverband über der Einstichstelle an.

Nachbereitung
Nach der Punktion lagern Pflegende das Kind für 24 Std. flach, andernfalls können Kopfschmerzen auftreten. Sie kontrollieren den Kompressionsverband während jeder Pflegerunde auf Durchfeuchtung mit Blut oder Liquor und die Umgebung der Punktionsstelle auf die Entstehung eines Liquorkissens.

Liquordrainage

Zur externen Liquorableitung führt der Neurochirurg intraoperativ oder im Rahmen eines Kurzeingriffs unter Lokalanästhesie bzw. in Kurznarkose über ein Bohrloch in der Schädelkalotte einen Silikonkatheter in das Ventrikelsystem des Gehirns ein.

Indikationen
- Raumfordernde Prozesse (Hirntumor, Abszess)
- Intrakranielle Druckentlastung bei Schädel-Hirn-Trauma
- Hirnödem
- Intrathekale Chemotherapie
- Hydrocephalus vor dauerhafter Anlage eines implantierten Shunts
- Shuntinfektion bei Hydrozephalus
- Shuntokklusion durch hohes Liquoreiweiß bei Meningitis
- Shuntokklusion durch blutigen Liquor bei posthämorrhagischem Hydrozephalus

Material
Das Schlauchsystem besteht aus einer Tropfkammer mit Messband, einem Antirückflussventil und steriler Öffnung zur Atmosphäre (sodass Sog oder Gegendruck vom Auffangbeutel her nicht möglich sind), einem Auffangbeutel mit Luer-Lock-Anschluss zur Verbindung mit einem Druckmesssystem und Gleitklemmen.

Pflegerische Besonderheiten
Besonderheiten im Umgang mit der externen Ventrikeldrainage ➤ 15.1

Die Pflegenden schließen den Patienten an das Grundmonitoring (➤ Kap. 14) und eine kontinuierliche ICP/CPP-Messung (➤ 6.7.10) an. Dazu verbinden sie das Liquordrainagesystem mit einem Druckaufnehmer. Zur Überwachung gehört auch die neurologische Beurteilung, mind. einmal pro Schicht

(➤ 6.1), die Kontrolle des Liquors hinsichtlich Menge und Farbe und die Inspektion der Punktionsstelle im Bezug auf eine evtl. Leckage (sichtbar durch ein Liquorkissen oder Liquorfluss aus der Eintrittsstelle des Drains). Bei erhöhter Körpertemperatur ist an eine Infektion im Drainagenverlauf zu denken.

Nach der Drainagenanlage treten häufig Schmerzen auf, die unbedingt durch eine ausreichende Analgesie zu vermeiden sind. Zusätzlich kann vor pflegerischen Interventionen, z. B. endotrachealem Absaugen, eine Sedierung notwendig sein, um ICP-Spitzen zu vermeiden.

Die Pflegenden lagern das Kind mit leicht erhöhtem Oberkörper. Bei einem Lagerungswechsel und bei Manipulationen am Kind schließen Pflegende das Ableitungssystem (nach Rücksprache mit dem Arzt), da es durch die Unruhe zum Anstieg des Hirndrucks und damit zu einer Liquorüberdrainage kommen kann. Die Pflegenden öffnen die Ableitung erst, wenn sie die vorgeschriebene Tropfhöhe über Ventrikelniveau wiederhergestellt haben.

Symptome **erhöhten Hirndrucks**:
- Kopfschmerz
- Brady- oder Tachykardie
- Krampfanfälle, erweiterte, evtl. lichtstarre und entrundete Pupillen
- vorgewölbte Fontanelle
- Bewusstseinseintrübung
- Erbrechen
- Apnoe oder Cheyne-Stoke-Atmung

Symptome bei **Liquorüberdrainage**:
- Hypotonie, Tachykardie
- Apnoe
- Bewusstseinseintrübung
- eingesunkene Fontanelle
- Ablaufen blutigen Liquors

VORSICHT
Pflegende lagern einen Patienten mit externer Liquorableitung niemals in Kopftieflage und achten darauf, dass er nicht auf dem Drainagensystem liegt (Gefahr der Abknickung des Ventrikelkatheters, Dekubitusgefahr).

Die ICP-Messung erfolgt entweder kontinuierlich oder zu jeder Pflegerunde, damit Pflegende einen Druckanstieg rechtzeitig erkennen. In der ärztlichen Anordnung ist die Höhe der Tropfkammer über Ventrikelniveau in cm angegeben, wobei das Ventrikelniveau der Mittellinie des Patientenkopfes entspricht. Referenzpunkt ist das Foramen monroi (Verbindung zwischen Seitenventrikel und III. Hirnventrikel) ungefähr in Höhe der Ohrmuschel des liegenden Patienten.

Der Nullpunkt des Liquorableitungssystems kann variieren: Bei den gebräuchlichen Tropfkammersystemen entspricht der Nullpunkt dem Übergang der Leitung in die Tropfkammer, also der Stelle, von der der Tropfen fällt. Bei Beutelsystemen entspricht der Nullpunkt in der Regel dem Übergang von der Leitung zum Beutel. Der Arzt gibt bei der Übernahme aus dem OP die genaue Höhe des Nullpunktes über Ventrikelniveau an.

Eine exakte Mengenbestimmung des ablaufenden Liquors ist bei Auffangbeuteln nicht möglich. Genauer ist die Mengenbestimmung anhand der beiliegenden Messskala, die Pflegende parallel zur Tropfkammer aufhängen, wobei je nach benutztem Ablaufsystem z. B. 1 cm des Messbandes 1,2 ml Liquor in der Tropfkammer entsprechen (Herstellerangaben beachten).

Pflegende wechseln durchfeuchtete Luftfilter am Ablaufsystem unter sterilen Bedingungen sofort, da sie zu einer Abflussbehinderung aufgrund der fehlenden Entlüftung führen können.

Die Eintrittsstelle des Katheters ist alle 48 Std. neu zu verbinden, bei Verschmutzung entsprechend häufiger.

Um eine Verwechslung der Luer-Lock-Anschlüsse des Liquordrainagesystems mit denen des venösen Zugangs zu vermeiden, markieren Pflegende alle Dreiwegehähne deutlich.

Komplikationen
- Verstopfung des Katheters durch Blutkoagel oder Hirngewebe: kontinuierlicher ICP-Anstieg, ggf. Ausfall der Messkurve
- Infektionen durch unsterile Handhabung
- Dislokation des Katheters bei unzureichender Fixation
- Kopfschmerzen, Schwindel, Übelkeit und Erbrechen
- Rückenmarkschädigung, Nerven- und Gefäßverletzung durch Fehlpunktion mit Lähmungserscheinungen
- Hirnstammeinklemmung bei erhöhtem Hirndruck oder durch zu hohen Liquorverlust

11.1.5 Rickham-Kapsel-Punktion

Die **Rickham-Kapsel** dient der temporären Liquorentlastung bei erhöhtem Hirndruck durch perkutane Punktion. Der Neurochirurg implantiert die Kapsel subkutan. Sie lässt sich (ggf. auch erst zu einem späteren Zeitpunkt) mit einem internen Drainagesystem verbinden. Die erste postoperative Punktion kann nach 48–72 Std. erfolgen.

Die Rickham-Kapsel wird bei FG mit einem Gewicht ≤2500 g eingesetzt, bis eine Implantation einer ventrikulo-peritonealen oder ventrikulo-atrialen Liquordrainage möglich ist. Je nach Ultraschallbefund, klinischer Symptomatik und Kopfumfangkurve lässt sich die Kapsel mehrmals am Tag punktieren.

Durchführung

Allgemeine hygienische Maßnahmen ➤ 11.1

Ist die Rickham-Kapsel nicht mit einem geschlossenen System verbunden, kann der Arzt auch Liquor abziehen, indem er die Kapsel punktiert.

Nach der Hautdesinfektion punktiert der Arzt die Kapsel und schließt eine kurze Infusionsleitung zur Hirndruckmessung an.

Pflegende bringen das sterile Auffanggefäß unterhalb des Ventrikelniveaus an und legen die Infusionsleitung hinein, damit Liquor abtropfen kann. Nach Ablauf der entsprechenden Liquormenge entfernt der Arzt die Kanüle und legt einen sterilen Kompressionsverband an.

Die Pflegenden kontrollieren postoperativ den Verband zu jeder Pflegerunde auf Nachblutung oder Durchfeuchtung und wechseln in ggf. bzw. entfernen sie ihn bei reizlosen Wundverhältnissen nach 48 Std.

11.1.6 Knochenmarkpunktion

DEFINITION
Knochenmark: Zelluläre Substanz in der Spongiosa von Röhrenknochen, Rippen, Sternum, Schädel sowie Wurzelknochen der Hand und des Fußes. Zu unterscheiden sind weißes Knochenmark (Medulla ossium flava, Fettmark) und rotes Knochenmark (Medulla ossium rubra). Der Anteil weißen Knochenmarks steigt im Alter. Das rote Knochenmark ist physiologisch der einzige Ort des Körpers, an dem Blutbildung stattfindet. Dort sind die Blutstammzellen zu finden.

Eine **Knochenmarkpunktion** wird z. B. bei Verdacht auf eine Knochenmarkserkrankung, eine Stoffwechselerkrankung sowie zur Gewinnung einer Knochenmarksspende durchgeführt.

Vorbereitung

Benötigtes Material und Lagerung ➤ Tab. 11.1
Allgemeine hygienische Maßnahmen ➤ 11.1

Durchführung

Nach der Analgosedierung und der Injektion des Lokalanästhetikums erfolgen die Punktion des Knochenmarks und das Aspirieren von Knochenmark. Pflegende streichen das Punktat auf Objektträgern aus und bereiten es zur weiteren Untersuchung vor. Nach Entfernung der Knochenmarkpunktionskanüle versorgen sie die Punktionsstelle mit einem Druckverband.

11.1.7 Wunddrainagen

Indikationen

- Ableitung von Wundsekret und Blut aus Körperhöhlen und Operationsgebieten
- Vermeidung von Hämatom- und Serombildung

Drainageformen

Redon-Drainage

Die **Redon-Drainage** liegt meist im Muskel- oder Subkutangewebe und ist an ein halboffenes Drainagesystem mit nicht regulierbarem Vakuumsog angeschlossen. Wenn der Sog nachlässt (z. B. bei Gefäßfüllung zu ⅔) oder bei versehentlicher Diskonnektion von Schlauch und Auffanggefäß, wechseln Pflegende die Redonflasche. Dazu klemmen sie den Drainagenschlauch distal ab, desinfizieren die Konnektionsstelle und ziehen (oder schrauben) das gebrauchte Ableitungssystem ab. Liegen mehrere Drainagen in einer Wunde, klemmen Pflegende vor dem Wechsel einer Flasche alle Drainagen ab. Nach dem Wechsel öffnen sie das Vakuum zunächst bei der gewechselten Flasche, danach bei den anderen.

Pflegende lösen die Klemme einer frischen Redonflasche sehr langsam, da bei rasch einsetzendem, hohem Sog starke Schmerzen auftreten. Anschließend dokumentieren sie den Vorgang.

Der Arzt (oder die Pflegenden) entfernen die Redon-Drainage meist am 2.–3. postoperativen Tag, sofern die geförderte Sekretmenge deutlich nachgelassen hat.

Komplikationen
- Stau des Wundsekretes in der Wundhöhle durch Verklebungen oder Koagelbildung im Schlauchsystem
- Infektionsgefahr durch Unterbrechung des Systems beim Wechsel des Auffanggefäßes
- versehentliche Diskonnektion mit Kontamination des Drainageschlauches
- Wundheilungsstörungen

Robinson-Drainage

Die **Robinson-Drainage** ist eine geschlossene Sekretableitung bei der eine Trennung von Drainageschlauch und Auffangbeutel nicht möglich ist. Sie funktioniert nach dem Schwerkraftprinzip (Heber-Prinzip) und liegt meist intraperitoneal, direkt im Wund- oder Anastomosenbereich. Hohe Blut- und Sekretverluste über diese Drainage können z. B. auf eine postoperative Nachblutung oder eine Anastomoseninsuffizienz hinweisen.

Der Arzt zieht die Robinsondrainage zunächst an und entfernt sie dann definitiv.

Sekretstau im Wundhöhlenbereich durch Verklebung oder Koagelbildung im Schlauchsystem sind mögliche Komplikationen.

Offene Drainage

Eine **offene Drainage** legt der Chirurg bei Wunden mit dickflüssiger Sekretabsonderung ein. Sie führt das Wundsekret nach außen in einen Verband oder einen selbstklebenden Ablaufbeutel, z. B. Coloplast®. Beispiele offener Drainagen sind der Penrose-Drain (dünner Latexschlauch mit Gazestreifen im Lumen), Easy-Flow-Drain (flacher Rillendrain aus Kunststoff) oder der Wellenkatheter. Der Arzt zieht die Drainage, je nach Wundheilung und Sekretion, schrittweise über mehrere Tage.

Komplikationen
- Erhöhte Infektionsgefahr an der Drainageaustrittsstelle oder über die Drainage nach innen
- Ungenügende Sekretableitung mit Sekretstau im Wundgebiet

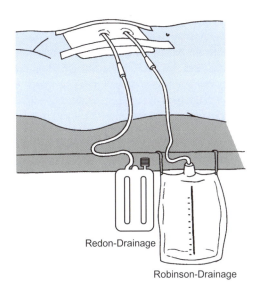

Abb. 11.8 Redon- und Robinson-Drainage. [L157]

- Mazeration des umgebenden Gewebes bei großer ablaufender Sekretmenge
- Dislokation durch Manipulationen

Pflegerische Besonderheiten

Das Grundmonitoring umfasst EKG, RR, S_pO_2, Atmung und Temperatur. Hoher Flüssigkeitsverlust über die Drainagen kann zu RR-Abfall, Tachykardie, Schmerzen und Fieber führen.

Pflegende fixieren die Drainagen mit Hilfe eines Pflastersteges sicher am kindlichen Körper. Sie achten darauf, dass nach Möglichkeit kein Pflaster an einer Extremität klebt. Bewegungen könnten eine Dislokation der Drainage und damit Abflussstörungen und Schmerzen hervorrufen. Die Pflegenden befestigen die Auffanggefäße der Drainagen unter dem Körperniveau des Patienten sowie ohne Knick und Zug am Bett.

VORSICHT
Liegt das Kind in einem Gitterbett, befestigen Pflegende die Drainagegefäße nicht an den Seitengittern. Das Herunterlassen der Bettgitter könnte zur Dislokation oder gar zu einer unbeabsichtigten Entfernung der Drainage führen.

Nach der Übernahme des Patienten vom OP-Personal beschriften Pflegende die Auffanggefäße mit genauer Bezeichnung der Drainage und markieren das Sekretvolumen im Beutel oder in der Flasche, um die nachlaufende Menge sicher beurteilen zu können. Sie beobachten das Sekret hinsichtlich Menge, Konsistenz, Farbe und ggf. Geruch, dokumentieren die Befunde und berücksichtigen die Mengen in der Flüssigkeitsbilanz (➤ 6.6).

Regelmäßig unterstützen Pflegende den Ablauf des Sekretes durch Ausstreichen der Drainage. Sie kontrollieren den Verband über der Drainageaustrittsstelle auf Nachblutung und Sekretaustritt. Sofern die Wunde reizlos ist, entfernen sie den Verband nach 24 Std. Erscheint sie gerötet, reinigen Pflegende das Areal mit NaCl 0,9 %, desinfizieren es und verbinden die Drainage erneut steril. Kurzfristiges Abklemmen kann bei Lagerungswechseln das Zurücklaufen von Sekret aus dem Drainagesystem in das Wundgebiet verhindern.

Bei offenen Drainagen wird die umgebende Haut mit einem Hydrokolloidverband, Stomahesivplatte oder -paste versorgt, ggf. auch mit einem Stomabeutel. Dies dient dem Schutz gegen aggressives Wundsekret. Alle 24 Std. oder bei Durchfeuchtung ist der Verband zu wechseln.

11.2 Transfusion

11.2.1 Blut und Blutderivate

Die Blutgruppe ist ein lebenslang bestehendes Erbmerkmal. Die auf der Erythrozytenmembran befindlichen Antigene ermöglichen die Einteilung der Blutgruppen.

Derzeit sind 20 Blutgruppensysteme gebräuchlich, die 600 Blutgruppen unterscheiden. Von wesentlicher Bedeutung in der klinischen Routine sind das AB0-System, das Rhesus-System und das Kell-System.
- AB0-System: 4 Phänotypen (A, B, AB und 0)
- Rh-System: ca. 30 verschiedene Antigeneigenschaften, die bekanntesten sind C, c, E, e, D, d. Ob das Kind Rhesus-positiv (D) oder Rhesus-negativ (d) ist, hängt allein vom Merkmal D ab
- Kell-System: 2 Antigeneigenschaften, K (Kell-positiv) und k (Kell-negativ).

Tab. 11.2 Kompatibilitätstabelle für Erythrozytenkonzentrate (Universal-/Notfallkonzentrat; rh-neg.) und Fresh Frozen Plasma (Universal-/Notfallplasma; AB).

Majorkompatibilität für Erythrozytenkonzentrate				
Patient/ Blutprodukt	Blutgruppen			
Blutgruppe Patient	A	B	0	AB
Blutgruppe EK	A und 0	B und 0	0	AB, A, B und 0
Minorkompatibilität für Fresh Frozen Plasma				
Patient/ Blutgruppe	Blutgruppen			
Blutgruppe Patient	A	B	0	AB
Blutgruppe Plasma	AB und A	AB und B	AB, A, B und 0	AB

Blutkonservierung

Der Zusatz von Stabilisatoren und eine Kühlung zwischen 2–6 °C in einem erschütterungsfreien Kühlschrank macht Blut und Blutprodukte haltbar. Die Konservierung verzögert den Alterungsprozess des Blutes. Am häufigsten findet ein CPD-Stabilisator Verwendung. Er enthält Zitratpuffer, Natriumdihydrogenphosphat, Glukose und Adenin und hält den pH-Wert der Konserve bei 7,1–7,2 und verbessert somit die Haltbarkeit der Konserve. Die Kühlkette gilt als unterbrochen, wenn die Konserve auf 10 °C erwärmt ist. Bei einer Lagerung der Konserve in Raumtemperatur ist diese Temperatur in 20 Min. erreicht. Dies berücksichtigen Pflegende, wenn sie z. B. intraoperativ nicht benötigte Blutkonserven aus dem OP ohne Kühltasche oder Styroporbox auf die Intensivstation mitgeben.

Bestrahlung von Blutprodukten

Eine Bestrahlung von ~ 30 Gy Gamma-Strahlen verhindert die Übertragung von vermehrungsfähigen, immunkompetenten Lymphozyten auf ggf. immunkomprimierte Kinder während der Transfusion.

Indikation ist eine Stammzell- oder Knochenmarktransplantation, Immunsuppression nach weiteren Transplantationen, schwere Immundefekte und Frühgeburtlichkeit.

Alterungsbedingte Veränderungen des konservierten Blutes

Die Stabilisatoren verzögern den Alterungsprozess des Blutes zwar, doch sie unterbinden ihn nicht. Deshalb verändert sich der Inhalt einer Blutkonserve ständig.
- Lebensdauer der Erythrozyten sinkt, nach 21 Tagen sind in der Konserve nur noch 70 % der Ausgangserythrozyten intakt
- Granulozyten bleiben ca. 24 Std. erhalten
- Thrombozytenzahl sinkt, nach 6 Std. sind noch 50–70 %, nach 24–48 Std. nur noch 5–10 % der Ausgangsmenge verfügbar
- Gerinnungsfaktoren, außer Faktor V und Faktor VIII, sind in konserviertem Blut stabil
- Kalium strömt aus der Zelle, Natrium in die Zelle. Das führt zu einem extrazellulären Kaliumanstieg
- pH-Wert sinkt
- nach einer Woche Lagerung steigt der Ammoniakgehalt, daher Vorsicht bei nieren- oder leberinsuffizienten Empfängern

Blutpräparate

Erythrozytenkonzentrat

Die Erythrozyten lassen sich durch die Zentrifugation einer Vollblutkonserve und das Abpressen des Plasmas gewinnen. Um gewaschene Erythrozyten zu erhalten, spülen die Mitarbeiter einer Blutbank die Zellen sechsmal mit NaCl 0,9 % und fügen anschließend einen Stabilisator hinzu. Vor der endgültigen kühlen Lagerung der Konserve erfolgt eine Leukozytendepletierung, die eine Reduktion der Immunisierungen gegen Leukozytenantigene erzielt und die Qualität des Erythrozytenkonzentrates entscheidend verbessert.

Der Einsatz der Erythrozytenkonzentrate hilft, eine Volumenüberladung bei der Transfusion zu vermeiden, denn ein Erythrozytenkonzentrat hat dieselbe Sauerstoffbindungskapazität wie eine Vollblutkonserve, jedoch mit 2/3 weniger Plasmagehalt. Weitere Indikationen sind:
- Autoimmunerkrankungen
- Allergie gegen Fremdplasma
- chronische Anämie
- chronische Herzinsuffizienz
- schwere Leberfunktionsstörungen

Bei der Transfusion von Erythrozytenkonzentraten achten Ärzte auf die Übereinstimmung von Blutgruppen, Rh-Faktor und Kell-Antigen. Vor der Transfusion ordnet der Arzt einen Antikörpersuchtest an und unmittelbar vorher sind Kreuzprobe und Bedside-Test zwischen Patientenblut und Konservenblut durchzuführen.

Pflegende erwärmen die Konserve bei Zimmertemperatur und versehen sie mit einem Transfusionssystem, in das ein 170–200-μm-Filter integriert ist. Nicht benötigte Erythrozytenkonzentrate lagern sie, ohne die Kühlkette zu unterbrechen, in einem erschütterungsfreien Kühlschrank oder senden sie umgehend in die Blutbank zurück. Benötigt der Patient nur eine kleine Menge Blut, empfiehlt es sich, bei der Blutbank nur einen Teil einer Hauptkonserve (500 ml), z. B. in einem Baby-Beutel (50 ml), zu bestellen.

Thrombozytenkonzentrat

Zur Gewinnung von **Thrombozytenkonzentraten** sind zwei Verfahren gebräuchlich:
- mehrmalige Zentrifugation einer Vollblutkonserve
- Thrombozytapherese. Diese Methode isoliert bereits bei der Spende die Thrombozyten und führt die anderen Blutbestandteile in den Kreislauf des Spenders zurück

Die Aufbewahrung von Thrombozytenkonzentraten erfolgt bei 22 °C (±2 °C) unter ständiger Bewegung der Konserve, um ein Verklumpen der Thrombozyten zu vermeiden. Nach Anforderung der Konserve ist eine schnelle Verabreichung erforderlich, um eine optimale Thrombozytenausbeute zu erzielen. Auch Thrombozytenkonzentrate werden vor der Lagerung leukozytendepletiert.

Der Arzt verabreicht das Konzentrat AB0- und Rh-identisch über einen 170–230-μm-Filter.

Fresh Frozen Plasma

Unmittelbar nach einer Vollblutspende separiert das Blutlabor das Plasma durch Zentrifugation vom Vollblut. Das so gewonnene Plasma ist reich an Gerinnungsfaktoren und frei von zellulären Bestandteilen. Ebenso ist eine direkte Gewinnung von Plasma durch Plasmapherese möglich. Bei mind. −30 °C lässt sich eine Plasmakonserve maximal 5 Jahre lagern.

Die Ärzte verabreichen ausschließlich blutgruppengleiches **Fresh Frozen Plasma**/*FFP* (Universalplasma AB). Zunächst ist die Konserve in einem Wasserbad (besser im Mikrowellenerwärmer) auf 37 °C zu erwärmen, bevor sie über einen 170–230-μm-Filter transfundierbar wird.

Die optimale Wirkungszeit als Gerinnungspräparat beträgt beim FFP maximal 2 Std.

Plasmapräparate

Die Industrie gewinnt **Plasmapräparate** aus einem Spenderpool. Sie lassen sich blutgruppenunabhängig einsetzen. Zur Verfügung stehen Präparate, die als Kurzinfusion zu verabreichen sind, z. B. Albuminlösungen 5 und 20 %, Plasmaproteinlösungen und Immunglobuline.

Gerinnungspräparate

Gerinnungspräparate sind meist durch mehrmalige Fraktionierung und andere spezielle Verfahren aus gepooltem Frischplasma hergestellt. Zur Verfügung stehen z. B. Faktor VIII, Faktor XIII und **Prothrombinkomplex** (*PPSB*).

Transfusionsfilter

Ein **Transfusionsfilter** hat die Aufgabe, die im Konservenblut enthaltenen Mikroaggregate aus gealterten und zerfallenen Thrombozyten und Leukozyten zurückzuhalten. Lt. der Richtlinie der Bundesärztekammer werden für alle Konserven **Makrofilter** mit einer Porengröße von 170–230 μm verwendet. Das verwendete Transfusionssystem darf maximal 6 Std. verwendet werden.

11.2.2 Ablauf der Transfusion

Vor jeder Bluttransfusion ordnet der Arzt verschiedene Untersuchungen an, um eine Unverträglichkeitsreaktion zu vermeiden. Dazu gehört die Bestimmung von AB0-Blutgruppe, Rhesus-Faktor und Kell-Antigen sowie Antikörpersuchtest und Kreuzprobe. Unmittelbar vor der Transfusion führt er den Bedside-Test durch, um sicherzugehen, dass die Konserve nicht auf der Station verwechselt wurde.

Pflegerische Besonderheiten

Die Pflegenden erwärmen die Blutkonserve etwa 30 Min. bei Raumtemperatur oder notfallmäßig im Blut-

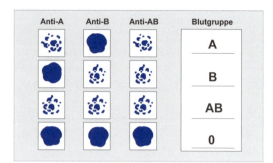

Abb. 11.9 Bedside-Testkarte zur Blutgruppenbestimmung unmittelbar vor der Transfusion. [L 157]

wärmer auf 35–37 °C. Ist weder ein peripherer noch ein zentraler Zugang vorhanden, bereiten sie die Materialien zum Legen einer peripheren Infusion vor.

VORSICHT
Über einen Silastic-Katheter® sollte, außer im absoluten Notfall, keine Transfusion stattfinden, da es zur Okklusion des Lumens kommen kann.

Der Arzt vergleicht den Konservenbegleitschein mit dem Konservenetikett, überprüft die Identität des Empfängers und führt einen Bed-Side-Test durch.

Vor dem Richten der Transfusion desinfizieren Pflegende die Hände und die benötigte Arbeitsfläche.

Zur Transfusion schließen Pflegende ein System mit entsprechendem Filter an die Konserve an.

VORSICHT
Transfusionen sind eine nicht delegierbare Aufgabe des Arztes. Die Assistenz der Pflegenden beschränkt sich auf die Vorbereitung der Konserve und die Überwachung des Patienten.

Überwachung

Die Pflegenden messen den Blutdruck während der ersten Stunde viertelstündlich und für die restliche Zeit der Transfusion halbstündlich, sie leiten das EKG kontinuierlich ab oder überprüfen den Puls im Rhythmus der Blutdruckkontrollen.

Zusätzlich beobachten sie Hautfarbe, Atmung, Temperatur und Urinausscheidung des Kindes, um einen Transfusionszwischenfall rechtzeitig zu bemerken.

Nach der Transfusion bewahren Pflegende den Konservenbeutel mit etwas Restblut für evtl. Kontrolluntersuchungen 24 Std. im erschütterungsfreien Kühlschrank bei +1 bis +10 °C auf. Sie vermerken Transfusionszwischenfälle, weitere Auffälligkeiten sowie den Verlauf der Transfusion im Transfusionsprotokoll und heften das Formular in der Patientenkurve ab. Darin ist auch die Menge des transfundierten Blutes oder Blutderivates exakt dokumentiert.

Aufgaben des Arztes

Der Arzt legt das Transfusionsprotokoll mit Namen und Blutgruppe des Empfängers, Blutgruppe des Spenders, Konservennummer, Transfusionsmenge und -geschwindigkeit, Namen des transfundierenden Arztes und der überwachenden Pflegenden an.

Dann verbindet er das von der Pflegekraft vorbereitete Transfusionssystem mit entsprechendem Filter mit dem peripheren oder zentralen Zugang.

VORSICHT
Blut- und Blutderivate dürfen nicht parallel zu hyperosmolaren Infusions- oder Medikamentenlösungen, Fettlösungen oder hypotonen Lösungen gegeben werden (Hämolyse).

11.2.3 Hämolytischer/nicht-hämolytischer Zwischenfall

Man unterscheidet **hämolytische** und **nicht-hämolytische Transfusionszwischenfälle**.

Die Ursache des hämolytischen Transfusionszwischenfalles ist die versehentliche Transfusion blutgruppenungleichen Blutes. Ursachen für einen nicht-hämolytischen Transfusionszwischenfall:
- Fieberreaktion auf im Blutpräparat enthaltene Pyrogene
- Reaktion auf bakterielle Verunreinigung des Blutpräparats
- allergische Reaktion auf im Blutpräparat enthaltene Fremdeiweiße

Die Therapie des **nicht-hämolytischen** Transfusionszwischenfalles besteht in der sofortigen Beendigung der Transfusion und der Verabreichung von Kortikosteroiden. Weitere Reaktionen behandelt der Arzt symptomatisch.

Um die Ursache für den Zwischenfall zu klären muss Probenmaterial sowie der verschlossenen Konservenbeutel inklusive des Transfusionsbesteckes aufbewahrt werden. Der transfundierende Arzt

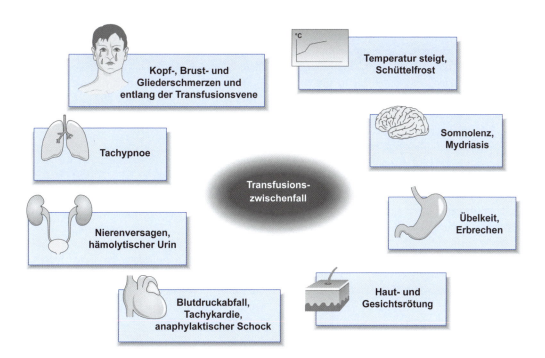

Abb. 11.10 Übersicht der Symptome eines Transfusionszwischenfalls. [L157]

kontaktiert unverzüglich das zuständige tranfusionsmedizinische Labor und dokumentiert alle aufgetretenen Symptome, sowie die eingeleitete Therapie.

Therapie und pflegerische Besonderheiten beim hämolytischen Transfusionszwischenfall

> **VORSICHT**
> Sofortiger Stopp der Transfusion. Intravenösen Zugang belassen.

Treten die Symptome eines Transfusionszwischenfalles auf (➤ Abb. 11.10), überwachen Pflegende EKG, Blutdruck, S_pO_2, ZVD und die Atmung nach Anweisung des Arztes engmaschig. Sie kontrollieren Bewusstsein, Pupillenreaktion und Hautfarbe regelmäßig. Die Pflegenden achten darauf, ob das Kind Schmerzen angibt und verabreichen bei Bedarf auf Anordnung des Arztes ein Analgetikum. Es erfolgt eine genaue Bilanzierung der Ein- und Ausfuhr, die Beurteilung von Menge und Farbe des Urins und die Kontrolle des OP-Gebietes auf evtl. Nachblutungen, sowie bei liegenden Drainagen die Überwachung der Menge und des Aussehens des ablaufenden Sekretes.

Therapie

Der Arzt versucht durch Erhöhung der Infusionsmenge und die Gabe von Katecholaminen, hyperosmolaren Lösungen sowie Diuretika, die Diurese zu forcieren. Er alkalisiert den Urin mittels Natriumbikarbonat i.v., um die durch den Zellzerfall entstehende Harnsäure zu neutralisieren. Kommt es zu Oligo- bzw. Anurie, Hyperkaliämie und Anstieg des Serumkreatinins, ist eine Hämofiltration notwendig. Zusätzlich setzt der Arzt Medikamente, z.B. Kortikosteroide, Antihistaminika und Calciumglukonat 10% ein. Zur neuerlichen Kontrolle ordnet er eine weitere Kreuzprobe des nicht verbrauchten Transfusionsblutes an.

Komplikationen
- akutes Nierenversagen
- disseminierte intravasale Koagulation (*DIC*) [6]

11.3 Instrumentelle Harnableitung

11.3.1 Transurethraler Blasenkatheter

Ein **transurethraler Blasenverweilkatheter** kommt für die exakte Flüssigkeitsbilanzierung, bei Blasenentleerungsstörungen, nach Operationen sowie bei Säuglingen und Kleinkindern zur Gewinnung eines 24-Stunden-Sammelurins zum Einsatz.

Kontraindikationen

- Urethritis
- Harnröhrenstriktur, -verletzung, -tumor
- Penisverletzung, -verbrennung
- Priapismus
- erhöhtes Risiko katheterbedingter Komplikationen

Material

Aufgrund der häufig auftretenden Harnröhrenstrikturen und der Gefahr einer Latexallergie bzw. deren Ausbildung verwendet man vorwiegend Silikonkatheter. Diese können bis zu 4 Wochen in situ bleiben.

Pflegende wählen den Blasenkatheter entsprechend der Größe des Kindes und der Größe des Harnröhreneingangs aus.

> **VORSICHT**
> Katheter nicht mit NaCl 0,9% blocken, da das Salz zur Arrosion des Materials führen kann.

Pflegerische Besonderheiten

Nach der Fixation des Katheters, ohne Zug auf Penis bzw. Schamlippen, sowie in der Blase, befestigen Pflegende das Ablaufsystem unter Blasenniveau und ohne Schlaufenbildung am Bett. Sie lagern den Blasenkatheter so, dass kein Dekubitus an der Auflagestelle entstehen kann.

Pflegende reinigen die Kathetereintrittsstelle sowie den Katheter bei der täglichen Körperpflege mit Wasser und Seifenlotion. Sie tragen dazu unsterile Handschuhe. Eine Hautdesinfektion ist nicht erforderlich.

Die Entnahme von Urin für mikrobiologische Untersuchungen erfolgt ausschließlich aus der dafür vorgesehenen patientennahen Entnahmestelle am Drainagesystem.

Bei Kontamination des Ablaufsystems durch Diskonnektion ist der Wechsel umgehend erforderlich.

Nach dem Ablassen des Urins aus dem Beutel desinfizieren Pflegende die Ablasslasche und schieben sie in die Schutzhülle zurück.

Beim Umbetten oder beim Transport des Patienten verbleibt das sterile Ablaufsystem unter Blasenniveau. Alternativ klemmen Pflegende das System ab (Dauer beachten), um einen Rückfluss des Urins in die Blase und damit das Risiko eines Harnweginfekts zu vermeiden.

Zu jeder Pflegerunde kontrollieren Pflegende die Eintrittsstelle des Katheters sowie Urinmenge und

Tab. 11.3 Die pflegerischen Aufgaben bei der Durchführung des Harnblasenkatheterismus.

Art des Katheters	transurethraler Blasenverweilkatheter	suprapubischer Blasenverweilkatheter
Material	• wasserdichte Unterlage • Katheterset **falls kein Katheterset vorhanden**: • unsterile Handschuhe • sterile Handschuhe • sterile Kompressen • Schleimhautdesinfektionsmittel z. B. Octenidin • Abfallbehälter, evtl. Nierenschale • Blasenkatheter • anästhesierendes, steriles Gleitmittel • sterile Spritze und Aqua ad injektionem zur Blockung des Katheters • Leukoplast® oder bei Latexallergie Fixomull® • sterile Pinzette • geschlossenes, steriles Urinablaufsystem	• sterile Handschuhe • Mundschutz, Haube und steriler Kittel • steriler Tisch mit: Lochtuch, Kompressen, Cystofix-Set, Kanüle und 2-ml-Spritze zur Lokalanästhesie, Nahtmaterial, Skalpell und Pflasterschnellverband • Hautdesinfektionsmittel • Lokalanästhetikum • geschlossenes, steriles Urinablaufsystem • Leukoplast® oder bei Latexallergie Fixomull®
Lagerung	• Rückenlage, mit leicht, gespreizten, angewinkelten Beinen	• flache Rückenlagerung mit angewinkelten Knien
Durchführung	• altersgemäße Aufklärung • unsterile Handschuhe anziehen und Schleimhaut mehrmals desinfizieren; (Einwirkzeit: 1 Min.) Wischrichtung: von der Harnröhrenöffnung ausgehend • letzte Kompresse belassen • sterile Handschuhe anziehen • einige Tropfen anästhesierendes Gleitgel auf die Harnröhrenöffnung träufeln; Einwirkzeit beachten • Probeblockung (Ballon block- und entblockbar?) • Katheter von einem assistierenden Pflegenden anreichen lassen, in das Gleitmittel eintauchen und anschließend einführen • fließt Urin ab, Katheter weitere 1–2 cm vorschieben, um Blockung in der Urethra zu vermeiden • Blocken mit der auf dem Katheter angegebenen Menge Aqua • Katheter bis zum Widerstand zurückziehen • Ablaufsystem konnektieren	• altersgemäße Aufklärung • Unterbauch rasieren • Vorher Blase (sofern möglich) auf natürlichem Weg, andernfalls durch retrograde Flüssigkeitsinstillation gut füllen • Kurznarkose • Haut desinfizieren • Abdecken mit Lochtuch • Einlegen und Fixieren des Katheters durch den Arzt • sterilen Verband anbringen • Urinablaufsystem konnektieren

-aussehen. Treten Veränderungen an der Eintrittstelle auf, ist die Entfernung des Katheters angezeigt. Falls dies nicht möglich ist, können Pflegende zunächst Maßnahmen ergreifen, die in Tab. 11.4 aufgeführt sind.

Entfernung des Blasenkatheters
Pflegende bereiten das Kind altersentsprechend auf die Entfernung des Katheters vor und lagern es auf den Rücken. Sie stellen einen Abfallbehälter, eine sterile Spritze und unsterile Handschuhe bereit. Nach Lösung der Pflasterfixation heben sie mit der sterilen Spritze die Blockung des Katheters auf, indem sie das Aqua abziehen.

Weil stets Flüssigkeit durch die Membran des Blockballons diffundiert, enthält er meist nicht mehr dieselbe Menge Aqua, die bei der Anlage instilliert wurde.

Nach Entfernen des Katheters reinigen Pflegende das Genitale.

Sollte die erste Miktion nach einigen Stunden ausbleiben, können Pflegende versuchen, die spontane Ausscheidung anzuregen.

Lässt das Kind trotz dieser Maßnahme keinen Urin, ist Rücksprache mit dem Arzt zu halten.

VORSICHT
Eukalyptusöl exakt dosieren, da es Hautverbrennungen verursachen kann. Bei Früh- und Neugeborenen sowie Säuglingen ist Eukalyptusöl kontraindiziert.

Probleme
Probleme des transurethralen Katheterismus
- Behinderung des Sekretabflusses aus den urethralen Anhangsdrüsen
- Entstehung einer mukopurulenten Membran (Leitschiene und Nährboden für Bakterien)

  - Katheteroberfläche bildet einen idealen Haftgrund für Mikroorganismen (Bildung eines Biofilms)
  - Septikämien
- Erosionen des Urothels durch den Blasendauerkatheter
  - Bildung von Schleim und Fibrin, welches um den Katheter und in dessen Lumen haftet
  - Einnistung von Bakterien mit und ohne Ureaseproduktion
  - Steinbildung
- Herauslösung von Weichmachern, Stabilisatoren und anderen Zusätzen durch Harn und Sekrete
  - häufig toxische Wirkung
- Kristallablagerungen (Inkrustierungen) an Innen- und Außenflächen des Katheters
  - Blockierung der Katheteraugen und des Lumens möglich

Komplikationen

- Infektion
- Stenosierung der Urethra durch Dekubitus
- Verletzung von Harnröhre oder Blase
- Sprengung der Harnröhrenklappen

11.3.2 Suprapubischer Blasenkatheter

Bei der **suprapubischen Blasenpunktion** führt der Arzt einen Verweilkatheter perkutan oberhalb der Symphyse in die Blase ein. Die Anlage erfolgt, wenn eine längerfristige Urinableitung bei neurogenen oder obstruktiven Blasenentleerungsstörungen, nach Operationen im Urogenitalbereich und bei hämorrhagischer Zystitis erforderlich ist.

Kontraindikationen

- Gerinnungsstörungen
- Dermatitiden im Punktionsbereich
- nicht exakt identifizierbare Harnblase
- Verwachsungen im Unterbauch (Voroperationen)
- Ileus, Aszites, Peritonitis, Anus praeter, Darmfistel
- Gravidität
- extravesikale Raumforderungen im kleinen Becken

Tab. 11.4 Pflegerische Interventionen bei pathologischen Veränderungen an der Eintrittstelle des Blasenkatheters.

Pathologische Intervention	Pflegerische Intervention
Schwellung von Eichel oder Schamlippen	Kühlende Umschläge mit NaCl 0,9 %
Hautläsionen	Bepanthen-Salbe®

11.3 Instrumentelle Harnableitung

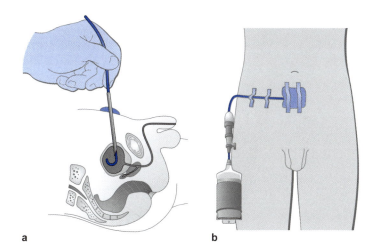

Abb. 11.11 Anlage einer suprapubischen Blasendrainage. [L190]

Pflegerische Besonderheiten

Pflegende verbinden die Eintrittstelle für 24 Std. Anschließend ist sie täglich mit Wasser und Seifenlotion zu reinigen und auf Entzündungen und Hautgranulome zu kontrollieren. Kommt es bei erweitertem Stichkanal zum Ausfluss von Urin, schützen Pflegekräfte die umliegende Haut mit einem Hydrokolloidverband.

Komplikationen

- Infektionen
- Verstopfung des Katheters (Maßnahme: evtl. Anspülen, Spüllösung nach Anordnung des Arztes)

11.3.3 Splint

Ein **Splint** oder Doppel-J-Katheter dient der Harnleiterschienung. Es handelt sich hierbei um Plastikröhrchen, die meist einen Durchmesser von 7 Ch. haben und die der Arzt in einen oder beide Harnleiter einlegt, um die Urinpassage sicherzustellen. Zur Fixierung in Blase bzw. Nierenbecken sind an den Enden „Pigtails" angebracht. Die Anlage eines Splints findet entweder im Rahmen einer Zystoskopie unter Durchleuchtung oder intraoperativ statt.

Indikationen

- Urinabflussstörungen, z. B. durch Tumore, Urolithiasis oder Ureterstrikturen
- Sicherung des postoperativen Urinabflusses z. B. nach Nierensteinentfernung, Ureterotomie, Nierenbeckenplastik oder Antirefluxplastik
- prophylaktische Sicherung des Urinabflusses

Bleibt die Schienung längere Zeit liegen, führt der Arzt etwa alle drei Monate einen Wechsel durch, um Verunreinigungen, Verwachsungen und Verkrustungen zu vermeiden.

Direkt im Anschluss an die Anlage fördert der Splint meist leicht blutig tingierten Urin. Für kurze Zeit kommt es zum häufigen und etwas schmerzhaften Wasserlassen. Ebenso können Schmerzen auf der betroffenen Nierenseite auftreten, da der Urin anfangs in das Nierenbecken zurückfließt. Pflegende achten auf eine bedarfsgerechte Analgesie und evtl. Spasmolyse (z. B. Buscopan®).

Kinder mit eingelegten Splinten erhalten zur Infektionsprophylaxe dauerhaft eine niedrig dosierte Antibiose. Ein Reflux in das Nierenbecken ist immer vorhanden, nimmt aber mit längerer Liegedauer des Splints vom Volumen her ab.

Komplikationen

- Lageveränderung bzw. Herausrutschen der Schiene
- Harnleiterverletzung
- Harnleiterabriss
- Infektion, Urosepsis

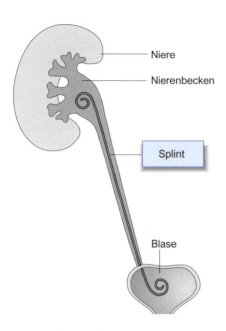

Abb. 11.12 Splint. [L157]

11.3.4 Urostoma

Vor der Anlage eines **Urostomas** zeichnet der Urologe die zukünftige Austrittsstelle unter Beachtung von Kleidungsgewohnheiten und einer optimalen Zugänglichkeit des Stomas bei der zukünftigen Selbstversorgung auf dem Unterbauch des Patienten an. Das Stoma sollte nicht an knöchernen Vorsprüngen, Narben, Falten, Leiste, Taille und Bestrahlungsgebieten platziert sein.

Aus dem Urostoma läuft aufgrund der genutzten Darmperistaltik dauerhaft Urin, der eine sehr aggressive Wirkung auf die umliegende Haut ausübt.

Postoperative Versorgung

Im Stoma sind zur postoperativen Schienung der Harnleiter Splinte eingelegt. Ihre Liegedauer legt der Urologe fest. Bei der Stomaversorgung achten Pflegende auf die sichere Fixierung der Schienen und vermeiden jede Lageveränderung.

Noch im OP schließt der Operateur ein einteiliges Versorgungssystem an. Bleibt dieses System dicht, findet der erste Wechsel am 3.–4. postoperativen Tag statt. Anfangs ist eine einteilige Versorgung mit herausnehmbarem Fenster sinnvoll, die einen schnellen Zugriff zum Stoma gewährleistet. Je nach klinikinternem Standard ist auch eine andere Versorgung des Urostomas möglich, das therapeutische Team zieht zur Auswahl Stomatherapeuten zu Rate.

Pflegerische Besonderheiten

Die Pflegenden entscheiden in Zusammenarbeit mit Stomatherapeuten, Eltern und Kind über die Art des Versorgungssystems und berücksichtigen dabei die Erfordernisse der späteren Selbstversorgung. Das zweiteilige Versorgungssystem bietet den Vorteil, dass die Basisplatte bei gutem Sitz belassen werden kann und nur der Beutel zu wechseln ist. Zur Anwendung kommt bei diesem System ein Urostomiebeutel mit Rücklaufsperre und Ablasshahn.

Material
- sterile Kompressen (nach Neuanlage und bis 21 Tage danach), die Hälfte davon mit NaCl 0,9 % angefeuchtet
- unsterile Handschuhe
- Schere, evtl. Einmalrasierer
- durchsichtige Folie zur Herstellung einer Schablone für die Basisplatte
- Nierenschale
- Pinzette für die Splinte
- Abfallbehälter
- vorbereitetes Versorgungssystem

Durchführung

Pflegende heben das Versorgungssystem vorsichtig von oben nach unten ab und halten dabei die Haut fest, um Läsionen zu vermeiden. Sie fassen die Splinte nach der Ablösung des oberen Randes der Versorgung mit der Pinzette, um eine Dislokation zu verhindern. Für die Zeit der Versorgung legen Pflegende die Enden der Splinte in einer Nierenschale ab und beobachten, ob sie Urin fördern. Sie decken das Stoma sofort ab, da permanent Urin nachläuft. Anschließend reinigen sie das Stoma mit befeuchteten (NaCl 0,9 %) und trockenen Kompressen. Nachdem das Stoma gut getrocknet ist, bringen Pflegende das neue System rasch auf. In den ersten postoperativen Wochen kann sich das Stoma durch den Rückgang des Wundödems deutlich verkleinern, sodass vor jeder Versorgung eine neue Schablone anzufertigen ist.

Pflegende beginnen mit der Anleitung des Kindes/der Eltern erst nach Entfernung der Splinte. [3] [4] [7]

11.4 Zentralvenöse Katheter

11.4.1 Zentraler Venenkatheter

Allgemeine hygienische Maßnahmen ➤ 11.1
Lagerung, Material und Besonderheiten der Durchführung bei Anlage zentralvenöser Katheter ➤ Tab. 11.4

Ein **zentraler Venenkatheter** (*ZVK*) ist ein Verweilkatheter, dessen distales Ende der Arzt in Höhe der Einmündung der V. cava superior in den rechten Vorhof positioniert. Man unterscheidet Einlumen- und Mehrlumenkatheter. Häufigste Punktionsorte:
- V. femoralis
- V. jugularis interna oder externa
- V. subclavia
- V. cephalica
- V. basilica

Nach Punktion der Vene schiebt der Arzt den Katheter direkt über die Kanüle oder über einen Draht (Seldingertechnik) vor.

Die **Indikationen** für die Anlage eines ZVK sind eine voraussichtlich längerfristige parenterale Ernährung, die Zufuhr von hochosmolaren Lösungen, die Verabreichung spezieller Medikamente und deren bessere Steuerung, häufige Blutentnahmen, sowie die Notwendigkeit einer ZVD-Messung.

Pflegerische Besonderheiten

Nach erfolgreicher Anlage schließen Pflegende je nach Klinikstandard Infusionslösungen an alle vorhandenen Schenkel des ZVK an.

Der Umgang mit dem ZVK erfolgt steril. Pflegende beachten:
- Händedesinfektion vor jeder Manipulation am ZVK
- Verwendung eines neuen Verschlusskonus (blau) nach jeder Diskonnektion
- Minimierung der Konnektionsstellen

Tab. 11.5 Lagerung, Material und Besonderheiten der Durchführung bei Anlage zentralvenöser Katheter.

Art des Katheters	Lagerung/Material/Besonderheiten bei der Durchführung
ZVK (*zentralvenöser Katheter*)	**Lagerung** (abhängig vom Punktionsort): • V. subclavia: Kopf tief lagern, Schulterblätter z. B. mit Handtuch unterpolstern, Kopf zur Gegenseite drehen, während des Vorschiebens Kopf zur Mitte drehen • V. jugularis: Kopf tief lagern, Schulterblätter mit 1–2 größeren Handtüchern unterpolstern, sodass der Hals gestreckt ist, Kopf zur Gegenseite drehen • V. femoralis: Gesäß unterpolstern und Hüftgelenk überstrecken
	Material: • Lagerungshilfsmittel • OP-Lampe • großes steriles Lochtuch oder Abdecktuch mit Fenster „Windowsheet" • sterile Kompressen • sterile 2- oder 5-ml-Spritzen • Aufziehkanüle • Spitze kleine Schere • chirurgische Pinzette • Skalpell • ZVK-Set • Verbandmaterial und evtl. Nahtmaterial • NaCl 0,9 % bzw. Glukose 5 % bei Frühgeborenen • ggf. Lokalanästhetikum und Medikamente zur Analgosedierung • Hautdesinfektionsmittel • Infusionslösung
	Besonderheiten bei der Durchführung: • Thorax-Röntgenaufnahme zur Lagekontrolle erforderlich

Tab. 11.5 Lagerung, Material und Besonderheiten der Durchführung bei Anlage zentralvenöser Katheter. (Forts.)

Art des Katheters	Lagerung/Material/Besonderheiten bei der Durchführung
NVK (*Nabelvenenkatheter*)	**Lagerung**: • flache Rückenlage **Material**: (siehe ZVK) zusätzlich auf dem sterilen Tisch: • Nabelbändchen • Skalpell • anatomische Pinzette • Knopfsonde • ein- bzw. mehrlumiger kontrastgebender NVK • Nahtmaterial • Verbandmaterial **Besonderheiten bei der Durchführung**: • Pflegekräfte – Nabelklemme mit Pflaster an der Inkubatordecke fixieren, sodass Nabel gerade, jedoch nicht unter Zug steht • Arzt – Nabelbändchen ca. 1–1,5 cm oberhalb des Hautnabels anbringen – Nabelschnur glatt durchtrennen – Nabelvene mit Knopfsonde sondieren und Katheter einführen – Katheterposition per Röntgenaufnahme kontrollieren – evtl. NVK am Nabelschnurstumpf festnähen
Silastic®	**Lagerung**: Patient entsprechend dem Punktionsort lagern (siehe ZVK) **Material**: • Mundschutz, Haube, steriler Kittel, sterile ungepuderte Handschuhe • Hautdesinfektionsmittel • Glukose 5 % • zweigeteiltes Lochtuch • Kompressen • 2-ml-Spritzen • Aufziehkanüle • kleine, spitze Schere • spitze anatomische Pinzette • Silastic®-Katheterset • Verbandmaterial • Röntgenplatte • Infusionslösung **Besonderheiten bei der Durchführung**: • Kontrolle mittels Röntgenaufnahme

- Minimierung der Diskonnektionshäufigkeit
- sofortige Entfernung von Blut aus dem Infusionssystem durch Freispülen

Die Verwendung von Transparentverbänden ist der von Gazeverbänden vorzuziehen, da sie eine bessere Beurteilung der Eintrittsstelle ermöglichen. Ein steriler Verbandswechsel erfolgt nach 7 Tagen, bei Nachblutungen sofort. Dazu entfernen Pflegende den alten Verband, desinfizieren die Eintrittsstelle mit Octenidin, überprüfen die Fixation und erneuern sie nötigenfalls. Sie dokumentieren die Markierung des ZVK am Hautniveau (gibt Aufschluss über die Länge des Katheters im Gefäßlumen und ermöglicht es, Dislokationen zu erkennen), Verbandswechsel und die dabei erhobenen Befunde.

Bei einer Rötung oder Schwellung der Eintrittstelle sowie einer Perforation des Katheters ist sofort der Arzt zu informieren. Dieser entscheidet über das weitere Vorgehen.

Lipidlösungen und die dazugehörigen Systeme sind alle 24 Std., Infusionssysteme aller anderen Infusionen spätestens alle 72 Std. bis hin zur Konnektionsstelle des Katheters zu wechseln.

Komplikationen

- Infektion durch unsterile Handhabung
- Supraventrikuläre Extrasystolen bei Katheter-Fehllage (nach Röntgenkontrolle zieht der Arzt den Katheter zurück) bis hin zu lebensbedrohlichen Rhythmusstörungen, z. B. Kammerflimmern und darauf folgendem Exitus letalis
- Thrombosen, Thrombophlebitis
- Verletzung von Nerven
- Infusothorax (regelmäßige Kontrolle der Katheterumgebung)
- Gefäßperforation
- Katheterembolie durch Abriss des Katheterendes (Entfernung des Teilstücks durch Herzkatheterisierung oder Thorakotomie, evtl. mit Anschluss an die Herz-Lungen-Maschine)
- Pneumo- und Hämatothorax
- Lungenverletzung, Lungenfistel

11.4.2 Nabelvenenkatheter

Allgemeine hygienische Maßnahmen ➤ 11.1
Lagerung, Material und Besonderheiten der Durchführung bei Anlage zentralvenöser Katheter ➤ Tab. 11.4

Einen **Nabelvenenkatheter** (*NVK*) führt der Arzt über die Nabelvene ein und platziert dessen distales Ende in der V. cava inferior. Die Katheterisierung der Nabelvene ist max. bis zum 10. Lebenstag möglich. Bis dahin halten Pflegende bei geplanter Katheterisierung die Nabelvene mit sterilen, mit NaCl 0,9 % getränkten Kompressen feucht, um einer Mumifizierung des Nabelstumpfes vorzubeugen.

Indikationen siehe ZVK (➤ 11.4.1).
Bei der Anlage sind folgende Dinge zu beachten:
- nur Octenidin verwenden
- beim Aufsprühen des Desinfektionsmittels kühlt das Kind stark aus

- das Desinfektionsmittel kann bei Frühgeborenen zu Hautreizungen bis zu Nekrosen führen, deshalb Desinfektion auf ein möglichst kleines Areal beschränken und die Haut unter dem sterilen Tuch mit Frotteelappen oder Kompressen schützen

Pflegerische Besonderheiten

Zentraler Venenkatheter ➤ 11.4.1

Alle 48 Std. führen Pflegende einen sterilen Verbandswechsel durch. Bei feuchtem, kontaminiertem oder stark durchgeblutetem Verband sofort. Dazu entfernen sie den alten Verband, desinfizieren die Einstichstelle mit Octenidin, kontrollieren die Fixation und erneuern sie, wenn nötig. Pflegende bringen je nach hausinternem Standard einen Verband in Form eines „Sandwiches" an, um die Klebefläche an der Haut zu minimieren. Dies gilt besonders bei sehr unreifen Frühgeborenen mit empfindlicher Haut. Solange der Nabelvenenkatheter liegt, lagern Pflegende das Kind nicht auf den Bauch. Zu jeder Pflegerunde kontrollieren sie die Beine hinsichtlich Durchblutung, Hautfarbe und Temperatur sowie den Rücken und die Katheterumgebung auf Perfusionsstörungen.

Zur Entfernung des Katheters ist die Fixierung zu lösen und der Katheter vorsichtig und ohne ruckartige Bewegung zu ziehen. Anschließend legen Pflegende einen sterilen Verband an, den sie mind. zu jeder Pflegerunde auf Nachblutungen kontrollieren.

Komplikationen

- Infektionen durch unsterile Handhabung
- Blutverlust durch Diskonnektion
- Sondierung der Nabelarterie (Kontrolle mittels Blutgasanalyse)
- Perforation des Lebergewebes
- Pfortaderthrombose mit anschließender portaler Hypertension bei Fehllage des Katheters

11.4.3 Einschwemmkatheter

Allgemeine hygienische Maßnahmen ➤ 11.1
Lagerung, Material und Besonderheiten der Durchführung bei Anlage zentralvenöser Katheter ➤ Tab. 11.4

Der **Silastic®-Katheter** ist ein Einschwemmkatheter aus Silikon, der vorwiegend bei Früh- und

Neugeborenen sowie Säuglingen als zentraler Zugang Verwendung findet. Der Arzt positioniert die Katheterspitze in der V. cava inferior am Eingang zum rechten Vorhof. Mögliche Punktionsorte:
- Venen der Ellenbeuge
- V. saphena interna
- V. jugularis externa
- V. temporalis

Die Indikationen für einen Einschwemmkatheter gleichen denen eines ZVKs (➤ 11.4.1).

Pflegerische Besonderheiten

Zentraler Venenkatheter ➤ 11.4.1

Die Verwendung von Transparentverbänden ist der von Gazeverbänden vorzuziehen, da sie eine bessere Beurteilung der Eintrittsstelle ermöglichen. Ein steriler Verbandswechsel erfolgt nach 7 Tagen, bei Nachblutungen sofort.

Über einen Einschwemmkatheter sind wegen seiner weichen Konsistenz und der erhöhten Okklusionsgefahr keine Blutentnahmen, Bluttransfusionen sowie die Messung des zentralen Venendrucks möglich. Spätestens alle 72 Std. sind die Infusionssysteme bis hin zur Konnektionsstelle zu wechseln.

Bei einer Rötung oder Schwellung der Eintrittsstelle sowie einer Perforation des Katheters ist sofort der Arzt zu informieren. Dieser entscheidet über das weitere Vorgehen.

> Bei Einschwemmkathetern der Fa. Vygon muss der Metallstift vollständig in der blauen Verschraubung verschwinden, da sonst eine Perforation des Katheters möglich ist. Pflegende umhüllen diese Verschraubung mit sterilen Kompressen und fixieren sie außerhalb des Verbands.

Komplikationen

- Thrombophlebitis
- Infektion durch unsterile Handhabung
- Blutverlust bei versehentlicher Diskonnektion
- Okklusion des Katheters durch Medikamenteninkompatibilität
- Hautreizung/Nekrosenbildung durch Desinfektionsmittel
- Einwachsen des Katheters oder Abriss beim Entfernen (dann operative Entfernung notwendig)

11.5 Arterienkatheter

Ein **Arterienkatheter** ist eine Verweilkanüle in einem arteriellen Gefäß. Die häufigsten Punktionsorte in der Pädiatrie sind
- A. radialis,
- A. femoralis,
- Nabelarterie.

Die **Indikationen** für einen Arterienkatheter sind die kontinuierliche Blutdruckmessung, gehäufte Blutgasanalysen und Angiographie.

Die verwendete Spüllösung darf keine Glukose enthalten. Der Zusatz von Heparin 1E/ml Spüllösung wird empfohlen.

Pflegerische Besonderheiten

Sofern möglich, stellen Pflegende die Extremität ruhig und decken sie nicht zu, da nach der Punktion Blutungen und Spasmen auftreten können. Besonders bei einem Femoralarterienkatheter sind die genaue Beobachtung und eine korrekte Reaktion auf Perfusionsänderungen des Beines entscheidend, da die Durchblutung der abhängigen Extremität allein von dieser Arterie abhängt. Die Kontrolle der Durchblutung von Hand oder Fuß kann durch die Kontrolle des Pulses, der Temperatur sowie durch das Anbringen des S_pO_2-Sensors an der jeweiligen Extremität erfolgen. Pflegende achten besonders auf Schmerzäußerungen des Patienten.

> - Ist die Umgebung der Punktionsstelle weiß oder zyanotisch-marmoriert und kalt, weist das auf eine Perfusionsstörung hin. Es erfolgt eine sofortige Information des Arztes, der über das weitere Vorgehen entscheidet.
> - Zur Vermeidung versehentlicher intraarterieller Injektionen kennzeichnen Pflegende den Arterienverband mit der roten Aufschrift „Arterie" und verwenden rote Dreiwegehähne und Verschlusskappen für das System.

Die Verwendung von Transparentverbänden ist der von Gazeverbänden vorzuziehen, da sie eine bessere Beurteilung der Eintrittsstelle ermöglichen. Ein steriler Verbandswechsel erfolgt nach 7 Tagen, bei Nachblutungen sofort. Dabei kontrollieren Pflegende die Eintrittsstelle auf Entzündung, Hämatome sowie

Nekrosen und dokumentieren die Befunde. Mind. einmal pro Schicht sowie bei jeder Lageveränderung des Kindes führen sie einen Nullabgleich des Druckaufnehmers durch.

Vor der **Entfernung des Arterienkatheters** aspirieren Pflegende zunächst Blut aus dem Katheter, um Thromben an der Katheterspitze zu entfernen. Nachdem der Katheter entfernt ist, komprimieren sie den Einstich mind. 5 Min. lang und versorgen ihn nach dieser Zeit mit einem nicht zirkulären Druckverband. Innerhalb der nächsten 24 Std. überprüfen sie die Durchblutung und den Puls der betreffenden Extremität mind. zweimal pro Schicht.

Komplikationen

- Luft im Infusionssystem oder Luftinjektion (Embolie)
- Thrombosierung mit nachfolgender Perfusionsstörung
- Infektion bei unsteriler Handhabung
- rascher und erheblicher Blutverlust nach versehentlicher Diskonnektion
- Hämatome
- Nekrosen durch versehentliche Medikamenteninjektion
- Verlust der Extremität

Nabelarterienkatheter

Die Katheterisierung der Nabelarterie ist nur in den ersten 24 Lebensstunden möglich. Der Arzt verwendet dazu einen speziellen, röntgendichten **Nabelarterienkatheter** (*NAK*).

Tab. 11.6 Pflegerische und ärztliche Aufgaben bei der Anlage arterieller Katheter.

Art des Katheters	Material	Lagerung	Durchführung
Arterienkatheter	• Kompressen • 2-ml-Spritzen • Aufziehkanüle • ggf. Nahtmaterial • Arterienkatheter • Verbandsmaterial • Hautdesinfektionsmittel • NaCl 0,9 % • Druckmesseinheit, Druckleitungen • Monitorkabel und -modul	• Radialarterienkatheter: Handgelenk in Supinationsstellung überstrecken und unterpolstern • Femoralarterienkatheter: Gesäß unterpolstern und Hüftgelenk überstrecken; Punktionsareal evtl. rasieren • bei sehr unruhigen Patienten: zur Punktion Arme und Beine in ein Handtuch einwickeln, Punktionsstelle bleibt zugänglich	**Pflegende**: • Patienten entsprechend der Punktionsstelle lagern und fixieren • Haut desinfizieren • Verband anlegen • Druckmesseinheit anschließen • Nullabgleich durchführen **Arzt**: • bei Radialarterienkatheter Allen-Test durchführen: Patient ballt, wenn möglich, die Hand zur Faust; beide Arterien komprimieren bis die Hand blass wird, Ulnaris freigeben und Hautfarbe der Hand beobachten, bei rosiger Hand in 5 Sek. darf die Radialis punktiert werden, bei 10 Sek. Reperfusionszeit nicht • Information des Patienten • ggf. Kurznarkose • Punktion und Fixierung des Katheters
Nabelarterienkatheter	Material siehe NVK, zusätzlich: • Nabelarterienkatheter • Druckmesseinheit • Monitorkabel und -modul • Infusionslösung • starre, kurze, luftleere Infusionsleitung	flache Rückenlage	Pflegerische/ärztliche Aufgaben siehe NVK, zusätzlich: **Pflegende**: • Druckmesseinrichtung anbringen und mit dem Monitorkabel und Monitor verbinden • Nullabgleich durchführen **Arzt**: • bei Katheterisierung beider Nabelgefäße: mit der Nabelarterie beginnen, da sie bei Manipulationen am Nabel zur Spastizität neigt

11 Pflege vor, während und nach medizinischen Interventionen

Pflegerische Besonderheiten
Nabelvenenkatheter ➤ 11.4.2

Pflegende kennzeichnen das System des Nabelarterienkatheters durch die rote Aufschrift „Arterie" und die Verwendung von roten Dreiwegehähnen und Verschlussstopfen, um versehentliche intraarterielle Injektionen zu vermeiden. Sie kontrollieren die Extremitäten und den Rücken, vor allem im Lendenbereich und seitlich der Wirbelsäule, mind. einmal pro Schicht auf Perfusionsstörungen. Zur zusätzlichen Überwachung der Perfusion der unteren Extremitäten dient die S_pO_2-Messung an den Füßen.

Zum **Entfernen** den Katheter langsam bis kurz vor die Austrittsstelle zurückziehen und vollständig entfernen, wenn die Pulsation nachlässt, um eine arterielle Nachblutung zu vermeiden. Das Auflegen eines Gelita®-Tampons oder einer supraeningetränkten, sterilen Kompresse auf den Nabel kann Nachblutungen verhindern, da sie eine Verengung der Nabelarterie herbeiführen. Treten trotz dieser Maßnahmen Nachblutungen auf, kann eine Naht erforderlich sein. Pflegende bringen einen sterilen Verband an, den sie in den folgenden 24 Std. mind. zweimal pro Schicht auf Nachblutungen kontrollieren.

Komplikationen
Nabelvenenkatheter ➤ 11.4.2
- NEC
- pränales Nierenversagen
- Gangrän der unteren Extremitäten durch Minderperfusion [7]

11.6 Implantierte venöse Dauerkatheter

11.6.1 Partiell implantierte venöse Dauerkatheter (Broviac/Hickman/Permcath-Katheter®)

Der Arzt platziert implantierte Venendauerkatheter meist unter Lokalanästhesie operativ in ein zentralvenöses Gefäß. Diese Katheter dienen vorwiegend zur Langzeittherapie. Das proximale Ende liegt in einer zentralen Vene. Der anschließende Teil des Katheters ist über eine kurze Strecke subkutan getunnelt, sein distales Ende nach außen geleitet. Die häufigsten Anlageorte sind die V. subclavia und die V. jugularis interna.

> Eine Sonderform des partiell implantierten venösen Dauerkatheters stellt der Permcath®-Katheter dar. Er wird im Hinblick auf eine längerfristige Hämofiltration oder -dialyse angelegt.

Indikationen
Langfristiger zentralvenöser Zugang für:
- Infusionstherapie
- Zytostase
- Transfusionen
- Schmerzbehandlung
- parenterale Ernährung
- Plasmapherese
- medikamentöse Dauertherapie

Pflegerische Besonderheiten
Bei der Bedienung des Broviac/Hickman-Katheters® achten Pflegende auf Einhaltung der Sterilität. Wegen der kurzen Tunnelung liegt die Infektionsgefahr bei diesem Kathetertyp deutlich höher, als bei vollständig implantierten venösen Dauerkathetern.

Pflegende wechseln den Verband spätestens nach 72 Std. (➤ 11.4.1). Sofern ein Folienverband aufgeklebt ist und der Befund unauffällig bleibt, genügt ein Wechsel im Abstand von sieben Tagen.

Die Konnektionsstellen sind mit trockenen, sterilen Kompressen zu versorgen. Blutverschmutzungen auf dem Katheter entfernen Pflegende zuvor mit Octenidin (Octenisept®).

Klinikinterne Standards regeln, ob während einer Infusionspause, in der der Katheter unbenutzt bleibt, ein Heparin- (100 E/ml NaCl 0,9 %) oder ein kombinierter Antibiotika/Heparinblock zu setzen ist.

Bei geblocktem Katheter ziehen Pflegekräfte die Blockung vor erneuter Nutzung ab und spülen den Katheter mit NaCl 0,9 %. [7]

11.6.2 Vollständig implantierte venöse Dauerkatheter

Ein **vollständig implantierter venöser Dauerkatheter** (*Portsystem*) besteht aus Portkammer und Portkatheter, die komplett ins Subkutangewebe des Patienten implantiert sind. Die Portkammer ist aus Titan gearbeitet, sie kann, je nach Ausführung, mit Silikon überzogen sein. Der Arzt fixiert die Injektionskammer meist an der Brustwand oder am Rippenbogen und platziert das proximale Ende des Silikonkatheters in einer zentralen Vene, seltener intraarteriell. Das distale Katheterende ist mit der Injektionskammer verbunden, die an der Seite, die der Hautoberfläche zugewandt ist, eine durchstichfähige, selbstverschließende Membran trägt und so einen problemlosen Zugang ins zentrale Gefäßsystem ermöglicht.

Der große Vorteil des Port ist die einfache Handhabung und das geringe Infektionsrisiko. Außerdem schont die Verwendung des Katheters die peripheren Gefäße, da er bei komplikationslosem Verlauf bis zu fünf Jahre lang in situ liegen kann.

Pflegerische Besonderheiten

Zur Injektion in den Port verwenden Pflegende eine Punktionskanüle mit speziellem Schliff, die ein Ausstanzen von Silikonteilchen und somit eine unnötige Beschädigung der Membran der Portkammer verhindert. Diese Kanülen sind in zweifacher Ausführung erhältlich. Zur Injektion verwenden Pflegende den geraden, zur Infusionstherapie den abgewinkelten Typ (Huber-Nadel®).

Vor der Punktion empfiehlt sich die Versorgung der Punktionsstelle mit einem Lokalanästhetikum (z. B. Emla-Salbe®), da die Punktion schmerzhaft ist. Pflegende desinfizieren das über der Portkammer liegende Hautareal mit dem hausüblichen Präparat. Sie verbinden die Punktionsnadel, etwa für eine Infusion, mit einem Dreiwegehahn und spülen beide mit NaCl 0,9 %, um Luftleere zu erzeugen. Zur Punktion legen Pflegende oder der Arzt nach erfolgter Händedesinfektion sterile Handschuhe an und achten auf eine kontaminationsfreie Punktion. Nach Lokalisation der Injektionskammer hält man sie zwischen Daumen und Zeigefinger. Wenn möglich, fordern Pflegende das Kind auf, tief einzuatmen und kurz die Luft zu halten. Anschließend punktieren sie durch Haut und Portmembran bis zum Boden der Kammer. Wurde nach der letzten Punktion ein Heparinblock gesetzt, ist dieser zuerst abzuziehen. Der Heparinblock (100 IE Heparin auf 1 ml NaCl 0,9 %) ist nach Abschluss der Injektionen/Infusionen einzubringen und kann 4–6 Wochen im Katheter verbleiben. Vor einer Injektion, Infusion, Transfusion ist der Katheter mit 10–20 ml NaCl 0,9 % zu spülen, um die Durchgängigkeit zu gewährleisten. Zur Injektion dürfen die Spritzen nicht weniger als 10 ml Volumen haben, da kleinere Spritzen leichter einen Überdruck im System verursachen und ihre Verwendung die Gefahr von Rupturen des Kathetermaterials steigert. Die maximale Infusionsgeschwindigkeit beträgt 500 ml/h. Um Inkompatibilitäten zu vermeiden, spülen Pflegende den Katheter jeweils zwischen zwei unterschiedlichen Injektions- bzw. Infusionslösungen mit 10 ml NaCl 0,9 %. Bei Zeichen einer Okklusion unterbrechen sie die Injektion/Infusion sofort und informieren den Arzt zur Ursachenklärung.

Bei längerer Infusionstherapie über eine Huber-Nadel® fixieren Pflegende das System sicher und versorgen die Einstichstelle mit einem sterilen Verband (üblicherweise ein transparenter Verband; Wechselintervall liegt bei 7 Tagen). Die Nadel ist spätestens nach acht Tagen zu wechseln. Bei geröteter oder nachblutender Einstichstelle verwenden Pflegende einen sterilen Pflasterschnellverband. Nach der Entfernung der Portnadel desinfizieren Pflegende die Eintrittsstelle und decken sie anschließend für 3–4 Std. mit einem sterilen Verband ab.

Nach dem Abheilen des letzten Einstichs ist kein weiterer Verband nötig. Während der Infusionspausen spülen Pflegende (nach Abziehen des Heparinblocks) das System in vierwöchigen Intervallen mit 10 ml NaCl 0,9 % und blocken das Katheterlumen anschließend erneut mit einer Heparinlösung (siehe oben). [7]

LITERATUR
1. Marx, B. (Hrsg.): Klinikleitfaden Pädiatrische Intensivpflege. Gustav Fischer, Lübeck/Stuttgart/Jena/Ulm, 1998.
2. Schäper, A.; Gehrer, B. (Hrsg.): Pflegeleitfaden Intensivpflege Pädiatrie. Urban & Fischer, München/Jena, 1999.
3. Strohmaier, W.: Pflege in der Urologie. Kohlhammer Verlag, Stuttgart, 2002.
4. Sökeland J.; Rübben H.: Urologie. Thieme-Verlag, Stuttgart, 2007.
5. www.bundesaerztekammer.de/downloads/RiliHaemotherapie2010.pdf (Letzter Zugriff am 26.2.2012).
6. Bundesgesundheitsblatt-Gesundheitsforschung-Gesundheitsschutz 1999 42:806–809 © Springer-Verlag 1999: www.rki.de/cln_162/nn_201414/DE/Content/Infekt/Krankenhaushygiene/Kommission/Downloads/Harnw__Rili,templateId=raw,property=publicationFile.pdf/Harnw_Rili.pdf (Letzter Zugriff am 26.2.2012).

7. Bundesgesundheitsblatt-Gesundheitsforschung-Gesundheitsschutz 2002 45:907–924; DOI 10.1007/s00103-002-0499-8:www.rki.de/cln_153/nn_201414/DE/Content/Infekt/Krankenhaushygiene/Kommission/Downloads/Gefaesskat__Rili,templateId=raw,property=publicationFile.pdf/Gefaesskat_Rili.pdf (Letzter Zugriff am 26.2.2012).

Eine Fotodokumentation ergänzt den schriftlichen Befund. Dazu bedarf es der Einwilligung der Eltern. Das Foto sollte immer im gleichen Winkel und Abstand zur Wunde angefertigt werden. Ein Papierlineal mit dem Datum der Aufnahme und den Initialen des Patienten vervollständigen das Bild.

11.7 Wundversorgung in der neonatologischen und pädiatrischen Intensivpflege
Robert Zimmer

Basis der Versorgung chronischer Wunden ist der im März 2008 unter der Leitung von Frau Dr. Panfil erschienene **Expertenstandard „Die Pflege von Menschen mit einer chronischen Wunde"**.

Dieser behandelt jedoch zum Großteil Wunden, die hauptsächlich in der Pflege erwachsener Menschen vorkommen, z. B. der diabetische Fuß. Zur Versorgung beispielsweise eines Dekubitus ist er auch auf pädiatrischen Intensivstationen von Bedeutung.

11.7.1 Dokumentation

Warum muss dokumentiert werden?

Eine Wunddokumentation erfolgt aus diesen Gründen:
- **Rechtliche Absicherung**: Im Falle eines Rechtsstreites gilt eine vollständige Wunddokumentation als Nachweis der durchgeführten Arbeit. Was nicht dokumentiert ist, gilt als nicht gemacht!
- **Nachweis der Wirtschaftlichkeit:** Die Behandlung von Wunden ist anspruchsvoll und mit Kosten verbunden. Durch ein Dokument wird objektiv der Einsatz von Wundtherapeutika, Wundauflagen und der Behandlungserfolg oder Misserfolg beschrieben.
- **Nachweis des Behandlungserfolges**

Was muss dokumentiert werden?

Wundassessment ➤ Tab. 11.7

Wunden werden in einem speziellen Wunddokumentationsbogen dokumentiert.

11.7.2 Spüllösungen und Antiseptika

Zu jedem Verbandswechsel gehört das Spülen der Wunde, mit dem Ziel, Zelltrümmer, Bakterien, Bio-

Tab. 11.7 Wundassessment – was muss dokumentiert werden.

Was wird dokumentiert	Beschreibung und Beispiele
Medizinische Diagnose	Erkrankung, Art der Wunde und Schweregradeinteilung, z. B. • Dünndarmileus • Wundinfektion an der Laparotomiewunde
Wundklassifikation	beispielsweise: • Dekubitus und deren Gradeinteilung nach European Pressure Ulcer Advisory Panel (EPUAP) • Schweregrad einer Verbrennung • Lokalisation der Gewebeschichten bei einer Wundheilungsstörung
Schmerzen	zur Einschätzung von Schmerzen ➤ 6.5.1
Wundgeruch	ja oder nein
Exsudat	Farbe und Geruch, Menge
Ernährungszustand	Festlegen des Ernährungszustands des Patienten
Rezidivzahl	ja oder nein, wie oft?
Wunddauer	Tage seit Bestehen der Wunde
Wundlokalisation	Einzeichnen der Wunde in ein Wundlokalisationsdiagramm
Wundgröße	längste Länge und längste Breite, Erfassen von Wundtaschen
Wundrand	Beläge, Nekrosen
Wundumgebung	Mazerationen, Entzündungen, Allergien, Pilzerkrankung
Wundgrund	Beschreibung der Wundheilungsphase, Sichtung von Nekrosen, Sehnen, Knochen
Entzündungszeichen	Rötung, Schwellung, Bewegungseinschränkung

11.7 Wundversorgung in der neonatologischen und pädiatrischen Intensivpflege

film (in Kombination mit chirurgischem Débridement), Verbandstoffreste und andere Fremdstoffe zu entfernen. Bleiben diese Stoffe in der Wunde, stören sie die Wundheilung. Die Spüllösung muss farblos, steril und physiologisch sein. Sie darf nicht zytotoxisch wirken (➤ Tab. 11.10).

Tab. 11.8 Beispiel einer gelungenen Wunddokumentation.

Was wird dokumentiert	Beispiel
Medizinische Diagnose:	Wundheilungsstörung nach Dünndarmresektion
Wundklassifikation:	subkutane Wundheilungsstörung
Schmerzen:	0
Wundgeruch:	nein
Exsudat:	serös, 20 ml in 24 h
Ernährungszustand:	gut
Rezidivzahl:	kein Rezidiv
Wunddauer:	Wunde besteht seit 14 Tagen
Wundlokalisation:	die Wunde wird in einer bestehenden menschlichen Skizze eingetragen
Wundgröße:	7 × 2 cm, 4 cm unterminiert
Wundrand:	sauberer granulierender Wundrand
Wundumgebung:	reizlos
Wundgrund:	Granulationsgewebe
Entzündungszeichen:	keine

Tab. 11.9 Wundspüllösungen und ihre Eigenschaften.

Spüllösung	Verwendbarkeit	Hinweise
NaCl 0,9 % Ringer-Lösung	• nach Anbrechen des Gebindes 24 Std. • beim Symbol der ② auf der Verpackung, ist die restliche Spüllösung sofort zu verwerfen	• kleine Wunden → kleine Gebinde • Kunststoffknickampullen mit 10–20 ml verwenden
Spüllösungen auf Octenidin- oder Polyhexanidbasis	• je nach Produkt bis zu 8 Wochen	• ideale Lösung wegen der langen Haltbarkeit

Bewährte Spüllösungen

Besteht eine Wundinfektion (oder der Verdacht), setzen Pflegekräfte ein Antiseptikum mit einem umfassenden Wirkspektrum ein. Es muss farblos und darf **nicht** resorbierbar, zelltoxisch, schmerzauslösend oder allergisierend sein. Lokalantibiotika sind wegen möglicher allergischer Reaktionen, möglicher Lücken im Wirkspektrum und der Bildung resistenter Keime obsolet. Der Einsatz von PVP-Jod ist bei Säuglingen und Kleinkindern sehr kritisch zu sehen. Gründe sind neben Schmerzen, systemische Nebenwirkungen (z. B. Schilddrüsenüberfunktion), seltene allergische Reaktionen und die Verfärbungen des Wundbetts. Bei Kontakt von Jod mit Eiter, Blut oder Wundexsudat kann es zu einer Aufhebung der antiseptischen Wirkung kommen (Eiweißfehler).

Bewährte Wundantiseptika

Tab. 11.10 Wundantiseptika und ihre Eigenschaften. [1]

Antiseptikum	Verwendbarkeit	Hinweise
Octenidin-Lsg. 0,1 %	• 3 Jahre	• **kein Einsatz in Wundhöhlen**, aus der die Lösung nicht ungehindert abfließen kann (Gefahr: Nekrosenbildung) • nicht unter Druck anwenden • ideal zum Desinfizieren von Kathetereinstichstellen, Operationsnähten oder Wunden • Einwirkzeit beträgt 1 Min.
Polyhexanid	• bis 8 Wochen	• **kein Einsatz im Bereich von Knorpel oder Gelenken** • ideal für textile antiseptische Verbände • für Polyhexanid gibt es keine offizielle Zulassung in der Neonatologie • Einwirkzeit 20 Min.
Silberpräparate	• Siehe Packungsbeilage	• Einsatz gezielt und bis zum Abklingen der Infektion im Wundbett • Infekte im Gewebe der Wundumgebung können damit nicht behandelt werden

11.7.3 Septische und aseptische Verbandswechsel

Die Wundversorgung erfolgt mit sterilen Materialien und unter strengen hygienischen Bedingungen (> Kap. 2).

Jede Wunde ist aseptisch zu behandeln, da eine Keimbesiedelung die Wundheilung behindert. Wichtig ist eine sinnvolle Reihenfolge der Verbandswechsel. Ist ein Verbandswechsel bei mehreren Patienten erforderlich, versorgen Pflegekräfte zuerst aseptische, dann kontaminierte und kolonisierte, danach septische und zum Schluss Wunden mit Problemkeimen, z. B. MRSA/VRE.

Vorbereitung

- Material auf flächendesinfiziertem Tablett oder Beistelltisch vorbereiten
- Abfallbehälter bereitstellen
- Fenster und Türen schließen
- Schutzunterlage unter zu versorgendes Körperteil legen
- Schutzkleidung oder eine Einmalschürze anlegen
- Händedesinfektion und Anlegen von unsterilen Handschuhen

> Bei aufwändigen Verbandswechseln reicht eine zweite Pflegekraft das Material an. Zur Anwendung kommt das „Non-touch-Prinzip" mit unsterilen Handschuhen und sterilen Instrumenten.

Durchführung

- Hände desinfizieren
- unsterile Handschuhe anziehen
- alten Verband entfernen
- tiefer liegende Tamponaden oder Verbandsstoffe mit steriler Pinzette beseitigen
- Inspektion des alten Verbandes auf beispielsweise Art und Menge des Sekrets, Blutbeimengungen, Geruch
- Handschuhe verwerfen, hygienische Händedesinfektion, neue unsterile Handschuhe anziehen
- Wundreinigung mittels Spüllösung oder ggf. Antiseptika je nach Wundzustand und ärztlicher Anordnung:
  aseptische und kontaminierte Wunden von innen nach außen, septische Wunden von außen nach innen reinigen
- gereinigte Wunde inspizieren
- Handschuhe verwerfen und hygienische Händedesinfektion
- Wundversorgung entsprechend der Wundheilungsphase nach ärztlicher Anordnung und Fixierung des Verbandes
- Dokumentation des Verbandswechsels und Wunddokumentation

Zur Nachbereitung gehören das Entsorgen des Abfalls, der Einmalinstrumente oder das Aufbereiten der wieder verwendbaren Instrumente.

Pflegekräfte wischdesinfizieren die Arbeitsflächen und beachten die persönliche Hygiene. [2]

11.7.4 Materialkunde

Tab. 11.11 Produktbeispiele von Verbänden und Hinweise zur Anwendung. [3]

Verbandart	Indikation	Aufbau und Eigenschaften	Hinweise zur Anwendung
Hydrogele	• Befeuchtung von trockenen Wunden und autolytische Wundreinigung	• bestehen aus Wasser und Gelbildnern • Wasser dringt in Nekrose ein und befeuchtet sie • können geringe Mengen Wundexsudat einlagern	• autolytische Wundreinigung durch körpereigene Proteasen (Enzyme) • passender Sekundärverband wichtig → muss 24 Std. halten, damit körpereigene Enzyme wirken • können bis zu 3 Tage in der Wunde verbleiben, wenn der Sekundärverband dies zulässt • Sekundärverband z. B. Folie, Hydrokolloide oder Polyurethan-Schaumverbände

11.7 Wundversorgung in der neonatologischen und pädiatrischen Intensivpflege

Tab. 11.11 Produktbeispiele von Verbänden und Hinweise zur Anwendung. [3] (Forts.)

Verbandart	Indikation	Aufbau und Eigenschaften	Hinweise zur Anwendung
Alginate	• mittelstark bis stark exsudierende Wunden, Wunden mit Fibrinbelägen	• aus wirkstofffreien Calcium-Alginat-Fasern • Verbandsstoff und Wundexsudat tauschen Kalziumionen des Alginats gegen Natriumionen des Wundexsudats • Alginat saugfähig • dadurch ist die Aufnahme von Keimen und Wunddetritus neben überschüssigem Wundexsudat möglich • wegen des Calciumanteils blutstillend	• locker in Wundhöhlen oder Wundtaschen einlegen • *nicht stopfen* • beim Gelieren des Verbandstoffes Nekrosenbildung möglich
Hydrofaserverbände	• mittelstark und stark exsudierende Wunden	• aus Natrium-Carboxymethylcellulose • Exsudataufnahme sehr rasch • Verband kann über Wundrand gelegt werden, da das Exsudat nur vertikal aufgenommen wird (Wundrand ist geschützt) • hält Wunde feucht, Verkleben mit Wunde nicht möglich	• Sekundärverband ist erforderlich, außer bei Versiva XC®
hydrokolloide Verbände	• schwach exsudierende Wunden (z. B. Dekubitus, Spalthautentnahmestellen, Verbrennungen bis Grad 2a, Versorgung von primär heilenden Wunden)	• Polymer in das Gelbildner eingebettet sind • Gelbildner gehen bei Kontakt mit Wundexsudat in Gel über • Gel hält Wunde feucht und warm • Wunden granulieren sehr gut in diesem idealen Wundmilieu • beim Abnehmen des Verbandes ist Verkleben der Wunde mit Wundverband nicht möglich	• **Kontraindikationen**: – infizierte Wunden – Pilzinfektionen – ischämische Ulcera – freiliegende Sehnen oder Knochen – Verbrennungen 3 Grades • kalt gelagerter Verband klebt schlecht • Verband atraumatisch durch Überdehnen abnehmen • im Einzelfall Mazerationen des Wundrandes durch Gelbildung möglich → Wundrandschutz (z. B. Cavilon®)
Schäume	• mittelstark und stark exsudierende Wunden, z. B. Dekubitalulzera, sekundär heilende Wunden und Spalthautentnahmestellen	• aus Polyurethan • nicht- oder selbsthaftende Verbände • durch Struktur dieses Verbandes füllt er sich mit Wundexsudat und hält den Kontakt zur Wunde • Abdruck der Wunde entsteht • ideales Wundmilieu durch gespeichertes Wundexsudat • schützen vor Verkeimung • wasserdampfdurchlässig	• **Kontraindikationen**: – trockene Wunden – infizierte Wunden • exsudiert die Wunde weniger, besteht die Gefahr des Verklebens der Wunde mit dem Schaumverband. Dann ist die Umstellung auf ein geeignetes Produkt nötig (z. B. einen hydrokolloiden Verband) • silikonbeschichtete Verbände garantieren atraumatischen Verbandswechsel
Wunddistanzgitter	• Abdeckung von Wunden nach Operationen oder Traumen	• wirkstofffrei oder mit Medikamenten imprägniert • Baumwolle, perforierte Polyurethanfolien oder Viskose • trennen Verband von Wunde • hydrokolloid, mit Salben oder Silikon erhältlich • Einsatz bei Vakuumtherapie zwischen Wunde und PU-Schwamm	• **keine antibiotikahaltigen Produkte verwenden**

Tab. 11.11 Produktbeispiele von Verbänden und Hinweise zur Anwendung. [3] (Forts.)

Verbandart	Indikation	Aufbau und Eigenschaften	Hinweise zur Anwendung
Vakuum-therapie	• subkutane Wundheilungs-störungen abdomineller und thorakaler Wunden, Dekubitalulzera • Fixierung von Mashgraftplastiken • Vorbereitung einer Wunde zur Sekundärnaht oder plastischen Deckung	• offenporiger Polyvinylalkohol- oder Polyurethanschwamm • durch Polyurethanfolie wird Wundgebiet abgeschlossen • mittels Pumpe Unterdruck von 50–200 mmHg im Versiegelungssystem	• **Kontraindikationen**: – direktes Versiegeln auf Gefäße oder Darm – Versiegeln maligner Wunden • Vorteile: – sicherer Schutz der Wunde – vollständiges Absaugen von Wundsekreten – Stimulation einer raschen Bildung von gut durchblutetem Granulationsgewebe • wochenlanges Versorgen einer Wunde mit der Vakuumtherapie stellt eine Ausnahme dar

11.7.5 Verbandtechniken

Verbandtechniken mit hydrokolloiden Verbänden

Fingerverband (Sandwichverband)
Niedriggradige Verbrennungen (bis Grad 2a) werden u. a. mit Flammazine® mehrmals täglich versorgt. Befindet sich die Verbrennung an den Fingern, können alternativ ab dem zweiten Tag nach der Verletzung hydrokolloide Verbände zur Anwendung kommen. Die Sandwichtechnik ist sehr einfach (➤ Abb. 11.13, ➤ Abb. 11.14). Der Verband kann mehrere Tage in situ bleiben.

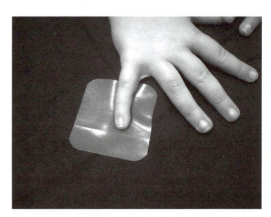

Abb. 11.13 Finger auf hydrokolloiden Verband legen. [O553]

Atraumatisches Entfernen eines hydrokolloiden Verbands
Oft ist das Entfernen eines hydrokolloiden Verbands oder von Folien mit Schmerzen für den Patienten verbunden. Um dies zu verhindern, wird der Verband überdehnt (➤ Abb. 11.15). Durch das Überdehnen zerbricht dessen Matrix. Der Verband lässt sich so atraumatisch entfernen.

Verbandtechniken mit Schaumverbänden

Die Indikation von Schaumverbänden sind vor allem nässende Wunden. Diese befinden sich oft an anatomisch schwer zu versorgenden Stellen, beispielsweise Fingerzwischenräume, an Gelenke oder der Ferse. ➤ Abb. 11.16, ➤ Abb. 11.17 und ➤ Abb. 11.18 zei-

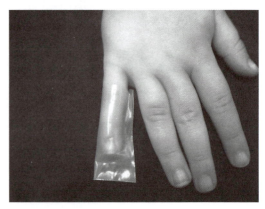

Abb. 11.14 Hydrokolloiden Verband um den Finger legen und überstehendes Material auf ca. 5 mm kürzen. [O553]

gen Verbandtechniken, die die Anwendung von Schaumverbänden auch an schwer zu versorgenden Stellen erleichtern.

11.7 Wundversorgung in der neonatologischen und pädiatrischen Intensivpflege

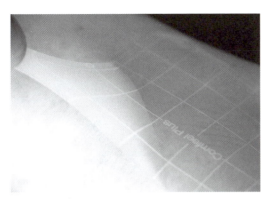

Abb. 11.15 Überdehnen eines hydrokolloiden Verbands zum atraumatischen Entfernen. [O553]

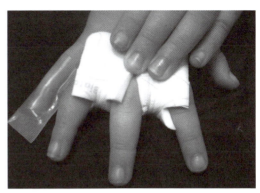

Abb. 11.16 Versorgung von Fingerzwischenräumen, Verband entsprechend einschneiden. [O553]

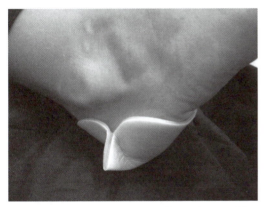

Abb. 11.17 Versorgung einer Ferse, Kleberänder anmodellieren. [O553]

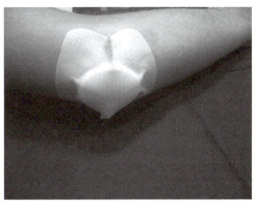

Abb. 11.18 Versorgung eines Gelenks. [O553]

Verbandtechniken mit der Vakuumversiegelung

Mit der Vakuumversiegelung versorgt man unterminierte Wunden (➤ Abb. 11.19). Folgende Handlungsschritte sind nötig:
- Wundtiefe erfassen und Wundzustand dokumentieren
- Wunde mit NaCl 0,9 % spülen
- Hautschutzplatte um die Wunde kleben; alternativ Opsite®-Folie verwenden
- Schwamm entsprechend der Wundgröße unter sterilen Bedingungen zuschneiden und mit sterilen Pinzetten in die Wunde einbringen (➤ Abb. 11.20)
- Ring aus Stomapaste (alternativ Gelstreifen verwenden) um die Hautschutzplatte legen, damit die für die Vakuumversiegelung notwendige Fo-

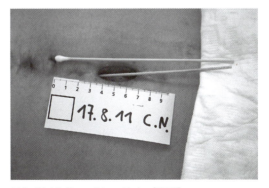

Abb. 11.19 Unterminierte Narbe. [O553]

lie dicht abschließt. Ein zweiter Schwamm auf dem Versiegelungsgebiet bietet der Vakuumplatte (Trac pad) Platz (➤ Abb. 11.21)
- Vor dem Aufkleben der Vakuumplatte (Trac Pad), Folie in der Größe des Trac Pads einschneiden. Dann die Folie über Schwamm und Haut-

schutzplatte und über den Stomapastenring kleben (➤ Abb. 11.22)
- Unter dem Einschnitt der Folie einen ca. 2 €-Stück großen Kegel in den Schwamm schneiden, um das Trac Pad anlegen zu können (➤ Abb. 11.23, ➤ Abb. 11.24). Ist die Aussparung zu klein, meldet die Vakuumpumpe Blockadealarm

- Vakuumpumpe anschließen (➤ Abb. 11.25): Schlauch des Trac Pads mit dem Schlauch des Sekretbehälters verbinden. Sog der Vakuumpumpe nach Arztanordnung einstellen (bei der gezeigten Wunde betrug der Sog 125 mmHg)
- Achtung: Die Klemmen am Schlauch müssen offen sein

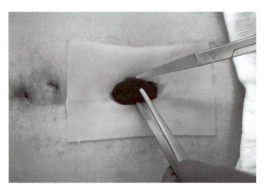

Abb. 11.20 Einbringen des Schwamms in die unterminierte Wunde. [O553]

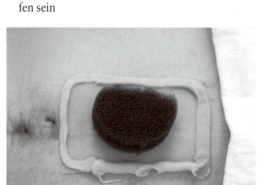

Abb. 11.21 Stomapaste um die Hautschutzplatte aufbringen und zweiten Schwamm auflegen. [O553]

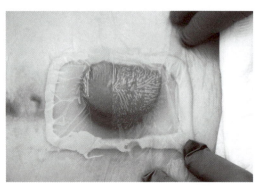

Abb. 11.22 Die Folie wird über den Schwamm geklebt und hinter dem Stomapastenring luftdicht verschlossen. [O553]

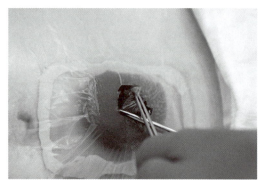

Abb. 11.23 In den zweiten Schwamm wird durch die Folie … [O553]

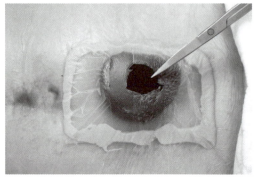

Abb. 11.24 … ein kegelförmiges Stück (ca. 2 € groß) ausgeschnitten. [O553]

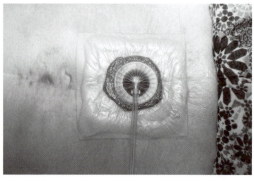

Abb. 11.25 Fertiger Verband mit angeschlossener Vakuumpumpe. [O553]

11.7.6 Verbandempfehlungen

Tab. 11.12 Empfehlungen für die Versorgung verschiedener Wundarten.

Wundzustand	Empfehlung Verbandstoffe
infizierte nässende Wunde	• Polyhexanid-Verbände 3 × tgl. • Vakuum-Instillationstherapie mit Polyhexanid • antibakterielle Alginate

infizierte schwach nässende Wunde	• kühlende antiseptische Verbände (3 × tgl.) mit
	  – Polyhexanid
	  – Octenidin
	• Vakuum-Instillationstherapie mit Polyhexanid

primär heilende Wunde	• textiler Verband, Verbandswechsel 1 × tgl. • bei immunsupprimierten Patienten oder neben Stomata: Verwendung eines hydrokolloiden Verbands
nässende sekundär heilende Wunden	• textile Verbände 3 × tgl. • Alginate oder Hydrofaser (Verbandswechsel nach Exsudation alle 2–4 Tage) • Schäume (Verbandswechsel alle 2–3 Tage)
oberflächlich nässende Wunden	• textile Verbände 3 × tgl. • Alginate oder Hydrofaser (Verbandswechsel alle 2–4 Tage) • Schäume (Verbandswechsel alle 2–3 Tage)
schwach nässende Wunden	• Wunddistanzgitterverbände und Kompressen 1 × tgl. • hydrokolloide Verbände
Saubere, trockene Wunden	• Hydrogele in Kombination mit einer Wundauflage • textile feuchte Verbände
Wunden mit Belägen bei wenig bis mäßiger Exsudation	• Hydrogele in Kombination mit textilen Verbänden (1 × tgl. Verbandswechsel) • Hydrogele in Kombination mit Schäumen alle 2–3 Tage Verbandswechsel • Vakuumtherapie nach chirurgischem Débridement

ZITIERTE LITERATUR
1. Panfil, E. M.; Schröder, G.: Pflege von Menschen mit chronischen Wunden. Hans-Huber-Verlag, Bern, 2010.
2. Protz, K.: Moderne Wundversorgung. Elsevier Verlag, München, 2011.
3. Hallern von, B.: Kompendium Wundbehandlung. Verlag für medizinische Publikationen, Stade, 2010.
4. Danzer, S.: Chronische Wunden. Kohlhammer-Verlag, Stuttgart, 2011.

VERWENDETE LITERATUR
Deutsches Netzwerk für Qualitätsentwicklung in der Pflege: Die Pflege eines Menschen mit einer chronischen Wunde (Sonderdruck). 2008
www.salk.at/DMS/2–20091102–160627.pdf Letzter Zugriff 11.3.2012

11.8 Stomapflege
Christina Beck

DEFINITION
Stoma (griech. stoma = *Mund, Mündung, Öffnung;* Plural Stomata): Chirurgisch hergestellte (Körper-)öffnung zur Ausleitung von Stuhl (*Enterostomie*) oder Urin (*Urostomie*).

Die Bezeichnungen Ileo- oder Kolostomie (z. B. Ascendo-, Transverso-, Sigmoidostomie) geben Aufschluss darüber, welcher Darmabschnitt ausgeleitet wurde.

Ein **Stoma** kann endständig (einlumig) oder doppelläufig (zweilumig) angelegt werden (➤ Abb. 11.25) und temporär (vorübergehend) oder permanent (dauerhaft) erforderlich sein.

Indikationen

Ein temporäres Stoma dient dem Schutz der Anastomosen. Anastomosen entstehen:
- nach Korrektur angeborener Fehlbildungen z. B.
  – anorektaler Malformation (ARM)
  – Blasenekstrophie/Epispadie-Komplex (BEEC)
  – Dysganglionose, Aganglionose (Morbus Hirschsprung)
- nach chirurgischer Intervention bei
  – Nekrotisierender Enterokolitis (15.2.2)
  – chronisch entzündlicher Darmerkrankung, z. B. Morbus Crohn, Colitis ulcerosa, familiäre, adenomatöse Polypose (FAP)

Weiterhin kann eine Stomaanlage auch „Zeitgewinn" bedeuten. Gerade sehr kleinen, unreifen oder schwachen Kindern kann so die Möglichkeit gegeben werden, sich bis zur eigentlichen Operation zur Korrektur der Fehlbildung zu entwickeln.

11 Pflege vor, während und nach medizinischen Interventionen

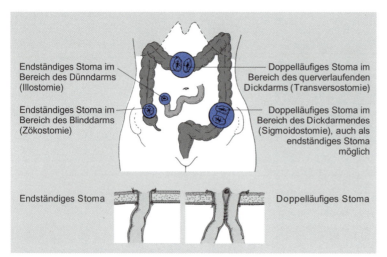

Abb. 11.26 Endständiges und doppelläufiges Stoma. [L190]

Eine solche, „protektive Stomaanlage" wird fast immer doppelläufig angelegt. Seltener werden zwei endständige, voneinander getrennte Stomata ausgeleitet.

Ein „Überlauf-Stoma" nach Bishop Koop dient der Entlastung des Magen-Darm-Trakts. Mögliche Indikationen sind:
- Gastroschisis
- Omphalozele
- Mekoniumpropf-Syndrom

Eine permanente Stomaanlage kann eine kurative Maßnahme bei neurogenen Blasen- und/oder Darmentleerungsstörungen sein, als Folge von
- Spina bifida
- Multipler Sklerose
- Wirbelsäulentrauma

Eine palliative (lindernde) Stomaanlage kann eine Maßnahme bei raumfordernden onkologischen Erkrankung sein.

Permanente Stomaanlagen erfolgen i. d. R. endständig.

Auswahl der Versorgung

Ausstreif- und geschlossene Beutel

Die **Art der Darmstomaanlage** (Ileo-, Kolostoma), v. a. aber die Konsistenz der Ausscheidung entscheidet darüber, ob ein offener (Ausstreifbeutel) oder geschlossener (Kolostomiebeutel) Verwendung findet.

Bei Urostomien ist ein Urostomiebeutel mit integrierter Rücklaufsperre obligat.

VORSICHT
Früh- bzw. Neugeborene mit Kolostomien setzen meist dünnen Stuhl (Muttermilchstuhl) ab.

Transparente und hautfarbene Beutel

Für den Klinikalltag haben sich **transparente** Versorgungssysteme bewährt, da sie die Beobachtung der Stomaschleimhaut und der Ausscheidung erleichtern. Zu Hause entscheiden die Eltern bzw. der Patient darüber ob die Versorgung transparent oder **hautfarben** (blickdicht) sein soll.

Ein- oder zweiteilige Systeme

Ein einteiliges System besteht aus einem „Beutel" mit integriertem Hautschutz. Ein zweiteiliges System hat einen separater Hautschutz (Basisplatte) und einen „Beutel".

Ob ein **ein- oder zweiteiliges System** erforderlich ist, entscheidet neben dem *Hautzustand*, *Größe*, *Entwicklung* und *Bewegungsdrang* des Kindes. Dreht sich ein Säugling in Bauchlage, ist ein einteiliges System zu bevorzugen da es flexibler und anschmiegsamer ist. Um eine gesunde, körperliche Entwicklung des Kindes zu gewährleisten, sollte seine Bewegung möglichst wenig eingeschränkt werden. Muss der *Zugang zum Stoma* jederzeit möglich sein (z. B. um den Darm zu spülen oder mit Stuhl zu befüllen, bei vorliegendem Prolaps) empfiehlt sich ein zweiteiliges System. Nicht zuletzt spielen Komplikationen bzw. Besonderheiten, z. B. nahe gelegene Drainagen, Narben, Unebenheiten der Bauchdecke eine entscheidende Rolle bei der Auswahl der korrekten Versorgung.

Tragedauer
Einteilige Systeme haben eine **Tragedauer** von ein, höchstens zwei Tagen. Die Basisplatte eines zweiteiligen Systems haftet ca. 3–4 Tage. Der Beutel wird aus hygienischen Gründen täglich erneuert. Aktivkohlefilter sind spätestens nach dieser Zeit erschöpft und somit wirkungslos.

Die Zusammensetzung des Hautschutzmaterials bestimmt die maximale Tragedauer eines Systems. Wenn Pflegekräfte eine Basisplatte täglich wechseln, für die eigentlich eine Tragedauer von 3–4 Tagen vorgesehen ist, verursachen sie nicht nur unnötige Kosten, sondern können parastomale Hautirritationen hervorrufen, da die Inhaltsstoffe der Basisplatte eine stärkere Adhäsion im Vergleich zu einem einteiligen System aufweisen.
Wird andererseits ein einteiliges System zu lange belassen, erschöpft sich der Hautschutz und die Haut kommt in Kontakt mit der Ausscheidung. Das kann insbesondere bei aggressivem Stuhl in kürzester Zeit zu schmerzenden, nässenden Hautirritationen führen. Wichtig ist zu wissen, dass sich der Hautschutz von innen nach außen auflöst. Bei zu langer Tragedauer kann die Versorgung zwar noch dicht sein, der Hautschutz direkt um das Stoma sich aber bereits aufgelöst haben. Ist der Hautschutz nicht mehr gegeben oder eine Versorgung undicht muss sie **sofort** gewechselt werden.

Versorgungswechsel

Physiologischerweise setzt die Urinausscheidung direkt mit der Zufuhr von Flüssigkeit ein. Der gastrocholische Reflex löst die Stuhlausscheidung ca. 30 Min. nach der Nahrungsaufnahme aus. Eine warme Umgebungstemperatur, die gute Vorbereitung aller benötigten Pflegematerialien, ein Trösterchen wie Schnulli oder Schnuffeltuch sorgen neben einer ausscheidungsfreien/-armen Zeit für Ruhe und Gelassenheit während des Versorgungswechsels und sind somit entscheidend für eine optimal angebrachte und gut haftende Versorgung.

Material

- ca. 5 weiche, saugfähige **Vlieskompressen** (davon 3 mit angewärmtem NaCl 0,9 % oder Aqua angefeuchtet); im häuslichen Bereich genügt die Verwendung von Leitungswasser in Trinkwasserqualität

VORSICHT
Feuchttücher eignen sich nicht, denn sie enthalten meist rückfettende Substanzen und schränken die Haftung der Basisplatte ein. Auch Taschentücher, Toilettenpapier oder Zellstoff sind ungeeignet da sie fusseln und somit eine sichere Haftung des Hautschutzes verhindern.

- unsterile Handschuhe
- Messkarte oder individuelle Schablone (siehe Anfertigen einer Schablone)
- Schere, wasserfester Stift/Kugelschreiber
- Abwurf (z. B. Nierenschale); beim Versorgungswechsel im Stehen kann in Slip geklemmte Mülltüte als Abwurf dienen
- frisches Versorgungssystem
- ggf. Hilfsmittel, z. B. Hautschutzring

Durchführung

VORSICHT
- Versorgung stets von oben nach unten vorsichtig lösen
- Pflasterlöser nur bei Bedarf und nicht auf wunder Haut verwenden (Allergiegefahr)

Ein Blick auf die Rückseite der Versorgung gibt Aufschluss über die Dichtigkeit.
- Sorgfältige Reinigung der parastomalen Haut und Schleimhaut

Darmstomata kreisrund von außen nach innen, Urostomata von innen nach außen reinigen.

- Abtrocknen der Haut durch leichtes Abtupfen mit Vlieskompressen

Tab. 11.13 Beurteilung undichter Basisplatten.

Problem	mögliche Ursachen
Hautschutz komplett aufgebraucht	• max. Tragedauer erreicht • Ausscheidung sehr flüssig • übermäßiges Schwitzen des Kindes? • unzureichende Abdichtung
Unterwanderung an einzelnen Stellen	• störende Hautfalte, Narbe oder Drainage

- Versorgung passgenau und faltenfrei von unten nach oben anbringen (adhäsive Wirkung der Basisplatte verstärkt sich durch Wärme, deshalb nicht zu kühl lagern und vorher anwärmen)

Pflegekräfte bringen den Beutel so an, dass das Ablaufen des Stuhlgangs jederzeit gewährleistet ist. Bei vorwiegend liegenden Kindern seitlich (nicht zu steil auf ca. 5–7 Uhr) bzw. bei mobilen Kindern nach unten. Stomabeutel dürfen nicht geknickt unter der Kleidung liegen. Ausstreifbeutel sind zu verschließen. Windel locker über der Versorgung oder darunter schließen, Reiben der Versorgung vermeiden. Ein Body kann die Versorgung zusätzlich fixieren.

Dokumentation

In der Patientendokumentation notieren Pflegekräfte den Zustand der Schleimhaut, der parastomalen Haut und die Ausscheidung. Zur Beurteilung peristomaler Hautläsionen eignet sich die S. A. C. S.®-Methode. [OnlineTutorial; 1]

Die Dokumentation der genauen Stomalokalisation, des aktuellen Stomadurchmessers, verwendeter Hilfsmittel und Zubehörs sowie Hinweise auf evtl. Besonderheiten bei der Pflege oder im Umgang mit dem Kind und den Angehörigen erleichtert den nachfolgenden Pflegenden die Arbeit.

Anfertigen einer Schablone

Die Versorgung soll das Stoma dicht verschließen, um Hautirritationen zu vermeiden. Sie darf nicht einengen, damit eine gute Durchblutung gewährleistet ist und Abschnürungen verhindert werden. Bei einer optimal angepassten Versorgung ist keine freie Haut um das Stoma zu sehen.

In den ersten 4–6 Wochen nach Stomaanlage verringert sich der Stomadurchmesser um bis zu 40 %.

Zudem verändert das Wachstum des Kindes die Größe des Stomas. Sie muss daher regelmäßig kontrolliert und die Versorgung entsprechend angepasst werden.

Den Originalpackungen der Stomahilfsmittel liegen Lochkarten bzw. Papierschablonen zur Ermittlung des korrekten Stomadurchmessers bei.

Bei den Herstellern können Pflegekräfte Plastikschablonen oder Messschieber anfordern. Ist das Stoma nicht gleichmäßig rund, empfiehlt es sich, eine individuelle Schablone anzufertigen.

Material
- stabile Folie, z. B. Klarsichthülle, Folienverpackung von Sterilgut oder Kompressen
- wasserfester Stift, Schere (am besten leicht abgerundet)
- Markierung der Folie mit „oben", „12 Uhr" oder „Kopf"

Durchführung
- Folie entsprechend auf das Stoma auflegen oder vorhalten
- Umrisse des Stomas mit wasserfesten Stift nachzeichnen
- Schablone ausschneiden. Schablonen aus Plastik sind sehr scharfkantig. Um Verletzungen der Schleimhaut auszuschließen dürfen sie zur Größenkontrolle allenfalls vor das Stoma gehalten, niemals aber über das Stoma gezogen werden.
- Beutel bzw. Platte mit Schablone **darunter** passend festhalten und umdrehen
- Ausschnitt übertragen und anschließend ausschneiden. Um Verletzungen der Schleimhaut zu vermeiden, sollten Pflegekräfte die Schnittkanten mit dem Finger etwas glätten

> Bei einem einteiligen System ist es wichtig, den Beutel so auf die Schablone zu legen, wie er später am Kind sitzen soll (leicht schräg, Ablauf tief). Die Schablone ist zusätzlich mit Handzeichen und dem Datum der Anfertigung zu beschriften.

Hilfsmittel

Tab. 11.14 Mögliche Bestandteile einer Stomaversorgung.

Produkt	Verwendung	Hinweise
Hautschutzringe, -streifen	• Abdichtung • Ausgleichung von Unebenheiten	• alkoholfrei • feuchtigkeitsbindend • zuschneid- oder modellierbar
Hautschutzpaste (mit und ohne Alkohol)	• Abdichtung • Ausgleichen von Unebenheiten	• Pasten, die Alkohol enthalten, sind für Kinder nicht geeignet (alkoholfrei ist Eakin® Paste)
Hautschutzfilm (Lolly, Spray, Tücher) z. B. Silesse®, Cavilon®	• Schutzbarriere gegen Flüssigkeit, Haftstoffe, Exsudat	• bilden Hautschutzbarriere für 72 Stunden! • teilweise alkoholhaltig (alkoholfrei sind Silesse®, Cavilon®) • Silesse® entfernt auch Rückstände des Hautschutzmaterials schonend
Pflasterlöser z. B. Niltac®, Dermasol®	• schmerzfreies Ablösen der Versorgung	• gründlich abwaschen, um Haftung nicht einzuschränken • kann brennendes Gefühl auf der Haut erzeugen
Adhäsivpulver z. B. Stomahesive®, Adapt®	• absorbiert Feuchtigkeit nässender Läsionen	• Mittel der Wahl bei nässenden Defekten • Überschuss entfernen
Kapseln zum Eindicken des Stuhlgangs z. B. Diamonds®, SGX®	• zum Eindicken des Stuhlgangs	• meist keine Erstattung durch Krankenkassen

Komplikationen

Häufige Komplikationen eines Stomas und die entsprechenden Maßnahmen werden in ➤ Tab. 11.15 aufgezeigt.
Weitere mögliche Komplikationen sind:

- **Stomanekrose.** Tritt vor allem postoperativ aufgrund zu großzügiger Freipräparierung (Mobilisation) des Darmes auf. Auch wenn das Stoma unter zu großer Spannung eingenäht wurde, kann eine Schleimhautnekrose entstehen. Zu erkennen an der dunklen Verfärbung der Schleimhaut. Kann Teile oder ganzes Stoma betreffen. Sofortige Arztinformation!!!
- **Stomablutung.** Leichtere Stomablutungen sind als physiologisch zu betrachten. Als Komplikation treten sie meist im Zusammenhang mit Gerinnungsstörungen oder bei palliativ versorgten Patienten auf. Blutung kann meist durch Aufdrücken von kühlen, feuchten Kompressen gestoppt werden!
- **Stomastenose.** Entsteht durch eine zu eng angelegte Öffnung oder durch narbiges Abheilen parastomaler Hautirritationen.
- **Stomafistel.** Kommt v. a. bei chronischen entzündlichen Darmerkrankungen vor, z. B. Morbus Crohn.
- **Stomablockade.** Die Verstopfung tritt überwiegend bei Ileostomieträgern auf, die zu viel faserhaltige Lebensmittel verzehren und unzureichend kauen.
- **Parastomaler Abszess.** Aufgrund einer intraoperativ erfolgten Infektion oder durch mangelnde Stomahygiene verursacht.
- **Pseudoepitheliale Hyperplasie.** Aufgequollene, hypergranulierende, warzenförmige parastomale Haut als Spätkomplikation bei häufig undichter Versorgung.
- **Urinkristallbildung.** Nur bei Urostomien. Bei häufig undichter Versorgung können sich scharfkantige Urinkristalle auf der Haut bilden.
- **Stomahernie.** Der Bauchdeckenbruch entsteht durch Bindegewebsschwäche, deutliche Gewichtszunahme oder zu schweres Heben.

Tab. 11.15 Stomakomplikationen und entsprechende Maßnahmen.

Komplikation und Ursache	Symptome/ Aussehen	Therapie/Maßnahmen	Mögliche pflegerische Ursache
toxisches Kontaktekzem (undichte Versorgung aufgrund aggressiver Ausscheidung, z. B. bei Ileostomie)	Erythem (Rötung) • evtl. nässend • meist scharfkantig, auf undichte Stelle begrenzt • Schmerzen	• passgenaue, dichte Versorgung • nässende Hautstellen mit Hautschutzpuder trocknen (überschüssiges Puder entfernen) • regelmäßiger Versorgungswechsel • ggf. zusätzliche Abdichtung mit alkoholfreier Hautschutzpaste oder -ring	• Ist der Versorgungsausschnitt passend? • Ablaufen des Stuhlgangs gewährleistet? • Sitzt der Beutel leicht schräg? • Sitzt die Windel zu straff? • Wurde die Versorgung regelmäßig gewechselt? • Schwitzt das Kind übermäßig? • Kommt die parastomale Haut mit rückfettenden Pflegeprodukten in Kontakt, z. B. Feuchttüchern, Badezusatz, Haarshampoo?
mechanisch bedingte Hautirritation (zu häufiger Versorgungswechsel; übermäßige, unsanfte Reinigungsmaßnahmen)	• länger anhaltende Rötung • evtl. nässende, offene Hautdefekte	• sanftes Ablösen der Versorgung von oben nach unten • bei intakter Haut Verwendung von Pflasterlösern • Hautschutz mit Hautschutzfilm • nässende Hautstellen mit Hautschutzpuder trocknen • Wechselintervall überprüfen	• Warum wird die Versorgung so häufig gewechselt? • Haftet eine zweiteilige Versorgung weniger lang als 3–4 Tage, ist zu überlegen, auf ein einteiliges System umzusteigen (hautschonend)

Stomaprolaps (unzureichende Fixierung des Darmes; zu große Faszienlücke; erhöhter abdomineller Druck, z. B. durch Schreien und Weinen des Kindes, Husten, Tumor)	• Stoma dauerhaft mehr als 5 cm über Hautniveau	• auf Schleimhautdurchblutung (Farbe) achten
		• bei Minderperfusion der Schleimhaut: sofortige Information des Kinderchirurgen
		• Ausscheidung beobachten
		• **konservativ (durch den Arzt)**
		  – Reposition des Darmes (vorher Kind beruhigen, Bauchdecke entlasten)
		• **operativ**
		  – bei Inkarzerationsgefahr
		  – bei verminderter Schleimhautdurchblutung
		  – ungünstiger Versorgungsmöglichkeit	

Retraktion (Darm auf Zug, z. B. nach Durchzugs-OP bei Analatresie; fehlender Halt bei weicher Bauchdecke)	• Stoma unter Hautniveau, trichterförmige Einziehung	• sehr flexible, anschmiegsame Versorgung (Einteiler) • ggf. sternförmig einschneiden (zusätzlich mit alkohlfreier Paste abdichten) • konvexe Versorgung • Herstellung einer Konvexität mittels Ring (Adapt) • ggf. operative Korrektur	
Ödem (postoperativ „normal"; venöse Rückfluss-/Zirkulationsstörung bei zu enger Faszienlücke; abdominale Druckerhöhung bei Peritonitis oder Karzinosen; Eiweißmangel)	• nass glänzende, gespannte Schleimhaut, glasig, blasenförmig, prall	• postoperatives Stomaödem bildet sich nach ca. 4–8 Tagen zurück • Versorgung passgenau (nicht zu eng) anlegen • regelmäßige Anpassung des Stomaausschnitts notwendig • ggf. mit feuchten Kompressen kühlen (Verdunstungskälte)	• Stomaversorgung zu eng ausgeschnitten?

11.8 Stomapflege

Tab. 11.15 Stomakomplikationen und entsprechende Maßnahmen. (Forts.)

Komplikation und Ursache	Symptome/Aussehen	Therapie/Maßnahmen	Mögliche pflegerische Ursache
Mykose (meist Befall mit Candida albicans; häufig durch Feuchtigkeit, z. B. im Inkubator; im Sommer durchs Schwitzen; Immunschwäche; unsachgemäße Reinigung, z. B. mit Waschlappen)	• sattelitenartig verstreute weiße Stippchen, juckend, z. T. nässend • unregelmäßig begrenzte, schuppende Ränder	• tgl. Versorgungswechsel • bei zweiteiliger Versorgung für Dauer von ca. 4 Wochen auf einteiliges System umsteigen • trockene, dichte Versorgung • hygienisches Vorgehen • Antimykotika mind. 1× tgl. lokal und ggf. systemisch (oral) (unbedingt 2 getrennte Fläschchen verwenden) • keine Creme sondern wässrige Lösung nach Packungsbeilage verwenden	• Wurden Waschlappen zur Reinigung verwendet?

LITERATUR UND LITERATURTIPPS

1. S. A. C. S.®-Tutorial: www.convatec.de/de/cvtde-sacsinstru/cvt-portallev1/0/detail/0/3659/9540/sacstrade.html (Letzter Zugriff am 1.3.2012).
2. Esch, M.: Stomatherapie. Beratung – Anleitung – Pflege. Kohlhammer Verlag, Stuttgart, 2005.
3. Stoll-Salzer, E.; Wiesinger G.: Stomatherapie. Grundlagen und Praxis. Thieme Verlag, Stuttgart, 2004.
4. Boelker, T.; Webelhuth, W.: durch dick und dünn. Das Buch für Stomapflege und Harnableitung. Schmücker Verlag, Menden, 2003.

Die Hersteller haben häufig sehr informative Internetauftritte und eine kostenlose, telefonische Beratungshotline für Pflegepersonal. Beispiele:
www. coloplast.de
www.convatec.de
www.dansac.de
www.eakin.de
www.hollister.com
www.stomacare.bbraun.de

KAPITEL 12

Tobias Hieckmann

Beatmung

12.1 Endotracheale Intubation

DEFINITION

Intubation: Einbringen eines Tubus über Nase oder Mund in die Trachea, d. h. nasotracheal bzw. orotracheal.

Indikationen

- Reanimation
- Glasgow Coma Scale ≤7
- Atemwegsobstruktion durch Epiglottitis, Granulome, Zysten
- Status asthmaticus
- Beatmung bei Operationen
- Ateminsuffizienz, z. B. bei Pneumonie, ARDS
- Schutz vor Aspiration bei Magenspülung
- neurologische Störungen, z. B. SHT, Status epilepticus, Hirnödem im Initialstadium
- Entlastung bei Herzinsuffizienz, Herz-Kreislauf-Versagen
- Sekretentfernung, z. B. Mukoviszidose, Atelektasen

12.1.1 Intubationsmaterial

Tubusgröße und -einführtiefe
Die Tubusgröße ist abhängig von Alter und Größe des Kindes. Die Größenangabe erfolgt nach dem Innendurchmesser (I. D.) in mm. Je kleiner der Innendurchmesser ist, desto größer ist der Atemwegswiderstand.

> Als Anhaltspunkt für die Tubusgröße bei Kindern ab zwei Jahren kann folgende Formel verwendet werden:
>
> Innendurchmesser in mm = (16 + Alter in Jahren) ÷ 4
>
> Bei Kindern unter zwei Jahren gilt der Durchmesser des Kleinfingers des Kindes als Anhaltspunkt für die Tubusgröße.

Endotrachealtuben
Der Außendurchmesser ist von der Dicke des Tubusmaterials abhängig und stets in Charrière (Ch) angegeben (1 Ch. = ⅓ mm).

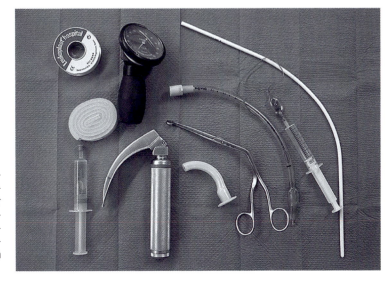

Abb. 12.1 Materialien zur Intubation. Zusätzlich zu den abgebildeten Materialien werden immer auch Anästhetika und Notfallmedikamente sowie eine funktionsfähige Absauganlage mit verschieden dicken Absaugkathetern bereitgestellt. [M251]

Tab. 12.1 Orale und nasale Intubation im Vergleich.

	Vorteile	Nachteile
orale Intubation	• schnelle Intubation, z. B. in Notfallsituationen oder für Kurznarkosen • bei SHT und Mittelgesichtsverletzungen ist nur die orale Intubation erlaubt	• schlechte Toleranz des Tubus • schwierige Mundpflege
nasale Intubation	• sichere Fixierung • leichtere Durchführung der Mundpflege • bessere Toleranz des Tubus, daher für Langzeitintubierte geeignet	• schwierigere Technik, oft nur kleinlumiger Tubus möglich • Risiko einer Sinusitis (ältere Kinder) erhöht • Druckläsionen an der Nasenschleimhaut • Förderung nosokominaler Infektionen

Die Einführtiefe des Tubus ist vom Alter und der Größe des Kindes abhängig. Die Einführtiefe bei oralen Tuben ist ab der Zahnreihe und bei nasalen Tuben ab dem Nasenloch zu messen. Die Tubusspitze liegt 2 cm unterhalb des Kehldeckels in Höhe der medialen Enden der Clavicula (Tracheamitte).

> Berechnung der Einführtiefe bei oraler Intubation:
> 2.–14. Lebensjahr, oral in cm ab Zahnleiste =
> $$\frac{\text{Alter}}{2} + 12$$
> Bei nasalen Tuben rechnet der Intubierende 20 % hinzu.

Cuff

Tuben mit **Cuff** setzt der Arzt üblicherweise erst bei Kindern ab 8 Jahren ein. Für besondere Indikationen stehen auch blockbare Tuben ab einem Innendurchmesser von 3,5 mm zur Verfügung.

Eine regelmäßige Kontrolle des Cuffdrucks ist notwendig. Sollte der Cuffdruck über einen längeren Zeitraum höher als der Kapillardruck (etwa 25 mmHg) liegen, kann er Perfusionsstörungen in der Trachealschleimhaut verursachen. Bei Cuffdrücken unter 25 mmHg ist noch eine ausreichende

Tab. 12.2 Eigenschaften verschiedener Endotrachealtuben.

Tubus	Anwendung	Beschreibung	Besonderheit
Trachealtuben			
Oxford-Non-Kinking-Tubus	• orotracheale Intubation • Einsatz bei Routinenarkosen	• rechtwinklig gebogen • steifes Material, Abknicken nicht möglich	• hoher Cuffdruck erforderlich
Woodbridge-Tubus	• orotracheale Intubation • Einsatz im HNO-Bereich und bei Operationen mit speziellen Lagerungen	• latexbeschichtete Metallspirale • Abknicken oder Kompression nicht möglich • Blockmanschette	• Verletzungsgefahr bei nasotrachealer Intubation
Magill-Tubus	• naso- oder orotracheale Intubation	• 45° angeschrägte Spitze bei oralem Tubus • nasaler Tubus; an der Spitze flötenschnabelartig geformt • dünnwandiger Weichgummi oder Kunststoff	• mit oder ohne Blockmanschette
Bronchialtuben			
Carlens-Tubus	• Intubation des linken Hauptbronchus • Einsatz in der Thoraxchirurgie	• Weichgummi	• zwei Blockmanschetten zur Blockung in Trachea und linkem Hauptbronchus
White-Tubus	• Intubation des rechten Hauptbronchus • Einsatz in der Thoraxchirurgie	• Weichgummi	• zwei Blockmanschetten zur Blockung in Trachea und rechtem Hauptbronchus

Perfusion vorhanden. Um eine ausreichende Perfusion der Schleimhaut zu gewährleisten, entblocken Pflegende den Cuff mind. einmal pro Schicht für einige Zeit. Zuvor saugen sie das Sekret ab, das sich vor dem Cuff angesammelt hat.

Pflegende überprüfen den Cuffdruck mind. ein- bis zweimal pro Schicht mit einem Cuffdruck-Manometer, z. B. Cuffwächter®. Steht dieser nicht zur Verfügung, erfolgt die Kontrolle der Blockung auskultatorisch oder durch die Gegenüberstellung von inspiratorischem und exspiratorischem Tidalvolumen.

> **VORSICHT**
> Ein zu hoher Innendruck des Cuffs verursacht eine Minderdurchblutung der Schleimhaut und kann Trachealstenosen zur Folge haben.

High volume-low pressure Cuff
Der **High volume-low pressure Cuff** (*Großvolumen-Niederdruck-Ballon*) verfügt über eine vergrößerte Auflagefläche, wodurch er sich mit weniger Druck an die Wand der Trachea anlegt. Zwischen Cuff und dem außerhalb liegenden Ausgleichs-Ballon besteht eine Verbindung. Falls eine Lageveränderung des Kopfes das Lumen der Trachea einengt, gibt der Cuff Luft in den äußeren Ballon ab und sein Anlagedruck bleibt kontinuierlich unter 25 mmHg. Der äußere Ballon besteht aus einer Innen- und einer Außenhülle. Die Größe des Außenballons ändert sich beim Befüllen mit Luft nicht. Die Haut des inneren Ballons sollte nach der Befüllung noch etwa 1 cm vom Außenballon entfernt sein, um den Austausch von Luft zu ermöglichen. Es sind auch Trachealtuben erhältlich, die den Manschettendruck automatisch unter dem Kapillardruck halten, z. B. das Lanz-System®.

Laryngoskop
Das **Laryngoskop** besteht aus einem Handgriff und einem Spatel. Der Handgriff ist mit einer Warm- oder Kaltlichtquelle ausgestattet, die die Sichtverhältnisse bei der Intubation verbessert. Unmittelbar vor der Intubation konnektieren Pflegende Handgriff und Spatel. Zwischen zwei Intubationsversuchen achten sie darauf, dass der Spatel eingeklappt ist, die Lichtquelle somit erlischt. Sie reichen das Laryngoskop so an, dass der Spatel zum Kind zeigt.

Spatel
Gerade Spatel
Bei der Benutzung eines **geraden Spatels**, z. B. Foregger, Guedel oder Miller, führt der Intubierende die Spatelspitze hinter die Epiglottis (bei NG und KK, da Kehlkopf und Kehldeckel höher liegen) und zieht das Laryngoskop nach vorn in Griffrichtung. Hierbei besteht die Gefahr der Epiglottisverletzung.

Gebogene Spatel
Der **gebogene Spatel**, z. B. Macintosh, ist der Zungenform angepasst. Der Intubierende platziert ihn vor dem Kehldeckel. Bei Zug nach schräg oben (ventral/kranial) stellt sich der Kehldeckel auf. Die Gefahr der Zahnverletzung ist hoch. Die seitliche Schienung des Spatels schiebt die Zunge nach links und ermöglicht eine bessere Sicht. Ein leichter Druck von außen auf den Kehldeckel unterstützt dessen Aufrichtung.

Für extrem kleine Frühgeborene ist der **Salingspatel** geeignet. Er ist mit einer Schraubarretierung an einem speziellen Handgriff zu befestigen. Im Handgriff befindet sich eine Lichtquelle.

Intubationszange
Die **Intubationszange** ist eine Hilfe zum Vorschieben des Tubus durch den Kehlkopf in die Trachea. Die Form der Zange, z. B. Magillzange, ist der Anatomie des Nasenrachenraums angepasst. Weil die geriffelte Zangenspitze den Cuff perforieren kann, greift der Intubierende den Tubus oberhalb des Cuffs. Die abgerundeten Spitzen der Zangenbranchen schützen vor Verletzungen.

Bei extrem kleinen Frühgeborenen kann der Intubierende auch eine Kniepinzette als Intubationszange verwenden.

Tab. 12.3 Größeneinteilung der geraden Laryngoskopspatel und ihre Anwendung.

00	0	1	2	3	4
extrem kleine Frühgeborene	Frühgeborene	Neugeborene und Kleinkinder	Kinder	Erwachsene	große Erwachsene

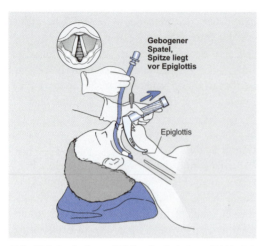

Abb. 12.2 Intubation und Blick auf aufgeladenen Kehldeckel. [L157, L190]

Tab. 12.4 Größeneinteilung der gebogenen Laryngoskopspatel und ihre Anwendung.

1	2	3	4
Neugeborene und Kleinkinder	Kinder	Erwachsene	große Erwachsene

Führungsstäbe

Der Intubierende fädelt den Tubus gelegentlich auf einen **Führungsstab** (*Mandrin*), um ihn zu versteifen und die orotracheale Intubation zu erleichtern. Er kann den Tubus mithilfe des Führungsstabes nach Bedarf zurechtbiegen. Bei reinen Metallführungsstäben besteht hohe Verletzungsgefahr, sie dürfen deshalb nicht aus der Tubusspitze herausragen. In der Regel kommen Führungsstäbe aus gummibeschichtetem, verformbarem Metall zur Anwendung. Pflegende geben bei der Vorbereitung der Intubation Gleitmittel (z. B. Silikonspray) auf den Führungsstab, damit er sich nach der Intubation problemlos aus dem Tubus entfernen lässt.

Nach dem Einbringen des Führungsstabes in den Tubus biegt der Intubierende den herausragenden hinteren Teil um und vermeidet so, dass er den Stab während der Platzierung versehentlich über das Tubusende hinausschiebt.

> **VORSICHT**
> Bei nasalen Intubationen ist der Führungsstab streng kontraindiziert.

Beatmungsmaske

Beatmungsmasken müssen aus weichem Material bestehen, durchsichtig (Sichtbarkeit evtl. Erbrechens), sowie latexfrei sein und ein geringes Totraumvolumen haben. Der Beatmende wählt sie entsprechend dem Alter und der Größe des Kindes. Die passende Maske umschließt Mund und Nase luftdicht. Bei Masken mit Maskenwulst ist für den luftdichten Abschluss ein geringer Auflagedruck ausreichend.

Beatmungsbeutel

Beatmungsbeutel finden für die künstliche Beatmung von Kindern aller Altersstufen Verwendung. Ihre Größe richtet sich nach dem Gewicht des Patienten. Der Beutel sollte mit einem Druckbegrenzungsventil oder einem Druckmanometer versehen sein, das sich öffnet und überschüssiges Beatmungsgas in die Atmosphäre ausströmen lässt, sobald das Kind durch zu hohe Inspirationsdrücke gefährdet ist. Zur zusätzlichen O_2-Zufuhr lässt sich ein O_2-Schlauch an den Beatmungsbeutel anschließen. Die Kombination mit einem Reservoir ermöglicht die Erhöhung der O_2-Konzentration während der Beutelbeatmung auf nahezu 100 %.

Pharyngealtubus

Pharyngealtuben kommen zum Einsatz, um die oberen Luftwege freizuhalten. Sie verhindern, dass der Zungengrund nach hinten fällt und dadurch den Kehlkopf verlegt.

Oropharyngealtubus nach Guedel
- nicht bei wachen Kindern aufgrund des ständigen Würgereizes (Aspirationsgefahr)
- innen hohl (Absaugen des Nasen-Rachen-Raums durch den Tubus möglich)
- Tubuslänge = Abstand zwischen Mundwinkel und Ohrläppchen
- Zusammenbeißen der Zähne nicht möglich
- Tubus mit Spitze in Richtung Gaumen zeigend einführen → wenn Tubus ca. zur Hälfte in der Mundhöhle, mit 180°-Drehung in richtige Lage bringen

Nasopharyngealtubus nach Wendl
- über die Nase in den Rachen einzuführen
- Tubuslänge = Abstand von der Nasenwurzel bis zum Ohrläppchen

- Tubusgröße = Formel endotracheale Tubusauswahl
- Vorteil: Würgereiz nicht so stark wie beim Guedeltubus
- Kontraindikation: bei Rhinoliquorrhö weitere Verletzungsgefahr des Gehirns

Tab. 12.5 Größeneinteilung der Guedel-Tuben und ihre Anwendung.

00–0	1–2	2–3	3–4	4–5
Früh- und Neugeborene	Kinder	Jugendliche	Frauen	Männer

12.1.2 Ablauf und Assistenz bei der Intubation

Vorbereitung des Materials
Pflegende bereiten das Material **griffbereit** für die Intubation entsprechend dem Alter des Kindes vor und testen es auf Funktionstüchtigkeit.

Material
- Laryngoskop und Spatel
- Intubationszange (z. B. Magillzange)
- Beatmungsmaske und -beutel (verbunden mit einen O_2-Wandanschluss)
- Tuben (jeweils auch eine Nummer kleiner und größer)
- Stethoskop
- angewärmtes NaCl 0,9 %
- Spritzen
- Hautschutzmaterial und Pflaster
- sterile und unsterile Handschuhe
- funktionstüchtige Absaugvorrichtung mit zwei Absaugkathetern, ein großer für Nasen-Rachen-Raum (NRR), ein kleinerer für den Tubus
- funktionstüchtiges Beatmungsgerät

Medikamente (in Standarddosierungen aufziehen)
- Sedierung: z. B. Diazepam, Midazolam oder Etomidat
- Relaxierung: z. B. Vecuroniumbromid
- Analgesie: z. B. Fentanyl, Ketamin
- ggf. Parasympatolytikum: z. B. Atropin bei Vagusblockade
- NaCl 0,9 % zum Vor- und Nachspritzen
- Notfallmedikamente

Erwartet der Arzt Schwierigkeiten bei der Intubation, legen Pflegende zusätzlich einen Führungsstab oder einen Absaugkatheter bereit, um den Tubus „auffädeln" zu können. Beim „Auffädeln" schiebt der Arzt die Magensonde oder den Absaugkatheter (ohne Ansatzstück) durch den Tubus vor. Das untere Ende ragt mehrere cm aus dem Tubus heraus. Der

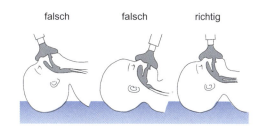

falsch   falsch   richtig

Abb. 12.3 Schnüffelstellung. [L157]

Arzt kann jetzt die Sonde nasal vor bzw. in die Trachea platzieren und darüber den Tubus vorschieben.

Vorbereitung des Kindes
Vor einer elektiven Intubation klärt der Arzt Kind und Eltern über die Maßnahme auf. Das Monitoring während und nach der Intubation umfasst EKG (Systolenton am Monitor laut stellen), S_pO_2 und RR-Messung. Bei Früh- und Neugeborenen sowie Säuglingen kann zusätzlich eine transkutane Kombisonde zur pO_2- und pCO_2-Kontrolle sinnvoll sein. Zur Applikation der Medikamente legt der Arzt eine Venenverweilkanüle an. Vor der elektiven Intubation bleibt das Kind je nach Alter zwischen 2–6 Std. nüchtern. Die Pflegenden saugen den restlichen Mageninhalt direkt vor der Intubation ab. Diese Maßnahme ist v.a. bei Notfallintubationen von großer Bedeutung, um das Risiko einer Aspiration zu minimieren. Pflegende entkleiden den Oberkörper des Kindes. Sie lagern Säuglinge und Kleinkinder auf dem Rücken in **Schnüffelstellung** und größere Kinder mit leicht überstrecktem Kopf. Dabei ist es hilfreich, bei Säuglingen und Kleinkindern die Schultern mit kleinen Handtüchern zu unterlagern. FG und NG sind vor Auskühlung zu schützen, z. B. durch eine Wärmelampe.

Durchführung
Pflegende saugen NRR und Magen des Kindes ab und legen anschließend einen neuen Absaugkathe-

ter bereit. Der Arzt testet, ob sich das Kind gut mit dem Beutel beatmen lässt. Gelingt das Bebeuteln trotz vollständiger Abdichtung der Maske nicht, probiert er während der manuellen Beatmung vorsichtig verschiedene Kippstellungen des Kopfes aus. Lässt sich das Kind mit dem Beutel gut beatmen, werden Sedativa, Muskelrelaxanzien (außer bei Epiglottitis) und ggf. Analgetika appliziert. Es ist für den Intubationsablauf hilfreich, wenn Pflegende dem Arzt zur Orientierung die Überwachungsparameter regelmäßig ansagen oder durch einen laut gestellten Sättigungspulston akustisch übermitteln.

VORSICHT
Bei Frühgeborenen wegen des Retinopathierisikos Hyperoxien vermeiden.

Mithilfe der Maskenbeatmung wird das Kind präoxygeniert. Pflegende stellen den O_2-Fluss am Flowmeter auf etwa 10–15 l/Min. ein. Die Intubation erfolgt durch den Arzt. Die Pflegekraft assistiert, indem sie Tubus, Laryngoskop und Intubationszange anreicht.

Das Vorschieben des Tubus mit evtl. Drehung oder ein leichter Druck auf den Kehlkopf (Cricoiddruck) durch die Pflegekraft nach Anordnung des Arztes kann die Intubation erleichtern.

Unter Beutelbeatmung erfolgt die Überprüfung der Tubuslage vor dem Fixieren des Tubus. Der Arzt schließt durch Auskultation der Lunge und des Magens sowie durch Beobachtung von S_pO_2, HF, Hautkolorit und Thoraxexkursionen eine einseitige oder versehentlich ösophageale Intubation aus.

Liegt der Tubus korrekt, bringt die Pflegekraft Pflaster zur Fixierung an und konnektiert das Kind an das Beatmungsgerät. Im Anschluss saugt die Pflegekraft das Kind endotracheal ab.

Zur Dekompression des Magens wird eine Magensonde angelegt, die bei Luftansammlung im Magen hoch und bei vermehrtem Magensekret tief und offen hängt. Zur endgültigen Kontrolle und der Dokumentation der Tubuslage ordnet der Arzt ein Thorax-Röntgen an. Um eine eindeutige Beurteilung zu ermöglichen, liegt das Kind während des Röntgens in Kopfmittellage. Unmittelbar nach der Intubation und ca. weitere 30 Min. später wird eine Blutgasanalyse durchgeführt.

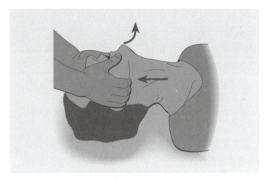

Abb. 12.4 Esmarch-Handgriff. [L190]

Komplikationen
- Intubation nicht möglich
- einseitige Intubation, Intubation des Ösophagus
- Aspiration von Mageninhalt
- Verletzung der Zähne oder Zahnleisten
- Blutung und Ödembildung
- Infektionen
- Kreislaufreaktionen: Bradykardie, Herzstillstand
- Tubusobstruktion, z. B. durch Schleim, Abknickung oder Cuffhernie
- Verletzung der Trachealschleimhaut (kann zu Langzeitschäden, z. B. Trachealstenosen, führen)
- Pneumothorax
- Laryngospasmus
- Verletzung der Epiglottis

12.1.3 Pflege des beatmeten Kindes

Die maschinelle Beatmung nimmt dem Kind weitgehend die Möglichkeit der selbstbestimmten Atmung. Es erfährt, dass dieser Vorgang von anderen Menschen kontrolliert und gesteuert ist. Zusätzlich bemerkt das Kind den Verlust der Sprache und damit der Fähigkeit, seine Wünsche und Bedürfnisse unmittelbar zu äußern.

Diese Situation erzeugt Angst und ein starkes Abhängigkeitsgefühl. Das Kind empfindet den Tubus als störenden Fremdkörper, der die Trachea bei jeder Bewegung reizt und zu vermehrtem Hustenreiz führt. Manipulationen am Tubus oder dem Beatmungsgerät lösen Erstickungsängste aus.

Hinzu kommt die Kreislaufbelastung aufgrund des verminderten venösen Rückstroms zum Herzen.

Die Pflegenden erleichtern dem Kind durch gute Beobachtung sowie eine, auf dessen Befinden abgestimmte, einfühlsame und patientenorientierte Pflege die Zeit der Beatmung.

- alle Maßnahmen altersgemäß ankündigen und anbahnen
- Notwendigkeit des Absaugens genau prüfen
- Integration der Basalen Stimulation® (➤ 8.1) in die tägliche Pflege
- Gewohnheiten des Kindes berücksichtigen und nach Möglichkeit den Tagesablauf danach einrichten
- Umgebung gestalten (➤ 3.3.1)
- Kommunikationsmöglichkeiten anbieten, z. B. geschlossene Fragen formulieren, sodass das Kind mit Kopfschütteln oder -nicken antworten kann, Kommunikationstafeln verwenden, größere Kinder ihre Wünsche aufschreiben lassen

Monitoring

Pflegende überwachen bei beatmeten Kindern kontinuierlich EKG, S_pO_2, $ETCO_2$, bei FG und NG $tcpCO_2$ und $tcpO_2$ sowie in regelmäßigen Abständen den Blutdruck.

Die Dokumentation und Kontrolle der Beatmungsparameter sowie ein Vergleich der eingestellten Werte mit den Messwerten (z. B. BGA) erfolgt alle 3–4 Std. Zur Beurteilung der Ventilation führen Pflegende alle 3–4 Std. eine Auskultation durch (➤ 6.2.4).

Beim relaxierten Kind achten Pflegende auf eine angemessene Sedierung. Das Kind erlebt andernfalls alle an ihm durchgeführten Handlungen bewusst und hört Gespräche in seiner Nähe, ohne sich mitteilen zu können.

Ein Indikator für eine ausreichende Sedierung sind u. a. die Pupillengröße, HF und RR.

Weil die Tiefe der Sedierung, sowie die Wahrnehmungsfähigkeit des Kindes nur schwer einzuschätzen sind, verhalten sich Pflegende stets so, als sei das Kind bei vollem Bewusstsein.

Indikationen zur Relaxierung

- Intubation
- Ausschaltung der „Bauchpresse" nach Operationen im Abdominalbereich (z. B. Gastroschisis, Omphalozele)
- bei hohen Beatmungsdrücken (≥30 mbar) in Kombination mit einer vorgeschädigten Lunge (z. B. bei Zwerchfellhernie, ARDS)

Tubuspflege

Zu Beginn und am Ende der Versorgungsrunde überprüfen Pflegende die Tubusmarke und -größe und dokumentieren den Befund. Bei oral liegenden Tuben gilt die Markierung in cm ab der Zahnreihe, bei nasaler Intubation ab der Außenkante des Nasenflügels. Pflegende achten auf die sichere Fixierung des Tubus. Gegebenenfalls verabreichen sie dem Kind zur Fixierung einen Bolus des angeordneten Sedativums.

Pflegende platzieren die Beatmungsschläuche so, dass sie weder Zug noch Druck auf den Tubus und damit auf die Nase ausüben. Sie befestigen die Beatmungsschläuche keinesfalls an beweglichen Teilen des Bettes. Außerdem achten sie darauf, den Schläuchen genug Spiel zu lassen, um eine Extubation bei abrupten Kopfbewegungen des Kindes zu vermeiden. Bei der Fixierung der Beatmungsschläuche ist es auch notwendig, ein Gefälle der Schläuche vom Kind zur Wasserfalle anzulegen (günstigerweise Beatmungsschläuche mit Schlauchheizung verwenden), um Aspirationen durch evtl. im Beatmungsschlauch vorhandenes Kondenswasser zu vermeiden.

Schließt der Tubus die Trachea nicht luftdicht ab und strömt Luft während der Inspiration nach außen, sprechen Pflegende von einem Tubusleck. Es ist hörbar oder auskultatorisch mit dem Stethoskop zu erkennen. Zur kurzfristigen Überbrückung können Pflegende in diesem Fall den Rachenraum austamponieren bzw. bei geblockten Tuben den Cuffdruck im vertretbaren Rahmen (➤ 12.1.1) erhöhen. Ist das Tubusleck so groß, dass der Patient keine ausreichende Menge Atemluft erhält, ist eine Umintubation nötig. Ein kleines Tubusleck bläht häufig den Magen, der dann durch eine hoch und offen hängende Magensonde zu dekomprimieren ist.

Um die Nase durch häufigen Pflasterwechsel vor Haut- und Schleimhautläsionen zu schützen, bringen Pflegende (sofern möglich) einen **Hydrokolloidverband** (*HCV*) zum Hautschutz an. Dazu schneiden sie aus der Platte ein Dreieck in Größe der Nase zu. Sie schlagen die Spitze des Kegels etwa 0,5 cm am

Naseneingang nach innen ein und fixieren den Rest der Klebefläche auf der Nase (➤ Abb. 7.2). Der Einsatz eines Hautschutzfilmes z. B. Cavilon® im Gebiet der folgenden Tubusfixierung trägt ebenfalls zum Hautschutz bei.

Pflegende entblocken Tuben mit Cuff zu jeder Versorgungsrunde. Die Dauer richtet sich nach der Toleranz des Kindes und den Vitalparametern. Vor der Entblockung saugen Pflegende den NNR des Kindes ab, damit während der Zeit, in der die Trachea nicht vom Cuff abgedichtet ist, kein oder nur wenig Sekret in die Lunge fließt. Nach der Entblockung saugen Pflegende das Kind endotracheal ab (Trachealtoilette). Ziel ist es, infektiöses Sekret aus dem NRR, das eventuell beim Entblocken in die Lunge läuft, sofort zu entfernen.

Pflegende entnehmen auf Anordnung des Arztes Trachealsekret unter sterilen Kautelen zur mikrobiologischen Untersuchung. Sie führen die Mund- und Nasenpflege nach hausinternen Standards durch (➤ 7.1.2).

Tubusobstruktion

Eine Ansammlung von Sekret im Tubus kann zu einer Verlegung des Lumens führen. In diesem Fall ist eine sofortige Umintubation erforderlich.

VORSICHT
Die Tubusobstruktion ist immer ein akuter Notfall, der rasches, ruhiges und gezieltes Handeln erfordert. Um einen reibungslosen Ablauf zu gewährleisten, bittet die Pflegekraft, die für das Kind verantwortlich ist, einen Kollegen, die Assistenz zu übernehmen.

Symptome
- bei volumenkontrollierter Beatmung gibt die obere Druckgrenze am Beatmungsgerät bei jedem Atemzug Alarm, ohne dass ein Beatmungsschlauch abgeknickt ist oder das Kind hustet
- Tidalvolumen sinkt
- Tubus lässt sich mit Absaugkatheter nicht sondieren
- Kind wird evtl. unruhig, hat Atemnot, S_pO_2-Abfall, $EtCO_2$- oder $tcpCO_2$-Anstieg
- evtl. Herzrhythmusstörungen, Bradykardie und Blutdruckabfall
- keine Thoraxexkursionen zu erkennen und Lunge auskultatorisch nicht belüftet
- manuelle Beatmung per Beatmungsbeutel nicht möglich

Maßnahmen
Bei Verdacht auf eine Tubusobstruktion informieren Pflegende sofort den Arzt und ziehen eine zweite Pflegekraft hinzu, die ggf. die Umintubation vorbereitet.

Der Arzt entfernt den Tubus sofort und führt die Beatmung mit dem Beutel weiter. Die Umintubation folgt den Regeln einer herkömmlichen Intubation (siehe oben).

Ist das Tubuslumen nicht vollständig, sondern nur teilweise verlegt, besteht die Möglichkeit, den Tubus durch Spülungen mit NaCl 0,9 % und endotrachealem Absaugen von dem Sekret zu befreien. Dazu ist meist ein mehrmaliges Spülen und Saugen erforderlich. Die isotonische Kochsalzlösung ist dazu mit Hilfe des Beatmungsgeräts oder des Beatmungsbeutels und 3–4 Inspirations-Hüben zu instillieren.

VORSICHT
Bei Kindern in reduziertem Allgemeinzustand besteht bei Tubusobstruktionen die Gefahr eines Herz-Kreislauf-Stillstandes, der eine Reanimation erforderlich macht.

Atmung

Pflegende beobachten das Atemmuster des Kindes, um festzustellen, ob es die eingestellte Beatmungsform toleriert. Unter regelrechter Beatmung heben und senken sich beide Thoraxhälften gleichmäßig.

Bei auffälligem Atemmuster informieren Pflegende den Arzt. Dieser auskultiert den Thorax, ändert daraufhin evtl. die Beatmungsform oder das -muster, prüft nochmals die korrekte Tubuslage bzw. fordert eine Röntgenaufnahme des Thorax an, auf deren Basis er weitere Therapiemaßnahmen anordnen kann. Durch Abtasten des Thorax erkennen Pflegende ein evtl. vorhandenes Hautemphysem. Bei Kindern mit Sekretproblemen oder Atemwegsobstruktionen können Pflegende ein Inhalationsgerät in das Beatmungssystem integrieren.

Lagerung

Intubierte Kinder lassen sich innerhalb ihrer Toleranzgrenzen in jeder Position lagern. Bei Kindern mit pulmonalen Problemen fördert der regelmäßige Wechsel zwischen Bauch- und Rückenlage das Ventilations-Perfusions-Verhältnis und dient der Sekretmobilisation. Besonders bei den Lagerungswechseln vermeiden Pflegende jeden Zug, Druck oder Hebelwirkung des Beatmungssystems auf den Tubus. Bei allen Lagerungsmaßnahmen achten sie darauf, dass im Kopf- bzw. Halsbereich möglichst wenige Manipulationen (starke Überstreckung oder Drehung nach rechts bzw. links) stattfinden, da dies ein Verrutschen des Tubus oder Cuffs auslösen und zu Gewebeschädigungen führen kann.

Ernährung

Eine enterale **Ernährung** erfolgt bei intubierten Kindern möglichst frühzeitig über eine Magensonde oder PEG/PEJ. Pflegende bieten FG und NG während des Sondierens einen Beruhigungssauger an, um den Saug- und Schluckreflex zu erhalten oder zu trainieren (➤ 8.1.6).

Ausscheidung

Bei einer Beatmung mit PEEP-Werten ≥5 mbar ist der renale Blutfluss reduziert. Es kommt zu einer venösen Abflussstauung und gesteigerter ADH-Sekretion mit rückläufiger Ausscheidung. Zur genauen Flüssigkeitsbilanzierung ist ggf. ein Blasendauerkatheter erforderlich.

Endotracheales Absaugen

Das Ziel des **endotrachealen Absaugens** ist es, Sekret aus der Lunge zu entfernen, um die Atemwege freizuhalten und Infektionen sowie Atelektasen zu verhindern.

Die Pflegenden führen den Absaugvorgang steril und für den Patienten so schonend wie möglich aus. Sie saugen nur nach strenger Indikationsstellung ab. Pflegende kultieren dazu bei jeder Pflegerunde die Lunge aus (➤ 6.2.4). Der Absaugkatheter soll aus weichem, durchsichtigem und knickfestem Kunststoff bestehen. Die Größe überschreitet 1/2 des Tubusinnendurchmessers nicht und die Länge entspricht mind. der Tubuslänge.

Ein zu großer Katheter erzeugt in der Lunge einen zu hohen Sog und kann die Gefahr einer Atelektasenbildung verursachen.

Vor allem bei sehr instabilen Patienten, sehr hohen Beatmungsparametern und einer HFOV benutzen Pflegende ein geschlossenes Absaugsystem (➤ Abb. 12.5).

Vorbereitung des Materials
- intakte Absaugvorrichtung mit verstellbarem Sog (FG, NG sowie Säuglinge mit 0,2 mbar; größere Kinder mit 0,4 mbar)
- Absaugschlauch evtl. mit Fingertip
- sterile Absaugkatheter
- Aqua dest. oder Desinfektionslösung zum Durchspülen des Absaugsystems nach dem Absaugvorgang
- zum Anspülen angewärmtes NaCl 0,9 % steril in eine Spritze aufziehen
- unsterile und sterile Einmalhandschuhe
- Stethoskop
- Beatmungsbeutel mit altersentsprechender Maske
- Sauerstoffschlauch und Flowmeter zur O_2-Gabe über Beatmungsbeutel
- evtl. Gleitmittel für Absaugkatheter bereitstellen, z. B. Silko-Spray®

Vorbereitung des Kindes

Je nach Stationsregelung besprechen Pflegende mit den Eltern, ob sie während des Absaugvorgangs bei ihrem Kind bleiben möchten oder nicht. Sie auskultieren beide Lungenseiten, um die Notwendigkeit des Absaugens festzustellen und klären das Kind altersgemäß über die bevorstehende Maßnahme auf bzw. bahnen die Maßnahme an (➤ 8.1.2).

Pflegende lockern das Sekret zusätzlich durch Inhalationen, Vibrationsmassagen und die Anwendung von Drainagelagerungen.

Ggf. ziehen sie eine Assistenz hinzu. Zur Vermeidung von Unruhephasen, z. B. nach operativer Korrektur einer Omphalozele/Gastroschisis, bei pulmonaler Hypertension oder offenem Thorax, sedieren sie, nach Rücksprache mit dem Arzt, das Kind bereits vor dem Absaugvorgang, evtl. ist eine Analgesie oder auch Relaxierung nötig.

Pflegende erhöhen zur Präoxygenierung die Beatmungsparameter nach Anordnung des Arztes.

Durchführung
- ist mit Husten des Kindes zu rechnen, Thorax mit einem Handtuch oder einer Stoffwindel abdecken, um ausgehustetes Sekret abzufangen
- Händedesinfektion
- aufgezogenes NaCl 0,9 % griffbereit legen
- Absauggerät kontrollieren, korrekte Sogstärke einstellen
- Absaugkatheter fest konnektieren
- Diskonnektionsalarm am Beatmungsgerät unterdrücken und ggf. die Heizung auf „Stand by" stellen
- Verpackung des sterilen Handschuhs öffnen und sterilen Handschuh anziehen
- sterile Seite der Handschuhverpackung unter den Tubus legen, damit sie für das Schlauchsystem als Ablage dienen kann
- Absaugkatheter aus der Verpackung nehmen

Tab. 12.6 Verschiedene Typen von Absaugkathetern und ihre Handhabung.

Kathetertyp	Eigenschaften und Handhabung
herkömmliche Absaugkatheter	- Sogbegrenzung an der Absauganlage - Katheter ohne Sog gemäß Absaugmuster einführen und mit Sog unter leichten Drehbewegungen absaugen - Nachteil dieser Katheter ist die Gefahr der Carina-Verletzung beim Einführen des Katheters (aus diesem Grund möglichst nicht zum endotrachealen Absaugen benutzen)
Luftkissenkatheter, z. B. Aero-Flo® oder Gentle-Flo®	- kein Ansaugen der Trachealschleimhaut möglich (Katheter besitzt große Seitenaugen am Katheterende) - Katheter mit Sog einführen, damit sich das atraumatisch wirkende Luftkissen bilden kann - Sogbegrenzung an der Absauganlage nicht nötig - Einführen des Katheters ist schonender je stärker der Sog ist - Luftkissenkatheter ohne Sogunterbrechung herausziehen - verkürzte Absaugdauer bei gleicher Saugleistung und Sekretmenge, da der Absaugvorgang schon während des Einführens beginnt
geschlossenes Absaugsystem	➤ Abb. 12.5

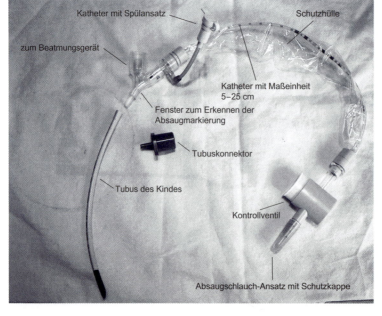

Abb. 12.5 Geschlossenes Absaugsystem. [M285]

12.1 Endotracheale Intubation

- Tubus vom Beatmungsgerät diskonnektieren und Tubus mit unsteriler Hand unterhalb des Konnektors halten
- Tubus bei Bedarf mit angewärmten NaCl 0,9 % anspülen (Menge richtet sich nach Tubusgröße; so sparsam wie möglich einsetzen)
- Luftkissenkatheter unter Sog einführen und unter Sog herausziehen → Drehbewegungen nicht nötig, da Luftkissenkatheter genügend Seitenlöcher besitzt
- Tubus mit Beatmungsgerät konnektieren und auf korrekte Funktion prüfen
- Vitalparameter kontrollieren
- NRR absaugen, zuerst Mund, dann Nase
- Handschuh über zusammengerollten Katheter stülpen und entsorgen
- Absaugschlauch mit Spüllösung durchspülen
- für jeden Absaugvorgang neuen Absaugkatheter verwenden
- Lunge auskultieren und je nach Befund den Absaugvorgang wiederholen
- Tubuslage und Thoraxexkursion nochmals überprüfen
- Hände desinfizieren
- Beatmung nach Möglichkeit zügig auf Ausgangswerte reduzieren

> Der Absaugvorgang darf nicht länger als 10 Sek. dauern.

Wenn Bradykardien oder Sättigungsabfälle auftreten, beenden Pflegende den Absaugvorgang schnell. Sie beurteilen das Sekret hinsichtlich Menge, Farbe, Konsistenz und Geruch und dokumentieren Sekretbefund, Belastbarkeit des Kindes und die Beatmungsparameter während der Trachealtoilette sorgfältig.

Künstlicher Hustenstoß

Zur Sekretmobilisation können Pflegende einen **künstlichen Hustenstoß** erzeugen. Dazu blähen sie die Lunge per Beatmungsbeutel mit einem hohen Tidalvolumen und lassen anschließend den Beutel schlagartig los. Der hohe exspiratorische Flow erzeugt einen Sog, durch den der künstliche Hustenstoß entsteht. Dieser Vorgang bewirkt eine Beförderung des Trachealsekrets in größere Bronchien oder die Trachea, von wo es leicht abzusaugen ist.

Komplikationen

- Herzrhythmusstörungen, Bradykardie oder Asystolie, v. a. bei längeren Absaugvorgängen
- übermäßiger Sog (z. B. durch zu hohes Absaugkatheterlumen) kann Erstickungsängste und retrosternale Wundschmerzen provozieren
- Hypoxämie, Atemstillstand, Bronchospasmus
- Brech- oder Hustenreiz mit Aspirationsgefahr
- Atelektasen
- Infektionen
- Perforationen
- entzündliche Infiltrationen der Schleimhaut
- Erosionen, Ulzerationen und Hämorrhagien
- Sekretansammlung im Tubusinneren mit folgender Tubusobstruktion

Trachealtoilette mit geschlossenem Absaugsystem

Das **geschlossene Absaugsystem** ist als fester Bestandteil in das Beatmungssystem integriert. Pflegende können das System ohne hygienische Nachteile 48 Std. belassen. Sobald sich in den Spülansätzen Beläge zeigen oder Feuchtigkeit in der Schutzhülle niederschlägt, wechseln Pflegende das System sofort.

Indikationen

- Ösophagusatresie mit postoperativer Fistel
- Oszillationsbeatmung

Tab. 12.7 Vor- und Nachteile der Verwendung eines geschlossenen Absaugsystems.

Vorteile	Nachteile
ununterbrochene Beatmung gewährleistet, bei Beatmung mit PEEP geringer PEEP-Verlust	komplexes System, bewirkt eine gewisse Hebelwirkung, bei Verwendung im Inkubator teilweise nachteilig
geringe Kontaminationsgefahr für Patient und Anwender, Schutz vor Kreuzinfektionen	Arbeiten mit dem unhandlichen System ist anfangs gewöhnungsbedürftig
geringer Zeitaufwand im Vergleich zur herkömmlichen Methode	Sekretbeurteilung durch das relativ weit entfernte Kontrollventil erschwert
geringe S_aO_2-Abfälle	
Vorgang ist allein auszuführen	
Absaugen bei speziellen Lagerungen möglich	
reduzierter Verbrauch von Einwegmaterial	

- Beatmung mit hohem PEEP oder hohem P_{insp}
- verminderte Belastbarkeit
- Tbc
- HIV-Infektion

Vorbereitung
- vor dem ersten Einsatz: Katheter abmessen und Farbmarkierung dokumentieren
- vor dem Anschluss an das Kind: Absaugkontrollventil drücken, um die gewünschte Saugleistung am Vakuum einzustellen (Sog der Absauganlage ca. 0,3–0,4 mbar)
- System steril zwischen Tubuskonnektor und Beatmungssystem integrieren und am Kontrollventil den farbigen Tagesaufkleber in geschlossener Position anbringen, damit der nächste fällige Wechsel des Systems ersichtlich ist
- sonstige Vorbereitung wie beim konventionellen Absaugen (siehe oben)

> Bei instabilen Kindern an der HFOV nach Rücksprache mit dem Arzt evtl. vor dem Absaugen mittleren Atemwegsdruck (MAP) um 2 mbar erhöhen.

Durchführung
- Händedesinfektion
- 5–10 ml NaCl 0,9 % in steriler Spritze bereit legen
- Absaugvorrichtung und Sog kontrollieren, Absaugschlauch mit Anschlussstutzen des Kontrollventils verbinden
- bei Bedarf über Spülansatz NaCl 0,9 % instillieren, dabei Ansatzstück leicht nach oben halten, damit NaCl 0,9 % nicht in Beatmungsschläuche zurückläuft
- Mit einer Hand Ansatzstück am Tubus festhalten, mit der anderen den Katheter zügig einführen, dabei Schutzhülle nach hinten abstreifen, da sie sonst einen Plastikwulst bildet, der das Vorschieben des Katheters blockiert
- mit Absaugen erst beginnen, wenn Katheter bis zur gewünschten Farbmarkierung eingeführt ist, Sog durch das Drücken des Kontrollventils aktivieren
- Katheter herausziehen, bis Katheterende „Parkposition" erreicht (schwarze Markierung unterhalb des blauen Spülansatzes) → bläht sich die Schutzhülle auf, ist er zu weit zurückgezogen

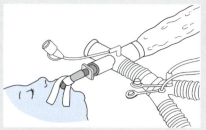

Trach-Care-System am T- bzw. Y-Stück mit Tubus und Beatmungsschläuche konnektieren, Spülansatz nach oben geschlossen lagern

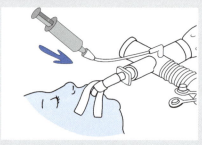

Über Spülansatz NaCl 0,9% instillieren

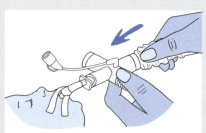

Ansatzstück mit einer Hand halten und mit der anderen den Katheter einführen

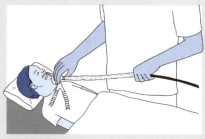

Beim Zurückziehen des Katheters mit Sog Ansatzstück festhalten. Danach Katheter spülen.

Abb. 12.6 Absaugen mit dem Trachcare®-System (Fa. Kendall). [L157]

(Katheter wieder etwas einführen, und die Luft aus der Hülle in Richtung Fingertip streifen, sie

kann sich dort über ein „One-Way-Ventil" entleeren)
- Katheter über Spülansatz mit ca. 2 ml NaCl 0,9 % spülen, dabei Ansatzstück nach unten halten, damit Spülflüssigkeit nicht in den Tubus läuft
- Restflüssigkeit mit etwas Luft aus dem Spülansatz entfernen
- Kontrollventil verschließen und mit Schutzkappe versehen
- System seitlich neben dem Beatmungssystem ablegen

Die Nachsorge erfolgt entsprechend der konventionellen Methode.

Das Vorschieben und Zurückziehen des Katheters erfordert Erfahrung, um unnötigen Zug am Tubus zu vermeiden. Zur Entnahme von Trachealsekret konnektieren Pflegende einen Auffangbehälter an das Kontrollventil und saugen wie beschrieben ab.

Vorbereitung des Respirators

Vor jeder Inbetriebnahme überprüfen Pflegende das Beatmungsgerät auf seine korrekte Bestückung und seine Funktionstüchtigkeit. Hierzu geben die jeweiligen Herstellerfirmen Checklisten heraus. Generell sind jedoch alle Geräte auf folgende Ausstattung und Funktion zu prüfen.

Ausstattung
- Schlauchsystem vollständig?
- Größe des Schlauchsystems beachten, da die Systeme ein unterschiedliches kompressibles Volumen aufweisen
- Schlauchsystem passend für die Beatmungsform? (z. B. kurze, starre Schläuche für HFOV)
- Kommt der Respirator mit Inhalationsoption zur Anwendung?
- Ist das Befeuchtungssystem vollständig und funktionstüchtig?

Funktion
- Baut das Gerät den maximalen Spitzendruck auf? Stimmt der eingestellte Spitzendruck mit dem Messwert überein?
- Ist das Schlauchsystem dicht? Test: Lange Inspirationszeit bei druckbegrenzter/druckkontrollierter Beatmung einstellen (Gerät muss gewünschten Spitzendruck halten).
- Funktionieren alle Alarmsysteme optisch und akustisch?
- Ist der Messwert der O_2-Konzentration identisch mit der Einstellung? (Tolerable Abweichung ± 6 %)
- Mechanisches Überdruckventil auf z. B. 30 mbar einstellen.

Die letzte Kontrolle des Beatmungsgeräts liegt in der Verantwortung des Arztes.

12.1.4 Beatmungsmuster

IMV/IPPV

Bei dieser kontrollierten Beatmungsform **IMV** (*intermittend mandatory ventilation*), **IPPV** (*intermittend positive pressure ventilation*) verabreicht das Gerät eine fest eingestellte Frequenz mit einem begrenzten Druck und einer definierten Inspirationszeit.

Das Kind kann in der Exspirationszeit auf PEEP-Niveau spontan atmen, wobei aber keine Synchronisation mit den vom Gerät gelieferten Atemhüben möglich ist (kein Trigger). Die IPPV unterscheidet sich von der IMV-Beatmung nur durch die höhere Frequenz, bei der reflektorisch eine Spontanatmung meist nicht mehr möglich ist.

Pflegerische Besonderheiten
Pflegende kontrollieren stets die Einstellung der oberen Druckgrenze. Ein Problem kann auftreten, sobald das Kind spontan die Exspiration einleiten möchte, das Gerät jedoch gleichzeitig seinen kontrollierten Hub verabreicht, sodass der Spitzendruck gefährlich ansteigt. Dieser gefährliche Druckanstieg kann auch beim Husten des Kindes am Respirator entstehen (Pneumothoraxgefahr).

S-IPPV

Das Beatmungsgerät verabreicht bei dieser assistierten Beatmungsform **S-IPPV** (*synchronized intermittend [continous] positive pressure ventilation*) eine fest eingestellte Frequenz mit einem begrenzten Druck und einer definierten Inspirationszeit.

Das Gerät kann jeden Atemhub synchronisiert verabreichen und beantwortet jeden Trigger des Patienten mit einem synchronisierten und kontrollierten Atemhub.

Pflegerische Besonderheiten
Es besteht die Gefahr der Hyperventilation, da das Gerät mit einer für den Patienten ausreichenden Frequenz beatmet. Das Kind kann aber mit jedem Trigger einen zusätzlichen Atemhub anfordern. Pflegende überwachen daher den pCO_2 des Kindes und die AMV-Grenzen des Respirators.

SIMV

Bei dieser assistierten Beatmungsform **SIMV** (*synchronized intermittend mandatory ventilation*) verabreicht das Gerät eine garantierte Mindestfrequenz (SIMV-Frequenz) an kontrollierten Atemhüben (je nach Respirator volumen- oder druckkontrolliert bzw. druckbegrenzt), die das Kind antriggern kann. Zwischen diesen Atemhüben hat das Kind die Möglichkeit, ohne Unterstützung des Geräts spontan auf PEEP-Niveau zu atmen. Das Gerät liefert dafür einen exspiratorischen Basisflow. Sollte das Kind in einem SIMV-Zyklus nicht triggern, erhält es den eingestellten SIMV-Hub kontrolliert vom Gerät. Diese Beatmungsform setzt der Arzt zur Entwöhnung des Kindes vom Respirator ein.

Pflegerische Besonderheiten
Pflegende überwachen und dokumentieren Spontanatmung und Atemrhythmus des Kindes, um einerseits die SIMV-Frequenz schrittweise reduzieren und andererseits Erschöpfungszeichen erkennen zu können.

Volumenkontrollierte Beatmung (VCV)

Bei dieser Beatmungsform verabreicht das Gerät eine garantierte Mindestfrequenz an volumenkontrollierten Atemhüben mit eingestellter Inspirationsdauer und Pausenzeit. Das eingestellte Tidalvolumen bleibt immer gleich, der aufgebaute Spitzendruck ist von der Compliance der Lunge abhängig und somit variabel. Das bedeutet: konstantes Volumen bei akzelerierendem Druck. Zusätzlich kann der Arzt eine Triggerschwelle einstellen, die es dem Patienten ermöglicht, weitere volumenkontrollierte Atemzüge auszuführen.

Diese Beatmungsform kommt meist bei lungengesunden und älteren Kindern zur Anwendung, z. B. zur postoperativen Nachbeatmung.

Pflegerische Besonderheiten
Der Arzt stellt die obere Druckgrenze etwa 5 mbar über dem Spitzendruck ein, um bei einer Verschlechterung der Lungencompliance oder bei einer Obstruktion der Lunge bzw. des Tubus, einem möglichen Anstieg des Spitzendrucks rechtzeitig entgegen zu wirken. Eine Hyperventilation ist ebenfalls möglich, da die Maschine jeden Trigger mit einem Atemhub beantwortet. Pflegende beachten daher v. a. die Alarmgrenzen für das exspiratorische Minutenvolumen.

Druckkontrollierte Beatmung (PCV)

Bei dieser Beatmungsform verabreicht das Gerät eine garantierte Mindestfrequenz an druckkontrollierten Atemhüben. Das eingestellte inspiratorische Druckniveau bleibt immer gleich. Das erforderliche Tidalvolumen ist von der Compliance der Lunge abhängig und somit variabel. Das bedeutet: konstanter Druck bei akzelerierendem Volumen. Zusätzlich kann der Arzt eine Triggerschwelle einstellen, die es dem Patienten ermöglicht, weitere druckkontrollierte Atemhübe anzufordern. Bei dieser Beatmungsform ist die Einstellung eines Atemminutenvolumens unmöglich.

Diese Beatmungsform kommt vorwiegend bei lungenkranken Patienten zum Einsatz, z. B. bei ARDS als „inverse ratio ventilation", aber auch bei Tubusleckagen, die durch druckkontrollierte Beatmung zu kompensieren sind (Beatmungsparameter und ihre klinische Relevanz siehe unten). Auch SHT-Patienten, bei denen ein konstantes intrathorakales Druckniveau erwünscht ist, um die Veränderungen des ICP durch einen evtl. schwankenden mittleren Atemwegsdruck so gering wie möglich zu halten, beatmet der Arzt häufig druckkontrolliert.

Pflegerische Besonderheiten
Um Veränderungen der Lungencompliance frühzeitig zu erfassen, ist die regelmäßige Kontrolle der gemessenen Tidalvolumina bzw. des exspiratorischen

Minutenvolumens erforderlich. Die Alarme des exspiratorischen Minutenvolumens sind eng eingestellt. Besonders bei der „inverse ratio ventilation" mit PEEP, d. h. die Inspirationszeit ist größer oder gleich der Exspirationszeit, kann es durch den hohen intrathorakalen Druck zum Abfall des HZV kommen und damit zu einer schlechteren Durchblutung in der Niere.

Druckregulierte volumenkontrollierte Beatmung (PRVC)

Bei dieser Beatmungsform verabreicht das Gerät eine garantierte Mindestfrequenz an volumenkontrollierten Atemhüben, die es druckreguliert abgibt. Das Gerät führt zunächst einige Testatemhübe aus, mit denen es die Compliance der Lunge misst. Anhand dieser Messungen ermittelt es den niedrigstmöglichen Druck für das gewünschte Tidalvolumen, sodass es jeden einzelnen Atemhub mit einem vorher ermittelten konstanten Druck verabreichen kann. Bei Änderungen der Compliance passt sich das Gerät den neuen Bedingungen an und verändert das Druckniveau automatisch, um immer den niedrigsten erforderlichen inspiratorischen Spitzendruck aufzubauen. Bei dieser Beatmungsform ist eine Pausendauer nicht wirksam.

Pflegerische Besonderheiten
Der Arzt stellt die obere Druckgrenze mindestens 5 mbar über dem tatsächlichen Spitzendruck ein, da das Gerät andernfalls geringere Drücke als erforderlich aufbauen und der Patient kein konstantes Tidalvolumen erhalten würde. Nach jeder Diskonnektion des Beatmungssystems, z. B. beim Absaugen, startet das Gerät erneut Testatemhübe zur Complianceermittlung. Bei niedriger Beatmungsfrequenz lässt sich zum schnelleren Erreichen des eingestellten Tidalvolumens die manuelle Inspiration 2–3-mal auslösen.

SIMV (volumenkontrolliert) mit Druckunterstützung (VCV-SIMV mit DU)

Bei dieser assistierten Beatmungsform verabreicht das Gerät eine garantierte Mindestfrequenz volumenkontrollierter Atemhübe, die das Kind antriggern kann. Zwischen diesen Atemhüben kann der Patient spontan auf PEEP-Niveau atmen, wobei er zu jedem spontanen Atemhub eine Druckunterstützung erhält. Wenn der Patient in einem SIMV-Zyklus nicht triggert, erhält er nur die volumenkontrollierten SIMV-Hübe. Es empfiehlt sich, auf die Einstellung einer inspiratorischen Pausendauer zu verzichten (*SIMV* siehe oben).

Pflegerische Besonderheiten
Manche Kinder reagieren beim Umschalten von kontrollierter auf synchronisierte Beatmung mit einer Tachypnoe („Hecheln") und Unruhe, eine Sedierung kann erforderlich sein. Eine fortdauernde Tachypnoe ist möglicherweise ein Zeichen, dass die eingestellten Parameter nicht ausreichen. Der Arzt kann versuchen, durch die Erhöhung der Unterstützung des Kindes (mittels Erhöhung der Druckunterstützung oder die Erhöhung der SIMV-Frequenz) eine suffiziente Beatmungssituation zu erreichen. Weil das Kind v. a. in der Spontanatmungsphase seine Atemmuskulatur trainiert, achten Pflegende besonders auf Erschöpfungszeichen. Lässt sich die Druckunterstützung schrittweise zurücknehmen und wird die Druckunterstützung überflüssig, kann der Arzt die SIMV-Frequenz, abhängig vom Alter, langsam reduzieren und eine Extubation vornehmen.

SIMV (druckkontrolliert) mit Druckunterstützung (PCV-SIMV mit DU)

Bei dieser assistierten Beatmungsform verabreicht das Gerät eine garantierte Mindestfrequenz druckkontrollierter Atemhübe, die das Kind antriggern kann. Zwischen diesen Atemhüben kann der Patient spontan auf PEEP-Niveau atmen, wobei er zu jedem spontanen Atemhub eine Druckunterstützung erhält. Wenn der Patient in einem SIMV-Zyklus nicht triggert, erhält er nur die druckkontrollierten SIMV-Hübe.

Pflegerische Besonderheiten
SIMV (volumenkontrolliert) und Druckunterstützung siehe oben

Druckunterstützte Beatmung (PSV)

Bei der druckunterstützten Beatmung handelt es sich um eine reine Spontanatmungsform. Das Kind atmet auf PEEP-Niveau und erhält bei jedem Trigger eine Druckunterstützung. Die gewünschte Druckunterstützung ist einzustellen. Das erreichte Tidalvolumen ist von der Compliance der Lunge abhängig und somit variabel. Mit zunehmender respiratorischer Aktivität reduziert der Arzt die Druckunterstützung langsam, bis eine reine CPAP-Atmung vorliegt bzw. der Patient extubationsfähig ist.

Pflegerische Besonderheiten
Da keine garantierte Atemfrequenz für das Kind vorgegeben ist, überprüfen Pflegende die Atemkapazität engmaschig. Die untere Alarmgrenze des exspiratorischen Minutenvolumens ist knapp unter dem erwünschten Mindestvolumen einzustellen. Um rechtzeitig eine Hyperventilation zu erkennen und zu vermeiden, ist auch die obere Alarmgrenze des exspiratorischen Minutenvolumens knapp einzustellen. Meist ist ein Apnoealarm nach 15 Sek. im Gerät selbst aktiviert und nicht von außen einstellbar. Einige Beatmungsgeräte schalten bei einer über die eingestellte Apnoezeit hinausgehenden Apnoe in eine kontrollierte Beatmungsform um.

Volumenunterstützte Beatmung (VSV)

Bei der volumenunterstützten Beatmungsform handelt es sich ebenfalls um eine Spontanatmungsform. Das Kind atmet auf PEEP-Niveau und erhält bei jedem Trigger eine Volumenunterstützung. Das gewünschte inspiratorische Minuten- und Tidalvolumen wird eingestellt. Der inspiratorische Spitzendruck ist von der Compliance der Lunge abhängig und somit variabel. Die Einstellung der oberen Druckgrenze ist unbedingt erforderlich, um zu hohe Spitzendrücke frühzeitig zu erkennen. Der Arzt reduziert die Volumenunterstützung nach und nach, bis eine CPAP-Atmung vorliegt bzw. der Patient extubationsfähig ist.

Pflegerische Besonderheiten
Druckunterstützte Beatmung (PSV) siehe oben

BIPAP

BIPAP (*Biphasic positive airway pressure*) ist eine druckkontrollierte Beatmung mit 2 Druckniveaus. Der untere Beatmungsdruck (meist P_1) entspricht dem PEEP und der obere Beatmungsdruck (meist P_2) dem Inspirationsdruck P_{insp}. Die Frequenz des Wechsels wird am Beatmungsgerät eingestellt. Es ist darauf zu achten, dass ein ausreichendes Atemminutenvolumen für das Kind erreicht wird. Bei zu hohem AMV wird das obere Druckniveau schrittweise nach unten, bei zu niedrigem AMV schrittweise nach oben geregelt. Zum Weanen werden Frequenz und oberes Druckniveau reduziert. Wenn nötig, besteht die Möglichkeit, einen inspiratorischen Hilfsdruck (ASB) einzustellen, den das Kind antriggern kann. Während der gesamten Zeit hat das Kind die Möglichkeit, spontan zu atmen. Der Vorteil des BIPAP besteht in der Zusammenfassung mehrerer Beatmungsformen in einem Verfahren (IMV, SIMV, CPAP). Bei obstruktiven Lungenerkrankungen, z. B. Asthma oder COPD, ist aufgrund der meist wechselnden Compliance der Lunge und den oft erforderlichen hohen Beatmungsdrücken von BiPAP Abstand zu nehmen.

Continuous positive airway pressure

Bei der **continuous positive airway pressure-Atmung** (*CPAP*) handelt es sich um eine reine Spontanatmung auf PEEP-Niveau. Am Gerät lassen sich PEEP, Flow und FiO_2 einstellen. Der PEEP bewirkt einen Atelektasenschutz und erhöht die funktionelle Residualkapazität, der Flow stimuliert die Inspiration des Patienten. Die Surfactantausschüttung in den belüfteten Alveolen wird unterstützt. Der CPAP ist entweder über einen endotrachealen oder nasopharyngealen Tubus zu verabreichen. Beim binasalen CPAP finden kleine Prongs, wenige Zentimeter in beide Nasenlöcher eingeführt, oder nasale Masken Verwendung. Pflegende schließen sie an ein eigens dafür vorgesehenes System an.
 Indikationen für den Einsatz des CPAP sind z. B.
- Entwöhnung nach Langzeitbeatmung
- ANS 1 bei Früh- und Neugeborenen
- respiratorische Anpassungsstörung
- Atemunterstützung nach der Extubation

Die O_2-Gabe sollte beim nasalen CPAP 40 % nicht überschreiten, da bei höherem O_2-Bedarf üblicherweise die Indikation zur Beatmung besteht.

Mononasaler CPAP
Beim „nasalen CPAP" wählen Pflegende zunächst die passende Tubusgröße. Bei zuvor intubierten Pa-

tienten ist entweder die identische Größe oder der um eine halbe Größe kleinere Tubus geeignet. Faustregel für Patienten, die zuvor nicht intubiert waren: der passende CPAP-Tubus hat etwa die Größe des kleinen Fingers des Patienten.

Dann messen Pflegende die Distanz zwischen Ohrläppchen und Nasenspitze und subtrahieren davon einen Zentimeter. Der Tubus ist bis zu dieser Länge über ein Nasenloch einzuführen.

Alternativ kann der Arzt die korrekte Tubusposition erreichen, indem er den Larynx mit einem Laryngoskop einstellt und den Tubus unter Sicht bis oberhalb des Kehlkopfes vorschiebt. Die Pflegenden dokumentieren die ermittelte Tubusmarke.

Binasaler CPAP

Die Auswahl der Prongs bzw. der Nasenmaske richtet sich nach der Größe der Nasenlöcher bzw. der Nase des Kindes. Passend dazu ist jeweils eine mitgelieferte Mütze zu wählen, um das System zu fixieren. Anschließend schließen die Pflegenden den Prong bzw. die Maske an das CPAP-System an. Meist ordnet der Arzt die binasale CPAP-Beatmung mit 4 l/Min. Flow, 4 mbar PEEP und bedarfsorientierter O_2-Einstellung an.

CPAP mit Frequenz

Bei FG und NG können mono- bzw. binasaler CPAP zusätzlich mit einer Druck- und einer Frequenzeinstellung ausgestattet werden. Hierbei ist zu beachten, dass ähnliche Komplikationen wie bei der NIV auftreten können, v. a. Probleme im Magendarmbereich.

Der Arzt wählt meist einen etwas höheren Flow und einen Pin zwischen 10–15. Bei höheren Drücken treten häufig zu starke Leckagen auf bzw. öffnen die Patienten den Mund und eine effektive NIV ist nicht mehr möglich. Optimal ist es für die Patienten, wenn die eingestellte Frequenz auf das Atemmuster synchronisiert werden kann.

Pflegerische Besonderheiten [5]

Mundschluss und Mundschleimhaut

Um den PEEP-Verlust zu reduzieren, sind Pflegende bestrebt, den Mund des Kindes zu schließen. Dies lässt sich z. B. durch die Gabe eines Beruhigungssaugers erreichen. Ggf. können sie zur Kompensation auch den Flow etwas erhöhen.

Der hohe Flow führt zu einer verstärkten Austrocknung der Schleimhäute. Zu jeder Pflegerunde inspizieren Pflegende die Mund- und Nasenhöhle und feuchten sie im Anschluss an die Maßnahme mit Pflegelösungen (z. B. Tee, Dexpanthenollösung) an. Die Lösung eignet sich außerdem zur Entfernung von zähem Sekret.

> Beim endotrachealen CPAP ist zu bedenken, dass die Totraumventilation v. a. bei Frühgeborenen sehr hoch ist, und die Exspiration ausschließlich über den Tubus erfolgen kann. Daher ist dieser zu kürzen.

Atmung
- Pflegerische Aspekte bei der Physiotherapie- und Versorgungsrunde:
  - Hustet das Kind spontan oder nach Stimulation?
  - Hat es Stimme?
  - Wie belastbar ist es? (Bradykardie oder S_pO_2-Abfall nach Tubusentfernung?)
  - Wie ist das Sekret beschaffen?
  - Wie hoch ist der O_2-Bedarf ohne Tubus bzw. bei Belastung?
  - Wie ändern sich Atemmuster, Hautkolorit und die periphere Temperatur?
- Bei FG und NG im Inkubator gleiche O_2-Konzentration wie am CPAP einstellen, um beim Ziehen des nasalen Tubus durch das Kind selbst (bzw. durch die Pflegekraft) S_pO_2-Abfälle zu vermeiden

Lagerung

Da die Kinder aufgrund des hohen Flows im Rachen häufig Luft „schlucken", können Blähungen entstehen. Die Bauch- oder leichte Oberkörperhochlage begünstigen das Entweichen der Luft. Dies entlastet das Zwerchfell und erleichtert die Atmung.

Ernährung

Eine Überblähung des Magens kann zu Ernährungsstörungen führen. Pflegende hängen die Magensonde hoch und lassen sie offen, damit Luft entweichen kann. Um eine bessere Verträglichkeit der Nahrung zu erzielen, können sie die Menge jeder Einzelportion reduzieren und die Zahl der Mahlzeiten erhöhen. Bauchmassage, Fußreflexzonenmassage oder die Anlage eines Darmrohrs tragen bei Verdauungsproblemen zur Entlastung bei.

Hautpflege

Vor allem bei binasalen CPAP-Systemen ist eine sehr gute Hautpflege durchzuführen. HCV® sind ein wichtiges Hilfsmittel. Sie werden einerseits auf dem Nasenrücken angewendet, zwischen Oberlippe und Naseneingang, sowie im Bedarfsfall auf dem Wangenknochen (je nach Fixierungssystem). Ergänzend ist die Haut mit Dexphanthenolcreme zu pflegen oder mit einem Hautschutzfilm z. B. Cavilon® zu versorgen.

Komplikationen
- Tubusobstruktion durch Sekret
- Überblähung des Magen-Darm-Trakts durch hohen Flow (CPAP bei NEC-Verdacht kontraindiziert)
- Schleimhautverbrennung, -austrocknung bei zu hoher Heizungstemperatur/Flow
- Hautläsionen oder Dekubitus an der Nase
- PEEP kann Exspiration behindern → vermindertes AMV → CO_2-Akkumulation → respiratorische Azidose (Maßnahme: PEEP ↓)
- extraalveoläre Gasansammlungen wie Emphysem, Pneumomediastinum, Pneumothorax, Pneumoperikard

Noninvasive Ventilation [4]

Unter **noninvasiver Ventilation** (*NIV*) versteht man die Atemunterstützung oder Beatmung unter Umgehung eines endotrachealen Tubus. Heutzutage wird vorwiegend die **Positiv Pressure Ventilation** (*PPV*) eingesetzt, die mithilfe einer Maske durchgeführt wird. Die Vorteile der NIV bestehen in einer verbesserten Akzeptanz des Patienten, vermindertem Infektionsrisikos, Schonung der Atemwege, besserer verbaler Kommunikation und normaler Nahrungszufuhr.

Als Erfolg der NIV ist zu werten, wenn der primäre Verlauf innerhalb der ersten zwei Std. nach Anlegen der Beatmung positiv ist. Dabei ist vor allem die Tendenz entscheidend. Es ist nicht zu erwarten, dass sich in diesen Zeitraum bereits Normalwerte erreichen lassen. Ganz konkret werden arterieller pCO_2, Oxygenierung (S_pO_2 > 90 %), Atemfrequenz, Herzfrequenz und der Allgemeinzustand überwacht.

Bei der noninvasiven Ventilation kommen verschiede Masken oder Helme zum Einsatz:
- Nasenmasken/Nasen-Mundmasken
- Gesichtsmasken
- CPAP-Helme bei Patienten, die keine Masken tolerieren

Die Masken und Helme müssen an die jeweilige Kopf- und Gesichtsgröße angepasst sein, um eine ausreichende Dichtigkeit zu erzielen.

Indikationen
- Chronisch obstruktive Lungenerkrankung (COPD)
- Akute respiratorische Insuffizienz (ARI)
- Kardial bedingtes Lungenödem
- Entwöhnung von der Beatmung (Weaning)
- Schlafapnoesyndrom
- Perioperative Phase
- Akute Dekompensation der chronisch erschöpften Atempumpe bei Muskeldystrophie, Kyphoskoliose

Kontraindikationen (nach H. Burchardi)
- Koma oder nicht beherrschbarer Verwirrtheitszustand (wenn nicht durch Hyperkapnie bedingt)
- Schwere Kooperationsprobleme
- Akute lebensbedrohliche Hypoxie
- Herz- oder Atemstillstand
- Hämodynamische Instabilität
- Erhöhte Gefahr der Regurgitation und Aspiration sowie Schluckstörungen
- Ileus, GI-Blutungen, kürzlich abdominelle OP
- Hindernisse in den oberen Atemwegen (z. B. Tumor, Verletzung)
- Bronchoskopisch nicht korrigierbare Sekretretention

Abbruch- und Intubationskriterien
Die **Abbruch-** bzw. **Intubationskriterien** liegen nahe zusammen. Unter Umständen ist eine rasche Intubation nötig.

Abbruchkriterien
Ein Abbruch erfolgt, wenn der Patient sich respiratorisch verschlechtert.
- FiO_2 bedarf steigt über 0,5
- arterieller pCO_2 ⇊ pH-Wert ⇊

Schwere Kooperationsprobleme des Kindes, eine progrediente Bewusstseinsverschlechterung, sowie nicht beherrschbare Maskenprobleme sind weitere Abbruchkriterien. Probleme im Verdauungstrakt, z. B. nicht mehr beherrschbare Aerophagie (Luftverschlucken mit Magenaufblähen) oder eine starke Aspiration von Nahrung, führen ebenso zur Beendigung der NIV.

12.1 Endotracheale Intubation

Intubationskriterien
Hauptkriterien für eine Intubation sind
- Atemstillstand
- Apnoen gefolgt von Eintrübung des Patienten bis zur Schnappatmung
- starke Unruhe mit der Notwendigkeit zur Sedierung
- Bradykardien
- Kreislaufinstabilität
- einige der Abbruchkriterien

Leckagen stellen häufig Probleme dar. Diese können bei Masken z. B. durch Ernährungssonden entstehen, die unter dem Maskenrand durchlaufen. Für diese Fälle bieten Maskenhersteller kleine Kunststoffstege an, die unter den Maskenrand gelegt werden und über die Sonde geführt werden können. Die Beatmungsgeräte können geringe Leckagen kompensieren.

Pflegerisch zeigen sich ähnliche Probleme wie bei Anwendung eines binasalen CPAP (siehe oben)

Hochfrequenzoszillationsbeatmung

Die **Hochfrequenzoszillationsbeatmung** (*HFOV*) ist eine Beatmungsform, bei der das Beatmungsgerät das Atemgas in Schwingungen versetzt. Die Frequenz ist in Hz (Hertz) angegeben (1 Hz = 60 Schwingungen/Min.). Während bei der konventionellen Beatmung in der Inspirationsphase hohe Spitzendrücke auf die Alveolen wirken, herrscht bei der HFOV während der In- und Exspiration ein nahezu konstanter Druck in den Alveolen = **mittlerer Atemwegsdruck** (*MAP*). Durch den konstanten Atemwegsdruck und die geringen Volumenschwankungen in der In- und Exspiration bleiben die Alveolen offen. Um Druck- und Schwingungsverluste zu vermeiden, sind die Schlauchsysteme für diese Beatmungsform kurz, starr und glatt.

Prinzip
Der Mechanismus der HFOV beschränkt sich nicht allein auf den Gasaustausch im Bereich der molekularen Ebene (Diffusion und Konvektion), wie bei einer herkömmlichen Beatmung. Mit dem Austausch des geringen Tidalvolumens bei der HFOV, das teilweise kleiner ist als der anatomische Totraum des Kindes, wäre bei den konventionellen Methoden keine effektive Beatmung möglich.

> Der MAP beeinflusst die Oxygenierung, d. h. je mehr Alveolen geöffnet sind, desto größer ist der Gasaustausch. Die Amplitude und Frequenz wirken auf die Ventilation, d. h. je höher die Amplitude und je niedriger die Frequenz, desto größer sind das Tidalvolumen und die CO_2-Elimination.

Indikationen
- ANS
- Zwerchfellhernie
- PPHN
- schwere Pneumonie
- Mekoniumaspiration
- Barotrauma unter konventioneller Beatmung
- Hypoplasien

Komplikationen
- Lungenemphysem (pO_2 ↓, S_pO_2 ↓, pCO_2, HZV ↓, RR ↓, HF ↑)
- Blutdruckabfall

Pflegerische Besonderheiten
Neben der regelmäßigen Kontrolle der Vitalparameter achten Pflegende auf eine mögliche Spontanatmung des Kindes. Vor allem bei hohen MAP-Werten ist ein Gegenpressen durch das Kind zu verhindern, evtl. ist dazu eine Sedierung notwendig. Sollte die seitengleiche leichte Thoraxvibration abnehmen, denken Pflegende an eine Tubusdislokation oder -obstruktion. Das endotracheale Absaugen erfolgt mit einem geschlossenen Absaugsystem. Beim Einsatz der HFOV als Rescue-Therapie, also nach der konventionellen Beatmung, ist häufiger eine Trachealtoilette notwendig, da unter der HFOV eine verstärkte Sekretolyse entstehen kann. Um einen Druckverlust des MAP zu vermeiden, erhöhen Pflegende ihn nach Rücksprache mit dem Arzt vor dem Absaugen um 2–3 mbar. Der Einsatz des geschlossenen Absaugsystems behindert den Flow des Exspirationsgases nicht wesentlich, d. h. der pCO_2-Wert des Kindes steigt nicht an.

Wichtig ist regelmäßiges Umlagern (Seiten-, Rücken- und Bauchlage), um eine bessere Perfusion und Ventilation aller Lungenabschnitte zu erreichen. Die Lagerung des Kindes ist durch die starren, kurzen Schlauchsysteme erschwert, v. a. im Inkubator. Wenn möglich, legen Pflegende das Kind auf eine offene Wärmeeinheit.

Während der Therapie ist der Patient kontinuierlich einer erheblichen Geräuschkulisse durch das Beatmungsgerät ausgesetzt. Durch gezielte akustische und taktile Stimulationen während der Pflegemaßnahmen geben Pflegende dem Kind konkrete Anregungen. In den Ruhephasen dämpfen sie die eintönigen Geräusche durch Wattepolster an den Ohren und ein Mützchen. Eine Auskultation zur Ermittlung der Lungenbelüftung lässt sich nur während einer Unterbrechung der HFOV durchführen. Dazu muss der Patient in der Lage sein, spontan zu atmen bzw. Pflegende beatmen ihn manuell mit dem Beatmungsbeutel. Sekret ist auch während einer laufenden HFOV hörbar.

Beatmungsparameter und ihre klinische Relevanz

Die maschinelle Beatmung enthält zahlreiche Risiken für den Patienten. Um Komplikationen rechtzeitig zu erkennen, ist eine kontinuierliche und geschulte Überwachung notwendig. Dies erfordert die Kenntnis der **Beatmungsparameter** und ihre Auswirkungen auf den menschlichen Organismus.

Die Oxygenierung ist beeinflusst durch:
- FiO_2
- Inspirationszeit
- PEEP
- P_{insp}

Die Ventilation und CO_2-Elimination ist abhängig von:
- P_{insp}
- Beatmungsfrequenz
- PEEP
- Inspirationszeit
- ausreichender Exspirationszeit

Atemzeitverhältnis

Das **Atemzeitverhältnis** ist durch die Einstellung Inspirationszeit (T_{in}) zu Exspirationszeit (T_{ex}) bestimmt. Normalerweise stehen sich In- und Exspiration (I:E) in einem Verhältnis von 1:2 gegenüber.

Die Länge der Inspirationszeit hängt vom Alter (Früh- und Neugeborene: 0,3–0,5 Sek., Kleinkinder ≥0,5 Sek.), Erkrankung und Beatmungsmuster ab. Die Inspirationszeit ist so zu wählen, dass der Patient das benötigte Tidalvolumen erhält, um eine ausreichende Oxygenierung zu gewährleisten. Die Inspirationszeit kann maximal 80 % des Atemzyklus betragen, die restlichen 20 % sind für die Exspiration notwendig (IRV siehe unten).

Die Exspirationsphase soll eine vollständige Ausatmung gewährleisten. Wird das Atemzeitverhältnis zwischen I:E umgekehrt (von 1:1 bis maximal 4:1), lässt sich eine verbesserte Oxygenierung bei schweren Lungenschäden (z. B. ARDS) erreichen. Dieses Beatmungsmuster bezeichnet man als **inverse ratio ventilation** (IRV). Wegen der erheblichen Beeinträchtigung der Herz-Kreislauf-Funktion bedarf sie einer strengen Indikationsstellung. Oft sind hierbei Katecholamine zur Kreislaufunterstützung notwendig.

Durch die starke Verkürzung der Exspirationszeit kann es zu einer unvollständigen Ausatmung mit stufenweisem Anstieg des endexspiratorischen Drucks kommen („air trapping"-Phänomen mit erhöhter Kreislaufbelastung durch Behinderung des venösen Rückstroms).

> Überblähte Lunge langsam während des Zeitraums einiger Herzaktionen entblähen. Plötzliches Entblähen verursacht einen massiven Abfall des intrathorakalen Drucks und des pulmonalen Gefäßwiderstandes, dadurch sinkt Vorlast des linken Ventrikels und mit ihr der Blutdruck.

Inspiratorischer Spitzendruck

Der **inspiratorische Spitzendruck** (P_{insp}) ist abhängig vom Inspirationsflow, von der Resistance und der Compliance der Lunge. Der Druckanstieg ist umso steiler, je größer der Inspirationsflow und je kleiner die Compliance sind.

Bei druckbegrenzter oder druckkontrollierter Beatmung kann das Gerät nur den eingestellten Beatmungsdruck aufbauen. Das von den pulmonalen Widerständen abhängige Tidalvolumen ist daher variabel. Volumengesteuerte Beatmungsformen verabreichen ein konstantes Tidalvolumen. Complianceveränderungen führen zu Änderungen des inspiratorischen Spitzendrucks.

Positiv endexspiratorischer Druck (PEEP)

Der Atemwegsdruck sinkt am Ende der Exspiration nicht auf 0, sondern das Beatmungsgerät hält ihn auf einem positiven Druckniveau.

> Angestrebte PEEP-Einstellung = Best-PEEP. Erzielt maximale Gewebeoxygenierung bei geringstem FiO_2.

Wirkungen und Risiken
- Erhöhung der funktionellen Residualkapazität
- Reduktion des intrapulmonalen Rechts-Links-Shunts (Erhöhung des pO_2)
- Eröffnung der Atelektasen und Vermeidung eines Alveolarkollapses
- vermindertes HZV durch
  - Stauung des venösen Rückstromes (ZVD↑)
  - erhöhten pulmonalen Gefäßwiderstand (PAP↑)
  - myokardialer Blutfluss ↓, Verlagerung des Intraventrikularseptums
  - neurale und humorale Depression des linken Ventrikels
- zerebraler Perfusionsdruck ↓ durch erhöhten intrakraniellen Druck und vermindertes HZV
- veränderter renaler Blutfluss, Wasserretention als Kompensationsmechanismus des Körpers, um den verminderten venösen Rückstrom zum Herzen auszugleichen
- reduzierter intestinaler und hepatischer Blutfluss
- Überblähung der gesunden Alveolen und Erhöhung des physiologischen Totraums
- erhöhte Gefahr eines Barotraumas: Pneumothorax, -mediastinum, -perikard, Hautemphysem

Inspiratorische Sauerstoffkonzentration

Die **inspiratorische Sauerstoffkonzentration** (FiO_2) ist so hoch zu wählen, dass der Körper des Patienten einen normalen Sauerstoffpartialdruck erreicht.

Wirkungen und Risiken
- Reduktion des pulmonalen Gefäßwiderstandes bei $pO_2 \geq 90$ mmHg und somit Gefahr der Lungenüberflutung
- pulmonale Sauerstofftoxizität bei Konzentrationen $\geq 50\%$. Es kommt zu Lungenveränderungen mit Verdickung der Alveolarmembranen, interstitiellem und interaalveolärem Ödem, Atelektasen
- Frühgeborenenretinopathie

Mittlerer Atemwegsdruck

Der **mittlere Atemwegsdruck** (*MAD*) berechnet sich aus PEEP, Inspirationszeit, P_{insp}, Druckplateau und Exspirationszeit und wirkt auf den pO_2.

Ein hoher MAD reduziert das HZV und damit die Sauerstofftransportkapazität.

Überwachung des Beatmungsgerätes

Bei der **Überwachung des Beatmungsgeräts** achten Pflegende auf verschiedene Aspekte:
- Alarmgrenzen einstellen und regelmäßig kontrollieren
- sterilen Umgang mit Schlauchsystem gewährleisten, System steril zusammenbauen, bei jeder Diskonnektion Ansätze steril ablegen
- Funktionsfähigkeit des Befeuchters sicherstellen
- Kondenswasser regelmäßig entleeren, da Feuchtigkeit im Beatmungssystem ein ideales Milieu für Keime bildet
- Schlauchsysteme mit integrierter Schlauchheizung bevorzugen, damit kein Kondenswasser anfällt
- Beatmungsschläuche sowie ggf. die Bakterienfilter regelmäßig nach hausinternen Standards wechseln
- Beatmungsschläuche vor Zug und Diskonnektion sichern

Blähen der Lunge

Die manuelle oder maschinelle Inspiration erfolgt möglichst synchron zur Inspiration des Patienten. Zu starkes oder zu rasches **Blähen** führt zur Hyperventilation und vermindert evtl. den Atemantrieb des Patienten. Bei fehlender Spontanatmung stellt der Arzt die Beatmungsfrequenz altersentsprechend ein.

Indikationen
- verringerte Belastbarkeit während und nach der Trachealtoilette
- Reanimation
- plötzliche respiratorische Verschlechterung
- pulmonalhypertensive Krisen
- Spontanatmung über den Tubus

Maschinelles Blähen
Das **maschinelle Blähen** der Lunge ist dem manuellen vorzuziehen. Die Betätigung der Taste „manuelle Inspiration" am Beatmungsgerät löst einen Atemhub aus. Dieser ist durch die eingestellten Beatmungsparameter, z. B. P_{insp}, PEEP, FiO_2 oder Inspirationsdauer genau definiert. Das unkontrollierte Blähen kann

besonders bei Frühgeborenen zu einem Pneumothorax führen.

Manuelles Blähen
Zum **manuellen Blähen** der Lunge verwendet man einen Beatmungsbeutel mit Überdruckventil und PEEP-Aufsatz. Bei Sauerstoffbedarf konnektieren Pflegekräfte den Beutel mit einem, am O_2-Flowmeter angebrachten Verbindungsschlauch. Der O_2-Bedarf des Kindes richtet sich nach der S_pO_2.

Maskenbeatmung

Die **Maskenbeatmung** ist eine künstliche Beatmung mit Hilfe einer Beatmungsmaske und eines Beatmungsbeutels.

Indikationen
- Präoxygenierung vor einer Intubation
- manuelles Überblähen der Lunge bei FG zur Atemerleichterung
- plötzlicher Atemstillstand

Material
Für die Maskenbeatmung benötigen Pflegende einen altersgemäßen Beatmungsbeutel bei FG und NG mit Druckmessung oder -begrenzung, eine altersgemäße Beatmungsmaske, einen O_2-Flowmeter mit Sauerstoffschlauch, eine funktionstüchtige Absaugvorrichtung mit entsprechenden Absaugkathetern sowie unsterile Handschuhe.

Durchführung
Das Kind mittels EKG, S_pO_2 und RR-Messung überwachen. Pflegende stellen den Systolenton am Monitor laut. Sie saugen in jedem Fall vor der Maßnahme den Mageninhalt ab.

> **VORSICHT**
> Füllt sich der Magen während der Maskenbeatmung mit Luft, kann es zu einem Reflux des Mageninhaltes kommen. Unter Umständen aspiriert das Kind.

Wenn nötig, erhält das Kind eine Sedierung. Pflegende unterlagern die Schultern bei Säuglingen und KK, größere Kinder lagern sie mit leicht überstrecktem Kopf. Die Effektivitätskontrolle der Beatmung erfolgt durch Auskultation, S_pO_2-Kontrolle und Beobachtung der Thoraxexkursionen. Die Pflegenden sagen dem ausführenden Arzt die Überwachungsparameter regelmäßig an.

Komplikationen
- Beatmung des Magens
- Aspiration
- Pneumothorax
- Insuffiziente Beatmung

12.1.5 Entwöhnung vom Respirator

Extubation

Eine Extubation ist nach Möglichkeit immer sorgfältig zu planen und vorzubereiten. Der Arzt oder die Pflegekraft versuchen, einen günstigen Zeitpunkt im Tagesablauf zu wählen, d. h. nicht unmittelbar vor einem Schichtwechsel, nicht während einer Stressphase und auch nicht unbedingt nachts. Die Verfügbarkeit eines weiteren Arztes, der im Falle einer Reintubation helfen könnte, ist von Vorteil.

Günstig ist die Extubation am Ende einer „kleinen" Versorgungsrunde und nach Möglichkeit in bereits endgültiger Lagerungsposition, um dem Kind anschließend Ruhe zu gönnen.

Die Extubation führen eine erfahrene Pflegekraft oder ein Arzt durch.

Voraussetzungen
- ausreichende Spontanatmung
- geringer Beatmungsbedarf, d. h. $FiO_2 \leq 40\%$, niedrige Frequenz und P_{insp}, assistierende Beatmungsform mit ausreichendem Spontanatmungsanteil
- Kind ist beim endotrachealen Absaugen gut belastbar, hustet beim Absaugen oder spontan
- stabile Hämodynamik

Komplikationen
- Aspiration → Kind war nicht nüchtern/nicht abgesaugt?
- Atelektase → Tubus während der Exspiration gezogen?
- Schleimhaut- oder Trachealverletzungen durch nicht entblockten Cuff

- Kehlkopfschwellung (Symptome: inspiratorischer Stridor, Atemnot, Zyanose, Apnoe, Bradykardie, tritt besonders häufig bei Frühgeborenen auf)

Vorbereitung des Kindes
- vor elektiver Extubation: Kind 4–6 Std. nüchtern lassen
- Infusionsmenge erhöhen
- Kind altersentsprechend über die bevorstehende Maßnahme aufklären
- Lagerung mit erhöhtem Oberkörper. Bei Früh- und Neugeborenen hat sich die Lagerung auf dem Bauch (z. B. Hängebauchlage oder Bauchlagerung auf einem Steg) als sehr vorteilhaft erwiesen
- transkutane pO_2- und pCO_2-Messsonde nochmals kalibrieren und neu kleben
- kurz vor der Extubation: endotracheal, NRR und Magen absaugen
- zur Dekompression des Magens Magensonde hoch und offen hängen

Vor allem bei FG/NG ist meist eine zusätzliche Atemstimulation erforderlich, dies kann durch die i. v.-Gabe von Theophyllin (oder der oralen Gabe von Coffein) erfolgen.

Vorbereitung des Materials
- funktionierende Absauganlage mit altersgemäßen Absaugkathetern
- Beatmungsbeutel mit altersentsprechender Maske verbunden mit einer Sauerstoffanlage
- Reintubationsbesteck und die dafür nötigen Medikamente
- je nach Standard und Bedarf: ggf. Nasentropfen, O_2-Vernebler oder eine O_2-Nasensonde/-brille bzw. Materialien für eine Atemunterstützung mittels CPAP

Nach Langzeitbeatmung, bei bekannter Tracheomalazie, bei BPD, bei zuvor schwieriger Intubation sowie häufig bei Kindern mit Trisomie 21 ist mit einem Stridor bzw. Obstruktion zu rechnen. In diesen Fällen stellen Pflegende zusätzlich ein Inhaliersystem mit den entsprechenden Medikamenten bereit.

Durchführung
- Tubuspflaster befeuchten und vorsichtig entfernen
- Tubus mit Cuff entblocken
- mit dem Beatmungsbeutel über den noch liegenden Tubus, synchron zur Spontanatmung des Kindes, 2–3 Atemhübe zum Blähen und Oxygenieren der Lunge verabreichen
- Tubus während der Inspiration ziehen
- über das Nasenloch, in dem der Tubus lag, Sekret absaugen, um die häufig dahinter sitzenden Schleimpfröpfe zu entfernen
- NRR absaugen
- ggf. Nasentropfen und nach Bedarf des Kindes O_2 mittels Vernebler, O_2-Sonde oder -brille verabreichen

Pflege und Überwachung nach der Extubation
In der ersten Zeit nach der Extubation die Atmung hinsichtlich Frequenz, Einziehungen, Nasenflügeln und Atemgeräuschen (z. B. Stridor) überwachen. Pflegende führen nach Bedarf atemerleichternde Lagerungen oder Inhalationen durch. Bei der Überwachung der Vitalparameter gilt auch der Temperatur ein Augenmerk. Die periphere und zentrale Temperatur des Kindes kann bei großer Anstrengung und Stress sinken, aber auch steigen. Fieber ist entsprechend zu therapieren, da es den O_2-Bedarf erhöht. Eine Veränderung der Bewusstseinslage, z. B. eine vermehrte Schläfrigkeit, kann ein Hinweis auf einen pCO_2-Anstieg durch eine insuffiziente Atmung sein. Beim Hautkolorit achten Pflegende auf Zeichen einer zentralen Zyanose, die auf ein pulmonales Problem hinweisen kann, z. B. zyanotisches Nasen-Mund-Dreieck, livide Mundschleimhaut.

Blässe, marmorierte Haut, Kaltschweißigkeit und periphere Zyanose sind Zeichen von Stress oder einer insuffizienten Herzleistung.

Nach ca. 30 Min. ist eine BGA durchzuführen.
- Symptome bei **Hyperkapnie**: vermehrte Hautdurchblutung (meist zuerst im Bereich der Wangen erkennbar), Kaltschweißigkeit, Somnolenz, Koma durch CO_2-Narkose, arterielle Vasodilatation, ICP-Anstieg, venöse Vasokonstriktion, Herzrhythmusstörungen, Azidose, Hyperkaliämie
- Symptome bei **Hypokapnie**: verminderte Hautdurchblutung, Blässe, Somnolenz, Koma, evtl. „Pfötchenstellung", arterielle Vasokonstriktion, v. a. zerebral (Hirnperfusion ↓), venöse Vasodilatation (HZV ↓, RR ↓), Herzrhythmusstörungen, Alkalose, Hypokaliämie

Im weiteren Verlauf ist eine sorgfältige Physiotherapie unabdingbar, um das Sekret zu mobilisieren, Atelektasen vorzubeugen und eine Erschöpfung zu verhindern.

Durch eine gute Mund- und Nasenpflege halten Pflegende die Schleimhaut des Kindes intakt, damit sie ihre Aufgabe als „Anfeuchter" der Atemluft optimal erfüllen kann.

Wenn das Kind respiratorisch stabil ist, beginnen Pflegende nach 4–6 Std. mit der enteralen Ernährung. Dann wird auch die ggf. erhöhte Infusionsmenge reduziert.

Kriterien zur Reintubation
- der CO_2-Wert steigt über das tolerable Maß, d. h. das Kind entwickelt eine respiratorische Azidose ohne Aussicht auf eine rasche Erholung und trübt ein
- maximaler Einsatz der Atemhilfsmuskulatur, Einziehungen, Nasenflügeln, Mundbodenatmung, steigender O_2-Bedarf und eine abfallende zentrale sowie periphere Temperatur
- Erschöpfungszeichen
- massiver inspiratorischer und exspiratorischer Stridor, der sich nach Inhalation nicht bessert und zur Atemnot führt
- exzessive Sekretbildung mit folgender Obstruktion der Atemwege
- Auftreten von Atelektasen
- Abfall des HZV mit Tachykardie, RR ↓, periphere Temperatur ↓, marmoriertem Hautkolorit, Blässe, Kaltschweißigkeit

12.1.6 Trachealkanülen

Trachealkanülen werden aus unterschiedlichen Materialien, in unterschiedlichen Größen, mit und ohne Cuff, sowie mit und ohne Sprechventil angeboten.

Indikationen
- Erschwerte oder nicht mögliche endotracheale Intubation bei mechanischen Hindernissen wie Tumoren, Stenosen oder traumatischen Hindernissen, z. B. Kehlkopfverletzungen
- Langzeitbeatmung

Durchführung der Tracheostoma-Anlage

Die Anlage eines Tracheostomas erfolgt in Intubationsnarkose. Es ist zwischen konventionellen und plastischen Tracheostomata sowie, je nach Anlageort, zwischen **oberer**, **mittlerer** und **unterer Tracheotomie** zu unterscheiden. Beim konventionellen Tracheostoma öffnet der Arzt den Wundkanal im Subkutangewebe und vernäht die entstandene Wunde nicht. Beim plastischen Tracheostoma vernäht er die Wundfläche mit Haut oder einem herausgeklappten Trachealwandfenster. Das Stoma erhält mittels dieser Technik eine glatte und übersichtliche Form. Eine **Koniotomie** führt der Arzt vorwiegend in Notfallsituationen durch, bei denen eine Intubation nicht möglich ist. Dazu öffnet er mit einem Skalpell die Trachea zwischen Schild- und Ringknorpel.

Pflegerische Besonderheiten

Nach der Anlage des Tracheostomas überwachen Pflegende das Kind mittels EKG, RR, S_pO_2, $EtCO_2$ oder $tcpCO_2$ und $tcpO_2$. Sie schließen es an das vorbereitete Beatmungsgerät an.

Sie ergänzen die übliche Ausstattung des Intensivplatzes (➤ Kap. 4) durch
- entsprechende Trachealkanüle
- weitere Trachealkanülen (eine Nummer größer und kleiner)
- Tubus in der Größe der liegenden Trachealkanüle
- Schere
- Trachealspreizer
- Hydrokolloidverband zum notfallmäßigen Abdichten des Stomas

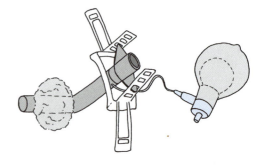

Abb. 12.7 Trachealkanüle mit high volume low pressure-Cuff. [L157]

- Metalline®-Schlitzkompressen
- sterile Kompressen

Zum Fixieren der Kanüle benutzen sie das beigefügte Halteband oder ein Stück tg®-Schlauch.

Postoperative Versorgung

Nach Anlage des Tracheostomas benötigen die Kinder für ca. drei Tage eine dauerhafte Analgesie. Pflegende inspizieren das Tracheostoma im Rahmen der Tracheostomapflege mindestens einmal pro Schicht und achten insbesondere auf Nachblutungen oder Schwellungen. Eine Röntgenaufnahme des Thorax erfasst die exakte Lage der Kanüle. Die Pflegenden dokumentieren die Kanülengröße und die Kanülenmarke.

Tracheostomapflege
Die **Tracheostomapflege** erfolgt mind. einmal täglich im Anschluss an die GKW. Bei Bedarf, z. B. bei sehr starker Sekretproduktion, kann sie häufiger nötig sein, um das Stoma trocken und sauber zu halten.
- Händedesinfektion
- Kind altersgemäß informieren und endotracheal absaugen (➤ 12.1.3)

Tab. 12.8 Trachealkanülen unterscheiden sich hinsichtlich ihrer Eigenschaften und ihres Anwendungsspektrums.

Kanülentypen	Indikationen	Vorteile	Nachteile
Silberkanüle	• infizierte Stomata • ältere Patienten • für Tumor-Patienten als Platzhalter oder bei Blutungsgefahr	• sterilisierbar • Tragedauer über Monate bis Jahre • mit Sprechventil	• starr, schwer • verursacht Ulzera und Granulome
Tracoe-Kanüle	• langzeittracheotomierte Patienten • für Tumor-Patienten als Platzhalter	• weich, besteht aus PVC • individuelle Anpassung möglich • Tragedauer bis zu einem Jahr	• empfindliches Material • sehr sorgfältige Pflege wichtig
Mediplast-Kanüle	• beatmete Patienten • sauerstoffabhängige Patienten	• Material PVC-frei • Sprechkanüle • Kanüle und Adapter einzeln erhältlich • Tragedauer 6–12 Monate	• Sprechventil sitzt sehr fest • Gefahr der Obstruktion durch Sekret
Tracheoflex-Kanüle	• beatmete Patienten • kurzzeittracheotomierte Patienten • Ersttracheotomie	• weich, aus PVC • mit Drahtskelett • mit Niederdruckcuff • Tragedauer bis zu 3 Monaten	• Absaugschwierigkeiten wegen des 90°-Winkels
Tracheoflex-Kurzkanüle	• Sprechkanüle für kurzzeittracheotomierte Patienten	• leichte Handhabung • leichte Pflege • vielfältige Ausstattung wie Adapter für künstliche Nase, Hustenkappe und Plastikmembran	
optimierte Kinderkanüle	• besonders für Säuglinge geeignet	• Material aus PVC • keine Drahtspirale • Adapteransatz steht vor • als Sprechkanüle mit Perforation einsetzbar	
Silikon-Kanüle	• laryngektomierte Patienten mit Provox-Prothese	• Sprechkanüle • weich und kurz • gut hautverträglich • Tragedauer 6–12 Monate	• kein Sprechventil einsetzbar (Patient muss beim Sprechen Kanüle zuhalten) • gute Fixierung nötig
Shiley-Kanüle			• starr, starke Krümmung • Ulkusgefahr
Portex-Kanüle		• in kleinen Größen erhältlich	

- mit Lagerungshilfsmitteln unter den Schulterblättern Kopf leicht überstrecken, um den Hals zugänglich zu machen
- unsterile Handschuhe anlegen
- alten Tracheostoma-Verband und Halteband entfernen
- sterilen Handschuh über die „Arbeitshand" ziehen; Kanüle mit der anderen Hand halten
- alternativ statt des Handschuh eine sterile Pinzette oder sterile Watteträger verwenden
- Reinigung mithilfe von sterilen Kompressen, die mit NaCl 0,9 % (oder evtl. Octenisept®) befeuchtet sind
- Stoma mit sterilen Kompressen trocknen
- Stoma auf Rötung, Infektion, Druckulzerationen und die korrekte Lage der Kanüle inspizieren
- Metalline®-Schlitzkompresse und Haltebändchen anbringen
- Befunde und Maßnahme dokumentieren

> Das Halteband muss den sicheren Halt der Kanüle gewährleisten. Um Druckstellen, Hautläsionen und gestaute Jugularvenen zu vermeiden, legen es Pflegende nicht zu eng an. Faustregel: Zwei Finger haben zwischen Halteband und Hals Platz.

Bei Verwendung eines tg®-Schlauchverbands vermeiden Pflegende eine versehentliche Lockerung des Bändchens durch Verknoten mit Positionierung des Knotens auf dem Flansch (flügelförmige Haltevorrichtung an der Kanüle).

Komplikationen
- Nachblutungen bei frisch angelegtem Stoma
- Infektionen des Tracheostomas und der Lunge
- Verletzungen durch unvorsichtiges Arbeiten
- Kanülenfehllage, z. B. subkutan (Hautemphysem)
- Druckulzera, Granulome
- Tracheoösophagealfistel

Kanülenwechsel
Trachealkanülen sind in regelmäßigen Zeitabständen (Angaben des Herstellers beachten) zu wechseln, da die Materialien nur begrenzte Zeit voll einsatzbereit sind.

Eine Kanülenfehllage, defektes Material oder eine Kanülenobstruktion erfordern ggf. einen sofortigen **Kanülenwechsel**.

Vorbereitung des Kindes
- Pflegende informieren das Kind altersentsprechend, saugen im NRR und endotracheal ab
- Lagerung erfolgt wie bei der Tracheostomapflege

Durchführung
Ein Kanülenwechsel erfolgt immer durch zwei Pflegende. Den ersten Wechsel nach der Anlage führt der Arzt durch.
- Händedesinfektion, Anlegen von unsterilen Handschuhen
- Cuff der neuen Kanüle unter sterilen Bedingungen auf Funktionstüchtigkeit überprüfen und evtl. die Marke einstellen
- neue Kanüle ggf. mit Instillagel®, NaCl 0,9 % oder Silikonspray gleitfähig machen
- vorhandenen Tracheostoma-Verband entfernen

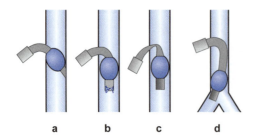

Abb. 12.8 Fehllage einer Trachealkanüle. [L157]
a) Lumen verlegt durch Carina oder Tracheawand
b) Kanülenverschluss durch Sekret
c) Kanüle abgeknickt
d) Intubation einseitig, meistens rechts

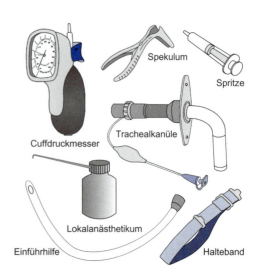

Abb. 12.9 Material für einen Trachealkanülenwechsel. [L157]

- Handschuhwechsel
- liegende Kanüle entblocken, vom Beatmungsgerät diskonnektieren und herausziehen
- neue Kanüle zügig, jedoch vorsichtig einführen und mit dem Beatmungsgerät konnektieren

> Zum leichteren Einführen setzen Pflegende die Kanüle quer zur Trachea an und platzieren sie mit einer 90°-Drehung.

- Kanüle in die korrekte Lage bringen und blocken
- Tracheostomapflege durchführen (siehe oben)
- erneute endotracheale Absaugung
- sämtliche Parameter vor, während und nach dem Wechsel, Befunde sowie die Maßnahme selbst dokumentieren

Komplikationen
- Kanülenfehllage
- S_pO_2-Abfall mit Bradykardie
- Verletzungen durch unvorsichtiges Arbeiten

LITERATUR
1. Schäfer, S.; Kirsch, F.; Scheuermann, G.; Wagner, R.: Fachpflege Beatmung, 5. A. Elsevier Verlag, München, 2008.
2. Marx, B. (Hrsg.): Klinikleitfaden Pädiatrische Intensivpflege. Gustav Fischer, Lübeck/Stuttgart/Jena/Ulm, 1998.
3. Schäper, A.; Gehrer, B. (Hrsg.): Pflegeleitfaden Intensivpflege Pädiatrie. Elsevier Verlag, München, 1999.
4. Hennig-Seck, B.; Linderkamp, O. et al.: Einsatz der Hydrokolloidplatte zur hautschonenden Fixierung eines nasalen Tubus bei Rachen-CPAP. http://archiv.ub.uni-heidelberg.de/volltextserver/volltexte/2002/2457/pdf/Rachen-CPAP-Studie.pdf (Letzter Zugriff am 3.1.2012)
5. Infos zur noninvasiven Ventilation: http://www.intensivcareunit.de/niv.html (Letzter Zugriff am 3.1.2012)

KAPITEL 13
Pflege bei respiratorischen Erkrankungen

13.1 Physikalische Atemunterstützung
Hannah Tönsfeuerborn

13.1.1 Inhalationen

Inhalationen könne sowohl bei spontan atmenden als auch beatmeten Patienten durchgeführt werden.
Zum Einsatz kommen:
- Bronchodilatatoren (β-Agonisten, z. B. Salbutamol)
- Anticholinergika (Ipratropiumbromid)
- Steroide (Budesonid)
- Antibiotika (Tobramycin, Amphotericin)
- Mucolytica (Acetylcystein)
- Vasodilatatoren (Iloprost)

Inhaliert werden Aerosole, also Mischungen aus festen oder flüssigen Schwebeteilchen in einem Gas oder Gasgemisch.

Die Deposition des Aerosols in den Atemwegen ist abhängig von der Art der Applikation, der Feuchte im Schlauchsystem, dem Durchmesser des Endotrachealtubus, der Größe der Aerosolpartikel und der Entfernung des Inhalationssystems zum Tubus.

Um Patienten auf der Intensivstation mit inhalativ verabreichten Medikamenten zu versorgen, stehen folgende Systeme zur Verfügung:
- Dosieraerosol = MDI (metered dosed inhaler)
- Pulverinhalator = DPI (dry powder inhaler) nicht geeignet für beatmete Patienten
- Düsenvernebler
- Aerosolgenerator
- Ultraschallvernebler

Entscheidend für die Effizienz der Inhalation ist die Partikelgröße des Aerosols. Um in die Alveolen gelangen zu können, dürfen die Partikel nicht größer als 5 µm sein. Für den Einsatz im Bronchialbereich sind Partikelgrößen bis 35 µm möglich.

Auf Grund unterschiedlicher Partikelgröße variiert die Effizienz der Inhalation von Gerät zu Gerät. Es kommen verschiedene Mengen Inhalat in den unteren Atemwegen an.
- Dosieraerosol (MDI): 5–15 %
- MDI + Spacer: 10–15 % (bei Säuglingen mit BPD nur ca. 1 %)
- Utraschallvernebler: 5–15 % (bei Säuglingen eher < 2 %)
- Aerosolgenerator: 15 %
- Druckluft- oder Jetvernebler: 5–15 % (bei spontan atmenden Säuglingen eher < 1 %)

Wichtig ist die genaue Einhaltung des angeordneten Mischungsverhältnisses von Medikament und verordneter Trägerlösung, da sich mit zunehmender Inhalationsdauer der Wasseranteil durch Verdunstung reduziert, wobei die Konzentration des Wirkstoffes gleich bleibt oder steigt. Dies kann bei längerer Inhalation zum Hustenreiz führen. Zudem können pH- und Osmolaritätsveränderungen eine Bronchokonstriktion auslösen, z. B. wenn sich die Menge der Basislösung verändert.

Applikationsformen

- Pulverinhalator = DPI (dry powder inhaler) (0,4–6 µm)
- MDI (0,5–6 µm)
- Vernebler (Tröpfchengröße 0,5–5 µm)
  - Düsenaerosol (Druckluft)
  - Ultraschall-Aerosol (0,5–3 µm)
  - Membranvernebler (2,5–>5 µm)
  - Aerosolgenerator (ca. 3 µm)

Verabreichung von Dosieraerosolen (MDI) beim beatmeten Patienten

Bei Bedarf saugen Pflegende den Patienten vor der Inhalation endotracheal ab. Sie schütteln das Dosieraerosol sorgfältig und wärmen es etwas in der Hand, bevor sie es auf den Inhalationsadapter oder den Spacer setzen. Kommt statt aktiver Atemgasklimatisierung ein HME-Filter zur Anwendung, ist dieser vor der Inhalation zu entfernen. Die Medikamentenapplikation erfolgt in der Inspiration. Zwischen den einzelnen Hüben warten Pflegende 15 Sek. Steroide verabreichen sie stets zuletzt.

Inhalation mit Düsenvernebler, Aerosolgenerator und Ultraschallvernebler

Bei Bedarf saugen Pflegende den Patienten vor der Inhalation endotracheal ab. Sie füllen das Medikament wie angeordnet in die Verneblerkammer und bauen den Vernebler in den Inspirationsschenkel des Beatmungssystems ein (HME-Filters entfernen). Den Verneblerzyklus am Beatmungsgerät starten. Findet eine externe Flowquelle Verwendung, sind Tidalvolumen und Inspirationsdruck am Beatmungsgerät evtl. anzupassen.

Pflegende überwachen das Kind während der Inhalation auf Hustenreiz, Atemverhalten und -frequenz sowie alle weiteren Vitalparameter. Treten Probleme auf, brechen sie die Inhalation ab.

13.1.2 Sauerstofftherapie

Sauerstoff ist ein Medikament. Dosis und Applikationsweg unterliegen der ärztlichen Anordnung. Wie jedes Medikament kann auch Sauerstoff unerwünschte Wirkungen entfalten, z. B. Retinopathie bei Frühgeborenen, pulmonale Sauerstofftoxizität bei Patienten mit Antioxidanzienmangel der Lunge, Überflutung der Lunge bei Kindern mit Rechts-Links-Shuntvitien durch vasodilatatorische Wirkung auf die Lungenkapillaren und Abnahme des Atemantriebs bei Patienten mit chronischer Lungenerkrankung und Adaptation an hohe CO_2-Spiegel.

Der Sauerstoff ist stets angefeuchtet und ggf. auch angewärmt zu verabreichen. Pflegende kontrollieren und dokumentieren Vitalparameter, klinisches Bild, Blutgaswerte sowie die Dosierung des Sauerstoffes während der Therapie fortlaufend.

Indikationen

- arterielle Hypoxie (S_pO_2 abhängig von Baseline-Sättigung des Patienten)
- Verteilungsstörungen
- Notfallsituationen (Hypovolämie, Kardiomyopathie, Anaphylaxie, Sepsis)
- pulmonale Hypertension
- CO-Intoxikation

Unerwünschte Wirkungen

Toxizität und unerwünschte Wirkungen sind abhängig von der inspiratorischen O_2-Konzentration und der Dauer der Einwirkung.

- Schädigung der Alveolen bei Hyperoxie durch Sauerstoffradikale
- interstitielles und intraalveoläres Ödem
- intraalveoläre Blutungen
- Absorptions-Atelektasen
- Schädigung der Gefäßendothelzellen der Retina bei Früh- und Neugeborenen durch freie Sauerstoffradikale
- Gefahr der bronchopulmonalen Dysplasie
- vor allem bei Kindern mit chronischer Hyperkapnie führt ein übermäßiges O_2-Angebot zur Atemdepression, da sie die Atmung nicht über den pCO_2 sondern über den pO_2 steuern
- plötzliche Gaben von hochdosiertem Sauerstoff („Sauerstoffdusche") können bei älteren Neugeborenen zur Atemdepression bis hin zur Apnoe führen
- erhöhtes Risiko einer Lungenfibrose bei Patienten unter Bleomycin-Therapie und Patienten mit Paraquat-Intoxikation (Pflanzenschutzmittel)
- Vorsicht ist geboten bei Kindern mit duktusabhängiger Zirkulation und angeborenen Herzfehlern mit singulärem Ventrikel

Applikationsformen

Nasensonde/Nasenkanüle (low-flow-System)
- Nasenkanülen (etwa 0,5–1 cm vorschieben)
- dünnlumige Nasensonde (Einführtiefe: Abstand Nase/Ohr : 2)
- größere Kinder erhalten Nasensonden mit Schaumstoffansatz zum Polstern und Abdichten (werden in der Regel schlecht toleriert, Fremdkörpergefühl in der Nase)
- maximale Sauerstoffkonzentration 30–40 % (bei einem Flow von ca. 6 l/Min.)
- inspiratorische O_2-Konzentration ist abhängig vom Atemminutenvolumen

13.1 Physikalische Atemunterstützung

- Gefahr der Magenüberblähung
- Gefahr der Blutung durch Verletzung der Nasenschleimhaut
- Gefahr des Laryngospasmus bei zu tiefem Vorschieben der Nasensonde

Pflege
- Kind vor dem Legen der Nasensonde altersgemäß informieren
- sichere Fixierung der Sonde
- Wechsel des Nasenloches einmal pro Schicht, Wechsel der Sonde einmal täglich bzw. bei Verschmutzung
- Reizung und Austrocknung der Nasenschleimhaut möglich, sorgfältige Nasenpflege erforderlich (➤ 7.1.3).

Sauerstoffbrille (low-flow-System)
- doppelläufiger Kunststoffschlauch mit oder ohne Schaumstoffansatz für beide Nasenlöcher
- wirkungsvoller als Nasensonde, da Sauerstoffgabe über beide Nasenlöcher möglich (nur bei Nasenatmern und mit Schaumstoffansatz, sonst hoher O_2-Verlust, da die Ausflussstutzen nicht tief genug in der Nase sitzen)
- maximale Sauerstoffkonzentration 30–50 %
- maximaler Flow 2–3 l (Herstellerangaben beachten)

Pflege
- Reizung und Austrocknung der Nasenschleimhaut möglich, sorgfältige Nasenpflege erforderlich (➤ 7.1.3).

Sauerstoffmaske (high-flow-System)
- umschließt Nase und Mund des Kindes dicht (Kinder mit Atemnot tolerieren die Maske gelegentlich nicht)
- maximale Sauerstoffkonzentration bei einfacher Maske 40–45 % (bis ca. 60 % bei einem Flow von 12 l/Min.); bei Maske mit Reservoirbeutel 60–65 % (70 % bis theoretisch 100 % bei dichtem Sitz)

Pflege
- Sitz der Maske regelmäßig überprüfen
- auf Druckstellen im Bereich des Maskenrandes achten (regelmäßige geringfügige Positionsänderungen helfen, Dekubiti zu vermeiden)

Venturi-Sauerstoffmaske (high-flow-System)
- Maske mit genormter Dosiereinrichtung (24 %, 28 %, 35 %, 40 %)
- inspiratorische O_2-Konzentration ist unabhängig vom AMV, solange es die Gasflusskapazität des Systems nicht übersteigt

Sauerstoffvernebler
- Flowmeter mit Befeuchtung und eventuell einer Heizung
- dient der Sauerstoffverabreichung sowie der Sekretverflüssigung
- Sauerstoffkonzentration mittels Regler einstellbar

Sauerstofftrichter
- Trichter mit Sauerstoffanschluss vor das Gesicht des Kindes legen
- Nachteil: Gesichtsfeld des Kindes stark eingeschränkt
- erreicht nur eine geringe Sauerstoffkonzentration (~ 30 %), Trichter finden daher nur noch selten Anwendung

Inkubator
- über das Belüftungssystem des Inkubators lässt sich Sauerstoff zuführen
- maximale Konzentration 60 %.

Umgang mit Sauerstoffflaschen

VORSICHT
Pflegende achten darauf, Gasflaschen nicht vollständig zu leeren, sondern einen Restdruck von mindestens 0,5 bar zu belassen. So vermeiden sie, dass keimbelastete Luft in die Flaschen eindringt. Komplett geleerte Flaschen sind vor der Wiederbefüllung aufwändig zu reinigen und mit einem thermischen Verfahren aufzubereiten. Bei Flaschen mit Restfüllung genügt eine erneute Befüllung ohne weitere hygienische Maßnahmen.

- Sauerstoffflaschen ausschließlich mit zugelassenen Druckminderern (nach EN 738) sowie den dafür vorgesehenen (Original-)Dichtungen und metallischen Verbindungselementen (Kennzeichnung „öl- und fettfrei" beachten) benutzen
- Ventile nur von Hand betätigen und langsam öffnen
- Ventilöffnung und Handrad vom Körper weg halten

- Ventile (auch mit angeschlossenem Druckminderer) geschlossen halten, solange kein Sauerstoff fließen soll
- Flaschen gegen Um- oder Herabfallen sichern (z. B. mit Ketten und Bügeln)
- Flaschen in sicherer Entfernung von brennbaren Stoffen und an einem gut durchlüfteten Ort lagern
- Erwärmung über 50 °C unbedingt vermeiden
- Kennzeichnung an Sauerstoffflaschen (Prägung, Aufkleber, Farbmarkierung) nicht beschädigen, verändern oder beseitigen (Flaschenkappe von Sauerstoffflaschen ist mit weißer Farbe gekennzeichnet)
- beschädigte Flaschen (z. B. Ventil-, Brand-, mechanische Schäden) keinesfalls benutzen; beschädigte Flasche kennzeichnen, Lieferanten informieren
- Transport ausschließlich mit zugelassenem Ventilschutz (z. B. Flaschenkappe) und mit ausreichender Sicherung gegen Verrutschen oder Umherrollen
- Sauerstoffflaschen, die für den Notfall bereitstehen, täglich auf ihren Restinhalt überprüfen

---

Bestimmung des Flascheninhalts

Restinhalt = Rauminhalt der Flasche × bar

- Beispiel: Rauminhalt der Flasche = 10 l
- Angezeigte bar = 50
- 10 × 50 = 500
- Die Flasche enthält 500 l Gas.

Die mögliche Verwendungsdauer des Restinhaltes hängt von der zu verabreichenden Menge in l/Min. ab.
- Beispiel: Restinhalt = 500 l
- Zu verabreichende Menge = 2 l/Min.
- 500 l : 2 l = 250

Der Flascheninhalt reicht 250 Min. lang für eine kontinuierliche Gabe von 2 l/Min. aus.

13.2 Neonatale Lungenerkrankungen
Katja von Maydell

Bei der Pflege von NG zeigen sich für die verschiedenen pulmonalen Erkrankungen Übereinstimmungen in Monitoring, Lagerung, Ernährung und Ausscheidungskontrolle. Die Pflege erfolgt, je nach aktuellem Gewicht, in einem Doppelwandinkubator mit der Möglichkeit der O_2-Zufuhr.

13.2.1 Infant respiratory distress syndrome

DEFINITION

Infant respiratory distress syndrome (*IRDS/Atemnotsyndrom*): Primärer Surfactantmangel. Aus diesem Grund sind davon vorwiegend Frühgeborene < 35. SSW betroffen.

Symptome

Kinder mit **IRDS** fallen meist durch Tachydyspnoe, Nasenflügeln, exspiratorisches Stöhnen und ein deutlich abgeschwächtes Atemgeräusch auf. Zusätzlich zeigen sie Kreislaufinstabilität, Hyperkapnie, Hypoxie und evtl. eine Zyanose.

Komplikationen

- bronchopulmonale Dysplasie (➤ 13.2.5)
- persistierender Ductus arteriosus Botalli (➤ 13.3.2)
- nekrotisierenden Enterokolitis (➤ 15.2.2)
- Pneumothorax (➤ 13.4.8)
- Hirnblutung des Neugeborenen (➤ 15.3.2)
- periventrikuläre Leukomalazie
- persistierende pulmonale Hypertension des Neugeborenen (➤ 13.3.1)

Pflegerische Besonderheiten

Zusätzlich zum **Grundmonitoring** (➤ Kap. 14) betreuen Pflegende das Kind mittels Minimal Handling, um Stressphasen und eine sich evtl. daraus entwickelnde Hyperkapnie zu vermeiden. Folgen der Hyperkapnie sind respiratorische Azidose und die Hemmung der Surfactantbildung.

Die im Grundmonitoring enthaltene Temperaturmessung erhält bei diesen Kindern einen zusätzlichen Stellenwert, da Temperaturschwankungen zu einem erhöhten Sauerstoffverbrauch führen können und unbedingt zu vermeiden sind.

> **Stressphasen vermeiden**
> - Minimal Handling
> - Absaugen nur unter strenger Indikationsstellung
> - anfangs keine Physiotherapie

Die Sekretbildung ist in den ersten 24 Std. nur gering, sodass der NRR nur nach strenger Indikationsstellung abgesaugt wird. Pflegende lagern das Kind zur Atemerleichterung in Bauch-Seitlage, Bauchlage auf einem Steg oder in Hängebauchlage (> 8.4).

Kommt es zu einer respiratorischen Verschlechterung, eignet sich in der Frühphase des IRDS der Einsatz von Nasen-, Bubble-CPAP oder HighFlow-Therapie, um die Atmung zu unterstützen. Ein Anstieg des pCO_2 im Verlauf und eine unzureichende Spontanatmung erfordern eine Intubation und Beatmung. Bei ausgeprägtem IRDS empfiehlt sich zur Lungenprotektion der Einsatz einer HFOV (> 12.1.4).

Auch während dieser Phase prüfen Pflegende die Notwendigkeit von Absaugvorgängen sehr kritisch. Sie machen die Trachealtoilette unter anderem von der Auskultation der Lunge und raschen pCO_2-Anstiegen abhängig. Eine ausreichende (aber nicht übermäßige) Präoxygenierung soll Hypoxien beim Kind vermeiden.

Vor allem beim Einsatz eines Nasen-CPAP kann es aufgrund eines geblähten Abdomens zu Verdauungsstörungen kommen. Durch das Hochhängen der geöffneten Magensonde sowie eine rechtzeitige Darmmobilisation durch warme Leibwickel, Bauchmassagen, Darmrohr und Einläufe lassen sie sich vermindern. Bei schlechtem Allgemeinzustand erfolgt der **Nahrungsaufbau** sehr vorsichtig, gelegentlich setzt der Arzt die enterale Ernährung ab.

Surfactanttherapie

Zur Therapie des IRDS verwenden Ärzte häufig **Surfactant**. Bei unreifen Kindern kann dies prophylaktisch, bei manifestem IRDS therapeutisch erfolgen.

Die Typ-II-Pneumozyten bilden ab der 24. SSW Surfactant. Es setzt die Oberflächenspannung der Alveolen herab und verhindert somit in der Exspiration einen Alveolenkollaps. Der Mangel an Surfactant vermindert die Lungencompliance und die funktionelle Residualkapazität. Die mangelhafte Lungenbelüftung begünstigt die Entstehung von Atelektasen. Ein Surfactantmangel kann primär durch Unreife und Frühgeburtlichkeit entstehen. Sekundär entsteht er durch die Komplikationen der Frühgeburtlichkeit, z. B. Hypoxie, Hypothermie, Azidose, Infektion und Beatmungspflicht. Ein Schock kann ebenfalls einen Surfactantmangel auslösen.

In diesen Fällen ist die exogene Zufuhr von Surfactant möglich.

Es stehen künstliche, z. B. Exosurf®, und natürliche Präparate, z. B. Curosurf® (aus Schweinelungen), Alveofact®, Survanta® (aus Rinderlungen), zur Verfügung.

Aktuell sind verschiedene Möglichkeiten der Surfactantverabreichung üblich. Um eine Verabreichung des Surfactants in nur eine Lungenseite zu vermeiden, kontrolliert der Arzt vor der Surfactantgabe die richtige Tubuslage mittels Röntgen-Thorax.

Es empfiehlt sich, ca. 10–15 Min. vor der geplanten Applikation nochmals endotracheal abzusaugen. Die Überwachung des Kindes erfolgt durch EKG, Blutdruck, S_pO_2-Messung und transkutaner pO_2 und pCO_2-Messung.

Applikation über Magensonde in den Tubus
- Magensonde unter sterilen Bedingungen auf Tubuslänge kürzen (Referenztubus verwenden)
- körperwarmes Surfactant entsprechend der angegebenen Dosierung steril in eine Spritze aufziehen
- Der Arzt appliziert das körperwarme Surfactant mit Hilfe einer Pflegekraft (Diskonnektion und Konnektion des Beatmungsgeräts)

Applikation über Magensonde bei spontanatmenden Kindern mit CPAP
- körperwarmes Surfactant entsprechend der angegebenen Dosierung steril in eine Spritze aufziehen; Spritze mit einer Magensonde konnektieren
- der Arzt führt die Magensonde mit Hilfe eines Laryngoskops und einer Magillzange endotracheal ein und appliziert das Surfactant

Applikation über Surfactanttubus
- körperwarmes Surfactant entsprechend der angegebenen Dosierung steril in eine Spritze aufziehen
- der Arzt appliziert das Surfactant über den Medikamentenkanal des Tubus

Unerwünschte Wirkungen

Während der Verabreichung kann es zu S_pO_2-Abfällen und Bradykardien sowie zu Tubusobstruktionen kommen. Weitere mögliche unerwünschte Wirkungen sind Blutdruckabfall und Veränderung der zerebralen Perfusion.

Nach der Verabreichung kann aufgrund eines sinkenden Lungengefäßwiderstandes und einem daraus resultierenden Links-Rechts-Shunt über den persistierenden Ductus arteriosus Botalli ein Blutdruckabfall auftreten. Steigt das pCO_2 rasch, wächst die Gefahr einer gesteigerten Hirndurchblutung.

Verbessern sich die respiratorischen Parameter (tritt ggf. sehr rasch ein) kann der Arzt die evtl. vorhandene Beatmung reduzieren. Beatmungsparameter und Vitalparameter inklusive $tcpO_2$ und $tcpCO_2$ sowie die durchgeführten BGA vor und nach der Gabe des Surfactant sind zu dokumentieren.

Ein endotracheales Absaugen erfolgt nach Möglichkeit nicht vor dem Ablauf von 6 Std., spätestens aber nach 12–24 Std. Nach Roos, Grenel-Boroviczény und Proquitté ist das endotracheale Absaugen ohne Anspülen auch früher erlaubt. [1] Bei der Auskultation treten häufig Rasselgeräusche durch das Surfactant auf. Sie haben jedoch keine klinische Bedeutung. Ein sofortiges Absaugen ist nur dann nötig, wenn die Sauerstoffsättigung fällt und der pCO_2 steigt, da dies auf eine Tubusobstruktion hinweisen kann.

13.2.2 Mekoniumaspiration

Die **Mekoniumaspiration** tritt vorwiegend bei übertragenen Neugeborenen auf. Eine Asphyxie ist Auslöser für den intrauterinen Abgang von Mekonium. Dann besteht die Gefahr, dass das Kind es mit den ersten Atemzügen aspiriert. Als Folge der Bronchialobstruktion durch Mekonium können Atelektasen, Emphyseme und eine „sterile" chemische Pneumonitis entstehen.

Symptome

Mekoniumhaltiges Fruchtwasser ist nicht gleich bedeutend mit Mekoniumaspiration. Ist das Kind mit Mekonium verschmiert und die Finger- und Zehennägel, sowie Haut und Nabelschnur sind gelblich-grün verfärbt, zeigt erst die Inspektion des Kehlkopfes, ob die Gefahr einer Mekoniumaspiration besteht. Hat das Kind bereits Mekonium aspiriert, ist es blass und hat eine Zyanose. Eine Atemdepression mit Stöhnen, Tachydyspnoe, evtl. Bradykardie und Hypertonie sind zu beobachten.

Komplikationen

- Pneumothorax (➤ 13.4.8)
- PPHN (➤ 13.3.1)
- hypoxisch-ischämische Enzephalopathie
- nekrotisierende Enterokolits (➤ 15.2.2)
- disseminierte intravasale Gerinnung (➤ 18.2.1)

Die weitere Überwachung und Pflege ist darauf ausgerichtet, diese Komplikationen zu vermeiden bzw. sie rechtzeitig zu erkennen.

Erstversorgung

Besteht der Verdacht auf eine Mekoniumaspiration, dürfen weder Beutelbeatmung noch sonstige atemstimulierende Maßnahmen erfolgen. Die erste Maßnahme ist die Entfernung des Mekoniums aus Rachen und Magen, um weitere Aspirationen zu vermeiden. Dazu stellt der Arzt sofort den Kehlkopf mit dem Laryngoskop ein und inspiziert ihn. Wenn Mekonium sichtbar ist, saugt er die Trachea primär mit einem dicklumigen Katheter ab. Danach erfolgt die Intubation und eine Bronchiallavage mit angewärmter NaCl-Lösung 0,9 % z. B. mit Hilfe eines Mekoniumabsaugers, bis nur noch klare Spülflüssigkeit abzusaugen ist. Zu häufiges Absaugen kann allerdings zur Auswaschung von Surfactant führen. Wenn kein Mekonium sichtbar ist, ist der Patient primär nicht intubationspflichtig. Bei anhaltender Bradykardie erfolgt eine Kreislaufstabilisierung. Sofern noch nicht geschehen, intubiert und beatmet der Arzt das Kind zu diesem Zweck. Es erhält ggf. Suprarenin® endotracheal.

Pflegerische Besonderheiten

Monitoring ➤ Kap. 14

Treten Hypoxieschäden auf, zeigen sie sich vor allem in Brady- und Tachykardie sowie RR-Schwankungen. Aus diesem Grund bevorzugt der Arzt eine invasive Blutdruck- und ggf. eine ZVD-Messung.

Die S_pO_2-Überwachung erfolgt an Hand und Fuß der rechten Seite gleichzeitig, da Unterschiede an den Extremitäten die Entstehung einer PPHN ankündigen. Zeichen dafür sind ebenso S_pO_2-Abfall und pCO_2-Anstieg. Zur Prophylaxe einer PPHN wird der pCO_2, soweit dies bei einer evtl. schweren Lungenschädigung mit vertretbaren Beatmungsparametern möglich ist, zwischen 30–35 mmHg gehalten. Der Arzt versucht, den pH-Wert des Blutes im alkalischen Bereich zu halten.

Krampfanfälle sowie Auffälligkeiten im Bewegungs- und Reaktionsmuster des Kindes können Hinweise auf eine hypoxische Hirnschädigung sein (> 6.1.2).

Die **Beatmung** erfolgt nach Möglichkeit mittels HFOV. Ist dies nicht möglich, wählt der Arzt einen möglichst niedrigen Druck, einen PEEP von ≤4 mbar, hohe Frequenz und anfänglich 100 % O_2, um Hypoxien zu vermeiden. Bei den regelmäßigen gründlichen Trachealtoiletten können zusätzliche Vibrationen evtl. weitere Mekoniumpartikel in der Lunge lösen. Drainagelagerungen tragen zusätzlich zum optimalen Abtransport dieser Partikel bei (> 8.4).

Um ein instabiles Kind nicht zusätzlich zu belasten, ist es ratsam zu zweit oder mit einem geschlossenen Absaugsystem z. B. Trachcare® abzusaugen (> 12.1.3). Gute Präoxygenierung, Hyperventilation sowie zusätzliche Sedierung und evtl. Analgesie vor dem Absaugvorgang helfen, Stress zu vermeiden und Hypoxien vorzubeugen. Eine Extubation kann bei guter Spontanatmung und stabilen respiratorischen Parametern erfolgen.

Wenn das Abdomen keine Auffälligkeiten zeigt, beginnen Pflegende nach der Anlage einer Magensonde frühzeitig mit der **Ernährung**.

13.2.3 Wet-lung-syndrome

DEFINITION
Wet-lung-Syndrom: Verzögerte Resorption der fetalen intrapulmonalen Flüssigkeit. Dadurch ist eine vorübergehende pulmonale Anpassungsstörung bedingt.

Überhöhte Flüssigkeitszufuhr bei der Mutter, Sectio caesarea, eine sehr kurze Austreibungsperiode und eine Asphyxie des Kindes können ein **Wet-lung-Syndrom** zur Folge haben.

Symptome

Beim Kind sind nach der Geburt Tachydyspnoe, Stöhnen, S_pO_2-Abfälle mit O_2-Bedarf sowie ein erhöhter pCO_2 im Blut zu beobachten.

Pflegerische Besonderheiten

Neben dem engmaschigen Monitoring (> Kap. 14) der oben genannten Parameter erfolgt eine O_2-Zufuhr über den Inkubator, O_2-Vernebler oder über eine O_2-Nasensonde bzw. -brille. Atemunterstützende Lagerungen (> 8.4) und Drainagelagerungen helfen, die Atmung zu erleichtern. Evtl. ist der Einsatz von Nasen- oder Bubble-CPAP bzw. HighFlow-Therapie nötig.

13.2.4 Zwerchfellhernie

DEFINITION
Zwerchfellhernie: Vorwölbung des Bauchfells als Bruchsack in den Pleuraraum.

Das Zwerchfell entwickelt sich aus drei Anlagen, die von vorn, hinten und seitlich zusammenwachsen. Bei einer Entwicklungshemmung können Teile des Dünn- und Dickdarmes, der Leber und der Milz in den Thorax gelangen. Dort beeinträchtigen sie die Entwicklung der betroffenen Lungenhälfte und verdrängen das Herz auf die Gegenseite. Der Zwerchfelldefekt befindet sich in etwa 70 % der Fälle links und bei etwa 1–2 % der Betroffenen beidseitig. In 50 % der Fälle liegen weitere Malformationen vor. [2]

Symptome

Bei der Zwerchfellhernie treten intestinale Begleitfehlbildungen gehäuft auf. Eine Malrotation des Darmes ist immer vorhanden.

Die jeweilige Ausprägung der Symptome hängt vom Ausmaß der Organverlagerung in den Thorax und vom entwickelten, funktionstüchtigen Lungengewebe ab. Bei einem ausgeprägten Befund zeigt sich sofort nach der Geburt ein akuter Verfall mit Zyanose und Bradykardie. Ansonsten sind Tachydyspnoe, die zunimmt, wenn das Kind schreit oder trinkt, und eine anhaltende Zyanose zu beobachten.

Die Herztöne sind bei linksseitiger Hernie auskultatorisch auf der rechten, die Darmgeräusche auf der linken Thoraxseite zu hören. Das Abdomen ist aufgrund der fehlenden Darmanteile im Bauchraum kahnförmig eingefallen.

Pflegerische Besonderheiten

Erstversorgung ➤ 4.1

Die Erstversorgung im Kreißsaal ist in der Regel gut planbar, da die Zwerchfellhernie durch die präpartalen Ultraschalluntersuchungen bereits bekannt ist. Die Versorgung erfolgt auf einer mit warmen Tüchern vorbereiteten Reanimationseinheit. Ist die Atmung insuffizient, intubiert der Arzt rasch und ohne zuvor eine Maskenbeatmung durchzuführen. Er vermeidet auf diese Weise eine Überblähung des Magen-Darm-Trakts. Sie könnte Herz und Lunge zur Gegenseite verdrängen, die Entwicklung eines Low cardiac output begünstigen sowie die erforderliche Operation durch den luftgefüllten Magen-Darm-Trakt erschweren.

Anschließend ist der Mageninhalt mit einem großvolumigen Katheter abzusaugen. Zur Dekompression des Magens ist eine großlumige Magensonde zu legen. Zum Transport in die Kinderklinik lagert das Erstversorgungsteam das Kind auf die betroffene Lungenseite und mit einem um 30° erhöhten Oberkörper, um eine optimale Belüftung der gesunden Lunge zu erzielen.

Präoperative Pflege
Monitoring ➤ Kap. 14

Es ist das Ziel, das Kind zu stabilisieren, damit es rasch operiert werden kann. Der Arzt strebt zur Prophylaxe einer PPHN einen pCO_2 zwischen 30–35 mmHg und einen Blut-pH-Wert im alkalischen Bereich an (➤ 13.3.1). Die Beatmungsparameter sollten dabei aber unbedingt in einem vertretbaren Rahmen bleiben, der Beatmungsdruck <30 mbar, die Atemfrequenz normal, PEEP mit 2 mbar eher gering. Zu hohe Beatmungsdrücke und hohe Frequenzen steigern das Risiko einer bleibenden Lungenschädigung und verschlechtern das Outcome der Kinder. Laut Mann und Baenziger erfolgt bei der PPHN auch unter permissiver Hyperkapnie nach 2–20 Tagen eine ausreichende Senkung des pulmonalen Gefäßwiderstandes. [3]

Zur Lungenprotektion eignet sich der Einsatz einer HFOV, aber auch hier mit max. Mitteldruckwerten von ≤ 16 cmH_2O und einer Amplitude von max. 35–45 cmH_2O. [1]

Zur frühzeitigen Erkennung einer beginnenden PPHN messen die Pflegenden die S_pO_2 an der rechten Hand und am rechten Fuß (prä- und postduktal). Während der Pflegerunde und vor jedem Absaugvorgang achten sie auf eine ausreichende Analgesie, Sedierung und Präoxygenierung. Schonendes Absaugen durch Verwendung eines geschlossenen Systems, z. B. Trachcare®, oder Absaugen zu zweit kann unnötigen Stress beim Kind und damit PPHN-begünstigende Faktoren vermeiden. Bei einem rapiden S_pO_2-Abfall, pCO_2-Anstieg und Bradykardie schließt der Arzt einen Pneumothorax aus.

Die Immobilität des Kindes kann leicht zu einem Dekubitus führen. Pflegende lagern es deshalb auf Schaumstoff oder einer Antidekubitusmatratze. Sie erhöhen den Oberkörper um 30°, um ein Herabsinken der in den Thorax verlagerten Organe zu erzielen.

Die **Ernährung** erfolgt ausschließlich parenteral, die Magensonde ist regelmäßig auf Durchgängigkeit zu prüfen und wird tief und offen als Ablaufsonde gelagert. Um das Volumen der in den Thorax verlagerten Darmschlingen zu reduzieren, bekommt das Kind baldmöglichst rektale Einläufe

Postoperative Pflege

Pflegende behalten das präoperative **Monitoring** bei und ergänzen es, sofern notwendig, durch eine ZVD-Messung und invasive Blutdruckmessung. Die Überwachung der S_pO_2 an der rechten Hand und dem rechten Fuß, der angestrebte pCO_2-Wert (30–35 mmHg) und die Vorgabe des alkalischen Blut-pH bleiben bestehen. Mind. zu jeder Pflegerunde beurteilen Pflegende das Abdomen hinsichtlich Umfang, Bauchdeckenspannung, Perfusion, Hautkolorit, Venenzeichnung, Darmgeräuschen und Schmerzempfindlichkeit. Bei der Analgesie ist eine Balance zwischen der Effektivität der Schmerzbekämpfung und einem möglichst geringen Einfluss auf die Magen-Darm-Peristaltik zu finden.

Eine lange postoperative **Beatmungszeit** ist aufgrund der Lungenhypoplasie nicht ungewöhnlich. Ein Zwerchfellhochstand kann die Beatmung außerdem erschweren. Er ist auf die operative Verlagerung der Darm-, Leber- und Milzanteile in den Abdominalraum zurückzuführen. Der Arzt versucht, das präoperative Beatmungsmuster beizubehalten. Ist dies nicht möglich, kann eine Hochfrequenzoszillation indiziert sein. pCO_2-Anstiege sind tolerabel, solange der Blut-pH nicht beeinflusst wird.

An die im OP angelegte **Pleuradrainage**, die auf der Seite der Lungenhypoplasie liegt, schließen Pflegende maximal einen Sog von 2–5 cm H_2O an. Bei einem höheren Sog besteht die Gefahr einer Mediastinalverschiebung oder eines Pneumothorax der hypoplastischen Lunge.

Durch häufiges seitliches Umlagern beugen Pflegende Atelektasen und einer Pneumonie vor. Sie beugen die Beine des Kindes im Hüftgelenk, um die Bauchdeckenspannung zu reduzieren.

Sobald sich die Menge des Magensekrets aus der Magenablaufsonde reduziert und das Kind Stuhl absetzt, beginnen Pflegende (nach Absprache mit dem Operateur) die orale Flüssigkeitszufuhr.

Einläufe nach Anordnung des Arztes fördern Ausscheidung und Verdauung.

Ein erster **Verbandswechsel** erfolgt nach Bedarf, spätestens aber nach 24 Std. Pflegende verbinden die OP-Wunde trocken und steril und dokumentieren ihre Befunde.

13.2.5 Bronchopulmonale Dysplasie

DEFINITION

Bronchopulmonale Dysplasie (*BPD*): Unumkehrbarer Umbau des Lungengewebes, der mit einer Zerstörung der Alveolen einhergeht. Bei der BPD besteht eine langfristige Sauerstoffabhängigkeit bis über die 36. SSW und ein auffälliger Röntgenbefund.

Die **bronchopulmonale Dysplasie** tritt hauptsächlich bei beatmeten Frühgeborenen auf.

In der Frühphase besteht ein interstitielles und intraalveoläres Ödem. Die Alveolen sind mit eiweißreichem Exsudat gefüllt, das sich organisiert und durch fibröses Gewebe ersetzt wird. Es zeigt sich weiterhin eine unspezifische Bronchiolitis mit fortschreitender peribronchiolärer und interstitieller Fibrose. Im Endstadium sind die Alveolen wabenförmig umgebaut und es kann zu einer pulmonalen Hypertonie mit folgender Rechtsherzinsuffizienz kommen (Cor pulmonale > 13.4.2).

Risikofaktoren sind Unreife, Atemnotsyndrom, Beatmung mit hohen Inspirationsdrücken und O_2-Konzentrationen, persistierender Ductus arteriosus botalli, Pneumothorax, Pneumonie und Infektion. Es gilt, sie so weit wie möglich zu vermeiden.

Prävention

- pränatale Kortikosteroideinnahme der Mutter
- frühzeitiger Einsatz von Surfactant
- Koffeinverabreichung zur Prophylaxe und Therapie der FG-Apnoen bereits ab dem 3. LT
- moderne Beatmungsstrategien:
  - lungenprotektive konventionelle Beatmung (P_{insp} ↓, FiO_2 ↓) oder HFOV (besseres Outcome in aktuellen Studien nicht belegt)
  - initialer Einsatz von CPAP bzw. frühzeitige Extubation mit anschließendem CPAP
  - permissive Hyperkapnie
- Therapie einer evtl. Ureaplasma urealyticum-Infektion [4]

Symptome

Die Kinder sind chronisch hyperkapnisch, tachynoeisch, zeigen Rasselgeräusche und Sättigungsschwankungen, deren Auslöser Bronchospasmen sind. In den Jahren danach treten pulmonale Infekte sowie rezidivierende obstruktive Bronchitiden und asthmaartige Zustände auf. Die statomotorische Entwicklung und das Längenwachstum sind beeinträchtigt.

Komplikationen

- Cor pulmonale (> 13.4.2)
- Rechtsherzinsuffizienz (chronisch)
- Gefahr von Bradykardie und Hypotonie

Pflegerische Besonderheiten

Die Pflege bei Kindern mit BPD ist auf die Symptome und die Prophylaxe ausgerichtet. Die medikamentöse Therapie erfolgt individuell auf das Kind abgestimmt. Kinder, die nur schwer vom Beatmungsgerät zu entwöhnen sind, können von einer kurzzeitigen Kortikosteroidgabe profitieren. Häufig ist eine O_2-Zufuhr über den Klinikaufenthalt hinaus erforderlich. Die angestrebten S_pO_2-Werte betragen dabei 93–98 %. Kinder mit BPD haben ein großes Risiko, an einer RSV-Infektion zu erkranken und erhalten aus diesem Grund eine Impfung. Die oft bestehende pulmonale Hypertension erfordert eine entsprechende Therapie (Digitialis, Diuretika, Antikoagulantien, O_2, sowie je nach Schweregrad Bosentan, Sildenafil, Iloprost). [3]

Eine von den Physiotherapeuten durchgeführte Atemgymnastik ist Bestandteil der Therapie der BPD. Dazu gehören Vibrationsmassage zur Sekretlockerung und Drainagenlagerungen zur Sekretelimininierung aus den Alveolen sowie exspirationsfördernde Übungen. Pflegende beobachten das Atemmuster hinsichtlich Frequenz, Tiefe und Atemnotzeichen. Wenn eine O_2-Zufuhr erfolgt, bedenken Pflegende, dass Kinder mit BPD und chronischer Hyperkapnie ihre Atmung hauptsächlich über die O_2-Rezeptoren steuern. Aus diesem Grund ist eine übermäßige Zufuhr von reinem Sauerstoff, z. B. bei einem Bronchospasmus mit S_aO_2-Abfall, zu vermeiden. Die O_2-Rezeptoren melden in diesem Fall „volle" Sättigung. Somit stellen die Betroffenen die Atmung reflektorisch ein.

Wenn eine Atemwegsobstruktion auftritt, kann der Arzt Bronchodilatatoren, z. B. Ipratropiumbromid, Salbutamol und Steroide (z. B. Pulmicort®, Sanasthmyl®) zur Inhalation anordnen.

Häufig gestaltet sich die Ernährung schwierig. Da durch die Atemarbeit ein erhöhter Energiebedarf besteht, ist eine hochkalorische Ernährung notwendig. Die orale Nahrungszufuhr ist durch die vielen negativen oralen Erfahrungen des Kindes (Absaugen des NRR) oft erschwert, daher prüfen Pflegende die Indikation des Absaugens stets kritisch. Evtl. ist die Anlage einer PEG erforderlich. Mit ihr erzielen Pflegende ein effektiveres Ernährungstraining (Ess- und Schlucktraining) sowie normale Voraussetzungen für die Mobilität des Kindes. Eine Flüssigkeitsreduktion dient der Vermeidung eines interstitiellen Lungenödems.

Durch die ausgeglichene oder leicht negative Bilanz treten meist Stuhlausscheidungsprobleme in Form einer Obstipation auf. Bauchmassagen und Laktosezusatz in der Nahrung schaffen häufig Erleichterung.

Reicht dies nicht aus, kann die regelmäßige Verabreichung von Miniklistieren nötig sein.

Entlassung

Die bronchopulmonale Dysplasie ist eine sehr langwierige Erkrankung, die von den Pflegenden in hohem Maße Einfühlungsvermögen und Geduld erfordert.

Es ist wichtig, die Eltern frühzeitig in die Pflege einzubeziehen, um ihnen das Annehmen der Krankheit, den Umgang mit ihrem Kind und eventuellen Notsituationen zu erleichtern.

Die Eltern müssen häufig nach der Entlassung ihres Kindes auch zu Hause die O_2-Therapie, die Vibration und das Absaugen, evtl. sogar über eine Trachealkanüle, fortführen, daher ist ein umfangreiches Training bereits in der Klinik erforderlich.

Pflegende informieren die Sozialdienste frühzeitig. Diese übernehmen die Beschaffung der benötigten Geräte und stellen ggf. den Kontakt zu einem ambulanten Pflegedienst her (> Kap. 5).

13.3 Kardiorespiratorische Anpassungsstörungen
Katja von Maydell

13.3.1 Persistierende pulmonale Hypertension des Neugeborenen

DEFINITION
Persistierende pulmonale Hypertension des Neugeborenen (*PPHN*): Lungengefäßwiderstand fällt beim Neugeborenen postpartal nicht ab, die fetale Blutzirkulation bleibt erhalten.

Die Folge einer **persistierenden pulmonalen Hypertension des Neugeborenen** ist die Minderdurchblutung der Lunge aufgrund eines Rechts-Links-Shunts über den Ductus arteriosus Botalli und das Foramen ovale.

Symptomatisch zeigen sich eine Zyanose, Tachy- und Dyspnoe sowie eine ausgeprägte Unruhe des Patienten.

Ursachen

- Hypoxämie, Azidose, Polyglobulie
- Lungenerkrankungen, z. B. Mekoniumaspiration, IRDS, Pneumothorax
- chronische intrauterine Hypoxie und Azidose
- Fehlbildungen, z. B. Zwerchfellhernie, Hydrops fetalis, Potter-Sequenz
- Herzfehler, z. B. Mitralklappenobstruktion, totale Lungenvenenfehleinmündung
- Sepsis
- Hypoglykämie
- Stress

Diagnostik

Der Arzt kann den Hyperoxietest durchführen. Dabei führt er dem Patienten 100-prozentigen Sauerstoff zu. Bei einer PPHN kommt es zum Anstieg der S_pO_2 an den oberen Extremitäten und gleich bleibender S_pO_2 an den unteren Extremitäten.

Komplikationen

- Pneumothorax (➤ 13.4.8)
- Nierenversagen (➤ 16.2.1)
- Herzinsuffizienz (➤ 14.3)
- Disseminierte intravasale Gerinnung (*DIC* ➤ 18.2.1)
- nekrotisierende Enterokolitis (NEC ➤ 15.2.2).

Pflegerische Besonderheiten

Monitoring ➤ Kap. 14

> Die S_pO_2-Messung erfolgt an der rechten oberen und unteren Extremität. Bei einer PPHN ist sie meist an den oberen höher als an den unteren Extremitäten.

Ist das Shuntvolumen über das Foramen ovale hoch, können obere und untere S_pO_2 übereinstimmen. Der Ductus arteriosus Botalli versorgt die unteren Extremitäten mit venösem Blut. pCO_2-Anstieg und S_pO_2-Abfall können auf einen Anstieg des Lungengefäßwiderstandes hinweisen.

Durch eine Hypoxie kann es zu neurologischen Auffälligkeiten, z. B. Krampfanfällen, kommen (➤ 6.1.2).

Wenn Umfang, Bauchdeckenspannung, Schmerzempfindlichkeit und Venenzeichnung sowie Perfusion des Abdomens erhöht sind, denkt der Arzt differentialdiagnostisch stets an eine NEC (➤ 15.2.2).

Aufgrund der verminderten Kreislaufverhältnisse und der Medikamentenzufuhr, z. B. Inotropika, Prostazykline und Analgosedierung, ist eine kontinuierliche Überwachung von ZVD und arteriellem Blutdruck ebenso wie eine genaue Flüssigkeitsbilanz nötig. Ziel der Therapie ist, den Lungengefäßwiderstand zu senken. Tab. 13.1 zeigt dazu die geeigneten Maßnahmen.

Das regelmäßige Umlagern des Patienten in Rücken-, Seiten- und Bauchlage unterstützt diese Therapie und erleichtert die Belüftung aller Lungenbezirke.

Die Lagerung auf Schaumstoff, Gelkissen oder Antidekubitusmatratzen vermeidet Dekubiti.

Nach einer primär parenteralen Ernährung beginnen Pflegende bei stabilen Kreislaufverhältnissen und unauffälligem Abdomen mit einem vorsichtigen Nahrungsaufbau. Eine Stressulkusprophylaxe kann notwendig sein.

13.3.2 Persistierender Ductus arteriosus Botalli

Der Ductus arteriosus Botalli ist eine fetale Gefäßverbindung zwischen dem distalen Aortenbogen und der Pulmonalarterie. Nach der Geburt kommt es während der ersten Atemzüge oder unter Beatmung zu einem Anstieg des pO_2 und zu einem Abfall des pCO_2. Die Diffusion von O_2 in das Blut setzt in der Gefäßwand des Ductus arteriosus Botalli Bradykinin frei. Bradykinin führt zur Kontraktion der Gefäßmuskulatur und somit zum Ductusverschluss.

Verschiedene Faktoren können dem Verschluss entgegenwirken und zum Krankheitsbild des **persistierenden Ductus arteriosus Botalli** (*PDA*) führen:
- Hypoxie
- Frühgeburtlichkeit
- Gabe von Minprog (Prostaglandin E1)

Tab. 13.1 Maßnahmen zur Senkung des Gefäßwiderstandes in der Lunge.

Beatmung	Trachealtoilette
• Hyperventilation mit pCO_2 zwischen 30–35 mmHg • pO_2 40–70 mmHg und $S_aO_2 > 80\%$ • Medikamenteninfusion, z. B. Flolan® (Prostazyklin senkt Lungengefäßwiderstand) • NO-Beatmung, ECMO, HFOV	• gründliche Trachealtoilette, Vermeidung eines pCO_2-Anstiegs durch Sekretverlegung • Kinder vor der Trachealtoilette gut präoxygenieren und ggf. analgosedieren

- erhöhte Prostaglandinsynthese durch Furosemidgabe
- überhöhte Flüssigkeitszufuhr

Symptome

Die Symptome treten meist erst nach 2–3 Tagen auf, wenn der Lungengefäßwiderstand abgefallen ist. Ein erstes klinisches Zeichen sind meist S_pO_2-Schwankungen. Aufgrund des Verlustes der Windkesselfunktion der Aorta stellen sich Differenzen zwischen systolischem und diastolischem Blutdruck dar. Die Patienten kühlen bei Manipulationen rasch aus. Peripher sind hebende Pulse tastbar, der Patient wird zunehmend tachykard. Bei sehr großem PDA kann es durch den erhöhten pulmonalen Blutfluss sehr rasch zu einer Atmungsverschlechterung kommen, sodass eine Intubation indiziert sein kann.

Die diastolische Minderdurchblutung des Magen-Darm-Trakts verursacht meist Verdauungsprobleme, die durch vermehrte Magenreste und stark geblähtes, teilweise sogar abwehrgespanntes, glänzendes Abdomen gekennzeichnet ist. In diesem Fall schließt der Arzt eine NEC (➤ 15.2.2) aus. Eine weitere Folge der diastolischen Minderdurchblutung ist das Auftreten einer Oligurie und im schlimmsten Fall eines prärenalen Nierenversagens (➤ 6.2.1).

Pflegerische Besonderheiten bei konservativer Therapie

Entscheidet sich der Arzt für eine konservative Therapie, beobachten Pflegende zunächst sorgfältig die EKG-Ableitung und den RR, weil das Kind meist eine erhöhte Blutdruckamplitude zeigt. Die S_pO_2-Werte sollen beständig zwischen 92–98% liegen, um ein ausreichendes O_2-Angebot zu gewährleisten. Pflegende beurteilen das Abdomen zu jeder Pflegerunde hinsichtlich Umfang, Bauchdeckenspannung, Venenzeichnung, Hautkolorit, Darmgeräuschen und Schmerzempfindlichkeit.

Meist ordnet der Arzt eine ausgeglichene oder leicht negative Bilanz an. Furosemidgaben steigern die Prostaglandinsynthese und sind deshalb zu vermeiden.

Wenn der Arzt den Verdacht auf eine nekrotisierende Enterokolitis hat oder starke Verdauungsprobleme auftreten, ist eine parenterale Ernährung angezeigt. Der Arzt reduziert die Flüssigkeitszufuhr.

Pflegerische Besonderheiten nach operativem Ductusverschluss

Aufgrund des nun erhöhten systemischen Widerstandes kann der linke Ventrikel in seiner Funktion beeinträchtigt sein. Dies erfordert eine kontinuierliche Überwachung des Kreislaufs und evtl. den Einsatz von Katecholaminen.

Periphere Hypothermie, Blutdruckanstieg, Tachykardie und weite Pupillen können auf Schmerzen oder Volumenmangel hinweisen.

Die Extubation ist möglichst rasch anzustreben. Probleme bei der Entwöhnung können aufgrund einer Kompression der Lunge während der Operation auftreten.

Um das OP-Gebiet in den ersten 24 Std. zu entlasten, lagern Pflegende das Kind auf Schaumstoff und wechseln zwischen Rechtsseiten- und Rückenlage.

Es besteht weiterhin die Gefahr einer nekrotisierenden Enterokolitis, weil der Magen-Darm-Trakt nach der OP einen erhöhten Blutfluss zu bewältigen hat (vor der OP reduzierter Blutfluss). Aus diesem Grund erfolgt die erste Nahrungszufuhr frühestens nach 24–48 Std. mit Tee, Glukose 5% oder Maltodextrin in 2–3-stündlichen Intervallen.

Pflegende berücksichtigen das Pleurasekret in der Bilanz und dokumentieren sein Aussehen. Sie schließen einen Sog von 5 cmH_2O an die Pleuradrainage an, um Mediastinalverschiebungen zu vermeiden. Fördert die Drainage ≤ 1 ml/kg KG/12 Std., kann der Arzt sie entfernen (nach frühestens 24 Std.).

Falls die Wunde noch nicht mit einem Hydrokolloidverband (HCV) versorgt ist, führen Pflegende nach 24 Std. den ersten Verbandswechsel durch. Sie versorgen die Wunde mit einem HCV oder Pflasterschnellverband. Abhängig von der Auswahl des Verbandmaterials erfolgen die weiteren VW im Abstand von 24 Stunden bis einer Woche. Pflegende dokumentieren Aussehen und Größe der Wunde sorgfältig.

Medikamentöser Verschluss des Ductus

Neben dem operativen Verschluss des PDA besteht auch die Möglichkeit, ihn mit Hilfe von Indometacin i. v. oder Ibuprofen i. v. zu verschließen. Eine frühzeitige Diagnostik sowie ein rascher Therapiebeginn erhöhen die Erfolgsaussichten dieser Maßnahme. Bei frühgeborenen Kindern unter 1.500 g Geburtsgewicht beträgt die Verschlussrate hier etwa 75 %. Nebenwirkungen der Medikamentengabe zeigen sich in einem vorübergehenden antidiuretischen Effekt (bei Ibuprofeneinsatz geringer), einer verminderten zerebralen, renalen und intestinalen Durchblutung und einer Thrombozytopenie. Pflegende überwachen daher Urinausscheidung, Neurologie sowie Stuhlausscheidung (Blutauflagen) engmaschig. Bei bereits vorhandener NEC bzw. aktiver Blutung oder Niereninsuffizienz verzichtet der Arzt auf den Einsatz von Indometacin i. v. oder Ibuprofen i. v. Die Verabreichung der Medikamente erfolgt meist in mehreren Gaben als Kurzinfusionen.

13.4 Weitere Atemwegserkrankungen
Katja von Maydell

Monitoring ➤ Kap. 14

Bei der Pflege von Kindern oder Jugendlichen mit respiratorischen Erkrankungen stimmen Monitoring, Lagerung, Ernährung und Ausscheidungskontrolle sowie ein großer Teil der Krankenbeobachtung überein. Je nach Krankheitsbild sind zusätzlich spezifische pflegerische Maßnahmen notwendig.

Bei älteren Patienten kann die regelmäßige Temperaturkontrolle axillär, rektal oder aurikulär erfolgen. Die Überwachung des CO_2 nehmen Pflegende bei beatmeten Kindern mithilfe einer endexspiratorischen CO_2-Messung (EtCO$_2$) vor. Sie gibt Aufschluss über die CO_2-Konzentration im Blut und die Ausprägung intrapulmonaler oder intrakardialer Rechts-Links-Shunts.

Dabei gilt: je größer die Differenz zwischen p_aCO_2 und EtCO$_2$, umso größer das Shuntvolumen.

13.4.1 Status asthmaticus

DEFINITION

Status asthmaticus: Dicht hintereinander folgende Asthmaanfälle, die auch in einen dauerhaften Anfall münden können.

Ausgelöst durch Allergien, Infekte, Medikamentenwirkung oder durch körperlich-psychische Belastung kommt es beim Asthmaanfall zur Ausschüttung von Histamin und Entzündungsmediatoren. Dies führt zum Bronchospasmus, Schleimhautödem und zur vermehrten Sekretbildung mit Verlegung der Atemwege. Überblähte und atelektatische Bereiche liegen dicht nebeneinander.

Der pO_2-Abfall bei gleichzeitigem pCO_2-Anstieg verursacht eine pulmonale Vasokonstriktion mit Rechtsherzbelastung.

Bleibt ein Asthmaanfall trotz adäquater Therapie über Stunden bis Tage bestehen, sprechen Pflegende vom **Status asthmaticus**. Dieses Krankheitsbild ist lebensbedrohlich.

Symptome

- Einsatz der Atemhilfsmuskulatur, z. B. juguläre, interkostale, epigastrische Einziehungen
- Nasenflügeln
- Dyspnoe
- Orthopnoe mit verlängertem und angestrengtem Exspirium
- Husten
- Zyanose
- Angst, Unruhe
- Bewusstseinseintrübung
- Zeichen einer Rechtsherzinsuffizienz
- vermindertes Atemgeräusch („silent lung")

Pflegerische Besonderheiten

Wenn das Kind spontan atmet, zielen die Pflegemaßnahmen darauf ab, ihm die Atmung zu erleichtern und Unruhe sowie Angstzustände zu vermeiden.

Spontan atmende Kinder

Pflegende führen angefeuchteten Sauerstoff über eine Nasensonde, -brille oder einen Vernebler zu. Bei Kindern mit chronischer Hypoxämie ist ein übermäßiges O_2-Angebot zu vermeiden, da sie ihren Atemantrieb über den pO_2 steuern und nicht über den pCO_2. Vibrationsmassagen können die Sekretlockerung unterstützen. Atemübungen, wie das Ausatmen gegen einen Widerstand, Lippenbremse und die Gähn-Schnüffel-Atmung können eine Besserung erzielen. [4]

Eine Dyspnoe führt häufig zu massiver Unruhe, die wiederum den Zustand weiter verschlechtern kann. Zeigen alternative Methoden zur Beruhigung des Kindes (z. B. ruhiges, koordiniertes Arbeiten der Pflegenden, Aufsetzen des Patienten zur Atemerleichterung, Einbeziehen der Eltern, beruhigende Ausstreichung) keinen Erfolg, ist meist eine leichte Sedierung erforderlich. Sedativa erhöhen allerdings die Gefahr des insuffizienten Abhustens und des Sekretverhalts und begünstigen das Auftreten von Atemdepression oder sogar einer Apnoe.

Fast immer bevorzugt der Patient eine sitzende Position, die seine Atmung erleichtert. Hierzu dient auch der Kutschersitz, in dem der Patient den Oberkörper in sitzender Position nach vorn beugt und die Arme auf ein ins Bett gestelltes Esstablett oder auf die Knie stützt.

Medikamentöse Unterstützung

- Sauerstoff
- Inhalation von β_2-Mimetika (z. B. Salbutamol)
- Applikation von Glukokortikoiden (Methylprednisolon, Prednisolon)
- Versuch der Inhalation von Anticholinergika (z. B. Ipratropiumbromid)
- Theophyllin („loading dose", dann DTI)
- Magnesiumsulfat [5]

Intubierte Patienten

Ein Asthma-Score-Wert von ≥ 7 und ein pCO_2 über 65 mmHg erfordert eine Intubation und Beatmung.

Durch die verschlechterte Lungencompliance beim Status asthmaticus erfordert die Beatmung meist hohe Inspirationsdrücke (cave: Pneumothoraxgefahr). Daraus ergibt sich folgendes Beatmungsmuster: AF ↓, P_{insp} ↑, I:E = 1:3 bis 1:5, PEEP niedrig halten. Höhere pCO_2-Werte werden toleriert (permissive Hyperkapnie).

13.4.2 Cor pulmonale

DEFINITION

Cor pulmonale: Reaktion des Herzens auf akute oder chronische Drucksteigerung im pulmonalen Kreislauf durch Erkrankungen der Lunge.

Dem **Cor pulmonale** gehen meist parenchymatöse Lungenerkrankungen voraus, z. B. bronchopulmonale Dysplasie, Mukoviszidose, Lungengefäßobstruktionen, Asthma bronchiale, Thoraxfehlbildungen. Eine Lungenembolie kann zu einem akuten Cor pulmonale führen.

Tab. 13.2 Asthma-Score nach Wood (Tabelle aus Am J Dis Child 123 [3]: 227–8 1972).

	0	1	2
p_aO_2	70–100 bei Raumluft	≤ 70 bei Raumluft	≤ 70 bei 40 % O_2
Zyanose	fehlt	bei Raumluft	bei 40 % O_2
Atemgeräusch	normal	ungleich	vermindert bis fehlend
Einsatz der Atemhilfsmuskulatur	fehlt	mäßig	maximal
exspiratorisches Giemen	fehlt	mäßig	deutlich
Bewusstseinslage	normal	vermindert oder agitiert	Koma

Bewertung:
- ≥ 5 Punkte = drohende Ateminsuffizienz
- ≥ 7 Punkte + pCO_2 65 mmHg = Ateminsuffizienz

Neben einer Tachydyspnoe, begleitet von einer Zyanose, Husten (evtl. blutig), Thoraxschmerzen und Schweißausbruch, sind außerdem ein pO_2-Abfall und pCO_2-Anstieg, zunehmende Müdigkeit und Bewusstseinstrübung zu beobachten. Die Zeichen der Rechtsherzinsuffizienz (➤ 14.3) stellen sich in einer Halsvenenstauung, erhöhtem ZVD, einer Stauungsleber, Ödemen, überproportionaler Gewichtszunahme, Aszites, evtl. einer Tachykardie sowie einer Hypotonie dar.

Pflegerische Besonderheiten

Monitoring ➤ Kap. 14

Spontan atmende Patienten
Ebenso wie bei Kindern mit Status asthmaticus gilt es, Stresssituationen zu vermeiden (➤ 13.4.1). Bei S_pO_2 ≤ 90 % führen Pflegende dem Kind erwärmtes und angefeuchtetes O_2 zu. Sie überprüfen die Notwendigkeit der Sauerstoffgabe mind. stündlich, da das Kind bei chronischer Hypoxämie die Atmung über die O_2-Rezeptoren steuert, sodass eine überhöhte O_2-Zufuhr atemdepressiv wirkt.

Inhalationen erfolgen je nach Grundkrankheit. Anleitung zur Atemerleichterung durch Lagerungen (z. B. Oberkörperhochlage, Kutschersitz), Atemtechniken (z. B. Lippenbremse) und spezielle Hustentechniken (z. B. „huffing" = kräftiges Aushauchen ohne Schließen der Glottis) durch einen Physiotherapeuten fördern das Kind u. a. bei einer effektiven Exspiration. [5]

Bei den Blutgasanalysen ist ein normaler pH-Wert und nicht ein normaler pCO_2-Wert entscheidend, da die Kinder mit chronischer respiratorischer Insuffizienz meist an einen hohen pCO_2 adaptiert sind.

Pflegende setzen gezielt Lagerungen ein, die v. a. die Lungenareale dehnen und eine gute Belüftung ermöglichen, z. B. V- und A-Lagerung. Sie lagern den Oberkörper erhöht und winkeln die Beine an, um die Bauchdeckenspannung zu reduzieren und damit die Zwerchfellbeweglichkeit zu verbessern (➤ 8.4).

Kinder mit einem Cor pulmonale benötigen eine ausreichende Kalorienzufuhr, denn sowohl Unter- als auch Übergewicht verschlechtert die Symptome und somit die Prognose.

Beatmete Patienten
Bei zunehmender Ateminsuffizienz kann eine Intubation und Beatmung erforderlich sein. Der Arzt strebt möglichst bald eine synchronisierte Beatmungsform und die Entwöhnung von der maschinellen Beatmung an. Vibrationsmassagen helfen, das meist zähe Trachealsekret während der regelmäßigen Trachealtoilette zu lockern. Hierbei achten Pflegende darauf, den Patienten zu präoxygenieren und angemessen zu sedieren.

Medikamentöse Unterstützung
Inhalation mit $β_2$-Mimetika (z. B. Salbutamol), sowie mit Anticholinergika (z. B. Ipratropiumbromid)

13.4.3 Lungenkontusion

DEFINITION
Lungenkontusion: Thoraxkompression, mit multiplen Einblutungen in das Lungenparenchym und einem interstitiellen Lungenödem → Entstehen von Atelektasen.

Folgen einer **Lungenkontusion** können Pleuraergüsse und eine generalisierte, unkontrollierte Entzündungsreaktion sein. In schweren Fällen vermindert sich die funktionelle Residualkapazität, ein Rechts-Links-Shunt entsteht. Meist sind Unfälle die Ursache der Lungenkontusion. Sie ist häufig mit anderen Organverletzungen kombiniert, z. B. an Leber, Milz, Herz und Niere.

Die Lungenkontusion zeigt sich in Form einer Tachydyspnoe, die bis zur schweren Ateminsuffizienz mit Zyanose führen kann. In der Regel fördern die Patienten blutiges Sputum oder Trachealsekret und sind tachykard.

Pflegerische Besonderheiten

Pflegende erfassen die Schmerzen des Kindes und führen in Absprache mit dem Arzt eine ausreichende Schmerztherapie durch.

Atmung
Bei einer leichten Beeinträchtigung genügen oft eine O_2-Gabe und das Anfeuchten der Atemluft. Bei schwerem Verlauf stellt der Arzt die Indikation zur Intubation großzügig. Die Beatmung erfolgt mit ei-

nem PEEP zwischen 5–10 mbar. Zum Absaugen ist aufgrund des hohen PEEPs und Beatmungsdrucks der Einsatz eines geschlossenen Absaugsystems erforderlich, um einen Druckverlust zu vermeiden (> 12.1.3).

Lagerung
Zur Atemerleichterung lagern Pflegende das Kind mit erhöhtem Oberkörper, wobei sie jede Dehnung des Thorax vermeiden. Ebenso können eine Abduktion und Innenrotation der Arme Schmerzen verursachen. Die Zwerchfellatmung lässt sich durch das Anwinkeln der Beine und einer somit reduzierten Bauchdeckenspannung verbessern. Regelmäßiges Umlagern und die Anwendung einer Bauch- bzw. 135°-Bauchlage fördern die Rekrutierung der geschädigten Alveolarbereiche.

13.4.4 Adult respiratory distress syndrome

DEFINITION
Adult respiratory distress syndrome (*ARDS*): Akute respiratorische Insuffizienz.

Verschiedene Erkrankungen, z. B. Ertrinkungsunfall, Sepsis, Pneumonie, Poly- und Schädel-Hirn-Trauma, können im Rahmen eines Schockgeschehens Gefäßmediatoren freisetzen, die eine erhöhte Permeabilität der Lungengefäße bewirken.

ARDS-Stadieneinteilung

- Exsudatives Stadium: die Gefäßpermeabilität der Lungengefäße ist gestört; dadurch tritt eiweißreiche Flüssigkeit in das Lungengewebe ein
- Fibroproliferative: bindegewebiger Umbau der Lunge
- Spät- oder Endstadium: generalisierte Lungenfibrose mit u. a. Verdickung der alveolokapillären Membran, die Alveolen sind zum Teil irreversibel geschädigt

Die drei Stadien laufen dabei parallel ab. [6]
Folgen sind die Verlängerung der Diffusionsstrecke durch das Exsudat mit erschwertem Gasaustausch, Verschlechterung der Compliance mit erhöhter Totraumventilation und die Zunahme des druckkontrollierten intrapulmonalen Rechts-Links-Shunts.

Bei Kindern mit einem ARDS zeigen sich Tachydyspnoe, Zyanose, erhöhter O_2-Bedarf (um paO_2 > 70 mmHg aufrechtzuerhalten) sowie eine Rechtsherzinsuffizienz (> 14.3).

Komplikationen

- Pneumonie (> 13.4.7)
- Lungenfibrose
- Cor pulmonale (> 13.4.2)
- Low cardiac output
- Infektionen
- Multiorganversagen

Pflegerische Besonderheiten

Zur Überwachung eines Kindes mit ARDS ist, zusätzlich zum Grundmonitoring (> Kap. 14), meist eine arterielle Blutdruckmessung, ZVD, $ETCO_2$ und eine intermittierende Überwachung der Blutgase erforderlich. Der p_aO_2 wird, soweit möglich, bei 75 mmHg gehalten.

Da oft eine **Beatmung** mit hohen Beatmungsdrücken notwendig ist, setzen Pflegende ein geschlossenes Absaugsystem ein und präoxygenieren das Kind vor jedem Absaugvorgang ausreichend. Durch Vibrationsmassagen in den verschiedenen Drainagelagerungen unterstützen sie die Lockerung des Sekrets. Evtl. erfolgt der systemische oder inhalative Einsatz von Sekretolytika. Eine Surfactantgabe kann kurzfristig Erfolg bringen.

Die **Lagerung** wechselt alle 3–4 Std. zwischen Rücken-, Seit- und Bauchlage. Dies verbessert das Ventilations-/Perfusionsverhältnis aller Lungenbezirke, den Gasaustausch und vermindert die intrapulmonalen Rechts-Links-Shunts. Intermittierend erhöhen Pflegende den Oberkörper um 30–45°, um durch das Absenken des Zwerchfelles die Atmung zu erleichtern und den venösen Rückfluss zu mindern. [7]

Der Einsatz eines Rotationsbetts ermöglicht schonende Lagewechsel und dient der Dekubitusprophylaxe. Ist kein Rotationsbett vorhanden, legen Pflegende das Kind auf Schaumstoff oder eine Antidekubitusmatratze und lagern es regelmäßig um.

Zur exakten Flüssigkeitsbilanz empfiehlt sich die Anlage eines Blasendauerkatheters. Der Arzt strebt eine ausgeglichene oder leicht negative Bilanz an. Meist sind dazu Diuretika erforderlich, z. B. Furosemid oder Spironolacton. Eine positive Bilanz führt zu einer Zunahme des Lungenödems.

13.4.5 Lungenödem

DEFINITION

Lungenödem: Vermehrung der extravasalen Flüssigkeit in der Lunge.

Das **Lungenödem** kann verschiedene Ursachen haben:
- erhöhter Kapillardruck, z. B. bei Hypervolämie, überhöhter Flüssigkeitszufuhr, Linksherzinsuffizienz und Mitralstenose
- Permeabilitätssteigerung der Kapillaren, z. B. bei Sepsis, gesteigerter Ausschüttung von Histamin und Katecholaminen, Überdosierung von Opiaten, Hypnotika oder Sedativa und toxischer Arzneimittelwirkung
- Kombination beider Ursachen, z. B. bei ARDS, Sauerstofftoxizität, Rauchvergiftung und Inhalation toxischer Gase, Ertrinkungsunfall, Lungenblutung und Hydrops fetalis

Symptome

- Tachydyspnoe, Stauungshusten, zentrale Zyanose mit peripherer Blässe
- „Asthma cardiale", Tachykardie
- Unruhe, Angst
- auskultatorisch bei leichtem Lungenödem Knistern und bei ausgeprägtem Lungenödem feinblasige Rasselgeräusche
- fleischwasserfarbenes, schaumiges Sputum oder Trachealsekret

Pflegerische Besonderheiten

Zur besseren Beurteilung des intravasalen Volumens setzen die Pflegenden zusätzlich zum Grundmonitoring (> Kap. 14) die kontinuierliche ZVD-Messung ein.

Bei leichtem Verlauf des Lungenödems beginnen sie mit der O_2-Gabe über Nasensonde, -brille oder -vernebler, um eine ausreichende Oxygenierung zu erreichen.

Um den O_2-Verbrauch niedrig zu halten, beruhigen sie den Patienten bei Unruhe rasch oder sedieren ihn (Arztanordnung).

Bei Verschlechterung oder schwerem Verlauf ist meist eine Intubation und **Beatmung** notwendig. Vor dem Absaugen präoxygenieren Pflegende den Patienten und verabreichen ggf. einen Bolus des angeordneten Sedativums. Zum schonenden Absaugen verwenden sie ein geschlossenes Absaugsystem. Der Arzt wählt einen PEEP von 6–10 mbar, um die in der Lunge vorhandene Flüssigkeit in die Kapillaren zu verdrängen und einen erneuten Flüssigkeitsaustritt zu vermeiden. Die Beatmung des Patienten erfolgt druckkontrolliert oder druckreguliert/volumenkontrolliert.

Pflegende **lagern** den Oberkörper zur Atemerleichterung um 45° erhöht.

Meist strebt der Arzt eine negative Flüssigkeitsbilanz an. Dazu erhält das Kind meist Diuretika. In Einzelfällen ist das Bilanzziel nur mit Hilfe einer Hämofiltration zu erreichen.

13.4.6 Aspiration

DEFINITION

Aspiration: Einsaugung von flüssigem oder festem Material in die Atemwege → Verlegung möglich → Atemfläche und Gasaustausch reduziert.

Zur **Aspiration** führen häufig z. B. Magensaft, Sekret aus Nasen- und Rachenraum, feste oder flüssige Nahrung, Erdnüsse, Wasser und Fremdmaterial (u. a. kleine Spielzeugteile, Perlen). In 80 % der Fälle ist die rechte Lungenseite betroffen.

Symptome

- plötzlich auftretende Tachydyspnoe mit Stridor
- Hustenanfälle
- Zyanose
- Thoraxasymmetrie
- ein- oder beidseitig vermindertes Atemgeräusch

Pflegerische Besonderheiten

Monitoring ➤ Kap. 14

Pflegende kontrollieren das Sputum oder Trachealsekret des Patienten besonders sorgfältig auf Bestandteile des aspirierten Materials.

Der Arzt entfernt Fremdkörper bronchoskopisch. Er führt die Bronchoskopie in Kurznarkose durch, z. B. mit Midazolam, Etomidate oder Propofol. Vereinzelt ist es notwendig, Patienten kurze Zeit nachzubeatmen, bis sie das volle Bewusstsein wiedererlangt haben.

Bei der regelmäßigen und gründlichen Trachealtoilette präoxygenieren Pflegende das Kind ausreichend und verabreichen ihm einen Bolus des angeordneten Sedativums. Um eine Infektion durch das Aspirat und einen Sekretstau zu vermeiden, sind regelmäßige Vibrationsmassagen und intensive Physiotherapie, v. a. auch nach Extubation, notwendig. Bei schwerer Ateminsuffizienz kann eine längere Beatmungszeit erforderlich sein.

Pflegende lagern das Kind abwechselnd in Rücken-, Seit- und Bauchlage, um evtl. minderbelüftete, atelektatische Lungenabschnitte zu entfalten. Die Vibrationsmassagen lassen sich in den verschiedenen Drainagelagerungen (➤ 8.4) durchführen.

13.4.7 Pneumonie

DEFINITION

Pneumonie: Entzündung des Lungengewebes, hervorgerufen durch Bakterien, Viren, Pilze oder eine allergische/toxische Schädigung. Die Keimübertragung geschieht auf aerogenem oder hämatogenem Wege.

Pneumonieformen

Ätiologie
- **Primär**: Krankheit beginnt aus völliger Gesundheit
- **Sekundär**: eine bereits bestehende Infektion greift auf das Lungengewebe über

Morphologie
- **Lobärpneumonie**: ein Lungenlappen befallen
- **Bronchopneumonie**: mehrere Lungenlappen beteiligt
- **Interstitielle Pneumonie**: Alveolar- und Bindegewebe betroffen
- **Segmentpneumonie**: ein Lungensegment befallen

Symptome

Symptomatisch zeigt sich die Pneumonie durch eine Tachydyspnoe, ein vermindertes Atemgeräusch, grobblasige RG, Husten, exspiratorischen Stridor und hohes Fieber. Bei einer Pleurabeteiligung kommt es meist zu Schmerzen während der Einatmung. Die Symptome einer Viruspneumonie sind meist geringer ausgeprägt.

Pflegerische Besonderheiten

Monitoring ➤ Kap. 14

Pflegende versuchen, Unruhephasen, die zur Verstärkung der Atemnot führen können, unbedingt zu vermeiden. Gegebenenfalls setzen sie hierfür nach Arztanordnung Sedativa ein.

Atemgymnastik, evtl. unterstützt durch einen Physiotherapeuten, und ausreichende Frischluftzufuhr erleichtern die **Atmung**. Die Zufuhr von angefeuchtetem und erwärmtem O_2, Vibrationsmassagen und Inhalationen mobilisieren Sekret und vermindern die Atemnot.

Sollte massive Atemnot, begleitet von S_pO_2-Abfällen und pCO_2-Anstiegen, auftreten, ist eine Intubation und Beatmung erforderlich. Vor der Trachealtoilette ist das Kind gut zu präoxygenieren. Das erste Trachealsekret asservieren Pflegende für mikrobiologische Untersuchungen.

Pflegende lagern den Oberkörper erhöht und die Beine angewinkelt, um die Bauchdeckenspannung zu vermindern und eine verbesserte Zwerchfellbeweglichkeit zu erzielen. Die Arme können leicht adduziert und angewinkelt liegen, um eine Dehnung der Interkostalmuskulatur zu ermöglichen. Zur Dehnung der Lungenareale eignen sich die V-, A- und T-**Lagerung** (➤ 8.4).

Im Akutstadium ist auf eine enterale **Ernährung** zu verzichten. Jedoch denken Pflegende in jedem Stadium der Erkrankung an eine ausreichende Flüssigkeitszufuhr, da der Flüssigkeitsverlust über die Lunge sehr hoch ist. Säuglinge erhalten bei Bedarf die Nahrung über eine Sonde, um ihnen die Atemarbeit abzunehmen und eine Aspirationsgefahr zu mindern.

> Unter Umständen kann es vor allem bei einer Staphylokokkenpneumonie zu einem Pleuraempyem kommen, das die Anlage einer Pleuradrainage oder eine chirurgische Revision erforderlich macht.

13.4.8 Pneumothorax

DEFINITION

Pneumothorax: Ansammlung von Luft im Pleuraspalt. Die betroffene Lungenhälfte kollabiert zumindest teilweise.

Beim Spannungspneumothorax ermöglicht der Defekt über einen Ventilmechanismus bei der Inspiration das Ansaugen von Luft in den Pleuraspalt, die in der Exspiration nicht entweichen kann. Die Folge ist ein Druckanstieg im Pleuraspalt, der Lungenkollaps der betroffenen Seite und eine Mediastinalverschiebung. Die großen Gefäße können abknicken und es kommt zum Kreislaufschock. Diese Situation ist lebensbedrohlich.

Ursachen

- Spontanruptur von Alveolen (meist bei großen, hageren Menschen nach kurzzeitiger körperlicher Belastung)
- Bei beatmeten Patienten: kontrollierte Beatmung, zu kurze Exspirationszeit, hoher PEEP, „Air-Trapping", Tubusfehllage
- ZVK-Anlage
- Pneumonien, z. B. Staphylokokkenpneumonie (➤ 13.4.7)
- Neuanlage einer Pleuradrainage (auch Pleuradrainagen, die bereits länger liegen und nicht funktionstüchtig sind, stellen ein Risiko dar)
- Mukoviszidose
- Lungenverletzungen
- Mekoniumaspiration (➤ 13.2.2)

Symptome

- Schmerzen auf der betroffenen Seite
- plötzlich einsetzende Atemnot
- asymmetrische Thoraxexkursionen, wobei sich die betroffene Seite weder hebt noch senkt
- hypersonorer Klopfschall
- blasses bis zyanotisches Hautkolorit
- Bradykardie, Hypotonie
- Atemgeräusch auf der betroffenen Seite vermindert
- bei massivem Pneumothorax: Schocksymptomatik
- bei Frühgeborenen beobachtet der Arzt während einer Diaphanoskopie ein rötliches Aufleuchten der gesamten betroffenen Thoraxhälfte

Pflegerische Besonderheiten

Bei einem kleinen Pneumothorax, z. B. Mantelpneumothorax, können eine O_2-Gabe über Nasensonde, -brille oder -vernebler zur Resorption des Pneumothorax sowie ein engmaschiges Monitoring ausreichen. Ist die Atmung jedoch massiv beeinträchtigt, ist die Anlage einer Pleuradrainage notwendig.

Pflegende lagern das Kind mit erhöhtem Oberkörper auf die betroffene Seite, sofern dort keine Drainage liegt.

LITERATUR
1. Roos, R.; Genzel-Boroviczény, O.; Proquitté, H.: Checkliste Neonatologie. 176 4. Auflage. Thieme, Stuttgart, 2010.
2. Roos, R.; Genzel-Boroviczény, O.; Proquitté, H.: Checkliste Neonatologie. 4. Auflage. Thieme, Stuttgart, 2010.
3. Mann, C.; Baenziger, O.: Die Behandlung des Neugeborenen mit angeborener zwechfellhernie. Schweizer Medizin-Forum 2007; 7: 438–439
4. Leitlinie der Gesellschaft für Neonatologie und Pädiatrische Intensivmedizin; AWMF-Leitlinien-Register Nr. 024/014 Entwicklungsstufe 2 + IDA
5. Hartmann, U.: Zusammenfassung: Husten-Helfen-Beatmen. Universitätsklinik Essen 04/08
6. Oczenski, W.: Atmen – Atemhilfen. Atemphysiologie und Beatmungstechniken, 8. A. 406–407. Thieme, Stuttgart, 2008.
7. Leitlinie der Gesellschaft für Neonatologie und Pädiatrische Intensivmedizin; AWMF-Leitlinien-Register Nr. 006/087 Klasse S1
8. Leitlinie der Gesellschaft für Neonatologie und Pädiatrische Intensivmedizin; AWMF-Leitlinien-Register Nr. 024/021 entwicklungsstufe: 2 + IDA
9. Obladen, M.; Maier, R. F.: Neugeborenenintensivmedizin. Evidenz und Erfahrung. 8. Auflage. Springer, Berlin Heidelberg, 2011.

13.5 Lungentransplantation
Hannah Tönsfeuerborn

Weltweit erfolgten in den vergangenen Jahren insgesamt ca. 20.000 **Lungentransplantationen**, davon mehr als 3.500 in Deutschland. Derzeit beträgt die durchschnittliche Wartezeit auf ein Spenderorgan in Deutschland ca. 12–24 Monate.

Grunderkrankungen

- CF (cystische Fibrose)
- idiopathische pulmonale Hypertension
- idiopathische Lungenfibrose
- obliterative Bronchiolitis
- primäres Emphysem (α1-Antitrypsinmangel)
- Sarkoidose
- fixierte pulmonale Hypertonie bei korrigierbaren Herzfehlern und guter Herzfunktion
- pulmonale arteriovenöse Missbildungen
- sonstige Indikationen, z. B. ARDS

Indikationen

- Monoorganversagen der Lunge
- Ausschöpfung aller konventionellen Therapiemöglichkeiten
- rasche Progredienz der Grunderkrankung
- zunehmender Sauerstoffbedarf mit Einschränkung der Mobilität und gravierender Abnahme der Lebensqualität
- Lebenserwartung < 12–18 Monate

Kontraindikationen

- Multiorganversagen
- systemische Infektionen
- maligne Erkrankungen
- Kachexie/Adipositas
- aktive Hepatitis B oder C, Tbc

Vorbereitung auf die Transplantation

Ein multiprofessionelles Team übernimmt neben der rein „technischen" Aufklärung der Patienten und ihrer Eltern auch die Begleitung der Familie. Besonderes Gewicht liegt dabei auf der psychosozialen Betreuung, da sich die Patienten sowohl während der Wartezeit als auch nach erfolgter Transplantation mit einem möglicherweise ungewissen Outcome und den ethischen Fragen um Organspende und Transplantation auseinander setzen müssen.

Ferner legen die Behandelnden dem Patienten nahe, sich während der Wartezeit körperlich möglichst fit zu halten und immer erreichbar zu sein.

Die Dauer der Wartezeit ist durch das Angebot an Spenderorganen bestimmt.

Gerade für kleine Patienten sind Zeiträume von über einem Jahr keine Seltenheit.

Transplantationsbezogene Voruntersuchungen

- Blutabnahmen: Blutgruppe und Untergruppen, HLA-Typisierung, komplettes Blutbild, Gerinnung, Leber- und Nierenfunktionsparameter, Gesamteiweiß, Kreatininclearance
- Virusantikörperbestimmungen: HIV, CMV, HSV, EBV, Hepatitis B und C
- **Infektionsstatus**
- **Lunge**: Lungenfunktionsuntersuchungen, Blutgasanalyse, Thoraxröntgen, Thorax-CT, Ventilations-Perfusions-Szintigraphie
- **Herz-Kreislauf**: EKG, Echokardiographie, evtl. Herzkatheteruntersuchung
- **HNO-Status**
- **körperliche Untersuchung**: Größe, Gewicht, Thoraxumfang (gemessen in Höhe der Mamillen und des Rippenbogens)

Transplantationsmöglichkeiten

Lungentransplantationen werden als
- Single Lungentransplantation (*SLTx*),
- Double Lungentransplantation (*DLTx*),
- in Kombination mit der Transplantation des Herzens (*HLTx*) durchgeführt.

Schnittführung und Drainagenanlage

- minimal invasive Technik (*MIC*) mittels zwei kleiner lateralen Thorakotomien in Höhe 5. ICR und thorakoskopischer Anlage der Anastomosen von links unterhalb der Clavicula
- „Schmetterlingsschnitt" bei DLTx → bilaterale transsternale Thorakotomie in Höhe des 5. ICR

- Schnittführung bei SLTx → laterale Thorakotomie in Höhe des 5. ICR (*Clamp-Shell-Inzision*)
- Drainagen → je Seite 2 Thoraxdrainagen

13.5.1 Betreuung nach einer Lungentransplantation

Übernahme des Patienten

> **Telefonische Ankündigung des Patienten eine halbe Stunde vor Übernahme.**
> - Wie viele und welche Zugänge hat der Patient?
> - Welche Druckmessungen sollen postoperativ erfolgen?
> - Welche Medikamenten-Perfusoren laufen mit welcher Geschwindigkeit?
> - Bestanden intraoperative Probleme?
> - Wie ist die Beatmungssituation?

Vorbereitung des Bettenplatzes
Grundausstattung Intensivplatz für einen beatmeten Patienten ➤ Kap. 4
Zusätzlich:
- Vakuumanschluss für Drainagensog
- NO (Füllungszustand der Gasflasche? System komplett einsatzbereit montiert und angeschlossen?)
- PAP-Monitoring über Swan-Ganz- oder Pulmonaliskatheter
- evtl. Messung des intravasalen Lungenwassers mittels PiCCO-Katheter
- endexspiratorische CO_2-Messung.

Beginn des stationären Monitorings
Die Patientenübernahme erfolgt mit zwei Pflegenden und einem Arzt. Um die Aufnahme so koordiniert wie möglich durchführen zu können, legt das Team die Aufgaben vorher fest, um ein lückenloses **Monitoring** und die zeitnahe Erfassung und Dokumentation von eventuell auftretenden Veränderungen zu ermöglichen. Ist das Team genötigt, die Überwachung der Vitalparameter einzeln vom Transportmonitor zu übernehmen, sagt eine Pflegende den jeweils zu übernehmenden Parameter laut an, um Fehlinterpretationen zu vermeiden.

Pflegerische Besonderheiten
Monitoring
Das Monitoring nach Lungentransplantation umfasst die kontinuierliche Messung von:
- EKG (Frequenz und Rhythmus)
- arteriellem Druck
- pulmonalarteriellem Druck
- zentralem Venendruck
- peripherer Sauerstoffsättigung (Pulsoxymetrie)
- endexspiratorischem CO_2
- NO- und NO_2-Konzentration
- Körpertemperatur
- stündlicher Urinausscheidung
- stündlichen Drainageverlusten (Hinweis auf Nachblutungen)
- MAD (Maß für die Organperfusion) im altersentsprechenden Normbereich halten
- ZVD 8–10 mmHg
- PAP 10–20 mmHg
- Beobachtung der Arterienkurve auf:
  – Arterienswing als Hinweis auf Volumenmangel
  – Breite der einzelnen Druckwelle als Hinweis auf das ausgeworfene Volumen
  – Regelmäßigkeit der Druckwellen als Hinweis auf evtl. auftretende Arrhythmien

Tab. 13.3 Aufgaben des multiprofessionellen Teams bei der postoperativen Übernahme eines lungentransplantierten Patienten auf der Intensivstation.

1. Pflegekraft	2. Pflegekraft	Arzt
• Pulsoxymeter anschließen • NIBP messen (Oberarm) • EKG kleben, Systolenton laut stellen • Infusionen an ZVK und periphere Zugänge anschließen • Katecholamine immer überlappend umhängen (lassen) • arteriellen Zugang auf Schiene fixieren	• Drainagen anschließen (Sog) und mit Pflastersteg fixieren • Ureofix ablesen und befestigen • Magensonde auf Ablauf hängen • Protokoll führen • Temperatursonde einbringen • Blutprodukte übernehmen	• NO-Konzentration einstellen • Beatmungsgerät anschließen • arteriellen Druck anschließen und abgleichen • PA-Katheter anschließen und abgleichen • Blutentnahme inklusive BGA • Röntgen anfordern

Beatmung, Bronchialtoilette und Sekretmobilisation

Die **Beatmung** erfolgt druckkontrolliert. Sie wird je nach den Werten von BGA, S_pO_2 und endexspiratorischem CO_2 gesteuert. Der mögliche Anstieg des pulmonalen Gefäßwiderstandes lässt sich durch die Anwendung einer NO-Beatmung (MetHb-Kontrollen notwendig) oder einer Inhalationstherapie mit Iloprost senken.

Eine zügige Entwöhnung des Kindes von der Beatmung ist anzustreben. Ist eine längere Beatmungszeit zu erwarten, erwägt der Arzt eine Tracheotomie.

Pflegende führen die **Bronchialtoilette** atraumatisch und unter besonderer Schonung der Anastomosen durch. Dazu verwenden sie graduierte Absaugkatheter, z. B. geschlossene Systeme oder Aeroflow-Katheter.

Sobald wie möglich beginnt die Mobilisation. Unter stabilen hämodynamischen Verhältnissen beginnen Pflegende mit Lagerungsdrainagen (> 8.4) und Vibrationsmassagen (> 9.2.2) zur **Sekretmobilisation**. Sie fordern das Kind regelmäßig zum Husten auf, da ihm durch die Denervierung der Hustenreiz fehlt. Physiotherapeuten führen die Atemtherapie durch. Dabei erlernt das Kind, sein verändertes Körpergefühl mit der transplantierten Lunge therapeutisch zu nutzen und evtl. die autogene Drainage anzuwenden.

Eine Inhalationstherapie dient der Pilz- und Pneumonieprophylaxe sowie evtl. der Senkung des pulmonalen Gefäßwiderstandes.

Nach Extubation und Entfernung der Thoraxdrainagen setzen Pflegende einen Flutter zur Verbesserung der Wahrnehmung der neuen Lungen ein. Beim Flutter handelt es sich um ein Gerät zum Atemtraining, das wie ein Trichter geformt ist. In dem Trichter befindet sich eine Kugel, die den Ausatemweg versperrt. Entsprechender Druck bei der Ausatmung hebt die Kugel an und erzeugt Oszillationen, die die Wahrnehmung der transplantierten Lunge verbessern.

Bilanzierung

Pflegende dokumentieren und bilanzieren die Einfuhr von kristalloiden und kolloidalen Lösungen sowie die Ausfuhr von Urin, Drainagensekret u. a. stündlich. Unter Berücksichtigung einer ausreichenden Nierenfunktion strebt man eine ausgeglichene bis leicht negative **Bilanz** an. Dies verhindert ein Lungen- bzw. ein Reperfusionsödem (durch ein Kapillarleck nach extrakorporaler Zirkulation). Je nach Blut- und Eiweißverlusten und in Abhängigkeit von den Laborparametern erfolgt die Substitution entsprechender Ersatzpräparate. Pflegende achten darauf, dass ausschließlich Präparate zur Anwendung kommen, die CMV-negativ und bestrahlt sind.

Infektionsprophylaxe und Hygiene

Die Antibiotikaprophylaxe erfolgt nach Hausstandard bis zum Vorliegen der mikrobiologischen Ergebnisse intraoperativer Abstriche von Spender- und Empfängerbronchialsystem. Bei CF-Kindern führt der Arzt zusätzlich eine pseudomonaswirksame Therapie entsprechend dem letztem Antibiogramm durch. Die CMV-Prophylaxe erfolgt ebenfalls nach Hausstandard. Zur Pilzprophylaxe inhalieren die Kinder mit Amphotericin B ($3 \times 10\,\text{mg}$), bis kein Aspergillus spp. in der bronchoalveolären Lavage mehr anzüchtbar ist (3–6 Monate postopera-

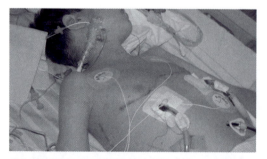

Abb. 13.1 Patient nach DLTx mit ZVK, Schleuse und eingeführtem PAK, PEG und zwei Thoraxdrainagen (zwei Drainagen wurden bereits entfernt). [M285]

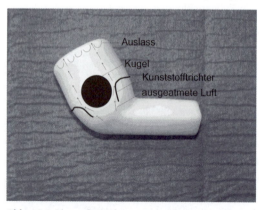

Abb. 13.2 Flutter. [M290]

tiv). Eine Pneumocystisprophylaxe mit Cotrimoxazol 3 Tage/Woche p. o. (z. B. Fr., Sa., So.) bleibt lebenslang erforderlich.

Bei allen am Kind durchzuführenden Maßnahmen halten Pflegende die hygienischen Grundprinzipien strikt ein. Personal und Besucher mit Infekten der Atemwege tragen einen Mund-Nasen-Schutz, wenn sie mit dem transplantierten Kind in Kontakt treten. Bei der Einteilung beachtet die verantwortliche Pflegekraft die Keimsituation auf der Station, da eine Einzelbetreuung des Kindes meist nicht möglich ist.

Pflegende wechseln die Bettwäsche zur Reduktion opportuner Keime täglich und verwenden für die Körperpflege gefiltertes oder destilliertes Wasser.

Während und nach der Akutphase bringen die Pflegenden das Kind zur Vermeidung von Kreuzinfektionen in einem Einzelzimmer unter.

Mundpflege

Mundpflege ➤ 7.1.2

Um eine eventuell auftretende Pneumonie durch Mikroaspiration zu vermeiden, erfolgen **Mundpflege** und Soor- und Parotitisprophylaxe nach Hausstandard.

Mind. einmal pro Schicht untersuchen Pflegende die gesamte Mundschleimhaut des transplantierten Kindes hinsichtlich Läsionen, Ödemen (aufgrund von Pilzinfektionen und Kortikosteroidbehandlung), Soor, Parotitis und Zahnfleischwucherungen.

Ist das Kind oral intubiert, verlegen Pflegende einmal pro Schicht den Tubus in den kontralateralen Mundwinkel, um Haut- und Schleimhautläsionen zu vermeiden.

Mundschleimhaut und Zahnfleisch sind mind. einmal pro Schicht zu pflegen, um Zahnfleischwucherungen durch die Ciclosporintherapie zu vermeiden. In den ersten Monaten nach der Transplantation benutzen Pflegende eine weiche Einmalzahnbürste zur Mundpflege, um Schleimhautverletzungen zu vermeiden. Sie instruieren das Kind, die Mundpflege selbstständig durchzuführen.

Zugänge und Drainagen

Der Verbandswechsel erfolgt unter sterilen Bedingungen. Die Häufigkeit richtet sich nach dem Hausstandard. Verunreinigte oder durchnässte Verbände wechseln Pflegende umgehend.

Die Pflegenden beobachten die Eintrittsstellen in Hinblick auf Infektionszeichen, dokumentieren diese und informieren den Arzt. Ein bakteriologisches Monitoring erfolgt nur auf Anordnung des Arztes.

Lagerung und Mobilisation

Alle Maßnahmen erfolgen unter Berücksichtigung der hämodynamischen Situation des Kindes und unter Schonung des Sternums. Bei lagerungsabhängigen Ventilationsstörungen oder bei Auftreten eines Reperfusionsödems empfiehlt sich die 135°-Bauchlage zur Verbesserung des Gasaustausches. Pflegende streben zur Prophylaxe von Dekubiti, Kontrakturen, Thrombosen und Pneumonien eine frühzeitige Mobilisierung an (➤ Kap. 9).

Zum Muskelaufbau und -erhalt erfolgt ein gezieltes Training (z. B. Bettfahrrad).

Ernährung

Der Aufbau der enteralen **Ernährung** erfolgt so früh wie möglich, um die Darmflora zu erhalten und einen Abbau der Muskulatur zu vermeiden. Die Verabreichung von Pankreasenzympräparaten bei CF-Patienten erfolgt zur Mahlzeit und zur Einnahme von ölhaltigen Medikamenten (z. B. Sandimmun® optoral)

Da Immunsuppressiva die Entwicklung von Stoffwechselstörungen fördern, kann es nach der Transplantation häufiger zum Auftreten von Diabetes mellitus oder zu einer Hyperlipidämie kommen. Dann ist eine gängige Diabetes mellitus/Hyperlipidämie-Diät angezeigt.

Allgemein empfiehlt sich ausgewogene, vitaminreiche Kost ohne weitere Maßgaben. Wichtig ist eine ausreichende Flüssigkeitszufuhr, da viele Medikamente über die Nieren ausgeschieden werden.

Zumindest im ersten halben Jahr sollten die Patienten folgende Lebensmittel meiden:
- rohe, nicht gebackene oder geröstete Nüsse, da ein Schimmelpilzbefall möglich ist. Nutella ist erlaubt
- Schimmelkäse
- Rohmilch und Rohmilchprodukte
- nicht durchgegartes Fleisch, rohe Wurst, rohes Mett
- roher Fisch, z. B. Sahnehering, Sushi
- rohe oder weich gekochte Eier und Speisen, die mit ungegarten Eiern zubereitet werden

- Softeis, offenes Eis aus der Eisdiele
- rohe Salate, ungewaschenes, ungeschältes Gemüse und Obst

Für die Zubereitung der Speisen sind ausschließlich frische Produkte zu verwenden. Speisereste nicht länger als 24 Std. im Kühlschrank aufbewahren und vor dem Verzehr gut erwärmen.

13.5.2 Immunsuppression

Ziel der **Immunsuppression** ist die Unterdrückung der Abwehrreaktion des Körpers bis zu einem Grad, der einen Funktionsverlust des transplantierten Organs verhindert. Den Zustand einer fehlenden Abstoßungsreaktion bezeichnet man als Immuntoleranz. Die Immunsuppression soll so gering wie möglich sein, damit das Immunsystem seine eigentlichen Aufgaben, z. B. die Erkennung und Beseitigung von Bakterien, Viren, Pilzen und Tumorzellen, noch erfüllen kann. Außerdem sollen die zur Immunsuppression notwendigen Medikamente den Patienten so wenig wie möglich beeinträchtigen. Trotz der Entwicklung neuer Medikamente und verbesserter Überwachungsmöglichkeiten ist es bisher nicht gelungen, die „ideale" Immunsuppression durchzuführen, die einerseits die Funktion des transplantierten Organs erhält und andererseits den Empfänger nicht beeinträchtigt. Der Einsatz und die in Frage kommenden Kombinationen von immunsuppressiv wirkenden Medikamenten unterliegen dem jeweilig aktuellen Hausstandard.

Tab. 13.4 Immunsuppressiva und ihre Wirkungen.

Wirkstoff und Handelsname	Wirkmechanismus	Unerwünschte Wirkungen	Besonderheiten
Ciclosporin (Sandimmun® oproral)	• vermindert T-Zell-Aktivierung und Proliferation	• Tremor • Hirsutismus • Sehstörungen • Nephrotoxizität • Hypertonus • Zahnfleischhypertrophie	• Einnahme nach Möglichkeit mit demselben Getränk, jedoch nicht mit Grapefruitsaft • ölige Substanz, bei Verabreichung über die Magensonde Spritze mehrfach „nachspülen" • keine plastikhaltigen Gegenstände, z. B. Strohhalme, Becher, zur Applikation verwenden
Tacrolimus (z. B. Prograf®)	• vermindert T-Zell-Aktivierung und Proliferation	• Nephrotoxizität • Hypertonus • Hyperglykämie	• am besten mit Wasser, auf keinen Fall mit Grapefruitsaft einnehmen • 1 Std. vor oder 2 Std. nach dem Essen einnehmen
Mycophenolat-Mofetil (z. B. CellCept®)	• inhibiert Purinsynthese • blockiert Lymphozytenproliferation	• Erbrechen • Durchfälle • Leukopenie • Thrombozytopenie	• nicht gleichzeitig mit Antazida einnehmen
Kortikosteroide	• blockieren Zytokintranskription und -sekretion durch Makrophagen	• Steroiddiabetes • gastrointestinale Blutungen • Wundheilungsstörungen • Gewichtszunahme • Wachstumsverzögerung • Osteoporose	
ATG (Anti-T-Lymphozyten-Globuline)	• Elimination von Lymphozyten durch Lyse und Opsonierung, gefolgt von Phagozytose durch Makrophagen	• Anaphylaxie • Nierenfunktionsstörungen	

Pflegerische Besonderheiten

Pflegende achten im Umgang mit immunsuppressiven Medikamenten immer auf ihren Selbstschutz und tragen Handschuhe.

Die Verabreichung der Medikamente erfolgt in verordneter Dosis genau nach Therapieschema und unter täglicher Spiegelkontrolle. Da ein Großteil der Medikamente lebenslang einzunehmen ist, erfolgt eine frühzeitige Einweisung des Kindes in den eigenverantwortlichen Umgang mit den Medikamenten.

Erhält das Kind in der ersten postoperativen Phase Ciclosporininfusionen, werden diese nur über einen gekennzeichneten Zugang verabreicht. Pflegende kennzeichnen den Zugang, um falsche Werte durch Blutabnahmen zur Spiegelbestimmung über diesen Zugang zu verhindern. Um unerwünschte Wirkungen zu vermeiden, halten sie eine Infusionsdauer von mind. 4 Std. ein.

> Oral verabreichtes Ciclosporin immer mit derselben Flüssigkeit verabreichen, um Spiegelschwankungen zu vermeiden. Da Ciclosporin eine hohe Affinität zu Plastik hat, verwenden Pflegende dafür keine Strohhalme oder Plastikbecher.

Von Grapefruit, Grapefruitsaft und Johanniskraut wird abgeraten, da sie die Resorption von Ciclosporin negativ beeinflussen.

Grundsätzlich sind beim Umgang mit allen Immunsuppressiva die Vorschriften der Beipackzettel zu berücksichtigen.

> Kurze Wartezeiten auf der Transplantationsliste, mangelnde Aufklärung bzw. die unzureichende Verarbeitung der Situation durch den Patienten führen unter Umständen zu:
> - Motivationslosigkeit bis hin zu depressiver Verstimmung durch „zu lange dauernde" Genesung
> - Panik durch Erleben eines anderen Körpergefühls, besonders nach Anlage einer Tracheostomie
> - Zweifeln an der Richtigkeit der Entscheidung zur Transplantation
> - Therapieverweigerung
>
> Unter solchen Bedingungen sind Zusammenarbeit und Absprachen im multiprofessionellen Team gefordert, um den Heilungs- und Rehabilitationsprozess nicht zu gefährden.

13.5.3 Komplikationen

Reperfusionsödem

- Auftreten: 8–48 Std. nach Freigabe der Blutzirkulation im Transplantat als Folge von Konservierung, Ischämie und Reperfusion des Organs während der OP
- Symptome: Abnahme des Gasaustausches, Verringerung der Compliance, Anstieg des pulmonalen Gefäßwiderstandes, evtl. ARDS
- Therapie: Erhöhung von FiO_2, PEEP und inspiratorischem Spitzendruck, NO-Beatmung zur Senkung des pulmonalen Gefäßwiderstandes, 135°-Bauchlagerung, evtl. bronchoskopische Surfactantgabe, negative Bilanzierung
- Prognose: bei leichteren Formen Rückbildung nach wenigen Tagen möglich, Gefahr der bakteriellen Superinfektion, schwere Verlaufsformen bis hin zur Retransplantation möglich

Nachblutungen

- Auftreten: besonders nach HLM-OP und ausgedehnten Pleurolysen
- Symptome: Hb-wirksame Blutung mit Drainagenverlusten von mehr als 100–200 ml/Std.
- Therapie: Erhöhung des intrathorakalen Drucks mittels PEEP, Substitution von Blutprodukten und gerinnungsfördernden Substanzen, ggf. operative Revision

Abstoßung

- hyperakute Abstoßung: Auftreten sofort nach der Transplantation mit unmittelbarem Transplantatversagen durch zytotoxische Antikörper. Heute selten, da sich zytotoxische Antikörper vor der OP bestimmen lassen
- akute Abstoßung: tritt häufig innerhalb des ersten halben Jahres nach der Transplantation auf; ist bei frühzeitiger Diagnose meist erfolgreich zu behandeln
- chronische Abstoßung (Bronchiolitis obliterans): schleichender Verlust der Organfunktion über Monate nach der Transplantation mit bislang unzureichenden Therapieoptionen

Abstoßungstherapie
- hochdosierte Gabe von Steroiden
- evtl. Antikörpergabe (ATG)
- evtl. Plasmapherese
- evtl. Umstellung der Immunsuppression bei chronischer Abstoßung
- evtl. Retransplantation

Insuffizienzen und Strikturen der Bronchusanastomose

- Teildehiszenzen mit extrabronchialem Luftaustritt auch in das Mediastinum durch Infektion oder Ischämie und Nekrosebildung im Anastomosengebiet
- Ausbildung von fibrosierenden Stenosen nach Abheilung möglich

Überwachung und Therapie
- engmaschige bronchoskopische Kontrollen nach Diagnosestellung
- auf Ausbildung eines Hautemphysems achten
- Therapie der Stenosen mittels Stentimplantation oder bronchoskopischer Laserung

Nachbehandlung

Die Betreuung des Kindes findet auch nach Verlassen der Intensivstation im multiprofessionellen Team statt. Es führt eine Frührehabilitation zur Rückkehr in das „normale" Leben mit intensiver psychosozialer Unterstützung der ganzen Familie durch.
Regelmäßige Nachuntersuchungen erfolgen in Absprache mit der betreuenden Transplantationsambulanz und in Koordination mit dem behandelnden Kinderarzt.

LITERATUR
1. Schröder, K. (Hrsg.): Organtransplantation. Für Pflegepersonal in der Anästhesie-, OP- und Intensivpflege. Thieme Verlag, Stuttgart, 2000.
2. Largiadèr, F.: Checkliste Organtransplantation. Checklisten der aktuellen Medizin. Thieme Verlag, Stuttgart, 1999.
3. Bundesverband der Organtransplantierten e.V.: www.bdo-ev.de
4. International Society for Heart and Lung Transplantation: www.ishlt.org
5. Eurotransplant International Foundation: www.eurotransplant.org
6. Deutsche Stiftung Organtransplantation: www.dso.de

13.6 Pflege eines ECMO-Patienten
Monika Schindler

Die **ECMO-Technik** stellt eine Alternative in der Behandlung bei schweren respiratorischen Krisen der Patienten aller Altersgruppen dar. Hierzu zählen bei NG die PPHN-assoziierten Krankheitsbilder, z. B. Mekoniumaspirationssyndrom, Lungenhypoplasie, kongenitale Zwerchfellhernie, Pneumonie sowie Sepsis und Asphyxie. Bei älteren Kindern und Erwachsenen gehören das ARDS (*adult respiartory distress syndrome*) unterschiedlicher Genese (Pneumonie, Sepsis, Polytrauma, Aspiration, Inhalationstrauma) zu den Indikationen.

In kardiochirurgischen Abteilungen findet ECMO zur Kreislaufunterstützung häufig z. B. bei Myokarditis, erfolglosem Weaning nach Eingriffen mit der Herz-Lungen-Maschine oder Bridging to Transplant statt.

ECMO (*extrakorporale Membranoxygenierung*) entwickelte sich aus dem Konzept der Herz-Lungen-Maschinen und eignet sich zum passageren Ersatz der Lungen- und Herzfunktion. Während der Behandlungszeit (ca. 1–30 Tage) an der ECMO kann sich die Lunge erholen.

Funktion des Systems

Mithilfe eines Membranoxygenators erfolgt die Oxygenierung des Blutes unter Umgehung der Lunge. Zur Herstellung des Kreislaufs legt der Arzt unter sterilen Bedingungen Katheter ein.

Die Methode lässt sich in veno-venöser (v/v) Technik als pulmonaler Support oder veno-arterieller (v/a) Technik pulmonaler und cardialer Support durchführen. In der Regel erfolgt die Kanülierung beim Neugeborenen über die V. jugularis und die A. carotis bei v/a-Technik oder die V. jugularis bei der v/v-Technik. Bei älteren Kindern gehört auch die V. femoralis zu den Kanülierungsgefäßen.

Das Blut fließt aus dem rechten Vorhof über den venösen Teil des Systems durch die Rollerpumpe in die Membranlunge. Das Gerät führt das arterialisierte Blut über den Wärmetauscher zum Kind zurück. Zur Aufrechterhaltung eines Extrakorporalkreislaufs ist der Einsatz von Heparin unabdingbar. Am Schlauchsystem befinden sich verschiedene Sensoren zur Überwachung sowie ein Blasenfänger. Sie helfen, Komplikationen zu vermeiden und frühzeitig zu erkennen.

Die ECMO ermöglicht einen direkten Kreislaufsupport, die Beherrschbarkeit schwerer kardio-respiratorischer Störungen und eine hohe Sauerstoffzufuhr. Problematisch bleiben die direkte Beeinflussung der Hirndurchblutung und der direkte Einstrom von Partikeln, Thromben oder Gasblasen in die arterielle Blutzirkulation.

Neben dem Einsatz der klassischen Rollerpumpe setzt man die Technik mit der Zentrifugalpumpe immer häufiger ein.

Eintrittskriterien Neonatologie
- paO_2 < 40 mmHg für mehr als 2 Std. (akute Hypoxie)
- akute Verschlechterung mit Kreislaufproblemen oder schwerwiegender Azidose
- hohes Mortalitätsrisiko (<80 %)

Eintrittskriterien Pädiatrie
- slow entry: anhaltendes Lungenversagen über längere Zeit (Tage)
- fast entry: ELS bei akutem Lungenversagen mit Hypoxie; paO_2 < 60 mmHg über 6 Std./ < 50 mmHg über 2 Std.

Kontraindikationen
- Gestationsalter < 34 Wochen oder Geburtsgewicht < 1.800 Gramm
- schwere Gerinnungsstörung oder unkontrollierte Blutung
- intrazerebrale Blutung > Grad 2
- nicht korrigierbare Herzfehlbildung oder andere letale Fehlbildung
- Hinweis auf irreversible Hirnschädigung
- irreversible Lungenschädigung mit Beatmungszeiten > 10–14 Tage

Komplikationen

ECMO ist eine sehr invasive Methode und birgt ein hohes Komplikationsrisiko.
Probleme des Kindes:
- intrakranielle und andere Blutungen
- Hämolyse
- Infektionen

Probleme des Systems:
- Thromben
- Oxygenatorversagen
- Pumpenversagen
- Systemruptur
- Kanülenprobleme

Pflegerische Besonderheiten

Die Versorgung eines Kindes an der ECMO erfordert in den verschiedenen Phasen sehr unterschiedliche pflegerische Handlungen und verlangt von den Pflegenden ein hohes Maß an Erfahrung und Flexibilität. Auf Grund der vielseitigen Komplikationsrisiken ist eine kontinuierliche Betreuung durch einen Arzt und eine Pflegekraft zu gewährleisten.

Vorbereitung zur Übernahme eines Patienten

Die Vorbereitung des Patientenplatzes ist nach einem festen Schema geregelt. Neben der allgemeinen Intensivplatzausstattung bereiten Pflegende die medikamentöse Therapie vor. Dazu installieren sie das komplette System der Infusionsleitungen und lassen sämtliche Medikamente in der korrekten Applikationsgeschwindigkeit vorlaufen, um beim Umhängen einen kontinuierlichen Fluss gewährleisten zu können. Sie stellen zusätzlich zum konventionellen Beatmungsgerät ein Gerät zur Hochfrequenzoszillation bereit und installieren sämtliche Geräte für eine NO-Applikation.

Zusätzlich ergänzen Pflegende den Patientenplatz um die ECMO-Maschine und die benötigten OP-Materialien. Blut- und Blutbestandteile (EK, TK, FFP) sind in ausreichender Menge verfügbar zu halten. Um eine ECMO durchführen zu können, ist der Arzt verpflichtet, die Einverständniserklärung der Eltern einzuholen.

Zur Vorbereitungsphase gehört auch die genaue Aufteilung ärztlicher und pflegerischer Aufgaben.

Während der **Aufnahme** eines ECMO-Kindes arbeiten in der Regel zwei Pflegende zusammen.

Überwachung und Dokumentation

Die **Überwachung** und **Dokumentation** umfasst die üblichen Parameter (HF, S_pO_2, art. Blutdruck, tcp-CO_2, tcpO_2) einer intensivpflegerischen Überwachung, darüber hinaus die Überwachung und Dokumentation des ECMO-Kreislaufs.

Die Pflegeübernahme erfolgt im Rahmen eines Standards nach den Aspekten:
- Patient
- Monitoring
- Beatmung
- ECMO-System
- zusätzliche Kontrollmaßnahmen

Die Temperatursteuerung erfolgt in erster Linie über den externen Wärmetauscher, deshalb ist eine engmaschige Temperaturüberwachung notwendig. Häufig sind die Kinder aus therapeutischen Gründen (Asphyxie) hypotherm zu halten. Andererseits stellt der Ausfall des Wärmeaustauschers eine bekannte Komplikation dar, unter dessen Einfluss die Körpertemperatur des Kindes wegen des großen extrakorporalen Blutsystems schnell fallen kann. Die Kinder liegen in der Regel in einer servoregulierten Pflegeeinheit, deren Sensoren die Pflegenden zur perkutanen Temperaturüberwachung am Körper anbringen. Wärmestrahler können zur peripheren Überwärmung führen. Vorteilhaft für eine kontinuierliche Temperaturüberwachung ist eine im Blasenkatheter integrierte Temperatursonde. Rektale Sonden sind zurückhaltend einzusetzen, um ein Dekubitalgeschwür zu vermeiden.

Da es sich in der Regel um kreislaufdeprimierte Patienten handelt, kann die periphere Durchblutung vermindert sein. Ödembildung am ersten ECMO-Behandlungstag mit positiven Bilanzen ist während der Adaptation an den Extrakorporalkreislauf zu beobachten. Besonderes Augenmerk gilt der Blutdruckamplitude.

Pflegende legen Watteverbände um kühle Extremitäten. Die periphere Durchblutung ändert sich meist, sobald sich die Oxygenierung stabilisiert hat. Nach Kanülenanlage kann es am rechten Arm zu einer Störung des venösen Rückstroms kommen, die sich durch marmorierte und livide verfärbte Haut sowie eine Stauung zeigen kann. Die Dokumentation erfolgt im Vergleich zur anderen Extremität. Häufig geht die venöse Stase innerhalb weniger Tage zurück.

Pflegende kontrollieren die Kanülen- und Drainageneintrittsstellen regelmäßig auf Blutungen und dokumentieren die Befunde. Die Bilanzierung der Ein- und Ausfuhr findet stündlich statt, Pflegende berücksichtigen die Verluste durch Drainagen und Blutungen. In der Regel ist eine Kontrolle des Körpergewichts während der ECMO nicht möglich.

Die neurologische Beurteilung hat einen besonderen Stellenwert, da sie Aufschluss über eine intrakranielle Blutung geben kann. Pflegende überwachen und dokumentieren Pupillenreaktion, Bewusstsein und Bewegungsmuster regelmäßig. Änderungen der Motorik können auf Krampfanfälle hinweisen.

Während der ECMO gewährleistet der Arzt eine adäquate Analgosedierung des Kindes. Motorische

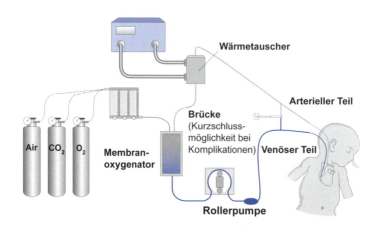

Abb. 13.3 ECMO-System. [L157]

Unruhe, die eine Fehllage der Kanülen oder Rückflussprobleme im System verursachen kann, macht eine Relaxierung nötig. Analgosedierung und Relaxierung beeinträchtigen die neurologische Überwachung.

Pflegerische Besonderheiten

Die Applikation von Infusionen und Medikamenten findet unter sterilen Kautelen statt. Durch die Invasivität der Maßnahmen stehen die Kinder unter einem erhöhten Infektionsrisiko.

Die **Kathetereintrittstellen** neigen im Rahmen der Heparinisierung zu Nachblutungen. Die Sickerblutungen können Schorf entstehen lassen, den Pflegende in der Regel während der Wundinspektion regelmäßig abtragen, um saubere Wundverhältnisse zu erhalten. Sie desinfizieren die Kanülen- und Drainageeintrittstellen regelmäßig.

Da durch die Heparinisierung eine erhöhte Blutungsneigung besteht, gelten für intramuskuläre Injektionen außerordentlich enge Indikationsgrenzen. Der Arzt verzichtet während der Heparinisierung auf periphere Venenpunktionen, kapilläre Blutentnahmen, sowie das Entfernen von Kathetern und Drainagen.

Die **Lagerung** erfolgt auf Weichlagerungsmatratzen oder energetisch betriebenen Matratzen in Kopfmittelstellung, um den venösen Abfluss nicht zu behindern. Je nach Zustand (atelektatische oder dystelektatische Lungenbezirke) besteht die Notwendigkeit, das Kind umzulagern. Lagewechsel, insbesondere die Bauchlagerung, bergen ein hohes Risiko von Kanülenkomplikationen. Zur Durchführung arbeiten mehrere Pflegende zusammen. Lagewechsel finden in der Regel in 12-stündigem Rhythmus statt. Sie entfallen bei stark blutenden Kanüleneintrittstellen. Achsengerechte Lagerungen oder punktuelle Druckentlastungen, z. B. durch das Unterlegen von sehr kleinen Handtüchern unter die Matratze, sind leichter durchzuführen, risikoärmer und deshalb vorzuziehen. Nach der Lagerung muss darauf geachtet werden, dass kein Zug auf die Kanülen entsteht.

Weaning

Bei Stabilisierung der pulmonalen und kardialen Situation beginnt die Reduktion des ECMO-Flows auf ca. 20 % des initialen Bedarfes. Nach weiteren 24 Std. erfolgt die Dekanülierung.

Nach der Dekanülierung und Rekonstruktion von Vene und Arterie ist meist für 3 Tage eine strenge Kopfmittellage erforderlich, um einen besseren Wundschluss zu erzielen. Hierzu erhalten die Kinder zusätzlich zur Analgosedierung Muskelrelaxanzien und die Pflegenden reduzieren ihre Maßnahmen auf das „Minimal Handling". Die stressreduzierende Pflege soll Blutdruckspitzen und die Mittellage Zug an den Nähten vermeiden.

Dekubitus- und **Kontrakturenprophylaxe** finden in besonderer Weise Berücksichtigung. Zudem ist aufgrund der beeinträchtigten Bewegung, Wahrnehmung und Kommunikation die Anwendung von Elementen der Basalen Stimulation® und von Kinaesthetics® von immenser Bedeutung.

Die Betreuung durch Physiotherapeuten erfolgt möglichst frühzeitig. Sie wenden leichte Vibrationsmassagen, Ausstreichungen, gezielte Lagerungsdrainage und die Prophylaxe bzw. Therapie von Kontrakturen an.

Die Bronchialtoilette erfolgt nach strenger Indikationsstellung (cave: Blutungsgefahr) mit einem geschlossenen Absaugsystem. Die Verwendung von Gentle Flo®-Absaugkathetern beim oralen und nasalen Absaugen verhindert blutende Schleimhautverletzungen.

Um den Kindern möglichst lange, stressarme Ruhephasen zu gönnen, koordinieren die Pflegenden alle pflegerischen und therapeutischen Maßnahmen sorgfältig. Hierzu gehören u. a.: Sonografie, Röntgen, EEG, Umintubation, Surfactantapplikation, Einläufe.

Die Assistenz und Dokumentation bei operativen Eingriffen (Kanülierung und Dekanülierung), die Bereitstellung der benötigten OP-Materialien (z. B. Tisch, ECMO-Sieb, Kanülen, Nahtmaterial, Silikonzügel) sowie die Vorbereitung und Nachbereitung des Patienten obliegen ebenfalls den Pflegenden.

Eine weitere Hauptaufgabe bei der Betreuung von ECMO-Patienten liegt in der **Überwachung und den spezifischen Tätigkeiten an der ECMO:**
- Routinekontrollen bei der Patientenübernahme
- Überwachung und Bedienung der ECMO-Geräte (Rollerpumpe, Wärmetauscher, Sweep-Gas, ECMO-Flow, Kontrolle des Systems, Überwachung der Drücke im System, Heparintherapie)

13 Pflege bei respiratorischen Erkrankungen

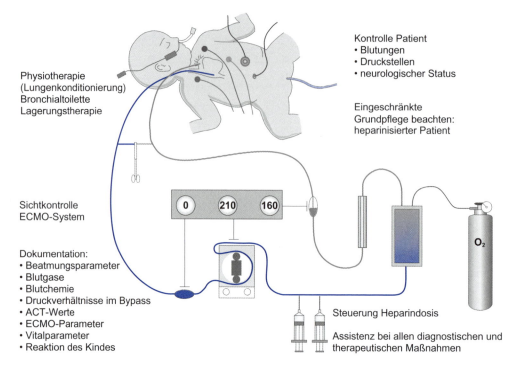

Abb. 13.4 Pflegerische Tätigkeiten während der ECMO. [L157]

- Blutentnahmen (BGA kindarteriell, systemarteriell, systemvenös, ACT, Blutbild, Elektrolyte, Laktat, sonstige Parameter)
- hygienisches Vorgehen am ECMO-System mit routinemäßiger Reinigung
- Kontrolle und Auffüllen von ECMO-Zubehör

> Bei allen pflegerischen Handlungen steht die Patientensicherheit an erster Stelle, alle Pflegenden sollen das Notfallmanagement bei Komplikationen beherrschen.

Elternbetreuung

Die Eltern befinden sich in der Regel in einer Ausnahmesituation und benötigen besondere Unterstützung, um den Krankheitsverlauf ihres Kindes verarbeiten zu können. Wegen der Invasivität der Maßnahme bereiten Arzt und Pflegende die Eltern sorgfältig auf den Anblick ihres Kindes vor. Bei pränatal bekannten Befunden können die Eltern vor der Geburt die Station und das betreuende Team kennen lernen. Unterstützung durch Psychologen, Sozialdienst oder Familienberater kann hilfreich sein. Es ist ein Ziel der pflegerischen Betreuung, die Eltern so bald als möglich in die Pflege ihres Kindes zu integrieren. Zu ihrer Unterstützung ist die Ausarbeitung eines stationsinternen Elterninformationsblattes geeignet, das Ihnen hilft, Fragen zu formulieren sowie mit Pflegenden und Ärzten zu sprechen.

WEITERFÜHRENDE LITERATUR
1. Schaub, J. (Hrsg.): Extrakorporale Membranoxigenierung, Handbuch für Ärzte und Intensiv-Pflegepersonal. Mannheim, 2010.
2. http://surgery.med.umich.edu/pediatric/research/section/ecmo.shtml (Letzter Zugriff: 12.1.2012) Tschaut, R. (Hrsg.): Extrakorporale Zirkulation in Theorie und Praxis. Papst Verlag, Lengerich, 2005.
3. www.elso.med.umich.edu/Guidelines.html (Letzter Zugriff: 12.1.2012)
4. Feindt, P.: Empfehlungen zum Einsatz und zur Verwendung der Herz-Lungen Maschine (Kap. 15) in Münch, F.: Extrakorporale Membranoxigenierung – Spezifikation und Einsatz in der Pädiatrie, Steinkopf Verlag, Darmstadt, 2006.

KAPITEL 14
Pflege bei kardiologischen und kardiovaskulären Erkrankungen

Bei der Betreuung herzkranker Kinder sind die Beobachtungen der Pflegekräfte hinsichtlich Aussehen und Verhalten der Patienten von großer Bedeutung. Mit der folgenden Check-Liste können Pflegekräfte schnell und effektiv Zustand und Herzleistung eines Kindes beurteilen. Je mehr Punkte zutreffen, desto bedrohlicher ist das Befinden des Patienten (➤ Tab. 14.1).

Das verwendete Monitoring hängt vom klinischen Bild des Kindes ab.

Grundmonitoring 1 (stabiles Kind)

- kontinuierliche EKG-Ableitung
- kontinuierliche S_pO_2-Messung
- Atemüberwachung
- intermittierende Blutdruckmessung
- 4–8-stündliche Temperaturmessung, bei Temperaturproblemen entsprechend häufiger
- Flüssigkeitsbilanzierung; 2 mal täglich Gewichtskontrolle
- Hautturgor hinsichtlich Ödembildung bzw. Elastizitätsverlust beurteilen

Grundmonitoring 2 (instabiles Kind)

- kontinuierliche EKG-Ableitung
- S_pO_2-Messung
- ZVD
- arterieller Blutdruck
- evtl. Überwachung des LAP und PAP
- 4-stündliche Temperaturmessung oder kontinuierliche rektale oder zentrale und evtl. periphere Temperaturüberwachung
- bei beatmeten Kindern kontinuierliche $ETCO_2$ oder $tcpO_2/tcpCO_2$-Überwachung zur besseren Steuerung der Beatmung (wenn möglich)
- zur Kontrolle der Übereinstimmung von endexspiratorisch, transkutan oder arteriell gemessenen Werten täglich mind. zwei Blutgasanalysen
- kontinuierliche Flüssigkeitsbilanzierung
- Hautturgor hinsichtlich Ödembildung bzw. Elastizitätsverlust beurteilen

14.1 Angeborene Herzfehler
Maren Grabicki, Yvonne Freitag

Der Zustand eines herzkranken Kindes kann sich z. B. durch Herzrhythmusstörungen oder eine pulmonale Hochdruckkrise plötzlich massiv verschlechtern. Die Kinder und ihre Eltern befinden sich in einer Extremsituation. Sie benötigen deshalb eine sichere und behutsame Behandlung, nicht zuletzt, weil sie die Diagnose „Herzfehler" als permanente vitale Bedrohung empfinden.

14.1.1 Ductusabhängige Herzfehler

DEFINITION
Ductusabhängige Herzfehler: Die ausreichende Durchblutung der Lungen oder des großen Kreislaufes ist nur unter der Voraussetzung eines auch postpartal bestehenden offenen Ductus arteriosus (Botalli) gewährleistet.

Zeichen des Ductusverschlusses bei:
- **ductusabhängiger Lungendurchblutung**
  - rasche Entwicklung einer schweren Zyanose mit Atemnot
  - in der Blutgasanalyse niedrige pO_2- und S_aO_2-Werte
  - dekompensierte metabolische Azidose (akute Lebensgefahr)
- **ductusabhängigem großem Kreislauf**
  - abnehmende Urinproduktion
  - abnehmende RR-Amplitude
  - kardiogener Schock

Normalerweise verschließt sich der Ductus Botalli postpartal durch Muskelkontraktionen. Um ihn of-

Tab. 14.1 Kriterien zur pflegerischen Beurteilung des Herzzeitvolumens (HZV).

Merkmal	Symptome bei niedrigem HZV
Hautfarbe	• blass, grau, fahl, marmoriert, zyanotisch (generalisiert oder akrozyanotisch)
Perfusion	• peripher kühl, kaltschweißig, vermehrtes Schwitzen am Hinterkopf
Temperatur	• Fieber • ΔT (Differenz zwischen zentraler und peripherer Temperatur) ≥ 5 °C, periphere Temperatur ≤ 30 °C
Nierenfunktion	• Oligurie (Mindesturinmenge 1 ml/kg/Std.), Anurie
Bewusstsein	• unruhig, jammernd, somnolent, komatös
Pulsqualität	• schwach fühlbarer Puls mit hoher Frequenz, peripher nicht tastbar (Pulsoxymetrie versagt)
Blutdruck	• erniedrigt, per Manschette nicht messbar
ZVD	• zu hoch • zu niedrig

fen zu halten, setzen Ärzte zur Verhinderung dieser Kontraktionen das Medikament Prostaglandin E1 (Minprog®) ein.

Beim Einsatz von PgE1 (Minprog®) kommt es gehäuft zu Apnoen oder Hypoventilation. Diese können plötzlich auftreten und erfordern deshalb eine kontinuierliche Atemüberwachung. Ist es notwendig, das Kind im oder außerhalb des Krankenhauses zu transportieren, führt das Team einen Beatmungsbeutel, Sauerstoff, eine Maske sowie die entsprechenden Überwachungsgeräte mit.

Die meist auftretenden Erytheme zeigen sich u. a. in einer lividen Verfärbung der Akren und Augenlider, die oft auch am stärksten von der Ödembildung betroffen sind.

Alle 3–4 Std. erfolgt eine Temperaturkontrolle, um das für PgE_1 typische Fieber rechtzeitig erkennen und eine entsprechende Therapie einleiten zu können. Dabei verzichten Ärzte möglichst auf die Gabe von Paracetamol, da dies in den Prostaglandinstoffwechsel eingreifen.

Pflegende leiten die Herztätigkeit kontinuierlich mit einem EKG ab und messen intermittierend den Blutdruck, um evtl. auftretende Herzrhythmusstörungen und deren hämodynamische Wirkung sowie eine Hypotonie zu erkennen. Die Ursache der Hypotonie ist meist durch den erhöhten Links-Rechts-Shunt über den Ductus bedingt oder durch den Verlust des peripheren Gefäßtonus.

Unter der PgE_1-Therapie tritt bei den Kindern eine erhöhte Geräusch- und Berührungsempfindlichkeit auf. Pflegerisch ist aus diesem Grund auf eine ruhige, leicht abgedunkelte Umgebung und ein entsprechendes Minimal Handling zu achten.

Es kann zur erhöhten Krampfbereitschaft kommen.

Ist das Kind extrem zittrig, schließt der Arzt eine Hypoglykämie und -kalzämie mittels entsprechender Labortests aus.

Häufig setzen die Kinder gelblich-schleimige, flüssige Stühle ab, die sich bei Reduktion der Dosis oder nach Absetzen des Medikaments normalisieren. Eine sorgfältige Hautpflege des Gesäßes ist unbedingt erforderlich, da die Stühle meist sehr aggressiv sind. Blutungen, Thrombozytopenie, disseminierte intravasale Gerinnung (DIC ➤ 18.2.1) und Nierenversagen sind sehr seltene Nebenwirkungen.

Bei einer Prostaglandin E_1-Gabe über mehrere Wochen können sich anhaltendes Fieber und Periostabhebungen entwickeln, die die Berührungsempfindlichkeit zusätzlich steigern.

Außerdem kommt es zu einer vaskulären Fragilität. Pflegende legen dann besonderes Augenmerk auf periphere Zugänge.

14.1.2 Hypoxämischer Anfall bei Fallot-Tetralogie

DEFINITION
Fallot-Tetralogie: Kombiniertes Vitium mit Pulmonalstenose (1), Rechtsherzhypertrophie (2), hoch sitzendem Ventrikelseptumdefekt (3) (VSD) und einer über dem VSD „reitenden" Aorta (4) (Nummerierung ➤ Abb. 14.1)

Da die Lunge wegen der Pulmonalstenose vermindert durchblutet ist und ein Rechts-Links-Shunt über den VSD besteht, sind die Patienten zyanotisch. Säuglinge mit diesem Krankheitsbild haben ein erhöhtes Risiko, einen hypoxämischen Anfall zu erleiden. Hierbei kommt es zu plötzlicher Unruhe, Hyperventilation und Zyanose, ausgelöst durch einen akuten Spasmus des Ausflusstrakts der rechten oder Morphin, um die meist vorhandene Hyperventilation und Unruhe zu beenden und damit das Risiko eines Krampfanfalls zu senken und evtl. die Muskelkontraktion im Ausflusstrakt zu unterbrechen. Zur Erhöhung des Volumenangebots für den rechten Ventrikel ist eine Volumengabe notwendig.

> Eine versehentliche Luftinjektion ist unbedingt zu vermeiden, alle venösen Zugänge sind daher mit Luft-/Bakterienfilter zu versehen (Luft fließt über den rechten in den linken Ventrikel und in die Aorta bzw. Kopfgefäße).

Der Einsatz eines Beta-Blockers (z. B. Dociton®) hemmt den Einfluss der Katecholamine auf die β_1-Rezeptoren am Herzen und senkt die Kontraktilität des Myokards. In der Folge löst sich der Spasmus des rechten Ausflusstrakts. Außerdem sinkt die Herzfrequenz.

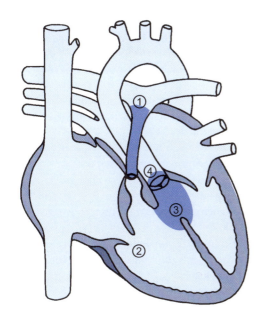

Abb. 14.1 Fallot-Tetralogie (*Beschreibung der Nummern* siehe Definition). [L157]

> Eine bessere Steuerung der β_1-Blockade lässt sich mit Esmolol (Brevibloc®) erreichen, da dieser Wirkstoff eine sehr viel kürzere Halbwertszeit hat.

Herzkammer. Bewusstlosigkeit, Krampfstatus und bleibende neurologische Schäden aufgrund der Hypoxie können die Folge dieses Anfalls sein.

Beim „Pink"-Fallot besteht eine nur gering ausgeprägte infundibuläre Pulmonalstenose, ein VSD und eine Rechtsherzhypertrophie, jedoch eine kaum überreitende Aorta, wodurch die Lungenperfusion nur gering beeinträchtigt ist und die Kinder nicht zyanotisch sind.

Pflegerische Besonderheiten

Grundmonitoring siehe oben

Tritt ein hypoxämischer Anfall auf, verabreichen die Pflegenden O_2 über eine Nasensonde. Verschlechtert sich die Spontanatmung zunehmend, kann eine Intubation und Beatmung erforderlich sein.

Die Pflegenden winkeln die Beine des Kindes an und pressen sie gegen den Bauch, größere Kinder fordern sie auf, in eine Hockerstellung zu gehen. Diese Maßnahmen reduzieren über die periphere Widerstandserhöhung den Rechts-Links-Shunt und steigern damit die Lungenperfusion. Der Arzt ordnet eine Sedierung an, z. B. mit Diazepam-Rectiole®

14.1.3 Kardiomyopathien

DEFINITION

Kardiomyopathie: Primäre Erkrankungen des Herzmuskels. Die Ursachen und Gründe sind meist genetisch bedingt oder sind Teil einer allgemeinen Systemerkrankung. Sie sind keine Reaktion auf mechanische Störungen (Hypertonus, KHK oder Herzklappenerkrankung). Es kann zur Hypertrophie oder Dilation der Herzmuskels kommen, wobei es hier zu mechanischen oder elektrophysiologischen Funktionseinschränkungen kommt. Kardiomyopathien enden meist tödlich oder führen zu Behinderung bedingt durch Herzversagen.

Man unterscheidet nach funktionellen Gesichtspunkten:
- **hypertrophisch-obstruktive Kardiomyopathien** (*HOCM*)
- **hypertrophisch nicht-obstruktive Kardiomyopathien** (*HNCM*)
- **dilatative Kardiomyopathien** (*DCM*)
- **restriktive Kardiomyopathien**

Hypertrophisch-obstruktive Kardiomyopathie

Eine **hypertrophisch-obstruktive Kardiomyopathie** (*HOCM*) ist meist vererbt.

Bei dieser Erkrankung kommt es zu einer Hypertrophie der Muskelzellen (vorwiegend linksventrikulär) in einer oder allen Wandschichten. Die hypertrophischen Veränderungen sind meist in der Nähe der Herzklappe lokalisiert und führen deshalb zu einer verengten Ausflussbahn und einer Behinderung der Pumpfunktion des Herzens, wodurch Blut in die Lungenvenen zurück gestaut wird und Atemnot hervorruft. Der Ventrikel füllt sich aufgrund seiner reduzierten Dehnbarkeit während der Diastole unzureichend. Im Bereich des hypertrophen Ventrikels kommt es zu einer lokalen Minderperfusion der Innenschicht und damit zu einer regionalen Abnahme der Kontraktilität (Fokusbildung).

Neben den Belastungseinschränkungen kommt es häufig zu HRST mit Synkopen, die hauptsächlich bei körperlicher Anstrengung auftreten. Oft führt diese zum plötzlichen Herztod.

Hypertrophisch-nichtobstruktive Kardiomyopathie

Der Unterschied der **hypertrophisch-nichtobstruktiven Kardiomypopathie** (*HNCM*) zur HOCM liegt in der fehlenden linksventrikulären Einengung. Die Pumpleistung ist durch die verminderte Dehnbarkeit des Ventrikels und die geringe Füllung während der Diastole beeinträchtigt.

Symptome
- belastungsabhängige Angina pectoris
- Leistungsminderung
- systolisches Herzgeräusch
- Ermüdungserscheinungen
- Luftnot
- Schwindel
- Präsynkopen/Synkopen
- ventrikuläre Arrhythmien

Dilatative Kardiomyopathie

Häufigste Form der Herzmuskelerkrankungen. Deutliche Vergrößerung der Vorhöfe und Kammern sowie systolische Funktionsstörung des linken oder beider Ventrikel. Im Zuge der **dilatativen Kardiomyopathie** (*DCM*) schwindet die Fähigkeit der Herzmuskelzellen, sich während des Herzschlages zusammenzuziehen.

Die Folge ist eine eingeschränkte Kontraktilität des Herzens. Zu unterscheiden sind primäre und sekundäre Form der DCM.

Ursachen
Ursachen der primären Form sind bisher unbekannt.

Ursachen der sekundären Form:
- infektiös
  - Coxsackie-Viren, Influenza, Adenovirus
  - Bakterien (z. B. Typhus, Scharlach, Diphtherie, Streptokokken, septische Prozesse)
  - Protozoen (Toxoplasmose)
  - Parasiten (Echinokokken, Trichinen)
- nicht infektiös
  - Kollagenosen
  - Sarkoidose (Systemerkrankung/Granulombefall der Organe)
  - Kawasaki-Syndrom (fieberhafte Erkrankung mit Lymphadenopathie)
- metabolisch
  - Vitamin- und Spurenelementmangel
  - Diabetes mellitus
  - endokrinologisch (Thyreotoxikose, Myxödem)
- toxisch
  - Alkohol
  - Chemotherapie
  - Kobalt, Blei
  - Kokain

Weitere Ursachen werden aufgeteilt in infiltrative, genetische und sonstige Ursachen.

Symptome
- allgemeine Schwäche
- leichte Ermüdbarkeit
- Atembeschwerden
- Ödeme
- HRST in Form von Vorhofflimmern und ventrikulären Tachykardien
- Angina pectoris
- Halsvenenstauung
- im EKG Erregungsrückbildungsstörungen (negatives T in Brustwandableitungen und Q-Welle)

Pflegerische Besonderheiten und Therapie

Je nach klinischem Zustand folgen die Pflegenden dem Standard des Grundmonitorings 1 bzw. 2 (siehe oben). Sie führen alle Maßnahmen so schonend wie möglich durch, wenn nötig nehmen sie die Maßnahmen zu zweit vor. Bei Unruhezuständen des Kindes versuchen Pflegende, mittels alternativer Maßnahmen (z. B. beruhigende Ausstreichung, begrenzende Lagerung, Massagen) sowie die Einbeziehung der Eltern Beruhigung zu erzielen. Bringen diese Maßnahmen nicht den gewünschten Erfolg, ist eine leichte Sedierung erforderlich. Dabei ist zu beachten, dass es nicht zu einer unerwünschten Hypotonie kommt. Pflegende gehen nach dem Prinzip „So wenig wie möglich, so viel wie nötig" vor.

Mit einer leichten Oberkörperhochlage erzielen Pflegende die Senkung von Vor- und Nachlast.

Die medikamentöse Therapie der HOCM und der HNCM erfolgt mit Verapamil bzw. β-Blockern oder Amiodaron. Bei der DCM setzt der Arzt Digitalis, Diuretika (Vorlastsenkung), ACE-Hemmer (Nachlastsenkung) und niedrigdosiert β-Blocker ein. Antikoagulanzien vermindern die Gefahr der Thrombenbildung.

14.2 Infektionserkrankungen des Herzens
Maren Grabicki, Yvonne Freitag

14.2.1 Endokarditis

DEFINITION

Endokarditis: Entzündung der Innenhaut des Herzens, häufig an den Klappen lokalisiert, vor allem an ihrem Schließungsrand.

Eine **Endokarditis** kann nicht-infektiöse oder infektiöse Ursachen haben.

Zu den nicht-infektiösen **Ursachen** zählen z. B. rheumatisches Fieber, Autoimmunerkrankung und Endomyokardfibrose.

Als Erreger der infektiösen Endokarditis kommen vorwiegend Bakterien infrage, seltener Viren oder Pilze.

Ein besonderes **Risiko** tragen Kinder mit
- rheumatischem Fieber,
- angeborenen und erworbenen Herzfehlern,
- Klappenersatz,
- Immunsuppression.

Bei der Endokarditis besiedeln die Erreger das Endokard und die Herzklappen infolge einer Sepsis. Besonders häufig ist die linke Herzseite betroffen. Die auslösenden Erreger sind meist α-hämolysierende Streptokokken, seltener Staphylokokken oder Enterokokken. Diese Keime zerstören die Klappen und bilden Auflagerungen (Erreger, Entzündungszellen, thrombotisches Material) am Endokard.

Symptome
- hohes Fieber
- Tachykardie
- Trinkschwäche
- vermehrtes Schwitzen
- Petechien
- Osler-Knötchen (rotblau, linsengroß und schmerzhaft, v. a. an den Fingern und Zehen)
- Hämaturie

Die Diagnostik erfolgt mithilfe der Echokardiographie, allgemeinen Blutuntersuchungen und Entnahme einer bzw. mehrerer Blutkulturen.

Pflegerische Besonderheiten und Therapie

Grundmonitoring siehe oben

Kinder mit Endokarditis halten strenge Bettruhe ein, um jede körperliche Anstrengung zu vermeiden. Es besteht die Gefahr, dass sich ein Teil der Auflagerungen löst und zu einer Embolie führt. Die Pflegenden stimmen ihre Maßnahmen auf den jeweiligen Zustand des Kindes ab und führen sie schonend durch. Wenn nötig, verabreichen sie O_2.

Die wichtigste Maßnahme ist die antibiotische Therapie. Sobald durch Nachweis der Erreger in der Blutkultur die Diagnose gesichert bzw. der Verdacht erhärtet ist, beginnt der Arzt eine hochdosierte antibiotische Therapie (z. B. mit Penicillin und einem Aminoglykosid).

Entscheidend bei Kindern mit Risikoerkrankungen ist die Endokarditisprophylaxe. Dazu gehören sorgfältige Zahn- und Mundpflege, ggf. Zahnsanierung sowie eine ausgiebige Haut- und Nagelpflege. Die Indikationen für eine gezielte Endokarditisprophylaxe sind im Herzpass vermerkt (z. B. vor zahnärztlichen Operationen, bei bakteriellen Infektionen).

14.2.2 Myokarditis

DEFINITION

Myokarditis: Herzmuskelentzündung sehr unterschiedlicher Genese, z. B. Mitreaktion auf entzündliche systemische Erkrankungen (u. a. Stoffwechsel- oder Skelettmuskelerkrankungen), Infektionen, Kollagenosen, Sarkoidosen.

Die Diagnostik erfolgt mithilfe der Echokardiographie, allgemeinen Blutuntersuchungen und Entnahme einer bzw. mehrerer Blutkulturen. Die sichere Diagnose erfolgt durch eine Herzmuskelbiopsie im Rahmen einer Herzkatheteruntersuchung.

Ursachen
Auslöser sind meist Viren (z. B. Coxsackie-B oder Influenza). Die Myokarditis kann auch als Begleiterscheinung bei Infektionskrankheiten (z. B. Masern, Windpocken, Mumps, Röteln) auftreten.

Symptome
- Tachykardie mit ST-Hebung
- Tachy- und Dyspnoe
- Extrasystolie
- grau-zyanotisches Hautkolorit
- Hepatomegalie
- Perikarditis
- Perikarderguss

Aufgrund der Myokarditis sinkt die Pumpleistung des Herzens, die Ventrikel sind dilatiert.

Im Röntgenbild zeigt sich eine Kardiomegalie. In der Echokardiographie ist eine stark herabgesetzte Kontraktilität zu erkennen.

Die EKG-Veränderungen sind unspezifisch. In der Regel kommt es zu Erregungsrückbildungsstörungen, verlängerter AV-Überleitungszeit, ST-Senkung und abgeflachter oder negativer T-Welle.

Pflegerische Besonderheiten und Therapie
Abhängig vom klinischen Zustand des Kindes wenden Pflegende die Prinzipien des Grundmonitorings 1 oder 2 (siehe oben) an.

Zur Entlastung des Herzens und zur Vermeidung körperlicher Anstrengung hält das Kind strenge Bettruhe mit erhöhtem Oberkörper ein. Dies erzielt sowohl eine Vor- als auch eine Nachlastsenkung am Herzen.

Schonende Physiotherapie und Sekretmobilisation unterstützen die Atmung. Bei $S_aO_2 \leq 90\%$ verabreichen Pflegende dem Kind O_2. Eine Intubation und Beatmung kann wegen erschwerter Spontanatmung erforderlich sein.

Pflegende stellen einen Speiseplan mit vielen kleinen Nahrungsportionen auf. Sofern nötig, legen sie eine Ernährungssonde, um die Anstrengung bei der Nahrungsaufnahme gering zu halten. Ist die orale Nahrungsaufnahme möglich, berücksichtigen Pflegende die Wünsche des Kindes bei der Auswahl des Essens.

Zur Vorlastsenkung verordnet der Arzt Diuretika. Zum Monitoring der Therapie sind eine Flüssigkeitsbilanzierung und die sorgfältige Beobachtung des Hautturgors erforderlich.

Als zusätzliche Medikamente kommen Antiarrhythmika beim Auftreten von **Herzrhythmusstörungen** (*HRST*) zum Einsatz.

Durch die Myokarditis kann das Herz so stark geschädigt werden, dass es zu einem chronischen Herzversagen kommt.

Die Herztransplantation ist gelegentlich die letzte Therapieoption.

Zur Überbrückung der Wartezeit auf ein neues Organ stehen für die Patienten in Herzzentren pneumatisch pulsatile Kinderkunstherzen (Berlin Heart Excor) oder andere Herzkreislaufunterstützungssysteme zur Verfügung. Im günstigsten Fall kann es zur vollständigen Erholung des Herzens während dieser Überbrückungszeit kommen, sodass eine Transplantation nicht mehr nötig ist.

14.3 Herzinsuffizienz
Maren Grabicki, Yvonne Freitag

DEFINITION

Herzinsuffizienz: Unfähigkeit des Herzens, die für die Versorgung des Körpers notwendige Menge Blut zu befördern. Herzinsuffizienz kann entweder unter Belastung oder bereits in Ruhe Symptome verursachen und bezogen auf das linke oder rechte Herz bzw. auf beide Kammern (globale Herzinsuffizienz) auftreten. Zu unterscheiden sind akute und chronische Formen.

Im Säuglings- und Kindesalter sind die Ursachen einer **Herzinsuffizienz** überwiegend Herz- und Gefäßfehler sowie Herzrhythmusstörungen mit zu schneller oder zu langsamer Schlagfolge.

Vitien, bei denen eine Querverbindung (Shunt) zwischen dem Körper- und dem Lungenkreislauf vorliegt, führen meist zu einer Mischform (Rechts- und Linksherzinsuffizienz) der Insuffizienz (z. B. beim Single Ventricle).

Rechtsherzinsuffizienz

Bei einer **Rechtsherzinsuffizienz** kommt es zur Dekompensation des rechten Herzens und einem nachfolgenden Rückstau des venösen Blutes in den Körperkreislauf durch chronische (z. B. Cor pulmonale) oder akute Druck- und Volumenerhöhung im Lungenkreislauf (z. B. pulmonaler Hochdruck).

Symptome
- Tachydyspnoe
- Husten und respiratorische Azidose
- Blässe, periorale Zyanose beim Trinken („blaues Munddreieck"), Akrozyanose, kühle Extremitäten
- Schwitzen, v. a. am Hinterkopf
- Müdigkeit, Trinkschwäche
- hoher ZVD mit gestauten Jugularvenen, Hepatomegalie, Pleuraerguss, evtl. Aszites
- Ödeme an Hand- und Fußrücken, Augenlidern, Unterschenkeln, Flanken
- Herzrhythmusstörungen, Tachykardie
- Oligurie

Linksherzinsuffizienz

Akute oder chronische **Linksherzinsuffizienz** kann durch eine arterielle Hypertonie bei nierenkranken Kindern, nach Herzoperationen oder bei Kardiomyopathien auftreten. Durch den Volumen- und Druckanstieg im linken Vorhof und in den Lungenvenen entwickelt sich ein Lungenödem.

Symptome
- Atemnot, auch in Ruhe, mit Tachydyspnoe, Hyperkapnie und respiratorischer Azidose
- rasselndes Atemgeräusch, Nasenflügeln, Einziehungen, Husten
- fleischwasserfarbenes, schaumiges Trachealsekret
- kaltschweißigkeit, Blässe, Zyanose

Komplikationen
- kardiogener Schock
- Kreislaufstillstand
- Pneumonie

Pflegerische Besonderheiten
Ziel aller pflegerischen Maßnahmen ist eine Entlastung des Herzens und die Vermeidung eines gesteigerten O_2- und Energieverbrauches. Hierzu sind eine ruhige Umgebung und die Koordination aller pflegerischen und ärztlichen Interventionen notwendig. Führen alternative Maßnahmen (z. B. beruhigende Ausstreichungen, begrenzende Lagerung, Massagen) bei unruhigen Kindern nicht zur Entspannung, ist eine Sedierung notwendig. Dabei ist besondere Vorsicht geboten, da es schnell zu einer Dekompensation kommen kann.

Pflegende überwachen das meist instabile Kind nach den Prinzipien des Grundmonitorings 2 (siehe oben).

Mit Hilfe von Medikamenten versucht der Arzt, die Herzkraft zu steigern und die Vorlast (Furosemid) und Nachlast (z. B. ACE-Hemmer) zu senken. Die korrekte Verabreichung der angeordneten Medikamente ist die Aufgabe der Pflegenden.

Zur Verbesserung und Erhaltung der Spontanatmung führen Pflegende eine schonende, aber gründliche Sekretmobilisation und Physiotherapie durch. Das Kind erhält O_2, um das Sauerstoffangebot zu erhöhen. Ist die Spontanatmung extrem erschwert, erfolgen Intubation und Beatmung.

Bei der Lagerung erhöhen Pflegende den Oberkörper deutlich, um die Zwerchfellaktivität zu verbessern, die Vorlast und somit den ZVD zu senken.

Flüssigkeitsrestriktion und Diuresesteigerung zielen darauf, die Flüssigkeitsbilanz negativ zu halten. Die sorgfältige Flüssigkeitsbilanz schließt eine tägliche Gewichtskontrolle ein. Nimmt die Urinmenge im Rahmen einer Nierenfunktionsstörung deutlich ab und verschiebt sich die Flüssigkeitsbilanz erheblich ins Positive, sodass Vorlast und der ZVD steigen, erwägt der Arzt eine Nierenersatztherapie.

Die Ernährung erfolgt nach Möglichkeit enteral. Hochkalorische Nahrung, die Pflegende in mehreren kleinen Mahlzeiten über eine Sonde verabreichen, hält die Belastung des Kindes so niedrig wie möglich und verschafft ihm ein ausreichendes Energieangebot mit geringer Flüssigkeitsmenge. Kommt es durch die hochkalorische Nahrung zur Obstipation, mobilisieren Pflegende den Darm mittels feuchtwarmer Bauchwickel, Bauchmassagen und evtl. Einläufen.

Das Hauptaugenmerk bei der Krankenbeobachtung gilt der Kontrolle der indirekten Kriterien eines adäquaten Herzzeitvolumens (siehe oben).

Je nach HRST bereiten Pflegende sich auf einen Notfall vor, d. h. sie stellen den Defibrillator patientennah bereit und überprüfen die Vollständigkeit der Reanimations-Medikamente im Notfallwagen.

14.4 Herzrhythmusstörungen
Diana Löscher

> Allgemein gilt: je schwächer die Herzfunktion, desto weniger toleriert das Kind die HRST.

DEFINITION
Herzrhythmusstörungen (*HRST*): Störungen der Herzschlagfolge hinsichtlich Frequenz und Regelmäßigkeit aufgrund einer Irritation (chemisch, mechanisch) oder einer organischen Schädigung des Reizleitungssystems. Sie lassen sich in Reizleitungs- und Reizbildungsstörungen einteilen. Je nach Frequenz lassen sind bradykarde und tachykarde Herzrhythmusstörungen zu unterscheiden.

Ursachen von **Herzrhythmusstörungen** können Elektrolytstörungen (v. a. Kalium), BGA-Störungen, Medikamente, mechanische Interventionen (ZVK), kardiale Erkrankungen (z. B. Myokarditis), chirurgische Eingriffe oder angeborene Fehlbildungen des Leitungssystems sein.

Nicht alle HRST bedürfen einer Therapie. Zur Einschätzung der HRST klärt der Arzt folgende Fragen:
- Besteht eine Grunderkrankung, z. B. Herzfehler?
- Ist die HRST kreislaufwirksam?
- Wie häufig tritt die HRST auf?
- Lässt sich das Auftreten, z. B. durch Belastung, provozieren?
- Wie lange dauert die HRST? Kommt es zur spontanen Rückbildung?

Pflegerische Besonderheiten

Die Überwachung des Kindes erfolgt nach dem Prinzip des Grundmonitorings 1 (siehe oben), jedoch mit einer 5-poligen EKG-Ableitung. Kinder mit HRST fühlen sehr oft starke Angst oder gar Panik, die zu einer Dekompensation führen können. Vor allem bei größeren, wachen Kindern sind aus diesem Grund ein ruhiges, souveränes Auftreten und die (sofern möglich) ununterbrochene Anwesenheit einer Bezugsperson sehr wichtig.

Artefakte im Rahmen des EKG-Monitorings
- **Schwankende Nulllinie**
  - **Ursachen**: lockere oder ausgetrocknete Elektroden
  - **Maßnahmen**: neue Elektroden aufkleben
- **Elektrische Störung**
  - **Ursachen**: Überlagerung durch Wechselstrom, z. B. in der Nähe elektrischer Leitungen oder Geräte
  - **Maßnahmen**: Erdung, Filter und Elektrokabel überprüfen, Kabel möglichst fern von Wechselstromleitungen führen, Elektroden nach Hautentfettung tauschen
- **Muskelzittern**
  - **Ursachen**: Zittern des Patienten z. B. durch Angst, Morbus Parkinson, Kälte
  - **Maßnahmen**: warme Decke, Beruhigung, ggf. dem Kind während der EKG-Beurteilung etwas in die Hand geben, entspannte und bequeme Lagerung sicherstellen

14.4.1 Kardioversion

DEFINITION
Kardioversion: Beseitigung einer akuten Herzrhythmusstörung mittels eines Elektroschocks durch ein stationäres, mobiles oder implantierbares Gerät.

Im Gegensatz zur Defibrillation erfolgt bei der **Kardioversion** die Energieabgabe synchron zur R-Zacke der Herzaktion. Sie führt zu einer Depolarisation der Vorhof- und Kammermuskulatur und unterbricht z. B. Reentry-Tachykardien. Die Triggerung durch den QRS-Komplex verhindert ein

R-auf-T-Phänomen, bei dem ein elektrischer Impuls in die erregbare Phase der Kammermuskulatur einfällt und ein Kammerflimmern auslösen kann.

Vorbereitung und Durchführung

Pflegende überwachen das Kind nach den Prinzipien des Grundmonitorings 1 (siehe oben), jedoch mit einer 5-poligen EKG-Ableitung. Vor der Maßnahme klären sie das Kind, soweit möglich, altersgemäß auf.

Im bereitstehenden Notfallwagen halten Pflegende Medikamente zur Reanimation und Materialien zur Intubation vorrätig. Sie achten darauf, dass die verwendeten Geräte für den Einsatz während der Kardioversion zugelassen sind. Da eine Kardioversion durchaus schmerzhaft ist, erfolgt eine angemessene Analgosedierung. Ein Faktor, der für die Dosierung der Analgosedierung zu berechnen ist, sind die bei größeren Kindern vorherrschenden Angst- und Erregungszustände durch die bestehenden HRST.

Erhält das Kind kontinuierlich Digitalis, ordnet der Arzt vor der Kardioversion Lidocain® an, um dem Risiko einer Herzmuskeldepression und der Entstehung von ventrikulären HRST zu begegnen.

Für die Kardioversion verwendet man meist Klebepads, da sie auch eine Überwachungsfunktion besitzen. Kommen die herkömmlichen Paddles zum Einsatz, schließen Pflegende das EKG-Kabel des Defibrillators an die Elektroden auf dem kindlichen Thorax an. Sie stellen die entsprechende Energiestärke am Gerät ein, aktivieren den Synchronmodus und geben ausreichend Elektrodengel auf die Paddles. Die Energiemenge unterliegt der ärztlichen Anordnung und beträgt für die erste Kardioversion 1–2 J/kg KG. Die Pflegenden lagern das Kind mit entkleidetem Oberkörper flach auf den Rücken. Vor der Auslösung der Kardioversion informiert der ausführende Arzt die Anwesenden, damit sie umgehend vom Bett zurücktreten.

Bleibt die Kardioversion erfolglos, wischen die Pflegenden das Elektrodengel von der Haut des Kindes, um eine Gelbrücke und somit die Ableitung der Energie über die Hautoberfläche zu vermeiden. Anschließend führt der Arzt eine erneute Kardioversion durch.

Nach erfolgreicher Kardioversion setzen Pflegende die kontinuierliche EKG-Überwachung fort. Sie cremen die Thoraxhaut ein, z. B. mit Bepanthen-Lotio®, da die Kardioversion leichte Verbrennungen verursachen kann.

14.4.2 Extrasystolen

> **DEFINITION**
> **Extrasystolen** (*ES*): Vorzeitig einfallende Aktion innerhalb des normalen Erregungsverlaufs am Herzmuskel.

Extrasystolen sind die häufigsten Rhythmusstörungen im Kindesalter. Treten sie vereinzelt auf, sind sie meist harmlos. [1] Extrasystolen können alle Areale des Herzens betreffen. Die Pulswelle bei ES zeigt sich stets schwächer als bei einem normalen Herzschlag, da durch den vorzeitigen Einfall nicht genügend Zeit für die Füllung der Ventrikel bleibt. Deshalb können mehrere aufeinander folgende ES einen Blutdruckabfall provozieren.

Supraventrikuläre Extrasystolen

Supraventrikuläre Extrasystolen (*SVES*) entstehen im Vorhof. Im EKG zeigt sich häufig eine vorzeitig einfallende P-Welle mit nachfolgend schlankem Kammerkomplex. Die P-Welle kann auch mit der vorangehenden T-Welle verschmelzen und ist häufig anders konfiguriert als die P-Welle der Normalschläge, z. B. negativ statt positiv.

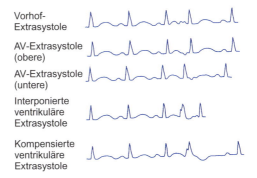

Abb. 14.2 Extrasystolen. [L157]

Auslöser von SVES sind u. a. Elektrolytstörungen, Überlastung der Vorhöfe, z. B. bei der Mitralstenose, Myokarditis und Operationen im Bereich der Vorhöfe.

> Auch ein zu tief positionierter ZVK oder Silastic®-Katheter, dessen Spitze das Endokard mechanisch reizt, kann SVES hervorrufen. Zum Ausschluss ist ein Röntgen-Thorax indiziert.

Eine Therapie ist meist nicht erforderlich. Evtl. erkannte Ursachen, z. B. ein zu tief reichender ZVK oder Elektrolytstörungen, beseitigt der Arzt. SVES können Vorläufer für supraventrikuläre Reentry-Tachykardien im Rahmen eines Wolff-Parkinson-White-Syndroms (WPW) sein, deshalb überwachen Pflegende das EKG und den Blutdruck engmaschig und informieren den Arzt über sämtliche Auffälligkeiten. Bei Kindern mit bekanntem WPW-Syndrom stellen Pflegende Medikamente gegen die Rhythmusstörungen und den Defibrillator bereit.

Ventrikuläre Extrasystolen

Ventrikuläre Extrasystolen (*VES*) sind vorzeitig einfallende Schläge, die ihren Erregungsursprung in den Kammern haben. Im EKG zeigen sich vorzeitig einfallende, verbreiterte QRS-Komplexe ohne eine vorangehende P-Welle und mit einer anschließenden kompensatorischen Pause.

Die Auslöser für VES können eine Myokarditis, Digitalisüberdosierung oder Herzoperationen sein, die das Reizleitungssystem in Mitleidenschaft ziehen.

VES, besonders in Salven (ab drei bzw. fünf VES), sind oft die ersten Zeichen einer lebensbedrohlichen Kammertachykardie und deshalb immer ernst zu nehmen. Pflegende lassen das Kind nicht unbeaufsichtigt, kontrollieren nach dem Eintreten der Salve sofort den Blutdruck und informieren den Arzt. Bei vereinzelt auftretenden VES mit klarer Ursache ist eine Behandlung meist nicht erforderlich. Treten die VES in Salven auf, zieht der Arzt die Gabe von Lidocain, Propafenon oder Amiodaron in Erwägung.

14.4.3 Tachykarde Herzrhythmusstörungen

Sinustachykardie

DEFINITION
Sinustachykardie: Anstieg der Zahl der Herzaktionen, die dem regulären Verlauf der Reizleitung folgen, über den alters- und situationsentsprechenden Normwert.

Das EKG zeigt eine normale Abfolge von P, QRS und T, der Abstand zwischen den einzelnen Schlägen ist jedoch verkürzt.

In der Pädiatrie treten **Sinustachykardien** häufig auf. Mögliche Ursachen dafür sind Fieber, Schmerzen, Stress, kardiale und respiratorische Insuffizienz, Anämie, Volumenmangel und Medikamente (z. B. Theophyllin oder Katecholamine).

> Früh- und Neugeborene erreichen Herzfrequenzen über 200/Min., v. a. wenn sie zur Atemunterstützung Theophyllin erhalten.

Um bei einer kompensierten Sinustachykardie frühzeitig eine beginnende Dekompensation zu erkennen, kontrollieren Pflegende den Blutdruck engmaschig.

Die Therapie der Sinustachykardie liegt in der Ursachenbehandlung. Eine medikamentöse Intervention ist meist nicht erforderlich.

Supraventrikuläre Tachykardie

DEFINITION
Supraventrikuläre Tachykardie (*SVT*): Plötzlich auftretendes „Herzrasen" mit Frequenzen von 150–280/Min. (teilweise ≥300/Min.). Der Ursprung dieser Erregung liegt oberhalb der Ventrikel, also im Sinusknoten, im Vorhof oder im AV-Knoten.

Für die häufigste Form, die paroxysmale **supraventrikuläre Tachykardie**, sind ein abrupter Beginn und evtl. ein spontanes Ende charakteristisch. Die Dauer eines Anfalls kann wenige Sek. bis Std. betragen. Oft treten vorher SVES auf.

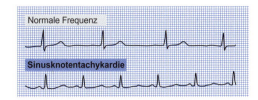

Abb. 14.3 Sinustachykardie. [A300]

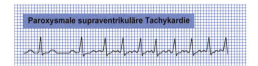

Abb. 14.4 Supraventrikuläre, paroxysmale Tachykardie. [A300]

Im EKG zeigen sich schlanke Kammerkomplexe mit und ohne P-Wellen, die aufgrund der hohen Frequenz nicht immer sicher zuzuordnen sind.

Auslöser für eine SVT können z. B. Unruhe/Abwehr oder auch ein Neuroblastom sein. Viele Patienten mit paroxysmalen supraventrikulären Tachykardien weisen ein WPW-Syndrom auf. Bei Säuglingen ist eine „Stressfrequenz" über 220/Min. eher unwahrscheinlich. Oft ist kein Auslöser erkennbar.

Für das Kind ist entscheidend, wie lange der Anfall dauert, wie hoch die Frequenz steigt, wie alt es ist und ob eine kardiale Grundkrankheit vorliegt.

Pflegerische Besonderheiten

Die Pflegenden schließen das Grundmonitoring für ein stabiles Kind an, jedoch mit einer 5-poligen EKG-Ableitung (siehe oben). Sie beobachten das Kind sorgfältig und achten besonders auf evtl. Herzinsuffizienzzeichen (➤ 14.3). Sofern noch nicht vorhanden, legt der Arzt einen venösen Zugang. Die Pflegenden stellen Medikamente zur Reanimation, Defibrillator und Intubationsbesteck patientennah bereit. Zunächst versucht der Arzt, die supraventrikuläre Tachykardie durch physikalische Maßnahmen mit Vagusreiz zu beseitigen, z. B. mittels:

- Auflegen eines Eisbeutels für die Dauer von 20–15 Sek. auf Gesicht und Stirn
- Spateldruck auf die Zunge für 10–15 Sek.
- Trinken von Eiswasser
- Absaugen des NRR

Bleiben die physikalischen Maßnahmen ohne Erfolg, ist eine medikamentöse Therapie anzustreben. [1]

Therapie
- Medikamentengabe i. v.
- transösophageales Overdrive-pacing (➤ 14.5.1)
- Kardioversion

Tritt eine SVT gehäuft auf, fragen Pflegende das Kind oder seine Eltern, was in diesen Fällen bisher geholfen hat. Manche Kinder haben eigene Strategien entwickelt, um die SVT zu beenden, z. B. einen Luftballon aufblasen.

Junktionale ektope Tachykardie

DEFINITION
Junktionale ektope Tachykardie: Rhythmusstörung, deren Steuerungszentrum in der Region zwischen His-Bündel und Vorhof lokalisiert ist.

Die **junktionale ektope Tachykardie** (*JET*) tritt bei Kindern sehr selten auf, und wenn, dann meist nach Herzoperationen, z. B. Fallot-Korrektur, Fontan-Operation oder Korrektur eines AVSD, wenn bereits eine instabile Kreislaufsituation besteht. Die JET kann eine instabile Kreislaufsituation dramatisch verschlechtern. Es ist deswegen außerordentlich wichtig, sie sofort zu erkennen: Im EKG sehen Pflegende bei einer Herzfrequenz um 180/Min. schlanke Kammerkomplexe mit eingestreuten, langsamen P-Wellen, die zu den Kammerkomplexen keine feste Beziehung haben. Die JET hat ohne adäquate Behandlung eine hohe Letalitätsrate.

Pflegerische Besonderheiten

Pflegende kühlen die Kinder mit Hilfe einer Kühlmatte auf 34–35 °C Kerntemperatur, da diese Temperatur die Tachykardie zwar nicht unterbricht, ihre Frequenz jedoch oft entscheidend verlangsamt. Während dieser therapeutischen Maßnahme achten Pflegende unbedingt auf eine ausreichende Analgosedierung und Dekubitusprophylaxe. Zudem ist es wichtig, die Extremitäten warm zu halten.

Medikamentös therapiert der Arzt mit z. B. Amiodaron oder Propafenon.

Vorhofflattern und -flimmern

DEFINITION
Vorhofflattern: Sehr schnelle, regelmäßige Vorhoferregungen mit einer Frequenz von 250–400/Min., die meist nur im Verhältnis von 2:1, 3:1 oder 4:1 überleiten, sodass daraus eine normale bis erhöhte Kammerfrequenz resultiert.
Vorhofflimmern: Sehr schnelle, unkoordinierte Vorhoferregungen mit einer Frequenz von 400–600/Min., die eine absolute Arrhythmie der Kammeraktionen hervorrufen.

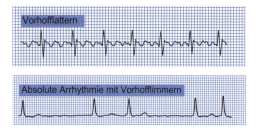

Abb. 14.5 a) Vorhofflattern. b) Vorhofflimmern. [A300]

Vorhofflimmern und **Vorhofflattern** sind im Kindesalter eher selten zu beobachten. In Fällen mit lebensgefährlich schneller Überleitung der Vorhofflatterwellen auf die Kammern ist eine sofortige Kardioversion (➤ 14.4.1) indiziert. Bei weniger dramatischen Verläufen erwägt der Arzt zunächst eine medikamentöse Therapie.

Ventrikuläre Tachykardie

DEFINITION
Ventrikuläre Tachykardie: Herzrhythmusstörung, deren Ursprung in den Tawara-Schenkeln oder dem Myokard liegt.

VORSICHT
Die Kammertachykardie ist ein Notfall.

Bei der **ventrikulären Tachykardie** (*VT*) entstehen Frequenzen von 140–180/Min. P-Wellen und QRS-Komplexe haben keine feste Beziehung zueinander und die QRS-Komplexe sind verbreitert. Ventrikulären Tachykardien liegt häufig eine schwere Herzerkrankung zugrunde. Sie können auch nach Herzoperationen, bei Digitalisintoxikationen, Azidosen, Hypoxie und Elektrolytstörungen auftreten. [1] Erste Hinweise auf eine drohende VT sind VES und ein sich verschlechternder Allgemeinzustand des Kindes. Die Folge der VT ist ein zu niedriges HZV, das innerhalb kürzester Zeit zur Bewusstlosigkeit, zum Kammerflimmern und zum kardiogenen Schock führt. Dies gilt besonders für Kinder mit schwerer kardialer Grundkrankheit.

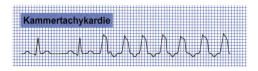

Abb. 14.6 Ventrikuläre Tachykardie. [A300]

Maßnahmen
Alle Maßnahmen erfolgen in Reanimationsbereitschaft.
- wenn nicht vorhanden, venöser Zugang (Arzt)
- transthorakale Kardioversion mit 1–2 J/kg KG
- Amiodaron-Kurzinfusion
- ggf. Einsatz eines transösophagealen Herzschrittmachers
- bei Kammerflimmern: Defibrillation

Kammerflattern und -flimmern

DEFINITION
Kammerflattern: Frequenz 200–300/Min. mit einer gewissen Regelmäßigkeit der Herzaktionen.
Kammerflimmern: Frequenz ≥300/Min. mit unkoordinierten Kammerkontraktionen ohne hämodynamische Effizienz (faktischer Herzstillstand).

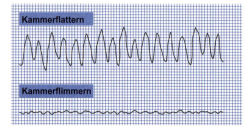

Abb. 14.7 a) Kammerflattern. b) Kammerflimmern. [A300]

Die seltensten Rhythmusstörungen im Kindesalter sind **Kammerflimmern** und **Kammerflattern**. [1] Auslöser sind z. B. ein schweres low cardiac output, eine mechanische Reizung bei Herzkatheterisierung oder Herzoperationen und Intoxikationen wie Digitalis-Überdosierung oder Succinylcholin-Gabe.

Während des Kammerflatterns fällt das HZV rapide, es entstehen eine metabolische Azidose sowie ein Schock mit Atemstillstand und Bewusstseinsverlust.

Unbehandeltes Kammerflattern kann schnell in Kammerflimmern übergehen. Als Sofortmaßnahme beginnen Pflegende mit der kardiopulmonalen Reanimation, bis die Defibrillation stattfindet. Zur Umwandlung von feinem in grobes Kammerflimmern ordnet der Arzt vor oder nach erfolgloser Defibrillation Adrenalin an. Dies kann die Erfolgsaussichten einer Defibrillation erhöhen. Die medikamentöse Therapie, z. B. mit Amiodaron, leitet der Arzt bereits während der Reanimation ein.

14.4.4 Bradykarde Herzrhythmusstörungen

Sinusbradykardie

DEFINITION
Sinusbradykardie: Frequenz des Sinusrhythmus fällt unter den altersentsprechenden Normwert. Das EKG zeigt eine normale Abfolge von P, QRS und T, wobei der Abstand zwischen den einzelnen Schlägen verlängert ist.

Nicht pathologische **Sinusbradykardien** finden sich bei gut trainierten Sportlern, auch schon bei Kindern sowie unter Digitalis- oder β-Blocker-Therapie. Pathologisch tritt eine Sinusbradykardie z. B. bei erhöhtem Hirndruck, Hyperbilirubinämie und Hypothyreose auf.

Eine medikamentöse Therapie ist meist nicht erforderlich, wenn die Grunderkrankung behandelt wird und das HZV zur Aufrechterhaltung des Kreislaufs ausreicht.

Bei Überdosierung von Digitalis verordnet der Arzt ein Digitalis-Antidot, bei einer β-Blocker-Intoxikation ist Glukagon indiziert. Nach Operationen im Bereich der Vorhöfe, z. B. bei ASD oder Fontan-Operation, kann es zu einem kompletten oder teilweisen Funktionsverlust des Sinusknotens kommen. Die Unterbrechung der Leitung zwischen Sinus- und AV-Knoten führt ebenso wie der Sinusstillstand zur Bradykardie. Fehlen die P-Wellen, spricht man von einem AV-Rhythmus.

AV-Block

DEFINITION
Atrioventrikulärer Block (*AV-Block*): Störung in der Weiterleitung der elektrischen Impulse auf der Höhe des AV-Knotens. Verursacht eine verzögerte Erregungsleitung zwischen Vorhöfen und Kammern in unterschiedlicher Ausprägung, auch eine vollständige Blockade ist möglich.

AV-Block I. Grades: PQ-Zeit, d. h. die Überleitungszeit vom Vorhof auf die Kammer, ist verlängert.
- AV-Block II. Grades Typ-I: die PQ-Zeit verlängert sich mit jedem Herzschlag, bis schließlich nach einem P der QRS-Komplex ausfällt, danach beginnt der nächste Herzschlag wieder mit einer kürzeren PQ-Zeit.
- AV-Block II. Grades Typ-II: generell nur jeder 2., 3. oder 4. P-Welle folgt ein QRS-Komplex, hierbei kann die PQ-Zeit normal sein und ist stets konstant.
- AV-Block III. Grades: Vorhöfe und Kammern schlagen völlig unabhängig voneinander. Die P-Welle „wandert" durch das EKG: Die Kammerfrequenz, entscheidende Frequenz für ein adäquates HZV, ist stark erniedrigt.

Auslöser für eine AV-Blockierung im Kindesalter sind z. B. kardiochirurgische Eingriffe, Infektionen (z. B. Myokarditis), medikamentöse Therapie mit Digitalis oder β-Blockern (z. B. Dociton®), Scharlach oder Masern. Ein AV-Block III. Grades kann auch angeboren sein, z. B. bei intrauterinem Übertritt der Antikörper des Lupus erythematodes.

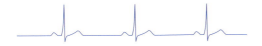

Abb. 14.8 Sinusbradykardie. [A300]

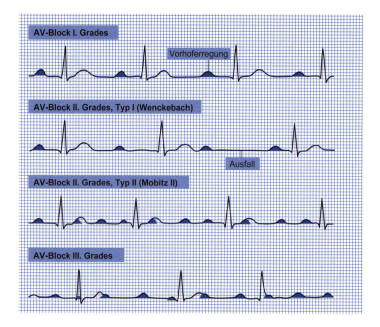

Abb. 14.9 a) AV-Block I. Grades. b) AV-Block II. Grades, Typ Wenckebach. c) AV-Block II. Grades, Typ Mobitz. d) AV-Block III. Grades. [A300]

Pflegerische Besonderheiten und Therapie
Die Überwachung folgt dem Prinzip des Grundmonitorings beim stabilen Kind (siehe oben). Die Pflegenden verwenden jedoch eine 5-polige EKG-Ableitung und überwachen den RR engmaschig. Es treten z. T. sehr niedrige Kammerfrequenzen auf, z. B. bei Säuglingen um 50/Min. und bei Schulkindern um 30/Min. Pflegende beobachten sorgfältig die Bewusstseinslage und möglicherweise auftretende Schwindelanfälle.

> Im Gefolge eines AV-Blocks können Adam-Stokes-Anfälle auftreten. Die HRST kann zur zerebralen Minderdurchblutung mit Hypoxie und kurzer Bewusstlosigkeit oder zu Krampfanfällen führen. Solche Anfälle sind auch Jahre nach einer Fallot-, VSD- oder CAVC-Korrektur möglich. Bereits ein einziger Adam-Stokes-Anfall ist eine Indikation zur Anlage eines Herzschrittmachers.

Zur Frequenzsteigerung kann der Arzt Alupent® als DTI verordnen. Liegt eine extreme Bradykardie vor, ist ein temporärer Herzschrittmacher indiziert. Dies kann zum einen nach ausreichender Analgesie transthorakal oder transvenös unter Bildwandlerkontrolle (➤ 14.5) erfolgen. Tritt keine Besserung ein, implantiert der Arzt v. a. beim AV-Block III. Grades einen Herzschrittmacher.

14.5 Herzschrittmachertherapie
Diana Löscher

Indikationen für den Einsatz eines **Herzschrittmachers** (*HSM*) sind bradykarde Herzrhythmusstörungen, die ein vermindertes HZV zur Folge haben. Für einen zeitlich begrenzten HSM-Einsatz stehen verschiedene Typen eines temporären HSM zur Verfügung:
- **epimyokardialer HSM**: Der Arzt vernäht die HSM-Drähte intraoperativ am Vorhof- oder Ventrikelmyokard. Man unterscheidet Einkammersysteme, die Atrium oder Ventrikel stimulieren und Zweikammersysteme, die Atrium und Ventrikel stimulieren.
- **transösophagealer HSM**: Der Arzt schiebt die HSM-Sonde in den Ösophagus vor, bis sie hinter dem linken Vorhof liegt. Von dort aus stimuliert sie das Herz.

- **transthorakaler HSM**: Die Elektroden kleben auf dem Thorax und stimulieren das Herz durch die Thoraxwand.

Da die externe Stimulation dem absoluten Notfall vorbehalten ist, ist bei Einsatz des HSM über einen längeren Zeitraum, Kindern ab etwa 4 Jahren ein **endokardialer HSM**, bei kleineren Kindern ein HSM mit epimyokardialen Elektroden zu implantieren.

14.5.1 Anschluss des Herzschrittmachers

Auf der pädiatrischen Intensivstation kommen bei kardiochirurgischen Kindern am häufigsten temporäre epikardiale HSM zum Einsatz. Das Anschließen der SM-Drähte an den HSM ist Aufgabe des Arztes. Postoperativ überprüft der Arzt das Sensing, d. h. die Wahrnehmung der Eigensignale des Herzens durch den HSM sowie dessen Funktionstüchtigkeit.

Bei stabilem Sinusrhythmus des Patienten bleibt der HSM aus- oder auf der „Demand-Stellung" eingeschaltet. Hierbei legt der Arzt eine Alarmgrenze fest. Unterschreitet die Herzfrequenz diesen Wert, aktiviert sich der HSM und gibt einen Impuls.

Einstellung des Herzschrittmachers

Die Wirkungsweise des Herzschrittmachers lässt sich am **ICHD-Code** (internationaler Code für die Wirkungsweise eines Schrittmachers) ablesen:
- 1. Buchstabe = Ort der Stimulation
- 2. Buchstabe = Ort der Wahrnehmung
- 3. Buchstabe = Betriebsart
- 4. Buchstabe = Programmierbarkeit
- 5. Buchstabe = Funktionen

Schrittmachercode
- V = Ventrikel
- A = Atrium
- D = Dual (A+V)
- O = Sensing entfällt, d. h. SM stimuliert ohne Rücksicht auf Herzeigenaktion
- T = Triggerung (R-Zacken getriggert)
- I = Inhibition, Impulsabgabe wird unterdrückt, wenn der SM Herzeigenaktionen erkennt
- P = bifunktionale Programmierbarkeit
- M = multifunktionale Programmierbarkeit
- R = Frequenzmodulation (der SM passt sich dem Patienten an, z. B. beim Sport)
- P = Pacing, antitachykarde Funktion
- S = Schock (Defibrillation, Kardioversion)

Die Bedeutungen der wichtigsten Einstellungen
- **VVI**
  - 1. V = Ventrikel, d. h. der HSM gibt seinen Impuls an den Ventrikel ab, Einstellung in Volt
  - 2. V = Ventrikel, d. h. der HSM erkennt im Ventrikel Eigensignale des Patienten. Die Einstellung der Sensibilitätsschwelle, ab der er das Signal erkennen soll, erfolgt in Millivolt
  - 3. I = Inhibiert, d. h. der HSM blockiert die Impulsabgabe, solange der Patient über Eigensignale verfügt

Weitere Einstellungsmöglichkeiten:
- **AAI**
  - Stimulation und Sensing erfolgen am Vorhof. Verfügt der Patient über Eigensignale, bleibt der SM-Impuls blockiert.
- **DDD**
  - Das „D" steht für „dual" (Vorhof und Kammer). Hierbei überwacht der HSM die Vorhöfe und Kammern (Sensing-Funktion). Bei entsprechendem Ausfall stimuliert das Gerät entweder den Vorhof, einen oder beide Ventrikel (nach festgelegter Verzögerungszeit). Treten Eigensignale des Kindes auf, bleiben Vorhof- und Kammerstimulation blockiert.
- **AOO, VOO, DOO**
  - Die Stimulation erfolgt über Vorhof bzw. Kammer. Der HSM verfügt nicht über die Funktion, Eigensignale des Kindes zu registrieren und blockiert deshalb seine Impulse nicht. Die Stimulation erfolgt starrfrequent. Treten Eigensignale des Herzens auf, droht ein R-auf-T-Phänomen (➤ unten).
- **Overdrive pacing**
  - V. a. bei supraventrikulärer Tachykardie kann der Arzt versuchen, die Tachykardie mittels Overdrive pacing zu unterbrechen. Hierzu stellt er die Stimulationsfrequenz 20–30 Schläge über die Frequenz der Tachykardie und startet diese Hochfrequenzstimulation für 2–3 Sek. oder länger. Nach dem Ausschalten der Overdrive-Stimulation übernimmt der Si-

nusknoten manchmal die reguläre Herzführung.

Dokumentation der Herzschrittmacher-Einstellung
Die Dokumentation der HSM-Einstellung nach Primäreinstellung bzw. nach Veränderungen nimmt der Arzt vor. Er notiert Arbeitsmodus, Frequenz, Impulsstärke in Volt, Impulsbreite, Empfindlichkeitsstufe in mV sowie ggf. die Verzögerungszeit bei sequentiellen Schrittmachern.

Komplikationen
R-auf-T-Phänomen: Nach der Kontraktion des Ventrikels sind die Herzmuskelfasern eine kurze Zeit lang unempfindlich für elektrische Impulse. Während dieser Periode, der Refraktärzeit, repolarisieren sich die Muskelfasern und kehren in den Ruhezustand zurück. Die ventrikuläre Refraktärzeit tritt in der ersten Hälfte der T-Zacke auf dem EKG ein. Während dieser vulnerablen Phase, die ca. 30 ms dauert, ist das Herz besonders leicht erregbar und neigt zum Kammerflimmern. Eine elektrische Stimulation in dieser Zeit, z. B. durch HSM oder Defibrillation, kann ein Kammerflimmern auslösen.
Ösophagusulkus bei transösophagealem HSM: Der Einsatz des transösophagealen HSM ist nur im Notfall indiziert. Die transösophageale Sonde sollte nicht länger als 24–48 Std. liegen bleiben, da die Stimulation Schmerzen verursachen kann und nach spätestens 2 Tagen mit einem Ösophagusulkus zu rechnen ist. Es kann schlimmstenfalls zu einer Ösophagusperforation führen. Deshalb legen Pflegende eine Magensonde, führen eine pH-Kontrolle durch und verabreichen ein systemisches Antazidum (nach Arztanordnung).

14.5.2 Pflegerische Besonderheiten

Fixierung der Herzschrittmacher-Drähte und -Sonde

Pflegende verbinden die Austrittstellen der epikardialen HSM-Drähte postoperativ steril und fixieren sie mittels Pflastersteg am kindlichen Körper. Bei gutem Gerinnungsstatus verwenden sie einen transparenten Hydrokolloidverband.

Transösophageale HSM-Sonden fixieren Pflegende mit Pflaster freihängend am Nasenflügel. Dislokationen sowie ein versehentliches Herausrutschen sind unbedingt zu vermeiden. Am Naseneingang markieren Pflegende die Sonde mit einem wasserfesten Stift oder einem schmalen Pflasterstreifen und dokumentieren die Marke. Außerdem kontrolliert der Arzt die Lage der Sonde röntgenologisch.

Wenn ein transthorakaler HSM über 24 Std. in Betrieb ist, kontrollieren Pflegende die Haut unter den Klebeelektroden auf Verbrennungen und pflegen sie entsprechend (z. B. mit Bepanthensalbe®). Dieser Schrittmachertyp kommt jedoch nur äußerst selten für diesen Zeitraum zum Einsatz. Er ist für Notfälle reserviert, um die Zeit bis zur Anlage eines transvenösen SM zu überbrücken. Nach Absprache mit dem Arzt und in seiner Anwesenheit können Pflegende die Klebestellen in regelmäßigen Abständen geringfügig verändern. Sie achten darauf, dass das Kind während der transthorakalen Schrittmachertherapie angemessen analgosediert ist.

EKG- und Blutdruck-Monitoring

Pflegende stellen am EKG-Modul des Monitors die Pacer-Erkennung ein, sodass Schrittmacherimpulse entsprechend mit einem „P" oder einem ähnlichen Symbol gekennzeichnet sind. In der EKG-Linie erscheinen unter dem Einfluss der Schrittmacheraktivität typische „Spikes", die den Impuls markieren. Pflegende stellen die Alarmgrenzen sehr eng ein, damit sie einen Schrittmacherausfall oder eine tachykarde HRST sofort erkennen und die Therapie ohne Zeitverlust beginnen. Der Überwachungsmonitor

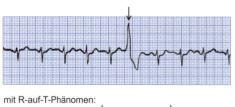

mit R-auf-T-Phänomen:

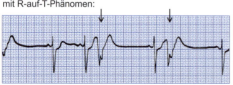

Abb. 14.10 R-auf-T-Phänomen. [R148]

muss also über eine Schrittmachererkennung verfügen, wenn er für Schrittmacherpatienten geeignet sein soll.

Unmittelbar nach der Anlage eines HSM sowie nach Veränderungen der Einstellungen überwachen Pflegende den Blutdruck engmaschig. Blutdruckanstiege können auf Schmerzen hinweisen. Fallen am EKG einzelne, mehrere oder alle Kammerkomplexe aus, ist entweder der HSM-Output zu niedrig oder es liegt eine Elektrodendislokation vor. Um die Gefahrensituation zu überbrücken, ist der Einsatz eines transthorakalen HSM bzw. die Herzdruckmassage erforderlich.

Haut, Perfusion
Eine kühle Peripherie mit flachem Puls, starkes Schwitzen oder ein grau-marmoriertes Hautkolorit deuten auf ein vermindertes HZV hin. Starke Zuckungen der Skelettmuskulatur des Patienten weisen darauf hin, dass der Output zu hoch eingestellt ist.

Herzschrittmacher- und Batteriewechsel
Bei Übernahme des Kindes kontrollieren Pflegende, ob eine Ersatzbatterie griffbereit ist. Sie informieren sich darüber, wie der Wechsel auszuführen und wie das Gehäuse zu öffnen ist. Fragen, die geklärt sein sollten:
- Sind zum Batteriewechsel/zur Öffnung des Geräts Werkzeuge notwendig?
- Zeigt der HSM eine schwache Batterie mit Alarmsignalen an?
- Leuchtet in diesem Fall ein Kontrolllämpchen oder geht der HSM in einen anderen, energiesparenden Arbeitsmodus, z. B. von VVI zu VOO, über?

Sofern es notwendig ist, die Batterie während der kontinuierlichen Funktion des HSM zu wechseln, halten Pflegende am besten einen zweiten HSM mit der gleichen Einstellung bereit und konnektieren den Ersatzschrittmacher. Dadurch gewinnen sie Zeit, die Batterien des ursprünglichen Geräts in Ruhe zu tauschen.

> Für den Batteriewechsel am Herzschrittmacher halten Pflegende Notfallmedikamente bereit (Notfallwagen checken).

14.6 Herzkatheteruntersuchungen
Diana Löscher

Herzkatheteruntersuchungen dienen der Diagnostik und Therapie von Herz- und Gefäßerkrankungen. Als Zugangsweg kommen beim Neugeborenen die Nabelvene und die Nabelarterie; bei größeren Kindern die V. bzw. A. femoralis in Frage. Alternativ können auch die V. jugularis, V. subclavia oder axillaris verwendet werden. Der Arzt punktiert das Gefäß und schiebt den Katheter über eine Schleuse bis zum Herzen vor. Über diesen Katheter erfolgen Druck- und Sättigungsmessungen zur Berechnung der hämodynamischen Parameter, Angiokardiographien und ggf. weitere Interventionen.

Vorbereitung zur Untersuchung
- Nahrungskarenz nach ärztlicher Anordnung
- Prämedikation nach ärztlicher Anordnung
- Blut für großes BB, Elektrolyte, Gerinnung, Kreuzblut und ggf. zur Blutgruppenbestimmung entnehmen
- gekreuzte Blutkonserve bereitstellen
- zyanotische und kritisch kranke Kinder zuvor auf der Intensivstation intubieren und beatmen

Als **Komplikationen** der Herzkatheteruntersuchung können Nachblutungen, Infektionen, Herzrhythmusstörungen, Perforationen, Kontrastmittelunverträglichkeiten und Thrombosen auftreten. Bei Herzkatheterinterventionen wie Ballondilatation, Stent-, Coil- oder Schirmchen-Implantation treten Komplikationen z. T. bereits im Herzkatheter-Labor auf. Pflegende beachten bei der Nachsorge die erhöhte Nachblutungsgefahr, da der Arzt zu diesen Maßnahmen Schleusen mit einem größeren Lumen (8–10 Fr.) verwendet. Nach der Perforation eines Gefäßes kann sich ein Perikarderguss entwickeln. Jedes neu hinzutretende Krankheitszeichen, z. B. Bauch-, Brustschmerzen, Bewusstseinsstörungen, Doppelbilder, erfordert eine sofortige ärztliche Untersuchung.

Vorbereitung zur Übernahme

Für die Übernahme eines beatmeten Kindes aus dem Herzkatheter-Labor sind zusätzliche Vorbereitungen des Patientenplatzes nötig. Aufgrund der meist bestehenden Hypothermie halten Pflegende angewärmte Decken, Kleidung und Felle bereit. Zum Transport vom Herzkatheter-Labor zur Station benötigt das Transportteam eine tragbare O_2-Flasche mit entsprechendem Anschlussschlauch, ein Pulsoxymeter, Beatmungsbeutel, Maske und einen Notfallrucksack.

Traten während der Untersuchung Komplikationen auf, z. B. Kreislaufstillstand oder Herzrhythmusstörungen, ordnet der Arzt zusätzliches Monitoring und weitere medikamentöse Therapie gemäß der individuellen Situation an. Die Pflegenden holen vor der Übernahme entsprechende Anweisungen beim Herzkatheter-Personal ein.

Pflegerische Besonderheiten

Zur Überwachung folgen die Pflegenden den Prinzipien des Grundmonitorings für ein stabiles Kind (siehe oben). Zusätzlich schließen sie bei beatmeten Kindern eine endexspiratorische oder transkutane CO_2-Messung an. Je nach Punktionsart erfolgt zur Thromboseprophylaxe nach der Herzkatheteruntersuchung eine zeitlich begrenzte Heparinisierung.

Zu jeder Pflegerunde, bei Auffälligkeiten entsprechend häufiger, überwachen Pflegende das Bein, auf dessen Seite die Punktion erfolgte, hinsichtlich Perfusion, Hautfarbe, Puls und Temperatur. Sie vergleichen es mit dem nicht betroffenen Bein und dokumentieren die Befunde.

- arterielle Punktion (Bein ist kühl, blass, evtl. leicht gestaut)
  Pulse kontrollieren, zum Monitoring Pulsoxymeter am Zeh und ggf. Temperatursonde an der Fußsohle anbringen, Bein in Watte einpacken, sowie flach oder tief lagern, evtl. Druckverband lockern
- venöse Punktion (Bein ist zyanotisch, marmoriert, kühl, gestaut)
  Bein in Watte und warme Felle einpacken, hochlagern, ggf. Temperatursonde an der Fußsohle anbringen

Die Pflegenden kontrollieren die Kathetereintrittstelle hinsichtlich einer Nachblutung oder Hämatombildung. Bei auffälliger Blässe des Kindes schließt der Arzt eine innere Blutung in das kleine Becken aus.

Ist nach der Katheterisierung eine rasche kardiochirurgische Intervention indiziert, bleibt das Kind bis zum OP-Termin intubiert, ansonsten erfolgt die Extubation so früh wie möglich.

Der Arzt ordnet strenge Bettruhe für 12–24 Std. an. Die Lagerung erfolgt, sofern möglich, auf dem Rücken mit leicht erhöhtem Oberkörper. Besonderheiten gelten für die Lagerung des Beines, an dessen Seite die Punktion stattfand. Nach einem arteriellen Herzkatheter lagern Pflegende das Bein flach, um die Perfusion des Gewebes zu verbessern. Nach einer venösen Herzkatheteruntersuchung lagern sie es erhöht, um den venösen Rückfluss zu erleichtern und Abflussstörungen zu vermeiden.

Bei komplikationslosem Verlauf kann der Kostaufbau 4–6 Std. nach Extubation vorsichtig beginnen. Den Wundverband belassen Pflegende nach venösen Herzkatheteruntersuchungen für 24 Std., nach arterieller Punktion für 48 Std. Ein zirkulärer Verband ist absolut kontraindiziert, da er die Perfusion der Extremität beeinträchtigen kann. Bleibt die Schleuse liegen, versorgen Pflegende sie mit einem sterilen Verband.

LITERATUR

1. Lewalter, Th.; Lüderitz, B.: Herzrhythmusstörungen, Diagnostik und Therapie. Springer Verlag, Heidelberg, 2010.
2. Apitz, J.: Pädiatrische Kardiologie. Steinkopff-Verlag, Darmstadt, 2002.
4. Löscher, D.: Herzordner der Kinderintensivstation Erlangen. (unveröffentlicht), 2008.
5. Keck, E. W.; Hausdorf, G.: Pädiatrische Kardiologie, 5. A. Urban & Fischer Verlag 2002.
6. Schuster, H. P.; Trappe, H. J.: EKG-Kurs für Isabell. Thieme Verlag, Stuttgart, 2005.

14.7 Operationen mit und ohne Herz-Lungen-Maschine
Maren Grabicki, Yvonne Freitag

Patienten mit angeborenen Herzfehlern und Anomalien der großen Gefäße erhalten überwiegend eine operative Versorgung in einem Herzzentrum.

Zeitpunkt und Umfang einer solchen Korrektur- oder Palliativoperation legt der Kinderkardiologe gemeinsam mit dem Kardiochirurgen fest.

Voraussetzung für die operative Korrektur nahezu aller Herzfehler ist der Einsatz der Herz-Lungen-Maschine (➤ Abb. 14.11). In Abhängigkeit von der Komplexität der Operation kann der Einsatz der Hypothermie sinnvoll sein. Viele Operationen sind jedoch inzwischen in Normothermie möglich. Die Hypothermie (die Kardiotechnik verringert die Körperkerntemperatur auf 32–16 °C) dient der Reduktion des O_2-Verbrauchs und aller Stoffwechselvorgänge sowie der Myokardprotektion im Rahmen des kardioplegischen Herzstillstands.

Die Herz-Lungen-Maschine übernimmt die Aufgaben von Herz und Lunge und ermöglicht dem Chirurgen während des kardioplegischen Herzstillstands den freien Zugang zum offenen Herzen. Heutzutage sind Operationen mit komplettem Kreislaufstillstand seltener notwendig.

Während der extrakorporalen Zirkulation fließt das Blut mit nonpulsatilem Flusscharakter durch die Gefäße (ohne Pulswellen).

Der Einsatz der Herz-Lungen-Maschine kann zu postoperativen Komplikationen führen. Ursachen sind:
- unphysiologischer Kontakt des Blutes mit Fremdoberflächen, insbesondere durch den ausgeprägten Blut-Luft-Kontakt infolge der Kardiotomiesaugung sowie durch den Kontakt mit den Kunststoffoberflächen des extrakorporalen Systems wie Oxygenator, Filter und Schlauchsystem der Herz-Lungen-Maschine, führt zur Aktivierung des Immunsystems (SIRS)
- unphysiologische Extreme, z. B. Hypothermie, Haemodilution, Malperfusion oder Stauungsprobleme infolge Fehlpositionierung der arteriellen oder venösen Kanülen
- unerwünschte Reaktion auf Arzneimittel oder Blutprodukte
- Hämolyse infolge des Einflusses der Kardiotomiesaugung, der mechanischen Blutpumpen und der Scherkräfte in Schlauchsystem sowie den Kanülen mit Auswirkungen von extremen positiven oder negativen Druckkonstellationen (Sog)

Das Risiko der Nebenwirkungen steigt mit zunehmender Bypassdauer und längerer Ischämiezeit des Herzens. (d. h. abgeklemmte Aorta, keine Koronarperfusion). Diese Auswirkungen sind abhängig von protektiven Maßnahmen, z. B. Güte der Myokardprotektion, Temperatur sowie zusätzlichen Maßnahmen während des tief hypothermen Kreislaufstillstandes (regionale Perfusion).

14.7.1 Vorbereitung der postoperativen Maßnahmen

Für die postoperative Überwachung bereiten Pflegende den Bettenplatz gemäß der Prinzipien des Grundmonitorings für ein instabiles Kind vor (siehe oben). Nach einer OP, bei der die Herz-Lungen-Maschine (HLM) eingesetzt wurde, benötigen Patienten ggf. zusätzliche Druckmessungen, z. B. LAP, PAP oder den PICCO.

Erfolgt die Dokumentation über einen patientennahen Computer, geben sie alle bekannten Patientendaten ins System ein und überprüfen die Konfiguration.

Material

Nach der Vorbereitung des Monitorings und einer sinnvollen Positionierung der dazugehörigen Kabel überprüfen Pflegende den Notfallwagen auf Vollständigkeit und achten dabei insbesondere auf Reanimationsmedikamente und Volumenersatzmittel (Glukose 5 %, NaCl 0,9 %, Humanalbumin 5 %). Defibrillator und Thorakotomieset sollten in der Nähe stationiert sein.

> Pflegende bringen genügend Spritzenpumpen am Patientenplatz an und ordnen sie gut zugänglich. Sie bereiten nach ärztlicher Anordnung Infusionen und ggf. Spülungen für die Druckmesskatheter vor und geben sie je nach Anforderung inklusive der Spritzenpumpen in den OP mit. Diese Maßnahme macht ein postoperatives Umstecken der Medikamenteninfusionen überflüssig und vermeidet somit eine zusätzliche Belastung des Kindes.

Pflegende bestücken ein altersentsprechendes Beatmungsgerät mit Beatmungsschläuchen und überprüfen seine Funktion. Sie bereiten die Drainagensysteme vor und installieren sie.

Vorzubereiten ist auch ein vorgewärmtes Bett bzw. ein Wärmebett (bei Früh- und Neugeborenen sowie kleineren Säuglingen). Zur Dekubitusprophylaxe ziehen Pflegekräfte eine Antidekubitusmatratze ein. Um unnötiges Umlagern auf der Intensivstation

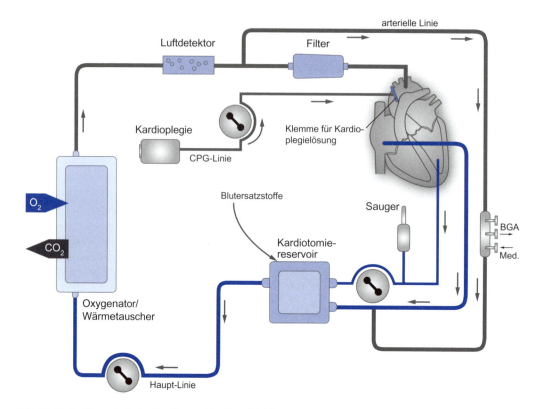

Abb. 14.11 Funktionsprinzip der Herz-Lungen-Maschine. [L157]

zu vermeiden, sollte das OP-Team die Patienten bereits im OP in die vorbereiteten Betten legen.

Beim Transport des Patienten (z. B. für die Wege zwischen Intensivstation und OP), statten Pflegende das Bett zusätzlich aus mit:
- Transportmonitor
- O_2-Flasche
- Beatmungsbeutel/Maske
- Reanimationsmedikamenten/Volumenersatzmittel
- Intubationsbesteck
- Defibrillator

14.7.2 Postoperative Maßnahmen

Das OP-Team meldet den Patienten telefonisch etwa 30 Min. vor Verlegung auf der Station an. Während dieses Telefonats holen Pflegende Informationen über den Operationsverlauf, evtl. Komplikationen, Rhythmusstörungen, Herzschrittmachereinsatz, Blutungen, Flüssigkeitsbilanz, Elektrolyte, derzeit laufende Infusionen und Beatmungsparameter ein.

Aufnahme des Patienten

Eine Übernahme des Kindes aus dem OP erfolgt immer durch zwei Pflegekräfte und einen Arzt.

Für einen reibungslosen Ablauf arbeiten Arzt und Intensivpflegende in dieser Phase besonders zügig und koordiniert zusammen.

Der Anästhesist übergibt das Kind an das Intensiv-Team am Bett.

Im folgenden Modus (➤ Tab. 14.2) ist die Pflegekraft, die das Kind betreut, als „Erste Pflegekraft" bezeichnet, die assistierende Pflegekraft als „Zweite Pflegekraft".

Die Arbeitsschritte erfolgen parallel, sie sind hier jedoch der Übersichtlichkeit halber nacheinander beschrieben. Die Aufnahme sollte nicht länger als eine halbe Stunde dauern.

> **Invasive arterielle Blutdruckmessung**
>
> Pflegende unterlassen nichtinvasive Blutdruckmessungen an dem Arm, der mit einem arteriellen Zugang versehen ist, da dies zu fehlerhaften Ergebnissen der invasiven Blutdruckmessung führt und sich je nach Häufigkeit der Manschettenkompression Perfusionsstörungen in der Extremität entwickeln können.
> Nach Absprache mit dem Arzt können Pflegende eine spastische Arterie anspülen (Lidocain 1 % in einer Verdünnung 1:10 mit NaCl 0,9 %). Anschließend vermeiden sie sämtliche Manipulationen, bis sich die Arterie erholt hat.
> Zeigt der Monitor keine Kurve an, kontrollieren Pflegende den Zustand der arteriellen Kanüle. Häufig ist sie unter dem Verband abgeknickt. Die Kanüle wird zusätzlich mit einem Pflastersteg fixiert.
> Der Arm mit dem arteriellen Zugang sollte durch eine Schiene ruhig gestellt werden.

Betreuung der Eltern

Sobald das Kind an das Monitoring angeschlossen, stabil und zugedeckt ist, bitten die Pflegenden die Eltern ins Zimmer. Der Arzt informiert sie über den Operationsverlauf und die aktuelle Situation. Häufig reagieren Eltern beim Anblick ihres beatmeten Kindes geschockt, sind ängstlich und fühlen sich hilflos. Es dauert eine Weile, bis sie sich an die Kabel, die schrillen Monitoralarme und die technische Umgebung gewöhnt haben. Deshalb ist es vor allem beim ersten Kontakt wichtig, dass die Pflegenden kompetent, sicher und zugewandt auftreten. Die für das Kind zuständige Pflegekraft stellt sich den Eltern mit Namen vor und beantwortet alle Fragen, die in ihren Kompetenzbereich fallen, mit einfachen und verständlichen Sätzen.

Pflegende achten vor allem darauf, Eltern nicht mit Fachtermini zu überfordern. Viele Laien erwarten bereits vor dem ersten Kontakt mit dieser Ausnahmesituation, dass sie keine nachvollziehbaren Erklärungen erhalten werden und blockieren sich selbst. Auch die emotionale Anspannung hemmt das Verständnis. Deshalb ergeben sich viele Fragen erst bei den folgenden Besuchen und es kann notwendig sein, bereits erklärte Sachverhalte erneut zu erläutern. Unmittelbar nach der Operation wünschen sich die meisten Eltern „nur" die Gewissheit, dass ihr Kind da ist, es ihm gut geht und dass es sorgfältige Betreuung erfährt.

14.7.3 Kardiochirurgische Interventionen ohne Herz-Lungen-Maschine

Ductusligatur ➤ 13.3.2

Die Ligatur des Ductus arteriosus Botalli, die Beseitigung der Aortenisthmusstenose und die Anlage eines Blalock-Taussig-Shunts sind die typischen Korrektur- und Palliativoperationen, die Herzchirurgen ohne den Einsatz der HLM durchführen.

Tab. 14.2 Zwei Pflegende und ein Arzt koordinieren ihre Aufgaben während der postoperativen Aufnahme eines kardiochirurgisch versorgten Kindes auf der Intensivstation.

Erste Pflegekraft	Zweite Pflegekraft	Arzt
• EKG-Elektroden kleben und EKG-Kabel anschließen • Entfernen der alten EKG-Elektroden • Pulsoxymeter umkleben (Dekubiti und Verbrennungen vermeiden) • Infusionen in Perfusorhalterungen umhängen • Blutdruckmessungen • (Art/ZVD) anschließen, Nullabgleich • Temperatursonden platzieren und fixieren • Assistenz beim Röntgen (Lagekontrolle des ZVK und des Tubus) • Alarmgrenzen am Monitor einstellen	• Drainagen mit Pflastersteg fixieren, anschließen, markieren und Sogstärke prüfen • Magensonde tief und offen hängen • Urinablaufbeutel leeren (Bilanz beginnt auf der Station neu) • Dokumentation durchführen (Tubus, Zugänge, Drainagen, Beatmung, Pupillenreaktion, Perfusoren, Schrittmachereinstellungen) • Springertätigkeiten • Röntgenthoraxaufnahme anfordern • bei kalten Extremitäten: Wattesocken oder Wollsocken anziehen • Blutentnahme aus der Arterie (nach Rücksprache mit dem Arzt) • BGA, BB, Gerinnung, Chemie, Laktat, ZVS, ggf. ACT	• Beatmungsgerät anschließen und Alarmgrenzen einstellen • ggf. linksatrialen (LA) und pulmonalarteriellen (PA)-Katheter anschließen (Nullabgleich) • Schrittmacherdrähte mit dem Herzschrittmacher verbinden, Sensing und Stimulation des Geräts überprüfen

Aortenisthmusstenose

Pflegende folgen für die Überwachung dem Prinzip des Grundmonitorings für instabile Kinder (siehe oben). Meist liegen zwei Arterienkatheter, einer in der A. femoralis, der andere in der A. radialis rechts, um evtl. Blutdruckunterschiede erkennbar zu machen. Einmal täglich messen Pflegende den Blutdruck an allen vier Extremitäten, um den Operationserfolg zu belegen. Die meist vorliegende arterielle Hypertonie erfordert den Einsatz von Antihypertensiva.

Dabei ist auf Schmerzzeichen zu achten, da die laterale OP-Wunde bzw. die Pleuradrainage große Schmerzen verursacht, die ebenfalls zur Hypertension führen können (Schmerzskalen ➤ 6.5.1).

Eine adäquate Schmerztherapie oder die bereits intraoperativ erfolgende Einlage eines lokalen Schmerzkatheters ist daher nötig.

Nach der Korrektur der Aortenisthmusstenose beobachten Pflegende die Beine hinsichtlich Perfusion, Hautkolorit und Bewegungsfähigkeit.

> **VORSICHT**
> Durch die passagere Unterbrechung des Blutflusses in der Aorta descendens kann es in seltenen Fällen infolge der operativen Korrektur einer Aortenisthmusstenose zur Querschnittslähmung kommen. Deshalb achten Pflegende unbedingt auf die postoperative Bewegungsfähigkeit der Extremitäten und dokumentieren ihre Befunde.

Verläuft die postoperative Phase komplikationslos, ist die Extubation so früh wie möglich anzustreben. Aufgrund einer intraoperativen Kompression der linken Lungenseite kann es postoperativ zu Atelektasen oder Dystelektasen kommen, was zu einer verminderten Belastbarkeit bei der Trachealtoilette und zur längeren Beatmungsabhängigkeit führen kann.

Die Entfernung der Pleuradrainage sollte so früh wie möglich angestrebt werden, um dem Patienten die Atmung zu erleichtern und eine Schonatmung zu vermeiden.

> Bei Frühgeborenen ist die Extubation aufgrund der pulmonalen Unreife meist nicht so schnell möglich. Häufig steigt der Beatmungsbedarf postoperativ sogar.

Die Lagerung erfolgt auf dem Rücken oder in Rechtsseitenlage mit leicht erhöhtem Oberkörper. Pflegende vermeiden die Linksseitenlage wegen der vorhandenen Pleuradrainage und der OP-Naht.

Da der Darm nach der Korrektur der Aortenisthmusstenose durch die präoperative Minderperfusion geschädigt sein kann bzw. durch den postoperativ erhöhten Blutfluss belastet ist, beginnen Pflegende nach 4–6 Std. mit einem minimalen (5 ml/Std.) Nahrungsaufbau zum Magenschutz und um dem Zottenabbau im Darm entgegenzuwirken.

Erst nach 24 Std. ist ein vollständiger Nahrungsaufbau anzustreben.

Diese Kinder haben ein erhöhtes Risiko an einer NEC zu erkranken.

Pflegende achten insbesondere auf eine ausreichende Urinausscheidung, da die postoperative Blutflussänderung zu einer Nierenfunktionsstörung führen kann.

Pflegende belassen den Wundverband für mind. 48 Std. Günstig ist die Versorgung der OP-Naht mit einem Hydrokolloidverband, da er eine unkomplizierte Beurteilung der Wunde ermöglicht.

Shunt-Operationen

Die Anlage eines extrakardialen Shunts ist ein Eingriff, der das Überleben des Kindes bis zur endgültigen Korrekturoperation ermöglicht. Herzchirurgen legen solche Shunts am häufigsten zwischen der Aorta oder den von ihr abzweigenden Gefäßen und der Pulmonalarterie bzw. den Pulmonalarterienästen an. Die Überwachung der Kinder erfolgt nach dem Prinzip des Grundmonitorings für ein instabiles Kind (siehe oben).

Komplikationen
- SAP ↓ MAP ↓ und ZVD ↓: zu großer Shunt oder intravasaler Volumenmangel, hohe Volumengaben nötig; dadurch: erhöhtes Risiko der Entstehung von Pleuraerguss, Perikarderguss, Aszites, Lungenüberflutung und Ödemen
- S_pO_2 ↓: Indiz
  - für Shuntverschluss wegen Thrombosierung,
  - Abknicken des Shunts,
  - für zu kleinen Shunt,
  - für einseitige Lungenperfusion durch intraoperative Dislokation der Pulmonalarterie.

- CO_2 ↓ : Indiz
  - für zu großen Shunt, der eine Lungenüberflutung zur Folge hat, wenn die Beatmung nicht als Ursache in Betracht kommt. Meist finden sich zusätzliche Zeichen der Herzinsuffizienz mit hohem S_aO_2 über 90 %
  - eiweißreiche Drainagenflüssigkeit aus der betroffenen Thoraxhälfte: erster Hinweis auf einen „schwitzenden", d. h. undichten Shunt

Pflegerische Besonderheiten
Pflegende kontrollieren insbesondere den Heparin-Perfusor. Er läuft stets allein über einen separaten Zugang, um Boligaben zu vermeiden.

Je nach Gerinnungsstatus und Blutungsmenge des Patienten ordnet der Arzt postoperativ die Heparinisierung des Patienten an, um eine Thrombosierung des Shunts zu verhindern. Das bedeutet allerdings eine erhöhte Blutungsneigung. Pflegende überprüfen regelmäßig die Verbände auf Nachblutungen. Beim endotrachealen Absaugen ist besondere Vorsicht vonnöten.

14.7.4 Kardiochirurgische Interventionen mit Herz-Lungen-Maschine

Komplikationen

Kardial
Nach Operationen in der Nähe des Reizleitungssystems des Herzens können HRST auftreten. Sie können durch das Wundödem oder intraoperative Verletzungen des Reizleitungssystems ausgelöst werden.

Bei einem Wundödem setzt der Arzt Kortikosteroide und, bis zum Abklingen der vorliegenden Rhythmusstörungen, einen temporären HSM ein. Durch pathologische Frequenzänderungen, eine verminderte Myokardkontraktilität oder eine Herzbeuteltamponade kommt es zum Abfall des HZV. Je nach intra- und postoperativer Flüssigkeitszufuhr kann eine Hypo- oder Hypervolämie (ZVD beachten) entstehen. Um dies zu vermeiden, erstellen Pflegende die Flüssigkeitsbilanz sorgfältig und klären das gewünschte Bilanzierungsziel ab.

Pulmonal
- Aufgrund der postoperativen Immobilität sowie Schmerzen mit nachfolgender Schonatmung kann eine unzureichende Sekretelimination zu Atelektasen und Pneumonie führen. Ziel ist deshalb, mittels Physiotherapie unter guter Analgesie eine optimale Drainage des Sekrets zu erreichen.
- Ein Chylothorax infolge einer Verletzung kleinerer Lymphgefäße kann zu einer zusätzlichen Beeinträchtigung der Atmung führen.
- Die Verletzung des N. phrenicus bedingt eine Zwerchfellparese, die die Entwöhnung von der Beatmung erschweren kann. Ist dies der Fall, kann eine operative Raffung des Zwerchfells erforderlich sein.
- ARDS kann auftreten.

Renal
- Bei Neugeborenen und jungen Säuglingen weist eine rasch auftretende Ödembildung mit erhöhtem Volumenbedarf u. U. auf ein „Capillary-Leak-Syndrom" hin.
- Postoperativ können Niereninsuffizienz bzw. akutes Nierenversagen auftreten und eine Nierenersatztherapie nötig machen.

Zerebral
- Zerebrale Komplikationen entwickeln sich (durch ein erheblich verringertes Herzzeitvolumen mit unzureichender Hirnperfusion) massive Hypertonie, hypoxische Zustände, tiefe Hypothermie und postoperative Hyperthermie. Häufig lässt sich eine sichere Ursache nicht ermitteln.

Zeichen einer zerebralen Komplikation sind
- weite, lichtstarre Pupillen (einseitig oder beidseits),
- anhaltende Bewusstseinstrübung,
- Krämpfe sowie Streck- und Beugesynergien.

Pflegerische Besonderheiten

EKG-Überwachung
HRST können postoperativ durch ein lokales Wundödem sowie durch Elektrolytveränderungen auftreten. Der Arzt ordnet entsprechende Medikamente zum Ausgleich der Elektrolytveränderungen an

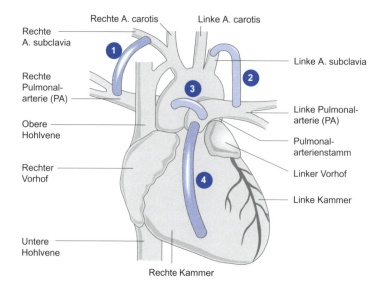

① Modifizierter Blalock-Taussig-Shunt, Shuntverbindung von Subclavia und Pulmonalarterie (PA) mittels Prothese
② Blalock-Taussig-Shunt, meist rechte A. subclavia wird auf die rechte PA aufgesetzt, hier nur zur besseren Darstellung links
③ Aortopulmonaler oder auch zentraler Shunt mittels Prothese zwischen Aorta und PA-Stamm
④ Sano-Shunt, Verbindung mittels Prothese zwischen PA-Stamm und rechtem Ventrikel

Abb. 14.12 Verschiedene Shunt-Formen. [L157]

und reduziert das Wundödem durch die Gabe von z. B. Solu-Decortin®. Nach Operationen im Bereich des Reizleitungssystems, z. B. bei Vorhofseptumdefekt, AVSD, AV-Kanal oder Fontan-OP ist ebenfalls mit Herzrhythmusstörungen zu rechnen.

Treten Arrhythmien auf, achten Pflegende auf deren hämodynamische Wirksamkeit. Sinkt der Blutdruck, informieren sie den Arzt, der die entsprechende Therapie einleitet.

Das EKG gibt Aufschluss über die Art der Rhythmusstörungen, daher ist es sinnvoll, ein externes EKG-Gerät an den Patienten anzuschließen, um neu auftretende Rhythmusstörungen ohne Zeitverzögerung aufzeichnen zu können.

Überwachung des arteriellen Blutdrucks

Beim arteriellen Blutdruck ist besonders der Mitteldruck (MAD) von Bedeutung, da er ein relativer Parameter für die Organperfusion ist. Der Arzt gibt die entsprechenden Blutdruckgrenzen vor. Die Höhe des Blutdrucks ist stets in enger Beziehung zur Urinausscheidung zu bewerten. Ist die Urinproduktion zu gering, so ist, wenn kein Volumenmangel zugrunde liegt, meist der Blutdruck zu erhöhen. Umgekehrt lassen sich niedrigere Drücke tolerieren, wenn der Patient gut ausscheidet, also die Nierenperfusion ausreicht.

Kommt es zu akutem Blutdruckabfall mit sehr niedrigem ZVD, können Pflegende als Erstmaßnahme bis zum Eintreffen des Arztes das Bett des Patienten in vorübergehende Kopftieflage stellen sowie die Leber unterhalb des Rippenbogens komprimieren. Durch diese Maßnahme pressen sie zusätzliches Volumen Richtung Herz und steigern den Blutdruck kurzfristig.

> **VORSICHT**
> Ist es nötig, die Leber auf Grund des schlechten Blutdrucks zu komprimieren, achten Pflegende darauf, dass sie diesen Druck nur langsam reduzieren, da es bei plötzlicher Entlastung der Leber zu einem rapiden Blutdruckabfall kommen kann.

ZVD- und LAP-Überwachung
Die Normwerte für den ZVD liegen bei 4–10 mmHg und für den LAP bei 4–12 mmHg. Weichen die Werte mehr als 5 mmHg vom Normbereich ab, informieren Pflegende umgehend den Arzt.

VORSICHT
Der Anstieg des ZVD bzw. LAP weist auf eine Volumenüberladung des rechten bzw. linken Ventrikels oder eine Störung der Kontraktilität hin.

Ein Abfall des LAP bei steigendem ZVD ist kritisch, weil eine pulmonalhypertensive Krise vorliegen kann. Bei jedem venösen Druckanstieg denken Pflegende an die Möglichkeit eines Perikardergusses. Sie überprüfen die Drainagen sofort auf ihre Durchgängigkeit und informieren den Arzt, der einen Ultraschall durchführt.

PAP-Überwachung
Der PAP_m (Pulmonalarterienmitteldruck) liegt normalerweise bei 9–17 mmHg und ist v. a. bedeutsam für Kinder mit pulmonaler Hypertonie, z. B. bei AVSD (AV-Kanal) und VSD. Diesen Patienten droht eine pulmonalhypertensive Krise, die unbehandelt innerhalb von Sekunden zum Tod führen kann. Der PAP sollte stets unter halbsystemischem Druck liegen, das heißt **MAD:PAP <2**

Auch scheinbar sedierte Kinder können unbemerkt „pressen" und damit einen PAP-/LAP- und ZVD-Anstieg provozieren. Daher ist es besonders wichtig, bei einem unerklärlichen Anstieg der Parameter die Bauchdecke des Patienten auf Festigkeit zu überprüfen. Gegebenenfalls ordnet der Arzt eine Bolusrelaxierung an.

Bei allen Druckparametern ist darauf zu achten, dass das Kind ruhig liegt, nicht presst, und der Druckabnehmer (Statham) auf der richtigen Position (unteres Thoraxdrittel) geeicht ist.

Temperatur-Überwachung
Die Kinder kommen häufig unterkühlt aus dem OP, obwohl schon dort Maßnahmen zur Aufwärmung beginnen. Meist entsteht im Anschluss Fieber, da die extrakorporale Zirkulation die Leukozyten schädigt, was zur Freisetzung von Pyrogenen führt und entzündliche Prozesse in Gang setzt, ohne dass eine Infektion vorliegt. Dieses Fieber ist energisch zu bekämpfen, da es den O_2-Verbrauch des Herzens erhöht.

Zur Temperaturmessung bringen Pflegende entweder eine Messsonde in den After ein oder verwenden einen speziellen Blasenkatheter mit eingearbeiteter Temperatursonde. Ggf. kleben Pflegende eine Messsonde für die Körperschalentemperatur an die Fußsohle.

Die Differenz zwischen zentraler und peripherer Temperatur (ΔT) sollte nicht über 5 °C betragen und die Körperschalentemperatur sollte nicht unter 30 °C sinken. Bei einer Zentralisation als Folge eines zu geringen HZV kühlt die Peripherie aus, während die zentrale Temperatur steigt, sodass das ΔT oft deutlich mehr als 5 °C beträgt.

Um das ΔT bei kühler Peripherie zu senken, ziehen Pflegende dem Kind „Strümpfe" aus Watte bzw. Frotteesocken an oder legen warme Windeln, die sie im Wärmeschrank erwärmt haben, an die Extremitäten.

Bei tachykarden Herzrhythmusstörungen kann es notwendig sein, die Körperkerntemperatur mit der Kühlmatte auf 35–34 °C zu senken. Hierbei führen Pflegende eine besonders sorgfältige Dekubitusprophylaxe durch, da die direkte Kühlung leicht zu Hautschäden führen kann.

Auf ausreichende Analgosedierung ist zu achten, da eine Kühlung sehr unangenehm ist.

Bei Kühlung der zentralen Temperatur unter 34 °C ist eine zusätzliche Relaxierung zur Vermeidung von Muskelzittern notwendig.

Pupillenkontrolle
Zur rechtzeitigen Erkennung eines Hirnödems oder einer Hirnblutung kontrollieren Pflegende die Pupillenmotorik im Abstand von 3 Std. Diese Maßnahme dient außerdem der Überwachung von Analgesie und Sedierung (➤ 6.1.2).

Überwachung der Atmung
Die Extubation ist meist im Laufe der ersten postoperativen 24 Std. möglich. Ausnahmen bilden Kinder mit pulmonaler Hypertonie, nach Reanimation oder mit Hirnödem, bei denen der Arzt die Beatmung als therapeutisches Instrument mind. 48 Std. fortführt.

Während der Operation beatmet der Anästhesist mit trockenem, kaltem Atemgas, wodurch Obstruktionen und Atelektasen entstehen können. Selbst die Verwendung von „künstlichen Nasen" erzielt nur eine maximale Atemgastemperatur von 32 °C mit entsprechender Befeuchtung. Die bronchiale Schleimproduktion kann in den ersten Tagen beträchtlich sein, vor allem, wenn die Lungendurchblutung durch die Operation gegenüber dem präoperativen Befund deutlich zunimmt. Manchmal ist das Trachealsekret blutig, da bei längerer Bypassdauer kleine Lungenblutungen auftreten können oder die Schleimhäute bei der Intubation geringfügig verletzt wurden.

In seltenen Fällen zeigen Zyanose, steigender O_2-Bedarf und Azidose die Entwicklung einer „Schocklunge" (ARDS) als Folge der Membranschädigung durch die HLM an.

Nach der Extubation gilt der Sekretmobilisation und der Physiotherapie ein besonderes Augenmerk (➤ 8.4). Dazu gehört die körperliche Mobilisation. Vor diesen Maßnahmen ist auf eine ausreichende Analgesierung zu achten. Dies vermeidet auch die schmerzbedingte Schonatmung.

Lagerung

Sternotomierte Kinder halten in den ersten drei Tagen eine Rückenlage oder achsengerechte Seitenlagerung ein. Diese Stellungen schützen den frisch operierten Thorax vor zu großer Belastung und vermeiden so ein instabiles Sternum. Bei Kindern, die beatmet, analgosediert und ggf. relaxiert sind, ist eine sorgfältige Dekubitusprophylaxe erforderlich (➤ 9.1). Spezielle Lagerungen sind bei einer pulmonalen Krise, nach Fontan-Operation und bei offenem Thorax notwendig (➤ 8.4).

Ernährung

Die enterale Ernährung beginnt bei komplikationslosem Verlauf 6–8 Std. nach der Operation. Pflegende ernähren beatmete oder herzinsuffiziente Kinder über die Magensonde.

Bei guter Verträglichkeit erhält das Kind mehrere kleine Portionen Nahrung in angemessenen Abständen. Dabei ist nicht die Kalorienzufuhr entscheidend, sondern der Schutz von Magen- und Darmschleimhaut.

Pflegende beurteilen das Abdomen regelmäßig hinsichtlich Umfang, Bauchdeckenspannung, Peristaltik, Perfusion, Druck- und Schmerzempfindlichkeit. Nach lang andauernder Analgosedierung und Katecholaminzufuhr besteht bei fehlenden Darmgeräuschen und eingeschränktem Nahrungstransport der Verdacht auf einen paralytischen Ileus, der einer Abklärung bedarf.

Überwachung der Ausscheidung

Thoraxdrainagen

Das Drainagensekret ist zu Beginn blutig und wird bei komplikationslosem Verlauf serös. Die Aufgabe der Pflegenden ist die Gewährleistung der Drainagendurchgängigkeit. Eine Nachblutung aus den Drainagen kann aufgrund der extrakorporalen Zirkulation auftreten, da es dabei zum erhöhten Verbrauch von Gerinnungsfaktoren und zur mechanischen Schädigung der Thrombozyten kommt. Pflegende denken daran, vor allem die substernale Drainage engmaschig zu kneten oder zu „melken", um einen Perikarderguss zu vermeiden.

> **VORSICHT**
> Bei hohen Blutverlusten über die Drainagen besteht der Verdacht auf eine intraoperative Gefäßverletzung. Pflegende denken auch an eine Nahtinsuffizienz im OP-Gebiet. Beide Komplikationen können eine Rethorakotomie erforderlich machen.

Pflegende ermitteln und dokumentieren die Menge des Drainagensekretes. Dabei ist auch die Beurteilung von Farbe und Konsistenz des Sekretes von Bedeutung. An allen Thoraxdrainagen ist der gleiche Sog einzustellen, um eine Sogdifferenz und die Gefahr einer Mediastinalverschiebung zu vermeiden.

Bei einer Sekretmenge unter 1 ml/kg KG innerhalb von 12 Std. erwägt der Arzt, die Drainage zu entfernen.

Urinausscheidung

Schon während der Aufnahme des Kindes achten die Pflegenden auf die Urinmenge, da eine Polyurie zum Volumenmangel mit nachfolgendem Blutdruckabfall, Tachykardie und S_pO_2-Abfall führen kann. Je nach Abschlussbilanz der HLM und der gewünschten Flüssigkeitsbilanz ordnet der Arzt die Gabe von Volumen an.

Die Mindesturinmenge beträgt 2 ml/kg KG/h, wobei auf die Einfuhrmenge (Volumengabe, Perfusoren) geachtet werden sollte. Pflegende bestimmen die Urinmenge stündlich, bis der Urinkatheter nach Rücksprache mit dem Arzt gezogen werden kann.

Pflegende stellen stets einen Zusammenhang zwischen der Urinproduktion, der Entwicklung des Blutdrucks und der Flüssigkeitszufuhr her. Meist strebt der Arzt nach Operationen mit HLM eine Minusbilanz an.

Tritt eine Niereninsuffizienz auf, setzt er bei ausreichendem Volumenstatus frühzeitig Diuretika an (Bolusgaben oder Dauerperfusor).

Als zusätzliche Option können die Hämofiltration (➤ 16.1) oder eine Peritonealdialyse (➤ 16.1) eingesetzt werden, um den Patienten vor Überwässerung, schweren Elektrolytentgleisungen und toxischen Metaboliten zu schützen.

Stuhlgang

Bei fehlenden Darmgeräuschen und Verdacht auf einen Ileus verzichten Pflegende darauf, Bauchmassagen und Einläufe durchzuführen. Sie benachrichtigen unverzüglich den Arzt.

Bleibt der Stuhlgang postoperativ länger als 48 Std. aus und sind Darmgeräusche vorhanden, versuchen Pflegende, die Stuhlentleerung mittels Bauchmassagen, Einläufen und Vibrationen im Steißbeinbereich anzuregen. Eine zusätzliche Maßnahme stellt die Fußreflexzonenmassage durch eine darin ausgebildete Physiotherapeutin dar.

Magensonde

Die Magensonde bleibt für ca. 12–24 Std. (nach Korrektur einer Aortenisthmusstenose evtl. für 48 Std.) tief und offen hängen. Vor jeder Nahrungsgabe aspirieren Pflegende den Magenrest und beurteilen ihn nach Menge, Farbe und Beimengungen. Darüber hinaus bestimmen sie den pH-Wert im Magen. Bei einem pH-Wert von 1 informieren sie den Arzt, der ggf. ein Antazidum zur Ulkusprophylaxe anordnet.

14.7.5 Fontan-Operation/totale cavopulmonale Anastomose (Glenn-Anastomose)

DEFINITION

Glenn-Shunt-Operation (klassisch): Trennung der rechten Pulmonalarterie vom Truncus pulmonalis und Verbindung mit der rechten Seite der V. cava superior; Unterbrechung der Verbindung zwischen der V. cava superior und dem rechten Vorhof. Somit fließt das Blut aus der oberen Körperhälfte in die rechte Pulmonalarterie.
Bidirektionaler (modifizierter) Glenn-Shunt: Unterbrechung der Verbindung zwischen V. cava superior und dem rechten Vorhof; Anastomose mit der rechten A. pulmonalis, ohne diese vom Truncus pulmonalis abzulösen.
Fontan-Operation: Konnektion der oberen Hohlvene mit der A. pulmonalis und der unteren Hohlvene über einen intrakardialen Tunnel im rechten Vorhof oder einen extrakardialen Tunnel an die rechte Pulmonalarterie unter Ausschluss des rechten Ventrikels und der Entfernung des Vorhofseptums.

Notwendig wird diese Operation bei
- Trikuspidalatresie,
- univentrikulärem Herzen,
- hypoplastischem linken Ventrikel (HLHS).

Meistens geht der totalen cavopulmonalen Anastomose eine Glenn-Anastomose voraus, bei der der Chirurg nur die obere Hohlvene an die Pulmonalarterie anschließt. Da der rechte Ventrikel somit nicht für die Lungenperfusion verfügbar ist, ermöglichen andere Mechanismen den Blutfluss durch die Lunge. Zum einen trägt die diastolische Erschlaffung des linken Ventrikels als Saugpumpe und zum anderen die Spontanatmung durch den inspiratorischen Unterdruck zur Lungenperfusion bei.

Pflegerische Besonderheiten
Die Überwachung des Kindes folgt dem Prinzip des Grundmonitorings 2 (siehe oben). Pflegende beobachten das EKG hinsichtlich HRST, da es durch die Manipulationen im Gebiet des Reizleitungssystems zu atrialen Rhythmusstörungen kommen kann. Einen ungünstigen Einfluss auf das Herzzeitvolumen haben tachykarde Rhythmusstörungen, da sie eine unzureichende enddiastolische Füllung verursachen.

Der Arzt therapiert einen niedrigen Blutdruck in diesem Fall soweit wie möglich mit Volumengabe, da der Einsatz von Katecholaminen einen Anstieg von Herzfrequenz und Lungengefäßwiderstand bewirken kann. Sind HRST Auslöser des niedrigen Blutdrucks, verordnet der Arzt Antiarrhythmika.

Der ZVD entspricht nach einer totalen **cavopulmonalen Anastomose** (*TCPA*) dem PAP, da der Herzchirurg die Hohlvene mit der Pulmonalarterie verbindet. Insofern sind Werte zwischen 10–16 mmHg zu tolerieren. Ein höherer ZVD kann zum Rückstau in die venösen Gefäße und allen Problemen einer Rechtsherzinsuffizienz führen. Gleichzeitig steigt das Risiko eines Hirnödems, da bei einem hohen ZVD auch der ICP ansteigt und somit keine ausreichende Hirnperfusion möglich ist. Folglich kann es zur Ischämie des Gehirns kommen. Pflegende kontrollieren in diesem Fall die Pupillenmotorik engmaschig.

Nach der Operation lagern Pflegende die Kinder mit mindestens 45° erhöhtem Oberkörper auf den Rücken, um die Vor- und Nachlast des Herzens zu senken. Zudem werden die Knie mit einer Knierolle unterstützt (*Cardiac-Lagerung* ➤ Abb. 8.11).

Eine rasche Extubation ist anzustreben, wenn möglich erfolgt sie noch im OP.

Für die Beatmung wählt der Arzt einen niedrigen PEEP und eine relativ kurze Inspirationszeit, um die Erhöhung des pulmonalen Widerstands aufgrund des erhöhten intrathorakalen Drucks und somit eine verminderte Sogwirkung des linken Ventrikels zu vermeiden. Die meist hohe Zahl der Thoraxdrainagen und die damit verbundenen Schmerzen beeinträchtigen oft die Spontanatmung, sodass eine ausreichende Analgesie erforderlich ist.

Pflegende ersetzen die hohen Drainagenverluste nach Arztanordnung und unter ZVD-Kontrolle mit eiweißhaltigen Lösungen, z. B. HA 5 % oder FFP. Der Arzt strebt eine positive Flüssigkeitsbilanz an. Kommt es zur Ausbildung eines Aszites, messen Pflegende mind. einmal pro Schicht den Bauchumfang und beurteilen zu jeder Pflegerunde die Darmgeräusche. Zur Entlastung des Zwerchfells bringen Pflegende das Kind in eine fast sitzende Position.

14.7.6 Pulmonalhypertensive Krise

Patienten mit einer hämodynamisch relevanten Verbindung zwischen großem und kleinem Kreislauf, z. B. VSD, CAVSD, können eine pulmonale Hypertonie entwickeln. Auch nach der Korrekturoperation kann dieser erhöhte PAP bestehen bleiben und schwerwiegende Probleme verursachen. Die große Gefahr liegt in der Entstehung einer „pulmonalhypertensiven Krise".

> Durch den schlagartig einsetzenden Anstieg des Lungengefäßwiderstandes (durch Spasmen der kleinsten arteriellen Gefäße) kommt es zum plötzlichen Anstieg des PAP ($PA_m \geq MAD$).

Dieser Widerstand
- erschwert den Bluteinstrom in die Lunge (Anstieg des PAP),
- verursacht die Überdehnung des rechten Ventrikels (ZVD-Anstieg),
- zieht eine Bradykardie nach sich,
- verursacht den rapiden Abfall des arteriellen Drucks (MAD ⇊),
- senkt die S_aO_2 massiv.

In der Folge kann der Patient innerhalb weniger Minuten an einem akuten Low cardiac output versterben (➤ Abb. 14.13).

Bei Patienten mit einem entsprechenden Herzfehler schwemmt der Arzt einen Swan-Ganz-Katheter über eine intravenöse Schleuse in die Pulmonalarterie ein. Außerdem kann der Chirurg intraoperativ einen Pulmonaliskatheter legen. Der Katheter dient der postoperativen Diagnostik des pulmonalen Hypertonus.

Auslöser für eine pulmonalhypertensive Krise können Hypoxämie, Hyperkapnie, Azidose, Stress und Hypo- bzw. Hyperthermie sein.

> Die wichtigste Maßnahme ist die Prophylaxe einer pulmonalhypertensiven Krise.
> Um dies zu erreichen, beatmet man die Kinder lange unter leichter Hyperventilation. Der p_aCO_2-Wert soll zwischen 30–35 mmHg bleiben und der p_aO_2 zwischen 100–120 mmHg, um eine zusätzliche Senkung des Lungengefäßwiderstands zu erreichen.

Die Entstehung einer Azidose ist unbedingt zu vermeiden. Bei einer bereits bestehenden Azidose verordnet der Arzt frühzeitig Pufferlösungen, um den Blut-pH im Normbereich bis leicht alkalisch zu halten. Zur Vermeidung von Schmerzen und Unruhezuständen während der Nachbeatmung ordnet der Arzt eine Analgosedierung in Form einer DTI an,

z. B. mit einer Fentanyl/Midazolam-Mischung, ergänzt ggf. durch Bolusrelaxierung.

Pflegerische Besonderheiten

Die Überwachung des Kindes folgt dem Prinzip des Grundmonitorings 2 (siehe oben) Besonderes Augenmerk ist auf die Parameter zu richten, die eine pulmonalhypertensive Krise ankündigen. Dazu gehören in erster Linie: ZVD, PAP, LAP ↓ und MAD ↓.

Bei einer hypertensiven Krise kommt es zum Anstieg der Herzfrequenz und zum Abfall der Sauerstoffsättigung.

PAP und MAD sind also nicht isoliert zu betrachten. Nur bei einem gleichzeitigen Anstieg von ZVD und einem Abfall der S_pO_2 ist von einer pulmonalhypertensiven Krise zu sprechen, andernfalls können bei einem Anstieg des PAP auch eine Katheterfehllage oder andere Ursachen vorliegen.

Die Pflegenden gestalten die Umgebung des Kindes möglichst ruhig. Sie achten außerdem auf adäquate Analgesie, um dem Kind die größtmögliche Ruhe und Sicherheit zu vermitteln.

Um Stress für das Kind zu vermeiden sind pflegerische und ärztliche Maßnahmen zeitlich so zu koordinieren, dass das Kind ausreichend lange und unterbrochene Ruhephasen hat.

Die Pflegenden sind für die korrekte Verabreichung der angeordneten Medikamente verantwortlich.

Intravenöse Medikamente, z. B. Ilomedin® zur Senkung des PAP, können an den Swan-Ganz-Katheter angeschlossen werden, um ihre Wirkung zu optimieren. (cave: diese Medikamente können einen systemischen MAD-Abfall bewirken.) Zudem kann Nifidipin sublingual verabreicht werden.

Fällt der PA-Druck durch die genannten Maßnahmen nicht, ordnet der Arzt die Beimengung von Stickstoffmonoxid (NO) in die Beatmung an. Dieses Gas senkt selektiv den Lungengefäßwiderstand.

Alternativ stehen auch inhalative Prostazykline zur Verfügung, z. B. Ventavis®. Dabei ist zu beachten, dass hierfür spezielle Ultraschallvernebler zu verwenden sind.

Atmung

Das endotracheale Absaugen stellt eine der belastendsten Maßnahmen für das Kind dar. Hierbei kann es zu Hypoxämie, Hyperkapnie, Azidose und Stress kommen. Um dies zu vermeiden, überprüfen Pflegende vor der Maßnahme die Analgesie, indem

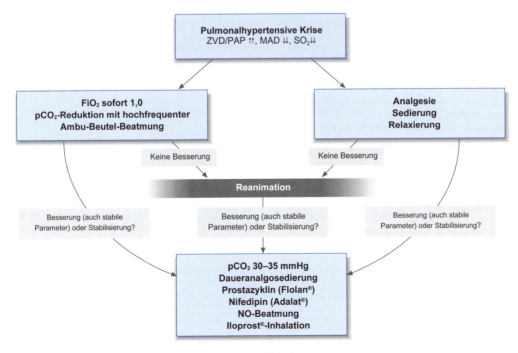

Abb. 14.13 Maßnahmen bei einer pulmonalhypertensiven Krise. [L157]

sie die Pupillen hinsichtlich Weite und Bewegungen sowie die Mimik des Kindes kontrollieren. Nach Arztanordnung verabreichen sie Boli der laufenden Analgosedierung/Relaxierung. Pflegende präoxygenieren das Kind mit 100 % O_2. Bei erhöhtem endexspiratorischem oder transkutanem CO_2 hyperventilieren sie es in Absprache mit dem Arzt.

Ein schnelles, effizientes und damit schonenderes Absaugen erzielen sie mithilfe der Anwendung eines geschlossenen Absaugsystems (➤ 12.1.3) oder führen die Bronchialtoilette generell mit der Unterstützung einer zweiten Pflegekraft durch.

Während des Absaugens und unmittelbar danach achten Pflegende auf das Verhältnis von PAP und MAD. Kommt es zu einem Anstieg des PAP bei gleich bleibendem oder fallendem MAD, hyperventilieren Pflegende das Kind sofort mit 100 % O_2 und verständigen den Arzt.

14.7.7 Offener Thorax

Erwartet der Herzchirurg nach der Operation ein ausgeprägtes Myokardödem, verdrahtet er das Sternum nicht, sondern deckt die OP-Wunde mit Epigard® ab. Hierdurch erhält das Myokard die Möglichkeit, sich trotz des Ödems ausreichend zu kontrahieren, da die Thoraxwand keinen Gegendruck verursacht. Im Falle einer Reanimation kann der Chirurg schnell eine interne Herzdruckmassage durchführen.

Pflegerische Besonderheiten

Durch den offenen Thorax kommt es oft zu einer Thermolabilität daher sollte die Pflege eines Säuglings mit offenem Thorax in einer offenen Wärmeeinheit mit einer Antidekubitusmatratze und der Möglichkeit der Wärmezufuhr von unten und oben erfolgen. Größere Patienten sollten in Wechseldruckbetten mit Wärmezufuhrmöglichkeit gelagert werden. Bei der Übernahme aus dem OP betten Pflegekräfte das Kind vorsichtig um, da der Thorax sehr instabil ist. Sie lagern das Kind flach auf den Rücken in 30° Oberkörperhochlagerung und sorgen für intermittierende Druckentlastung durch wechselseitige Unterlagerung der Anti-Dekubitus-Matratze mit kleinen Handtuchrollen. Eine angemessene Analgosedierung ist erforderlich, um Schmerzen bei Bewegungen im Thoraxbereich, Gegenatmen und Pressen zu vermeiden. In manchen Kliniken erfolgt eine regelmäßige Muskelrelaxierung. Bei der Beatmung ist evtl. ein höherer Flow notwendig, da der intrathorakale Gegendruck deutlich reduziert ist.

Die substernale Drainage fördert fast immer Luft, da die Wundränder des Epigard®-Patches nicht luftdicht schließen. Abhilfe schafft ein Folienverband, den der Chirurg noch im OP aufbringt. Thoraxdrainagen und Mediastinaldrainagen sind grundsätzlich über zwei getrennte Sogeinheiten anzuschließen. Ein ungehinderter Abfluss sollte durch regelmäßiges „Melken" gewährleistet werden. Die Pflegenden beobachten und dokumentieren die Höhe der Membran, um Zeichen einer Tamponade rechtzeitig zu erkennen.

Verbandswechsel

Das offene Sternum ist mit einem sterilen Folienverband versorgt. Ein VW erfolgt bei massiver Nachblutung oder nach 48 Std. durch den Chirurgen.

Während des Verbandswechsels schließen Pflegende Fenster und Türen und bitten alle nicht beteiligten Personen aus dem Zimmer. Die Pflegekraft entfernt mit unsterilen Handschuhen vorsichtig den Pflaster- oder Folienverband. Der Chirurg reinigt unter sterilen Bedingungen die Wundränder mit Octenisept® oder Braunol®. Anschließend bringt er einen neuen Folienverband auf. In der Regel ist das Ödem nach 2–3 Tagen abgeklungen und der Herzchirurg kann das Sternum problemlos verschließen.

14.8 Schock
Diana Löscher

> **DEFINITION**
>
> **Schock**: Dekompensation des Kreislaufs. Es kommt zur Kreislaufzentralisation, die zur bevorzugten Durchblutung von Gehirn, Lunge und Herz führt. Der Abfall des arteriellen Blutdrucks stört die Mikrozirkulation und verursacht eine Unterversorgung der Zellen mit Sauerstoff und Substraten. Der zelluläre Sauerstoffmangel führt zur Energiegewinnung über anaerobe Glykolyse, wobei sich saure Metabolite anhäufen (eine Laktatazidose entsteht). Mit dem sinkenden pH-Wert des Blutes reduziert sich auch die periphere Vasokonstriktion und das zuvor zentralisierte Blutvolumen „versackt" in der Peripherie (dekompensierter Schock).

Typische Organschäden durch einen **Schock** sind z. B. die „Schocklunge" (*ARDS*), die „Schocknieren" und generalisiert das **Multiorganversagen** (*MOV*).

VORSICHT
Jeder Schock bedeutet akute Lebensgefahr.

Allgemeine Symptome

- blasse, marmorierte, kühle und feuchte Haut; eine Rekapillarisierungszeit (RZ) >1 Sek. spricht für Zentralisation
- ΔT 7–10 °C
- Tachykardie mit flachem Puls (Kompensation für vermindertes HZV)
- Tachydyspnoe (Versuch, die Azidose respiratorisch zu kompensieren und O_2-Gehalt zu steigern)
- niedriger Blutdruck mit kleiner Amplitude
- Oligurie bis Anurie
- anfangs Unruhe, Angst und Panik, dann zunehmende Bewusstseinstrübung bis zur Bewusstlosigkeit

14.8.1 Kardiogener Schock

Auslöser eines **kardiogenen Schocks** sind z. B. Tachyarrhythmien, akute Herzinsuffizienz, Perikardtamponade, Spannungspneumothorax, pulmonalhypertensive Krise oder die PPHN des Neugeborenen.

Symptome

Die Zeichen des kardiogenen Schocks entsprechen in erster Linie den allgemeinen Schocksymptomen. Bei einer Rechtsherzinsuffizienz steigt der ZVD, die Jugularvenen sind gestaut und die Leber ist vergrößert. Eine Linksherzinsuffizienz führt zu einem Anstieg des LAP, brodelndem Atemgeräusch, zur Tachykardie und Hypotonie. Die Kinder sind dys- und orthopnoeisch und leiden unter extremer Angst.

Pflegerische Erstmaßnahmen

Die Erstmaßnahmen bei einem kardiogenen Schock unterscheiden sich von denen bei anderen Schockformen. Die Pflegenden lagern den Oberkörper um 30° erhöht und die Beine tief. Damit erzielen sie eine Vor- und Nachlastsenkung und somit eine Herzentlastung. Zu Beginn entspricht die Überwachung dem Prinzip des Grundmonitorings für ein stabiles Kind (> oben). Je nach klinischem Zustand erweitern Pflegende das Monitoring durch eine Messung des ZVD und des arteriellen Blutdrucks. Bei ausreichender Spontanatmung erhält das Kind O_2 über eine Nasensonde. Verschlechtert sich die Spontanatmung, erfolgen Intubation und Beatmung. Unruhe kann eine bestehende Herzinsuffizienz negativ beeinflussen und ist unbedingt zu vermeiden. Bringen alternative Maßnahmen (> 14.3) nicht die gewünschte Ruhe, ist es sinnvoll, das Kind zu sedieren.

Therapie

Die medikamentöse **Therapie** verfolgt das Ziel, die Vor- und Nachlast zu senken und die Kontraktilität des Herzens zu verbessern. Dies erreicht der Arzt durch die Gabe von Furosemid zur Verbesserung der Diurese (Vorlastsenkung), Vasodilatatoren (Nachlastsenkung) und inotropen Medikamenten (Kontraktilitätssteigerung). Eventuell auftretende HRST therapiert er mit Antiarrhythmika und ggf. durch eine elektrische Therapie. Eine metabolische Azidose ist mit Natriumbikarbonat, bei hohen p_aCO_2-Werten mit TRIS-Puffer zu korrigieren. Die Pflegenden sind für die korrekte Verabreichung der Medikamente nach Anordnung durch den Arzt verantwortlich.

14.8.2 Hypovolämischer Schock

Auslöser eines **hypovolämischen Schocks** sind Blut- und Plasmaverluste oder auch eine Volumenverschiebung von intravasal nach extravasal, z. B. bei großflächigen Verbrennungen, Ileus, Polyurie, Gastroenteritis.

Es treten die allgemeinen Schocksymptome auf.

Die Pflegenden bringen das Kind in eine Schocklagerung (Trendelenburg-Lage > 8.4), um durch die damit erzielte künstliche Erhöhung des Blutvolumens die Durchblutung der wichtigsten Organe aufrecht zu erhalten. Für die Überwachung gilt das Grundmonitoring 1, ergänzt ggf. durch die Anlage eines ZVKs mit ZVD-Messung (siehe oben). An erster Stelle steht die Substitution von Volumen. Je nach Ursache verordnet der Arzt kristalloide Lösungen, z. B. NaCl 0,9 % und Ringer-Lösung, oder kolloidale Lösungen, wie Blut, Plasma, Humanalbumin oder HAES. Die Pflegenden führen eine sorgfältige Flüssigkeitsbilanz, um eine Hypervolämie zu vermeiden.

14.8.3 Septischer Schock

Der **septische Schock** ist durch ein massives Kapillarleck gekennzeichnet. Es entsteht, wenn während einer Bakteriämie Endotoxine ins Gefäßsystem gelangen und dort über freigesetzte Mediatoren die Permeabilität der Membranen erhöhen. Die Folgen sind der Austritt intravasaler Flüssigkeit in das Interstitium, generalisierte Ödeme sowie ein intravasaler Volumenmangel. Zusätzlich entstehen arteriovenöse Shunts, über die weder ein Gasaustausch noch ein Abtransport von Stoffwechselprodukten stattfinden. Es kommt zum hypoxischen Zellstoffwechsel und in dessen Folge zur anaeroben Glykolyse mit Ausbildung einer Laktatazidose.

Symptome

„Warmer Schock"
In der Anfangsphase versucht der Körper, die Minderfunktionen zu kompensieren (hyperdyname Phase des septischen Schocks):
- Tachykardie, um das HZV zu steigern
- zunächst normale Blutdruckwerte, dann Abfall des arteriellen Blutdrucks durch den intravasalen Volumenmangel sowie eine große Blutdruckamplitude
- Fieber, $\Delta T \leq 5\,°C$

Bei Früh- und Neugeborenen treten oft nur unspezifische Zeichen, z. B. Hypothermie, Apnoe, Magenreste, aufgetriebenes Abdomen oder marmoriertes Hautkolorit auf. Die Kinder sehen „schlecht" aus und sind „irgendwie auffällig".

„Kalter Schock"
Sind die anfänglichen Kompensationsmechanismen ausgereizt, reagiert der Körper mit einer ausgeprägten Vasokonstriktion (hypodyname Phase des septischen Schocks):

- sinkendes HZV
- pulmonaler Gasaustausch verschlechtert sich zunehmend, CO_2
- Endotoxine aktivieren das Gerinnungssystem (DIC, die Gerinnsel erschweren die Gewebeperfusion zusätzlich)
- ausgelöst durch die DIC kommt es zum erhöhten Verbrauch von Gerinnungsfaktoren und somit zur Verbrauchskoagulopathie (Haut-, Schleimhaut- und evtl. Hirnblutungen)
- grau-blasses, extrem marmoriertes Hautkolorit (klinisches Bild erinnert an „Leichenflecken")
- $\Delta \geq 5\,°C$

Pflegerische Besonderheiten und Therapie

- Die Therapie ist von der Klinik des Kindes abhängig. Im „warmen" Schock ist ggf. eine konservative Therapie mit Antibiotika, Volumenzufuhr und Stressreduktion möglich.
- Kommt es zum Übergang in den „kalten" Schock, sind Intubation und Beatmung indiziert. Es erfolgt die Anlage eines ZVK und die Entnahme einer Blutkultur zum Erregernachweis.
- Unter ZVD-Kontrolle ordnet der Arzt großzügig Volumen in Form von NaCl 0,9 %, Ringer-Lösung und ggf. kolloidalen Lösungen an. Noch bevor ein Erregernachweis und das dazugehörige Antibiogramm vorliegen, beginnt der Arzt mit einer antibiotischen Therapie.
- Hält die Schocksymptomatik an, kann eine Katecholaminzufuhr und somit eine arterielle Druckmessung erforderlich sein. Zeigt das Kind Symptome einer DIC, ordnet der Arzt eine Dauerheparinisierung in geringer Dosierung an und verabreicht ggf. AT III.
- Bei unklarem Fokus der Sepsis ist eine Lumbalpunktion erforderlich.

14.8.4 Anaphylaktischer Schock

Auslöser eines **anaphylaktischen Schocks** ist der Kontakt mit einem Antigen oder Allergen (z. B. Röntgenkontrastmittel, Medikamente, Blutderivate, Latex), der zur Freisetzung von Histaminen aus den Mastzellen führt. Histamine bewirken eine Permeabilitätsstörung der Zellmembranen und somit Wasseraustritt aus der Zelle (Ödembildung). Die Folge ist ein intravasaler Volumenmangel bei Vasodilatation der Gefäße.

Symptome

- in- und exspiratorischer Stridor, Bronchospasmus, Dyspnoe, Lungenödem mit blutig-schaumigem Trachealsekret (Atemnot, Zyanose)
- Blutdruckabfall, Tachykardie
- Juckreiz, Urtikaria, Rötungen, Quaddeln
- Quincke-Ödem: Larynx- und Lidödem

Pflegerische Besonderheiten und Therapie

Die vordringlichste Maßnahme ist die sofortige Unterbrechung des Kontaktes mit dem Allergen, soweit es bekannt ist. Besteht der Verdacht auf einen anaphylaktischen Schock, ohne dass in der Anamnese eine Allergie angegeben ist, überprüft der Arzt alle mit dem Kind in Berührung kommenden Medikamente, Materialien u. a. hinsichtlich ihrer allergisierenden Wirkung. Eine sofortige Beendigung der Zufuhr des mutmaßlichen Auslösers, ist unabdingbar. Die Symptome eines anaphylaktischen Schocks können sich innerhalb von Minuten verstärken. Deshalb ist die Anlage eines intravenösen Zugangs dringlich, falls dieser noch nicht vorhanden ist. Die Applikation von Sauerstoff ist empfohlen. Bei schwerwiegenden pulmonalen Reaktionen kann eine Intubation und die Gabe von 100 % Sauerstoff notwendig sein. In seltenen Fällen, etwa bei einem ausgeprägten Larynxödem, lässt sich die Oxigenierung nur über eine Koniotomie oder Nottracheotomie mit anschließender Beatmung sicherstellen. Ist die Ausprägung des anaphylaktischen Schocks massiv (Stadium IV), ist meist eine kardiopulmonale Reanimation (➤ 20.1) notwendig. Pflegende lagern das Kind im Anschluss auf den Rücken und mit leicht erhöhtem Oberkörper. Bei länger dauernder Reanimation erfolgt eine entsprechende Lagerung und Pflege (➤ 20.2.3).

Folgende Medikamente haben sich in der Therapie des anaphylaktischen Schocks bewährt: Adrenalin (inhalativ, intratracheal, i. m., s. c., i. v.), Antihistaminika (Fenistil®), Glukokortikoide und Volumen. Der Arzt ordnet diese entsprechend an. Zum Ausgleich der meist vorhandenen intravasalen Hypovolämie ordnet der Arzt Volumen in Form kolloidaler Lösungen an, z. B. Humanalbumin 5 %. Außerdem erfolgt die Gabe von Kortison, um eine Stabilisierung der Zellmembranen zu erzielen, die Spasmolyse zu unterstützen und der allgemeinen Ödembildung entgegenzuwirken. Theophyllin erweitert die Bronchien, verbessert die mukoziliäre Clearance und lindert die Atemnot. Zur Stressreduktion dienen ggf. Sedativa.

14.9 Chylothorax
Diana Löscher

DEFINITION
Chylothorax: Ansammlung von Lymphe in einer oder beiden Pleurahöhlen.

Die Lymphe tritt durch einen angeborenen Defekt, die Verletzung kleiner Lymphgefäße bei Operationen im Thoraxbereich oder durch entzündliche Prozesse aus.

Symptome

- Tachydyspnoe, Zyanose
- bei Punktion oder liegender Thoraxdrainage:
  - vor Nahrungsbeginn: gelbes, klares Pleurasekret
  - nach Nahrungsaufnahme: milchig-trübes, geruchloses und sehr viel Pleurasekret

Diagnostik

- Laboranalyse des Punktats oder des Drainagensekretes sowie eine parallele Serumanalyse
- Gabe von Methylenblau über die Magensonde. Tritt der blaue Farbstoff nach ca. 1 Std. über die Pleuradrainage aus, liegt ein Chylothorax vor

Therapie

Primäres Ziel ist die Entfernung des Chylus aus den Pleurahöhlen durch Punktion oder über eine Drainage.

Die Therapie kann konservativ in erster Linie mit fettfreier bzw. -armer oder totaler parenteraler Ernährung erfolgen. Bringen diese Maßnahmen nicht den erwünschten Erfolg (eher selten), ligiert der Arzt den Ductus thoracicus mittels Fibrinverklebung. Wichtig ist der ausreichende Ersatz der über den Chylus verlorenen Substanzen, z. B. durch Immunglobuline oder Eiweiß. Durch ihren Verlust ist die Infektionsgefahr erhöht.

Pflegerische Besonderheiten

Da ein Chylothorax meist im Anschluss an eine Herzoperation mit Sternotomie auftritt, behalten Pflegende das postoperative Monitoring bei. Zusätzlich zur Flüssigkeitsbilanzierung widmen sie ihre Aufmerksamkeit der Überwachung des Hautturgors und führen möglichst 1–2-tägig eine Gewichtskontrolle durch.

Bei Symptomen wie Fieber, entzündete Katheter- und Drainageneintrittsstellen und Verbrennungen durch transkutane pO_2/pCO_2-Sonden schließt der Arzt eine Infektion aus bzw. beginnt rechtzeitig, sie zu therapieren. Die Drainage kann erhebliche Schmerzen bereiten, deshalb achten Pflegende auf verbale und nonverbale Schmerzäußerungen des Kindes und geben ihre Beobachtungen an den Arzt weiter.

Aufgrund des vorhandenen Pleurasekretes und der liegenden Drainagen kommt es meist zu einer beeinträchtigten Atmung, die wirkungsvoll durch eine Physiotherapie unter ausreichender Analgesie zu unterstützen ist. Evtl. ist eine Sauerstoffgabe nötig. Um eine Okklusion der Drainagen durch den meist hohen Eiweißanteil im Sekret und seinen Rückstau zu vermeiden, kneten oder „melken" Pflegende die Drainagen mind. alle 4 Std. In demselben Intervall kontrollieren sie das Sekret hinsichtlich Menge und Aussehen und dokumentieren sämtliche Befunde.

Sofern keine Eigenaktivität vorhanden ist, lagern Pflegende die Kinder mit erhöhtem Oberkörper und führen regelmäßig Umlagerungen auf die Seite durch. Nach der Punktion des Ergusses erfolgt die Lagerung zunächst auf der betroffenen Seite.

Im Punktat enthaltene Triglyzeride, Cholesterin, Erythrozyten und Elektrolyte substituiert der Arzt entsprechend den Blutwerten des Kindes. Die Ernährung erfolgt zunächst hochkalorisch parenteral. Die enterale Nahrungszufuhr beginnt mit einem Tee-Tag, anschließend verabreichen Pflegende extrem fettarme Nahrung oder Flaschennahrung mit mittelkettigen Triglyzeriden (MCT) über circa 10 Tage. Sind die Drainagenverluste deutlich rückläufig, beginnen Pflegende langsam mit der normalen Ernährung.

Da langkettige Fettsäuren den Lymphfluss weiter steigern und so den Chylothorax unterhalten, sind kurz- und mittelkettige Fettsäuren zu bevorzugen. Sie werden direkt in der Leber resorbiert, ohne neuen Chylus zu bilden. Hierdurch reduzieren sich Volumen und Fettgehalt des Pleurasekrets.

Ab dem Nahrungsbeginn beobachten Pflegende das Pleurasekret hinsichtlich Menge, Aussehen und Konsistenz. Wird es unter der Ernährung mit MCT erneut trübe und milchig, ordnet der Arzt eine weitere Phase parenteraler oder MCT-freier Ernährung an. Tritt keine Besserung ein, erwägt der Arzt die chirurgische Intervention.

Nach einer einmaligen Punktion legen Pflegende über der Punktionsstelle einen Dachziegelverband an. Die Drainageneintrittsstellen bleiben frei, damit die Pflegenden sie zu jeder Pflegerunde kontrollieren können, ebenso wie die Fixierung der Drainagen.

Lange liegende Drainagen können zu Mazerationen des umliegenden Gewebes führen. Dies bedenkt der Arzt vor dem Ziehen der Drainage, da in diesem Fall die Tabaksbeutelnaht beim Verknoten ausreißen kann und somit ein sicherer Thoraxverschluss nicht gewährleistet ist. Deshalb ist vor dem Ziehen des Drainagenschlauches eine Kontrolle der Naht indiziert, bei Bedarf legt der Arzt sie neu an.

VERWENDETE LITERATUR

www.awmf.org/uploads/tx_szleitlinien/061–025_S2_Akuttherapie_anaphylaktischer_Reaktionen_04–2007_04–2011_01.pdf (Letzter Zugriff am 16.1.2012)

www.awmf.org/uploads/tx_szleitlinien/079–001l_S2k_Sepsis_Leitlinientext_01.pdf (Letzter Zugriff am 16.1.2012)

Biewer, E. S. et al.: Chylothorax after surgery on congenital heart disease in newborns and infants – risk factors and efficacy of MCT-diet, 2011.

14.10 Herztransplantation
Yvonne Freitag, Maren Grabicki

Indikationen
Die **Herztransplantation** ist indiziert bei hochgradiger Einschränkung der Herzfunktion und bei Erkrankungen des Herzens mit terminaler Herzinsuffizienz, z. B.:
- erworbenen Herzerkrankungen, z. B. Kardiomyopathien, Myokarditis (Entzündung des Herzmuskels), Erkrankungen der Herzklappen
- angeborenen, komplexen Herzfehlern, z. B. hypoplastisches-Linksherz-Syndrom (HLHS), univentrikuläre Herzen, dilatative Kardiomyopathien
- primären Herztumoren

Nach Ausschöpfung aller pharmakologischen und konventionell kardiochirurgischen Therapien bleibt die Herztransplantation neben der Implantation eines Assist-Systems die zurzeit einzige Therapieoption.

Vorbereitung zur Herztransplantation
Die Pflege eines herztransplantierten Kindes erfolgt, wenn möglich, in einem Einzelzimmer, da seine Abwehrkräfte durch die Immunsuppression extrem geschwächt sind. Besucher sind verpflichtet, dem Hygienestandard der Klinik angepasst, unsterile Kittel, Handschuhe und Mund-Nasen-Schutz überzuziehen.

Bei Einzelversorgung des Patienten sind für das Personal Handschuhe und Mund-Nasen-Schutz ausreichend. Bei Betreuung in Mehrbettzimmern, ist zusätzlich eine Kittelpflege empfohlen.

> **VORSICHT**
> Personen mit einem viralen oder bakteriellen Infekt dürfen das Zimmer eines herztransplantierten Patienten nur nach Absprache mit dem behandelnden Arzt betreten (gilt auch für andere Organtransplantationen).

Vorbereitung des Kindes
Nach Meldung durch Eurotransplant, dass ein passendes Spenderherz zur Verfügung steht, benachrichtigt der Arzt die Eltern und ggf. auch das Kind persönlich oder telefonisch über das Organangebot.

Sechs Stunden vor der OP sollte das Kind, wenn möglich, keine feste Nahrung mehr zu sich genommen haben.

Die präoperative Vorbereitung umfasst:
- Abführmaßnahmen
- Grundpflege
- Ganzkörperrasur (elektrischer Rasierer → geringere Verletzungsgefahr)
- Waschung mit Octenisept®

In der Klinik erhält das Kind dann intravenöse Zugänge für die Narkoseeinleitung und damit die erste und „hochdosierte" Immunsuppression, die **Induktionstherapie** mit Methylprednisolon und einem Antikörper, z. B. Basiliximab (Simulect®) oder in Ausnahmefällen Thymoglobin® (polyclonaler Thymozyten-Antikörper). Zusätzlich erhält der Patient oral einen Calcineurininhibitor (z. B. Ciclosporin A oder Tacrolimus).

Diese initiale Therapie dient der Verhinderung der akuten Abstoßung des neuen Organs.

Pflegekräfte bereiten die Medikamente auf der Station vor und geben sie in den OP mit.

Vorbereitung des Patientenzimmers
Nach der Grundreinigung des Zimmers erfolgt die Aufrüstung mit Pflegeutensilien und Wäsche. Pflegende überprüfen Monitor, Absaugung, Perfusoren, Sogdrainage, Sauerstoffanschluss und Beatmungsgerät auf Vollständigkeit und Funktion. Sie stellen einen externen Schrittmacher sowie die üblichen, postoperativ benötigten Medikamente und Infusionslösungen im Zimmer bereit, um die ununterbrochene Anwesenheit einer Pflegekraft unmittelbar nach der Operation zu gewährleisten. Zusätzlich bereiten sie Dokumentationsunterlagen, Krankenakte, Blutentnahmematerialien, Patienten- und Laboretiketten vor.

Die Ankündigung des Transports des Kindes vom Operationssaal auf die Intensivstation erfolgt durch die anästhesiologische Abteilung sowie die Information über den klinischen Zustand des Kindes.

Übernahme des Kindes aus dem OP
Ein Team der Intensivstation, bestehend aus einem Facharzt und zwei Pflegenden, nehmen das Kind – vorschriftsmäßig gekleidet, mit Mund-Nasen-Schutz und Handschuhen – in Empfang (➤ Tab. 14.3).

Das postoperative Röntgenbild gibt Aufschluss über die Größe des Herzens, die Lungenbelüftung, evtl. vorhandene Pleuraergüsse, die Tubuslage und die Lage der zentralvenösen Katheter. Je nach Befund gibt der Arzt Anweisung zur Korrektur der Lage des Tubus.

Lageveränderungen von zentralvenösen Zugängen erfolgen nur durch den Arzt.

Im weiteren Verlauf gilt initial und bis zur hämodynamischen Stabilisierung „Minimal Handling".

Monitoring
Pflegende überwachen postoperativ folgende Vitalparameter:
- S_pO_2
- Herzfrequenz – die Eigenfrequenz des Spenderherzens kann vor allem unter Sedierung für einige Tage langsamer sein. In diesem Fall ist der Einsatz eines Schrittmachers indiziert, um ein optimales Herzfrequenzniveau und Herzzeitvolumen zu erreichen
- zentralvenöser Druck (ZVD): Ziel ist ein Wert < 10 mmHg. Der ZVD ermöglicht Aussagen über den intravasalen Flüssigkeitszustand und die Rechtsherzfunktion. Der rechte Ventrikel des Spenderherzens ist nicht druckadaptiert, muss jedoch postoperativ meistens gegen einen erhöhten pulmonalen Gefäßwiderstand arbeiten. Gefahr: Akutes Rechtsherzversagen und akute Rechtsherzdilatation; Rechtsherzmonitoring und eine pulmonale Nachlastsenkung sind unbedingt erforderlich (Hyperventilation, Behandlung mit Ilomedin® oder einer NO-Inhalations-Therapie)
- Dauer der Analgosedierung hängt vom pulmonalen Widerstand des Empfängers und der Funktion des Spenderherzens ab
- arterieller Blutdruck wird gesteuert durch NTG und Adrenalin Perfusor. Das denervierte Herz zeigt ein anderes Ansprechen auf das vegetative Nervensystem, daher sollte präferenziell die Gabe von direkten β$_1$ und β$_2$ Symphatomimetika, z. B. Adrenalin, erfolgen. Noradrenalin ist zu vermeiden
- Diurese – angepasstes Volumenmanagement (Ciclosporin A wirkt nierentoxisch). Eine kontinuierliche Ausscheidung von 2–3 ml/kg/h mit einer Negativbilanz ist anzustreben
- Temperatur zentral/peripher
- Zur Abstoßungsdiagnostik kann ein Zwei-Kammer-Schrittmacher implantiert werden (➤ 14.10, siehe IMEG)

Pflegerische Besonderheiten bei der Immunsuppressionstherapie

Immunsuppressionstherapie ➤ 13.5.2

Die Hauptprobleme nach einer erfolgreichen Organtransplantation sind Infektionen und die Gefahr der Abstoßung durch das Immunsystems des Empfängers.

Ziel ist es, die immunologische Abwehr durch die Gabe von Immunsuppressiva, unter weitgehender Vermeidung unerwünschter Wirkungen herabzusetzen. Die Therapie beginnt bereits präoperativ und ist lebenslang fortzusetzen.

Die Verabreichung der Medikamente erfordert höchste Sorgfalt.

Bis zur oralen Verträglichkeit sind die Immunsuppressiva i. v. zu verabreichen. Je nach Körpergewicht und Bilanz sollten Pflegekräfte Ciclosporin A in mind. 30 ml Flüssigkeit (z. B. NaCl 0,9 %) auflösen und als Infusion über 4–6 Std. verabreichen.

In der ersten Zeit erfolgt eine tägliche Ciclosporin A-Spiegelkontrolle.

Ein zu hoher Ciclosporin A-Spiegel führt zu (zerebraler) Krampfneigung der Patienten und möglicherweise zu akutem Nierenversagen.

Ein zu niedriger Spiegel führt zu Abstoßungsreaktionen.

Induktionstherapie
Direkt nach der Operation ist zusätzlich zu der intraoperativen Therapie noch eine Fortführung der **Induktionstherapie** notwendig.

Meistens erfolgen noch 1–2 Gaben von spezifischen Antikörpern (Simulect oder ATG) in den ersten postoperativen Tagen. Diese sind unter Berücksichtigung der aktuellen Medikamentenempfehlungen, in genauem zeitlichem Schema sowie nach besonderer ärztlicher Rücksprache (Menge, Verdünnung, Medium, Dauer) zu verabreichen.

Bei der Verabreichung der Antikörper bedenken Pflegende stets das Risiko einer allergischen Reaktion, daher darf z. B. zu dem Zeitpunkt der Verabreichung keine erhöhte Temperatur vorliegen oder gleichzeitige Verabreichung anderer allergener Substanzen (wie z. B. Bluttransfusion) erfolgen.

In den ersten Tagen wird auch eine hochdosierte Kortisontherapie verabreicht, die zu spezifischen Nebenwirkungen führen kann, z. B. Hyperglykämie,

Hypertonus. Nach wenigen Tagen stellt der Arzt diese Therapie auf ein Kortisonreduktionsschema um. Die Nebenwirkungen sind dennoch nicht auszuschließen.

> Die Kontrolle des Ciclosporin A-Spiegels erfolgt niemals aus dem ZVK-Schenkel, an dem Ciclosporin A appliziert wurde, da es sonst zu verfälschten (hohen) Ciclosporin A-Werten kommen kann. Um dies zu vermeiden, kennzeichnen Pflegende den Ciclosporin A-Schenkel stets. Die Spiegelkontrolle erfolgt immer vor der Medikamentengabe, sofern dies nicht explizit anders angeordnet ist.
> Weiterhin achten Pflegende darauf, die Immunsuppression erst nach Aktualisierung der Dosis (durch den zuständigen Arzt) zu verabreichen.

Ciclosporin A möglichst rasch auf orale Gaben umstellen. Es ist erforderlich, sie stets zur gleichen Tageszeit, zu Beginn der Mahlzeit, mit stets derselben Flüssigkeit zu verabreichen.

Ciclosporin A gibt man ausschließlich aus Glas- oder Porzellangefäßen, da der Wirkstoff an Kunstoffen haften bleibt.

Erbricht der Patient nach der Medikamentengabe, erfolgt, je nach Menge des Erbrochenen und Zeitabstand zur Medikamentengabe, eine Nachdosierung nach Arztanordnung.

Folgende Ziele sind anzustreben, um für den Patienten den gewohnten Lebensablauf schnell wieder herzustellen und die Infektionsgefahr zu minimieren:
- Zeitnahe Extubation
- Mobilisation
- Oraler Kostaufbau
- Orale Medikamentengabe
- Rasche Entfernung der zentralvenösen und arteriellen Zugänge
- Verlegung auf die Normalstation

Körperpflege
Zur Vermeidung von Infektionen durch Bakterien und Pilze aus dem Leitungswasser, erfolgt die Entnahme von Wasser ausschließlich über ein Pall Aquasafe® Filtersystem. Dieses System ist wöchentlich zu wechseln. Ein Wäschewechsel erfolgt nach Bedarf. Nach jeder Mahlzeit führen die Pflegenden (oder das Kind selbst) eine sorgfältige Mundpflege (z. B. mit Kamillentee) oder eine Zahnpflege mit einer weichen Zahnbürste durch (Vermeidung von Zahnfleischverletzungen). Im Anschluss erhält das Kind ein Antimykotikum, z. B. Amphomoronal®-Suspension. Die Nagelpflege erfolgt während des Klinikaufenthaltes ausschließlich mit der Nagelpfeile (Verletzungsgefahr).

Umgang mit zentralvenösen Zugängen
Der Kontakt erfolgt nur nach Händedesinfektion und mit unsterilen Handschuhen. Bei der Verwendung von Transparentverbänden wechseln Pflegende den Verband wöchentlich.

Beatmung
Das Wechselintervall der Beatmungsschläuche ist vom verwendeten System und den benutzten Filtern abhängig. Empfohlen sind geschlossene Absaugsysteme. Pflegende beobachten die Beschaffenheit des abgesaugten Sekretes sorgfältig (z. B. Farbe, Konsistenz) und dokumentieren die Befunde exakt.

Bei Auffälligkeiten nehmen sie eine Probe des Trachealsekrets zur mikrobiologischen Untersuchung ab.

Ist der Allgemeinzustand des Kindes stabil, strebt der Arzt eine frühe Extubation und Mobilisation des Patienten an.

Tab. 14.3 Zwei Pflegende und ein Arzt koordinieren ihre Aufgaben während der postoperativen Übernahme eines herztransplantierten Kindes auf einer Intensivstation.

Pflegekraft I und Arzt	Pflegekraft II
• Monitor, Beatmungssystem, Sogdrainage anschließen	• Dokumentation von Vital- und Beatmungsparametern, Zugängen, Ausscheidung, Infusionen und anderen Besonderheiten
• Kontrolle von Zugängen und Infusionen	
• Überprüfung des Hautzustands mit besonderem Augenmerk auf Hinterhaupt, Rücken und Steiß	• Benachrichtigung der Röntgenabteilung zur Anfertigung einer Thoraxübersicht
• Anfertigung eines EKGs	• erste Blutgasanalyse auf der Station
• transthorakales Echo	• Abnahme von post OP Labor (Chemie, BB, Gerinnung, Laktat)

Abstoßung

Hyperakute, humorale Abstoßung
- Tritt unmittelbar nach der Transplantation auf.
- Verursacht durch zytotoxische Antikörper, die durch Gabe von Blutprodukten oder Fremdsubstanzen hervorgerufen werden können.
- Sind vor Transplantation entstanden (Antikörperkonzentration HLA-AK gegen das Transplantat) bei inkomplettem „Matching".
- Führt häufig zur frühen Transplantatdysfunktion.

Akute zelluläre Abstoßung
- Kommt häufiger vor.
- Kann trotz Immunsuppression jederzeit auftreten, das Risiko ist in den ersten Wochen nach Transplantation erhöht.
- Zytotoxische T-Lymphozyten infiltrieren das Transplantat und zerstören die Myozyten des Herzmuskels.

Unklares Organversagen
- Tritt sehr selten auf.
- Ursache ist häufig ein vorgeschädigtes Transplantat durch eine z. B. protrahierte Ischämie während des Transports oder der Transplantation.

Erkennung von Abstoßungsreaktionen

Die Gefahr der **Abstoßung** (*Rejektion*) ist im ersten Jahr nach HTX am größten.

Unspezifische Hinweise auf eine Abstoßungsreaktion:
- Veränderung des Trinkverhaltens, Trinkschwäche (bei Säuglingen und Kleinkindern)
- Erbrechen
- Rhythmusstörungen, z. B. Extrasystolen, Tachykardien, Bradykardien
- Auffälligkeiten im EKG in Form von Veränderungen der Amplitudengröße
- vermehrtes Schwitzen
- Unruhe/unerkläliches Schreien
- Mattigkeit, Abgeschlagenheit oder auch Nachlassen der Leistungsfähigkeit, Kopfschmerzen
- allgemeines körperliches Unwohlsein, z. B. abdominelle Schmerzen durch die Vergrößerung von Leber und Milz
- Fieber
- tachypnoeische oder dyspnoeische Atmung
- allgemeine Zeichen der Herzinsuffizienz, wie Vergrößerung der Leber und deutliche Ödeme (Gewichtszunahme)
- echokardiografisch fallen eine verminderte Funktion des transplantierten Organs auf (Zeichen einer höhergradigen Rejektion)
- Perikard-/Pleuraerguss
- IMEG-Verlauf (Abfall der Spannung als Zeichen der myokardialen Schwellung)
- niedrige Immunsuppression (Medikamentenspiegelverlauf)

Durch eine Herzkatheteruntersuchung mit Biopsie gibt kann der Arzt eine bestehende akute Abstoßung klar diagnostizieren. Dabei sollten auch immer die Antikörper (Antikörpersuchtest) im Blut zum Ausschluss einer humoralen Abstoßung bestimmt werden.

Intramyokardiales Elektrogramm

Für die Bestimmung des intramyokardialen Elektrogramms (IMEG) platziert man üblicherweise zwei epikardiale Elektroden auf dem rechten und linken Ventrikel und verbindet sie mit einem Zwei-Kammer-Schrittmacher. Damit lassen sich Spannung und Herzfrequenz registrieren und der Schrittmacher kann auch eine Kammer (RV) stimulieren.

Die Implantation des IMEG-Schrittmachers erfolgt während der Transplantation. Bei Patienten nach Kunstherzexplantation erfolgt sie ca. 3 Wochen postoperativ.

In der Nacht (um psychische und physische Einflüsse zu minimieren) sind die Spannungen mit einer entsprechenden Abweichung für jeweils LV und RV sowie die Herzfrequenz zu messen. Dies geschieht über eine Antennenspule, die der Patient abends über das Schrittmacheraggregat auflegt. Ein Abfall der Spannung und ein Anstieg der Herzfrequenz um mehr als 20 % gilt als Zeichen einer Abstoßung, bedingt durch die myokardiale Schwellung.

Die Auswertungszentrale kann die gesammelten Daten morgens per Telefonleitung abrufen und bewerten.

Bei Überschneidung der Herzfrequenz (Anstieg) und der Spannungsamplitude (Abfall) muss der Patient zur Echokardiographie einbestellt werden, sofern nicht z. B. ein Infekt die IMEG-Veränderungen erklärt. In jedem Fall ist eine ärztliche Rücksprache erforderlich.

14.10 Herztransplantation

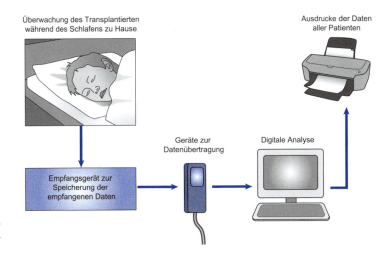

Abb. 14.14 Schema einer möglichen IMEG Abstoßungsüberwachung. [L157]

Das Alltagsleben mit Immunsuppressionstherapie

Wesentliche Voraussetzungen für die Betreuung zu Hause sind geeignete Wohnverhältnisse und ein angepasstes Verhalten der Familie.

Häusliches Umfeld

- Der Patient benötigt nicht in jedem Fall ein eigenes Schlafzimmer, es sollte aber eine Separationsmöglichkeit während Infektionserkrankungen bestehen.
- Teppiche sollen, wenn möglich, entfernt, zumindest aber gründlich gereinigt sein.
- Topfpflanzen sind zu entfernen oder auf Hydrokultursteine umzustellen, da Blumenerde Schimmelpilze enthält, die den Immunsupprimierten gefährden können.
- Kontakt zu Tieren/Haustieren, die unter tierärztlicher Kontrolle stehen, ist für transplantierte Patienten nicht mehr kontraindiziert, sollte aber im ersten halben Jahr nach Transplantation vermieden werden.
- Die Haltung von Tieren in der Wohnung ist im ersten Jahr nach Transplantation untersagt.
- Von Katzenhaltung ist wegen der Gefahr der Übertragung von Toxoplasmose abzuraten.
- Nach Kontakt mit Tieren besteht die Pflicht zur Händedesinfektion.
- Rauchen ist streng kontraindiziert. Der Patient meidet Räume, in denen geraucht wird.

Körperpflege

Eine gründliche und regelmäßige Körperhygiene ist für Transplantierte eine Selbstverständlichkeit. Dazu können die Kinder übliche Pflegemittel benutzen. Fingernägel dürfen in den ersten Monaten nach der Transplantation nur gefeilt und nicht geschnitten werden, um eine Infektion durch Hautverletzungen zu vermeiden.

Besonders wichtig sind außerdem die Zahn- und Mundpflege (Risiko einer Gingivahyperplasie durch Immunsuppressiva). Die jungen Patienten oder deren Eltern inspizieren morgens und abends den Mund- und Rachenraum. Zur Vorbeugung einer Pilzinfektion nehmen sie für etwa 3 Monate ein Antimykotikum ein. Bei Zahnarztbesuchen muss der behandelnde Arzt sich mit der Klinik in Verbindung setzen, um ggf. eine Antibiose nach einer Behandlung festzulegen.

Zwischenmenschliche Kontakte

Das transplantierte Kind kann sich ohne Mund-Nasen-Schutz in seiner Umgebung bewegen. Ausnahmen sind der Aufenthalt in größeren Menschenansammlungen, Krankenhäusern und Arztpraxen. Das Kind vermeidet unbedingt den Kontakt zu infektiösen Personen. Wenn ärztlicherseits keine Einwände bestehen, kann das Kind Sport treiben.

Der Besuch von Kindergarten oder Schule ist rasch möglich.

Impfungen sind frühestens 6 Monate nach Transplantation möglich und sollten immer mit dem behandelnden Kinderkardiologen abgesprochen werden.

Lebendimpfstoffe dürfen nach der Transplantation allerdings nicht mehr verwendet werden.

Ernährung

Für die **Ernährung** gelten folgende Regeln:
- Obst oder Gemüse müssen gründlich gewaschen werden. Sie können dann auch roh und ungeschält verzehrt werden. Eine Ausnahme stellt rohes Beerenobst dar, auf das die Patienten im ersten Jahr nach Transplantation verzichten sollten.
- Fisch und Fleisch nur komplett durchgegart (auch kein Hack oder Mett) verzehren.
- Ei nur komplett gegart/gekocht/gebacken (Salmonellen-Risiko) essen.
- Keine Grapefruit-Produkte (erhöht den Ciclosporin A-Spiegel unkontrolliert) verwenden.
- Keine Nahrungsmittel essen, denen Schimmelpilzkulturen zugesetzt sind (z. B. Camembert).
- Keine Nüsse/Müsli mit Nüssen (Risiko der Schimmelpilzinfektion) essen.
- Pfeffer aus Mühlen ist strikt kontraindiziert.
- Nur abgepacktes Speiseeis verwenden.
- Keine Rohmilch-Produkte (z. B. Mozzarella, Schafskäse) essen.

Allgemeines

- Die Medikamentendosierung und -einnahme setzt absolute Gewissenhaftigkeit voraus.
- Keine Einnahme von Medikamenten, die nicht mit dem behandelnden Arzt besprochen sind (Wechselwirkungen beachten).
- Die Immunsuppression ist nur in Absprache mit dem Transplantationszentrum zu ändern.

In den letzten Tagen vor der Entlassung von der Station schulen Pflegekräfte Eltern und Kinder (je nach Alter des Kindes) in der Medikamentengabe und Bereitstellung. Zur Festigung dient die Zeit in der Reha-Klinik.

Es empfiehlt sich, Besuche beim Kinderarzt früh genug anzumelden, um den Kontakt mit infektiösen Kindern zu vermeiden.

In den ersten zwei Jahren nimmt das Kind in ein- bis sechswöchigem Abstand ambulante Untersuchungstermine wahr. Das zeitliche Fenster hängt von den Schwankungen und der Verträglichkeit der Immunsuppression ab. Danach ist es möglich, dass die Ärzte – je nach Klinikstandard – die Abstände auf drei Monate verlängern.

Parallel sind die Daten kontinuierlich zur Auswertung an die IMEG Datenbank zu übermitteln.

Falls es zu Auffälligkeiten kommt, informiert die Klinik die Patienten darüber.

Die Entscheidung, ob der Patient in der Klinik vorstellig werden muss oder der Besuch beim Kinderkardiologen ausreicht, erfolgt nach Rücksprache mit dem Arzt.

Treten fieberhafte Erkrankungen auf, besteht möglicherweise nicht eine Abstoßung, sondern ein Infekt. Bei Fieber ist in jedem Fall ein Arzt zu konsultieren.

Bei Gastroenteritis oder der Gabe von Antibiotika empfiehlt sich eine vorzeitige Medikamentenspiegelkontrolle um mögliche Medikamenteninteraktionen zu erkennen.

> Es ist wesentlich, die Eltern detailliert über die Zeichen einer Abstoßung zu unterrichten, damit sie jede Reaktion des Körpers in diese Richtung erkennen und sich um eine frühzeitige Behandlung kümmern können.

LITERATUR

Deutsches Herzzentrum Berlin: www.dhzb.de (letzter Zugriff am 16.1.2012)

KAPITEL 15

Gabriele Oberhoff und Lieselotte Eizenhöfer

Pflege bei neurologischen Erkrankungen

15.1 Beobachtungsparameter

Besonders auf Intensivstationen hat die neurologische Beurteilung eine besondere Bedeutung, da viele Krankheitsbilder sekundär eine Beeinträchtigung der Bewusstseinslage verursachen. Für die Kontrolle neurologischer Parameter stehen sowohl konservative als auch invasive Instrumente zur Verfügung.

Überwachung der Bewusstseinslage
- Glasgow Coma Scale (➤ Tab. 6.1)
- Pupillenkontrolle, inklusive Kontrolle der Bulbusstellung (➤ 6.1.2)
- Muskeltonus, Motorik, Streckmechanismen → meist Schädigung des Mittelhirns oder der oberen Brücke, Beugemechanismen → Schädigung im Bereich der Großhirnhemisphären

Invasive Hirndruckmessung

➤ 6.7.10

Als invasive Kontrollinstrumente dienen die Messung des intrakraniellen Druck (ICP, **Hirndrucks,** der Liquordruck, der im Ventrikelsystem in Höhe des Foramen Monroi herrscht).

Den Hirndruck benötigt man u. a., um den zerebrale Perfusionsdruck (CPP), der Druck, der für eine ausreichende Versorgung des Hirngewebes mit Sauerstoff und Substrat notwendig ist, zu errechnen:

CPP = Mittlerer arterieller Blutdruck (MAD) − ICP

Eine adäquate Hirnperfusion findet bei einem CCP von 40–50 mmHg (altersabhängig auch höher) statt.

Weitere Einflussfaktoren der zerebralen Durchblutung innerhalb der Autoregulationsgrenzen sind das arterielle pCO_2, das arterielle pO_2, die Körpertemperatur, die Blutviskosität, Schmerzen/Stress sowie der Hirnstoffwechsel.

Als Indikation zur Messung des invasiven Hirndrucks gelten:
- SHT (GCS 7–8)
- Hirntumoren
- Intrakranielle Blutung
- Diagnostische Zwecke

Mittels Hirndrucksonde lässt sich der ICP kontinuierlich ventrikulär, subarachnoidal, epidural oder im Parenchym ableiten.

Bei der ventrikulären Druckmessung (die häufigste im Kindesalter) besteht die Möglichkeit, Liquor zu drainieren und somit den Hirndruck zu senken. Das sofortige Eingreifen bei einer Hirndrucksteigerung vermeidet häufig eine weitere Druckschädigung des Gehirns.

Symptome einer Hirndruckerhöhung

Die **Symptome einer Hirndruckerhöhung** können allgemein, aber auch sehr spezifisch sein. Dazu gehören: Übelkeit/Erbrechen, Unruhe, Kopfschmerzen, arrhythmische Atmung/Apnoen, Nackensteifigkeit/Opistotonus, vorgewölbte/gespannte/pulsierende Fontanelle, klaffende Schädelnähte, Krampfneigung, Blutdruckabfall, Arrhythmie/Bradykardie, Augensymptomatik (Sehstörungen, Sonnenuntergangsphänomen, Strabismus, Nystagmus), Pupillenveränderung (Stauungspapille, Sehnervatrophie), Wesensveränderung, neurologische/motorische Ausfälle, Sprachstörungen und Bewusstseineintrübung.

Pflegerische Besonderheiten und Überwachung
- Oberkörper des Kindes 30° erhöht lagern
- Kopf in Mittelstellung (Sicherung des venösen Abflusses) mit regelmäßiger Druckpunktverlagerung
- kontinuierliche Beobachtung der Hirndruckkurvenform (cave: Blutdruck und Atmung beeinflussen die Hirndruckkurve)
- regelmäßige Dokumentation der Hirndruckwerte

- Druckspitzen bei pflegerischen Maßnahmen registrieren und adäquat reagieren, z. B. Maßnahme unterbrechen
- vor Manipulationen, die Hirndruckspitzen hervorrufen können (z. B. Lagerungswechsel, Absaugmanöver), kurz wirkende Sedativa nach ärztlicher Anordnung verabreichen

VORSICHT
Husten; Pressen und z. B. Abknicken der V. jugularis erhöhen den ICP.

- Manipulationen am Messsystem vermeiden
- Katheter-/Sondeneintrittsstelle regelmäßig inspizieren, Befunde dokumentieren
- Verbandswechsel unter sterilen Kautelen (Eintrittsstelle vor Kontamination schützen)
- nach Anordnung mikrobiologische Untersuchung des Liquors veranlassen
- auf ausreichende Analgosedierung achten (Schmerz- u. Stress-Score)
- wenn ICP-Werte langfristig erhöht → Arzt informieren → Analgosedierung überprüfen → ggf. Beatmungsparameter erhöhen (Hyperventilation) → ICP-senkende Medikamente (z. B. Trapanal) verabreichen.
  Wenn keine Besserung eintritt → Rücksprache mit dem Neurochirurgen, bildgebendes Verfahren → evtl. OP (z. B. dekompressive Kraniektomie; falls noch nicht vorhanden externe Ventrikeldrainage anlegen), evtl. Katecholamintherapie (CCP)
- Nach dem Entfernen der Sonde auf Nachblutungen achten

Pflegemaßnahmen aller Art können eine Steigerung des Hirndrucks verursachen. Pflegende überprüfen alle geplanten Aktionen stets auf ihre Notwendigkeit und stellen vor allem bei unangenehmen Manipulationen eine ausreichende (Analgo-)Sedierung sicher. Um unnötige Hirndruckspitzen zu vermeiden, planen Pflegende den Tagesablauf exakt und unter dem Aspekt, das Kind so weit wie möglich zu schonen (optimal Handling).

Externe Ventrikeldrainage

DEFINITION
Externe Ventrikeldrainage: Vorübergehende Liquorableitung zur intrakraniellen Druckentlastung.

Indikationen
- Raumfordernde Prozesse (Hirntumor, Hirnabszess, intrakranielle Blutung, SHT)
- Passagere Maßnahme zur Liquorableitung bei Hydrozephalus vor Shuntimplantation (Liquor blutig; Glukose oder Eiweißgehalt zu hoch)
- Hirndrucksteigerung bei Infektion mit stark erhöhtem Liquoreiweiß
- Fehlbildung
- Zur kurzzeitigen intrathekalen Medikamentengabe

Pflegerische Besonderheiten
Die Überwachung des Kindes umfasst das Grundmonitoring (➤ Kap. 14), ICP, CPP, GCS, Pupillenkontrolle und einen Schmerzscore (➤ 6.5).

VORSICHT
Eine Sicherung und regelmäßige Kontrolle des Druckabnehmers ist unerlässlich. Bei einer Plazierung der Tropfkammer unter dem Ventrikelniveau besteht die Gefahr der Überdrainage! (Ventrikelniveau entspricht Mittellinie des Kopfes).
Unterdrucksymptome:
- Eingesunkene Fontanelle, überlappende Schädelnähte; Schlitzventrikel im Ultraschall
- Kopfschmerzen, Erbrechen
- Volumenmangelschock anfangs mit Tachykardie und Hypotonie, dann Bradykardie und Hypotonie
- Halonierte Augen

Die Ventrikeldrainage bleibt in der Regel geöffnet. Die Anordnung zur Öffnung sowie zur angestrebten Liquormenge gibt der Arzt bzw. NCH. Pflegende klemmen sie ab, wenn das Kind phasenweise sehr unruhig ist, hustet oder presst. Auch zu Lagerungswechseln, bei Transporten und für etwa 30 Min. nach einer intrathekalen Medikamentengabe ist die Drainage verschlossen.
- Pflegende kontrollieren die Punktionsstelle regelmäßig auf Leckagen (z. B. Liquorkissen, Liquorfluss neben der Drainage) und Infektionszeichen
- Liquormenge dokumentieren, bilanzieren (Normwerte: NG 300 ml/d → ca. 12 ml/h; Kinder 500 ml/d → ca. 20 ml/h) und bei abweichender Menge Arzt informieren
- Elektrolytkontrollen und ggf. -substitution bei hoher Liquormenge (Elektrolytverlust beachten)
- Beurteilung des Liquors auf Menge; Aussehen und Beschaffenheit (blutig, serös, eitrig, trüb)

- Kind flach oder mit leicht erhöhtem Oberkörper lagern (ICP Anstieg → 30°-Oberkörperhoch- und Kopfmittellage) → Lagerung auf Drainagesystem unbedingt vermeiden (Gefahr der Abknickung; Dekubitusgefahr)
- Durchgängigkeit der Drainage gewährleisten → „knick- und zugfreie" Schlauchführung (Beobachtung: abnehmende Drainagemenge?)
- Durchfeuchtete Luftfilter sofort auswechseln → Abflussbehinderung bei fehlender Entlüftung
- Auf Hirndruckzeichen achten (siehe oben)

Alle Manipulationen an der externen Ventrikeldrainage (> Abb. 15.1) sind unter streng aseptischen Kautelen durchzuführen. Verbandswechsel erfolgen steril. Pflegende begrenzen die Zahl der Diskonnektionen des Systems und gehen dabei nach den Grundsätzen der Sterilität vor.

Die Komplikationen einer externen Ventrikeldrainage sind Infektion (Fieber), versehentliche Diskonnektion und ein möglicher Verschluss der Drainage.

Hirntoddiagnostik

> Die irreversiblen Anzeichen des Hirntodes sind aus naturwissenschaftlich-medizinischer Sicht der Nachweis für den Tod eines Menschen.

Diagnostik
Die Bundesärztekammer hat im Jahr 1982 Empfehlungen zur Feststellung des Hirntods formuliert, anschließend aktualisiert und 1998 im Rahmen der Vorgaben für das Transplantationsgesetz (> 21.4) in Richtlinien festgelegt.

Der behandelnde Arzt leitet die Maßnahmen zur Hirntoddiagnostik erst ein, wenn eine akute schwere primäre (strukturelle) Hirnschädigung (z. B. SHT, Blutungen; Infarkt; Tumore) oder sekundäre (metabolische) Hirnschädigung (z. B. Hypoxie; prolongierte Schocksituation; kardialer Kreislaufstillstand) vorliegt. Andere Ursachen, die eine tiefe Bewusstlosigkeit und den Ausfall sämtlicher Hirnstammreflexe auslösen können, müssen ausgeschlossen sein. Dazu gehören:
- Intoxikationen
- Sedierung durch Medikamente
- Primäre Hypothermie
- Kreislaufschock
- Koma durch endokrine und metabolische Entgleisungen oder Sepsis

Die Reihenfolge der Hirntoddiagnostik ist zwingend vorgeschrieben:
- **Erstens**: Erfüllung bestimmter Voraussetzungen
- **Zweitens**: Feststellung der klinischen Symptome
- **Drittens**: Nachweis der Irreversibilität der Ausfälle

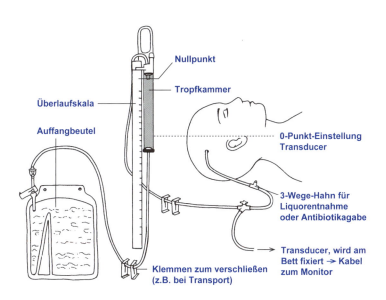

Abb. 15.1 Aufbau einer externen Ventrikeldrainage. [L157]

Laut Gesetz nehmen zwei Ärzte die klinischen Untersuchungen unabhängig voneinander vor und protokollieren (standardisiertes Protokoll) die Ergebnisse getrennt. Sie müssen für diese Untersuchungen qualifiziert sein, verfügen also über mehrjährige Erfahrung in der Intensivbehandlung von Kindern mit schweren Hirnschädigungen. Die diagnostizierenden Ärzte dürfen nicht an einer eventuell geplanten Organentnahme oder -transplantation beteiligt und auch nicht von einem Arzt weisungsabhängig sein, der an einer Organentnahme oder -transplantation beteiligt ist, die auf diese Untersuchung folgt.

Kriterien der klinischen Untersuchungen
- Koma
- Hirnstamm-Areflexie
- Pupillenreaktion
- okulozephaler Reflex (Puppenkopf-Phänomen)
- Kornealreflex
- Trigeminusreiz
- Würgreflex (Pharyngeal- und Trachealreflex)
- Ausfall der Spontanatmung (Apnoetest)
- Apparative Zusatzdiagnostik (EEG, transkranielle Doppler-Sonografie, Hirnperfusionsszintigrafie); v. a. bei infratentorieller Hirnschädigung und bei Kindern unter 2 Jahren nötig

Beobachtungszeitraum
Der zeitliche Abstand der zwei klinischen Untersuchungen eines Hirntoten ist abhängig vom Entwicklungszustand des Gehirns und damit vom Alter des Kindes. Bei Frühgeborenen <37 Schwangerschaftswochen sind die Hirntodkriterien nicht anwendbar.

15.2 Allgemeine Maßnahmen der neurologischen Intensivpflege

Monitoring
- Grundmonitoring der Vitalparameter
- Arterielle Druckmessung zur Kreislaufkontrolle (wichtigstes Kriterium ist der MAD)
- ZVD-Messung

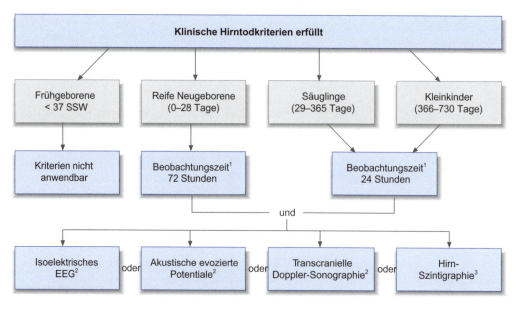

Abb. 15.2 Hirntoddiagnostik im Kindesalter. [L157, 3]

- ICP-Messung, um einen Anstieg des Hirndrucks festzustellen → regelmäßig CPP berechnen (> 6.7.10)
- Neurologische Beurteilung mittels Glasgow Coma Scale
- Pupillen alle 30 Min. auf Weite, Lichtreaktion, Isokorie und Bulbusstellung kontrollieren (bei unvollständigem Lidschluss die Hornhaut des Kindes mit künstlichem Tränenersatz in Form von Tropfen, Salbe oder Gel vor Austrocknung schützen)
- Überwachung des $EtCO_2$
- Kontrolle des p_aO_2 und p_aCO_2 durch regelmäßige arterielle Blutgasanalysen
  - p_aCO_2 Normwert: 35–40 mmHg
  - $p_aCO_2 \leq 25$ mmHg bewirkt durch Engstellung der Kapillaren eine verminderte Hirnperfusion
  - $p_aCO_2 \geq 35$ mmHg bewirkt eine Weitstellung der Kapillaren, was eine gesteigerte Hirnperfusion und einen erhöhten ICP zur Folge hat
  - p_aO_2 um 100 mmHg ist für eine ausreichende Oxygenierung (auch für minderdurchblutete Hirnareale) notwendig
- Bei externer Liquorableitung, Liquor auf Menge, Blutbestandteile und Aussehen beurteilen
  - kontinuierlich zentrale und periphere Messung der Temperatur zur Beurteilung zentraler Temperaturregulationsstörungen und der Kreislaufsituation
  - **Hyperthermie** steigert zerebralen Sauerstoffverbrauch (Normaltemperatur anstreben)
  - frühzeitiger Einsatz von Antipyretika und zusätzlich physikalische Maßnahmen (> 6.3.3)
  - **Hypothermie**: langsame, gut überwachte Erwärmung (z. B. mittels Warmtouch®; Extremitäten mit synthetischer Watte einwickeln)
  - Die periphere Temperaturmessung am Kopf gibt Aufschluss über Perfusion des Schädels → deutlich niedrigere Temperatur am Kopf im Vergleich zur Köperkerntemperatur weist auf schlechte Prognose und evtl. Hirntod hin
- altersgerechter Schmerz- und Stressscore (auch um Sedierungstiefe zu dokumentieren) → auf ausreichende Analgesie und Sedierung zur Senkung des ICP achten, evtl. Dauernalgosedierung z. B. mit Fentanyl® und Dormicum®

Eine Relaxierung darf nur bei strenger Indikation erfolgen und unterliegt der Anordnungspflicht des Arztes. Die neurologische Beurteilung ist bei relaxierten Patienten nur mit ausreichendem Monitoring, z. B. ICP-Messung, EEG und evtl. AEP gewährleistet.

Minimal Handling, um Hirndruckanstiege zu vermeiden. Ggf. vor Manipulationen am Kind, nach Rücksprache mit dem Arzt z. B. boluswise Thiopental oder Etomidat zur Sedierung verabreichen

Trachealtoilette
Das Absaugen erfolgt nach einer ausreichenden Präoxygenierung und nur nach strenger Indikationsstellung mithilfe eines geschlossenen Absaugsystems. Der Kopf des Kindes verbleibt in Mittelstellung.

Lagerung/Mobilisation
Der Oberkörper wird 30° erhöht und der Kopf in Mittelstellung gelagert, um eine venöse Abflussstauung zu verhindern. Alle Lagewechsel erfolgen achsengerecht, um den freien Abfluss über die Jugularvenen zu gewährleisten. Aufgrund der begrenzten Lagerungsmöglichkeiten sind eine gute Dekubitusprophylaxe sowie eine Thromboseprophylaxe erforderlich (> 9.1, 9.4). Die Physiotherapie beginnt möglichst frühzeitig.

Ernährung
Das Kind erhält eine Magensonde, die zur Dekompression des Magens tief und offen hängt. Es erfolgt eine regelmäßige Kontrolle des Magen-pH-Wertes, um frühzeitig eine Stressulkusprophylaxe einleiten zu können. Bei Schädelbasisfrakturen ist das Sondieren der Nase kontraindiziert. (Gefahr aufsteigender Infektionen) Die Ernährung erfolgt anfangs hochkalorisch parenteral, so bald wie möglich jedoch enteral (altersentsprechende Sondennahrung erforderlich). Kommt es im Verlauf zu Ernährungsproblemen, die eine längerfristige Sondenernährung erfordern, zieht der Arzt die Anlage eines Gastrostomas oder einer Duodenalsonde in Erwägung.

Ausscheidung
Pflegekräfte überwachen die Urinausscheidung mittels Blasendauerkatheter und Bilanz. Sie streben eine ausgeglichene oder leicht negative Bilanz an.
- Überwässerung vermeiden
- Hautturgor beobachten

- Liquorverluste über die Liquoraußenableitung mitbilanzieren (➤ Abb. 15.1)

> Bei Austritt klarer Flüssigkeit aus Nase oder Ohr ermöglicht ein Glukose-Stix den Ausschluss oder die Bestätigung einer Liquorrhö (Glukosegehalt im Liquor liegt zwischen 40–90 mg/dl).

Die Daueranalgosedierung verringert die Darmperistaltik. Bei Ausbleiben eines regelmäßigen Stuhlgangs regen Pflegende die Darmmotilität mit NaCl 0,9 %-Einläufen oder Klysmen an.

15.3 Neurologische Krankheiten und pflegerische Besonderheiten

15.3.1 Meningomyelozele

> **DEFINITION**
> **Meningomyelozele** (*Myelomeningozele, MMC*): Neuralrohrdefekt mit Spaltfehlbildung der Wirbelsäule und der Dura meist im Lumbalbereich, durch die sich die anderen Rückenmarkshäute und das Rückenmark vorwölben. [2]
> Durch den Spalt tritt häufig Liquor aus. Betroffene Organsysteme sind ZNS, Muskelsystem, ableitende Harnwege und Darm. Der Schweregrad der Erkrankung richtet sich nach der Läsionshöhe und dem Ausmaß der assoziierten Fehlbildungen.

Als Begleitfehlbildung einer **Meningomyelozele** findet sich in den meisten Fällen ein Hydrozephalus, der durch eine Aquäduktstenose oder ein Arnold-Chiari-Syndrom bedingt sein kann.

Symptome

Je nach Lokalisation zeigen die Kinder typische Fehlhaltungen. Die Beine sind im Kniegelenk gestreckt und im Hüftgelenk gebeugt. Es kommt zu partiellen oder totalen Lähmungen der unteren Extremitäten (z. B. Klumpfüße), des Beckenbodens, der Bauchwand, des Anorektums und der Blase.

Komplikationen

- Wundinfektionen
- Nahtinsuffizienz
- vesikouretraler Reflux, chronische Harnwegsinfektionen
- Hydrozephalus
- Krampfanfälle
- Kontrakturen

Erstversorgung im Kreißsaal

Wünschenswert ist die Entbindung per Sectio caesarea. Die Maßnahme zielt vor allem darauf, eine Ruptur oder eine Infektion der Zele zu vermeiden.

> Kinder mit Meningomyelozele benötigen von Beginn an eine latexfreie Pflege.

Postnatale Maßnahmen

- Mundschutz; sterile Handschuhe
- sofortige Seitenlage auf steriler Unterlage, um Druck auf die Zele bzw. ihr Abknicken zu vermeiden
- Abstriche
- Abdecken der Zele mit sterilen, feuchtwarmen Kompressen (NaCl 0,9 %) und einem sterilen Folienhandschuh oder Foliensack
- Rückenlage nur, falls eine Intubation erforderlich wird. Schutz der Zele durch Unterpolsterung, Einsatz einer Schaumstoffmatratze mit Loch im Zelenbereich oder einer Person mit sterilen Handschuhen
- Kind zum Transport in Bauchlage bringen, Becken unterpolstern, sodass die Zele den höchsten Punkt bildet, um den Austritt von Liquor zu verhindern bzw. zu verringern [2]

Präoperative Pflege

- Überwachung der Vitalparameter mit regelmäßiger Temperatur- und Kreislaufkontrolle, da über die Zele Wärme und Flüssigkeit verloren gehen
- Unruhe und Schreien vermeiden, da dabei evtl. vermehrt Liquor austritt
- kinderneurochirurgisches Konsil organisieren

Wundversorgung
- Zele feucht halten und unter sterilen Kautelen versorgen: sterile Tupfer zusammengerollt um die Zele legen, sterilen Folienhandschuh darauf legen und den Rand umkleben, damit sich eine eigenständige feuchte Kammer bildet
- tcpCO$_2$, tcpO$_2$ und S$_p$O$_2$ überwachen, da bei einem vorliegenden Arnold-Chiari-Syndrom Apnoeanfälle auftreten können
- auf Hirndrucksymptome achten
- Kopfumfang messen; Beurteilung der Fontanelle und der Schädelnähte
- auf Hirnstammfunktionsstörungen achten (z. B. Apnoen, schwache Stimme, schlechtes Trinken, Schluckstörungen, Stridor)
- Bewegungsmuster der unteren Extremitäten aufgrund möglicher Lähmungserscheinungen beurteilen
- Entleerung von Blase und Darm beobachten – Stuhl und Urin dürfen die Zele nicht verschmutzen (bei Jungen evtl. Urinbeutel kleben). Liegt eine Blasenlähmung vor, ist ein Harnverhalt möglich, der mit einer Überlaufblase oder Restharn einhergeht. Bei Harnverhalt katheterisieren, Die Bauchwandlähmung führt zu Stuhlentleerungsstörungen, die häufig abführende Maßnahmen, z. B. Einläufe oder Klysmen, erforderlich machen
- Liquorverluste über die MMC soweit wie möglich mitbilanzieren
- bei Sensibilitätsstörungen an den Füßen dort keine Infusion legen. Ist die Indikation dafür zwingend, erfordert der Zugang sorgfältige Überwachung hinsichtlich einer Para-Infusion

Lagerung
Die Bauchlage beibehalten. Die Pflege erfolgt in einem Doppelwandinkubator, bzw. offenen Pflegeinheit, um Wärme- und Flüssigkeitsverluste über die Zele zu vermeiden. Aufgrund von Sensibilitätsstörungen sind die Kinder dekubitusgefährdet. Pflegende lagern sie ihrem Risiko entsprechend auf druckreduzierenden Unterlagen.

Postoperative Pflege
Monitoring
Das **postoperative Monitoring** unterscheidet sich kaum von den präoperativen Maßnahmen. Zusätzlich zum Standardmonitoring achten Pflegende besonders auf Hirndrucksymptome, die durch eine Abflussbehinderung des Liquors entstehen können. Sie messen den Kopfumfang weiterhin einmal täglich. [1] Regelmäßige Temperaturkontrollen sind ebenfalls erforderlich, da zentrale Temperaturregulationsstörungen auftreten können.

Lagerung
Für zehn Tage lagern Pflegende die Kinder konsequent auf dem Bauch → Dauerlagerung: Knie-Ellenbogen-Lage auf weichem Kissen mit relativ gestreckten Beinen, Füße gut polstern, z. B. auf wassergefüllten Handschuhen lagern, Füße in Nullstellung überhängen lassen oder in Dorsalschienen fixieren, Kopf regelmäßig umlagern. Die Hüfte unterpolstern, um eine Spannung der OP-Naht zu vermeiden. [2] Die weitere Lagerung erfolgt nach Angabe der Neurochirurgen. Ist eine vorzeitige Rückenlage erforderlich, soll das Kind auf einer Schaumstoffunterlage mit einer entsprechenden Aussparung liegen. Aufgrund der eingeschränkten Lagerungsmöglichkeiten ist eine gute Dekubitusprophylaxe erforderlich. Vor allem gelähmte Körperpartien (Sensibilitätsverlust) weich lagern. Besonders gefährdet sind die Kniegelenke und die Füße.

Die Pflegenden beobachten und dokumentieren die Spontanmotorik des Kindes. Eine frühzeitige Physiotherapie dient u. a. der Kontrakturenprophylaxe. Eine orthopädische Behandlung ist z. B. bei Klumpfuß, Hakenfuß, Wirbelsäulen- und Hüftgelenksdeformationen sowie Hüftgelenksluxationen einzuleiten.

Ernährung
Bei ausreichenden Darmgeräuschen ist ein zügiger oraler Nahrungsaufbau anzustreben (auf Schluckinsuffizienz achten → Arnold-Chiari-Malformation). Die Nahrungsaufnahme ist durch die Bauchlage erschwert. Zur Unterstützung der Darmentleerung fügen Pflegende der Nahrung ggf. Lactose bei.

Ausscheidung
Bei anhaltenden Blasenentleerungsstörungen katheterisieren Pflegende die Blase regelmäßig.

Aufgrund der neurologischen Ausfälle kann es bei der Stuhlentleerung zur Inkontinenz oder Obstipation kommen. Der Inkontinenz liegt eine Parese des

Analsphinkters zugrunde. Die Obstipation ist durch die Bauchwandlähmung und eine verminderte bzw. fehlende Darmperistaltik bedingt. Abführende Maßnahmen, z. B. Klysmen, können erforderlich sein. Pflegende achten darauf, dass das Kind regelmäßig, (mind. alle 3 Tage) abführt.

Wundversorgung

Bei komplikationslosem OP-Verlauf erfolgt der erste Verbandswechsel nach 24 Std. durch den Neurochirurgen. Pflegende decken die Wunde steril und trocken ab und kontrollieren das Wundgebiet hinsichtlich Nachblutungen, Liquoraustritt und -polster, Hautnekrosen und Unterhauthämatome. [1] Ein regelmäßiges Ausstreichen der Haut in Richtung Zele führt zu einer besseren Durchblutung des häufig unter Spannung stehenden Wundgebietes.

> Pflegende achten insbesondere auf Infektionszeichen (Meningitis).

15.3.2 Hirnblutungen

Die häufigste Ursache für eine Hirnblutung ist ein Schädel-Hirn-Trauma.

Subdurales Hämatom

DEFINITION
Subdurales Hämatom: Einblutung zwischen harter (*Dura mater*) und weicher Hirnhaut (*Arachnoidea*).

Man unterscheidet das akute und das chronische **subdurale Hämatom**. Die Symptome der akuten Subduralblutung sind ausgeprägter.

Symptome
- Erbrechen
- Fieber
- Kopfschmerzen
- plötzlicher oder langsamer Bewusstseinsverlust, Krampfanfälle
- Hemiparese
- Gedeihstörung

Therapie

Als Therapie stehen die osteoklastische (Chirurg entfernt einen Teil des Schädelknochens und fügt ihn erst in einer zweiten Sitzung wieder ein) oder osteoplastische (Chirurg fügt den Schädelknochen am Ende der OP wieder ein) Kraniotomie zur Verfügung. [4]

Epidurales Hämatom

DEFINITION
Epidurales Hämatom: Einblutung zwischen der Dura mater und dem Schädelknochen, bedingt durch eine Verletzung der A. meningea media.

Symptome
- kurzer Bewusstseinsverlust unmittelbar nach dem Trauma
- symptomfreies Intervall mit normalem Bewusstseinszustand; nach Min. – Std. erneuter Bewusstseinsverlust
- auf der Blutungsseite erweiterte, u. U. auch lichtstarre Pupille
- Bulbusstellung beider Augen in Richtung des Blutungsherdes, Paresen und Krämpfe der Gegenseite
- Cheyne-Stokes-Atmung
- Bradykardie

Therapie

Die Behandlung besteht in einer osteoplastischen Schädeltrepanation mit sofortiger Ausräumung des Hämatoms. [1]

Intrazerebrales Hämatom

DEFINITION
Intrazerebrales Hämatom: Einblutung direkt in die Hirnsubstanz infolge einer Verletzung von Hirnvenen oder -arterien.

Der Ort des **intrazerebralen Hämatoms** bestimmt die Ausprägung der Symptome und der nachfolgenden Ausfälle. Die Blutungen können in die Ventrikel einbrechen. [4]

Therapie
Die operative Therapie ist von der Blutungslokalisation abhängig. Oberflächennahe oder leicht zu erreichende Blutungen sind gut operationsfähig. [4]

Subarachnoidalblutung

> **DEFINITION**
> **Subarachnoidalblutung** (*SAB*): Einblutung aufgrund der Ruptur eines erworbenen oder angeborenen Hirnarterienaneurysmas.

Die **Subarachnoidalblutung** tritt meist aus völliger Gesundheit heraus auf. [4]

Symptome
- plötzlich beginnender, vernichtender Kopfschmerz
- Schwindel
- schrilles Schreien, Erbrechen
- Nackensteife, Opisthotonus, Krämpfe
- Bewusstlosigkeit

Therapie
Clipping-Operation (Abklemmen des Aneurysmas mit einer speziellen, im Körper verbleibenden Mikroklemme). [4]

Peri- und intraventrikuläre Hirnblutung des Frühgeborenen

> **DEFINITION**
> **Peri- und intraventrikuläre Hirnblutung**: Komplikation in der Behandlung Frühgeborener, sie sind beim unreifen, noch in der Entwicklung befindlichen Gehirn typisch. Besonders häufig sind Frühgeborene <30 SSW betroffen.

Ein Großteil der Hirnblutungen bei Frühgeborenen entstehen bis zum 3. Lebenstag.
Die Klassifizierung erfolgt anhand von Ultraschalluntersuchungsbefunden.
- Grad 1: subependymale Blutung
- Grad 2: < 50-prozentige Füllung der Seitenventrikel
- Grad 3: Füllung > 50 %, Erweiterung beider Seitenventrikel (mit hämorrhagischer Infarzierung)

Risikofaktoren
- Asphyxie mit Reanimation
- wechselnder zerebraler Blutfluss (Beatmung, PDA, PEEP)
- Hypothermie
- Hyperkapnie, Hypokapnie
- Hypoxie bzw. rascher Wechsel zwischen Hypoxie und Hyperoxie
- Blutdruckschwankungen, z. B. durch Volumengaben und Katecholamininfusionen
- Infusion von hyperosmolaren Lösungen, z. B. Natriumbikarbonat
- Infektion
- Transfusion von Blutprodukten

Symptome
- subakuter Verlauf mit veränderter Bewusstseinslage, reduzierten Spontanbewegungen, Muskelhypotonie
- Apnoen, S_pO_2-Schwankungen
- zentral bedingte Bradykardien, Blutdruckabfall
- Temperaturinstabilität
- metabolische Azidose
- Hämatokritabfall
- Krampfanfälle
- blasses Hautkolorit
- vorgewölbte Fontanelle
- Hypotonus

Therapie
Die Therapie besteht in der Vermeidung der Ursachen, d. h. hauptsächlich in der Stressvermeidung. Zu den prophylaktischen Maßnahmen gehören:
- Minimal Handling
- Aufrechterhaltung der zerebralen Durchblutung
- Mittellagerung in der ersten Lebenswoche bei extrem kleinen FG
- achsengerechte Lagerung (30°-Oberkörperhochlagerung, Rücken- oder Seitenlage)
- engmaschige Blutdruckkontrollen
- Vermeidung einer Hyperkapnie in den ersten Lebenstagen
- synchronisierte Beatmung
- objektivierte Schmerzbeurteilung durch Schmerz- u. Stress-Score → Dokumentation und adäquates Handeln

Pflegerische Besonderheiten

Um die Risikofaktoren so gering wie möglich zu halten, vermeiden Pflegende sämtliche Stressoren so weit möglich.

Stresszeichen bei Frühgeborenen:
- Weinen, Grimassieren, Gesichter schneiden, Zukneifen der Augen
- Husten, Niesen oder Gähnen
- Schluckauf, Würgen, Erbrechen
- gespreizte Finger – sternförmige Hand
- Tremor, Aufschrecken, Zittern
- extreme Schlaffheit oder gesteigerte Aktivität (heftige Bewegungen der Gliedmaßen)
- Apnoen oder sehr unregelmäßige Atmung
- Veränderung des Hautkolorits (blass, marmoriert, grau, blau). [5]

Minimal (Optimal) Handling
- koordiniertes und prioritätsbezogenes Arbeiten
- Absprache mit anderen Berufsgruppen
- Tag-Nacht-Rhythmus ermöglichen
- Vermeidung von Licht, Lärm und Kälte
- Schmerzen vermeiden, bzw. lindern
- Absaugen nur bei Bedarf [6] (mit geschlossenem System)

15.3.3 Schädel-Hirn-Trauma

DEFINITION
Schädel-Hirn-Trauma (*SHT*): Kopfverletzungen mit Gehirnbeteiligung und Bewusstseinsstörung.

Ursachen eines **Schädel-Hirn-Traumas** sind bei Säuglingen und Kleinkindern besonders Stürze vom Wickeltisch, aus dem Kinderwagen oder Bett, vom Klettergerüst beim Spielen sowie Misshandlungen. Bei Schulkindern kommen SHT vor allem nach Unfällen im Straßenverkehr vor. [1]

Einteilungen der Schädel-Hirn-Traumen
- geschlossenes SHT: Dura mater ist unverletzt
- offenes SHT: Dura mater ist verletzt
- geschlossenes SHT mit offener Fraktur: Dura mater ist unverletzt, offene Fraktur. [1]

Gradeinteilung
- **SHT 1. Grades**: Gehirnerschütterung mit oder ohne kurze Bewusstlosigkeit; anschließend häufig Übelkeit, Erbrechen, Schwindel und Kopfschmerz, retrograde Amnesie
- **SHT 2. Grades**: anhaltende Bewusstlosigkeit bis zu einer Stunde nach dem Geschehen, Hirnkontusion
- **SHT 3. Grades**: länger als eine Stunde anhaltende Bewusstlosigkeit, mehrere Tage Bewusstseinsstörung; instabile Vitalfunktionen; Hirnkontusion; Hämatome (epidural, subdural). [2]

Die Primärversorgung eines Kindes mit SHT sollte in einer pädiatrisch/neurochirurgischen Ambulanz stattfinden. Dort lassen sich die Begleitverletzungen und das Maß der Hirnschädigung am besten feststellen. [7] Besonders wichtig: Ausschluss einer HWS-Fraktur (Pflege ➤ 15.2).

Beim SHT 2. Grades ist eine Monitorüberwachung indiziert, bei einem SHT 3. Grades die Behandlung auf einer Intensivstation unerlässlich.

DEFINITION
Diabetes insipidus: Durch das Trauma kann es zu einer Schädigung des Hypothalamus kommen, die einen Mangel an **antidiuretischem Hormon** (*ADH*) zur Folge hat. Ein ADH-Mangel führt zur Polyurie mit einem Anstieg der Osmolarität im Serum, einer Hypernatriämie, einem Abfall der Osmolalität und des spezifischen Gewichts des Urins. In der Regel therapiert der Arzt einen ADH-Mangel mit Minirin®. Das Medikament wird nasal oder intravenös appliziert. Nach der Gabe kann die Ausscheidung stark rückläufig sein. Sorgfältige Überwachung des Flüssigkeitshaushalts, der Serumelektrolyte, Serum- u. Urinosmolarität und des spezifischen Gewichts des Urins sind unerlässlich.

Komplikationen

Akuter ICP-Anstieg
- **Symptome** (➤ 15.1)
  - ICP ↑ evtl. RR ↓ und HF ↓
  - Evtl. CPP ≤ 50 mmHg
  - veränderte Pupillen zum Vorbefund, evtl. weit und keine Lichtreaktion
- **Maßnahmen**
  - Arzt informieren
  - Kind mild hyperventilieren, evtl. Beutelbeatmung mit 100 % O_2

- falls vorhanden, Liquoraußenableitung **vorsichtig** öffnen
- ausreichend sedieren und analgesieren
- ICP-senkende Medikamente verabreichen, z. B. Trapanal®
- ggf. Katecholamingabe zur Herzkreislaufunterstützung und um einen CPP > 50 mmHg zu erhalten
- evtl. Gabe eines Osmotikums, z. B. Mannitol

Mannitol (z. B. Mannit®) ist ein osmotisches Diuretikum und kommt bei schweren Schädel-Hirn-Traumen zum Einsatz, weil es eine Senkung des ICP bewirkt. Durch seine Hyperosmolarität wechselt Wasser, hauptsächlich aus den gesunden Hirnanteilen, in das Gefäßsystem. Die Hypervolämie führt bei intakter Autoregulation zu einem ICP-Abfall unter gleich bleibendem zerebralem Blutfluss (CBF). Ist die Autoregulation gestört, erhöht sich der CBF und eine Hirndrucksenkung bleibt evtl. aus. Der Arzt führt die Mannitol-Therapie aus diesem Grund möglichst nur unter kontinuierlicher ICP-Messung durch. Ein „Rebound-Phänomen" liegt vor, wenn das Mannitol aufgrund einer gestörten Gefäßpermeabilität, Autoregulation und der bestehenden Hypervolämie ins Hirngewebe übergeht. Wasser tritt dann aus dem Gefäßsystem, verstärkt das Hirnödem und führt zu einer Steigerung des ICP.

> **VORSICHT**
> Häufige oder therapieresistente ICP-Anstiege erfordern evtl. eine Dekompression durch Schädeltrepanation. Die knochenlose Stelle ist wie eine künstliche Fontanelle zu betrachten. Der Spannungszustand gibt qualitativ Auskunft über den Hirndruck. Die Trepanation bedeutet ein höheres Verletzungsrisiko bei Manipulationen oder Lagerungsfehlern.

Einklemmung
Akuter ICP-Anstieg siehe oben

Raumfordernde Prozesse, z. B. Blutungen oder Schwellungen, können zur Verschiebung von Hirngewebe und zur Einklemmung des Hirnstammes ins Foramen magnum führen.

- **Symptome**
  - Bewusstlosigkeit
  - Streckstellung der Extremitäten
  - träge Lichtreaktion der Pupillen, maximal enge oder weite Pupillen
  - Atemstörungen
  - Herz-Kreislauf-Versagen
- **Maßnahmen**
  - sofortige Bildgebung unter Information der Neurochirurgie
  - ggf. (z. B. bei Blutungen) sofortige neurochirurgische Intervention

Mittelhirnsyndrom
Bei einem **Mittelhirnsyndrom** liegt eine Hirneinklemmung im Tentoriumschlitz vor.
- **Symptome**
  - erhöhter Muskeltonus, evtl. Streckkrämpfe aller Extremitäten
  - Unruhe
  - Divergenz der Augäpfel
  - evtl. weite Pupillen ohne Lichtreaktion (zunächst verzögert, meist asymmetrisch)
  - Erlöschen von Reflexen, z. B. Kornealreflex
- **Maßnahmen**
  - Ursache beseitigen, z. B. erhöhter ICP, Hirnblutung

Bulbärhirnsyndrom
Hirneinklemmung in das Foramen occipitale magnum.
- **Symptome**
  - Ausfall der Spontanatmung und Spontanmotorik
  - Abfall von HF, RR und Temperatur
  - weite, lichtstarre Pupillen, fehlender Kornealreflex
  - schlaffer Muskeltonus
  - Hirntod
- **Maßnahmen** siehe Mittelhirnsyndrom

Weitere Komplikationen
- Krampfanfälle
- Meningitis
- Hydrocephalus
- apallisches Syndrom
- Hirntod

> **Hinweise auf drohenden Funktionsverlust des Hirnstamms**
> - weite lichtstarre Pupillen
> - Körpertemperatur kontinuierlich über 40 °C

- Strecksynergismen aller vier Extremitäten
- Blutdruckanstieg → später Abfall
- fehlender Husten-/Schluckreflex
- Tachykardie → dann Bradykardie
- fehlende Reaktion der HF auf Schmerzreize

Maßnahme: sofortige Information des Neurochirurgen

Hirnödem

DEFINITION

Hirnödem: Flüssigkeitsansammlung im Hirngewebe als Folge einer Schädigung der Blut-Hirn-Schranke oder der Blut-Liquor-Schranke. [1]

Die Ursachen des **Hirnödems** können vasogener, zytotoxischer oder interstitieller Genese sein.

Beim **vasogenen Ödem** kommt es durch eine Störung der Blut-Hirn-Schranke zu einem Gefäßleck mit Flüssigkeitsaustritt ins Interstitium. Durch den nachfolgend behinderten venösen Rückstrom steigt der intrazerebrale Druck. Die Minderdurchblutung erzeugt eine Ischämie im geschädigten Parenchym. Ursachen für ein vasogenes Ödem können z.B. Hirntumoren, Hirnabszesse, Enzephalitiden, intrazerebrale Blutungen oder Gefäßmissbildungen sein.

Beim **zytotoxischen Ödem** kommt es durch mangelnde oder fehlende Sauerstoffversorgung zu einer Störung des Na^+/K^+-Pumpenmechanismus mit Anstieg des extrazellulären Kaliums und einem Natrium- und Wassereinstrom in die Zelle. Das intrazelluläre Kalzium steigt, eine Vasokonstriktion mit folgender Ischämie entsteht. Ursachen für ein zytotoxisches Ödem können z.B. ischämische Hirninfarkte, Hypoxien oder Enzephalitiden sein.

Das **interstitielle** Hirnödem geht mit einem vermehrten Liquoreinstrom einher, z.B. beim Hydrocephalus (Pflege ➤ 15.2). [1]

Besonderheiten bei der Beatmung

Eine Beatmung mit hohem **PEEP** (*positive endexspiratory pressure*) ist bei SHT-Patienten kontraindiziert. Durch die Erhöhung des endexspiratorischen Drucks steigt der intrathorakale Druck, wodurch sich der venöse Rückstrom zum rechten Herz vermindert. Der Hirndruck steigt, da der erhöhte zentrale Venendruck den venösen Rückfluss aus dem Gehirn behindert. Anzustreben ist ein p_aCO_2 von 35–40 mmHg (Normo – bis allenfalls diskrete Hyperventilation) zur Hirnödemprophylaxe (steuerbar über Frequenz oder den inspiratorischen Druck). Druckkontrollierte Beatmung erfolgt bei gesunder Lunge. Auf eine optimale Oxygenierung ist zu achten: $paO_2 > 60$ mmHg, $S_aO_2 > 90\%$.

Aufwachphase

Die Kinder entwickeln häufig ein ausgeprägtes Durchgangssyndrom. Um die Entzugssymptomatik nach Langzeitsedierung zu minimieren, beginnt der Arzt parallel zum Ausschleichen der Sedativa mit einer Clonidintherapie.

Vor der Extubation sollten die Schutzreflexe (Würgreflex, Schluckreflex) vorhanden sein (Vorsicht bei Hirnnerven- und Stimmbandparesen).

Pflegende versorgen die Kinder nach dem Konzept der basalen Stimulation (➤ 8.1) Wichtig ist es, die Angehörigen einzubeziehen und eine aussagekräftige Pflegeanamnese zu erstellen (➤ 6.1.2, ➤ Kap. 3). Begleitend erhalten die Patienten Physio- und Ergotherapie. Die Verlegung in eine Rehaklinik ist möglichst rasch anzustreben.

15.3.4 Wachkoma

DEFINITION

Wachkoma (*apallisches Syndrom*): Andauerndes Koma, bei dem die Vitalfunktionen erhalten sind. Obwohl der Patient „wach" zu sein scheint, ist er nicht in der Lage, bewusst gesteuerte Reaktionen zu zeigen. Es liegt eine funktionale Trennung zwischen Hirnmantel und Hirnstamm vor. [2]

Das **Wachkoma** ist die Folge einer schweren Hirnschädigung, z.B. durch ein SHT oder eine schwere Enzephalitis. Das apallische Durchgangssyndrom kann völlig defektfrei ausheilen. Auch beim schweren apallischen Syndrom besteht die Chance, eine Remissionsstufe oder gar eine vollständige Rehabilitation zu erreichen. Deshalb haben alle pflegerisch-therapeutischen Maßnahmen die Förderung und Aktivierung des Patienten zum Ziel und beginnen zum frühestmöglichen Zeitpunkt. Die Erfolgsaussichten schwinden mit zunehmender Dauer des Syndroms.

Die Pflege und Behandlung eines Apallikers erfordert Kooperation und enge Absprache mit vielen anderen Berufsgruppen, z. B. Physiotherapeuten, Logopäden, Ergotherapeuten. Vor allem aber beziehen Pflegende die Eltern in den Betreuungs- und Förderungsprozess ein.

Symptome

- normale Atmungs- und Herz-Kreislauf-Funktion
- keine Spontanäußerung, keine emotionale Kontaktfähigkeit
- keine Blickfixation, Pupillenreaktion auf Licht ist erhalten
- Schlaf- und Wachrhythmus vorhanden, aber unregelmäßig. Schlafphasen setzen unmittelbar nach Belastung des Kindes ein, sodass u. U. in der Nacht lange Wachphasen auftreten
- wenig spontane Bewegungen, häufig Streckspasmen oder Fixierung der Extremitäten in Beugestellung
- Schluckreflex ist vorhanden, kann jedoch eingeschränkt sein (vermehrter Speichelfluss)
- orale Mechanismen wie Kauen, Saugen, Schmatzen, Zähneknirschen und Gähnen möglich
- evtl. Krampfaktivitäten

Komplikationen

- Aspiration
- Kachexie und mangelnde Infektabwehr begünstigen das Auftreten von Pneumonien, Harnwegsinfekten und Dekubiti
- Thrombose

Pflegerische Besonderheiten

Pflegende setzen das Konzept der Basalen Stimulation® (> 8.1) ein, um die Wahrnehmungsfähigkeit des Kindes zu fördern. Hierzu erstellen sie einen Pflegeplan, in dem alle fördernden Maßnahmen festgelegt sind.

Pflegende beobachten und dokumentieren die Reaktionen auf die einzelnen Maßnahmen sorgfältig. Sie vermeiden ein Überangebot von Stimulationen und Reizen. Die Gewohnheiten des Kindes werden durch eine detaillierte Pflegeanamnese erfasst und in den Pflegeplan integriert.

Pflegende saugen den NRR bei eingeschränktem Schluckreflex zur Aspirationsprophylaxe bedarfsweise ab und lagern den Kopf seitlich. Sie schützen die Augen des Patienten vor starker Sonneneinstrahlung (fehlender Lidschluss). [2]

Zur vestibulären Stimulation und zur Dekubitusprophylaxe sind regelmäßige Lagerungswechsel erforderlich. Pflegende können alle Lagerungen nutzen. Zur Aspirationsprophylaxe lagern sie den Oberkörper bevorzugt leicht erhöht bzw. stellen die gesamte Längsachse des Bettes schräg, sodass der Kopf auf einem höheren Niveau liegt als die Beine. Die Verwendung druckreduzierender Unterlagen hängt vom Dekubitusrisiko des Patienten ab. Die physiotherapeutische Betreuung ist frühzeitig anzustreben.

15.3.5 Hydrocephalus

DEFINITION

Hydrocephalus: Entsteht durch ein Missverhältnis zwischen Liquorproduktion und -resorption (z. B. durch eine Abflussstörung im Ventrikelsystem). Die resultierende Erweiterung der Liquorräume führt während der Wachstumsphase zur Vergrößerung des Schädels.

Ursachen

- erworben: z. B. nach Hirnblutungen, Entzündungen (Meningitis), Stenosen, Tumoren
- angeboren: z. B. bei Fehlbildungen (Dandy-Walker-Syndrom, Arnold-Chiari), nach pränatalen Infektionen (u. a. Toxoplasmose, Zytomegalie, Röteln), pränatalen Blutungen oder einer intrauterinen Hypoxie und Gewebeuntergang (Hydrocephalus e vacuo)

Symptome

- vorgewölbte, gespannte Fontanelle, klaffende Schädelnähte, vermehrte Kopfvenenzeichnung
- Missverhältnis: großer Hirnschädel, kleiner Gesichtsschädel → Zunahme des Kopfumfangs
- Sonnenuntergangsphänomen
- Stauungspapille (Sehstörungen)
- Teilnahmslosigkeit, neu auftretende Koordinationsstörungen
- bradykardie, arterielle Hypertonie

- Hirndruckzeichen, z. B. Erbrechen, Krampfanfälle, Nackensteife, Opisthotonus, Berührungsempfindlichkeit, Apnoeanfälle, schrilles Schreien und Wesensveränderungen, Schmerzzeichen

Bei Kindern, deren Schädelnähte noch nicht geschlossen sind, kann das Hirn dem zunehmenden Druck bis zu einem gewissen Grad ausweichen, sodass die typischen Hirndruckzeichen verspätet auftreten. Bei älteren Kindern steht die Hirndrucksymptomatik im Vordergrund.

Diagnostik
- Kopfumfang; Fontanelle
- Ultraschall des Schädels mit Messung der Ventrikelweite (engmaschige Verlaufskontrolle)
- evtl. MRT
- Augenhintergrund
- LP
- Serologie (Toxoplasmose, Zytomegalie)
- Zytomegalievirusnachweis im Urin (PCR)
- Ausschluss assoziierter Fehlbildungen (Herz, Abdomen)

Therapie
Die Therapie besteht in der Behandlung der Grunderkrankung. Es erfolgt eine frühzeitige neurochirurgische Versorgung → operative Anlage eines Ableitungssystems, z. B. externe Ventrikeldrainage, ventrikulo-peritonealer Shunt oder ventrikulo-atrialer Shunt. [2]

Bei FG ≤ 2.500 g oder zu hohem Blut- und Eiweißgehalt des Liquors legt der Chirurg ein Rickhamreservoir (z. B. bei posthämorrhagischem Hydrocephalus) an.

Komplikationen
- Ventilsepsis
- Okklusion des Ventrikelkatheters
- Ventrikel- oder subdurale Blutung [1]
- Diskonnektion der Bestandteile des Silikonschlauchsystems. Die Diskonnektion kann zu einer subkutanen Liquoransammlung (Liquorkissen) führen. Es zeigt sich eine ödematöse Schwellung im Bereich des Silikonschlauchsystems. Pflegende überprüfen seinen Verlauf regelmäßig
- Liquorabflussstörung durch Längenwachstum des Kindes
- Überdrainage von Liquor
- Liquorzyste [1]

Pflegerische Besonderheiten

Monitoring
- täglich Kopfumfang (in zwei Ebenen) messen und Dokumentation auf einer Schädelwachstumskurve
- Fontanelle kontrollieren, ob vorgewölbt oder eingesunken. Schädelnähte beobachten, ob klaffend oder überlappend
- nach Implantation einer Liquordrainage auf evtl. Über- oder Unterfunktion des Ventils achten
  - Überfunktion: stark eingesunkene Fontanelle, Überlagerung der Schädelnähte, halonierte Augen, Erbrechen, Volumenmangelschock, in der CT zeigen sich Schlitzventrikel
  - Unterfunktion: Hirndrucksymptomatik
  - Überprüfung des Ventils: Pumpe muss sich leicht eindrücken lassen [2]
- postoperativ auf ausreichende Analgesie achten
- Fieber kann postoperativ (im adäquaten Abstand zur Operation) auf Shuntinfektion hinweisen

Lagerung
Zur Dekubitusprophylaxe (➤ 9.1) lagern Pflegende den Kopf auf einer weichen Unterlage oder einer Antidekubitusmatratze. Postoperativ legen Pflegende den Kopf nicht auf die Seite, in die das Schlauchsystem implantiert ist. Stattdessen lagern sie das Kind zunächst flach und achsengerecht (Einklemmungsgefahr bei zu schnellem Abfluss) bzw. nach Arztangabe z. B. in leichte Kopftieflage bei Überdrainage während der OP.

Die Eltern sind frühzeitig in die Pflege einzubeziehen und entsprechend anzulernen (Pflegende geben Hinweise auf Selbsthilfegruppen).

15.3.6 Meningitis und Enzephalitis

DEFINITION

Meningitis: Infektion und Entzündung der Leptomeninx. Sie entsteht meist infolge einer Infektion durch Bakterien (z. B. durch Streptokokken, E. coli, Haemophilus influenza, Pneumokokken, Staphylokokken), Viren (z. B. durch ECHO-Viren, Coxsackieviren), wesentlich seltener

15.3 Neurologische Krankheiten und pflegerische Besonderheiten

durch Pilze, Protozoen oder Parasiten; hämatogen (über meningeale Blutgefäße) oder transdural (nach neurochirurgischen Eingriffen, SHT).
Enzephalitis: Entzündung der Hirnsubstanz. Sie kann sich aus einer Meningitis entwickeln (*Meningoenzephalitis*), aber auch ein eigenständiges Krankheitsbild darstellen. Die Enzephalitis entsteht meist viral durch RNA-Viren (z. B. Masern-, Mumps-, Röteln-, Influenza-, Enteroviren) oder DNA-Viren (z. B. Herpes-, Adenoviren).

Der Verlauf der viralen **Meningitis** ist im Vergleich zur bakteriellen eher mild. Die virale Meningitis ist sehr häufig mit einer **Enzephalitis** kombiniert.

Symptome
Die Frühsymptome der Meningitis sind unspezifisch (je jünger das Kind desto unspezifischer):
- Verschlechterung des Allgemeinzustands, Temperaturschwankungen, grau-blasses Hautkolorit, marmorierte Haut, verminderte Mikrozirkulation
- Bewegungsarmut, Berührungsempfindlichkeit, Hypotonus der Muskulatur
- Trinkunlust, Erbrechen
- Zyanose, Tachypnoe, Dyspnoe, Apnoeanfälle
- Tachykardie, Bradykardie
- Fieber, Kopfschmerzen

Spätsymptome sind:
- schrilles Schreien
- gespannte Fontanelle
- Opisthotonus
- Krampfanfälle [2]

Die Symptome der Enzephalitis sind ähnlich wie bei der Meningitis: In der Regel Fieber, Kopfschmerzen, und neurologische Symptome (Desorientiertheit, Persönlichkeitsveränderungen, fokale oder generalisierte Krampfanfälle, neurologische Ausfallerscheinungen oder Vigilanzstörungen)

Komplikationen
Bei der bakteriellen Meningitis kommt es häufiger zu Komplikationen als bei der viralen Meningitis und der Enzephalitis.
- Entwicklung eines Hydrocephalus
- Hörstörungen
- Epilepsie
- zerebrale und statomotorische Behinderung

Therapie
- Antibiotika
- Antikonvulsiva, Sedierung bei Bedarf
- Beatmung bei Atemregulationsstörungen

Pflegerische Besonderheiten
- Temperatur engmaschig kontrollieren
- bei Kopfschmerzen (erkennbar z. B. durch Unruhe, Tachykardie und Hypertonie) für ausreichende Analgesie sorgen
- Minimal Handling
- bei desorientierten Patienten das Verletzungsrisiko möglichst gering halten, z. B. durch abgepolsterte Bettgitter, keine harten Spielzeuge im Bett [2]
- nach Lumbalpunktion flache Rückenlage (zur Vermeidung des Postpunktionssyndroms)
- Umweltreize vermeiden → ruhiger, abgedunkelter Raum
- körperumgrenzende Lagerung (➤ 8.4)

15.3.7 Status epilepticus

DEFINITION
Status epilepticus: Anfallsdauer länger, als dies bei Anfällen des gleichen Typs üblich ist. Länger als 5 Min. bei tonisch-klonischen Anfällen, oder länger als 20 Min. bei fokalen Anfällen/Absencen. [8]

Alle Formen epileptischer Anfälle können zu einem **Status epilepticus** führen.

Symptome
- fokale oder generalisierte tonisch-klonische Anfälle
- respiratorische Veränderungen wie Röcheln mit und ohne Zyanose, Apnoen [1]
- Tachykardie, Hypertonie
- orale Automatismen, z. B. Schmatzen, Speichelfluss
- Nesteln
- Bewusstseinseintrübung bis Bewusstseinsverlust, abnorme Augenbewegungen (sehr selten: weite,

lichtstarre Pupillen → eher an Hirnstammeinklemmung denken; Trapanal?)
- Enuresis und Enkopresis
- Fieber, Schweißausbruch

Komplikationen

- Aspirationspneumonie
- Hirnödem
- organische Hirnschäden
- Verletzungen
- hypoxisches Multiorganversagen

Therapie

Das primäre Ziel der Therapie ist das Durchbrechen des Status epilepticus mit antikonvulsiver Medikation unter Aufrechterhaltung der kardiorespiratorischen Funktion.

Pflegerische Besonderheiten

- pünktliche Medikamentengabe und evtl. Kontrolle unerwünschter Wirkungen der Medikamente
- genaue Beobachtung der Krampfanfälle hinsichtlich Ablauf, Dauer, Lokalisation und Art (Protokoll)
- Krämpfe können Muskelschmerzen verursachen → für ausreichende Analgesie sorgen
- regelmäßige Blutzuckerkontrollen wegen möglicher Hyperglykämie und evtl. folgender Hypoglykämie
- Hautkolorit auf Ikterus überprüfen

> Viele Antikonvulsiva werden über die Leber verstoffwechselt. Ein Ikterus weist auf ein beginnendes Leberversagen hin. Evtl. ist die Umstellung der medikamentösen Therapie erforderlich.

- vermehrter Speichelfluss → Absaugen des NRR
- Guedeltubus zur Gewährleistung der Atmung bei zurückgefallener Zunge, Bewusstseinslage berücksichtigen, bei zu wachen Patienten besteht Aspirationsgefahr
- Schutz vor Verletzungen durch Abpolstern des Bettes, weiche Lagerungshilfsmittel wählen
- Kind sichern, aber nicht festhalten [2]
- Umweltreize durch ruhigen, abgedunkelten Raum reduzieren
- 30°-Seitenlage zur Aspirationsprophylaxe bei vermehrten Speichelfluss
- wenn möglich: Extremitäten in Funktionsstellung lagern, Muskelkloni jedoch nicht mit Gewalt lösen
- orale Antikonvulsiva nur bei enteraler Ernährung ohne Verdauungsprobleme

LITERATUR

1. Schäper, A.; Gehrer, B. (Hrsg.): Pflegeleitfaden – Intensivpflege Pädiatrie. Elsevier Verlag, München, 1999.
2. Kühl et al. (Hrsg.): Klinikleitfaden Kinderkrankenpflege. Elsevier Verlag, München, 2003.
3. Osterhage, J.: Der Hirntod – Definition, Ursachen, Diagnostik. In: Thieme Intensiv. 12. Jg., S. 111, 2004.
4. Wigger, T.; Knipfer, E.: Pflegeleitfaden Anästhesie-/Intensivpflege. Elsevier Verlag, München, 1998.
5. Sparshott, M.: Früh- und Neugeborene pflegen. Stress- und schmerzreduzierende, entwicklungsfördernde Pflege. Verlag Hans Huber, Bern, 2000.
6. Brandis, H.; Teising, D.: Neonatologische und pädiatrische Intensivpflege. Springer-Verlag, Berlin, 1997.
7. Marx, B. (Hrsg.): Klinikleitfaden Pädiatrische Intensivpflege. Elsevier Verlag, München, 1998.
8. Wolf, M.; Rona, S.; Krägeloh-Mann, I.: Therapie des Status epilepticus. In: Monatszeitschrift für Kinderheilkunde 2011.159. 732–738. DO 10.1007/s00112–011–2393–7, Online publiziert: 15. Juli 2011, Springer-Verlag, Heidelberg, 2011
9. Jöhr, M.: Kinderanästhesie. Elsevier Verlag, München, 2001.
10. Obladen, M.: Neugeborenenintensivpflege – Grundlagen und Richtlinien. Springer Verlag, Heidelberg, 2002.
11. Osterhage, J.: Der Hirntod – Definition, Ursachen, Diagnostik. In: Thieme Intensiv. 12. Jg., S. 111, 2004.
12. Teising, D.; Jipp, H.: Neonatologische und pädiatrische Intensivpflege. Springer-Verlag, Heidelberg, 2009.
13. Ullrich, I.; Stolecki, D.; Grünewald, M.: Intensivpflege und Anästhesie, 2.A. Thieme Verlag, Stuttgart, 2010.

KAPITEL 16

Ulrike Stein

Pflege bei nephrologisch-urologischen Erkrankungen

16.1 Nierenersatztherapie

Als **Nierenersatztherapie** bezeichnet man alle Behandlungsverfahren, die bei akuter oder chronischer Niereninsuffizienz die ausgefallenen Funktionen der Niere übernehmen. Grundsätzlich sind extrakorporale und nicht-extrakorporale Dialyseverfahren zu unterscheiden.

Extrakorporale Dialyseverfahren

Die Blutreinigung erfolgt mittels Stoffaustausch über eine semipermeable Membran innerhalb eines Dialysators.

Hämodialyse
Nach dem Prinzip der Diffusion findet mit Hilfe eines Konzentrationsgradienten zwischen Blut und Dialyselösung, die einander entgegen fließen, der Austausch membrangängiger, niedermolekularer Stoffe vom Ort der höheren zum Ort der niedrigeren Konzentration statt.

Hämofiltration
Der Hämofilter entzieht dem Blut mit Hilfe eines über eine Pumpe angelegten Druckgradienten nach dem Prinzip der Konvektion Flüssigkeit. Durch den transmembranösen Fluss gehen ebenfalls membrangängige Stoffe ins Dialysat über, jedoch deutlich geringere Mengen niedermolekularer Substanzen. Durch Anlegen einer **Substitutionslösung** (*Diluat*) vor oder nach dem Dialysator erhöht sich der Blutfluss, sodass Giftstoffe noch effektiver entfernt werden können.

Hämodiafiltration
Durch Kombination von Hämofiltration und Hämodialyse können sowohl nieder- wie auch mittelmolekulare Stoffe gleichzeitig eliminiert werden, da Diffusion und Konvektion parallel laufen.

Auf Intensivstationen erfolgt die extrakorporale Behandlung der akuten oder terminalen Niereninsuffizienz mittels **kontinuierlicher veno-venöser Hämodiafiltration** (*CVVH*).

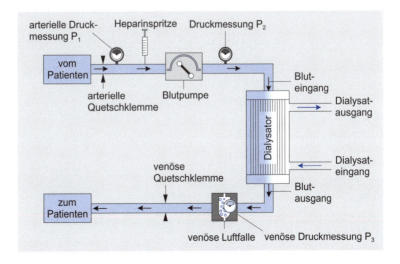

Abb. 16.1 Prinzip einer Hämodialyse. [L107]

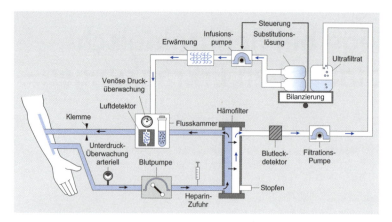

Abb. 16.2 Prinzip einer Hämofiltration. [L217]

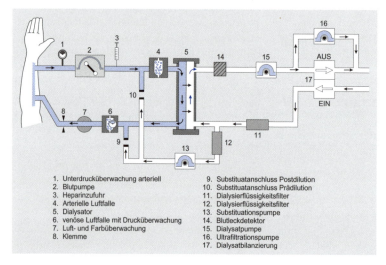

Abb. 16.3 Prinzip einer Hämodiafiltration. [L217]

Indikationen
- Urämie
- Hypervolämie
- Hyperkaliämie

Zugangswege und Systemfunktion

Eine CVVH macht vor Beginn die Anlage eines zweilumigen zentral-venösen Katheters erforderlich. Am häufigsten legt der Arzt einen großlumigen, eher kurzen und starren Shaldon-Katheter in die V. femoralis oder V. jugularis interna. Ist eine CVVH längerfristig nötig oder handelt es sich um Patienten mit schwieriger Gefäßsituation, kann die operative Anlage eines permanenten ZVK (Permeath®) erforderlich sein. Die Spitze wird vor dem rechten Vorhof platziert, die Austrittsstelle liegt unterhalb des rechten Schlüsselbeins. Durch die Tunnelung reduziert sich das Risiko einer Katheterinfektion.

Das Schlauchsystem besteht aus einem distalen und proximalen Anschluss. Das distale Lumen wird auch als arterielles Lumen bezeichnet und fördert das Blut vom Patienten zum Dialysator. Hier befindet sich auch der Zugang für die Heparin-Infusion, die zur Antikoagulation des Blutes erforderlich ist. Die Heparindosierung richtet sich nach dem gewünschten Grad der Antikoagulation und wird mit Hilfe der ACT (*activated clotting time*) reguliert. Ist der Blutfluss im distalen Lumen behindert und werden die eingestellten arteriellen Grenzen über- bzw. unterschritten, erfolgt ein akustischer und optischer Alarm. Der Blutfluss ist unterbrochen.

Das proximale (venöse) Lumen fördert das Blut unter Passage eines Detektors zurück zum Patienten. Erkennt dieser Detektor z. B. Luft, Fremdkörper oder Koagel, erfolgt ein akustischer und optischer Alarm. Die Blutpumpe stoppt. Die venöse Schlauchklemme unterhalb des Detektors schließt automatisch. Sind die eingestellten venösen Grenzen über- bzw. unterschritten, erfolgt ein akustischer und optischer Alarm. Die Blutpumpe stoppt ebenfalls.

Am Detektor befindet sich zusätzlich eine Anschlussmöglichkeiten für Infusionen.

Komplikationen
- Hypovolämie mit arterieller Hypotonie
- Thrombose, Thrombembolie
- Erhöhte Blutungsneigung
- Hypothermie
- Herzrhythmusstörungen durch rasche Elektrolytverschiebungen
- Lungenembolie
- Dysäquilibriumsyndrom
  - Definition: Störung der Balance der gelösten Substanzen durch rasche Konzentrationsveränderungen während der Dialyse
  - Folgen: zentral-nervöse Nebenwirkungen wie Kopfschmerzen, Unruhe, Übelkeit, Krampfanfälle bis zum Koma

Überwachung
- EKG- und ZVD-Monitoring, S_pO_2, engmaschige RR-Messungen, Überwachung der Atemfrequenz, Körpertemperatur, des Körpergewichts (1× täglich während der Dialysepausen), Bewusstsein
- Flüssigkeitsbilanz unter Berücksichtigung vorhandener Eigenausscheidung
- je nach zugrunde liegender Erkrankung: neurologische Beurteilung mit Hilfe der GCS und Pupillenkontrolle

Dokumentation
Mindestens stündlich und zusätzlich bei Veränderungen der Einstellungen dokumentieren Pflegende alle relevanten Messwerte. Beginn und Ende der CVVH und alle gemessenen ACT-Werte sind zeitnah zu dokumentieren. Stündlich erfolgt die Dokumentation der Ultrafiltratmenge.

Pflegerische Besonderheiten
Alle 48 Std. erfolgt die Kontrolle der Kathetereintrittstelle. Bei Katheter in der V. femoralis achten Pflegende an der Extremität auf Zeichen einer venösen Stauung. Das Bein ist bei Zeichen einer Stauung hochzulagern. Bei Anurie entfernen Pflegende den Dauerkatheter aus der Harnblase, da er eine Eintrittspforte für Mikroorganismen bei fehlendem Nutzen für den Patienten darstellt.

Häufig gestalten sich die Einhaltung der strengen Bettruhe und der Umgang mit der katheterbedingten, starken Bewegungseinschränkung schwierig. Um diese Probleme zu minimieren, haben sich die Anwesenheit einer Bezugsperson und eine altersgerechte Beschäftigung als hilfreich erwiesen. In Einzelfällen ist eine Sedierung erforderlich.

Eine optimale Lagerung zur Dekubitus- und Kontrakturprophylaxe ist unerlässlich. Bei Kathetern in der V. jugularis interna achten Pflegende auf die Vermeidung eines Schiefhalses. Die orale Flüssigkeitszufuhr findet unter Berücksichtigung verordneter Einfuhrbeschränkungen statt. Die Mahlzeiten entsprechen der Diätverordnung.

Nicht-extrakorporale Dialyseverfahren

Kontinuierliche Peritonealdialyse

Bei der **kontinuierlichen Peritonealdialyse** (*CPD*) erfolgt der Stoffaustausch nach dem Prinzip der Diffusion zwischen Dialyseflüssigkeit und dem Kapillarsystem des Peritoneums. Das Peritoneum wirkt als semipermeable Membran. Es ist durchlässig für Stoffwechselgifte, Wasser und kleine Eiweißmoleküle, nicht jedoch für Blutzellen.

Indikationen
- Chronisches Nierenversagen
- Akutes Nierenversagen
- Notwendigkeit einer Nierenersatztherapie bei blutungsgefährdeten Patienten, z. B. nach kardiochirurgischen Eingriffen

Zugangswege und Systemfunktion
Vor Beginn der CPD ist die operative Anlage eines Peritonealdialysekatheters (Tenckhoff-Katheter) erforderlich. Alternativ kann die Anlage eines Stilettkatheters in Seldinger-Technik erfolgen.

Sowohl Einlauf als auch Auslauf der Dialyselösung erfolgen mittels Schwerkraft. Die Dauer des aus Einlauf, Verweildauer und Auslauf bestehenden Zyklus bestimmt der Arzt. Er verordnet auch die Menge der

Dialyseflüssigkeit. Der Einlauf erfolgt durch Anheben der unter dem Dialysatbeutel befindlichen Vorlaufkammer um ca. 40 cm über Patientenniveau. Der Auslauf erfolgt durch Senken der Vorlaufkammer vor dem Dialysatbeutel um ca. 10 cm unter Patientenniveau.

Für Patienten mit Körpergewicht > XX kg erfolgt die CPD über ein automatisches Peritonealdialysegerät (Cycler). Hierbei erfolgen Dauer und Zahl der Zyklen und der Wechsel der Spülflüssigkeit automatisiert nach einem vom Nephrologen vorgegebenen und programmierten Protokoll.

Lösungen für die CPD
Die Dialyselösungen unterscheiden sich hinsichtlich ihres Glukosegehaltes und damit in ihrer Osmolarität. Sie sind in der Regel kaliumfrei. Mineralsalze wie Natrium, Kalzium, Magnesium und Chlorid sind in isotoner Konzentration enthalten.
- CAPD 2 = 1,50 % = 358 mosml/l
- CAPD 3 = 2,30 % = 401 mosml/l
- CAPD 4 = 4,25 % = 511 mosml/l

Gelegentlich sind Zusätze notwendig, die die Pflegenden zumischen:
- Kalium, je nach Serum-Kaliumkonzentration
- Bikarbonat, um saure Stoffwechselprodukte zu neutralisieren
- Antibiotika bei Peritonitis

Komplikationen
- Blutzuckerschwankungen durch Resorption eines Teiles der Glukose aus der Dialyselösung
- Peritonitis, Katheterinfektion
- Okklusion des Katheters durch Verwachsungen oder durch Gewebepartikel
- Dislokation des Katheters
- Hypotonie bei Hypovolämie, Hypertonie bei Hypervolämie
- Eiweißverlust
- Dysäquilibrium-Syndrom

Überwachung
- EKG- und ZVD-Monitoring, S_pO_2, engmaschige RR-Messungen, Überwachung der Atemfrequenz, Körpertemperatur, des Körpergewichts (1× täglich) und Bewusstseinslage
- je nach zugrunde liegender Erkrankung neurologische Beurteilung mit Hilfe von GCS und Pupillenkontrolle

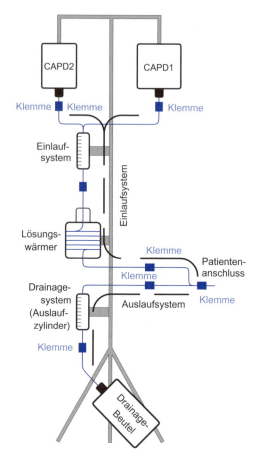

Abb. 16.4 Prinzip der Peritonealdialyse, oft auch als Hirschgeweih bezeichnet (siehe Text). [1] [L157]

- Blutzuckerkontrollen nach ärztlicher Anordnung
- Kontrolle des Abdomens hinsichtlich Bauchdeckenspannung, Umfang, Venenzeichnung und Darmgeräusche
- Flüssigkeitsbilanz unter Berücksichtigung vorhandener Eigenausscheidung

Dokumentation
Pflegende führen das Dialyseprotokoll stündlich. Es umfasst Art der Dialyselösung, Angabe zugesetzter Lösungen oder Medikamente, Zyklusdauer (Verweildauer, Auslaufzeit), Menge der Dialyseflüssigkeit, des Dialysats und der Ultrafiltrationsflüssigkeit (Differenz zwischen Auslauf- und Einlaufmenge).

Die regelmäßige Inspektion und Beurteilung der Kathetereintrittsstelle und der Verbände erfolgt im Abstand von 48 Std. (➤ Tab. 16.1, Tab. 16.2).

Pflegerische Besonderheiten

Eine ausreichende Analgesie sollte besonders nach Neuanlage des Dialysekatheters oder bei Infektion der Kathetereintrittstelle oder des Peritoneums gewährleistet werden. Eine atemerleichternde Lagerung ist bei Beeinträchtigung der Ventilation durch Zwerchfellhochstand unter Verweilen der Dialyselösung wichtig. Seitliche Lagewechsel können Ein- und Auslauf erleichtern. Die Diskonnektion des Systems darf nur nach Rücksprache mit dem Nephrologen unter streng sterilen Bedingungen erfolgen.

Ernährung

Der Nephrologe erstellt in Zusammenarbeit mit den Diätassistenten einen individuellen Diätplan. Die Ernährung sollte hochkalorisch und eiweißreich sein. Meist sind mehrere kleine Mahlzeiten für den Patienten verträglicher.

Tab. 16.1 Exit-Site Score zur Beurteilung eines liegenden Katheters zur Peritonealdialyse.

Zeichen	Punkte		
Schwellung	0 (keine)	1 (leicht)	2 (stark)
Kruste	0	1 (< 0,5 cm)	2 (> 0,5 cm)
Rötung	0	1 (< 0,5 cm)	2 (> 0,5 cm)
Druckdolenz	0	1 (leicht)	2 (stark)
Sekretion	0	1 (serös)	2 (eitrig)

Bei einem Exit-Site Score ab 3 kann, ab 5 muss ein Antibiotikum verabreicht werden.

Tab. 16.2 Modifizierter Exit-Site Score (ESS).

Exit-Site-Score	Merkmale	Therapie	Pflege
ESS 0	• unauffälliger Austritt	• keine oder Pflege mit Octenisept®	• 2-tägiger Verbandswechsel (VW)
ESS 1–3	• Rötung ≤ 5 mm • feste Kruste • keine Sekretbildung	• keine oder Pflege mit Octenisept®	• täglicher VW • mikrobiologischer Nasenabstrich und Resitensbestimmung
ESS 4–5	• Rötung ≥ 10 mm • kein Schmerz • wenig bzw. etwas gelbliches Sekret • kleines Granulom	• mikrobiologischer Abstrich mit Resistenzbestimmung • Pflege mit Octenisept® • Katheterbadewanne • evtl. Sanierung der Nase mit Trurixinsalbe® • ESS ≥ 5 Antibiotikagabe	• täglicher VW und Kontrolle • gründliche Körperpflege • körperliche Schonung • häufiger duschen als gewohnt
ESS 6–7	• Rötung ≥ 10 mm • reichlich Sekretaustritt • Kruste • evtl. eitrig • Schmerz	• mikrobiologischer Abstrich mit Resistenzbestimmung • Pflege mit Octenisept® • Katheterbadewanne mit 3 Min. Einwirkzeit • zwingende Antibiotikatherapie	• täglicher VW und Kontrolle • täglich duschen • Dialysatkontrolle • häufige ambulante Vorstellung • körperliche Schonung • genaue Dokumentation z. B. Fotos
ESS 8–10	• eitrig-blutige Entzündung • Gefahr der Tunnelinfektion und einer Peritonitis	• wie bei Score 6–7 • jedoch: stationäre Aufnahme und evtl. Explantation des Katheters	• wie bei Score 6–7

16.2 Nierenerkrankungen

16.2.1 Hämolytisch-urämisches Syndrom

DEFINITION

Hämolytisch-urämisches Syndrom (*HUS*): Eine durch Shiga-Toxin (Verotoxin) produzierende, durch E. coli ausgelöste Erkrankung. Die Infektion erfolgt meist durch den Verzehr kontaminierter Lebensmittel. Das HUS ist die häufigste Ursache für akutes Nierenversagen und einer Nierenersatztherapie im Kindesalter

Symptome
- schwere, oft blutige Durchfälle
- Erbrechen
- Bauchschmerzen
- Fieber
- blasses Hautkolorit durch hämolytische Anämie
- Thrombozytopenie
- Oligurie, Anurie, Makrohämaturie

Der Nachweis eines durch E. coli ausgelösten HUS erfolgt mittels Erregernachweis aus dem Stuhl und serologischem Nachweis von Verotoxin.

Alle Patienten mit durch bakterielle Infektion erworbenem HUS sind beim Gesundheitsamt meldepflichtig.

Komplikationen
- Arterielle Hypertonie
- Chronische Niereninsuffizienz
- Neurologische Symptome wie Bewusstseinseintrübung, zerebrale Krampfanfälle
- Pankreatitis
- Leberinsuffizienz
- Herzinsuffizienz

Überwachung
- EKG, S_pO_2, engmaschige Blutdruckmessung
- ZVD, Atemfrequenz
- Körpertemperatur
- Bewusstseinslage mittels GCS und Pupillenkontrollen
- Eigenurinausscheidung und Flüssigkeitsbilanz
- 1× tgl. Gewichtskontrolle (evtl. Dialysepause nutzen)

Hygienemaßnahmen

Um die Gefahr einer Übertragung der Infektion zu verhindern, müssen an HUS erkrankte Patienten isoliert untergebracht werden.

Die Versorgung erfolgt mit Kittel- und Handschuhpflege, ein Hinweis darauf ist deutlich sichtbar am Eingang des Patientenzimmers anzubringen.

Die Entsorgung von Restmüll und Schmutzwäsche erfolgt in speziell gekennzeichneten Abfallsäcken. Wenn möglich, bieten Pflegende Getränke und Mahlzeiten in Einweggeschirr an.

Spezielle Pflege

Bei Anurie ist nach Rücksprache mit dem Arzt die Entfernung des Dauerkatheters aus der Harnblase zu erwägen, da er eine Eintrittspforte für Infektionen ohne praktischen Nutzen für den Patienten darstellt.

Je nach Bewusstseinslage und Grad der körperlichen Schwäche oder Bewegungseinschränkung ist auf eine den Bedürfnissen des Patienten angepasste Lagerung zu achten. Bei Neigung zu Druckstellen und dem Unvermögen, sich ausreichend häufig selbst umzulagern, ist an eine Lagerung auf einer Antidekubitusmatratze zu denken.

In Absprache mit dem Arzt und der Diätassistenz beginnt so früh wie möglich der enterale Kostaufbau. Dabei ist es besonders wichtig, auf spezielle Wünsche des Patienten einzugehen und ihn in eine möglicherweise notwendige Diät einzubeziehen.

Problematisch gestaltet sich häufig der Umgang mit der notwendigen Beschränkung der täglichen Flüssigkeitsmenge, die vom Patienten oral aufgenommen werden darf. Hier erweisen sich die Anwesenheit einer Bezugsperson und altersgerechte Beschäftigung als hilfreich.

Nur in Ausnahmefällen sollte eine medikamentöse Ruhigstellung erfolgen.

16.2.2 Nierenversagen

DEFINITION

Nierenversagen (*NV*): Teilweiser oder totaler Funktionsverlust der Niere.

16.2 Nierenerkrankungen

Tab. 16.3 Lokalisationen und Ursachen der Störungen, die zu einem Nierenversagen führen können.

Formen des Nierenversagens	
Lokalisation	Ursachen
prärenales Nierenversagen	

Beim prärenalen NV liegt eine Störung der zuleitenden Blutgefäße oder der Organe vor, die der Niere vorgeschaltet sind.	• Nierenarterienthrombose oder -embolie
	• Minderdurchblutung der Niere durch Hypovolämie z. B. bei
	  – Gastroenteritis
	  – Verbrennung
	  – Blutungen
	• Flüssigkeitsverschiebung bei einer Sepsis aufgrund eines Kapillarlecks
	• Herzinsuffizienz, Low cardiac output

renales Nierenversagen	
Beim renalen NV ist das Nierengewebe direkt geschädigt.	• Glomerulonephritis, Pyelonephritis • HUS • angeborene Nierenmissbildungen • Asphyxie • Schock
postrenales Nierenversagen	
Das postrenale NV entsteht durch Störungen im Bereich der ableitenden Harnwege.	• kongenitale Missbildungen, z. B. Ureterabgangsstenose, Harnröhrenklappe • Tumoren • Verletzungen • Blasenfunktionsstörungen, z. B. neurogene Blase

Man unterscheidet akutes und chronisches **Nierenversagen**.

Ursachen

Akutes Nierenversagen
- Mangeldurchblutung, z. B. durch Blut- oder Flüssigkeitsverluste im Rahmen eines Unfalls oder nach kardiochirurgischen Eingriffen
- toxische Ursachen, z. B. zugeführte Stoffe wie Antibiotika oder Kontrastmittel
- Einschränkung der Herzfunktion
- Multiorganversagen, z. B. im Rahmen einer Sepsis

Chronisches Nierenversagen
- angeborene Funktionsstörungen der Niere, z. B. chronische Glumerolonephritis, chronische Pyelonephritis
- Diabetes mellitus

Symptome
- Oligurie oder Anurie
- Ödeme bei Hypervolämie
- Arterielle Hypertonie
- Ateminsuffizienz bei Lungenödem oder Kussmaul-Atmung bei metabolischer Azidose
- Bewusstseinseinschränkungen
- Gewichtszunahme
- ggf. Appetitlosigkeit, Übelkeit, Erbrechen, Durchfall
- Dehydratation bei prärenalem NV: stehende Hautfalten, halonierte Augen, eingefallene Fontanelle
- Pruritus (Juckreiz infolge trockener Haut bei Urikämie)

Komplikationen
- Lungenödem, Hirnödem
- Krampfanfälle
- Herzinsuffizienz
- Herzrhythmusstörungen
- hypertensive Krise

Überwachung
- EKG, S_pO_2, engmaschige Blutdruckmessung
- ZVD, Atmung
- Bewusstseinslage mittels GCS und Pupillenkontrollen
- Eigenurinausscheidung und stündliche Flüssigkeitsbilanz
- 1× tgl. Gewichtskontrolle (evtl. Dialysepause nutzen)

Spezielle Pflege
Die Kinder sind durch die vorhandenen Ödeme verstärkt dekubitusgefährdet. Pflegende lagern sie alle 2–3 Std. um und regen sie an, eigenständig Lagerungswechsel durchzuführen. Die Oberkörperhochlage dient der Atemerleichterung (➤ 8.4)

Mehrmals täglich mobilisieren die Pflegenden das Kind zur Prophylaxe von Kontrakturen und zur Förderung der Ödemrückbildung aktiv (➤ 9.3).

Bei der Körperpflege cremen die Pflegenden die meist trockene und juckende Haut (aufgrund der Hyperurikämie), mit einer rückfettenden Lotion.

Im Akutstadium erfolgt je nach Zustand des Kindes eine teilweise oder vollständige parenterale Ernährung. Um die beim prärenalen NV bestehende

Hypovolämie auszugleichen, ordnet der Arzt eine entsprechende Therapie an. Beim renalen und postrenalen NV erfolgt ggf. eine Flüssigkeitsrestriktion.

> Um den Kindern bei sehr geringer Flüssigkeitsmenge einen maximalen Erfrischungseffekt zu bieten, frieren Pflegende das gewünschte Getränk zu Eiswürfeln, die sie den Kindern einzeln zum Lutschen geben.

Sobald es der körperliche Zustand des Patienten zulässt, beginnt ein enteraler Kostaufbau in Absprache mit der Diätassistenz. Sie berücksichtigt neben nierenfunktionsbedingten Verordnungen ggf. auch Patientenwünsche.

16.3 Nierentransplantation

Um die Ergebnisse einer Nierentransplantation bei Kleinkindern zu verbessern, strebt der Arzt in der Vorbereitung meist ein Körpergewicht zwischen 10–15 kg an.

Indikationen

- irreversible, chronische Niereninsuffizienz mit der Notwendigkeit einer dauerhaften Nierenersatztherapie (z. B. durch Glomerulonephritis, Pyelonephritis, HUS)

Kontraindikationen

- nicht-kurativ behandelbare bösartige Erkrankung
- klinisch manifeste Infektionskrankheit
- schwer wiegende zusätzliche Grunderkrankung (Herz- und Gefäßerkrankung, Lebererkrankung, Lungenerkrankung)

Die Patienten befinden sich im Rahmen einer Nierentransplantation größtenteils erst zur postoperativen Versorgung auf der Intensivstation.

Überwachung

- EKG, S_pO_2, kontinuierliche arteriell Blutdruckmessung (im Verlauf regelmäßige nichtinvasive Blutdruckmessung)
- ZVD, Atmung
- Bewusstsein mittels GCS und Pupillenkontrollen
- Urinausscheidung → stündliche Flüssigkeitsbilanz
- 1 × tgl. Gewicht, wenn Kind mobilisierbar
- Drainagenverluste

Komplikationen

- Infektionen, hervorgerufen durch Immunsuppression, z. B. CMV-Pneumonie, Pilzinfektionen, EBV, HIV, Parasiten
- Lungenödem, Hirnödem
- Nierenvenenthrombose
- Anastomoseninsuffizienz
- frühe Abstoßungsreaktionen
- frühe Wundheilungsstörungen
- Herzinsuffizienz, Pleura-, Perikarderguss, Aszites

> **VORSICHT**
> Pflegende legen die Blutdruckmanschette nicht an den Arm, der die Cimino-Fistel trägt. Einerseits verursacht der Druck auf die Fistel Schmerzen, andererseits besteht bei länger einwirkendem Druck erhöhte Thrombosegefahr.

Spezielle Pflege

Unmittelbar postoperativ erfolgt eine gründliche Inspektion und anschließende Dokumentation des OP-Gebietes und aller operativ angelegten Katheter und Drainagen.

Auf ausreichende Analgesie ist zu achten.

In den ersten 12 Std. des postoperativen Aufenthaltes erfolgt mindestens 2-stündlich eine Kontrolle aller liegenden Drainagen hinsichtlich Menge und Beschaffenheit der Sekrete.

Alle 48 Std. erfolgt eine Inspektion der Eintrittsstellen aller Katheter und Drainagen und einmal pro Schicht werden alle Wundverbände kontrolliert und bei Verunreinigung gewechselt.

Die Flüssigkeitszufuhr erfolgt nach einem vom Nephrologen festgelegten Einfuhr-Ausfuhr-Regime. Stündlich ist die Ausfuhrmenge zu ermitteln und die Einfuhrmenge entsprechend anzupassen. Der Arzt ist über starke Schwankungen der stündlichen Urinportionen zu unterrichten und sofort zu informieren, wenn der Patient die von ihm bestimmte stündliche Mindesturinausscheidung unterschreitet.

Die Lagerung erfolgt abdomenentlastend und atemerleichternd. Eine Lagerung auf das Transplantat ist unbedingt zu vermeiden.

In den ersten postoperativen Tagen ist auf Grund von schmerzbedingter Immobilität mit einem erhöhten Dekubitusrisiko zu rechnen. Mind. 3–4-stündlich erfolgt ein Umlagern zur Entlasten der Druckpunkte. Beim vital bedrohten, instabilen Patienten ist die Lagerung auf eine Antidekubitusmatratze zu erwägen. Bei stabilen Patienten erfolgt nach ausreichender Analgesie eine frühzeitige Mobilisation.

Bei liegender Magensonde verabreichen Pflegende Immunsuppressiva von Anfang an oral. Kommt es postoperativ zu Übelkeit und Erbrechen, ist der Arzt darüber zu informieren und die Magensonde ist tief und offen zu platzieren. Der Applikationsweg oral verordneter Medikamente ist mit dem Arzt neu zu besprechen.

Der enterale Kostaufbau beginnt bei komplikationslosem Verlauf zügig nach Rücksprache mit dem Arzt und der Diätassistenz unter Einbeziehung persönlicher Wünsche des Patienten.

Immunsuppressiva

Immunsuppression ➤ 13.5.2

ZITIERTE UND VERWENDETE LITERATUR
1. Schäper, A.; Gehrer, B. (Hrsg.): Pflegeleitfaden Intensivpflege Pädiatrie. Elsevier Verlag, München, 1999.

Breuch, G. (Hrsg.): Fachpflege Dialyse, 4. A. Elsevier Verlag, München, 2008.

Marx, B. (Hrsg.): Klinikleitfaden Pädiatrische Intensivpflege. Elsevier Verlag, München, 1998.

Schärer, K.: Pädiatrische Nephrologie. Springer Verlag, Heidelberg, 2002.

KAPITEL 17
Pflege bei gastrointestinalen Erkrankungen

17.1 Angeborene Fehlbildungen
Anja Messall

17.1.1 Ösophagusatresie

DEFINITION
Ösophagusatresie: Angeborener Verschluss der Speiseröhre. Meistens mit Fistelgang vom unteren Blindsack zur Trachea.

Symptome
- mütterliches Hydramnion
- vermehrter Speichelfluss
- Husten und Niesen
- zunehmende Dyspnoe und Zyanose

Eine tracheoösophageale Fistel kann zur Blähung des Magens führen (Gefahr der Aspirationspneumonie bei Reflux von Magensekret durch erhöhten Magendruck).

Komplikationen
- Perforation des Blindsacks
- Anastomosenleck: Symptome sind Tachykardie, Fieber und erhöhte Sekretmenge; ggf. Re-Operation nötig
- gastroösophagealer Reflux
- Rezidiv der tracheoösophagealen Fistel
- Narbenstenose, die der Chirurg über den Rehbeinfaden bougiert oder pneumatisch dilatiert
- Pneumonie, Atelektasen; vermeidbar durch angemessene Physiotherapie
- Wundinfektion, Nachblutung
- Aspiration
- Tracheomalazie

Präoperative Pflege

Im Kreißsaal saugen die Mitglieder des Erstversorgungsteams den Nasenrachenraum des Neugeborenen gründlich ab, da es seinen Speichel nicht schlucken kann.

> Eine Sondierung des Magens ist bei Ösophagusatresie nicht möglich.

Das Monitoring umfasst eine kontinuierliche EKG-Ableitung und S_pO_2-Messung sowie eine intermittierende Kontrolle von RR, Atemfrequenz und -muster. S_pO_2-Schwankungen, PCO_2-Anstieg, Tachydyspnoe und Apnoe können eine Folge der gehäuft auftretenden Aspirationen sein.

Maskenbeatmung und Rachen-CPAP sind kontraindiziert, da das Risiko einer Magenüberblähung besteht. Pflegende lagern den Oberkörper des Kindes in Linksseiten- oder Bauchlage um 45° erhöht, um dem Reflux von Magensaft in die Trachea vorzubeugen.

Eine kontinuierliche Sekretabsaugung erfolgt mit einer großlumigen Schlürfsonde im oberen Blindsack. Die empfohlene Sogstärke liegt bei 30–35 cm H_2O. Die Sonde bleibt bis zur OP liegen. Sie wird über die Nase, bzw. wenn nicht zu vermeiden über den Mund vorsichtig bis zum Widerstand vorgeschoben, 0,5–1 cm zurückgezogen und fixiert. Liegt die Sonde oral kommt es zu einer erhöhten Speichelsekretion.

Eine ausreichende Kalorien- und Flüssigkeitszufuhr ist erforderlich, der Sekretverlust ist zu beachten.

Die Darmreinigung erfolgt durch Einläufe mit warmem NaCl 0,9 %.

Ist eine Beatmung erforderlich, kann über die tracheoösophageale Fistel eine Überblähung des Magens mit nachfolgender Aspiration entstehen. Meist deckt jedoch der Tubus die Fistel ab.

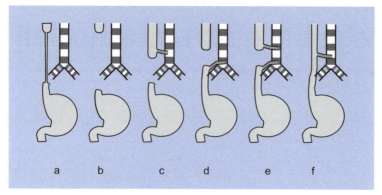

Abb. 17.1 Formen der Ösophagusatresie nach Vogt. [L106]
a) Anlage der Speiseröhre als solider Strang, Typ-I.
b) Kurzer oberer und unterer Blindsack mit großer Distanz ohne Fistel, Typ-II.
c) Trachealfistel zum oberen Blindsack, Typ-III-a.
d) Trachealfistel zum unteren Blindsack, Typ-III-b.
e) Trachealfistel zum oberen und unteren Blindsack, Typ-III-c.
f) H-Fistel.

Die Therapie besteht aus einer Primäranastomose der Ösophagusstümpfe und ggf. einem Fistelverschluss. Intraoperativ legt der Chirurg eine Magensonde zur Schienung der Anastomose, die bis zum Kontroll-Breischluck in situ verbleibt.

Besteht eine hohe Spannung an der Anastomose oder ist eine solche primär nicht möglich, legt der Chirurg ein Gastrostoma an.

Postoperative Pflege

Zur postoperativen Übernahme bereiten Pflegende eine offene Intensiveinheit und eine Thoraxsaugung vor. Sie behalten die Maßnahmen des präoperativen Monitorings bei und ergänzen sie ggf. durch eine arterielle und zentralvenöse Druckmessung.

Eine ausreichende Analgesie ist selbstverständlich.

Zum endotrachealen Absaugen führen Pflegende den Katheter lediglich bis zum Ende des Tubus ein, da die Manipulationen der Katheterspitze an der Wand der Trachea ein Fistelrezidiv verursachen können. Die Verwendung eines geschlossenen Absaugsystems ermöglicht die exakte Kontrolle der Absaugtiefe.

Das Absaugen des NRR erfolgt je nach Speichelsekretion. Auch hier gilt es, den Katheter nicht zu tief einzuführen, um eine Anastomosendehiszenz zu vermeiden.

Zur Beatmung wählt der Arzt einen möglichst geringen Inspirationsdruck und einen niedrigem PEEP sowie eine hohe Frequenz, um ein Fistelrezidiv zu vermeiden.

Eine frühzeitige Extubation ist anzustreben. Dazu erfolgt jedoch eine strenge Indikationsstellung, da ein erneutes Intubieren die Überstreckung des Kopfes erfordert und die Gefahr einer Anastomosendehiszenz besteht.

Steht die Anastomose unter hoher Spannung, lagern Pflegende den Kopf ausschließlich achsengerecht und nicht überstreckt. In diesen Fällen ist eine Daueranalgosedierung erforderlich.

Pflegende kennzeichnen die zur Schienung gelegte Magensonde deutlich und fixieren sie sicher. Nach einer versehentlichen Entfernung der Magensonde ist eine Neuanlage absolut kontraindiziert (cave: Perforationsgefahr).

Ab dem 2. postoperativen Tag beginnen Pflegende nach Rücksprache mit dem Arzt mit der Ernährung über die Magensonde oder das Gastrostoma.

> Während der Phase der enteralen Ernährung beobachten Pflegende das Kind engmaschig auf Zeichen eines Refluxes. Eine im Jejunum platzierte Ernährungssonde blockiert die Entleerung der Magensäure in den Darm. Der gastrale Reflux lässt sich mittels Kontrastmittel röntgenologisch darstellen bzw. ausschließen.

Der Arzt ordnet orale Ernährung erst an, nachdem die problemlose Magen-Darm-Passage röntgenologisch gesichert ist.

Bei zu erwartender Stenose des Ösophagus legt der Chirurg prophylaktisch ein Gastrostoma an. Es dient direkt postoperativ der Dekompression des Magens und später der enteralen Ernährung (➤ 10.2).

An die rechtsseitig liegende Pleuradrainage schließen Pflegende meist einen Sog von 5 cm H_2O an (Anordnung des Chirurgen beachten). Der Arzt zieht die Drainage nach dem Kontroll-Breischluck.

Pflegende verbinden die Operationswunde trocken und steril. Der erste Verbandswechsel erfolgt frühestens 24 Std. postoperativ.

17.1.2 Duodenal- und Dünndarmatresie

DEFINITION
Duodenal- und **Dünndarmatresie**: Hemmungsmissbildungen.

Bei der **Duodenalatresie** besteht entweder eine innere Membran bei erhaltener Darmwand oder ein Pankreas anulare, das das Duodenum ringförmig einengt. Der Verschluss kann ober- oder unterhalb der Papilla Vateri lokalisiert sein. Die Erkrankung ist häufig mit Begleitfehlbildungen oder Chromosomenanomalien verbunden, v.a. Trisomie 21 (Down Syndrom).

Die **Dünndarmatresie** bezeichnet einen angeborenen Verschluss des Darms. Sie entsteht meist durch schwere, intrauterin ablaufende Baucherkrankungen, z. B. Volvulus. Durch den erheblichen Kalibersprung zwischen dem stark dilatierten Blindsack vor der Atresie und dem aboralen Dünndarm verzichten Chirurgen häufig auf die Primäranastomose und legen stattdessen ein Stoma an oder raffen das dilatierte Segment. Extraintestinale Fehlbildungen sind selten.

Symptome

- Hydramnion, da das Kind intrauterin nicht genügend Fruchtwasser schlucken kann
- galliges Erbrechen innerhalb der ersten 24 Std. postpartal
- Mekoniumabgang bei hoher Lokalisation der Atresie vor der Papilla Vateri möglich
- Oberbauch aufgetrieben, Unterbauch dagegen kahnförmig eingefallen, da eine Belüftung des Darmes und dessen Entfaltung nicht möglich sind
- ggf. peristaltische Wellen im Oberbauch
- bei der Duodenalatresie: sonografisch und röntgenologisch darstellbares Doppelblasenphänomen (double bubble)

Im Kreißsaal legt das Erstversorgungsteam zur Aspirationsprophylaxe und zur Dekompression des Magens eine dicklumige Magenablaufsonde. Eine Maskenbeatmung ist zu vermeiden.

Die Therapie besteht aus einer operativen Korrektur, bei der der Chirurg die Atresie, Stenose oder Membran entfernt und eine End-zu-End-Anastomose oder ein doppelläufiges Enterostoma (Ileostoma) anlegt. Zur parenteralen Ernährung ist ein ZVK notwendig. Die Nachbeatmung ermöglicht eine ausreichende Analgosedierung.

Komplikationen

- Duodenalatresie: Aspirationspneumonie, hypochlorämische Alkalose
- Dünndarmatresie: Volvulus, Darmperforation, Ateminsuffizienz mit Zwerchfellhochstand, Aspirationspneumonie.

Präoperative Pflege

Die Pflegenden überwachen EKG und S_pO_2 kontinuierlich sowie intermittierend RR, Atemfrequenz und -muster. Durch Aspirationen können S_pO_2-Schwankungen, PCO_2-Anstiege, Apnoen, Bradykardien und Tachydyspnoen auftreten.

Aufgrund des reichlich abfließenden Magensekretes kann es zu Elektrolytverschiebungen kommen, die durch Substitution auszugleichen sind. Regelmäßige Blutgasanalysen ermöglichen die rechtzeitige Erkennung und Therapie von Veränderungen im Säure-Basen-Haushalt. Zu jeder Pflegerunde beurteilen Pflegende das Abdomen hinsichtlich Umfang, Bauchdeckenspannung, Perfusion, Venenzeichnung und Darmperistaltik. Gelegentlich sind bei der Dünndarmatresie die Darmschlingen als dicke Walzen durch die Bauchdecke sicht- und tastbar. Zur Darmentlastung verabreichen Pflegende Einläufe, z. B. mit NaCl 0,9 %.

Die Ernährung erfolgt vollständig parenteral. Pflegende bevorzugen die Seiten- oder Bauchlage bei erhöhtem Oberkörper. Sie beugen einer Magenüberblähung und Aspiration vor.

Postoperative Pflege

Nach der OP setzen Pflegende die präoperative Überwachung fort. Bei beatmeten oder respiratorisch instabilen Kindern legen sie zusätzlich eine transkutane Kombisonde zur pO_2- und pCO_2-Messung an. Die Beurteilung des Bauches zu den Pflegerunden führen sie ebenfalls fort. Kühle Extremitäten, weite Pupillen und Blutdruckanstieg können eine unzureichende Analgesierung anzeigen. Nach Arztanordnung verabreichen Pflegende eine angemessene Analgesie, deren Dosierung so gewählt ist, dass sie die Darmperistaltik so wenig wie möglich beeinträchtigt (> 22.4).

Der Arzt strebt eine frühzeitige Extubation an und verzichtet danach auf nasale CPAP-Beatmung, um eine flowbedingte Magen- und Darmüberblähung zu vermeiden.

> Postoperativ können schmerzbedingte Hypoventilation und Apnoe auftreten.

Zur Unterstützung der Atmung lagern Pflegende den Oberkörper des Kindes hoch. Sie winkeln seine Beine an, um die Bauchdeckenspannung zu reduzieren. Ein regelmäßiger, seitlicher Lagerungswechsel beugt Atelektasen vor und regt die Darmperistaltik an.

Die Magenablaufsonde verbleibt in situ, Pflegende überprüfen regelmäßig ihre Durchgängigkeit. Die enterale Ernährung erfolgt nach Rücksprache mit dem Arzt. Nach einer Primäranastomose bleibt das Kind mind. fünf Tage lang nüchtern. Hat der Chirurg ein Ileostoma angelegt, kann der Nahrungsaufbau meist am zweiten postoperativen Tag beginnen.

Die Kontrolle der Urinausscheidung erfolgt über einen Blasenkatheter. Pflegende kontrollieren die Drainagenverluste und bilanzieren sie. Hohe Flüssigkeitsmengen sind ggf. zu ersetzen.

Die Anregung der Darmperistaltik kann durch Einläufe nach ärztlicher Anordnung und Lagerungswechsel erfolgen. Zu jeder Pflegerunde überprüfen Pflegende die Darmgeräusche und achten auf Stuhlgang. Hat der Chirurg ein Ileostoma angelegt, führen Pflegende die entsprechenden Pflegemaßnahmen durch.

Der erste Verbandswechsel findet bei Bedarf, spätestens jedoch nach 24 Std. statt. Die Pflegenden beurteilen die Operationsnaht hinsichtlich Überwärmung, Rötung, Schwellung und Nachblutung, verbinden sie trocken und steril oder lassen reizlose Wunden offen.

Drainageneintrittsstellen und -fixierungen sind engmaschig zu kontrollieren.

17.1.3 Omphalozele und Gastroschisis

DEFINITION
Omphalozele: Bruch der Baucheingeweide in die Nabelschnurbasis. Der aus Amnionepithel und Peritoneum bestehende Bruchsack kann Leber- und Darmanteile enthalten (> Abb. 17.2). Die Erkrankung ist häufig mit anderen Fehlbildungen assoziiert.
Gastroschisis (*Paromphalozele*): Bauchwanddefekt, der meist rechts neben dem intakten Nabel liegt (> Abb. 17.3). Die nach außen prolabierten Organe wie Magen, Darm, Blase, Uterus oder Eileiter sind nicht von einer schützenden Membran bedeckt. Begleitfehlbildungen sind selten.

Erstversorgung im Kreißsaal
Wünschenswert ist die Entbindung per Sectio.
- **Reanimationseinheit vorbereiten**
  - auf optimale Wärmezufuhr achten
  - bereitlegen: sterile Plastiktüte, sterile Handschuhe, Magensonde
- **Kind versorgen**
  - sofort in Rechtsseitenlage bringen, um eine Vena-cava-Kompression mit folgendem Low Cardiac Output, zu vermeiden
  - über Gastroschisis oder Omphalozele, aufgrund der hohen Infektionsgefahr, sterile Plastiktüte stülpen und mit Fixomull® fixieren
  - Zug auf die Darmwurzel vermeiden (Durchblutungsstörungen und Einrisse möglich)

- Darmtorsion lösen (Ischämiegefahr)
- bei respiratorischer Insuffizienz: Magen absaugen und primäre Intubation
- keine Maskenbeatmung, um Magen-Darm-Trakt nicht zu überblähen → erschwert durch aufgeblähte Darmschlingen die OP
- großlumige Magensonde zur Dekompression und Aspirationsprophylaxe legen und offen lassen

Therapie

Die Therapie erfolgt durch eine OP. Kleine Defekte verschließt der Chirurg direkt, für große Defekte verwendet er Implantate, z. B. Goretex®-Patch oder eine Schusterplastik.

Intra- und postoperativ ist eine Messung des Bauchinnendrucks möglich. Bei einem Bauchinnendruck von ≥ 20 cm H_2O ist die Darmdurchblutung um 20–40 % vermindert, die Beatmungssituation gestaltet sich problematisch.

Um eine ausreichende Analgosedierung zu ermöglichen, ist eine Nachbeatmung indiziert. Eine Relaxierung dient der Entspannung der Bauchdecke.

Die Ernährung erfolgt parenteral über einen ZVK.

Komplikationen

- intrauterine Darmstrangulationen, Ischämie des Darms
- Torsion des Darms
- Darmpassagestörungen: Subileus, Ileus (v. a. bei Gastroschisis)
- Volvulus durch pathologischen Mesenterialansatz (v. a. bei Gastroschisis)
- Infektionen: Peritonitis, Abszess
- Nierenversagen durch Nierenvenenkompression
- Zwerchfellhochstand durch erhöhten intraabdominellen Drucks
- Hypoglykämien beim Exomphalo-Makroglossie-Gigantismus-Syndrom (EMG)

Präoperative Pflege

Die Überwachung der Kinder erfolgt mittels kontinuierlicher EKG-Ableitung und S_pO_2-Messung, sowie intermittierender Kontrolle von RR, Atemfrequenz und -muster. Kreislaufprobleme können aufgrund des hohen Wärme- und Flüssigkeitsverlustes über den Defekt auftreten.

Da die venösen Bauchgefäße komprimiert sein können, achten Pflegende auf die Durchblutung und den venösen Abfluss der unteren Extremitäten (Cava-Kompressions-Syndrom).

Die Pflegenden versorgen das Kind in einem Doppelwandinkubator oder besser einer offenen Intensivpflegeeinheit, legen es auf die rechte Seite und lagern seinen Oberkörper 30° hoch. Ggf. unterlagern sie den Bruchsack, um Zug an der Darmwurzel zu

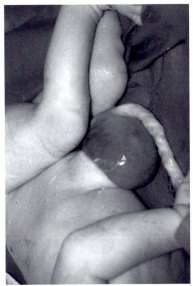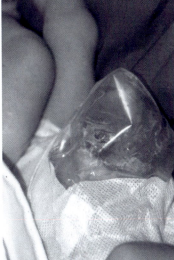

Abb. 17.2 Omphalozele (links) und Gastroschisis (rechts) [M285]

vermeiden. Zur Dekubitusprophylaxe (> 9.1) verwenden Pflegende eine Antidekubitusmatratze.

Zur exakten Flüssigkeitsbilanzierung empfiehlt sich die Anlage eines Blasendauerkatheters. Die Magenablaufsonde bleibt in situ. Pflegende beziehen das ablaufende Magensekret in die Bilanz ein und ersetzen es nach Arztanweisung. Zur Darmreinigung verabreichen sie wiederholt Einläufe mit NaCl 0,9 %.

Pflegende belassen die Tüte über dem Bruchsack und erneuern sie nur bei Bedarf (Infektionsprophylaxe). Die Wundabdeckung per Tüte ist vorteilhaft, da das transparente Material den Pflegenden eine uneingeschränkte Begutachtung des Darmes v. a. bezüglich Ischämiezeichen gestattet.

Postoperative Pflege

Pflegende ergänzen die präoperative Überwachung durch eine transkutane Kombisonde. Ggf. führen sie zusätzlich eine venöse, arterielle und intraabdominelle Druckmessung durch. Der hohe intraabdominelle Druck und der damit verbundene Zwerchfellhochstand können zu pulmonalen Beeinträchtigungen führen.

Eine ausreichende Analgosedierung ist wichtig, da Schmerzen u. a. den intraabdominellen Druck erhöhen. Pflegende beobachten das Abdomen regelmäßig hinsichtlich Bauchumfang, Perfusion, Venenzeichnung, Hautkolorit und Darmgeräusche.

Bei einer **Beatmung** mit hohem PEEP (>5 mbar) empfiehlt sich die Verwendung eines geschlossenen Absaugsystems. Wegen des erhöhten Bauchinnendrucks und der notwendigen Analgosedierung ist eine frühzeitige Extubation meist nicht möglich.

> Nach der Extubation verzichtet der Arzt auf die Anordnung einer nasalen CPAP-Beatmung, da sie den Magen durch den kontinuierlichen Flow überblähen kann.

Die Pflegenden lagern den kindlichen Oberkörper zur Atemunterstützung hoch und winkeln die Beine an, um die Bauchdeckenspannung zu reduzieren. Ein regelmäßiger seitlicher Lagerungswechsel unterstützt die Atelektasenprophylaxe.

Die Magensonde ist mind. 24 Std. (meist jedoch deutlich länger) tief und offen zu platzieren. Bei guter Darmperistaltik und nach dem ersten Absetzen von Stuhl beginnen Pflegende nach Arztanordnung die enterale **Ernährung** mit Nahrung. Verträgt das Kind die Flüssigkeit gut, beginnt der vorsichtige Nahrungsaufbau.

Nach Rücksprache mit dem Arzt regen Pflegende die Magen-Darm-Passage an, indem sie regelmäßige Seitenwechsel ausführen und Darmrohre legen oder Einläufe verabreichen. Pflegende überprüfen engmaschig die Urinausscheidung, da ein Rückgang der Urinmenge Hinweis auf eine verminderte Nierenperfusion sein kann.

Bei Direktverschluss des Defekts ist eine trockene, sterile Versorgung der Operationswunde mit einem leichten Stützverband, z. B. elastische Mullbinde, ausreichend. Bei größeren Defekten implantiert der Chirurg Materialien wie Dura, Goretex® oder ein Vicrylnetz. Die oberflächliche Dura nimmt nach einiger Zeit eine schwarze Färbung an und stößt sich ab, der Defekt granuliert und epithelisiert. Die tiefe Duraschicht wandelt sich in kollagenes Narbengewebe um.

Pflegende halten die sichtbare Dura mit warmem NaCl 0,9 % feucht. Sie verwenden keinesfalls Desinfektionsmittel, da die Wirkstoffe die Dura zerstören können.

Schusterplastik

Der Einsatz der **Schusterplastik** erfolgt vorwiegend bei größeren Defekten oder einem großen Anteil an außerhalb des Bauches liegenden Darms. Dabei näht der Chirurg einen sterilen Klarsichtbeutel mithilfe eines Rings an die Bauchwand und verschließt ihn steril. Der Beutel ist über dem Kind (das auf dem Rücken liegt) locker aufzuhängen. Durch die Schwerkraft und eine schrittweise Verkleinerung des Beutellumens sinken die Darmteile in das Abdomen und die Bauchwand kann geschlossen werden.

Pflegerische Besonderheiten

Aufgrund der erforderlichen Rückenlage des Kindes gestaltet sich die unerlässliche Dekubitusprophylaxe oft schwierig. Pflegende lagern das Kind auf einer kliniküblichen Antidekubitusmat-

17.1 Angeborene Fehlbildungen

Symptome

- postpartal verlängerter Ikterus mit Anstieg des direkten Bilirubins im Laufe der 2.–3. Lebenswoche
- acholischer Stuhl aufgrund der fehlenden oder verminderten Gallenfarbstoffe
- dunkelbrauner Urin aufgrund der Bilirubinausscheidung über die Niere
- Lebervergrößerung
- erhöhte Leberwerte

Therapie

Die Therapie bei intrahepatischen Gallengangsfehlbildungen erfolgt konservativ und symptomatisch. Die einzige operative Möglichkeit ist die Lebertransplantation (➤ 17.3.1). Extrahepatische Gallengangsfehlbildungen lassen sich ganz oder teilweise operativ korrigieren (Operation nach Kasai).

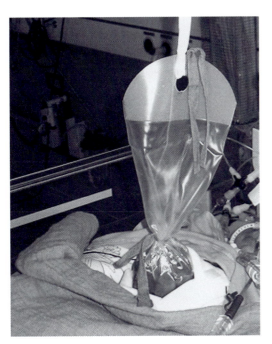

Abb. 17.3 Schusterplastik. [M285]

ratze. Zudem führen sie Mikrolagerungen durch, z. B. durch häufig wechselnde Unterlagerung der Matratze an verschiedenen Positionen → nicht erforderlich beim Einsatz einer Wechseldruckmatratze.

Ein Zug auf die Bauchwand des Kindes ist unter allen Umständen zu vermeiden.

Am Nahtrand tritt häufig eine seröse Exsudation auf, die mit locker aufgelegten, sterilen Kompressen aufgenommen wird.

Die Darmanteile werden zu jeder Pflegerunde hinsichtlich der Perfusion überwacht.

17.1.4 Gallengangsfehlbildungen

DEFINITION

Gallengangsfehlbildungen: Angeborene Dysplasien der intra- oder extrahepatischen Gallengänge.
- **intrahepatisch**: Gallengangshypoplasie, arterio-hepatische Dysplasie, segmentale oder diffuse Gallengangsdysplasie.
- **extrahepatisch**: Gallengangsatresie, Gallengangsstenose, Choledochuszyste.

Pflegerische Besonderheiten

Die Überwachung erfolgt mit EKG, S_pO_2-Messung, RR-Kontrollen und 3–4-stündlicher Temperaturkontrolle. Bei stark beeinträchtigter Leberfunktion ist die Blutungsneigung der Kinder stark erhöht. Tachykardie, Blutdruckabfall und Blässe können Hinweis auf eine akute Blutung sein. Zu jeder Pflegerunde inspizieren Pflegende sämtliche Kathetereintrittsstellen, OP-Wunden sowie die Mundschleimhaut hinsichtlich frischer Blutungen. Sie achten auch auf Blutbeimengungen im Urin, Magensekret und Stuhl. Einmal pro Schicht messen Pflegende den Bauchumfang und überprüfen das Abdomen auf Bauchdeckenspannung, Venenzeichnung, Perfusion und Schmerzempfindlichkeit.

Da die stark vergrößerte Leber oder später der Aszites meist unangenehm und schmerzhaft sind, lagern Pflegende die Kinder auf dem Rücken oder seitlich mit angewinkelten Knien, um die Bauchdeckenspannung zu reduzieren.

Die orale Ernährung erfolgt mit MCT-Nahrung.

Für die Pflege der meist sehr trockenen Haut eignen sich Wasser-in-Öl-Lotionen und rückfettende Waschzusätze.

17.2 Erkrankungen beim Früh- und Neugeborenen
Anja Messall

17.2.1 Hypoglykämie des Neugeborenen

DEFINITION
Hypoglykämie des Neugeborenen: Nüchternblutzucker < 45 mg %.

Ursachen
- Unreife der endokrinen Organe beim Früh- und Neugeborenen
- diabetische Mutter
- angeborene Stoffwechseldefekte (z. B. Fettabbaustörung)
- mangelhafte Zufuhr von Nahrung oder Infusionslösung
- Nesidioblastose

Symptome, Diagnose und Therapie
- schrilles Schreien
- Zittern, Krämpfe
- Apathie, Zyanose, blasse Haut
- Apnoe, Tachypnoe, Hypotonie, Hypothermie

Meist verläuft die Hypoglykämie in diesem Alter jedoch symptomlos.

Die Diagnose erfolgt zunächst mit Hilfe eines Blutzuckerstix und dann genauer über die Laborkontrolle in Form eines Blutzucker-Tagesprofils.

Pflegende verabreichen nach Arztanordnung Glukose als Bolus oder kontinuierlich intravenös.

Pflegerische Besonderheiten
Es erfolgt das Standardmonitoring bestehend aus Herzfrequenz, Blutdruck, Atmung und Körpertemperatur. Am Anfang sind tägliche Gewichtskontrollen indiziert.

Der Arzt legt die Häufigkeit der engmaschigen Nüchternblutzuckerkontrolle detailliert fest.

Pflegende verabreichen den Kindern die Nahrung über den Tag verteilt in acht bis zwölf Portionen. Trinkschwachen Kindern legen sie eine Magensonde. Je nach Blutzuckerwerten fügen sie der Milch Maltodextrin bei, da der darin enthaltene längerkettige Zucker den Blutzuckerwert langsamer ansteigen und sinken lässt. Gestillte Säuglinge können das Maltodextrin auch vor ihrer Frauenmilchmahlzeit erhalten.

17.2.2 Nekrotisierende Enterokolitis

DEFINITION
Nekrotisierende Enterokolitis (*Enterocolitis necroticans neonatorum, NEC*): Vor allem auf Intensivstationen beobachtete Enterokolitis, die meist Frühgeborene, selten auch Neugeborene betrifft. Vor der Ausbildung der physiologischen Flora siedeln sich fakultativ pathogene Keime im Darm an, deren Toxine die Mukosa zerstören.

Risikofaktoren
- hyperosmolare Nahrung und Medikamente
- persistierender Ductus arteriosus Botalli
- Hypotension, Hypoxie, Azidose
- Nabelgefäßkatheter

Symptome
- zu Beginn: unspezifische Störungen des Allgemeinzustands, z. B. zentrale und periphere Temperaturschwankungen, gehäuft auftretende Apnoeanfälle, Bradykardien, zunehmende pulmonale Verschlechterung
- abdominelle Veränderungen (können sehr vielseitig und unterschiedlich ausgeprägt sein):
  - Zunahme der im Magen verbleibenden Nahrungsreste
  - gallig verändertes Magensekret durch den Rückstau
  - ggf. Erbrechen
- Abdomen: glänzend, gespannt, rötlich-livide verfärbt, stärker vaskularisiert
- tastbare Darmsteifungen
- verstärkte Berührungsempfindlichkeit
- vermehrte Flatulenz
- schleimig-blutige Stühle
- blassgrau marmoriertes Hautkolorit

Therapie

Sobald der Verdacht auf eine NEC besteht, setzt der Arzt die orale bzw. enterale Nahrung ab und ordnet eine parenterale Ernährung an. Soweit nicht vorhanden, legen Pflegende dem Kind eine dicklumige Magensonde, die tief und offen hängt, um den Magen zu dekomprimieren und eine Aspiration zu verhindern. Das Kind erhält Antibiotika. Kommt es aufgrund des schlechten Allgemeinzustands zu einer Dekompensation von Atmung und Kreislauf, erfolgt die Intubation und Beatmung sowie eine Stabilisierung des Kreislaufs.

Falls sich unter der konservativen Therapie nicht innerhalb weniger Tage Heilung einstellt oder der Zustand verschlechtert, zieht der Arzt einen Chirurgen hinzu. In der Regel legt er ein Enterostoma an. Um ein Kurzdarmsyndrom zu vermeiden, erfolgt meist nur eine Resektion der gangränösen Darmabschnitte und nach wenigen Tagen eine Second-Look-Operation zur evtl. Nachresektion. Lässt sich das Kurzdarmsyndrom nicht vermeiden, ist der orale Nahrungsaufbau erheblich erschwert und das Kind in seiner Entwicklung beeinträchtigt.

Komplikationen

- Stenosen, Strikturen
- Kurzdarmsyndrom
- Perforation des Darms, Peritonitis
- Bauchwandphlegmone
- Sepsis, Schock, DIC

Pflegerische Besonderheiten

Wegen der progredienten Kreislaufinsuffizienz überwachen Pflegende EKG, S_pO_2 und möglichst den invasiv gemessenen Blutdruck kontinuierlich. Atemmuster und -frequenz sowie die Temperatur sind engmaschig intermittierend zu überwachen. Zum zusätzlichen Monitoring der Atmung oder Beatmung verwenden sie transkutane pO_2- und pCO_2-Sonden.

VORSICHT
Die Temperaturmessung erfolgt keinesfalls rektal, da alle rektalen Manipulationen streng kontraindiziert sind.

Bei der Trachealtoilette beatmeter Kinder beachten die Pflegenden die verminderte Belastbarkeit.

Die Lagerung des Kindes erfolgt in Oberkörperhochlage mit angewinkelten Beinen. So erzielen Pflegende eine Entlastung der Bauchdecke und eine verbesserte Zwerchfellbeweglichkeit. Je nach Zustand des Kindes lagern sie es regelmäßig seitlich um.

Nach Abklingen der Symptome erfolgt ein extrem vorsichtiger Nahrungsaufbau mit hypoosmolarer Nahrung, z. B. Alfaré®.

LITERATUR
Marx, B. (Hrsg.): Klinikleitfaden Pädiatrische Intensivpflege. Elsevier Verlag, München, 1998.
Schäper, A.; Gehrer, B. (Hrsg.): Pflegeleitfaden Intensivpflege Pädiatrie. Elsevier Verlag, München, 1999.

17.3 Weitere gastrointestinale Erkrankungen
Ulrike Stein

17.3.1 Lebererkrankungen

Leberzirrhose

DEFINITION
Leberzirrhose: Umbauprozess der Leber, bei dem Zelluntergang, Reaktion auf den Zelluntergang und Regeneration parallel ablaufen und zum Umbau der gesamten Leberarchitektur führen.

Während dieses Prozesses kommt es zur Komprimierung und Verdrängung von Blutgefäßen und Gallengängen.

Praktisch alle progressiven Lebererkrankungen münden letztlich in eine Zirrhose.

Ursachen
- Gallengangsmalformationen (Gallengangsatresie, Choledochuszyste)
- Erkrankungen infektiöser Ursache (Hepatitiden, HSV-Infektion, CMV-Infektion, neonatale Sepsis)

- Stoffwechselerkrankungen (zystische Fibrose, Morbus Wilson, Glycogenspeichererkrankungen, Galaktosämie, Hämochromatose)
- Erkrankungen toxischer Ursache (Pilzvergiftungen, parenterale Ernährung, Malnutrition, hepatotoxische Medikamente)
- Autoimmunerkrankungen
- vaskuläre Erkrankungen

Symptome
- Müdigkeit, Schwäche
- Appetitlosigkeit, Übelkeit, Erbrechen
- Gewichtsverlust
- Ikterus und Juckreiz
- Hepatosplenomegalie
- Caput medusae (verstärkte Venenzeichnung der Bauchwand)

Komplikationen
- Gerinnungsstörungen, disseminierte intravasale Gerinnung (DIC)
- Aszites, Ödeme
- portale Hypertension, Ösophagusvarizen
- hepatische Enzephalopathie
- bakterielle Infektionen infolge Immunschwäche
- hepato-renales und -pulmonales Syndrom

Überwachung und Dokumentation
- EKG- und Blutdruck, S_pO_2
- Atmung, Körpertemperatur und Bewusstseinslage unter Dokumentation der Glasgow Coma Scale (GCS ➤ Tab. 6.1)
- Pupillenkontrolle

Spezielle Pflege
Da die Leber Gerinnungsfaktoren und -inhibitoren synthetisiert, kommt es bei einer Funktionseinschränkung häufig zu Gerinnungsstörungen. Deshalb ist die Beobachtung des Kindes hinsichtlich Blutungszeichen oder der Zunahme bereits vorhandener Blutungen sofort an den Arzt weiter zu geben.

In Absprache mit den behandelnden Ärzten und der Diätassistenz erhält der Patient eine auf seine persönlichen Bedürfnisse und seine Grunderkrankung abgestimmte Ernährung.

Bei Schmerzen lagern Pflegende das Kind entlastend und verabreichen Analgetika nach ärztlicher Verordnung.

Wegen der reduzierten Immunabwehr der Patienten mit Leberzirrhose achten Pflegende sowie alle anderen beteiligten Berufsgruppen streng auf die Einhaltung aller Hygienerichtlinien, um den Patienten vor nosokomialen Infektionen zu schützen.

Portale Hypertension und Ösophagusvarizen

Durch einen vermehrten Pfortaderblutfluss und den daraus resultierenden erhöhten Gefäßwiderstand kommt es zu Erhöhung des Drucks im Pfortadersystem.

Als Folge entstehen durch die Ausbildung von Kollateralgefäßen zwischen Pfortader- und Systemkreislauf Ösophagus-, seltener Magen- und rektale Varizen.

Ösophagusvarizenblutungen entstehen durch Perforation der Gefäßwand.

Sie stellen eine akute vitale Bedrohung dar und sind die häufigste Ursache für Morbidität und Letalität bei Kindern mit einer chronischen Lebererkrankung.

Ursachen
- prähepatisch: Pfortaderthrombose, Nabelvenenkatheter, thrombophile Grunderkrankung, arterioportaler Shunt (selten)
- intrahepatisch: chronische Lebererkrankungen, Leberzirrhose
- posthepathisch: Budd-Chiari-Syndrom, Pericarditis constrictiva (selten)

Symptome
- Bluterbrechen
- Teerstuhl; bei schneller Darmpassage blutiger Stuhl

Komplikation
- Aspiration
- DIC
- hypovolämischer Schock

17.3 Weitere gastrointestinale Erkrankungen

Überwachung und Dokumentation
- EKG- und Blutdruck, S_pO_2
- Atmung, Körpertemperatur und Bewusstseinslage unter Dokumentation der Glasgow Coma Scale (GCS)
- Pupillenkontrolle
- Urinausscheidung und evtl. Blutverluste

Spezielle Pflege
Parallel zur Kreislaufstabilisierung führt der Arzt eine endoskopische Sklerosierung durch.

Ist eine rasche endoskopische Blutstillung nicht möglich, kann die mechanische Kompression des blutenden Gefäßes mittels Sengstaken-Blakemore-Sonde erfolgen.

Die Sonde hat 3 Lumina (Magenballon, Ösophagusballon, Zugang als Magensonde zum Drainieren des Magens).

Nach Anlegen der Sonde durch den Arzt blocken Pflegende den Magenballon je nach Größe des Kindes mit bis zu 150 ml Luft und fixieren so die Sonde. Anschließend muss der Magen blutleer gespült werden, da die Gefahr der Tamponade durch große Mengen koagulierten Blutes besteht.

Die Blockung des Ösophagusballons erfolgt unter ständiger Manometerkontrolle. Der Druck sollte max. 45 mmHg betragen, um eine unnötig hohe Gewebekompression zu vermeiden.

Der optimale Ballondruck, vom Arzt festgelegt, ist von den Pflegenden mind. alle 15 Min. mittels Manometer zu überprüfen und gegebenenfalls zu korrigieren. Die Dokumentation dieser Maßnahmen erfolgt lückenlos und zeitnah.

Bei sistierender Blutung ist eine 6-stündliche Entblockung des Ösophagusballons für ca. 5 Min. zu empfehlen.

Da dem Kind das Schlucken nicht möglich ist, unterstützen Pflegende es bei der Entfernung von Sekret und Speichel aus Mund und Nase.

Nach 24 Std. erfolgt bei weiterhin sistierender Blutung das Entblocken des Ösophagusballons. Danach bleibt die Sonde für weitere 24 Stunden liegen. Im Anschluss erfolgt die vorsichtige Entfernung der Sonde.

VORSICHT
Sehr häufig treten durch das Entfernen der Sonde erneut Blutungen auf.

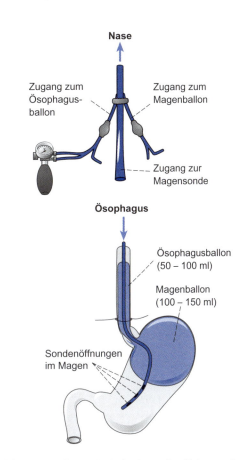

Abb. 17.4 Funktionsprinzip der Sengstaken-Blakemore-Sonde. Über die Zugänge zum Ösophagus- und Magenballon werden diese bis zu einem Volumen bis 150 ml bzw. 250 ml aufgefüllt. Über die Zugänge zu Ösophagus und Magen fließen Blut und Sekret ab. [L126]

Komplikationen einer Sengstaken-Blakemore-Sonde
- Druckulzera am Naseneingang
- Ösophagusulzera, Ösophagusruptur, Ösophagitis
- Sekretaspiration
- laryngeale Obstruktion mit Ateminsuffizienz bei Dislokation der Sonde

Lebertransplantation

Die **Lebertransplantation** ist eine weit verbreitete kurative Therapie bei akutem und chronischem Leberversagen.

Stetig verbessern sich die Transplantationsergebnisse in Hinblick auf Überleben und auf die Lebensqualität. Dazu tragen chirurgische Techniken, verbesserte immunsuppressive Therapie und größere Erfahrungen der betreuenden Teams bei.

Bei Kindern hat sich die Lebersegmenttransplantation durchgesetzt. Diese Transplantationstechnik eröffnet die Möglichkeit zur Lebendspende (in der Regel von einem Elternteil).

Vorteile einer Lebendspende sind die im Bedarfsfall schnelle Verfügbarkeit des Transplantates, die optimale Planbarkeit des operativen Eingriffs und die deutlich reduzierten Risiken transportbedingter Gewebeschäden des Spenderorgans. Ein Nachteil ist die Operation des Spenders mit all ihren Operationsrisiken.

Indikationen
- Gallengangsatresie, biliäre Zirrhose nach erfolgter Kasai-Operation (Hepatoporto-Enterostomie)
- intrahepatische Cholestase bei familiären Cholestasesyndromen
- Allagille-Syndrom
- neonatale Hepatitis
- akutes Leberversagen
- metabolische Erkrankungen, z. B. Morbus Wilson, Tyrosinämie, Harnstoffwechselstörungen wie Ornithin-Transcarbamylase/OTC-Defekt

Kontraindikationen
- unkontrollierte systemische Infektionen (Sepsis)
- metastasierendes hepatozelluläres Karzinom
- extrahepatische Malignomerkrankungen mit weniger als 2 Jahren Rezidivfreiheit nach abgeschlossener kurativer Behandlung

Auch schwerwiegende Begleiterkrankungen, z. B. pulmonale Hypertonie, Herzerkrankungen, Alkohol- und Drogenabusus oder schwere neurologische Erkrankungen, können in hohem Maße operationsrisikorelevant und somit zur Kontraindikation werden.

Überwachung und Dokumentation
kontinuierlich:
- EKG
- Atmung
- S_pO_2
- $EtCO_2$
- ZVD
- invasiver Blutdruck

- Temperatur
- intermittierend:
- Urinausscheidung
- Drainagenverluste
- Bewusstseinslage mittels Pupillenkontrolle und GCS

Komplikationen
- primäres Transplantatversagen
- primäre Nahtinsuffizienz oder Stenose im Bereich der anastomosierten Blutgefäße oder Gallengänge
- Thrombose der Leberarterie
- Erhöhtes Infektionsrisiko auf Grund der Immunsuppression
- chronische Abstoßung mit daraus resultierendem Transplantatversagen
- unerwünschte Wirkungen der Immunsuppressiva

Spezielle Pflege
Besonders in der frühen postoperativen Phase achten Pflegende engmaschig auf Zeichen einer Nachblutung.

Stündlich überprüfen und dokumentieren sie alle Drainagen hinsichtlich Sekretmenge und -beschaffenheit. Dabei ist zu bedenken, dass besonders Kinder nach Lebertransplantation verstärkt zu Blutungen aus den interkostalen Gefäßen neigen.

Eine frühzeitige enterale Ernährung ist anzustreben. Dafür erfolgt die Erstellung eines Ernährungsplans in Absprache mit dem Kind, dem Arzt und der Diätassistenz unter besonderer Berücksichtigung der Immundefizienz.

Nach erfolgreicher Extubation lagern Pflegende das Kind atemunterstützend und führen nach ärztlicher Verordnung eine adäquate Schmerztherapie durch.

Die **Verabreichung der Immunsuppressiva** (➤ 13.5.2) erfolgt pünktlich nach ärztlicher Anordnung.

Auf Grund der medikamentenbedingten Immundefizienz erfordert die Versorgung lebertransplantierter Kinder besondere hygienische Standards:
- Die Unterbringung erfolgt in einem Einzelbehandlungszimmer unter Umkehrisolation.
- Während der Patientenversorgung tragen alle Mitarbeiter im Patientenzimmer Mundschutz, Handschuhe, Schutzkittel und Haube zum Zweck

der Schutzisolierung bis zum 28. Tag postoperativ.
- Die Verbandswechsel erfolgen einmal täglich unter aseptischen Bedingungen. Sollten Blutungen auftreten, erneuern Pflegende die Verbände umgehend.

Unmittelbar nach der Extubation beginnt das Kind unter Anleitung des Pflegepersonals mit einem altersgerechten Atemtraining, um das Risiko pulmonaler Infektionen zu verringern. Eine frühzeitige Mobilisation dient der Dekubitus- und Thromboseprophylaxe.

Nach der Lebertransplantation kann der Patient eine leichte Form eines akuten organischen Psychosyndroms (Durchgangssyndrom, Funktionspsychose) entwickeln. Hierbei können eine Reihe unspezifischer psychischer Störungen zeitlich begrenzt auftreten. Sie bilden sich in der Regel innerhalb von Stunden bis Tagen zurück.

Zu den Symptomen gehören:
- ängstliche oder depressive Verstimmung
- Antriebsstörung
- Schlafstörung
- große innere oder körperliche Unruhe
- Gedächtnisschwäche

Patienten mit diesen Störungen bedürfen besonderer Beobachtung und Zuwendung.

17.3.2 Akutes Abdomen

DEFINITION
Akutes Abdomen: Sammelbezeichnung für akut einsetzende, schwere abdominelle Symptome, die eine rasche Diagnostik und häufig eine notfallmäßige chirurgische Intervention erforderlich machen.

Die Leitsymptome des **akuten Abdomens** sind abdominelle Schmerzen, Übelkeit, Erbrechen und erhöhte Bauchdeckenspannung. Beim Neugeborenen und bei Säuglingen zeigt sich das Abdomen häufig aufgetrieben und gerötet. Diese Symptome können von Fieber, Blässe und Bewusstseinsstörungen begleitet sein.

Häufige Ursachen im Kindesalter sind Appendizitis, Peritonitis und Ileus.

Ileus

DEFINITION
Ileus: Unterbrechung der Darmpassage infolge einer mechanischen Verengung des Darmlumens (mechanischer Ileus) oder einer Darmlähmung (paralytischer Ileus).

Ursachen
mechanischer Ileus:
- Obstruktion durch z. B. angeborene Stenose oder Atresie, Fremdkörper wie Mekoniumpfropf und Gallensteine, Tumoren, Strikturen
- Strangulation durch z. B. Verwachsungen, Volvulus, Invagination

paralytischer Ileus:
- Eingestellte Darmperistaltik auf Grund einer Erkrankung, z. B. Peritonitis, Pankreatitis, nach operativen Eingriffen oder durch eine Opiattherapie

Symptome
- Übelkeit, Erbrechen
- kein Stuhlgang
- bei schweren Verläufen Stauung des Dünndarminhalts in den Magen (Miserere) bis hin zum kotigen Erbrechen
- aufgetriebenes Abdomen, Meteorismus, Abwehrspannung der Bauchdecke
- Volumenmangel
- starke Schmerzen bei mechanischem Ileus
- fehlende Darmgeräusche und weniger starke Schmerzen beim paralytischen Ileus

Komplikationen
- Darmperforation
- Durchwanderungsperitonitis
- hypovolämischer Schock

Überwachung und Dokumentation
- EKG- und Blutdruck, S_pO_2
- Atmung, Körpertemperatur und Bewusstseinslage unter Dokumentation der Glasgow Coma Scale (GCS)
- Pupillenkontrolle
- Urinausscheidung

Spezielle Pflege

Pflegende veranlassen für das Kind sofort eine strikte Nahrungskarenz. Zur Entlastung des Magen-Darm-Trakts wird eine großlumige Magenablaufsonde zur Drainage des Magensekretes gelegt.

Unstillbare Übelkeit und Erbrechen können nach ärztlicher Verordnung mit antiemetischen Medikamenten behandelt werden.

Eine medikamentöse Schmerztherapie ist besonders sorgfältig abzuwägen, da Analgetika die Symptome der Erkrankung verschleiern und somit ein frühzeitiges Erkennen einer Verschlechterung verhindern können.

Mechanischer Ileus

Ein **mechanischer Ileus** erfordert in der Regel eine frühzeitige Laparotomie zur Beseitigung des mechanischen Hindernisses. Eine Invagination als Ursache kann erfolgreich konservativ mit Hilfe eines sonographiegesteuerten Einlaufs behandelt werden.

Paralytischer Ileus

Zur Stimulation der Darmmotorik und möglichst raschen Darmentleerung beim paralytischen **Ileus** verabreichen Pflegende Klysmata oder Hebe-Senk-Einläufe.

Diese Maßnahmen stellen einen schwerwiegenden Eingriff in die Intimsphäre dar und müssen daher unter Wahrung der persönlichen Würde erfolgen. Eine ausführliche Aufklärung des Kindes im Vorfeld ist obligat.

Eine medikamentöse Anregung der Darmmotorik ist ärztlich zu verordnen.

Je nach Schmerztoleranz des Patienten kann eine Bauchmassage erfolgen. Auch häufiges Umlagern des Patienten wirkt sich günstig auf die Anregung der Darmperistaltik aus und kann schmerzlindernd sein.

Auch postoperativ gelten die oben genannten pflegerischen Besonderheiten. Pflegende berücksichtigen bei ihren Maßnahmen, dass das Abdomen trotz Entlastung häufig noch gespannt und berührungsempfindlich ist.

Peritonitis

DEFINITION

Peritonitis: Entzündung des Peritoneums infolge infektiöser Prozesse (eitrige Peritonitis) oder organischer Substanzen (nicht-eitrige Peritonitis).

Ursachen

primäre Ursachen:
- Leberzirrhose
- nephrotisches Syndrom
- Peritonealdialyse
- peritoneale Metastasen
- hämatogen bakteriell

sekundäre Ursachen:
- Darmperforation
- Appendixperforation
- Ulkusperforation
- abdominelles Trauma
- iatrogene Perforation bei PEG, Polypenentfernung
- Infektion eines VP-Shunts

Symptome

- akutes Abdomen (> oben)
- Fieber
- Tachypnoe
- abwehrgespanntes, druckdolentes Abdomen
- wenige bis fehlende Darmgeräusche
- Übelkeit, Erbrechen
- Facies abdominalis: tiefliegende halonierte Augen, spitze Nase

Komplikationen

- paralytischer Ileus
- septischer Schock
- Abszess
- im Verlauf Briden, mechanischer Ileus

Überwachung und Dokumentation

- EKG- und Blutdruckmonitoring, S_pO_2
- Atmung, Körpertemperatur und Bewusstseinslage unter Dokumentation der Glasgow Coma Scale (GCS)
- Pupillenkontrolle
- Urinausscheidung

Spezielle Pflege

Bei Peritonitis ist eine Peritonealdialyse umgehend auszusetzen und auf eine Hämodialyse auszuweichen.

Pflegende verabreichen nach ärztlicher Verordnung eine adäquate Schmerzmedikation.

Weitere pflegerische Besonderheiten bei einer Peritonitis unterscheiden sich nicht von denen bei akutem Abdomen durch Ileus (➤ oben).

17.3.3 Diabetisches Koma

DEFINITION
Diabetisches Koma: Stoffwechselentgleisung mit Störung des Bewusstseins durch die Folgen eines relativen oder absoluten Insulinmangels.

Beim relativen Insulinmangel kann die Insulinsekretion verzögert oder eingeschränkt sein. Die Insulinempfindlichkeit des Gewebes ist vermindert.

Ein absoluter Insulinmangel entsteht durch die Zerstörung der insulinproduzierenden Inselzellen des Pankreas. Auslösende Faktoren sind Autoantikörper, genetische Disposition, virale Infektionen und Umwelteinflüsse.

Ketoazidotisches Koma

DEFINITION
Ketoazidotisches Koma: Insulinmangel führt zu metabolischer Azidose und Anhäufung von Ketonkörpern, die durch eine gesteigerte Lipolyse verursacht sind.

Ein **ketoazidotisches Koma** kommt bei Typ-I-Diabetes vor.

Ursachen

- Erstmanifestation des Diabetes mellitus Typ-I
- Insulinunterdosierung, erhöhter Insulinbedarf bei Infekten oder nach Operationen
- Diätfehler

Symptome
- Azetongeruch in der Ausatemluft
- tiefe Azidoseatmung (Kussmaul-Atmung)
- Dehydratation
- Somnolenz, Koma
- Polyurie
- Übelkeit, Erbrechen, Gewichtsverlust
- Schläfrigkeit, Muskelschwäche
- Pseudoperitonitis diabetica

Komplikationen
- hypovolämischer Schock
- Hirnödem durch rasche Rehydratation bei hyperosmolarer Dehydratation. Dies ist besonders zu Beginn der Insulintherapie in der ersten Phase der Behandlung durch engmaschige Kontrollen der Vigilanz zu beachten. Als hinweisende Symptome treten Kopfschmerzen, Eintrübung bis zum Koma sowie Störung der Pupillenreaktion auf.
- Herzrhythmusstörungen als Folge einer Elektrolytentgleisung (Hyper-/Hypokaliämie, Hypo-/Hypernatriämie)
- Lungenödem, myokardiale Insuffizienz

Überwachung und Dokumentation
- EKG- und Blutdruck, S_pO_2
- Körpertemperatur, Bewusstseinslage unter Dokumentation der Glasgow Coma Scale (GCS)
- Pupillenkontrolle
- Urinausscheidung und Bilanzierung
- BZ (engmaschig) nach ärztlicher Anordnung
- Atemtiefe und -frequenz, Atemgeruch (Azeton)

Pflegerische Besonderheiten
Die Therapie zum Ausgleich der Stoffwechsellage erfolgt nach ärztlicher Anweisung.

Abweichungen der Blutzuckermesswerte von vorher festgelegten Grenzen und Vigilanzschwankungen sind dem Arzt unverzüglich mitzuteilen.

Bei Bewusstlosigkeit und erloschenen Schutzreflexen, z. B. Schluckreflex oder Lidschlussreflex, übernehmen Pflegende das Absaugen von Speichel und bringen bei inkomplettem Lidschluss Augensalbe ein.

Die Pflegenden lagern das Kind atemerleichternd und reduziert bei abdominellen Schmerzen die Bauchdeckenspannung mit Hilfe einer Knierolle.

Die Ernährung und Flüssigkeitssubstitution sowie die Insulinzufuhr erfolgt ausschließlich parenteral.

Zur Entlastung des Magendarmtrakts oder bei abdominellen Symptomen erfolgt die Anlage einer Magenablaufsonde.

LITERATUR

1. Brömme, W.; Lietz, R.; Bennek, J. (Hrsg.): Handbuch der Kinderintensivmedizin. Georg Thieme Verlag, Stuttgart, 2003.
2. Knipfer, E.; Kochs, E. (Hrsg): Klinikleitfaden Intensivpflege, 4.A. Elsevier Verlag, München, 2008.
3. Kühl, P. et al. (Hrsg.): Klinikleitfaden Kinderkrankenpflege. Elsevier Verlag, München, 2003.
4. Larsen, R. (Hrsg): Anästhesie und Intensivmedizin für die Fachpflege. Springer Verlag, Heidelberg, 2007.
5. Latasch, L.; Knipfer, E.: Anästhesie, Intensivmedizin, Intensivpflege. Elsevier Verlag, München, 2004.
6. Rodeck, B.; Zimmer, K. P.: Pädiatrische Gastroenterologie, Hepatologie und Ernährung, Springer Verlag, Heidelberg, 2008.

KAPITEL 18
Pflege bei hämatologischen Erkrankungen und systemischen Infektionen

18.1 Erkrankungen beim Früh- und Neugeborenen
Katja von Maydell

18.1.1 Hyperbilirubinämie

In den ersten 5–7 Lebenstagen zeigen fast alle Neugeborenen einen physiologischen Ikterus. Bei unkomplizierten Fällen (z. B. Gestationsalter ≥ 38+0 Wochen, kein Hämolysehinweis) beträgt ab einem Lebensalter von 72 Std. die Phototherapiegrenze 20 mg/dl (340 µM).

Bei Neugeborenen mit einem Gestationsalter < 38 Wochen wird für die Berechnung der Phototherapiegrenze (mg/dl) vom aktuellen Gestationsalter (in Wochen) der Wert 20 abgezogen.

Bei einem positiven Coombs-Test sinkt die Grenze zusätzlich um 2 mg/dl.

Um der Dynamik des Anstiegs Rechnung zu tragen, wird vor einem Alter von 72 Std. eine weitere Abenkung der Phototherapiegrenze um 2 mg/dl (35 µM) pro Tag empfohlen. [1]

Ursachen
- Sepsis (Bilirubinanstieg durch Hämolyse)
- Unreife
- Hypoxie
- Vermehrter Erythrozytenabbau wegen verkürzter Lebensdauer des HbF
- Geburtstraumatische Hämatome
- Morbus hämolyticus neonatorum
- Niedrige Serumeiweißkonzentration
- Verminderte Aktivität der Glukoronyltransferase durch Unreife der Leber, dies führt zu einer eingeschränkten Bilirubinkonjugierung
- Verminderte Darmpassage durch Fehlbildungen
- Medikamentenwirkung (z. B. Koffein, Chloramphenicol)
- Galaktosämie, Hypothyreose

Symptome
- Ikterus
- Nahrungsverweigerung oder Trinkschwäche
- Apnoen
- Übererregbarkeit oder Somnolenz
- Schrilles Schreien
- Hypertonus
- Krampfanfälle, schwere Muskelrigidität, Opisthotonus.

Phototherapie

Die Entscheidung über die Notwendigkeit einer **Phototherapie** zur Bilirubineliminierung trifft der Arzt. Die Infusion von Humanalbumin kann zu einer verbesserten Bilirubinbindung beitragen.

Durchführung

Bei der Phototherapie finden spezielle blaue Leuchtstoffröhren mit einer Wellenlänge von 460 nm Verwendung. Der Blaulichtanteil bewirkt eine Umwandlung der Bilirubinmoleküle in eine wasserlösliche Form, die ohne Konjugierung ausgeschieden werden kann.

Vor der Inbetriebnahme der Lampe lesen Pflegende die aktuelle Betriebsstundenzahl ab, da die Röhren nach einer Laufzeit von 1.000 Std. zu wechseln sind.

Das Kind legen sie in einen Inkubator oder ein Wärmebett und entkleiden es. Die Windel sollte möglichst klein sein. Für die Vermeidung von Netzhautschäden, legen Pflegende dem Kind eine entsprechende Schutzbrille an.

Je nach Hersteller variiert die Distanz, die zwischen Lampe und Kind einzuhalten ist. Meist beträgt sie 40 cm. Unterschreiten Pflegende diese Vorgabe, kann das Kind Verbrennungen erleiden. Um eine optimale Strahlungswirkung zu gewährleisten, lagern sie das Kind parallel zur Lampenachse.

Während der Phototherapie erfolgt ein regelmäßiger Lagerungswechsel alle 3–4 Stunden [2], um die Bestrahlung aller Körperregionen sicherzustellen. Am besten geeignet sind Bauch- und Rückenlage, da sie dem Licht große Hautareale aussetzen.

Während der Phototherapie ist die Verwendung von fetthaltigen Cremes kontraindiziert, da sie zum Wärmestau führen können. Zur Versorgung des Kindes und wenn die Eltern da sind, schalten Pflegende jeweils die Lampe aus und nehmen die Schutzbrille ab. Es ist auch möglich, Bestrahlungskissen zu verwenden

Austauschtransfusion

Eine Austauschtranfusion erfolgt mit einem geeigneten Erythrozytenkonzentrat gemischt mit geeignetem FFP. Dabei wird die 3-fache Blutmenenge des Kindes ausgetauscht.

Die **Indikationen** sind u.a. eine Hyperbilirubinämie und eine Anämie bei Hydrops fetalis.

Vorbereitung
- Grundmonitoring 1, zusätzlich rektale Temperaturmessung
- Bestellung des Austauschblutes
- Falls noch kein zentraler Zugang vorhanden ist, Materialien zur NVK -Anlage NVK
- Reanimations-/ Notfallwagen bereitstellen
- Steril vorbereiteter Instrumententisch mit großem sterilen Lochtuch und Austauschset von z.B. Vygon [3]
- Kind wenn nötig nach ärztlicher Anordnung sedieren
- Auf ausreichende Wärmezufuhr achten
- Blutentnahmeröhrchen für vorherige und abschließende Blutuntersuchung

Durchführung
Das angewärmte Blut/FFP-Gemisch wird in Portionen von
- „NG ≥ 2500g → 20ml
- FG 1500g–2500g → 10ml
- FG ≤ 1500g → 5ml" [2]

mit einer „Austauschgeschwindigkeit von 2ml/kgKG/min" [2] ausgetauscht.

Alle 5 Minuten wird die Konserve geschwenkt, um ein Ablagern der Erythrozyten zu verhindern. Das in den Blutkonserven verwendete Citrat (unterbindet Gerinnung) bindet die Calciumionen im Blut. Aus diesem Grund ist eine Calciumglukonat 10%-Gabe von „2ml/ 100ml Austauschblut" [4] erforderlich.

BEACHTE!
Medikamentenspiegel sinken durch Blutaustausch ab.

Komplikationen
- Embolie, Thrombose
- Herzrhythmusstörungen
- Elektrolytentgleisungen
- Hypothermie

Pflegerische Besonderheiten

Das **Monitoring** erfolgt mittels EKG und S_pO_2, da bei Kindern mit Hyperbilirubinämie gehäuft apnoebedingte Bradykardien auftreten. Pflegende überwachen die Temperatur des Kindes während der Phototherapie alle 2–3 Std. Bei bekannten Temperaturproblemen kann eine kontinuierliche Messung per Sonde notwendig sein. Zu jeder Pflegerunde untersuchen die Pflegenden die Haut des Kindes hinsichtlich Rötungen (erstgradige Verbrennung) und anderer Veränderungen. Kleine rote Papeln, die über den gesamten Körper verteilt sind, deuten auf ein Exanthema toxicum (Lampenexanthem) hin.

Aufgrund einer stark erhöhten Bilirubinkonzentration kann es zu neurologischen Auffälligkeiten (gesteigerte Unruhe und Motorik) bis hin zu Krampfanfällen kommen.

Bei längerer Bestrahlungsdauer ist die Defäkationsfrequenz aufgrund einer transitorischen Laktoseintoleranz meist erhöht und das Kind setzt wässrige, spritzende Stühle ab. Pflegende achten auf ausreichende Flüssigkeitszufuhr.

Das Bilirubin färbt den Urin meist bierbraun.

Einläufe mit NaCl 0,9 % oder Glukose 5 % können die Bilirubinausscheidung über den Darm beschleunigen und eine Rückresorption des Bilirubins vermeiden.

18.1.2 Hydrops fetalis

DEFINITION
Hydrops fetalis: Flüssigkeitsansammlung und generalisierte Ödeme in einer oder mehreren Körperhöhlen, z.B. Pleuraspalt, Perikard, Peritoneum, wodurch Ateminsuffizienz, Herzinsuffizienz und pralles Abdomen (aufgrund eines Aszites) auftreten.

Ursachen

- Herzinsuffizienz (z. B. fetale Rhythmusstörungen) durch kompensatorische Erhöhung des Herzzeitvolumens bei Anämie zur Aufrechterhaltung der O_2-Versorgung, Herzvitium, Kardiomyopathie, intrauteriner Verschluss des Foramen ovale
- Hypoproteinämie, z. B. bei Nierenvenenthrombose und angeborener Nephrose
- Anämie, z. B. bei fetomaternaler oder fetofetaler Transfusion und Morbus hämolyticus neonatorum, Blutungen
- Infektionen, z. B. Lues, Toxoplasmose, Zytomegalie, Parvovirus B 19, Röteln, Herpes
- Chylothorax, Zwerchfellhernie
- Missbildungen von Leber und Galle
- Stoffwechselerkrankungen
- Chromosomenanomalie

Komplikationen

- NEC (> 15.2.2)
- IRDS (> 13.2.1)
- Pneumothorax
- „Low cardiac output"

Primärversorgung

Meist decken bereits die pränatalen Ultraschalluntersuchungen den Hydrops fetalis auf. Die Entbindung erfolgt per Sectio caesarea.

> **Reanimationseinheit vorbereiten**
> - Reanimationsmedikamente und Material für Intubation, Infusion, NVK und NAK, Pleura- und Aszitespunktion, bereitlegen (*Reanimation* > 20)
> - Blut vorbereiten: 0-Erythrozytenkonzentrat, Rh-Faktor negativ
> - Sectio planen, mind. zwei Ärzte und eine Pflegekraft halten sich bereit
> - Punktionsbestecke für Pleura- und Aszitesdrainage richten
> - Magensonde vorbereiten

Durchführung

Das Erstversorgungsteam lagert den Säugling auf vorgewärmte Windeln und eine von oben und unten beheizbare Reanimationseinheit. Bei ausgeprägten Ergüssen und Ateminsuffizienzzeichen intubiert und beatmet der Arzt das Kind sofort. Im Anschluss legt er einen periphervenösen Zugang (bei ausgeprägtem Krankheitsbild einen NAK sowie einen doppellumigen NVK).

Die folgende Behandlung richtet sich nach der Kreislaufsituation des Kindes. Ggf. ist eine Kreislaufstabilisierung mit Hilfe von Katecholaminen oder eine Reanimation erforderlich. Bei ausgeprägter Anämie transfundiert der Arzt die vorbereitete Blutkonserve.

Wenn nötig, punktiert der zweite Arzt parallel zu den laufenden Maßnahmen die Pleuraergüsse und den Aszites. Er lässt das Sekret fraktioniert ab, um die Kreislaufbelastung zu minimieren.

Zur Dekompression des Magens legen Pflegende eine Magensonde, deren Ende unterhalb des Körperniveaus zu fixieren ist und offen bleibt.

Nach der Stabilisierung der Vitalfunktionen erfolgt die Verlegung des Kindes auf die Intensivstation.

- **Diagnostik**: Echokardiographie, Sonografie, Röntgen-Thorax und ggf. Babygramm
- **Blutentnahme**: BB, Blutgruppe mit Coombs-Test, Gerinnung, Serumeiweiß, Elektrolyte, Leber- und Nierenwerte, konnatale Infektionen und Chromosomenanalyse

Therapie

- Beatmung mit hohem PEEP (Lungenödem)
- Flüssigkeitsrestriktion
- Kreislaufstabilisierung durch Katecholamine und Volumen
- Bluttransfusionen, evtl. Gerinnungsfaktoren substituieren
- Diuretika
- Behandlung der Grunderkrankung, z. B. Blutaustausch, antiarrhythmische Therapie

Pflegerische Besonderheiten

Die Pflege von Patienten mit einem Hydrops fetalis erfolgt in einer offenen Intensiveinheit mit der Möglichkeit zur externen Wärmezufuhr. Vorsichtiges Handling ist erforderlich.

Zum **Monitoring** gehört wegen drohender Bradykardien und Arrhythmien die kontinuierliche Ableitung des EKGs. Die Messung des RR und ZVD erfolgt kontinuierlich invasiv. Die Pflegenden kontrollieren die Körpertemperatur während der ersten Zeit mittels einer Messsonde.

> Ödeme vergrößern die Körperoberfläche. Die Folge ist ein vermehrter Wärmeverlust.

Da die vorhandenen Ödeme sehr schmerzhaft sind, achten Pflegende auf eine ausreichende Analgesie.

Zu jeder Pflegerunde beurteilen Pflegende das Abdomen hinsichtlich Umfang, Bauchdeckenspannung, Perfusion, Venenzeichnung und Schmerzempfindlichkeit, da die meist schlechte Kreislaufsituation die NEC-Gefahr erhöht (➤ 15.2.2).

Zusätzlich sind die **Beatmung** und der Säure-Basen-Haushalt mittels S_pO_2, pO_2, pCO_2 sowie regelmäßigen Blutgasanalysen kontinuierlich zu überwachen.

> Verminderte Hautperfusion erschwert die Messung dieser Parameter. Evtl. führen Pflegende die S_pO_2-Messung am Ohrläppchen durch. Statt dem $tcpCO_2$ kann alternativ das $ETCO_2$ bestimmt werden (cave: Totraumvergrößerung). Hierbei gilt allerdings die Einschränkung: Ein Lungenödem führt zu einer längeren Diffusionsstrecke. Dadurch atmet der Säugling weniger CO_2 ab und es entstehen falsch niedrige Werte.

Die Beatmung erfolgt mit einem PEEP zwischen 5–10 mbar (Lungenödem ➤ 13.4.5).

Vor der Trachealtoilette präoxygenieren Pflegende das Kind und achten auf ausreichende Analgosedierung. Da der Druckverlust bei der Diskonnektion vom Beatmungsgerät zu hoher Kreislaufbelastung führen würde, benutzen sie ein geschlossenes Absaugsystem.

Die **Lagerung** erfolgt auf einer Schaumstoff- oder Gelmatratze. Zur Dekubitusprophylaxe lagern Pflegende das Kind regelmäßig um. Führt das häufige Umlagern zu einer starken Kreislaufbelastung, ist es ebenso möglich, durch wechselseitiges Unterlegen (z. B. eines kleinen Handtuchs) unter die Matratze in kurzen Zeitabständen eine Druckentlastung zu erreichen. Bei Aszites oder anderen abdominellen Problemen lagern Pflegende die Beine angewinkelt, um die Bauchdeckenspannung zu reduzieren.

Die Magenablaufsonde hängt tief und offen. Zu Beginn erfolgt eine vollständige parenterale **Ernährung** unter Einhaltung der vom Arzt vorgegebenen Flüssigkeitsrestriktion. Bei stabilen Kreislaufverhältnissen bauen Pflegende die Ernährung vorsichtig mit häufigen kleinen Mahlzeiten auf.

Um eine bessere Beurteilung der **Urinausscheidung** zu ermöglichen, legen Ärzte/Pflegende einen transurethralen Blasenkatheter. Angestrebt ist eine ausgeglichene oder leicht negative Bilanz, die evtl. nur durch den Einsatz von Diuretika zu erreichen ist.

Die **Haut** des Patienten ist aufgrund der Ödeme und die dadurch verminderte Hautperfusion sehr empfindlich. Pflegende vermeiden deshalb, Pflaster direkt auf die Haut zu kleben. Zum Schutz der Haut eignen sich Hydrokolloidplatten, auf denen die nötigen Fixierungen sicher anzubringen sind. Intakte Hautfalten versorgen Pflegende mit trockenen Tupfern, offene Hautfalten mit Salbengaze.

LITERATUR
1. Leitlinie der Gesellschaft für Neonatologie und Pädiatrische Intensivmedizin; AWMF-Leitlinien-Register Nr. 024/007 Entwicklungsstufe: 2k + IDA
2. Roos, R.; Genzel-Boroviczény, O.; Proquitté, H.: Checkliste Neonatologie. Georg Thieme Verlag, Stuttgart, 2010
3. http://www.vygon.de/Produkte/Neonatologie-Paediatrie/Nabelkatheter/Komplett-Set-zur-Blutaustausch-Transfusion/%28downloads%29/prospekte/#content (letzter Zugriff 3.6.2012)
4. Obladen, M.; Maier, R. F.: Neugeborenenintensivmedizin. Evidenz und Erfahrung. Springer Verlag, Heidelberg, 2011.

18.2 Weitere Erkrankungen
Ulrike Stein

18.2.1 Disseminierte intravasale Gerinnung

DEFINITION
Disseminierte intravasale Gerinnung (*DIC*): Gerinnungsstörung mit Verbrauch von Thrombozyten und Gerinnungsfaktoren (Verbrauchskoagulopathie).

Ursachen

- Infektionen (z. B. durch Meningokokken, Pneumokokken), Sepsis
- Schock bei Verbrennung
- Toxikose

- Kontakt mit Fremdoberflächen, z. B. beim Einsatz der Herz-Lungen-Maschine (Aktivierung des fibrinolytischen Systems, Verbrauch und Denaturierung der Thrombozyten)
- Transfusionsreaktion
- Intoxikationen
- hämolytisch-urämisches Syndrom

Symptome
Bei Kindern mit einer DIC kommt es zur gestörten Mikrozirkulation, Blutdruckabfall, Tachykardie und Schock. Klinisch fallen klein- bis großfleckige Haut- und Schleimhautblutungen auf. Im Verlauf kommt es zum Multiorganversagen. Durch zerebrale Blutungen oder Ischämie können neurologische Symptome, z. B. Bewusstseinseintrübung, fokale Krampfanfälle und fokale neurologische Defizite auftreten.

Komplikationen
- Hirnblutung
- Lungenblutung
- Nierenversagen
- hypovolämischer Schock
- Leberversagen

Pflegerische Besonderheiten

Während der Low-Dose-Heparinisierung ist die Überwachung von Kreislaufparametern, Flüssigkeitsbilanz, Blutungszeichen und Vigilanz erforderlich. Das Monitoring des Kindes erfolgt mit einer kontinuierlichen EKG-Ableitung, S_pO_2-Messung, intermittierender Blutdruck- und Temperaturkontrolle sowie der Überwachung von Atemmuster und -frequenz. Die Haut und Schleimhäute werden hinsichtlich petechialer Blutungen, Hämatomen und sonstiger Veränderungen überwacht.

Auf eine Hämaturie sowie rektalen Blutabgang ist zu achten. Eine adäquate Schmerztherapie und ggf. Sedierung sind einzuleiten.

Risiken für die Zunahme von Hautblutungen sind zu minimieren, z. B. durch geeignete Lagerung, durch Wechsel der Manschettenlokalisation für die Blutdruck-Messungen, vorsichtige Mundpflege, Vermeidung rektaler Manipulationen, atraumatische Trachealtoilette mit dem Einsatz eines geschlossenen Absaugsystems.

18.2.2 Sepsis

DEFINITION
Sepsis: Eine den ganzen Körper betreffende Entzündungsreaktion nach einer Infektion durch Mikroorganismen bzw. deren Toxine.

Die Symptome der **Sepsis** sind vielfältig und v. a. bei Neugeborenen nicht immer typisch. (➤ unten). Die Keime und Toxine können primär hämatogen oder von einem Infektionsherd aus streuen. Unbehandelt führt eine Sepsis rasch zum Schock mit Multiorganversagen.

Faktoren, die das Entstehen einer Sepsis begünstigen, sind z. B. Immunsuppression, Frühgeburtlichkeit, Verbrennungen, Operationen oder Anlage zentraler Zugänge. Besondere Probleme stellen nosokomiale Infektionen dar.

Symptome
- Tachykardie, Bradykardie, Herzinsuffizienz, arterielle Hypotonie
- Tachydyspnoe, Apnoe, Sättigungsschwankungen
- Temperaturschwankungen, Fieber, stark verminderte periphere Perfusion, verzögerte Rekapillarisierung
- blass-fahles, marmoriertes Hautkolorit, periorale Zyanose, Petechien
- Desorientiertheit, Unruhe, Apathie, zerebrale Krampfanfälle
- Trinkunlust, Appetitlosigkeit, Erbrechen, Durchfall, Verdauungsprobleme, fehlende Darmgeräusche
- verlängerter Ikterus bei Neugeborenen, metabolische Azidose, Blutzuckerschwankungen

Nach ärztlicher Anordnung gewinnen Pflegende verschiedene Abstriche und Sekrete für die mikrobiologische Untersuchung und assistieren bei der Anlage von Blutkulturen. Besteht der Verdacht auf ein septisches Geschehen, sind vom Arzt verordnete Medikamente, v. a. Antibiotika, unverzüglich zu verabreichen.

Komplikationen
- septischer Schock
- Niereninsuffizienz
- Herz-Kreislauf-Insuffizienz
- Ateminsuffizienz, ARDS

- DIC
- Leberinsuffizienz
- Multiorganversagen
- Pankreatitis

Überwachung
- EKG, S_pO_2, engmaschige oder kontinuierliche Blutdruckmessung, Überwachung von Atemmuster und -frequenz, kontinuierliche Überwachung der Körpertemperatur mittels rektaler oder intravesikaler Messsonde
- Überwachung der Urinausscheidung mittels Blasendauerkatheter → Flüssigkeitsbilanz
- Abdomen hinsichtlich Bauchdeckenspannung, Umfang, Perfusion, Hautkolorit und Darmgeräuschen überwachen → bei auffälligem Befund rektale Manipulationen vermeiden, Stuhl auf blutige Beimengungen kontrollieren
- stündliche Kontrolle des Bewusstseins (➤ 6.1.2)

Spezielle Pflege

VORSICHT
Vor allem bei Frühgeborenen kann eine Sepsis sehr schnell zur Ausbildung einer NEC und zum Multiorganversagen führen.

Pflegende versorgen Neugeborene mit großen Temperaturschwankungen zur besseren Temperaturregulation in einer offenen Wärmeeinheit. Zusätzlicher Stress ist unbedingt zu vermeiden → Minimal Handling (but not Minimal Care)

Ist ein sichtbarer Infektionsherd vorhanden, z. B. Abszess, OP-Naht, inspizieren Pflegende ihn mind. einmal pro Schicht und versorgen ihn entsprechend der ärztlichen Anordnung. Den dabei erhobenen Befund dokumentieren sie detailliert.

Alle hygienischen Vorschriften gelten nicht nur für die Pflegenden, sondern auch für die Angehörigen aller anderen Berufsgruppen und die Besucher.

Die Lagerung erfolgt patientenorientiert. In der Akutphase ist darauf zu achten, dass der Patient gut einzusehen ist (auf unnötige Lagerungshilfsmittel verzichten). Bei auffällig verändertem Abdomen ist Bauchlagerung kontraindiziert.

Ist das Abdomen unauffällig, erhält das Kind vorsichtig enterale Kost.

Bei zunehmenden Motilitätsstörungen, verbleibenden Speiseresten im Magen und krankhaft verändertem Abdomen (➤ 17.3.2) wird eine Magenablaufsonde gelegt und parenterale Ernährung indiziert, bis sich der Befund sich bessert.

18.2.3 Meningokokkensepsis

DEFINITION
Meningokokkensepsis: Inflammatorische Reaktion des gesamten Organismus auf eine Infektion mit Neisseria meningitidis.

Bereits der Verdacht auf eine Infektion mit Neisseria meningitidis erfordert bei der Einlieferung des Patienten ein rasches und gezieltes Handeln. Aufgrund des fulminanten Verlaufs sind Zeitverluste unbedingt zu vermeiden. Die Therapie erfolgt vor der Diagnosesicherung.

Ursachen
- Übertragung der Erreger via Tröpfcheninfektion
- begünstigende Faktoren nach Kontakt: gleichzeitiger Virusinfekt des oberen Respirationstrakts, angeborene oder erworbene Immundefizienz oder Komplementdefekte, Splenektomie

Symptome
- Fieber, Schüttelfrost, Abgeschlagenheit
- Übelkeit, Erbrechen
- Gelenk- und Muskelschmerzen
- Säuglinge: Fieber, unspezifische Symptome wie Apathie, Unruhe, Nahrungsverweigerung oder Berührungsempfindlichkeit
- Tachykardie, Bradykardie
- Tachydyspnoe, Sauerstoff-Sättigungsschwankungen
- Arterielle Hypotonie
- Periphere Perfusionsstörungen mit verzögerter Rekapillarisierung
- Blass-fahles, marmoriertes Hautkolorit
- Morbilliforme, makuläre Hauterscheinungen, rasch an Anzahl zunehmende Petechien bis hin zu nekrotisierenden Hämorrhagien

Komplikationen

- septischer Schock
- myokardiales Versagen, Herz-Kreislauf-Stillstand
- Waterhouse-Friedrichsen-Syndrom
- disseminierte intravasale Gerinnung
- akutes Nierenversagen
- Lungenödem
- Hirnödem
- ARDS

Spezielle Pflege

Die Pflege von Kindern mit einer Meningokokkensepsis gleicht der Pflege von Kindern mit DIC (➤ 18.2.1) und Sepsis (➤ 18.2.2).

Hygiene

Bis 24 Std. nach Therapiebeginn gelten erkrankte Patienten als infektiös und sind isoliert unterzubringen.

> **VORSICHT**
> Zum Eigenschutz tragen **alle** Kontaktpersonen bei Betreten des Zimmers Kittel, Handschuhe und Mund-Nasen-Schutz.

Der Krankheitsverdacht sowie die Erkrankung und der Tod durch Neisseria meningitidis sind dem Gesundheitsamt zu melden.

Alle ungeschützten engen Kontaktpersonen erhalten eine antibiotische Prophylaxe mit Rifampicin.

18.2.4 HIV-Infektion

> **DEFINITION**
> **HIV-Infektion**: Das **HIV** (*human immunodeficiency virus*) gehört zur Familie der Retroviren. Eine Infektion führt nach meist mehrjähriger Inkubationszeit zu **AIDS** (*acquired immunodeficiency syndrom*).

Die **HIV-Infektion** erfolgt durch direkten Kontakt mit kontaminierten Körperflüssigkeiten über potenzielle Eintrittspforten wie frische, noch blutende Wunden in Schleimhäuten, Stiche mit kontaminierten Nadeln, Bluttransfusionen sowie prä- oder perinatal von der infizierten Mutter auf das Kind. Postnatal ist eine Übertragung von HI-Viren über die Muttermilch möglich.

HIV-Infektion-Verlauf

Nach der CDC-Klassifikation sind die klinischen Kategorien A–C zu unterscheiden (www.hivleitfaden.de).

Kategorie A
- akute, primäre HIV-Infektion
- persistierende Lymphadenopathie
- asymptomatische HIV-Infektion

Kategorie B
Nicht-AIDS-definierende Krankheiten, die auf eine Störung der zellulären Immunabwehr hinweisen.

Kategorie C
- AIDS-definierende Erkrankungen
- Pneumocystis carinii-Pneumonie
- disseminierte CMV-Infektion
- HIV1-Enzephalopathie (vorwiegend 1.–3. Lebensjahr)
- HIV1-Kardiomyopathie (ältere Kinder)

Spezielle Pflege

Die Pflegenden betreuen ein an AIDS erkranktes Kind nach den Regeln der Umkehrisolation, um es vor zusätzlichen Infektionen zu schützen.

Vor dem Umgang mit HIV-kontaminierten Körperflüssigkeiten legen Pflegende Handschuhe an.

Mund-Nasen-Schutz und Schutzbrillen sind nur bei voraussichtlicher Aerosolbildung, z. B. bei einer Intubation, erforderlich.

Zum Eigenschutz ist es sinnvoll, für intubierte Kinder ein geschlossenes Absaugsystem zu verwenden. Die Behältnisse für Laborproben sind mit dem Hinweis „infektiös" zu versehen.

Die pflegerischen Maßnahmen richten sich nach Art und Schweregrad des Krankheitsbildes.

- sämtliche Besucher und alle Mitglieder des therapeutischen Teams führen vor dem Betreten des Patientenzimmers eine hygienische Händedesinfektion durch
- tägliche intensive Wischdesinfektion der Umgebung des Kindes
- Ernährung je nach Ausprägung der Erkrankung und Schwere der Immundefizienz nach ärztlicher Anordnung und in Absprache mit der Diätassistenz

Psychische Betreuung

Für die Pflegenden ist bei der Versorgung HIV-positiver Kinder die psychische Betreuung der gesamten Familie wichtig. Betroffene Kinder sind häufig psychisch stark belastet durch
- das Bewusstsein, an einer tödlichen Erkrankung zu leiden,
- soziale Isolierung, weil Freunde und Bekannte evtl. Angst vor einer Ansteckung haben,
- Schuldgefühle der Eltern wegen der von ihnen verursachten Infektion.

Oft befinden sich die Kinder aus diesen Gründen in einer depressiven Stimmungslage. Die Pflegenden bahnen eine kontinuierliche psychologische Betreuung der Familie an. Neben einer altersgerechten Form der Diagnosemitteilung und ebenfalls altersentsprechenden Hinweisen auf ein verantwortliches Sexualverhalten ist das Ziel die Erziehung der Kinder zur Selbstständigkeit und das Aufzeigen von Möglichkeiten der Krankheits- und Therapieakzeptanz.

Die Pflegenden vermitteln den Betroffenen ggf. den Kontakt mit einer Selbsthilfegruppe, z. B. über die Deutsche AIDS-Hilfe e. V. (www.aidshilfe.de).

> Pflegende lassen bei der Versorgung von Kindern, die an einer gesellschaftlich stigmatisierten Erkrankung leiden, extreme Sorgfalt bei der Wahrung der Menschen- und Patientenrechte sowie beim Schutz der Intimsphäre walten. Informationen dringen nicht über den engen Kreis des therapeutischen Teams hinaus. Deshalb verzichten sie z. B. darauf, an der Zimmertür Schilder anzubringen, die Hinweise auf die Art der Erkrankung geben.

Verhalten bei Verletzungen des Personals mit HIV-kontaminiertem Material

Stich- und Schnittverletzungen
- Blutung hervorrufen oder Blutung durch Drücken und Auspressen der oberhalb der Verletzung liegenden Gefäße verstärken
- anschließend antiseptische Spülung mit Betaseptic oder, falls nicht verfügbar, mit anderem Hautantiseptikum auf Ethanolbasis
- danach eine mit Antiseptikum getränkte Kompresse für etwa 10 min auf der Verletzung fixieren, bei Bedarf erneut tränken

Kontamination von geschädigter oder entzündlich veränderter Haut
- gründliches Waschen mit Wasser und Seife
- anschließend Abreiben der kontaminierten Fläche und deren Umgebung mit reichlich Hautantiseptikum

Kontamination der Augen
- Augenspülung mit reichlich Ringer- oder Kochsalzlösung oder Wasser

Kontamination der Mundhöhle
- aufgenommenes Material sofort ausspucken
- 4–5-malige gründliche Mundspülung mit Wasser
- Nach der Erstversorgung ist unverzüglich die für eine HIV-Postexpositionsprophylaxe (PEP) zuständige Dienststelle aufzusuchen. Die besten Ergebnisse der PEP sind bei einem Beginn innerhalb von 2 bis max. 24 Std. nach Exposition zu erwarten. Eine PEP, die > 72 Std. nach Exposition erfolgt, ist nicht empfohlen.
- Eintrag ins Unfallbuch
- Betriebsarzt informieren
- HIV-, Hepatitisantikörpertest am Tag des Ereignisses zum Nachweis eines negativen Antikörperstatus
- regelmäßige Kontrolluntersuchungen im Verlauf zu definierten Zeitpunkten [4]

LITERATUR
1. Kramer, A. et al.: Hygiene. Elsevier Verlag, München, 2005.
2. Marx, B. (Hrsg.): Klinikleitfaden Pädiatrische Intensivpflege. Elsevier Verlag, München, 1998.
3. Schäper, A.; Gehrer, B. (Hrsg.): Pflegeleitfaden Intensivpflege Pädiatrie. Elsevier Verlag, München, 1999.
4. Deutsche AIDS-Gesellschaft: www.daignet.de/site-content/hiv-therapie/leitlinien-1/Leitlinien%20zur%20postexpositionellen%20Prophylaxe%20der%20HIV-Infektion.pdf (Letzter Zugriff am 19.1.2012)

KAPITEL 19
Unfälle im Kindesalter

Unfälle gehören im Kindesalter zu den häufigsten Ursachen von Erkrankungen und Todesfällen. Pro Jahr erleiden in Deutschland ca. 300 Kinder einen tödlichen Unfall, von den 1,7 Mio. behandlungspflichtigen Unfallverletzungen mussten ca. 200.000 Kinder aufgrund einer schweren Verletzung im Krankenhaus stationär behandelt werden. [1]

19.1 Thermische Verletzungen
Renate Westreicher

Thermische Verletzungen stehen im Kindesalter in der Unfallstatistik an dritter Stelle. Jedes Jahr müssen in Deutschland ca. 30.000 Kinder wegen Brandverletzungen behandelt werden. Ca. 6.000 Kinder erleiden so schwere thermische Verletzungen, dass sie einer stationären Behandlung bedürfen. [2]. Der Altersgipfel liegt im Kleinkindalter, Verletzungen mit heißen Flüssigkeiten überwiegen. Jungen sind häufiger betroffen als Mädchen.

19.1.1 Ursachen, Einschätzung, Komplikationen, Zentren

Ursachen

- Thermische Ursachen
  - Verbrennungen, z. B. offenes Feuer
  - Verbrühungen, z. B. heißes Wasser
  - Kontaktverbrennungen, z. B. heiße Herdplatte, Propangasherde
- Nicht thermische Ursachen
  - chemisch, z. B. Laugen oder Säuren
  - elektrisch, z. B. Haushaltsstrom
  - toxisch, z. B. Lyell-Syndrom (Syndrom der verbrühten Haut mit blasiger Ablösung der Epidermis infolge einer allergisch-toxisch bedingten Reaktion auf Medikamente)

Je nach Art und Dauer der Einwirkung kommt es zu Gewebeschäden, die in Ausdehnung und Tiefe stark variieren. Im Kindesalter ist das Verletzungsmuster sehr unterschiedlich und altersabhängig. Bei Kleinkindern stehen Verbrühungen im Vordergrund. Diese entstehen meist durch das Herunterziehen von Behältnissen mit heißer Flüssigkeit, z. B. Töpfe. Nicht selten sind auch Stürze in Badewannen mit heißem Wasser. Bei älteren Kindern sind Verletzungen durch Feuerzeuge und feuergefährliche Gegenstände häufiger. In den Sommermonaten kommt es zu schweren Grillunfällen.

Einschätzung des Verletzungsausmaßes

Für die Versorgung brandverletzter Kinder ist die Einschätzung des **Verletzungsausmaßes** von großer Bedeutung. Sie ergibt sich aus der Berechnung der betroffenen Körperoberfläche, der Tiefenbeurteilung, der Schwere der Verbrennungskrankheit sowie ihrer Komplikationen.

Berechnung der betroffenen Körperoberfläche
Die Ausdehnung der Verletzung wird in Prozent der **verbrannten Körperoberfläche** (*VKO*) angegeben. Zu ihrer Bestimmung zieht der Arzt die für Kinder modifizierte Neunerregel (➤ Abb. 19.1) heran.

> Eine einfache und schnelle Möglichkeit zur Berechnung der betroffenen VKO stellt die **Handflächenregel** dar. Die Handfläche des Patienten – einschließlich der Finger – entspricht 1 % der Körperoberfläche. Je nachdem, wie oft die Handfläche des Kindes in die VKO passen würde, bestimmt sich das prozentuale Ausmaß der VKO.

Tiefenbeurteilung
Die Tiefenausdehnung von Verbrennungen ist in einer vierstufigen Skala erfasst, deren zweiter Grad zusätzlich unterteilt ist. Mit der Software „BurnCase 3D" ist es möglich, Verbrennungswunden im 3-D-

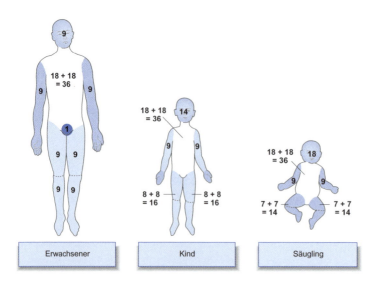

Abb. 19.1 Neunerregel, altersentsprechend modifiziert. [L157]

Modell darzustellen. Die verbrannte Körperoberfläche kann bis zu einer Genauigkeit von einem Quadratzentimeter berechnet werden. Außerdem lassen sich Fotos der Verletzungen am Modell zuordnen und archivieren. Eine Farbskala ermöglicht die Beurteilung der Tiefenausdehnung der Verbrennungswunden.

- **Grad 1**: Epidermis ist geschädigt. Es kommt zu Hautrötung, leichter Schwellung und Schmerzen im betroffenen Gebiet. Die Heilungsdauer beträgt ca. 3–6 Tage, und schließt mit einer vollständigen Wiederherstellung der ursprünglichen Verhältnisse ab.
- **Grad 2a** (*oberflächlich dermal*): Epidermis ist vollständig, Dermis ist teilweise zerstört. Die Haut ist gerötet und geschwollen, es bilden sich Blasen, die Kapillaren sind geschädigt. Der Wundgrund ist nass, Haare und Nägel sind fest. Die Verletzung geht mit starken Schmerzen einher; in der Regel ist sie nach ca. 7–14 Tagen spontan verheilt. Der ursprüngliche Hautzustand ist wieder hergestellt, eventuell verändert sich jedoch die Pigmentierung des betroffenen Areals.
- **Grad 2b** (*tief dermal*): Epidermis und Dermis sind vollständig zerstört. Es bilden sich Blasen, die zum Teil prall gefüllt oder durch Druck zerrissen sind. Der Wundgrund ist feucht und erscheint weißlich mit wolkig rotweißen Flecken. Die Kapillaren füllen sich nach Druckeinwirkung nur mäßig oder gar nicht. Die geschädigte Haut ist sehr starr, die tief sitzenden Haare sowie Finger- und Fußnägel sind fest. Durch die teilweise Zerstörung der sensiblen Nervenendigungen ist die Schmerzempfindung herabgesetzt. Die Heilungsdauer beträgt 14–21 Tage. Bei Spontanheilung bilden sich hypertrophe Narben. Zur Verringerung der Narben ist bei großflächigen Verletzungen eine Hauttransplantationen erforderlich.
- **Grad 3**: Vollständige Zerstörung der Epidermis, Dermis und Subkutis. Durch die Zerstörung der sensiblen Nervenendigungen empfindet der Patient keinen Schmerz in diesem Gebiet. Die Haut ist weiß und teilweise braunschwarz verfärbt. Der Wundgrund ist trocken und denaturiert – eine erneute Durchblutung ist unmöglich, Haare und Nägel fallen aus.
- **Grad 4**: Entspricht der Verbrennung 3. Grades, zusätzlich sind jedoch auch tiefer liegende Strukturen wie Knochen, Sehnen und Muskeln betroffen. Die Prognose ist von der Flächen- und Tiefenausdehnung sowie dem Alter des Patienten abhängig.

> Am Unfallort überschätzen Ersthelfer oft die Ausdehnung einer thermischen Verletzung, die Tiefenwirkung hingegen unterschätzen sie oft.

> Ab einer Flächenausdehnung von 10–15 % ist der Gesamtorganismus gestört und eine intensivmedizinische Behandlung erforderlich. [3] Die Symptome sind unter dem Begriff „Verbrennungskrankheit" zusammengefasst.

Verbrennungskrankheit

Phase 1 – Schock und exsudative Phase (1.–3. Tag)
Aufgrund der lokalen Kapillarschädigung und systemischen Freisetzung vasoaktiver Substanzen ist die Gefäßpermeabilität erhöht, es kommt zum Wasserverlust in das Interstitium. Daraufhin entsteht ein massives, generalisiertes Ödem mit intravasalem Wasser-, Elektrolyt- und Proteinverlust. Erschwerend treten der Wasserverlust über die Wunden (Exsudation) und die Verdunstung hinzu.

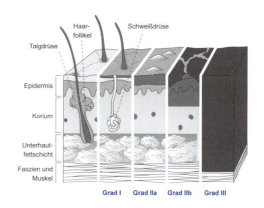

Abb. 19.2 Tiefenwirkung von Verbrennungen. [L106]

> **Berechnung des Wasserverlustes**
> Der Wasserverlust in das Interstitium beträgt ca. 2 ml/% VKO/kg/d.
> Ein 12 kg schweres Kind mit einer Verbrennungsfläche von 5 % der Körperoberfläche (KOF) verliert pro Tag:
> - 2 ml × 5 % × 12 kg = **120 ml** Flüssigkeit durch **Wasserverlust in das Interstitium**
> - Der Wasserverlust über Verdunstung beträgt ca. 1,5 ml/% VKO/kg/d
> Dasselbe Kind verliert pro Tag:
> - 1,5 ml × 5 % × 12 kg = **90 ml** Flüssigkeit durch **Verdunstung**
> - Der Wasserverlust über die Wunden beträgt ca. 0,7 ml/% VKO/kg/d
> Dasselbe Kind verliert pro Tag:
> - 0,7 ml × 5 % × 12 kg = **42 ml** Flüssigkeit über die **Wunden**
> Insgesamt verliert das Kind aufgrund der **Verbrennung** etwa **252 ml** Flüssigkeit täglich.

Eine reaktive Vasokonstriktion und die erhöhte Blutviskosität aufgrund der intravasalen Hypovolämie führen zur Störung der Mikrozirkulation mit peripherer Minderperfusion und metabolischer Azidose. Es entsteht der **Verbrennungsschock** (*Systemic Inflammatory Response Syndrome*, SIRS) mit Schockniere, -leber, ARDS und Verbrauchskoagulopathie.

Phase 2 – resorptive Phase (2.–9. Tag)
Ab dem 2.–3. Tag normalisiert sich die Gefäßpermeabilität. Die Rückresorption der Ödemflüssigkeit nach intravasal setzt ein. Diese geht mit Hypervolämie und kardialer Belastung einher. Das Herzschlagvolumen verdoppelt sich nahezu.

Durch die katabole Stoffwechselsituation mit verstärkter Glukoneogenese, Insulinresistenz und Proteinkatabolismus ist der Kalorienverbrauch erhöht; auch bei ausreichender Kalorienzufuhr baut der Organismus körpereigenes Fett und Proteine ab. Als Folge der Schockniere entsteht eine Polyurie. Das Infektionsrisiko steigt durch die posttraumatische Immunsuppression stark. Ausgedehnte Wundnekrosen bilden einen idealen Nährboden für eine Keimbesiedelung. Eine Sepsis im Anschluss an die Wundinfektion ist nicht selten und führt oft zu einem letalen Ausgang.

Komplikationen
- Hypovolämischer Schock
- Septischer Schock
- Verbrauchskoagulopathie
- Anämie
- Lungenödem, Hirnödem
- Pneumonie, ARDS
- Stressulkus
- Chronische Niereninsuffizienz
- Toxic shock syndrom
- Multiorganversagen

Phase 3 – chronische Phase (ab der 2. Woche)
Die Stoffwechsellage stabilisiert sich nur mäßig. Die anhaltende Fehlregulation des Stoffwechsels und der vermehrte Energie- und Proteinbedarf hält die katabole Situation aufrecht. Außerdem führen schlechte Kreislaufverhältnisse, Anämie und posttraumatische

Immunsuppression zu Wundheilungsstörungen. Im weiteren Verlauf schrumpfen Muskeln und Gelenkkapseln, die Narben- und Keloidbildung setzt ein.

Zentren für Schwerbrandverletzte

Ob eine Behandlung in einem **Zentrum für Schwerbrandverletzte** notwendig ist, lässt sich mittels der Klassifizierung der American Burn Association (ABA) beurteilen.

Die ABA gibt folgende Kriterien für die Verlegung in ein Zentrum für Schwerbrandverletzte an:
- betroffene Körperoberfläche bei Säuglingen und Kleinkindern ≥ 10 %; ab dem Schulkindalter ≥ 15 % VKO
- Ort der Verletzung: Gesicht, Hände, Füße, Genital- und Analbereich, große Gelenke
- Verletzungstiefe 2.–3. Grades
- Stromverletzungen
- chemische Verletzungen
- Inhalationstraumata

Vorerkrankungen, z. B. Gastroenteritis, respiratorische Infekte

Sind die Kriterien erfüllt, erfragt der behandelnde Arzt bei der zentralen Anlaufstelle für die Vermittlung von Betten für Schwerbrandverletzte das nächste freie Bett.

> Die zentrale Anlaufstelle in Hamburg steht für die Vermittlung von Betten für Schwerbrandverletzte unter den Telefonnummern 040/428 51 39 98 und 040/428 51 39 99, der Faxnummer 040/428 51 42 69 sowie der Mailadresse leitstelle@feuerwehr.hamburg.de rund um die Uhr zur Verfügung.

Rahmenbedingungen

Neben den allgemeinen Richtlinien für die Ausstattung von Intensivstationen sind für die Betreuung Schwerbrandverletzter besondere bauliche, technische und personelle Aspekte zu beachten.

Ein Zentrum für Schwerbrandverletzte bildet eine in sich geschlossene Einheit. Sie sollte über einen eigenen OP und einen speziellen Aufnahme- bzw. Schockraum verfügen, dessen Ausstattung einem OP entspricht. Um Kreuzinfektionen zu vermeiden, ist der Personenverkehr auf ein Minimum beschränkt. Daher sind die Patientenzimmer streng voneinander getrennt und besitzen je einen eigenen Vorraum mit Schleuse. Im Vorraum lagern Pflegende die für den Patienten notwendigen Materialien. Alle Zimmer verfügen über eine technische Ausstattung zur separaten Regulation von Raumtemperatur und Luftfeuchtigkeit. Mit Hilfe der Laminar-Airflow-Technik versorgen Pflegende die Patienten nach den Regeln der Umkehrisolation: Im Patientenzimmer herrscht ein Überdruck, das heißt, das System führt dort kontinuierlich gefilterte Luft zu. Sie entweicht über die Schleuse, in der ein Unterdruck herrscht. Der so entstehende Luftstrom führt vom Patienten fort und soll den aerogenen Keimeintrag in das Patientenzimmer verhindern.

Zur weiteren Keimreduktion sind sämtliche Räume so ausgebaut, dass sie eine problemlose Scheuer-Wisch-Desinfektion ermöglichen. Die Patientenzimmer sollten den Pflegenden genügend Raum zur Platzierung aller erforderlichen Geräte und zum sterilen Arbeiten bieten. Empfohlen ist eine Grundfläche von 30 m². [4] Spezialbetten für brandverletzte Kinder sind selten erforderlich. In der Regel entsprechen höhenverstellbare Intensivbetten den Erfordernissen. Anstelle einer regulären Matratze verwenden Pflegende mehrere Lagen Schaumstoff. Diese gewährleisten einen ausreichenden Abfluss der Wundsekrete und stellen gleichzeitig eine Maßnahme zur Dekubitusprophylaxe dar.

Personelle Voraussetzungen

Die Versorgung schwer brandverletzter Kinder stellt hohe Anforderungen an das therapeutische Team. Zu den allgemeinen Bedingungen in der Intensivpflege kommt eine enorme physische Belastung hin-

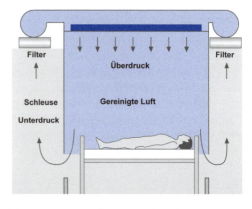

Abb. 19.3 Laminar-Airflow-Einheit. [L157]

zu. Alle Beteiligten sind wechselnden Raumtemperaturen zwischen 24–36 °C ausgesetzt. Durch die sterile Schutzkleidung über der Bereichskleidung und die schwere körperliche Arbeit mit den Patienten, z. B. aufwändiges Lagern, Anlegen von großflächigen Verbänden, erreicht der Kalorien-, Wasser- und Elektrolytbedarf des Personals höhere Werte als auf anderen Intensivstationen. [5]

Zur bestmöglichen Versorgung der Kinder und ihrer Familien ist die Behandlung durch ein interprofessionelles Team unerlässlich. Hierzu gehören neben erfahrenen Pflegenden und Ärzten auch Physio- und Ergotherapeuten, Psychologen, Sozialarbeiter, Erzieher und Lehrer.

19.1.2 Aufnahme des Patienten

Ist die Verlegung eines schwer brandverletzten Kindes in ein Zentrum vereinbart, stimmen die notfallmäßig versorgende Klinik oder der Notarzt am Unfallort die Erstversorgung des Kindes und den weiteren Transport mit dem Schwerbrandverletztenzentrum ab. Folgende Informationen sind bereits vor Eintreffen des Kindes hilfreich:

- Alter des Patienten
- Unfallzeitpunkt, -ort, -hergang
- Ausdehnung der Verletzung (%/VKO), Verbrennungstiefe
- Art der Verletzung
- Begleitverletzungen, z. B. Inhalationstrauma, Frakturen
- aktuelle Situation des Patienten, z. B. Beatmung
- voraussichtliche Ankunft des Patienten

Zimmer und Materialien vorbereiten

Unter Berücksichtigung der oben genannten Angaben bereiten Pflegende Zimmer und Materialien vor.

- Raumtemperatur (24–36 °C) und Luftfeuchtigkeit (40–60 Vol. %) situationsgerecht einstellen
- frisch desinfiziertes Bett mit steriler Schaumstoffauflage
- Materialien für venöse und arterielle Zugänge sowie Infusionslösungen, z. B. Ringer-Laktat
- Standard-Monitoring (➤ Kap. 14)
- Betten- oder Lifterwaage

- Intubationsmaterial, Beatmungsgerät und ggf. Narkosegerät
- chirurgische Instrumente, z. B. Pinzetten, Scheren, Skalpelle, um Blasen abzutragen, Hautsegmente zu entfernen und um Entlastungsschnitte (*Escharotomie*) anzulegen
- bei Gesichtsverletzungen: Lidhaken zur augenärztlichen Untersuchung
- bei Kopfverletzungen: sterile Einmalrasierer zur Rasur
- Abstrichmedien
- Fotoapparat zur Wunddokumentation
- Material für Magensonde und Blasenkatheter

Gegenstände im Vorraum:

- sterile Pflegekittel, Mund-Nasen-Schutzmasken, Hauben, sterile Handschuhe
- Medikamente, z. B. Analgetika, Antibiotika, Sedativa
- Verbandwagen, Notfallwagen und -medikamente

Erstversorgung

Die Erstversorgung durch den Notarzt sowie der Transport sollten möglichst unter aseptischen bzw. antiseptischen Bedingungen erfolgen. Bei der stationären Aufnahme des Kindes verschafft sich das therapeutische Team mit Hilfe der Übergabe durch den begleitenden Notarzt einen Überblick über die Situation. Günstig sind standardisierte Formulare, die einen schnellen, strukturierten Informationsfluss ermöglichen und die weitere Versorgung erleichtern. Die Übergabe sowie das Formular geben den Pflegenden folgende Informationen:

- Unfallhergang
- Komplikationen (z. B. Inhalationstrauma)
- bisherige Infusionstherapie
- Analgesie

Eine Ganzkörperuntersuchung gibt einen weiteren Überblick über den Versorgungsbedarf. Sie ermöglicht den Ausschluss oder die Manifestation von Begleitverletzungen, z. B. Frakturen, Schädel-Hirn-Trauma, stumpfes Bauchtrauma, Thoraxverletzungen. Häufig ist es notwendig, weitere Spezialisten hinzuzuziehen, z. B. einen Augenarzt oder einen Chirurgen zur Anlage einer Escharotomie.

Die Überwachung entspricht dem Standard-Monitoring (Kap. ➤ 14) einer Intensivstation. Besonderes Augenmerk gilt dem Blutdruck (➤ 6.7.6),

356 19 Unfälle im Kindesalter

Anmeldung eines schwerbrandverletzten Kindes

Datum: _____   Uhrzeit: _____   Unfallzeitpunkt: _____

Anmeldende Klinik: _____   Notarzt: _____

Tel.: _____

Alter: _____   männlich ☐   weiblich ☐

Art der Verletzung: Verbrühung ☐   Verbrennung ☐

Elektrounfall ☐   Chemikalien ☐

Ausdehnung: I° ▨ _____ %KO   Lokalisation der Verletzungen:

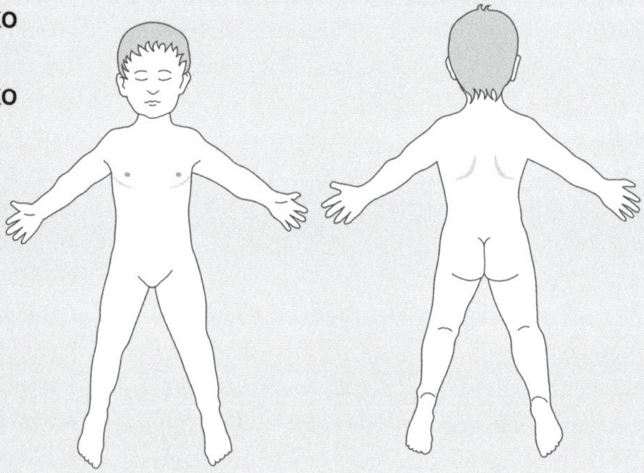

II° ▨ _____ %KO

III° ▨ _____ %KO

Begleitverletzungen:

Intubation: oral ☐   nasal ☐   Beatmung: ja ☐   nein ☐

Transport: RTW ☐   Hubschrauber ☐

Voraussichtliche Ankunft: _____

Abb. 19.4 Aufnahmebogen. [L157]

dem ZVD (➤ 6.7.7) und der Ausscheidung (➤ 5.5), die Stabilisierung der Vitalfunktionen steht im Vordergrund. Der Arzt legt möglichst großlumige venöse Zugänge (peripher oder zentral) an. Die Infusionstherapie gehört neben der Analgesie und Sedierung – sofern noch nicht vom Notarzt durchgeführt – zu den wichtigsten Erstmaßnahmen auf der Station. Die Ermittlung des Körpergewichts ist für die weitere Therapie unerlässlich. Nach Blutabnahmen, Wundabstrichen, Einlage einer Magensonde und eines Blasenkatheters mit Temperatursonde, folgen die Wundversorgung und Lagerung des Patienten.

Wundversorgung

Liegt das Alter des Kindes >5 Jahre und umfasst die VKO < 10 %, erhält der Patient eine ambulante Versorgung und Analgetika. Ausnahmen stellen Verletzungen an den Genitalien oder anderen sehr schmerzhaften Stellen dar.

Die Versorgung findet unter sterilen Bedingungen statt, nach dem Débridement wird ein Dermisersatz aufgelegt. Zum Schutz der Wunde legt das behandelnde Team einen gut sitzenden und saugfähigen Kompressenverband an, da die Wunden stark sezernieren können. Die Kontrollen der Wunden erfolgen bis zur Abheilung ambulant jeden 3.–5. Tag. Pflegende geben den Eltern ein Informationsblatt für das Verhalten bei Fieber, Durchfall und Erbrechen nach Hause mit.

Bei großflächigen Verletzungen, Verletzungen an sehr schmerzempfindlichen Stellen oder sehr kleinen Patienten erfolgt die Wundversorgung in einer Analgosedierung oder in Narkose. Die Verbände sind unter sterilen Bedingungen im dafür vorgesehen OP zu lösen, ggf. nimmt der Arzt einen Wundabstrich ab. Es folgt die **mechanische Reinigung** (*Débridement*) der Wunden mit sterilen Kompressen. Polyhexanid (Lavasept®) ist das Desinfektionsmittel der Wahl, es stimuliert die Wundheilung und wirkt nicht zytotoxisch. [6] Isotone Kochsalzlösung oder Ringer-Lösung dienen lediglich der Spülung der Wunden, ihre keimreduzierende Wirkung ist deutlich geringer. Die Applikation von NaCl 0,9 % ist zudem schmerzhaft.

Beim Débridement entfernt man Blasen mit festem Abwischen oder mit Hilfe feiner Handbürsten oder Schwämmen.

Wenn notwendig legt der Arzt **Entlastungsschnitte** (*Escharotomie*) an. Unter einer Escharotomie ist ein Hautschnitt zu verstehen, der die Durchblutung des Gewebes unter einer starren, verschorften Oberfläche verbessern soll. Besonders bei zirkulären Verletzungen an den Extremitäten achten die Pflegenden in der Akutphase auf die Durchblutung. Ödeme, die sich unter starrem Verbrennungsschorf bilden, können zur Druckerhöhung mit Kompression von Nerven und Gefäßen führen. Dadurch entstehen Störungen, denen durch einen Entlastungsschnitt therapeutisch zu begegnen ist. Für die Escharotomie spaltet der Chirurg den lederartigen Verbrennungsschorf bis in die Subkutis. Bei tiefer reichenden Verbrennungen kann auch die **Spaltung der Muskellogen** (*Fasziotomie*) zur Verhinderung eines Kompartmentsyndroms (Funktionsstörung in einem geschlossenen Muskelkompartiment) erforderlich sein.

Die frühe Escharotomie dient dazu, eine spätere Amputation von Gliedmaßen zu verhindern.

Zirkuläre Thoraxverletzungen können zu einer massiven Einschränkung der Thoraxbeweglichkeit führen. Auch hier kann eine Escharotomie erforderlich sein, um die Atmung bzw. Beatmung zu gewährleisten.

Die Blutung während der Escharotomie stillt der Chirurg meist mittels Elektrokoagulation. Bei weiterhin bestehenden Sickerblutungen legt er eine blutstillende Substanz (*Hämostyptikum*) in den Schnitt ein oder deckt die Wunde mit Kompressen ab, die in NaCl 0,9 % getränkt sind. Bei Bedarf legen die Pflegenden zudem einen leichten Kompressionsverband an. Sie belassen die Hämostyptika in der Escharotomie, halten die Kompressen ständig feucht und wechseln sie bei jeder Wundversorgung.

Der Arzt nimmt die Wundinspektion vor, er entscheidet über die weitere Wundbehandlung.

Geschlossene Wundbehandlung

Die Wunden sind mit Fettgaze oder Dermisersatz (Omiderm®, Suprathel®, Acticoat®), sterilen Kompressen und einem Watte-Schutzverband abzudecken. Er dient der Aufnahme der Wundflüssigkeit.

Vorteile der geschlossenen Wundbehandlung:
- geringerer pflegerischer Aufwand, da der Verbandswechsel nach der 1. Kontrolle am nächsten Tag, nur jeden 3. Tag notwendig ist

- frühzeitige Möglichkeit zur Mobilisation fördert die Selbstständigkeit des Patienten

Nachteile der geschlossenen Wundbehandlung:
- Wunden sind nicht jederzeit beurteilbar
- Evtl. Bildung feuchter Kammern
- Bildung von „Keimstraßen" bei durchfeuchteten Verbänden aufgrund erheblicher Exsudation
- Verbandswechsel belasten den Patienten stark

Bei Fieber, Durchfall und Erbrechen sind die Verbandswechsel sofort durchzuführen.

19.1.3 Krankenbeobachtung und Körperpflege

Krankenbeobachtung

Neben der regulären intensivpflegerischen **Krankenbeobachtung** und dem Monitoring erfordert die Versorgung schwer brandverletzter Kinder zusätzliche Maßnahmen. Wegen der großen Wundflächen und der dadurch entstehenden Verdunstungskälte überwachen Pflegende die Körpertemperatur kontinuierlich. Bei ausgedehnten Verletzungen ist die Gefahr der Unterkühlung erheblich. Liegen Verletzungen der Extremitäten vor, überprüfen Pflegende die Fuß- und Handpulse sowie die Nagelbett- und Zehenfarbe engmaschig. Die Überwachung der Durchblutung mittels Sauerstoffsättigungs-Sensoren an den Fingern bzw. Zehen ist sinnvoll.

Bei der Anlage von Gefäßzugängen lassen sich Areale, die von den Verbrennungen betroffen sind, häufig nicht umgehen. Somit gilt der Fixierung der Katheter ein besonderes Augenmerk. Da auf der verletzten Haut keine Pflaster zum Einsatz kommen, näht der Arzt die Gefäßkatheter an. Die Pflegenden überwachen die Flüssigkeitssubstitution mittels ZVD-Messung (➤ 6.7.7), arterieller Blutdruckmessung (➤ 6.7.6) und Bilanzierung der Urinausscheidung (➤ 6.6). Auch die entsprechenden Laborparameter geben Hinweise. In der exsudativen Phase (➤ 19.1.1) sind die Patienten besonders durch einen relativen Volumenmangel gefährdet. Die Pflegenden beachten daher insbesondere Symptome, die auf eine Schockniere hindeuten. Ein Blasendauerkatheter dient der kontinuierlichen Überwachung der Urinausscheidung. Die stündliche Urinmenge beträgt im Idealfall 1–2 ml/kg KG. Im Gefolge einer umfangreichen Muskelzerstörung steigt das spezifische Gewicht des Urins. Bei unzureichender Urinproduktion besteht die Gefahr, dass das freigesetzte Myoglobin die Nierentubuli verschließt.

Zeichen eines Volumenmangels:
- Oligurie, Anurie
- erniedrigter ZVD
- Tachykardie
- Hypotonie
- Unruhe
- Durst
- Hyperthermie
- Krämpfe bis hin zum Koma

In der resorptiven Phase (➤ 19.1.1) beobachten Pflegende die Patienten besonders hinsichtlich einer drohenden Überwässerung. Zeichen einer Überwässerung:
- erhöhter ZVD
- große Blutdruckamplitude
- Polyurie
- periphere Ödeme (aufgrund der Verletzungen oft nur bedingt aussagekräftig)
- Zeichen eines Lungenödems
- Bewusstseinsstörungen
- neuromuskuläre Übererregbarkeit aufgrund eines Hirnödems

Atmung

Die Atmung eines schwer brandverletzten Kindes bedarf besonderer Aufmerksamkeit. Bei zirkulären Hals- und Thoraxverletzungen kann sie stark eingeschränkt sein. Grund hierfür sind Einschnürungen der oberen Atemwege und die Einschränkung der Thoraxbeweglichkeit.

Bei thermischen Verletzungen durch einen Gebäudebrand ist stets ein Inhalationstrauma in Betracht zu ziehen, da das Feuer unspezifische Reizstoffe (z. B. Ammoniak, Chlorwasserstoffe) oder spezifische Giftgase (z. B. Kohlenmonoxid, Blausäure) freigesetzt haben kann.

Die Leitsymptome eines Inhalationstraumas sind:
- Verbrennungen im Kopf- und Halsbereich
- verbrannte Lippen, Nasenöffnung, Mundschleimhaut
- Ruß im Sputum
- Heiserkeit

- Husten
- Stridor
- Dyspnoe
- Tachykardie
- Kopfschmerzen
- Bewusstseinsstörung, Krämpfe

Körperpflege

Die Beteiligung der Eltern bei der Körperpflege kann sehr hilfreich sein. In der Regel führen Pflegende die Körperpflege zweimal täglich durch. Da alle Manipulationen für das Kind sehr belastend sind, entscheiden die Pflegenden situativ, welche Maßnahmen sie zu welchem Zeitpunkt durchführen. Die großen Wundflächen bieten Keimen eine optimale Eintrittspforte, Infektionen beeinflussen die Prognose deutlich negativ. Daher ist es wichtig, alle Maßnahmen unter sterilen Kautelen durchzuführen. Während der gesamten Versorgung tragen die Pflegenden einen sterilen Kittel, sterile Handschuhe, Haube und Mund-Nasen-Schutz. Die nicht betroffenen Körperregionen reinigen sie mit einer milden, desinfizierenden Lösung. Dabei achten Pflegende darauf, eine Keimverschleppung, besonders aus der Analregion, zu vermeiden. Die weiteren Verbandswechsel die in Narkose durchgeführt werden, lassen es zu, dass die Körperpflege bei der Wundreinigung auf der dafür vorgesehenen Badewanne erfolgt.

19.1.4 Verbandswechsel

Der behandelnde Arzt und die Pflegenden beurteilen die Wunden dreimal wöchentlich in Analgosedierung oder Narkose im OP oder dem dafür vorgesehenen Behandlungsraum nach der Wundreinigung hinsichtlich Aussehen, Größe, Belägen, Perfusion, Granulation, Blutungen, Spannung und Sekretion. Sie dokumentieren die Ergebnisse exakt. Meist ordnet der Arzt zweimal pro Woche Wundabstriche an. Pflegende entnehmen sie nach der Wundreinigung, jedoch bevor sie erneut Antibiotika aufgetragen haben, da antimikrobiell wirkende Oberflächentherapeutika das Ergebnis verfälschen würden. [4]

Die zur Wundreinigung verwendeten milden Antiseptika verfälschen das Ergebnis nur sehr geringfügig, da sie im Gegensatz zu den antibiotischen Oberflächentherapeutika nur kurzzeitig auf der Wunde verbleiben und die Keimzahl entsprechend geringgradig reduzieren. Findet die Wundreinigung im Duschbad statt, waschen Pflegende die Patienten mit gefiltertem Wasser und ohne Zusatz von Desinfektionsmitteln. Zur sachgerechten Dokumentation des Heilungsverlaufs ist es unerlässlich, die Wunden regelmäßig zu fotografieren.

Ziele der Wundreinigung und Oberflächentherapeutika sind die Keimverminderung und damit die Infektionsprophylaxe. Die Keimbesiedelung der Wundflächen lässt sich jedoch nicht vollständig verhindern. Pflegende streben vielmehr an, die Keimzahl so gering zu halten, dass keine systemische Infektion entsteht. Entsprechend versorgen sie zuerst die Flächen mit der geringsten Kontamination. Um Kreuzkontaminationen zu vermeiden, verwenden sie für jede Wundregion neue Instrumente und Handschuhe. Heilt die Verletzung spontan aus oder ist eine Deckung der zerstörten Haut notwendig, plant das Team die Operation nach dem 1.–3. Verbandswechsel.

Wundabdeckung

Nach der Reinigung decken die Pflegenden die Wunde mit antimikrobiell wirkenden Oberflächentherapeutika ab. Diese sollten ein breites Wirkspektrum gegen grampositive sowie gramnegative Keime besitzen. Zu den am häufigsten verwendeten Lokaltherapeutika gehören Sulfadiazin-Silber (z. B. Flammazine®) Cerium-Silbersulfadiazin (durch die Anbindung des Silbersulfadiazins an Ceriumnitrat soll es eine 2–8-mal stärkere antimikrobielle Wirkung haben). [4]

Sulfadiazin-Silber besitzt ein breites Wirkungsspektrum und durchdringt den Wundschorf gut. Es verursacht kaum Schmerzen, die Patienten empfinden es als kühlend und schmerzlindernd. Nachteilig ist die Bildung eines grüngrauen Belags durch Exsudat, der die Wundbeurteilung erschwert, da er leicht mit Eiter zu verwechseln ist. [4]

Bei großflächigen Wunden verwendet man Dermisersatzstoffe, silberhaltiges Acticoat, Suprathel (Milchsäurebasis), Fettgaze, die Silber enthält oder mit einem Antibiotikum versetzt ist.

Ein Abrutschen des Lokaltherapeutikums bei stark nässenden Wunden lässt sich durch das Auflegen einer sterilen Fett-/Silikongaze unterbinden. Im weiteren Verlauf verhindert die Fettgaze das Verkleben der Wunde mit dem Verband, da die Wunden in den ersten Stunden stark sezernieren, verwenden Pflegende gut saugendes steriles Verbandsmaterial.

Gesichtsverletzungen

Die sichere Fixierung von Endotrachealtuben ist bei Gesichtsverletzungen extrem schwierig. Es ist nicht möglich, die Tuben durch Pflaster zu befestigen. Die Fixierung lässt sich jedoch mit sterilen Mullbinden oder einer Tubusfixierschiene durchführen, dies ist allerdings weniger sicher. Hinzu kommt die Gefahr einer Gewebeabschnürung, da gerade in den ersten Tagen eine massive Ödembildung eintritt. Gegebenenfalls näht der Arzt den Endotrachealtubus daher bei nasotrachealer Intubation an das Nasenseptum.

Die gesamte Gesichtshaut ist sehr gut durchblutet und ist somit weitgehend regenerationsfähig. Die pflegerische Versorgung stellt jedoch hohe Anforderungen an das Personal; sehr behutsames Vorgehen ist unabdingbar. Die Pflegenden vermeiden eine zusätzliche Traumatisierung des Gewebes bei der Wundreinigung, da jede Epithelläsion unter Narbenbildung ausheilt. [4]

Augen

Thermische Verletzungen des Augapfels sind aufgrund des Lidschlussreflexes eher selten. Bei schweren Gesichtsverbrennungen kann es jedoch zu Augenlidnekrosen und Narbenkontrakturen kommen. Eventuell ist ein Lidschluss anschließend nicht mehr möglich.

Ein sorgfältiger Schutz des Auges vor Austrocknung ist unbedingt erforderlich. Dazu setzen Pflegende künstliche Tränen oder Augensalbe ein. Je nach Befund ordnet der Arzt auch therapeutische Salben oder Tropfen an. Zur Reinigung der Augen verwenden Pflegende Watteträger und Kompressen, die mit Ringer-Lösung oder NaCl 0,9 % getränkt sind.

Wegen der massiven Ödembildung sind die Patienten in den ersten Tagen oft nicht in der Lage, die Augen zu öffnen. Zu dieser sehr belastenden Einschränkung der Wahrnehmung treten unangenehme und teils schmerzhafte pflegerische Maßnahmen hinzu. Unter Umständen ist es notwendig, Lidhaken zur Augenpflege einzusetzen.

Nase und Ohren

Bei thermischen Verletzungen des Kopfes sind Schädigungen von Nase und Ohren häufig. Obschon die Gesichtshaut gut durchblutet und weitgehend regenerationsfähig ist, bilden sich an Nase und Ohren schnell Nekrosen. Die Haut schützt und ernährt das Knorpelgerüst von Ohren und Nase. Ist sie jedoch verletzt, besteht die Gefahr, dass Knorpelareale frei liegen. Es drohen Austrocknung und Nekrose des Knorpels, im weiteren Verlauf können daraus schwerwiegende Entstellungen resultieren. [4]

Um eine Austrocknung der Nase zu vermeiden, bringen Pflegende nach der Reinigung mit einem sterilen Watteträger eine geeignete Nasensalbe in die Nasenlöcher ein. Von außen bestreichen sie die Nase mit dem Lokaltherapeutikum. Um ein „Abrutschen" der Salbe zu vermeiden, legen die Pflegenden Fettgaze auf.

Die Pflege der Ohren entspricht der Nasenpflege. Pflegende legen eine kleine, sterile Kompresse in den Gehörgang und verhindern so, dass das Lokaltherapeutikum in den äußeren Gehörgang sickert.

Um Sekundärnekrosen zu vermeiden, achten die Pflegenden darauf, dass die verletzte Haut über Ohren und Nase ständig mit dem Lokaltherapeutikum bedeckt ist. Im Zuge der offenen Wundbehandlung cremen sie die Wunde erneut ein, sobald die Salbe geschmolzen oder durch Kopfbewegungen abgerieben ist.

Mund und Lippen

Die thermische Verletzung und die damit einhergehende Ödembildung können den Zugang zur Mundhöhle zunächst behindern. Eine sorgfältige Mundpflege ist jedoch unabdingbar, da die Keimflora im Mund- und Rachenraum zu septischen Komplikationen führen kann. Zur Keimreduktion reinigen Pflegende die Mundhöhle mit Octenisept®, aufgrund des bitteren Geschmacks ist dies jedoch relativ unangenehm. In den ersten Tagen genügt es ggf., die Mundhöhle mit einem z. B. in Hexoral®-Lösung getränkten, sterilen Watteträger auszuwischen. Aufgrund der guten Durchblutung der Schleimhäute und den nach Verbrennungen nicht seltenen Gerinnungsstörungen, kommt es mitunter zu massiven Blutungen.

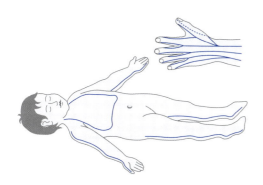

Abb. 19.5 Schnittführung für eine Escharotomie. [L157]

Dies lässt sich auch durch ein behutsames Vorgehen nur bedingt vermeiden. Nach dem Abklingen der Ödeme führen Pflegende die Mund- und Zahnpflege wie üblich durch. [4]

Auch an den Lippen entstehen oft starke Blutungen. Die Pflegenden reinigen die Lippen mit Ringer-Lösung oder NaCl 0,9 %. Um ein Austrocknen zu vermeiden, achten sie auf die sorgfältige Abdeckung der Lippen, z. B. mit Bepanthen®-Augen- und Nasensalbe.

Hauttransplantation

Die frühe Entfernung der Nekrosen (*Frühnekrektomie*), möglichst in Verbindung mit einem endgültigen Verschluss der Wunde durch autologe Spalthauttransplantate, senkt die Morbidität und Letalität schwer verbrannter Kinder signifikant. [7] [8]

Die Komplikationsrate bei Verbrennungen sinkt, die frühzeitige Spalthauttransplantation führt zu ästhetisch und funktionell guten Ergebnissen. [6]

Bei Verbrühungen im Kindesalter empfehlen Desai et al. ein weniger aggressives Vorgehen. In ihrer prospektiven, randomisierten Studie kamen sie zu dem Schluss, dass „eine konservative Therapie der frühzeitigen Wundexzision deutlich überlegen ist, denn erst nach 7–10 Tagen deklarieren sich die Verbrühungen in ihrer endgültigen Tiefe". [7] [8]

Transplantatarten

Zu unterscheiden sind **Eigen-** und **Fremdhauttransplantate**. Während die Eigenhauttransplantation der endgültigen Deckung des Defektes dient, setzen Chirurgen die Fremdhaut (menschlich oder tierisch) zur temporären Wundabdeckung ein – quasi als biologischen Verband. Fremdhauttransplantate werden nur dann notwendig, wenn keine eigene Haut zur Verfügung steht. Nur aufgrund der beeinträchtigten Immunabwehr ist die „Einheilung" von Fremdhaut vorübergehend möglich. Nach etwa drei Wochen beginnt eine Abstoßungsreaktion. Tierische Fremdhaut ist in Form von Folienverbänden (z. B. Biobrane®) verfügbar.

Vielversprechend ist die Verwendung von in vitro gezüchteten Keratinozytentransplantaten. Bei geringerer Narbenbildung erzielt ihr Einsatz zufriedenstellendere kosmetische Ergebnisse. [7] [8] Die Methode ist sehr aufwändig und nur kommt nur in großen Zentren zur Anwendung.

Als **Spalthauttransplantate** bezeichnet man Gewebe, die aus der Epidermis und oberflächlichen Anteilen der Dermis bestehen. Sie enthalten ausreichend lebensfähige Zellen. Die Läsion, die bei der Spalthautentnahme entsteht, ist mit einer zweitgradigen thermischen Schädigung (➤ 19.1.1) vergleichbar und entspricht einer tiefen Schürfwunde.

Als Spenderareal kommt insbesondere bei Kindern der behaarte Kopf (nach Entfernung des Haupthaares) in Betracht. Aus der relativ dicken Kopfhaut kann in kurzen Intervallen mehrfach hintereinander Haut entnommen werden, ohne dass sichtbare Narben zurückbleiben. Weitere mögliche Entnahmestellen sind Oberschenkel und Rücken.

Bei der Entnahme dünner Spalthaut verbleiben normalerweise keine Narben, oft wird die Haut lediglich etwas grobporig. Kinder neigen an den Entnahmestellen allerdings – besonders nach Mehrfachentnahme – zur Keloidbildung. Bei tieferer Entnahme können Narben entstehen, die bei einer Infektion der Entnahmestelle zur überschießenden Ausprägung neigen. Bei komplikationslosem Heilungsverlauf ist eine Hautentnahme am Spenderhautbezirk etwa alle 10–14 Tage möglich.

Die Entnahme von **Vollhauttransplantaten** ist nur in geringem Maße möglich, da meist nicht genügend Spenderhautbezirke zur Verfügung stehen. Chirurgen verwenden dazu überwiegend die Haut der Leistenbeugen. Vollhauttransplantate sind meist für die Deckung von Wunden im Gesicht und an den Händen nötig.

Um die Oberfläche der Transplantate zu vergrößern, stellen Chirurgen häufig ein **Mesh graft** her. Dieses Maschen- oder Gittertransplantat (meist aus

Spalthaut) kann Defekte im Verhältnis von 1:1,5 bis 1:3 bzw. 1:6 decken. Die „gemeshten" Transplantate haften oft besser auf dem Wundgrund, da das Wundsekret durch die Gitterlöcher abfließt. Der Nachteil des Mesh graft besteht darin, dass die Gitterstruktur nach der Einheilung des Transplantates sichtbar bleibt. Mesh graft findet daher aus kosmetischen Gründen im Gesicht nie und an den Händen nur selten Anwendung. [4]

Transplantatpflege
Pflegende stellen frisch transplantierte Wundflächen für ca. 5 Tage ruhig. Sie vermeiden vor allem Zug- und Scherkräfte. Sofern keine Infektionszeichen vorliegen, nehmen der Chirurg und die Pflegenden am 5. postoperativen Tag den ersten Verbandswechsel in Analgosedierung oder in Narkose, vor. Kleine Serome und Hämatome unter den Transplantaten sind zu punktieren, da sie die Haftung der Transplantate am Wundgrund beeinträchtigen. Falls möglich, werden Klammern und Nähte, mit denen das Transplantat intraoperativ fixiert wurde, entfernt.

Anschließend führen die Pflegenden die Transplantatpflege täglich durch. Pflegende säubern die Ränder und die Oberfläche mit feuchten Kompressen und entfernen vorhandene Blutkrusten. Die Abdeckung der Transplantate erfolgt mit steriler Fettgaze und einem leichten Kompressions- bzw. Schutzverband. Sind die Transplantate eingeheilt und frei von Infektionszeichen, cremen Pflegende sie mit Fettsalbe und behandeln sie offen weiter. Bei mobilen Kindern ist es sinnvoll, auch in dieser Phase einen leichten Schutzverband anzulegen.

Die intraoperativ angelegten Verbände an den Entnahmestellen belassen Pflegende für ca. 5 Tage, sofern keine Infektionszeichen vorliegen. Eine frühzeitige Entfernung kann zur Zerstörung des sich neu bildenden Epithels und damit zur Defektheilung führen. Nach dem beschriebenen Zeitraum nehmen Pflegende den Verband an der Entnahmestelle vorsichtig ab, ggf. mit Hilfe eines Bades. Bei einer ungestörten Wundheilung hat sich darunter eine geschlossene, rosige Epitheldecke gebildet. Pflegende versorgen die geschlossenen Wundflächen mit Fettsalbe und Gaze bis zur vollständigen Abheilung. Sie beachten, dass die Entnahmestelle oft sehr schmerzempfindlich ist, was die Mobilisation erschweren kann. Die Einbindung der Eltern in die Pflege der Haut ist sehr wichtig, da diese in den nächsten Monaten ihre Aufgabe sein wird. Pflegende beachten auch die psychische Komponente, da Eltern in dieser Zeit die Wunden zum ersten Mal sehen bzw. bewusst wahrnehmen.

19.1.5 Lagerung

Die **Lagerung** schwer brandverletzter Patienten erfordert besondere Kenntnisse und stellt hohe Anforderungen an die Pflegenden. Besondere Lagerungstechniken dienen der Minimierung von Ödemen und der Reduktion von Kontrakturen. Die Lagerung schwer brandverletzter Kinder ist deutlich schwieriger als die Lagerung Erwachsener. Häufig ist es schwer oder gar unmöglich, die Notwendigkeit bestimmter Maßnahmen zu erklären und diese konsequent durchzuführen. Diese diffizile Situation erfordert von den Pflegenden ein hohes Maß an Einfühlungsvermögen und viel Phantasie bei der Suche nach Lösungen.

Die Pflegenden entwickeln ein Lagerungsschema, das der individuellen Situation sowie den Bedürfnissen des Patienten entspricht und je nach Krankheitsverlauf zu verändern ist. Bei der offenen Wundbehandlung und Lagerung auf Schaumstoff legen Pflegende die Patienten auch auf die verletzte Körperpartie. Bei Verletzungen am Rücken führen z. B. die Atembewegungen zu einem „ständigen Débridement", indem sie zu einer Verschiebung der Wundfläche auf dem Schaumstoff führen und somit die Wunde permanent von totem Gewebe reinigen.

Die Lagerung des Kindes beginnt direkt nach der Erstversorgung. Pflegende lagern die Extremitäten zur Ödemreduktion hoch. Als Lagerungshilfen eignen sich sterile Schaumstoffkeile.

Bei Verletzungen an Kopf und Hals bringen Pflegende den Oberkörper zur Ödemreduktion in eine 30°-Hochlage und überstrecken den Kopf zur Kontrakturprophylaxe leicht, z. B. indem sie die Schulterblätter unterpolstern oder eine Nackenrolle unterlegen.

Spezielle Lagerungstechniken vermeiden lokale Nervenläsionen, zudem wirken sie der Entstehung von Kontrakturen an großen Gelenken entgegen. Oft sind diese Lagerungspositionen nur mit Hilfe von Schienen durchführbar.

19.1 Thermische Verletzungen

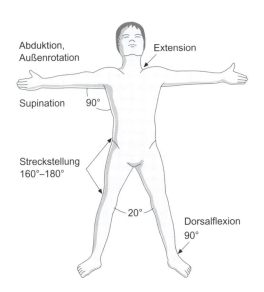

Abb. 19.6 Lagerung bei thermischen Verletzungen. [L157]

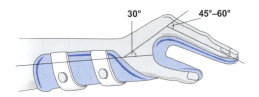

Abb. 19.7 „Intrinsic-plus"-Stellung der Hand. [L157]

In dieser Position sind die kleinen Seitenbänder der Fingergelenke angespannt (➤ Abb. 19.7). Bei einer Streckung in den Grundgelenken würden die Kollateralbänder erschlaffen und bei längerer Ruhigstellung kontrahieren. Die dadurch entstehenden Bewegungseinschränkungen lassen sich nur unter größtem Aufwand rückgängig machen.

Positionierung

- Auslagerung der Arme im Schultergelenk um 90° in Außenrotation, Hochlagerung 15–20° (horizontale Adduktion) in Supination
- Lagerung der Ellenbogengelenke in 180°-Streckstellung
- Lagerung der Hüften (ohne Außenrotation) und Kniegelenke in Streckstellung (160°–180°)
- Spreizung der Beine um ca. 20° (Vermeidung von Adduktionskontrakturen)
- Lagerung der Füße in Dorsalflexion [9]

Bei thermischen Verletzungen der Hände behindern Ödeme die Beweglichkeit der Fingergelenke erheblich.

Innerhalb von 24 Std. kommt es zur Streckung der Grundgelenke und Beugung der Mittelgelenke. Es besteht die Gefahr einer Versteifung. Pflegende wirken ihr mit der „Intrinsic-plus"-Stellung entgegen (siehe unten). Ohne Schienenversorgung lässt sich diese Stellung jedoch kaum realisieren. Geeignet sind Thermoplast-Schienen, die die Hände in der gewünschten Position fixieren.

„Intrinsic-plus"-Stellung

- Handgelenk leicht überstreckt
- Beugung der Grundgelenke um ca. 60°
- Streckung der Mittel- und Endgelenke

19.1.6 Ernährung

Im Verlauf der Verbrennungskrankheit kommt es zum **Hypermetabolismus** (*Stressstoffwechsel*, *Postaggressionsstoffwechsel*, *Katabolie*) mit Abbau von Eiweiß und Fett durch vermehrte Katecholamin- und Kortikosteroidausschüttung. Diese Phase ist von gehemmter Insulinproduktion und vermehrter Glukagonausschüttung bei insuffizienter Glukosenutzung gekennzeichnet.

Der gesteigerte Stoffwechsel, ein erheblicher Kalorienbedarf durch die erhöhte Wasserverdunstung (➤ 19.1.1) von etwa 580 kcal/l sowie der Energie- und Proteinbedarf des wachsenden kindlichen Organismus erfordern eine hochkalorische, eiweißreiche Kost sowie die Substitution von Vitaminen und Spurenelementen. [10] Bei Patienten mit kleinflächigen thermischen Verletzungen ist eine normale eiweißreiche Kost ausreichend.

Eine enterale Ernährung ist bereits 6–8 Std. nach dem Unfall anzustreben, um die Integrität der Darmschleimhaut zu erhalten. [7] [8] Kinder mit großflächigen Verletzungen benötigen anfangs meist eine Nahrungszufuhr über Magensonde oder PEG. Bei Magenatonie erfolgt die Ernährung über eine Duodenalsonde.

Ein wichtiger Parameter zur Überwachung der Ernährungssituation ist die Ermittlung des Körpergewichts. Ziel ist es, das vor dem Unfall vorhandene Gewicht (± 5 %) aufrecht zu erhalten. [7] [8] Eine

Stressulkusprophylaxe erfolgt in der Regel mit Cimetidin, Ranitidin oder Sulcrafat. [10]

Zur Berechnung des Energiebedarfs brandverletzter Kinder stehen verschiedene Formeln zur Verfügung, sie geben den Energiebedarf pro Tag an. Die verbrannte Körperoberfläche (VKO) ist dabei von Bedeutung: Nach der in Deutschland am häufigsten verwendeten Formel benötigt ein brandverletztes Kind zusätzlich zu seinem täglichen Grundbedarf von 40–60 kcal/kg KG zusätzlich 40 kcal pro Prozent verbrannter Körperoberfläche. [11]

> **Beispiel**
> Ein fünfjähriges Kind wiegt 20 kg. Die Brandverletzung betrifft 50 % seiner Körperoberfläche.
> Dies ergibt folgende Rechnung:
>
> $$50 \text{ kcal} \times 20 \text{ kg} = 1.000 \text{ kcal} + 40 \text{ kcal} \times 50\% \text{ VKO} = 2.000 \text{ kcal}$$
>
> Der tägliche Kalorienbedarf des Kindes liegt also bei **3.000 kcal**.

Offene Wundbehandlung

Der Patient ist auf sterilem Schaumstoff (z. B. Ligasano®) gelagert. Die Wunden sind mit Fettgaze und antimikrobiellen Oberflächentherapeutika abgedeckt.

Vorteile der offenen Wundbehandlung:
- Wunden sind jederzeit gut beurteilbar
- geringere Schmerzen bei der Wundversorgung, da keine Verbände von den Wunden zu lösen sind
- Versorgung ist weniger pflegeintensiv, da zeitaufwendige Verbände entfallen
- Weniger Nährböden für Feuchtkeime, z. B. Pseudomonaden

Nachteile der offenen Wundbehandlung:
- relative Immobilität des Patienten
- hohe Thermolabilität durch Verdunstungskälte
- „Abrutschen" der Lokaltherapeutika bei anfangs starker Exsudation der Wunden, Versorgung daher mindestens zweimal täglich

19.1.7 Psychosoziale Aspekte

Ein schweres thermisches Trauma ist sowohl durch Verletzungen körperlicher als auch psychischer Art gekennzeichnet. Der Unfall mit seinen verheerenden Folgen ist durch nichts ungeschehen zu machen. Am Anfang stehen oft unrealistische Hoffnungen und Vorstellungen bezüglich des Therapieerfolgs, die zum Scheitern verurteilt sind. Schon während der Intensivbehandlung sind das Kind, seine Angehörigen/Bezugspersonen und auch das therapeutische Team großen Belastungen ausgesetzt. Die Situation des Kindes und seiner Bezugspersonen ist geprägt durch Schmerzen, Angst, Ohnmacht, Schuldgefühle und nicht selten Wut. Es ist davon auszugehen, dass die seelischen Verwundungen ausgeprägter sein werden, je länger die Genesung dauert. Das Ausmaß ist unter anderem abhängig vom Lebensalter, der Biografie und der aktuellen sozialen Situation. Die Tatsache, dass bei schweren thermischen Traumen nicht von einer vollständigen Genesung auszugehen ist, belastet die Situation zusätzlich. Die Stigmatisierung durch zurückbleibende Narben, der potenzielle Funktionsverlust von Händen, Armen oder Beinen, werfen Fragen zur weiteren Lebensführung und Lebensqualität auf.

Bei den Eltern stehen häufig Schuldgefühle im Vordergrund. Ca. 85 % der Unfälle erfolgen im Kleinkindalter in direkter Anwesenheit eines Elternteils. [12] Die Eltern-Kind-Beziehung ist im Hinblick auf mögliche körperliche und psycho-soziale Spätfolgen von existenzieller Bedeutung. Die Umgebung, das Personal und die erforderliche Therapie wirken bedrohlich. Das Personal und die Eltern sind, bedingt durch die Bereichskleidung, nur an wenigen äußeren Merkmalen (Brille, Augenfarbe, Körpergröße) und der Stimme zu identifizieren. Es ist nur begrenzt möglich, dem Kind die Angst vor der ungewohnten Umgebung zu nehmen.

Die Einbeziehung der Eltern beginnt nach Möglichkeit schon während der Intensivbehandlung. Die aktive Teilhabe ermöglicht es den Eltern, eine verantwortliche Rolle einzunehmen, die ihnen von Beginn an einen festen Platz im Rehabilitationskonzept zuweist. Dieses Vorgehen trägt dazu bei, u. a. Schuldgefühle und Versagensängste abzubauen. Die ersten Reaktionen der Eltern beeinflussen entscheidend das Verhalten des Kindes. Ist das Kind am Anfang noch kooperativ, folgen Phasen von Aggression, Depression und Resignation. Auch die Eltern durchleben diese Phasen. Ihre Schuldgefühle, Hilflosigkeit und Vorwurfshaltung führen zu einer zusätzlichen Belastung des therapeutischen Teams. Die psychologische Betreuung sollte frühzeitig beginnen und ist mit der Entlassung des Kindes nicht abgeschlossen. Zur Bewältigung dieser emotional stark befrachteten Situation benötigen alle beteiligten Personen ein Höchstmaß an Zeit, Geduld und Verständnis. [12]

Die Intensivtherapie, zu der eine entsprechende Analgosedierung gehört, hindert das Kind zunächst daran, seine veränderte Situation bewusst wahrzunehmen und zu verarbeiten. Die Einschätzung ist bei älteren Kindern häufig stark phantasieüberlagert, die Ereignisse wirken deshalb noch bedrohlicher.

Reduzieren sich die Wirkungen der Sedativa und Analgetika, reagiert das Kind auf sein verändertes Äußeres und es ist in die Lage versetzt, das Unfallgeschehen zu verarbeiten. Säuglinge und Kleinkinder akzeptieren die Veränderungen meist schnell. Mit zunehmendem Alter kann sich dieser Prozess jedoch problematischer gestalten. [7] [8]

> **Selbsthilfegruppen**
> **Paulinchen e.V. – Initiative für brandverletzte Kinder**: www.paulinchen.de und www.paulinchen.at
> **Feuerball – Elternverein für brandverletzte Kinder und Jugendliche**: www.feuerball.at

Die Wiedereingliederung in Familie und Alltag fällt den Patienten in Abhängigkeit vom Alter, dem Aussehen und den Bewegungseinschränkungen zum Teil schwer. Professionelle Hilfe erhalten betroffene Familien in fortlaufender psychologischer Betreuung und durch Selbsthilfegruppen. Sozialarbeiter entlasten die Eltern durch die Organisation häuslicher Hilfe, damit sie ihr Kind regelmäßig besuchen und unterstützen können.

> Neben der psychologischen Betreuung des Kindes und seiner Bezugspersonen gilt die Aufmerksamkeit auch der psychischen Betreuung des Personals. Das Angebot regelmäßiger Supervisionen oder Balint-Gruppen sollte selbstverständlich sein.

LITERATUR
1. BAG Mehr Sicherheit für Kinder e. V.: www.kindersicherheit.de/html/basisdaten2009.html (Letzter Zugriff am 19.1.2012)
2. Paulinchen e. V. – Initiative für brandverletzte Kinder: www.tag-des-brandverletzten-kindes.de/fileadmin/TDBK/Pressemitteilungen/PM_TDBK_31_08_2011.pdf (Letzter Zugriff am 19.1.2012)
3. Zellweger, G.: Die Behandlung der Verbrennungen – Praktische Hinweise für Diagnose, Therapie, Rehabilitation. Deutscher Ärzte-Verlag, Köln, 1985.
4. Grabosch, A.; Günnewig, M.: Die Pflege des Brandverletzten. Springer Verlag, Heidelberg, 1991.
5. Günnewig, M.: Die Brandverletzung – Pflegerische Aspekte, krankengymnastische und ärztliche Behandlung und Therapie des brandverletzten Patienten. www.pflegenet.com/wissen/lehrbuch/brandverletzung.html
6. Köfner, C.: Die Besonderheiten der Pflege und Überwachung Schwerbrandverletzter. In: Journal für Anästhesie und Intensivbehandlung, 2/1996: www.pabst-publishers.de/Medizin/med%20Zeit schriften/jai/1996–2/art-59.html
7. Trop, M.: Das brandverletzte Kind. Teil I. In: Monatsschrift Kinderheilkunde. Springer Verlag, Heidelberg, (150) 2002, S. 1.238–1.251.
8. Trop, M.: Das brandverletzte Kind. Teil II. In: Monatsschrift Kinderheilkunde (150), Springer Verlag, Heidelberg, 2002, S. 1.408–1.422.
9. Richard, R.; Staley, M.: Burn Care and Rehabilitation – Principles and Practice. F. A. Davis Company, Philadelphia, 1994.
10. Carvajal, H.; Parks, D.: Burns in Children – Pediatric Burn Management. Boca Raton, Chicago, 1988.
11. Haße, W. (Hrsg.): Verbrennungen im Kindesalter. Gustav Fischer Verlag, Stuttgart, 1990.
12. Dorfmüller, M.: Probleme im Umgang mit Verbrennungspatienten. In: Intensiv 4, 1996, S. 24–31.

19.2 Ertrinkungsunfall
Stephanie Möllmann

Ertrinkungsunfälle zählen zu den häufigsten und folgenschwersten Unfällen im Kindesalter. Betroffen sind v. a. Kinder im Vorschulalter. Die Tatsache, dass Kleinkinder das Schwimmen noch nicht beherrschen, steht dabei nicht im Vordergrund. Schon sehr flache Gewässer, z. B. ein Gartenteich oder ein kaum gefülltes Gefäß (z. B. Wassertrog), stellen eine erhebliche Gefahrenquelle dar, denn kleine Kinder reagieren häufig bereits auf das Eintauchen in kaltes Wasser mit einer reflektorischen Apnoe und einer extremen Bradykardie mit peripherer Vasokonstriktion (diving-reflex), sodass sie nicht mehr in der Lage sind, sich aufzurichten und selbst zu retten.

Die Unterscheidung zwischen Beinahe-Ertrinkungsunfall und Ertrinkungsunfall ist veraltet. Man bezeichnet jeden Vorgang als Ertrinkungsunfall, bei dem durch Eintauchen der Atemwege in Flüssigkeit eine respiratorische Beeinträchtigung resultiert – unabhängig davon, ob der Patient Folgeschäden erleidet oder nicht.

Pathophysiologie

Das Eintauchen in das Wasser löst eine Apnoe aus. Auf das Eindringen von Wasser im Bereich von Pharynx und Larynx reagiert der Körper mit einem reflektorischen Laryngospasmus. In dieser Phase verschluckt das Kind größere Mengen Wasser, aspiriert sie jedoch nicht. Eine Aspiration ist erst nach Lösung des Laryngospasmus möglich, meist infolge der eintretenden Bewusstlosigkeit und dem Ausfall der Schutzreflexe. Das Wasser dringt dann durch weitere Atemzüge bzw. passiv in die Atemwege ein, oder das Kind aspiriert es während des Erbrechens von Mageninhalt. Aus der ständigen Vermischung von Luft und Wasser resultiert eine starke Schaumbildung.

Unterschiede in der Aspiration von Süß- und Salzwasser sind entgegen früherer Annahmen klinisch nicht relevant. Im Vordergrund stehen die Folgen der Aspiration: die Gasaustauschfläche wird durch die Flüssigkeit in den Alveolen reduziert, die Auswaschung und Denaturierung des Surfactants führt zur Atelektasenbildung. Permeabilitätsstörungen führen zum Lungenödem. Die Folge sind intrapulmonale Shunts und die Gefahr der Entstehung eines ARDS (➤ 13.4.4).

Die klinischen Folgen sind Azidose, Hypoxie und Hyperkapnie sowie daraus resultierende zerebrale, renale und gastrointestinale Schädigungen und Störungen des Herz-Kreislauf-Systems und anderer Organsysteme (Gerinnungssystem, endokrinologisches System). Das Maß der Hypothermie hängt vorrangig von der Temperatur des Wassers ab, generell kühlen kleinere Kinder durch die geringere Körpermasse im Verhältnis zur Körperoberfläche und den verhältnismäßig großen Kopf rascher aus.

Das Schlucken und die Aspiration von kaltem Wasser bewirkt zudem eine innere Kühlung. Den möglicherweise zerebroprotektiven Faktoren einer Hypothermie stehen die klinischen Folgen gegenüber, insbesondere Herzrhythmusstörungen sowie neurologische, metabolische und endokrinologische Störungen.

Die Prognose lässt sich anhand des neurologischen Status bei Aufnahme abschätzen, er kann jedoch durch Analgosedierung und Hypothermie nur eingeschränkt aussagekräftig sein.

Kinder mit einem Glasgow-Coma-Score > 9 haben gute Chancen auf eine vollständige Genesung, bei Werten von 5–8 ist ein Überleben wahrscheinlich, jedoch meist mit neurologischen Folgeschäden. Ausschlaggebend für eine gute Prognose ist die unmittelbare und effektive primäre Reanimation am Unfallort. [1] [2]

Erstversorgung

Die **Erstversorgung** am Unfallort umfasst die Bergung und kardiopulmonale Reanimation des Kindes (➤ Kap. 20).

Besonderheiten der Reanimation

Bei ausgeprägtem Diving-Reflex ist die periphere Pulskontrolle oft nicht möglich, sodass die Diagnose eines Herzstillstands erschwert sein kann. Eine besondere Gefährdung liegt in der Gefahr des Erbrechens mit nachfolgender Aspiration. Deshalb saugen die Ersthelfer nach der Intubation den Mageninhalt ab und legen eine großlumige Magenablaufsonde.

Vor der Intubation führt eine Entleerung des Magens oft zum Erbrechen und ist daher kontraindiziert. Eine Hypothermie unter 30 °C kann eine Reanimation unmöglich machen, sodass die Ersthelfer bereits am Unfallort Maßnahmen zur Erwärmung des Kindes einleiten (Entfernung der nassen Kleidung, Einhüllung in wärmende Decken). Der Transport des Kindes in die Klinik ist ggf. unter Reanimationsbedingungen notwendig.

Aufnahme und Erstversorgung des Kindes

- Reanimationsmaßnahmen fortsetzen
- Beatmung fortführen (FiO$_2$ 100 %, erhöhter PEEP)
- Monitoring: EKG, Atmung, RR, S$_p$O$_2$, EtCO$_2$, Temperatursonde (z. B. rektal, vesikal)

- Kontrolle des Bewusstseins: Pupillenreaktion, Glasgow Coma Scale (➤ Tab. 6.1)
- Infusionstherapie fortführen, Medikamente anschließen
- Temperaturkontrolle (Thermometer mit erweiterter Skala ab 21 °C verwenden)
- Blutgaskontrolle, ggf. bereits weitere Blutentnahmen
- Erwärmung des Kindes bis zur angestrebten Zieltemperatur (ggf. Hypothermiebehandlung)
  – Wärmestrahler, Zimmertemperatur anheben
  – Wärmematte und Warm-Packs vorsichtig einsetzen (Verbrennungsgefahr)
  – Atemgastemperatur kontinuierlich anpassen (max. 2 °C über Körpertemperatur)
  – Anwärmen der Infusionslösung (max. 2 °C über Körpertemperatur)
  – Bei Körpertemperaturen < 30 °C: Magenspülung und Einläufe mit warmer, isotoner Lösung, Peritonealdialyse, extrakorporale Zirkulation
- Ggf. ZVK, Blasenkatheter, Magenablaufsonde anlegen
- Röntgen-Thorax

Die Pflegenden und Ärzte nehmen in dieser Phase meist zum ersten Mal Kontakt mit den Eltern auf und sehen sich der Aufgabe gegenüber, sie über den Zustand des Kindes zu informieren.

Zu beachten ist:
- Eltern befinden sich in einer existentiell bedrohlichen Situation.
- Schuldgefühle und Selbstvorwürfe können zu Schuldzuweisungen (Vorwurf einer Verletzung der Aufsichtspflicht, auch gegenüber anderen Begleitpersonen) führen.
- Verzweifelte Anklagen richten sich ggf. auch gegen das therapeutische Team (Vorwurf, „nicht alles rechtzeitig getan zu haben", Vorwürfe an die Ersthelfer, Notarzt).

Pflegerische Besonderheiten

Monitoring
- Atmung, EKG (auf Herzrhythmusstörungen achten)
- möglichst kontinuierliche arterielle Blutdruckmessung, ansonsten engmaschige manuelle Blutdruckkontrollen
- ZVD-Messung zur Beurteilung des intravasalen Volumens und der erforderlichen Flüssigkeitssubstitution
- Beobachtung und Beurteilung der Kreislaufsituation (periphere Durchblutung, Hautfarbe, Hauttemperatur, Hautkolorit)
- kontinuierliche S_pO_2-Messung, evtl. Probleme der Messung durch periphere Vasokonstriktion (Messstelle in Watte einwickeln, arterielle Blutgasanalyse)
- $EtCO_2$-Messung (angestrebter CO_2 30–35 mmHg)
- kontinuierliche Temperaturmessung nach Möglichkeit über eine im Blasenkatheter integrierte Sonde, ansonsten über eine rektale Sonde, ggf. periphere Temperaturmessung
- engmaschige neurologische Beurteilung: Pupillenreaktion, Glasgow Coma Scale (➤ Tab. 6.1)
- Beobachtung und Beurteilung des Abdomens, Beurteilung und Bilanzierung des Magenrestes (Gefahr Stressulkus)
- Beobachtung und Beurteilung der Urin- und Stuhlausscheidung, Bilanzierung 4–6-stündlich

Beobachtung der Atmung
- Pflege des beatmeten Kindes (➤ 12.1.3)
- endotracheales Absaugen nur nach strenger Indikation, geschlossenes Absaugsystem verwenden, vor Beginn präoxygenieren
- erstes Trachealsekret zur mikrobiologischen Untersuchung gewinnen

Temperaturregulation
- Fortführung des Aufwärmens: Temperaturanstieg max. ½–1 °C pro Std. (cave: Kreislaufbelastung, Herzrhythmusstörungen)
- vorsichtiges Handling, um das Vermischen der kalten Schalentemperatur mit der wärmeren Kerntemperatur zu vermeiden (Gefahr „after drop")
- Maßnahmen bei einer Körpertemperatur von max. 34 °C beenden (Gefahr der Hyperthermie mit Erhöhung des Stoffwechsels und Sauerstoffverbrauchs)
- Hyperthermie vermeiden (Erhöhung des Sauerstoffverbrauchs, zytotoxisches Hirnödem), ggf. physikalische Maßnahmen
- ggf. milde therapeutische Hypothermie über 48–72 Std. (hirnprotektiver Effekt)

Prophylaxen
- Hirnödemprophylaxe:
  – 30°-Oberkörperhochlage
  – achsengerechte Lagerung (Kopf in Mittelstellung, achsengerechter Lagerungswechsel)
  – Überwachung der Infusionstherapie und Medikamentengabe (Flüssigkeitsrestriktion, ggf. Sedierung, Analgesie, ggf. Fortführen einer Steroid-Therapie, ggf. Therapie mit Mannitol)
- Dekubitusprophylaxe (➤ 9.1)
- Kontrakturenprophylaxe (➤ 9.3)
- Pneumonieprophylaxe (➤ 9.2)

Ernährung
- Magenablaufsonde
- Kontrollen des Magen-pH-Werts (Gefahr eines Stressulkus, evtl. medikamentöse Prophylaxe)
- frühzeitige orale Ernährung, zu Beginn kleine und häufige Mahlzeiten (vorausgegangene Minderperfusion des Magen-Darm-Trakts reduziert die Nahrungsverträglichkeit)

Frührehabilitation
- enge Begleitung und Betreuung der Eltern, frühzeitige Integration und Übernahme von Pflegemaßnahmen durch die Eltern anstreben, z. B. Mundpflege, Cremen der Lippen
- frühzeitig Besuch von Geschwisterkindern ermöglichen
- ausführliche Pflegeanamnese als Basis für eine individuelle, an dem Konzept der Basalen Stimulation® orientierten Pflege, sie bezieht sich u. a. auf bevorzugte Speisen und Getränke (Mundpflege), Lieblingsmusik, vertraute Gerüche (➤ 8.1)
- frühzeitige Mobilisation und Physiotherapie (➤ 8.4)

LITERATUR
1. Brömme, W.: Ertrinkungsunfälle. In: Brömme, W.; Lietz, R.; Bennek, J. (Hrsg.): Handbuch der Kinderintensivmedizin. Thieme Verlag, Stuttgart, 2002.
2. Gries, A.: Notfallmanagement bei Beinahe-Ertrinken und akzidenteller Hypothermie. In: Der Anästhesist (11) Springer 50, 2001, S. 887–898.
3. Boos, K; Guericke, H.: Ertrinkungsunfälle. In: Kretz, F. J.; Beushausen, T.; Ure, B. M.; Roth, B. (Hrsg.): Kinder Notfall-Intensiv. Elsevier Verlag, München, 2010.

19.3 Ingestionen und Intoxikationen
Stephanie Möllmann

DEFINITION

Intoxikation: Organschädigung oder Allgemeinerkrankung nach der Aufnahme eines Giftes, unabhängig von der Art der Giftaufnahme. Im Kindesalter ist eine Intoxikation überwiegend Folge einer **Ingestion**, d. h. der Aufnahme eines Stoffes über den Magen-Darm-Trakt.

Ingestionen zählen zu den häufigsten Unfällen im Kindesalter. Sie verlaufen in der Mehrzahl der Fälle glimpflich, entweder weil die eingenommene Substanz ungefährlich war oder weil frühzeitig geeignete Maßnahmen eingeleitet wurden. Betroffen sind v. a. Kinder zwischen 1–5 Jahren. Der Altersgipfel liegt bei etwa 2 Jahren, denn in diesem Alter begreifen Kinder ihre Umwelt wesentlich auch über den Mund. Hinzu kommen Neugierde und Verwechslungen seitens der Kinder (z. B. interpretieren sie die Medikamente in der Tasche der Großmutter als Süßigkeiten), aber auch Verwechselungen seitens der Erwachsenen (z. B. versehentlich falsche Medikamentengabe). Bei Jugendlichen stehen Alkoholintoxikationen oder Vergiftungen in suizidaler Absicht im Vordergrund, letztere führen deutlich häufiger zu schwerwiegenden Intoxikationen. [1]

19.3.1 Anamnese und Sofortmaßnahmen

Anamnese

Der Erstkontakt erfolgt überwiegend telefonisch. Folgende Informationen sind zur Einschätzung der Situation wichtig:
- **Wer?** (Alter und Gewicht des Kindes)
- **Was?** (z. B. Pflanze, Medikamente)
- **Wann?** (gesicherter oder vermuteter Zeitpunkt)
- **Wie viel?** (gesicherte oder vermutete Menge)
- **Wie?** (oral, kutan, per inhalationem, rektal, parenteral)
- **Warum?** (akzidentiell, suizidal)
- **Welche Maßnahmen** wurden bisher getroffen?
- **Symptome?**

Die Anamneseerhebung ist häufig schwierig, da Erwachsene das Kind zum Zeitpunkt des Unfalls meist nicht beobachtet haben. So können die Anrufer oft nur die Situation beschreiben, in der sie das Kind aufgefunden haben, z. B.: es spielte mit der Tablettenpackung und hatte eine Tablette im Mund.

Häufig sind daher die eingenommene Menge ebenso wie der Zeitpunkt der Einnahme nur schwer zu präzisieren. Zudem befinden sich die Eltern bzw. die betreuenden Personen in einer Ausnahmesituation. Angst und Schuldgefühle können dazu führen, dass sie die Situation dramatisieren, übertreiben oder auch bagatellisieren.

Wenn das Ereignis nicht sicher als ungefährlich einzustufen ist, rät der Arzt den Eltern, das Kind in die Klinik zu bringen bzw. einen ärztlich begleiteten Transport oder Rettungswagen zu organisieren (sofern bereits Symptome bestehen). Generell ist es wichtig, die Anrufer darauf hinzuweisen, dass sie Proben der eingenommenen Substanz (z. B. Medikamentenschachtel, Pflanzenzweig mit Blättern, Blüten und Beeren) zur Diagnosesicherung in die Klinik mitbringen.

Sofortmaßnahmen

- Bei oraler Aufnahme **keine** Milch anbieten (erhöht die Resorption fettlöslicher Substanzen), **kein** Erbrechen auslösen, wenn möglich Wasser trinken lassen und Aktivkohle verabreichen.
- Bei Einnahme ätzender Substanzen zur Verdünnung reichlich Wasser trinken lassen, **keine** Neutralisationsversuche, **keine** kohlesäurehaltigen Getränke, **kein** Erbrechen auslösen.
- Bei rektaler Applikation (z. B. bei Verwechslung von Suppositorien) falls vorhanden Klistier verabreichen.
- Bei Kontakt mit Gasen oder Dämpfen Kleidung des Patienten entfernen und Haut abwaschen (Selbstschutz beachten, z. B. bei Mund-zu-Mund-Beatmung).
- Bei Hautkontamination Kleidung entfernen und Haut und Haare mit reichlich Wasser und Seife reinigen.
- Bei Verätzungen der Augen sofortiges Spülen des betroffenen Auges unter fließendem Wasser, ggf. mit einem wiederholt ausgewrungenem, feuchtem Tuch (Konsil: Augenarzt).

Diagnostik

- klinische Untersuchung: Vitalfunktionen, neurologische Untersuchung, Beurteilung des Abdomens, Schmerzerhebung, Hinweise auf besondere Veränderungen der Haut, der Schleimhäute, der Augen oder der Ausatemluft
- **Labordiagnostik**: Blutbild, Elektrolyte, Blutgasanalyse, Blutzucker, Leber- und Gerinnungswerte, Kreatinin, Harnstoff, ggf. toxikologische Untersuchung von Magensaft, Blut oder Urin sowie weitere Untersuchungen in Abhängigkeit von der Noxe (z. B. Medikamentenspiegel, HbCO-Bestimmung)

Pflegerische Besonderheiten

Die pflegerisch und medizinisch indizierten Maßnahmen sind von der Schwere und dem Verlauf der Intoxikation sowie der Art und Menge der eingenommenen Substanz abhängig und lassen sich nicht pauschalisieren.

Der Arzt kontaktiert, sofern es sich nicht sicher um ein unbedenkliches Ereignis handelt, meist eine Giftnotrufzentrale (➤ Tab. 19.1). Er erhält von dort Informationen hinsichtlich des zu erwartenden Verlaufs und Empfehlungen zum diagnostischen und therapeutischen Vorgehen.

Anhand der Informationen, die die Pflegenden dann vom Arzt erhalten, lassen sich spezielle pflegerische Maßnahmen ableiten, z. B. engmaschige Temperatur- und Blutzuckerkontrollen bei Alkoholintoxikation (Gefahr der Hypothermie und Hypoglykämie).

Medizinische Maßnahmen

Bei mittelschweren und schweren Intoxikationen sind die folgenden Maßnahmen indiziert:
- Sicherung der Vitalfunktionen, ggf. O_2-Zufuhr, Intubation und Beatmung, Kreislaufstabilisierung
- Beobachtung und Beurteilung der Vitalzeichen
- Monitoring: EKG, Atmung, Sauerstoffsättigung, Blutdruck, ggf. Temperatur, $ETCO_2$, ZVD
- Beobachtung und Beurteilung der neurologischen Situation
- Bilanzierung

Maßnahmen zur primären Giftentfernung
- Gabe von Aktivkohle
- induziertes Erbrechen durch Gabe von Sirup Ipecacuanha (Brechwurzel ➤ 19.3.2)
- Magenspülung (➤ 19.3.3)

> **Verabreichung von Aktivkohle**
> - Die frühzeitige Aktivkohlegabe stellt die wichtigste und effektivste Maßnahme zur primären Giftentfernung dar.
> - Aktivkohle bindet innerhalb von Minuten große Mengen Gift bereits im Magen und verhindert so seine Resorption.
> - Aktivkohle bindet sehr viele Substanzen, nicht jedoch Säuren, Laugen, Alkohole, Glykole, Kohlenwasserstoffe, Schwermetalle und Borsäure.
> - Dosierung bis 1 g/kg KG, mind. den 10-fachen Überschuss zum Gift, bei vollem Magen eher höher dosieren. [1]
> - Aktivkohle ist nicht wasserlöslich, zur Anwendung kommt eine Suspension (mit Wasser oder Saft), die während der Einnahme mehrfach umzurühren ist, damit sie bestehen bleibt.
> - Wenn das Kind die Aktivkohle nicht trinkt, erwägt der Arzt eine Sondierung, in diesem Fall ist die Aspirationsgefahr zu bedenken.
> - Aktivkohle ist nicht toxisch, als Nebenwirkung kann bei wiederholten Gaben Obstipation auftreten.

Maßnahmen zur sekundären Giftentfernung
- wiederholte Gabe von Aktivkohle zur Adsorption bereits resorbierter und erneut in den Darm diffundierter Substanzen bei gleichzeitiger Unterbrechung eines enterohepatischen Kreislaufs und ggf. Gabe von **Laxanzien** zur Beschleunigung der Darmpassage
- Antidotbehandlung (➤ 19.3.6)
- Hämoperfusion (➤ 16.1)
- Hämodialyse (➤ 16.1)
- Plasmapherese
- in seltenen Fällen forcierte Diurese (cave: Gefahr schwerer Elektrolytstörungen)

19.3.2 Induziertes Erbrechen

Die Auslösung von **Erbrechen** zur primären Giftentfernung ist bei entsprechender (seltener) Indikation innerhalb von 60 Min. nach Ingestion sinnvoll. Der Versuch, das Erbrechen durch mechanische Stimulation der Rachenhinterwand auszulösen, birgt erhebliche Verletzungsgefahren und führt meist nur zu einem unvollständigen Ergebnis. Das Anbieten einer Kochsalzlösung als Emetikum ist obsolet, da eine lebensbedrohliche NaCl-Intoxikation die Folge sein kann.

> **VORSICHT**
> Bereits geringe Mengen Kochsalz können bei kleinen Kindern toxische Wirkung entfalten. Folgende Dosen gelten als letal:
> - **Säugling**: ein gestrichener Teelöffel
> - **Kleinkind**: ein gehäufter Teelöffel

Die Gabe von Apomorphin als Emetikum ist aufgrund der erheblichen Nebenwirkungen (Bewusstseinsstörungen, Atemdepression, Hypotension) im Kindesalter nur in seltenen Ausnahmen und bei entsprechender Erfahrung in der Technik der Verabreichung indiziert.

Im Kindesalter ist daher Sirup Ipecacuanha (Ipecac-Sirup) das Mittel der Wahl, um Erbrechen auszulösen. Voraussetzung ist, dass zuvor keine Aktivkohle gegeben wurde, da der Sirup durch die Aktivkohle gebunden würde.

Kontraindikationen

Aufgrund erhöhter Aspirationsgefahr, bei:
- Störungen der Atmung und abgeschwächten oder fehlenden Schutzreflexen
- Bewusstseinsstörungen bzw. Bewusstlosigkeit
- Krampfbereitschaft bzw. Krampfanfällen
- Säuglinge ≤ 9 Monate
- Einnahme schäumender Substanzen
- aufgrund schwerer Lungenschäden im Falle einer Aspiration nach der Einnahme organischer Lösungsmittel
- aufgrund einer erneuten Schleimhautschädigung durch das Erbrechen bei Einnahme von Säuren oder Laugen (ggf. mit weicher Magensonde abziehen)

Grundsätzlich schätzt der Arzt ab, welche Symptome bis zum Wirkungseintritt nach 15–30 Minuten auftreten können.

Anwendung von Sirup Ipecacuanha

Das im Ipecac-Sirup enthaltende Emetin und Cephaelin führen zu einer direkten Reizung des Brechzentrums, das Emetin reizt darüber hinaus die Magenschleimhaut. Das Erbrechen tritt in über 90 % der Fälle innerhalb von 15–30 Minuten ein.

> **VORSICHT**
> Kein reines Ipecacuanha-Fluidextrakt verwenden (hochtoxisch), sondern nur den daraus hergestellten Sirup Ipecacuanha.

Häufige unerwünschte Wirkungen (bis zu 15 %) sind wiederholtes Erbrechen und Übelkeit, Durchfälle, Lethargie und Benommenheit sowie Aspirationspneumonien auch bei bewusstseinsklaren Kindern.

Dosierung
- 1–2 Jahre: 10–15 ml
- 2–3 Jahre: 20 ml
- ≥3 Jahre/Jgdl./Erw.: 20–30 ml

Material
- Ipecac-Sirup und Spritze zum Abmessen
- Reichlich Tee oder Saft
- Eimer
- Versandröhrchen zur Probennahme
- Handtücher oder Einmalunterlagen für Kind und Eltern
- Handschuhe und Kittel zum Selbstschutz
- Sitzgelegenheit für Kind und Eltern
- evtl. Spielzeug oder Bilderbücher zur Ablenkung des Kindes

Durchführung
- Dem Kind die abgemessene Menge Ipecac-Sirup (unbedingt Haltbarkeit überprüfen) und reichlich Flüssigkeit verabreichen.
- Kind während des Erbrechens unterstützen, eine Probe des Erbrochenen entnehmen.
- Tritt kein Erbrechen ein, kann nach 20 Min. bzw. nach Anordnung nochmals die Hälfte der Dosierung nachgegeben werden. Bleibt ein Erbrechen weiterhin aus, Magenspülung durchführen.
- Nach dem Erbrechen: Kind hinsichtlich Reaktionsfähigkeit und Allgemeinzustand beobachten.
- Dem Kind etwas Flüssigkeit zum Spülen des Mundes anbieten.
- Unterstützende Maßnahmen bei anhaltender Übelkeit.

19.3.3 Magenspülung

Eine **Magenspülung** ist nur in wenigen Fällen erforderlich. Indiziert ist sie bei der Aufnahme hochtoxischer Substanzen und wenn das induzierte Erbrechen erfolglos bzw. kontraindiziert ist. Das Ereignis sollte nicht länger als eine Stunde zurückliegen.

> **Indikationen zur Intubation vor Magenspülung**
> - Ateminsuffizienz
> - abgeschwächte oder aufgehobene Schutzreflexe
> - Bewusstseinsstörungen, Bewusstlosigkeit
> - Ingestion organischer Lösungsmittel oder Mineralölprodukte
>
> Bei der Abwägung einer Intubation bedenkt der Arzt den Zeitfaktor und schätzt ab, welche Symptome in den folgenden 30–60 Min. auftreten können.

Material
- Monitoring: EKG, S_pO_2, Blutdruckmessung
- Material zum Anlegen einer Infusion und zur Blutentnahme, Infusionslösung
- Absaugung und Zubehör
- ggf. Materialien zur Intubation
- großlumiger Magenschlauch (Durchmesser entspricht etwa dem eines altersentsprechenden Tubus, Innendurchmesser mindestens 9–11 mm), damit Nahrungsreste und die eingenommenen Substanzen (z. B. Tabletten, Dragees) den Schlauch passieren können
- Gleitgel
- Mundkeil, ggf. Guedeltubus
- Pflaster
- graduierter Trichter mit Zuleitung, Klemme
- 50-ml-Spritzen
- Spülflüssigkeit
  - körperwarmes NaCl 0,9 % verwenden, kein Wasser (Gefahr einer lebensbedrohlichen Wasserintoxikation)
  - Einzelspülmenge: 5–10 ml/kg KG, maximal 300–500 ml

- graduiertes Auffanggefäß, Eimer
- Versandröhrchen
- Kittel, Handschuhe, Einmalunterlagen
- benötigte Medikamente, z. B. Aktivkohle
- Material zur Dokumentation

Vorbereitung

- Wache und ansprechbare Patienten über die geplanten Maßnahmen und den Ablauf altersgerecht informieren, älteren Kindern erklären, wie sie mithelfen können, warum sie während der Spülung kaum sprechen können und evtl. Signale vereinbaren.
- Patienten an die Überwachung anschließen.
- Anlegen der Infusion, ggf. Medikamentengabe (Atropin ist wegen seiner Wirkung auf den Magen-Darm-Trakt umstritten und wird nur bei zusätzlicher Intubation empfohlen).
- Ggf. bei der Intubation und Beatmung assistieren.
- Magenschlauch abmessen und markieren.

Durchführung

- Magenschlauch gleitfähig machen und einführen.
- Reste des Mageninhaltes abziehen und zur ggf. erforderlichen toxikologischen Untersuchung verwahren.
- Magenschlauch sicher fixieren bzw. festhalten; bei intubierten Patienten einen Guedeltubus einführen; bei wachen Kindern einen Mundkeil als Beißschutz verwenden (cave: Würgereiz).
- Patienten auf die linke Seite lagern (möglichst geringer Druck auf den Pylorus) und, sofern keine Kontraindikationen bestehen, in 15°-Kopftieflage bringen.
- Trichter mit der Spülflüssigkeit entlüften, abklemmen und anschließen, Trichter in Kopfniveau halten und Flüssigkeit einfüllen, dann den Trichter etwa 30–50 cm über Kopfniveau heben und die Flüssigkeit langsam einlaufen lassen, die Flüssigkeit nach kurzer Verweildauer im Magen ablaufen lassen, indem der Trichter unter Kopfniveau gebracht wird.
- Ersten Spülvorgang mit der Hälfte der Flüssigkeit durchführen, danach mit der errechneten Menge spülen, bis die Spülflüssigkeit klar zurückkommt.
- Die ein- und auslaufende Menge nach Möglichkeit bilanzieren. Dazu Spülflüssigkeit zunächst in ein graduiertes Auffanggefäß geben und anschließend in den Eimer laufen lassen.
- Beim Einlaufen der Flüssigkeit darauf achten, dass eine Restflüssigkeitssäule im System bleibt, um das Ablaufen zu erleichtern; evtl. ist ein Melken des Schlauches erforderlich, wenn größere Essensreste ihn verschließen.
- Während der Magenspülung Patienten sorgfältig beobachten und beruhigen, da die Kinder oft einen starken Würgereiz verspüren und evtl. erbrechen.
- Patienten nach der Spülung aufsetzen bzw. den Oberkörper hochlagern, ggf. Medikamente über den Magenschlauch verabreichen und Magenschlauch durchspülen.
- Magenschlauch abklemmen und ziehen.

Nachsorge

- Patienten beruhigen, etwas Flüssigkeit zum Spülen des Mundes anbieten und Vitalfunktionen erneut kontrollieren, anschließend für eine ruhige Umgebung sorgen, da die Kinder meist sehr erschöpft sind.
- Die weitere Überwachung und Pflege ist vom Zustand des Kindes und der Art der Ingestion abhängig.
- Material aufbereiten, Maßnahme dokumentieren.

Komplikationen

- Verletzungen der Speiseröhre und des Magens
- Aspirationspneumonie
- Laryngospasmus
- konjunktivale Blutungen
- Herzrhythmusstörungen

19.3.4 Giftnotrufzentralen

Die Telekom hat für **Giftnotrufzentralen** bundesweit die Rufnummer 19240 mit der entsprechenden Vorwahl reserviert, die meisten Zentren haben sich diesem System angeschlossen. ➤ Tab. 19.1 enthält die Giftnotrufzentralen in Deutschland, die mit Stern gekennzeichneten Zentren haben einen pädiatrischen Schwerpunkt.

Tab. 19.1 Giftnotrufzentralen in Deutschland und im deutschsprachigen Ausland.

Stadt	Rufnummer
Berlin*	Tel. 0 30/192 40
Bonn*	Tel. 02 28/192 40
Erfurt	Tel. 03 61/73 07 30
Freiburg*	Tel. 07 61/192 40
Göttingen	Tel. 05 51/192 40
Homburg*	Tel. 0 68 41/192 40
Mainz	Tel. 0 6131/1 92 40 oder 23 24 66
München	Tel. 0 89/1 92 40
Nürnberg	Tel. 09 11/3 98 24 51 oder 3 98 26 65
Deutschsprachiges Ausland	
Österreich	00 43/1/4 06 43 43 (Wien)
Schweiz	00 41/44/2 51 51 51 (Zürich)

* Giftnotzentralen mit pädiatrischem Schwerpunkt

19.3.5 Umgang mit suizidalen Patienten

Vergiftungen in suizidaler Absicht betreffen v. a. Mädchen im Alter von 15–17 Jahren. In diesen Fällen liegen deutlich häufiger schwere Intoxikationen vor, da die Menge der eingenommenen Substanzen höher ist und zudem häufig verschiedene Wirkstoffe kombiniert sind, z. B. Arzneimittel mit Alkohol. [1]

Magenspülungen sind in diesem Zusammenhang daher wesentlich häufiger notwendig als bei Patienten im Kleinkindalter. Eine Magenspülung wird in dieser Situation oft als extrem traumatisierend wahrgenommen, viele Jugendliche wehren sich mit aller Kraft dagegen.

Die Ursachen eines Suizidversuches sind vielfältig. Konflikte mit den Eltern, Trennung oder Scheidung der Eltern, Schulprobleme, Leistungsdruck oder Liebeskummer können auslösende Faktoren sein. Sie können einen Hilferuf an die Umwelt bedeuten, aber auch Ausdruck einer Depression sein. Die Abgrenzung fällt dem Team einer Kinderintensivstation häufig schwer, es ist ratsam, möglichst früh einen Kinderpsychologen hinzuzuziehen.

Dieser wird auch die ersten klärenden Gespräche mit dem Kind und den Eltern führen.

Der erste Kontakt des Kindes mit den Eltern nach dem Ereignis kann unter Umständen sehr schwierig sein, da die Eltern meist Teil des Konfliktes sind. Der Besuch sollte daher unter Begleitung erfolgen.

Pflegerische Besonderheiten

Die Kinder bedürfen einer zugewandten und liebevollen Betreuung. Vorwürfe oder wiederholte Fragen nach den Ursachen verstärken die seelische Not. Beginnt das Kind von sich aus ein Gespräch über seine Probleme und die Ursachen des Suizidversuchs, zeigen Pflegende durch aufmerksames Zuhören, dass sie die Aussagen ernst nehmen und akzeptieren. Pflegende enthalten sich aller Ratschläge und versuchen nicht, die oft existentiellen Probleme im schnellen Zugriff zu lösen. Auch eine Verharmlosung der Situation („Es wird schon wieder werden"; „So schlimm ist das doch nicht") sind zu vermeiden. Auswege aus seiner Lebenskrise findet das Kind unter psychologischer Begleitung, die seine eigene Kraft stärkt.

In der Akutphase ist eine Einzelbetreuung erforderlich. Pflegende lassen das Kind nicht allein. Sie dokumentieren sorgfältig alle Beobachtungen und Signale, die sich aus Gesprächen ergeben.

19.3.6 Antidotbehandlung

Eine gezielte **Antidotbehandlung** ist nur bei wenigen Giften möglich. Einzelne Antidote wirken sehr unterschiedlich. Sie können die Resorption des Giftes verhindern, die Bildung nichttoxischer Komplexe ermöglichen oder direkt die Stoffwechselvorgänge und körpereigenen Entgiftungsmechanismen beeinflussen. Der Einsatz bedarf einer strengen Indikationsstellung, da einzelne Antidote zum Teil schwer wiegende unerwünschte Wirkungen hervorrufen. Die folgende Tabelle enthält eine Übersicht über die wichtigsten Antidote. [1] [2]

Tab. 19.2 Antidote (Auswahl) und ihre Wirkung.

Freiname (Handelsname)	Indiziert bei Vergiftung durch
N-Acetylcystein	Paracetamol, Acrylnitril, Methacrylnitril, Methylbromid
Atropinsulfat	Alkylphosphaten und insektiziden Carbamaten
Calciumglukonat	Flusssäure
Carbo medicinalis/ Aktivkohle	Adsorbens (> 19.3.1)
Deferoxamin (Desferal®)	Eisen
Diazepam	Chloroquin
Digitalis-Antitoxin	Digitalis
Dimercaptopropansulfat (DMPS)	Akute oder chronische Vergiftung durch organische oder anorganische Quecksilbersalze und -dämpfe, Arsen, Kobalt, Kupfer, Gold; akute Vergiftungen mit Chrom, Antimon; chronische Vergiftungen mit Blei, Silber
Dimethylaminophenol (4-DMAP®)	Blausäure, Blausäuresalze
Eisen(III)-hexacyanoferrat(II), Berliner Blau	Thallium, Cäsium
Ethanol	Methanol, Ethylenglykol
Ethylendiamintetraacetat, CaNa$_2$-EDTA	Blei, Chrom, Eisen, Kobalt, Kupfer, Mangan, Nickel, Plutonium, Quecksilber, Thorium, Zink
Flumazenil (Anexate®)	Benzodiazepine
Folsäure	unterstützend bei Methanol, Ameisensäure
Glukagon	Betarezeptorenblocker

Tab. 19.2 Antidote (Auswahl) und ihre Wirkung. (Forts.)

Freiname (Handelsname)	Indiziert bei Vergiftung durch
Methylenblau	Methämoglobinämie
Naloxon-HCL	Opiate
Natriumsulfat (als Laxans)	Bariumchlorid, Bleisalze
Natriumthiosulfat	Blausäure, Blausäuresalze (nach Gabe von 4-DMAP)
Obidoxim-HCL (Toxogonin®)	Alkylphosphate, nicht bei Carbamaten
D-Penicillamin	Kupfer, Blei, Zink, Gold, Quecksilber
Physostigminsalicylat (Anticholium®)	Atropin und andere Anticholinergika
Phytomenadion (Vitamin K)	Cumarinderivate
Pyridoxin-HCL (Benadon®)	Isoniazid, Crimidin, Hydrazin
Silibinindihydrogensuccinat (Legalon SIL®)	Amanitin (z. B. Knollenblätterpilze)
Toloniumchlorid (Toluidinblau®)	Methämoglobinbildner

LITERATUR

1. von Mühlendahl, K. E.; Oberdisse, U.; Bunjes, R.; Brockstedt, M. (Hrsg.): Vergiftungsunfälle im Kindesalter. Thieme Verlag, Stuttgart, 2003.
2. von Mühlendahl, K. E.: Vergiftungsunfälle. In: Brömme, W.; Lietz, R.; Bennek, J. (Hrsg.): Handbuch der Kinderintensivmedizin. Thieme Verlag, Stuttgart, 2002.
3. Illing, S.: Vergiftungen. In: Kretz, F. J.; Beushausen, T.; Ure, B. M.; Roth, B. (Hrsg.): Kinder Notfall-Intensiv. Elsevier Verlag, München, 2010.

KAPITEL 20

Hannah Tönsfeuerborn

Notfall/Reanimation

Die Ursachen eines kardiorespiratorischen Versagens im Kindesalter unterscheiden sich auf Grund anatomischer und (patho-)physiologischer Besonderheiten von den Ursachen eines Herz-Kreislauf-Stillstands bei Erwachsenen.

Im Gegensatz zu dem im Erwachsenenalter auftretenden plötzlichen Herztod (primärer Herzstillstand) liegt beim kindlichen Herz-Kreislauf-Versagen meist eine Hypoxie auf Grund eines respiratorischen Versagens vor.

Inadäquate Oxygenierung und Kreislaufversagen führen sekundär zu einer meist bradykarden Rhythmusstörung und schließlich zum Herzstillstand (sekundärer Herzstillstand).

Erkennen des kritisch kranken Kindes

Bei Kindern bis zur Pubertät sind die funktionelle Residualkapazität der Lunge, die muskulären und myokardialen Kraftreserven und die Glykogendepots deutlich geringer ausgeprägt als bei Erwachsenen. Deshalb dekompensieren Kinder schneller als Erwachsene.

Da die Erkennung solcher Situationen von vitaler Bedeutung ist, frischen Pflegende ihre Kenntnisse über Prävention und Basismaßnahmen der Reanimation regelmäßig auf und trainieren die Abläufe in diesen Situationen.

> **Informationsportale**
> - European Resuscitation Council: www.erc.edu
> - Schweiz: www.resuscitation.ch
> - Österreich: www.arc.or.at
> - Deutschland
>   - German Resuscitation Council: www.grc-org.de
>   - Deutscher Rat für Wiederbelebung im Kindesalter: www.dr-wiki.de
>   - Gesellschaft für Neonatologie und Pädiatrische Intensivmedizin: www.gnpi.de

Beurteilung an Hand des BLS-Algorithmus

Der **BLS-Algorithmus** (basic life support) standardisiert die Maßnahmen der Reanimation. Er umfasst folgende Schritte (➤ Abb. 20.8, ➤ Abb. 20.12):

- auf die eigene Sicherheit und die des Kindes achten
- akustische Stimulation des Kindes durch Ansprechen und Setzen eines akustischen Reizes
- „Schrei" nach Hilfe, ungezielt und ohne das Kind zu verlassen
- „stripping": Oberkörper des Kindes freimachen, um es beurteilen zu können
- Beurteilung der Atmung nach Positionierung des Kopfes, Freimachen der Atemwege (➤ Abb. 20.1), Inspektion der Mundhöhle (evtl. sichtbares Sekret oder Nahrungsreste mit großlumigem Katheter und ausreichend Sog entfernen); Überprüfung der Atmung durch „sehen – hören – fühlen" für nicht länger als 10 Sek.
- atmet das Kind nicht, erfolgt initial eine Beatmung mit 5 Hüben
- Beurteilung von Kreislaufzeichen (Hauttemperatur, Rekapillarisierungszeit, Hautfarbe) und Tasten des Pulses an einer großen Arterie (A. carotis oder femoralis beim Kind, A. brachialis oder femoralis beim Säugling) für nicht länger als 10 Sek.

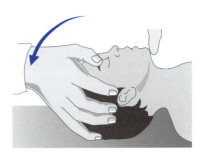

Abb. 20.1 Öffnen der Atemwege beim Kleinkind. [L157]

Das kontinuierliche Monitoring auf der Intensivstation erleichtert die Erkennung eines drohenden Herz-Kreislauf-Stillstandes, es ersetzt jedoch die manuelle Überprüfung nicht.

> **Schnelle Beurteilung nach dem ABC-Schema**
> (ERC-Leitlinien 2010):
> - **A**temwege öffnen
>   – Sind die Atemwege sicher und frei?
>   – Bestehendes Risiko der Verlegung?
>   – Sind die Atemwege verlegt?
> - **B**eurteilung der Atmung
>   – **Atemfrequenz**
>   – **Tidalvolumen**
>   – Thoraxexkursionen
>   – Geräusche (Stridor, Stöhnen)
>   – **Atemarbeit**
>   – Nasenflügeln
>   – Einsatz von Atemhilfsmuskulatur
>   – Einziehungen
>   – paradoxe Atmung
>   – **Oxygenierung**
>   – Blässe/Zyanose
>   – periphere Sauerstoffsättigung
> - **C**irkulation
>   – **Herzfrequenz**
>   – **Blutdruck**
>   – **periphere Perfusion**
>   – Rekapillarisierungszeit (RKZ)
>   – Hautfarbe und -temperatur
>   – **Pulsqualität zentral/peripher**
>   – **Vorlast**
>   – gestaute Halsvenen
>   – gestaute Leber
>   – feuchte Rasselgeräusche (Auskultation)

20.1 Basismaßnahmen

- Kind auf eine harte Unterlage **lagern** (Reanimationsbrett, Kopf- oder Fußteil großer Betten sind ggf. als Reanimationsbrett verwendbar); bei potenziell Schädel-Hirn-Verletzten bzw. Wirbelsäulenverletzten nur achsengerechte Drehbewegungen
- Positionieren des Kopfes und Öffnung der Atemwege (➤ Abb. 20.1)
- unverzüglicher Start der Basismaßnahmen:
  – **15 Thoraxkompressionen** (Druckpunkt untere Sternumhälfte, Drucktiefe ⅓ des antero-posterioren Thoraxdurchmessers) im Wechsel mit **2 Beatmungen** (5 Wiederholungen entsprechen einem Zyklus, der 1 Min. dauern sollte)
  – kurze **erneute Beurteilung** und Versicherung, ob evtl. weiterführende Hilfe angefordert wurde, dabei die „now-flow-Phase" (Durchblutung der Koronarien in der Diastole) so kurz wie irgend möglich halten (Verbesserung des Outcomes)

Lautes Zählen der Zyklen erleichtert allen Beteiligten den zeitlichen Überblick im Ablauf des Algorithmus zu behalten.

Nach der ersten Reanimationsminute erfolgen die erweiterten Maßnahmen laut Algorithmus.

20.1.1 Atmung

Ist das Kind bewusstseinseingeschränkt, kann es zu einer Verlegung der Atemwege durch die Kombination von Flexion der HWS, Erschlaffung der Kiefermuskulatur, Verrutschen der Zunge gegen die hintere Pharynxwand und Kollaps des Hypopharynx kommen. Einfaches Vorziehen des Unterkiefers oder Positionieren des Kopfes und Anwenden das Esmarch-Handgriffs (➤ Abb. 20.2) sind effektive Manöver, den Atemweg zu öffnen und offen zu halten.

Eventuell vorhandenes Sekret entfernen Ersthelfer mit einem großlumigen Absaugkatheter (cava: zu tiefes Absaugen kann über einen Vagusreiz zu Bradykardie führen).

Der Einsatz eines **oropharyngealen Tubus** (➤ 12.1.1) unterstützt das Freihalten der Atemwege. Der Abstand zwischen Mitte der Lippen und Kie-

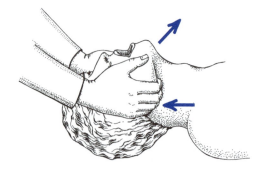

Abb. 20.2 Esmarchhandgriff. [L106]

Tab. 20.1 Schemata für Herzdruckmassage und Ventilation (in der Notfallmedizin spricht man nur im Kreißsaal vom Neugeborenen, um die Abläufe so einfach wie möglich zu strukturieren).

Altersgruppe	Verhältnis von Kompression und Ventilation
Neugeborene (Kreißsaal)	3× Kompression : 1× Ventilation
Säuglinge und Kinder bis zur Pubertät	15× Kompression : 2× Ventilation

Tab. 20.2 Verschiedene Größen der Guedeltuben und ihre Verwendung.

Größe	00–0	1–2	2–3	3–4	4–5
Alter	FG/NG	Kinder	Jugendliche	Frauen	Männer

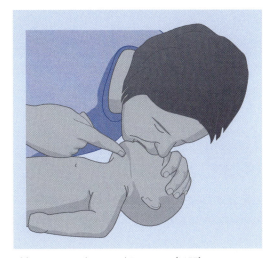

Abb. 20.3 Mund-zu-Mund-Beatmung. [L157]

ferwinkel gilt als Orientierungshilfe für die Größe des Guedeltubus (➤ Tab. 20.2). Zum Einführen öffnen Pflegende den Mund und führen den Tubus in die Richtung ein, in der er zu liegen kommen soll, damit er anschließend der anatomischen Form der hinteren Rachenhöhle folgt. Auf diese Weise vermeiden sie Verletzungen der empfindlichen kindlichen Mundschleimhaut und des weichen Gaumens.

Gefahren und Fehler

- ineffektives Absaugen durch kleinlumigen Absaugkatheter, falsche Sogstärke, zu tiefes bzw. nicht ausreichend tiefes Absaugen
- zu starkes Überstrecken des Halses vor dem Absaugen (kann zur Aspiration führen)
- zu lang gewählter Guedeltubus (kann Arrhythmien durch Vagusreiz, Laryngospasmen, Verlegung der Atemwege und Brechreiz auslösen)
- zu kurz gewählter Guedeltubus (kann zu Druckstellen auf der Zunge und dem Zungengrund sowie zu Verlegung der Atemwege durch Verschiebung der Zunge in Richtung Rachenraum führen)
- unsachgemäße Anwendung des Guedeltubus (führt zur Traumatisierung, z. B. von Zunge, Gaumen, Kiefer)

20.1.2 Beatmung

Stellt das Reanimationsteam fest, dass der Atemstillstand auch nach dem Freimachen der Atemwege weiter besteht, beginnt unverzüglich die Beatmung. Bei Kindern und Jugendlichen überstreckt der Ausführende dazu leicht den Kopf. Neugeborene und Säuglinge lagert er in Neutralstellung („Schnüffelposition").

> Regelgerechte Thoraxexkursionen sind ein Kriterium für ausreichende Beatmung und Tidalvolumina.

Stehen keine Hilfsmittel zur Verfügung, setzt das Reanimationsteam bei Säuglingen und Kleinkindern eine Mund-zu-Mund/Nase-Beatmung (➤ Abb. 20.3), bei größeren Kindern eine Mund-zu-Mund- bzw. Mund-zu-Nase-Beatmung ein.

Maskenbeatmung

Pflegende wählen Beatmungsmaske und Beatmungsbeutel altersentsprechend. Dabei ist eine durchsichtige Maske von Vorteil, da sie die kontinuierliche Beobachtung des Mundes und der Nase zulässt (z. B. Erbrechen). Für Kinder stehen Masken in den Größen 00, 0, 1, 2 in runder Form, in den Größen 0, 1, 2 in Rendell-Baker-Form (kleinerer Totraum) sowie für Jugendliche und Erwachsene anatomisch geformte Masken in den Größen 3, 4 und 5 zur Verfügung. Der Beatmungsbeutel sollte mit einem Reservoir ausgestattet und der Flow auf 10–15 l eingestellt sein, um eine Beatmung mit 100 % O_2 zu ermöglichen. Die günstigste Position des Durchführenden ist hinter dem Kopf des Patienten (➤ Abb. 20.4, ➤ Abb. 20.5)

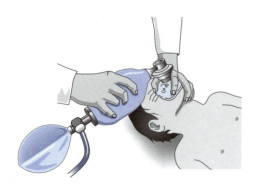

Abb. 20.4 Atemspende mit Maske beim Kind. [L157]

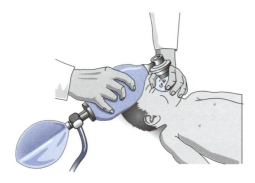

Abb. 20.5 Atemspende mit Maske beim Säugling. [L157]

> Häufig versuchen die Beatmenden, den falschen Sitz der Maske durch eine schnellere Frequenz oder Zuhalten des Überdruckventils auszugleichen. Besser ist es, die Maske neu zu positionieren.

Bei hohen Beatmungsdrücken gelangt Luft in den Magen. Dies führt zu Magenüberblähung, dem Risiko des Erbrechens und nachfolgender Aspiration. Das Sellick-Manöver dient dazu, eine Magenüberblähung und damit den Reflux und Aspiration von Mageninhalt zu verhindern.

> - Zur Sicherung der Atemwege strebt der reanimierende Arzt in der Regel eine frühzeitige Intubation an.
> - Die Notfallintubation ist immer eine OrotrachealeIntubation.

Gefahren und Fehler

- Leckage durch unsachgemäß platzierte Beatmungsmaske
- Gefahr der Bulbusschädigung durch zu festen Maskendruck bei zu großer Maske
- Barotrauma durch zu hohen Beatmungsdruck
- Regurgitation und Aspiration von Mageninhalt durch Überblähung des Magens

20.1.3 Zirkulation

Das sichere Tasten eines Pulses gelingt im Notfall nicht immer. Daher achtet das Reanimationsteam bei der Beurteilung des Kreislaufs besonders auf allgemeine Kreislaufzeichen (z. B. Rekapillarisierungszeit, Hauttemperatur, Hautfarbe, Bewegung, Husten). Bei Säuglingen tasten Ersthelfer den Puls an der A. brachialis oder A. femoralis, bei Kindern an der A. carotis oder A. femoralis.

Bei einer Herzfrequenz < 60 und fehlenden Kreislaufzeichen beginnen sie mit der Herzdruckmassage.

Die Herzdruckmassage wirkt durch eine aktive Herzkompression (Vorwärtsstrom des Blutes) und einen Thoraxpumpmechanismus (Druckunterschied zwischen arteriellem und venösem extrathorakalem Gefäßsystem), die Dekompression ist passiv. Unter dem Druck baut sich eine minimale Kreislauffunktion auf (etwa ein Drittel des normalen Herzzeitvolumens).

Lokalisation des Druckpunktes

Der korrekte Druckpunkt liegt an der unteren Sternumhälfte.

Durchführung der Herzdruckmassage

- Neugeborene und Säuglinge (> Abb. 20.6)
  – beide Hände umfassen den Thorax, die Daumen drücken das Sternum Richtung Wirbelsäule (2-Daumen-Technik)
  – mit zwei Fingern Sternum Richtung Wirbelsäule drücken (Zweifingertechnik)
- Kinder (> Abb. 20.7)
  – Handballen einer oder beider Hände (ausreichend hohen mittleren arteriellen Blutruck erzeugen) im Verlauf der Körperachse auf das Sternum aufsetzen und Richtung Wirbelsäule drücken, die Finger der Hand dabei anheben

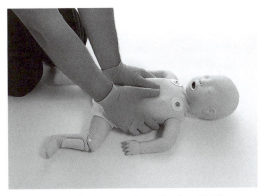

Abb. 20.6 Herzdruckmassage beim Säugling. [J747]

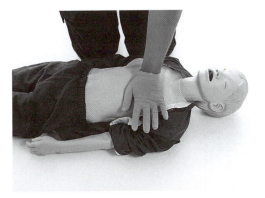

Abb. 20.7 Herzdruckmassage beim Kind. [J747]

Regeln für die Herzdruckmassage

In der Druckphase hält der Reanimierende seine Arme gestreckt und bringt die Schultern senkrecht über den Druckpunkt, um das Gewicht des Oberkörpers zu nutzen. In der Entlastungsphase nimmt der Thorax seine Ausgangsstellung ein, ohne dass die Hand des Reanimierenden den Druckpunkt verlässt. Der Thorax ist nach jeder Kompression vollständig vom Druck zu entlasten. Druck- und Entlastungsphase sind gleich lang.

Kompressions-Ventilations-Verhältnis beim nicht intubierten Kind:
- 3 : 1 (Neugeborene)
- 15 : 2 (Säuglinge und Kinder)

Bei intubierten Kindern ist eine zeitliche Trennung von Kompression und Ventilation zu empfehlen, wenn die Ventilation (Elemination des CO_2) Probleme bereitet. Die „no-flow-phase" für die Koronarien ist so kurz wie möglich zu halten.

Ist das Kind nicht an ein dauerhaftes Monitoring angeschlossen, kontrollieren Pflegende nach fünf Kompressions-Ventilations-Zyklen erstmals die Vitalfunktionen (nach etwa 1 Min.). Weitere Effektivitätskontrollen folgen in fünfminütigem Abstand. Die Erfolgskontrolle während der Reanimation geschieht durch das Tasten des Pulses in der Leiste und Beurteilung der Vitalzeichen des Kindes.

Gefahren und Fehler

- Ineffektive Herzdruckmassage durch unsachgemäße Lagerung
- Irreversible Hirnschädigung durch einen verzögerten Beginn der Wiederbelebung
- Schädigung des Schwertfortsatzes und Organverletzungen durch einen zu tief gewählten Druckpunkt oder Verlassen des Druckpunktes bei der CPR
- Organverletzungen oder ineffektive Herzdruckmassage durch unsachgemäße Drucktiefe
- Ausfall des Minimalkreislaufs durch Unterbrechung der Herzdruckmassage von mehr als 5 Sek.
- Schnelle Ermüdung des Helfers durch unsachgemäße Technik

20.2 Erweiterte Reanimationsmaßnahmen

20.2.1 Medikamente

Die am häufigsten eingesetzten Medikamente während einer Reanimation sind Sauerstoff und Adrenalin.
Adrenalin (*Epinephrin*):
- Dosis: 0,1 ml/kg (1 : 10.000) i. v., i. o. (e. t.) alle 3–5 Min.
- Wirkung:
  - Steigerung der kardialen Pumpfunktion
  - Steigerung der Herzfrequenz
  - Steigerung des peripheren Gefäßwiderstandes
  - Steigerung des Sauerstoffverbrauchs des Herzmuskels

Natriumbikarbonat kommt nur nach Blutgasanalyse in Abhängigkeit von der Ausprägung einer metabo-

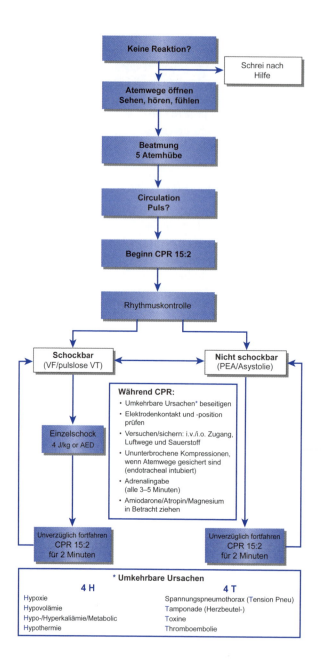

Abb. 20.8 Algorithmus für erweiterte Maßnahmen bei Kreislaufstillstand. [L157]

lischen Azidose oder bei prolongierter Reanimation bei Versagen der anderen Medikamente zur Anwendung.

Die Zufuhr der Medikamente erfolgt über einen venösen, zentralvenösen oder im Notfall über einen intraossären Zugang. Bis zur erfolgten Anlage des Zugangs lassen sich einige Medikamente auch intratracheal (LEAN: Lidocain, Epinephrin, Atropin, Naloxon) verabreichen.

- Nach der Applikation injizieren der Arzt oder die Pflegenden zur besseren Verteilung des Medikaments 5–10 ml 0,9-prozentige Kochsalzlösung.
- Zum Volumenersatz ordnet der Arzt isotone (z. B. NaCl 0,9 %, Ringer-Lösung 20 ml/kg) an.

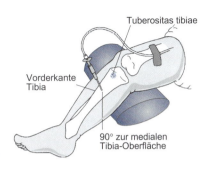
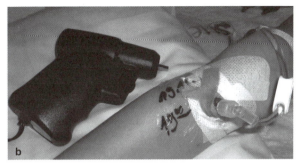

Abb. 20.9 Intraossäre Punktionstechnik. [L157 (links), M290 (rechts)]

Intraossäre Punktion

Die **intraossäre Punktion** ist der Zugang der ersten Wahl unter Reanimationsbedingungen. Sie sollte immer angewandt werden, wenn es innerhalb der ersten Min. (max. 3 Versuche) nicht gelingt, einen venösen Zugang zu etablieren.

Zwei Nadeltypen stehen zur Verfügung:
- Trokarnadeln zur manuellen Anlage
  - NG–6 Monate: 18G
  - Sgl.–Kleinkinder: 16G
  - Kinder (> 18 Monate): 14G
- automatisierte Anlagesysteme mit Nadeln verschiedener Größe (ähnlich einem Akkubohrschrauber ➤ Abb. 20.9b)

Alternativ kann das Reanimationsteam Knochenmarks- und Lumbalpunktionskanülen benutzen.

Punktionsort
- < 6 Jahre: vorn medial 2–3 cm distal der Tuberositas tibiae
- > 6 Jahre: mediale Fläche der Tibia 3 cm oberhalb des Malleolus medialis oder Femur 3 cm oberhalb des lateralen Condylus

Material
- sterile Unterlage, Desinfektionsmittel, sterile Handschuhe
- Material zum Unterpolstern des Beins
- Punktionskanülen: intraossäre Injektionsnadeln, Knochenmarkpunktionskanülen
- Spritzen
- kurze Infusionsleitung mit Dreiwegehahn, zusätzlich ein Dreiwegehahn oder Dreiwegehahnbank (gleichzeitige Volumengabe und Medikamentenapplikation)
- Fixiermaterial

Durchführung
- korrekte Punktionsstelle aufsuchen
- Haut desinfizieren
- Lokalanästhesie bis zum Periost (bei Kindern mit erhaltenem Bewusstsein)
- Immobilisation des Beines (cave: Selbstschutz; Bein nicht direkt unter dem Punktionsbereich halten)
- Nadel in die Haut einstechen
- Vorschieben der Nadel in einem 90° Winkel unter sanftem Druck und Hin- und Herdrehen. Bei Durchtritt durch den Kortex ist ein Widerstandsverlust spürbar. Die Nadel sollte je nach Größe des Kindes ca. 0,5–2 cm tief eindringen
- Nach Entfernung des Trokars Drei-Wege-Hahn anschließen. Die Lagekontrolle erfolgt durch Aspiration von Blut, sowie Gabe von isotoner Kochsalzlösung. Es soll keine Schwellung des subkutanen Fettgewebes auftreten. Notwendige Blutlaborentnahmen, sowie Kreuzprobe sollen vor der Gabe von Flüssigkeiten oder Medikamenten durchgeführt werden, ohne diese jedoch zu verzögern
- Flüssigkeitsgabe zunächst als Bolus
- Die Injektion oder Infusion in die Markhöhle kann schmerzhaft sein, daher sollte beim nichtbewusstlosen Patienten eine Analgesie mit der ersten Bolusgabe erfolgen
- Bei korrekter Lage in der Markhöhle sitzt die Nadel relativ stabil. Sie ist jedoch zusätzlich zu fixieren

Die Beobachtung der Punktionsstelle zur Beurteilung von eventuell auftretenden extraossären Infusionen ist sicherzustellen.

Die Kanüle sollte so lange wie nötig aber so kurz wie möglich liegen. Die empfohlene maximale Verweildauer beträgt 24 Std.

Nach Entfernung der Kanüle legen Pflegende einen Druckverband an. In der Folgezeit achten sie auf Nachblutungen und Infektionszeichen.

> **Intraossäre Medikamenten- und Infusionsverabreichung**
> - Alle Medikamente und Infusionslösungen können in gleicher Dosierung und Konzentration wie intravenös verabreicht werden.
> - Die intraossäre Punktion führt zu einem verbesserten Reanimationsablauf und behindert die CPR-Maßnahmen für gewöhnlich nicht.

Komplikationen
- sekundäre Dislokation der Nadel
- Infektionen, z. B. Osteomyelitis
- Fett- und Knochenmarkembolien (< 0,1 %)
- Fraktur an der Punktionsstelle
- Gewebenekrosen oder Kompartmentsyndrom infolge Nadelfehllage

20.2.2 Elektrotherapie

Im Rahmen einer Reanimation kann die **Elektrotherapie** in Form einer Defibrillation (asynchrone Depolarisation der Myokardzellen) oder Kardioversion (synchronisierte Depolarisation) zum Einsatz kommen.

Weit verbreitet und auch in die Leitlinien aufgenommen ist der Gebrauch eines **automatisierten externen Defibrillators** (*AED* ➤ Abb. 20.11). Nach Anlage der Klebeelektroden analysiert eine Software den vorliegenden Rhythmus und entscheidet, ob eine Schockabgabe (manuell) ausgelöst werden soll oder mit der CPR fortzufahren ist. Akustische Anweisungen und Piktogramme erleichtern die Anwendung. Mit jedem Anfordern oder Gebrauch eines AEDs ist ein Notruf auszulösen.

Indikation

Defibrillation:
- Kammerflimmern
- VentrikuläreTachykardie ohne Puls

Kardioversion:
- Ventrikuläre Tachykardie mit Puls
- Supraventrikuläre Tachykardie mit instabilen Kreislaufverhältnissen

CPR:
- Asystolie
- Pulslose elektrische Aktivität (PEA)

Vorbereitung und Durchführung

Die Überwachung einer Defibrillation erfolgt mittels sicherer EKG-Ableitung, S_pO_2-Sensor und engmaschiger RR-Messung (3–5-minütlich, bzw. invasive Druckmessung).

Pflegende achten darauf, dass die verwendeten Geräte für den Einsatz während der Defibrillation zugelassen sind (➤ 21.1.1).

Die Größe der Defibrillator-Paddles ist abhängig vom Alter des Kindes.

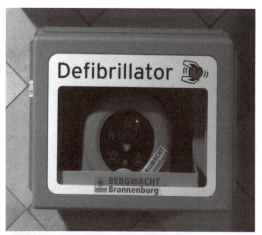

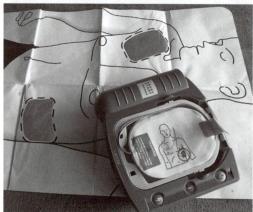

Abb. 20.10 Hinweisschild auf einem AED. [oben M290, unten J787]

- Säuglinge und Kleinkinder: ca. 4,5 cm Durchmesser
- Schulkinder, Jugendliche und Erwachsene: ca. 8 cm Durchmesser

Die entsprechende Energiestärke für die Defibrillation ist entweder am Gerät oder an den Paddles einzustellen.

- Die Verwendung von Klebe-Paddles ist die sicherste Applikationsmethode mit minimaler Unterbrechung der CPR für die Defibrillation.
- Wenn das Defibrillationsgel für manuelle Paddles während der Thoraxkompressionen verschmiert wird, kann es beim nächsten Schock zu einem Kurzschluss kommen. Ferner kann sich das Gel aufladen, die Leitfähigkeit vermindern und die EKG-Analyse fälschlicherweise eine Asystolie anzeigen. Diese Phänomene sind bei selbstklebenden Pads nicht zu beobachten.

> Ultraschallgel (schlechte Leitfähigkeit), kochsalzgetränkte Tupfer (variable Leitfähigkeit mit dem Risiko von Kurzschlüssen zwischen den Paddles) und alkoholgetränkte Tupfer (Verbrennungsrisiko) verwenden Pflegende nicht für die Defibrillation.

- Die Paddles sind rechts unterhalb des Schlüsselbeins und links in Höhe der vorderen Axillarlinie aufzusetzen.
- Stehen für kleine Kinder nur große Pads zur Verfügung, können sie auf dem Thorax und auf dem Rücken platziert werden.
- Die Energie für die Defibrillation beträgt 4 J/kg, für die Kardioversion 0,5–1 J/kg für den ersten Versuch und 2 J/kg für jeden weiteren.
- Unmittelbar nach der Defibrillation führt das Team die CPR für 2 Min. fort, bevor eine erneute Rhythmusbeurteilung stattfindet.

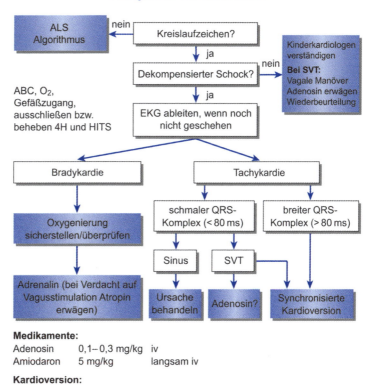

Abb. 20.11 Algorithmus Arrhythmie im Kindesalter. [M290]

Besonderheiten bei Kindern mit Herzfehlern und nach kardiochirurgischen Eingriffen

Trikuspidalinsuffizienz, Pulmonalstenose, pulmonale Hypertonie
Bei Kindern, die an einer **Trikuspidalinsuffizienz**, **Pulmonalstenose** oder **pulmonaler Hypertonie** leiden, führt die konventionelle Herzdruckmassage zu einer Regurgitation des Blutes aus dem rechten Ventrikel in den rechten Vorhof.

Die Reanimierenden erhöhen in solchen Fällen die Effektivität der Herzdruckmassage durch die simultane Kompression von Bauch und Thorax. Diese Maßnahme steigert den Druck im rechten Vorhof und vergrößert den Blutfluss durch die Lunge.

Mitralinsuffizienz
Liegt eine **Mitralinsuffizienz** vor, führt die konventionelle Herzdruckmassage zu einer Regurgitation des Blutes aus dem linken Ventrikel in den linken Vorhof.

Die simultane Kompression des Thorax und Ventilation mit dem Beatmungsbeutel erhöht den intrathorakalen Gegendruck und vergrößert den Blutfluss in die Aorta.

Fontan- oder Glenn-Operation, Modifikationen dieser Techniken
Hierbei führt die konventionelle Herzdruckmassage zu einer Regurgitation des Blutes in das venöse Gefäßsystem.

Die Reanimierenden steigern die Effektivität der Herzdruckmassage durch eine simultane Thorax- und Abdomenkompression oder eine alternierende bzw. simultane Ventilation mit Thorax- und Abdomenkompression.

20.2.3 Weiterführende Intensivtherapie

Nach erfolgreicher Reanimation ist es notwendig, die Überwachung und Therapie auf der Intensivstation fortzusetzen.

Die Pflegenden und der Arzt kontrollieren die Dokumentation auf Vollständigkeit und unterzeichnen sie.

Zum Monitoring gehören EKG, S_pO_2, engmaschige RR-Messung (besser invasive arterielle Druckmessung), ZVD und zentrale sowie periphere Temperaturmessung. Die Pflegenden überwachen die Beatmung zusätzlich mit einer $EtCO_2$-Messung und überprüfen sie durch regelmäßige Blutgasanalysen.

Im Anschluss an die Reanimation kann es zu Herzrhythmusstörungen bzw. einem erneuten Stillstand kommen (z. B. aufgrund von Elektrolytentgleisungen oder der noch instabilen Hämodynamik).

Die Pflegenden halten das Kind durch z. B. eine Kühlmatte normotherm oder für mind. 24 Std. leicht hypotherm (32–34 °C), da eine Hyperthermie zu einem gesteigertem O_2-Verbrauch und Rhythmusstörungen führen kann. Trotzdem wird die therapeutische Hypothermie im Kindesalter weder empfohlen noch abgelehnt. Nach einer Phase der milden Hypothermie soll die anschließende Erwärmung langsam mit 0,25–0,5 °C/Std. erfolgen.

Im Rahmen der neurologischen Überwachung kontrollieren Pflegende zu Beginn die Pupillomotorik in 30-minütigem Abstand.

> Nach der Gabe von großen Mengen Adrenalin können die Pupillen für einige Zeit weit und lichtstarr sein.

Der Arzt wählt die Beatmungsparameter für das Kind so, dass es einen p_aCO_2 von 30–35 mmHg und einen p_aO_2 von 100 mmHg erreicht. Hyperkapnie und Hypoxie steigern die Hirnperfusion und somit die Gefahr eines Hirnödems. Vor jedem endotrachealen Absaugvorgang präoxygenieren die Pflegenden das Kind und verabreichen ggf. Analgetika und Sedativa.

Sie lagern das Kind in 30°-Oberkörperhochlage und achten darauf, dass der Kopf entsprechend zur Körperachse liegt, um einen guten Rückfluss über die Jugularvenen zu gewährleisten. Die Verwendung einer Antidekubitusmatratze vermeidet Läsionen, die wegen der meist noch verminderten Hautperfusion und der Immobilität leichter entstehen. Zusätzlich streben die Pflegenden in kurzen Zeitabständen Druckentlastungen und -verlagerungen an, indem sie z. B. ein kleines Handtuch unter wechselnde Körperpartien legen (Mikrolagerung). Alle Maßnahmen sind stets im Hinblick auf die vitale Bedrohung des Patienten in dieser Situation zu sehen und an die Gegebenheiten

20.3 Reanimation von Neugeborenen und Säuglingen

anzupassen. Pflegemaßnahmen „nach Standard" sind in diesem Zeitraum kritisch zu hinterfragen.

Ziel der Erstversorgung des Neugeborenen ist die Stabilisierung der Herz-Kreislauf-Funktion und Atmung. Nur ca. 2/1.000 Neugeborenen brauchen mehr Unterstützung als Wärmen, Trocknen und Stimulieren. Dem behandelnden Intensivteam sollten vorhersehbare postpartale Probleme bekannt sein (➤ 4.1).

Direkt nach der Geburt hüllt die Hebamme das Neugeborene in trockene Tücher, das Team beurteilt Muskeltonus, Hautkolorit, Atmung und Herzfrequenz. Liegt nach ca. 30 Sek. die Herzfrequenz <100/Min., zeigt das Kind Schnappatmung oder eine Apnoe, ist sein Kopf zu positionieren, die Atem-

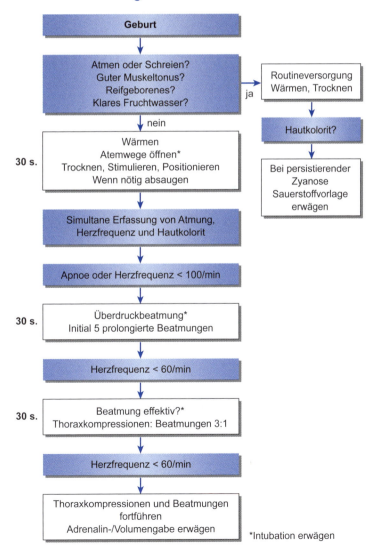

Abb. 20.12 Algorithmus für die Reanimation von Neugeborenen. [M290]

wege frei zu machen (erst den Mund und dann die Nase absaugen) und mit dem Beatmungsbeutel und Raumluft unter Sättigungskontrolle zu beatmen.

Um die Entfaltung der Lungen zu erleichtern verabreichen die Reanimierenden die ersten 5 Beatmungshübe als Blähhübe (Halten des Inspirationsdrucks über jeweils 2–3 Sek.).

Steigt die Herzfrequenz nach etwa 30 Sek. Beatmung auf einen Wert >100/Min., kann das Neugeborene in der Regel spontan atmen. Liegt die Herzfrequenz unter 60/Min., ist die Indikation für eine Intubation und die externe Herzdruckmassage gegeben. Die Frequenz der Herzdruckmassage beträgt bei Neugeborenen 120/Min., das Kompressions-Ventilations-Verhältnis liegt bei 3 : 1 (> 20.1.3).

Zur Infusionstherapie versorgt der Arzt das Kind mit einem peripheren Zugang oder einem Nabelvenenkatheter. Die Pflegenden kontrollieren den Blutzucker und gewährleisten eine engmaschige Blutgasüberwachung.

Vor dem Transport ist die kardiorespiratorische Situation des Kindes zu stabilisieren oder so weit zu verbessern, dass eine Verlegung mit geringem Risiko möglich ist. Der Arzt informiert die Eltern über den Zustand ihres Kindes, ggf. erhalten sie die Gelegenheit zu einem kurzen Kontakt.

Tab. 20.3 Akzeptable präduktale Sauerstoffsättigung (S_pO_2). [3]

2 Min.	60 %
3 Min.	70 %
4 Min.	80 %
5 Min.	85 %
10 Min.	90 %

20.4 Notfallkoffer/-wagen/-rucksack

Um bei Notfällen die wichtigsten Materialien griffbereit zu haben, empfiehlt es sich, einen Notfallkof-

Tab. 20.4 Übersicht über den Inhalt eines Notfallwagens/-koffers/-rucksacks.

Intubationszubehör	Sonstiges	Material für venöse und arterielle Zugänge

• Laryngoskopgriff
• Laryngoskopspatel
  – gerade 0, 1, 2
  – gebogen 1, 2, 3
• Magillzangen verschiedener Größen
• je Größe zwei Endotrachealtuben blockbar/nichtblockbar
• Guedeltuben in verschiedenen Größen
• Tubuskonnektoren
• zwei Mundkeile
• Ersatzbirnen und -batterien je nach Laryngoskop
• Beatmungsbeutel groß und klein
• Beatmungsmasken aller Größen
	• Spritzen und Kanülen in unterschiedlicher Größe
	• Stethoskop, Taschenlampe
	• sterile und unsterile Handschuhe
	• Hautdesinfektionsmittel
	• Ampullensäge
	• Nahtmaterial, Nadelhalter, Nahtbesteck
	• Kompressen, Pflaster
	• Skalpell, Schere
	• Abnabelungsset
	• Material zur Pleurapunktion
	• Magensonden
	• Thermometer zum Messen der Körpertemperatur (Früh- und Neugeborenen-Notfallkoffer)
		• Venenverweilkanülen verschiedener Größen
		• ZVK- und Arterienset sowie entsprechende Katheter (Kindernotfallkoffer/-wagen)
		• NVK- und NAK-Sets sowie entsprechende Katheter (Früh- und Neugeborenen-Notfallkoffer/-wagen)
		• Dreiwegehähne
		• diverse Infusionsleitungen

Infusionslösungen	**Medikamente**	**Sauerstoff- und Absaugzubehör**
• Glukoselösungen in verschiedenen Konzentrationen • NaCl 0,9 % • Aqua ad inj. • Plasmaproteinlösung (Infusionszubehör)	• Notfallmedikamente • Sedativa • Analgetika • Naloxon • Anexate • Atropin	• Sauerstoffflasche und -schlauch • Sauerstoffsonden und -brillen in unterschiedlichen Größen • Absaugkatheter in verschiedenen Größen • Absaugschlauch

fer bzw. -wagen zu installieren. Pflegende können diese mobilen Einheiten ohne Schwierigkeiten zum Patienten bringen. Der Inhalt des Koffers oder Wagens ist schriftlich zu definieren (Standardisierung). Verschiedene Hersteller bieten fertig gepackte Notfallkoffer und -rucksäcke nach DIN-Normen an.

- Nach jedem Gebrauch neu bestücken
- Einmal pro Monat Verfallsdaten des Inhalts kontrollieren
- Dokumentation mit Namen und Datum unterzeichnen

Betreuung der Eltern

Bei der Reanimation genießt die Patientenversorgung oberste Priorität. Nicht selten aber stehen die Eltern hilflos und verzweifelt vor der Tür oder warten in einem anderen Zimmer auf Nachricht. Pflegende, die nicht an der Reanimation beteiligt sind, können die Eltern in dieser Zeit unterstützen. Sofern möglich, führen sie die Eltern in einen ruhigen Raum und geben ihnen die Möglichkeit, zu telefonieren.

Es ist ein Teil des Betreuungsauftrages Pflegender, für die Eltern da zu sein. Dazu stellen sich die Pflegenden zunächst namentlich vor. Während des Gespräches halten sie Blickkontakt und beobachten das Verhalten der Eltern aufmerksam, damit sie auf deren Signale entsprechend reagieren können, z. B. Mutter oder Vater in den Arm nehmen, wenn sie den Eindruck gewinnen, dass die Eltern körperlichen Halt benötigen. Pflegende fragen die Eltern außerdem, ob sie die Anwesenheit bestimmter Personen wünschen, z. B. Geistliche der entsprechenden Religion, Seelsorger, eigene Eltern oder Freunde. Wenn die Eltern in der entsprechenden Verfassung sind, bieten Pflegende ein Gespräch über die Notfallsituation an.

Organisation einer Reanimation und ethische Aspekte

Da eine Reanimation immer eine Stresssituation darstellt, müssen der stationsinterne Ablauf und die Zuständigkeiten sowie die Ausstattung des Notfallplatzes oder -wagens standardisiert sein. Allen Pflegenden und Ärzten auf der Station muss das Verhalten in solchen Notfallsituationen bekannt sein, dazu dient u. a. ein regelmäßiges Reanimationstraining.

Während einer Reanimation agieren zwei Teammitglieder direkt am Kind. Zwei weitere übernehmen die Bereitstellung der Medikamente und die Beschaffung benötigter Materialien, Medikamente und die Dokumentation. Günstigerweise teilt die Pflegende, die unmittelbar am Kind arbeitet, die Aufgaben namentlich zu. Alle, die an der Reanimation beteiligt sind, bleiben bei der ihnen zugeteilten Aufgabe, solange sie die Maßnahmen effektiv durchführen können. Ist ein Wechsel notwendig, erfolgt dieser nach Ansage ohne große Unterbrechung der kardiopulmonalen Reanimation (CPR). Nur so ist ein koordinierter und zügiger Ablauf möglich. Alle Personen, die nicht unmittelbar an der Reanimation teilnehmen, verlassen das Zimmer und betreuen die anderen Patienten der reanimierenden Kollegen mit.

Zeitnah zum Geschehen dokumentieren Pflegende folgende Parameter des Kindes:
- Zeitpunkt des Herz-Kreislaufstillstandes und/oder Atemstillstandes
- Vitalparameter
- Reanimationsverlauf und -dauer
- Basismaßnahmen, erweiterte Maßnahmen, z. B. Medikamentenapplikation
- Volumensubstitution
- Zustand des Kindes

Nach erfolgter Reanimation füllen die Pflegenden den Notfallplatz oder -wagen auf und überprüfen alle Materialien und Geräte auf Funktionstüchtigkeit sowie Vollständigkeit.

Für alle Beteiligten ist es sehr hilfreich, im unmittelbaren Anschluss an die Reanimation ein Reflexionsgespräch zu führen. In diesem Rahmen ist es möglich, gute Leistungen hervorzuheben, konstruktive Kritik zu üben und Schwachstellen im Ablauf und der Koordination aufzudecken.

Auch ethische Aspekte (z. B. Beendigung der Reanimation, Reanimationsdauer, Ablauf im Hinblick auf die Anamnese des Kindes, Einbeziehen der Eltern, Weiterbetreuung der Eltern) finden in einem solchen Gespräch ihren Platz und sollten verbalisiert werden.

LITERATUR
1. http://pediatrics.aappublications.org/content/125/6/e1340.full.pdf+html (Letzter Zugriff am 20.1.2012)

KAPITEL 21

Rechtliche Aspekte

21.1 Medizinproduktegesetz und Medizinprodukte-Betreiberverordnung

Diana Löscher, Christiane Rohrbach

21.1.1 Medizinproduktegesetz

Das **Medizinproduktegesetz** (*MPG*) regelt die Herstellung, das Inverkehrbringen, das Aufstellen und die Erstinbetriebnahme von Medizinprodukten. Das Gesetz wurde 1994 ausgefertigt und zuletzt am 24. Juli 2010 geändert. Das MPG setzt die EG-Richtlinien 93/42/EWG (Medizin-Produkte) und 90/385/EWG (aktive implantierbare medizinische Geräte) in nationales Recht um.

Diese einheitlichen Regeln sollen auch den freien Warenverkehr innerhalb des europäischen Wirtschaftsraums (EWR) ermöglichen. Ein Medizinprodukt, das in einem Land des EWR zugelassen wurde, kann ohne nationale Prüfung in einem anderen Mitgliedsstaat vertrieben werden (CE-Kennzeichnung/Communauté Européene erforderlich).

Außerdem soll das Gesetz die ordnungsgemäße Herstellung, die Leistungsfähigkeit und die Gewährleistung der technischen und medizinischen Sicherheit und damit den Schutz von Patienten, Anwendern und Dritten gewährleisten (§ 1 MPG). [1]

Die Pflegenden kennen die Vorschriften des MPG und setzen diese in ihrer täglichen Praxis um. Als direkte Anwender tragen sie die Verantwortung beim Einsatz eines Medizinprodukts.

Der § 37 des MPG ermächtigt das Bundesministerium für Gesundheit, die Umsetzung der europäischen Richtlinien durch Rechtsverordnungen zu gewährleisten. So trat z. B. Mitte 1998 die Verordnung über das Errichten, Betreiben und Anwenden von Medizinprodukten, die Medizinprodukte-Betreiberverordnung in Kraft (➤ 21.1.2).

21.1.2 Medizinprodukte-Betreiberverordnung

Die **Medizinprodukte-Betreiberverordnung** (*MPBetreibV*) gilt für das Errichten, Betreiben, Anwenden und Instandhalten von Medizinprodukten nach § 3 des Medizinproduktegesetzes (§ 1 MPBetreibV). Betreiber eines Medizinprodukts ist in der Regel der Träger des Krankenhauses. Der Betreiber stellt dem Anwender, meist dem ärztlichen und pflegerischen Personal, das Medizinprodukt zur Verfügung. Neben den allgemeinen Anforderungen (§ 2 MPBetreibV) regelt diese Verordnung insbesondere die Anwenderpflichten (§ 2 und § 5 MPBetreibV). Dazu gehört zunächst, dass Medizinprodukte nur gemäß ihrer Zweckbestimmung entsprechend errichtet, betrieben, angewendet und in Stand gehalten werden dürfen. Die Zweckbestimmung ergibt sich aus der Kennzeichnung des Produkts und aus der Gebrauchsanweisung. Außerdem dürfen Medizinprodukte „… nur von Personen errichtet, betrieben, angewendet und in Stand gehalten werden, die dafür die erforderliche Ausbildung oder Kenntnis und Erfahrung besitzen" (§ 2, (2) MPBetreibV). [1]

Für alle Medizinprodukte mit einem erhöhten Gefährdungsgrad ist zudem eine Einweisung in den Umgang erforderlich. Dazu gehören alle Geräte, die in Anlage 1 (siehe unten) der Medizinprodukte-Betreiberverordnung genannt sind. Die Einweisung des Anwenders ist durch den Hersteller, einer vom Hersteller befugten Person oder einer vom Betreiber beauftragten Person durchzuführen. Die vom Betreiber beauftragte Person muss vom Hersteller oder von einer Person, die im Einvernehmen mit dem Hersteller handelt, in die sachgerechte Handhabung und Anwendung anhand der Gebrauchsanweisung sowie sicherheitsbezogener Informationen und Instandhaltungshinweise eingewiesen worden sein (§ 5 MPBetreibV). [1] Die vom Betreiber beauftragte Person kann dann angewiesen werden, den Anwender in den sachgerechten und sicheren Umgang mit dem Medizinprodukt einzuweisen.

Anlage 1 der MPBetreibV
- Nichtimplantierbare aktive Medizinprodukte zur
  - Erzeugung und Anwendung elektrischer Energie zur unmittelbaren Beeinflussung der Funktion von Nerven und/oder Muskeln bzw. der Herztätigkeit einschließlich Defibrillatoren
  - intrakardialen Messung elektrischer Größen oder Messung anderer Größen unter Verwendung elektrisch betriebener Messsonden in Blutgefäßen bzw. an freigelegten Blutgefäßen
  - Erzeugung und Anwendung jeglicher Energie zur unmittelbaren Koagulation, Gewebezerstörung oder Zertrümmerung von Ablagerungen in Organen
  - unmittelbaren Einbringung von Substanzen und Flüssigkeiten in den Blutkreislauf unter potenziellem Druckaufbau, wobei die Substanzen und Flüssigkeiten auch aufbereitete oder speziell behandelte körpereigene sein können, deren Einbringen mit einer Entnahmefunktion direkt gekoppelt ist
  - maschinellen Beatmung mit oder ohne Anästhesie
  - Diagnose mit bildgebenden Verfahren nach dem Prinzip der Kernspinresonanz
  - Therapie mit Druckkammern
  - Therapie mittels Hypothermie
- Außerdem:
  - Säuglingsinkubatoren
  - externe aktive Komponenten aktiver Implantate

(zu § 5 Abs. 1 und 2; § 6 Abs. 1; § 7 Abs. 1) [1]

Anwenderpflichten
- Der Anwender darf das Medizinprodukt nur entsprechend seiner Zweckbestimmung anwenden.
- Der Anwender muss die erforderliche Ausbildung, Kenntnis und Erfahrung besitzen (Geräteeinweisung).
- Der Anwender muss prüfen, ob die Kombination des Zubehörs mit einem Gerät bzw. die Gerätekombination zulässig sind.
- Geräte, die sicherheitstechnischen und messtechnischen Kontrollen unterliegen, sind mit einer Plakette versehen, auf der der Zeitpunkt der nächsten Prüfung vermerkt ist. Sie dürfen nach diesem Datum durch den Anwender nicht mehr eingesetzt werden.
- Vor der Anwendung eines Medizinprodukts hat sich der Anwender von dem ordnungsgemäßen Zustand und der Funktionsfähigkeit des Medizinprodukts zu überzeugen.
- Von Seiten des Anwenders besteht Meldepflicht bei jeder Funktionsstörung, jeder Änderung der Merkmale oder Leistungen sowie jeder Unsachgemäßheit der Kennzeichnung oder der Gebrauchsanweisung des Medizinprodukts.

Im Gegensatz zur ehemals geltenden MedGV nimmt das MPG auch den Anwender von Medizinprodukten in die Verantwortung. Gemäß § 40 und § 41 MPG kann auch der Anwender mit einer Freiheitsstrafe bis zu drei Jahren oder mit einer Geldstrafe belegt werden, sofern er gegen die Vorschriften verstößt. [1]

21.2 Berufliche Schweigepflicht
Diana Löscher, Christiane Rohrbach

Die **berufliche Schweigepflicht** ist in verschiedenen Gesetzestexten, Vorschriften, Richtlinien und Verträgen verankert. Es gelten:
- Artikel 1 und 2 des **Grundgesetzes** (*GG*) [1]
- § 203 des **Strafgesetzbuches** (*StGB*) [1]
- standesrechtliche Schweigepflicht der Berufsordnungen der Ärztekammern (Berufspflicht)
- vertragliche Schweigepflicht (Behandlungsvertrag)
- arbeits- und beamtenrechtliche Schweigepflicht (Arbeitsverträge, Tarifverträge)
- Datenschutzgesetze von Bund und Ländern [1]
- kirchliche Datenschutzregelungen
- Sozialgesetzbuch (SGB X) [1]

Die große Zahl der Regelungen, die sich mit der beruflichen Schweigepflicht befassen, unterstreicht die gesellschaftliche Bedeutung des Schutzes der ungefährdeten Intimsphäre des Menschen. Sie ist als selbstständiges Rechtsgut anerkannt.

Die Schweigepflicht gilt für Angehörige bestimmter Berufsgruppen gemäß § 203 StGB. [1] Sie stellt die Einhaltung des besonderen Vertrauensverhältnisses zwischen Patienten/Klienten und Ärzten,

Zahnärzten, Psychologen, Apothekern, Pflegenden sowie Angehörigen anderer Heilberufe, bei denen die Erlaubnis zur Führung der Berufsbezeichnung eine staatlich geregelte Ausbildung erfordert, sicher. Die Schweigepflicht gilt auch für Auszubildende und Studierende der genannten Berufsgruppen.

Die Verletzung der Schweigepflicht in Form einer unbefugten Offenbarung kann einen Freiheitsentzug bis zu einem Jahr oder eine Geldstrafe nach sich ziehen. Vergehen gegen § 203 StGB werden nur auf Antrag bestraft. Verstöße gegen die Schweigepflicht verfolgt der Staat nicht von sich aus. Das heißt, die geschädigte Person muss zunächst bei der Staatsanwaltschaft eine Anzeige mit einem konkreten Verdachtsmoment erstatten.

Offenbart ist ein Geheimnis, sobald ein Dritter, der nichts mit der Behandlung zu tun hat, Kenntnis davon erhält. Die Weitergabe von Informationen über den Patienten innerhalb des therapeutischen Teams entspricht nicht dem Tatbestand einer unbefugten Offenbarung. Bereits eine Verwahrung der Krankenakten, die Personen außerhalb des therapeutischen Teams den Zugriff auf die vertraulichen Informationen ermöglicht, kann jedoch eine Offenbarung gegenüber Dritten darstellen. Sofern keine Zustimmung des Verfügungsberechtigten vorliegt, ist diese Offenbarung unbefugt. Gegenüber dem Patienten selbst besteht keine Schweigepflicht (und auch kein Schweigerecht). Die Schweigepflicht gilt über den Tod hinaus und somit ist eine Entbindung von der Schweigepflicht nach dem Tod nicht möglich.

> **Geheimnisse im Sinne des § 203 StGB**
> - Name des Patienten und die Tatsache seiner Behandlung
> - Tatsachen, die nur einem geschlossenen Personenkreis bekannt sind und die aufgrund des Willens des Patienten aus verständlichen Gründen geheim zu halten sind
> - Äußerungen des Patienten, Untersuchungsbefunde, Röntgenaufnahmen, OP-Protokolle usw. (unabhängig von der Art der Speicherung)

Befreiung von der Schweigepflicht

Die **Befreiung von der Schweigepflicht** lässt eine straffreie Offenbarung zu. Sie ist unter folgenden Bedingungen gegeben:

- Der Patient selbst entbindet mit seiner Einwilligung den Arzt und die Angehörigen der Gesundheitsberufe von der Schweigepflicht.
- Die Zustimmung zur Weitergabe von Informationen innerhalb des therapeutischen Teams ergibt sich durch schlüssiges Verhalten. Der Patient hat dabei nicht ausdrücklich von der Schweigepflicht entbunden, seine Zustimmung ergibt sich aus seinem Verhalten und den daraus gefolgerten Umständen.
- Aufhebung der Schweigepflicht durch gesetzliche Anzeige- und Meldepflichten, z. B. Gesetz zur Bekämpfung von Geschlechtskrankheiten, Bundesseuchengesetz.
- „Rechtfertigender Notstand" (§ 34 StGB): z. B. Verteidigung in einem strafrechtlichen Verfahren, Mitteilung an die zuständigen Stellen über eine festgestellte Kindesmisshandlung, Mitteilung der Kenntnisse über eine verübte Straftat, Mitteilung an die Hinterbliebenen eines verstorbenen Patienten.
- Mitteilung an das Gesundheitsamt, wenn die Personenberechtigten minderjähriger Behinderter ärztliche Behandlungsmaßnahmen nicht durchführen lassen oder solche Maßnahmen vernachlässigen (Bundessozialhilfegesetz/BSHG). [1]

21.3 Dokumentationspflicht
Diana Löscher, Christiane Rohrbach

Die **Dokumentationspflicht** ergibt sich aus verschiedenen gesetzlichen und standesrechtlichen Grundlagen. Sowohl pflegerisches als auch medizinisches Personal ist rechtlich verpflichtet, die Pflege und Behandlung des Patienten zu dokumentieren. Somit ist die Dokumentation nicht nur als „Gedächtnisstütze" und Nachweis geleisteter Tätigkeiten anzusehen, sondern sie dient ebenfalls der Erfüllung der Rechenschaftspflicht und der Beweissicherung.

Auch im Rahmen gesetzlich geforderter qualitätssichernder Maßnahmen (SGB V § 137) ist sie unerlässlich. [1]

Rechtliche Grundlagen

- **Für Pflegende**: festgelegt in § 3 Abs. 2 des deutschen Krankenpflegegesetzes (1.1.2004 zuletzt geändert durch Art. 7 G v 24.7.2010 BGBl. S. 983) [1] und in § 3 Abs. 4 der Rahmen-Berufsordnung für professionell Pflegende (4.1.2004; erstellt vom Deutschen Pflegerat e. V.) bzw. § 5 des GuKG (Österreich) [2]
- **Für Ärzte**: festgelegt in § 10 der Berufsordnung für deutsche Ärztinnen und Ärzte (Muster MBO-Ä 1997 in der Fassung der Beschlüsse des 114. Deutschen Ärztetages 2011 in Kiel) [3]

Die Dokumentationspflicht ist auch eine Nebenpflicht aus dem Krankenhausbehandlungsvertrag. „Der Patient hat gegenüber Arzt und Krankenhaus grundsätzlich auch außerhalb eines Rechtsstreites Anspruch auf Einsicht in die ihn betreffenden Krankenunterlagen, soweit sie Aufzeichnung über objektive physische Befunde und Berichte über Behandlungsmaßnahmen betreffen." (BGH, Urteil vom 23.11.82 – Az.: VI ZR 222/79; NJW, 1983, S. 328f).

Umfang der Dokumentation

Die Dokumentation erfolgt in einem Umfang, der es erlaubt, einen Überblick über alle diagnostischen, therapeutischen und pflegerischen Maßnahmen zu erhalten. Insbesondere werden alle Besonderheiten und Abweichungen vom Standardverlauf dokumentiert. Die Dokumentation erfolgt zeitnah und umfasst objektive Sachverhalte. Subjektive Wertungen können jedoch auch Bestandteil der Dokumentation sein. Üblicherweise umfasst die pflegerische Dokumentation den prozessualen Ablauf der pflegerischen Versorgung (Krankenpflegeprozess). Die ausführenden Pflegenden versehen die Dokumentation mit Datum, Uhrzeit und Unterschrift (Handzeichen).

Inhalt der pflegerischen Dokumentation

- Pflegebedürfnisse
- subjektives Befinden des Patienten
- pflegerische Krankenbeobachtung
- Verlaufsbeschreibung
- durchgeführte pflegerische Maßnahmen
- Wirkung der pflegerischen Maßnahmen

Akteneinsicht

Jeder Patient hat das Recht, seine Krankenakte einzusehen. Dieses Einsichtsrecht bezieht sich jedoch nur auf den dokumentationspflichtigen, objektiven Sachverhalt und medizinische Feststellungen. Der Patient kann auch eine Kopie der relevanten Aufzeichnungen verlangen.

Archivierung der Krankengeschichte

Nach Behandlungsabschluss ist der Krankenhausträger verpflichtet, die Krankengeschichte sicher aufzubewahren. Dies gilt auch für die Krankengeschichte verstorbener Patienten. Soweit keine anderen gesetzlichen Vorschriften eine längere Aufbewahrungsfrist verlangen, sind die Aufzeichnungen für mindestens 10 Jahre zu archivieren. Aufgrund der zivilrechtlichen Verjährungspflicht von 30 Jahren empfiehlt es sich, besonders wenn während der Behandlungsdauer Komplikationen aufgetreten sind, die Krankenunterlagen entsprechend länger zu verwahren.

Nach Ablauf der Aufbewahrungsfrist vernichtet der Krankenhausträger die Krankengeschichte unter Beachtung datenschutzrechtlicher Bestimmungen.

21.4 Transplantationsgesetz
Stephanie Möllmann

Das **Transplantationsgesetz** vom 4. September 2007 regelt die Spende, Entnahme und Übertragung von Organen oder Geweben. Blut und Blutbestandteile sind davon ausgenommen (§ 1). [1]

21.4.1 Organspende

Hat der Verstorbene zu Lebzeiten seine Einwilligung oder Verweigerung der Organspende schriftlich dokumentiert, ist diese Entscheidung bindend. Liegt keine schriftliche Erklärung vor, befragt der behandelnde Arzt die nächsten Angehörigen des Verstorbenen oder eine von ihm schriftlich benannte Vertrauensperson nach dem mutmaßlichen Willen des

Verstorbenen. Nächste Angehörige in diesem Sinne sind in der Rangfolge der Aufzählung: Ehegatte oder eingetragener Lebenspartner, volljährige Kinder, Eltern bzw. Sorgeberechtigte, volljährige Geschwister und Großeltern. Grundsätzliche Voraussetzung ist, dass der Angehörige in den vergangenen zwei Jahren persönlichen Kontakt zu dem Verstorbenen hatte. Gleichrangig mit den nächsten Angehörigen sind andere Personen, die mit dem Verstorbenen in einer engen persönlichen Verbundenheit standen (z.B. nichteheliche Lebenspartner). Sollte der nächste Angehörige nicht erreichbar sein, kann der Arzt den rangnächsten Angehörigen befragen. Bei mehreren gleichrangigen Angehörigen ist es ausreichend, wenn einer von ihnen die Zustimmung zur Organspende gibt, sofern keiner der anderen diese ausdrücklich ablehnt. In diesem Fall ist die Ablehnung bindend, auch wenn andere gleichrangige Angehörige ihre Zustimmung zur Organspende geben (§ 3 und § 4). [1]

Die Organspende einer lebenden Person unterliegt umfangreichen und eng gefassten Bestimmungen. Neben der grundsätzlichen Bedingung, dass der Spender volljährig und einwilligungsfähig ist, sind die medizinischen Voraussetzungen (z.B. Indikation, Beurteilung des Risikos für den Spender) und insbesondere die Pflicht zur Aufklärung des Spenders (z.B. Beratung durch zwei Ärzte, Beurteilung der Freiwilligkeit durch eine unabhängige Kommission) geregelt (§ 8). [1]

Mit Blick auf die unverändert stagnierende Bereitschaft, Organe zu spenden, enthält das Gesetz darüber hinaus Bestimmungen zur Aufklärung der Bevölkerung über die Möglichkeit einer Organspende (§ 2). [1]

21.4.2 Entnahme und Übertragung von Organen

Die Vermittlung von gespendeten Organen ist organisatorisch durch drei unabhängige Instanzen geregelt.
- **Transplantationszentren** sind eigens für diesen Vorgang zugelassene Krankenhäuser. Sie führen die Wartelisten und entscheiden über die Aufnahme eines Patienten auf die Warteliste. Diese Zentren unterliegen umfangreichen Maßnahmen zur Qualitätssicherung (§ 10).
- Die **Koordinierungsstelle** wacht über die Einhaltung aller Bestimmungen zur Entnahme, Vermittlung und Übertragung von Organen (§ 11).
- Die **Vermittlungsstelle** ist letztlich für die Vermittlung der Organe zuständig (§ 12). Sie soll gewährleisten, dass die beteiligten Ärzte den nach dem medizinischen Stand der Wissenschaft geeigneten Empfänger auswählen und zudem die Kriterien der Dringlichkeit beachten. [1]

Deutschland hat sich, ebenso wie andere europäische Länder, zu diesem Zweck der Stiftung Eurotransplant im niederländischen Leiden angeschlossen (www.eurotransplant.org).

Die Organentnahme ist nur durch Ärzte zulässig. Bei der Organentnahme und allen damit verbundenen Maßnahmen ist die Würde des Organspenders zu wahren, dies schließt die Übergabe zur Bestattung in einem würdigen Zustand ausdrücklich ein (§ 6). [1]

Darüber hinaus enthält das Gesetz umfangreiche Regelungen hinsichtlich der Dokumentationspflicht und des Datenschutzes, um alle Schritte im Zusammenhang mit einer Organentnahme und -übertragung kontrollierbar zu machen.

21.5 Transfusionsgesetz
Stephanie Möllmann

Das **Transfusionsgesetz** (*Gesetz zur Regelung des Transfusionswesens*) vom 28. August 2007 enthält neben den hier beschriebenen Bestimmungen zur Anwendung von Blutprodukten und zur Dokumentationspflicht weitere Regelungen, z.B. zur Blutspende und zum Meldewesen.

21.5.1 Anwendung von Blutprodukten

Jedes Krankenhaus, das Bluttransfusionen durchführt, ist verpflichtet, ein System der Qualitätssicherung einzurichten (§ 15). [1] Es umfasst die Festlegung der Qualifikation und der Aufgaben der Personen, die mit der Anwendung von Blutprodukten betraut sind sowie Grundsätze für die patientenbezogene Qualitätssicherung (z.B. Überwachung der

Transfusion, Dokumentation, Maßnahmen bei unerwünschten Wirkungen). Zudem ist ein Arzt zu benennen, der für alle transfusionsmedizinischen Aufgaben verantwortlich ist (transfusionsverantwortliche Person). Darüber hinaus ist für jede Abteilung, in der Blutprodukte angewendet werden, ein in der Transfusionsmedizin erfahrener Arzt zu bestellen (transfusionsbeauftragte Person).

Die Anwendung von Blutprodukten ist eine nicht delegierbare ärztliche Tätigkeit, die zudem nur jenen Ärzten vorbehalten ist, die ausreichende Erfahrung in dieser Tätigkeit vorweisen können. Die Berechtigung zur Anwendung von Blutprodukten schließt ein:

- Anforderungen an die Identitätssicherung
- vorbereitende Untersuchungen
- Technik der Anwendung
- Maßnahmen zu Aufklärung und Einwilligung (§ 13) [1]

21.5.2 Dokumentationspflicht

Der behandelnde Arzt ist verpflichtet, jede Anwendung von Blutprodukten oder Plasmaproteinen zu dokumentieren. Dies umfasst die Aufklärung und Einwilligungserklärung, ggf. das Ergebnis der Blutgruppenbestimmung, die durchgeführten Untersuchungen sowie die Darstellung von erwünschten und unerwünschten Wirkungen. Darüber hinaus sind folgende Angaben zu dem angewendeten Blutprodukt/Plasmaprotein zu dokumentieren:

- Patientenidentifikationsnummer oder entsprechende, eindeutige Angaben zu der behandelten Person (Name, Vorname, Geburtsdatum, Adresse)
- Chargennummer
- Pharmazentralnummer oder die Bezeichnung des Präparats, Name oder Firma des pharmazeutischen Unternehmers sowie Menge und Dosierung
- Datum und Uhrzeit der Anwendung

Dabei ist sicherzustellen, dass die Daten anschließend patienten- und produktbezogen nutzbar sind. Diese Vorschrift soll gewährleisten, dass jederzeit zurückzuverfolgen ist, welches Produkt ein Patient erhalten hat, aber auch welche Patienten ein bestimmtes Produkt einer Charge erhalten haben (bedeutsam bei der Rückverfolgung von Infektionen).

Die erforderliche Dokumentation ist an das Pflegepersonal oder an das Personal des Labors delegierbar. Die Verantwortung für die Dokumentation obliegt jedoch dem behandelnden Arzt.

LITERATUR

1. www.gesetze-im-internet.de (Letzter Zugriff am 19.1.2012).
2. www.ris.bka.gv.at/GeltendeFassung.wxe?Abfrage=Bundesnormen&;Gesetzesnummer=10011026 (Letzter Zugriff am 19.1.2012).
3. Bundesärztekammer (Hrsg.): www.bundesaerztekammer.de/page.asp?his=1.100.1143#II (Letzter Zugriff am 19.1.2012).
4. Deutscher Pflegerat e. V. (Hrsg.): www.deutscher-pflegerat.de/dpr.nsf/3F6CE4D95D84F8EDC12572B9003A1EF2/$File/Rahmenberufsordnung.pdf (Letzter Zugriff am 19.1.2012).

KAPITEL 22 Medikamente

22.1 Pulmonal wirksame Medikamente

Tab. 22.1 Pulmonal wirksame Medikamente.

Wirkstoff und Handelsname	Wirkungen	unerwünschte Wirkungen (➤ Tabellenende) (nur häufige dargestellt)	Besonderheiten
Ipratropiumbromid z. B. Atrovent® *Einzeldosis:* 2 gtt/3kgKG (max. 20 gtt) mit NaCl 0,9 % vernebeln (bis zu 6× tgl.)	• bronchodilatierend • Wirkungseintritt bei akuten Beschwerden erst 30–60 Min. nach Inhalation	• 1/2/3/4/5/12	• mit NaCl 0,9 % nach Anordnung verdünnen • nach Anbruch 10 Wochen haltbar
Salbutamol z. B. Sultanol® *Einzeldosis:* 1 gtt/Lebensjahr/ED oder 1 gtt/3kgKG mind. 2–3 gtt, max. 10 gtt	• bronchodilatierend • fördert Surfactantfreisetzung • nahezu sofortiger Wirkungseintritt	• 1/2/12/20/32	• wie Atrovent® (➤ oben) • *Sultanol forte®/Sultanol Fertiginhalat lichtgeschützt 3 Mo.* • *Sultanol Inhalationslösung lichtgeschützt 4 Wo.*
Acetylcystein z. B. Fluimucil®	• Viskosität von vorhandenem, zähem Schleim ↓		• nicht mit anderen Medikamenten gemeinsam verabreichen • bei respiratorischer Verschlechterung, sofortiger Abbruch der Behandlung mit Acetylcystein • kann Wirkung von Glyzeroltrinitrat (Nitroglyzerin) verstärken • *geöffnete Injektionslösung unter aseptischen Bedingungen 24 Std. bei 2–8 °C haltbar*
Ambroxolhydrochlorid z. B. Mucosolvan®	• sekretolytisch und sekretomotorisch • Viskosität des Sekretes ↓ • aktiviert Flimmerepithel • stimuliert Surfactantbildung	• 9	• keine Mischung mit anderen Injektionslösungen • *Saft/Inhalat/Tropfen nach Anbruch 6 Monate* • *Injektionslösung sofort verwenden* • *Infusionslösung 12 Std. verwendbar*
Budesonid z. B. Pulmicort®	• dämpft Hyperreagibilität des Bronchialsystems auf exogene Reize • Sekretproduktion ↓ • entzündliche Erscheinungen z. B. Ödem ↓↓ • Effekt von β2-Sympathikomimetika ↑↑	• 3/4/33	• *geöffnete Behältnisse lichtgeschützt und max. 12 Std. aufbewahren*

Tab. 22.1 Pulmonal wirksame Medikamente. (Forts.)

Wirkstoff und Handelsname	Wirkungen	unerwünschte Wirkungen (> Tabellenende) (nur häufige dargestellt)	Besonderheiten
Cromoglicinsäure z. B. Intal®	• hemmt Freisetzung von Entzündungsmediatoren die aufgrund einer Antigen-Exposition auftreten • Mastzellstabilisation • wirkt an allen Schleimhäuten	• 3/5/6/15/34 • Reflexbronchokonstriktion	• Vorinhalation von β-Sympathomimetikum kann Reflexbronchokonstriktion verhindern • *Inhalationslösung sofort verwenden* • Aerosol bis Ablauf Haltbarkeit
Theophyllin-Natriumglycinat z. B. Bronchoparat®	• Relaxation der glatten Bronchialmuskulatur und der Pulmonalgefäße (a) • mukoziliäre Clearance ↑↑ (b) • Hemmung der Freisetzung von Mediatoren aus Mastzellen und anderen Entzündungszellen (c) • Verstärkung der Zwerchfellbeweglichkeit (d) • positiv inotrop und chronotrop (e)	• 1/2/11/12/13/ 14/15/16/17/2021/22/30	• vorzugsweise in NaCl 0,9 % verabreichen • *Lösung sofort verwenden*
Terbutalinsulfat z. B. Bricanyl®	siehe Theophyllin-Natriumglycinat a, b	• 1/15/20/21/28/32/36	• Lösung sofort verwenden
Reproterolhydrochlorid z. B. Bronchospasmin®	siehe Theophyllin-Natriumglycinat a, b, c, e	• 1/17/20/32/37	• Lösung sofort verwenden
Dornase alfa Pulmozyme®	Viskosität des Sekretes ↓↓, durch Aufspaltung der im Sekret enthaltenen extrazellulären DNA		• nicht mit anderen Inhalaten mischen • *sofort verwenden*

Liste der unerwünschten Wirkungen:
Kopfschmerzen (1), Schwindel (2), Husten (3), Rachenirritationen (4), Mund- und Rachentrockenheit (5), Bronchospasmus (6), Atemnot (7), Obstipation (8), Diarrhö (9), Bauchschmerzen (10), Erbrechen (11), Übelkeit (12), verstärkte Diurese (13), allergische Reaktionen (14), Haut- und Schleimhautreaktionen (15), Juckreiz (16), Unruhe, Nervosität (17), Depression (18), Verhaltensstörung (19), Tremor (20), Tachykardie (21), Arrhythmie (22), Mydriasis (23), Miosis (24), Hämatome (25), Thyreotoxikose (26), Stomatits (27), Urtikaria (28), Fieber (29), Hypotonie (30), Hypertonie (31), Palpitationen (32), Mundsoor (33), Gastroenteritis (34), Elektrolytverschiebungen (35), Krampfanfall (36), Muskelkrämpfe (37)

22.2 Herz-Kreislauf-Medikamente

Besonders kardiochirurgische Kinder unterliegen der Behandlung mit zahlreichen Medikamenten, für deren Anwendung in erheblichem Maße die Pflegenden zuständig sind. Um fachgerecht und sicher mit diesen Medikamenten umzugehen, verfügen Pflegende über ein solides Wissen über:

- Wirkung und (pflegerelevante) Nebenwirkungen, Kompatibilität
- Zubereitungsart, geeignete Infusionssysteme
- Medikamentendosierung

- Applikationsmodus, -ort und -zeit
- Haltbarkeit der Präparate

Katecholamininfusionen

Katecholamininfusionen konnektieren Pflegende an den distalen Schenkel des ZVK, da dessen Öffnung direkt vor der Einmündung in den rechten Vorhof liegt. Laufen diese Infusionen über den proximalen oder medialen Schenkel des ZVK, kann es zum diskontinuierlichen Medikamentenfluss durch Anliegen des Katheters an der Gefäßwand kommen. Die Verwendung einer Dreiwegehahnbank ermöglicht den Anschluss weiterer Katecholamine an denselben ZVK-Schenkel.

> **VORSICHT**
> Pflegende beachten, dass die Änderung der Flussgeschwindigkeit einer einzelnen Infusion auch zur Flussreduktion der anderen Infusionen an diesem Schenkel führt.

Besonders wichtig ist die genaue Beschriftung des katecholaminführenden ZVK-Schenkels und der Perfusorspritze, um versehentliche Bolusgaben zu vermeiden. Solange Katecholamine laufen, erfolgt u. a. eine kontinuierliche 5-polige EKG-Ableitung und eine engmaschige Blutdruckmessung, ggf. durch eine intraarterielle Drucksonde.

Infusionswechsel

Bei katecholaminabhängigen Patienten ist besonders das Umstecken der Infusionen mit Risiken verbunden, da bereits geringgradige Dosisschwankungen zu schwerwiegenden Blutdruckabfällen oder -anstiegen führen können. Deshalb beachten Pflegende die folgenden Richtlinien:

- Medikamenteninfusionen fortlaufend hinsichtlich der in der Spritze vorhandenen Flüssigkeitsmenge kontrollieren und rechtzeitig neue Infusionslösung zubereiten.
- Neu hergerichtete Perfusorspritze in einen Parallelperfusor einspannen und mit der gleichen Fördergeschwindigkeit, wie die bereits laufende Infusion starten.
- Nach etwa 10 Min. hat die Spritzenpumpe einen konstanten Druck aufgebaut und die neue Infusion lässt sich zügig an den Dreiwegehahn der vorherigen Infusion anschließen.
- Trotz eines raschen Umsteckens der Infusion können Dosisschwankungen entstehen. Pflegende reduzieren die Häufigkeit der Wechsel, indem sie die voraussichtliche Infusionsmenge für 24 Std. aufziehen.

> - **inotrop**: die Herzkraft betreffend
> - **chronotrop**: die Frequenz betreffend
> - **dromotrop**: die Erregungsleitungsgeschwindigkeit betreffend
> - **bathmotrop**: die Erregbarkeit betreffend

Tab. 22.2 Herz-Kreislauf-Medikamente.

Wirkstoff, Handelsname und Dosierung	Wirkungen	unerwünschte Wirkungen	Applikation
Adrenalin z. B. Suprarenin® 1 Ampulle = 1 : 1.000 à 1 ml = 1 mg ED 0,01–0,03 mg/kg KG i. v. DTI: beginnend mit 0,1 µg/kg/min	• stimuliert α- und β-Rezeptoren • positiv inotrop und chronotrop • wandelt feines in grobes Kammerflimmern um und erleichtert die Defibrillation • stabilisiert die Mastzellmembran und reduziert die Histaminausschüttung • Glukogenolyse ↑ • BZ ↑	• HRST • erhöht peripheren Widerstand durch Vasokonstriktion • periphere Kühle, Minderperfusion der Haut • in hohen Dosen gestörte Pupillomotorik (weite, lichtstarre Pupillen) • Minderdurchblutung von Niere und Darm • schwere Nekrosen bei paravenöser Infusion	• i. v. (Bolus/DTI), e. t. (verdünnen!), i. m., intraossär oder im Notfall intrakardial • DTI über ZVK • nicht mit alkalischen Medikamenten kompatibel • *DTI mit Glukose 5 % oder NaCl 0,9 % 24 Std. haltbar*

Tab. 22.2 Herz-Kreislauf-Medikamente. (Forts.)

Wirkstoff, Handelsname und Dosierung	Wirkungen	unerwünschte Wirkungen	Applikation
Noradrenalin z. B. Arterenol® 1 Ampulle 1 : 1.000 à 1 ml = 1 mg *DTI:* beginnend mit 0,1 µg/kg/min	• stimuliert α-Rezeptoren • gering positiv inotrop • erhöht den peripheren Gefäßwiderstand durch Vasokonstriktion • steigert die Koronarperfusion • vermindert Mesenterial- und Nierendurchblutung	• vermindert die Nierenperfusion (Urinproduktion überwachen) • Nachlaststeigerung (kontraindiziert beim Low-cardiac-output)	• DTI über ZVK • nicht kompatibel mit alkalischen Lösungen • *DTI mit Glucose 5 % und NaCl 0,9 % 24 Std. haltbar*
Dopamin 1 Ampulle à 5 ml zu 50 mg oder 200 mg *DTI:* 4–10 µg/kg/Min.	• $β_1$-Stimulation, positiv inotrop und chronotrop • α-Stimulation (Vasokonstriktion)	• ventrikuläre Arrhythmien • SVES • Tachykardie	• DTI über ZVK • nicht mit alkalischen Medikamenten kompatibel • *DTI mit Glucose 5 % oder NaCl 0,9 % 24 Std. haltbar*
Dobutamin z. B. Dobutrex® *DTI:* 5–10 µg/kg/Min.	• positiv inotrop und chronotrop • β-Agonist • peripherer Gefäßwiderstand ↓		• nicht mit alkalischen Medikamenten kompatibel • *DTI mit Glucose 5 % oder NaCl 0,9 % 24 Std. haltbar*
Orciprenalin z. B. Alupent® 1 Ampulle à 1 ml = 0,5 mg *Einzeldosis:* 10 µg/kg *DTI:* 0,1 µg/kg/Min.	• wirkt auf die $β_1$- und $β_2$-Rezeptoren an Herz und Bronchien • positiv inotrop, chronotrop und dromotrop • bronchodilatierend • Einsatz vorwiegend bei Bradyarrhythmien		• i. v. (Bolus/DTI) zentral oder periphervenös • oral • als Infusion nicht mit alkalischen Lösungen kompatibel
Milrinon z. B. Corotrop® Aufsättigung mit 50 µg/kg über 10 Min., dann *DTI:* 0,5 µg/kg KG/Min.	• Phosphodiesterasehemmer (verhindert Abbau von cAMP, dadurch Anstieg des intrazellulären Kalziums und der Myokardkontraktilität) • positiv inotrop und vasodilatierend • verbesserte diastolische Füllung	• supraventrikuläre und ventrikuläre HRST • Verkürzung der AV-Überleitungszeit • Thrombopenie	• nicht mit alkalischen Medikamenten kompatibel • *DTI mit Glucose 5 % oder NaCl 0,9 % 24 Std. haltbar*
Glyzeroltrinitrat z. B. Perlinganit® *DTI:* 0,2 µg/kg/Min.	• relaxiert vorwiegend die glatte Gefäßmuskulatur, → Koronararterien und systemische Gefäße (Vorlast- und Nachlastsenkung)	• Kopfschmerzen • Hypotonie • Tachykardie • MetHb-Bildung	• Nicht mit PVC- und PU-Infusionsleitungen infundieren, da sonst erheblicher Wirkungsverlust eintreten kann
Nitroprussamidnatrium z. B. Nipruss® *DTI:* 0,2 µg/kg/min Verdopplung bis zum gewünschten Blutdruckniveau	• Dilatation der großen Arterien (Nachlastsenkung) • wirkt dilatierend an der glatten Muskulatur der präkapillären Arteriolen und venösen Kapazitätsgefäße	• Schwindel, Erbrechen, Schwächegefühl • Tachykardie • Nitroprussid-Na+ wird zu Cyanid abgebaut, dadurch Gefahr einer **Cyanidvergiftung**. Symptome: – hellrotes, venöses Blut – Laktatanstieg, metabolische Azidose	• aufgelöstes Konzentrat hat rotbraune Färbung und darf erst nach Weiterverdünnung ausschließlich mit Glukose 5 %, verwendet werden • zur Vermeidung einer Cyanidintoxikation parallele Gabe einer 1-prozentigen Natriumthiosulfatlösung im Verhältnis 1 : 10 über einen separaten venösen Zugang (Packungsbeilage beachten)

Tab. 22.2 Herz-Kreislauf-Medikamente. (Forts.)

Wirkstoff, Handelsname und Dosierung	Wirkungen	unerwünschte Wirkungen	Applikation
		– verminderte O_2-Aufnahme – HRST – Koma, Krämpfe – MetHb-Bildung	
Adenosin z. B. Adrekar® 0,1 mg/kg KG weiter in Abständen von 1–2 Min. auf 0,2–0,3 und max. 0,35 mg/kg KG steigern	• kurzfristiger völliger Block der AV-Überleitung	• Gesichtsröte • Dyspnoe • Übelkeit • Schwindel • Brustschmerz	• Defibrillator bereitstellen • kontinuierliche EKG-Überwachung • nach Applikation Infusionsleitung sofort mit 10 ml NaCl 0,9 % spülen
Amiodaronhydrochlorid z. B. Cordarex® *Einzeldosis*: 5 mg/kg KG *DTI*: 10–20 mg/kg/d	• Verlängerung der Repolarisation • geringe β-Blockade und dadurch gering negativ inotrop	• Corneaablagerungen • Hypo- oder Hyperthyreose • Transaminasenerhöhung • Lungenfibrose • Sinusknotenbradykardie bis zum Sinusknotenstillstand • Vaskulitis • Übelkeit, Erbrechen, Schwindel	• über einen separaten Schenkel des ZVK infundieren, bei peripherer Infusion starke Vaskulitis • nur mit Glukose 5 % mischen

22.3 Sedativa

Tab. 22.3 Sedativa.

Wirkstoff, Handelsname und Dosierung	Wirkungen	unerwünschte Wirkungen	Besonderheiten
Midazolam z. B. Dormicum® *i. v. 6 Mon.–5 Jahre*: • Anfangsdosis: 0,05–0,1 mg/kg • Gesamtdosis: ≤ 6 mg *i. v. 6–12 Jahre*: • Anfangsdosis: 0,025–0,05 mg/kg • Gesamtdosis: ≤ 10 mg *rektal ≥ 6 Mon.*: • 0,3–0,5 mg/kg *DTI ≤ 32. SSW*: 0,5 µg/kg/Min. *DTI ≥ 32. SSW*: • 1 µg/kg/Min. *DTI ≥ 6 Mon.*: • 1–2 µg/kg/Min.	• Benzodiazepinderivat • stark sedierend und schlafinduzierend • angst- und krampflösend • anterograde Amnesie	• Überempfindlichkeitsreaktion bis zum anaphylaktischen Schock • Agitiertheit, Hyperaktivität, Aggressionen, Halluzinationen • Abhängigkeit • Kopfschmerzen, Schwindel • Übelkeit, Erbrechen, Obstipation • Hautausschlag, Urtikaria • v. a. bei Patienten mit Ateminsuffizienz oder beeinträchtigter Herzfunktion: – Atemdepression, Atemstillstand, Dyspnoe, Laryngospasmus – Hypotonie, Bradykardie, Herzstillstand	• **Antidot Flumacenil** (Anexate®), zur Narkoseeinleitung und zur intravenösen Bolusgabe bei Kindern ≤ 6 Mon. nicht empfohlen • DTI langsam steigern • Injektionslösung sofort verwenden • *verdünnte Lösung 24 Std. bei Raumtemperatur stabil oder 3d bei 5 °C*

Tab. 22.3 Sedativa. (Forts.)

Wirkstoff, Handelsname und Dosierung	Wirkungen	unerwünschte Wirkungen	Besonderheiten
Phenobarbital z. B. Luminal® i. v.: • 3–4 mg/kg KG	• Barbiturat • sedierend, hypnotisch, antikonvulsiv und höherdosiert narkotisch	• Schwindel, Kopfschmerz, Ataxie, Agitiertheit • Hypotonie • Atemdepression • Leberfunktionsstörungen	• *Injektionslösung sofort verwenden*
Chloralhydrat *Sedierung*: • 10–30 mg/kg/ED alle 6–8 Std. p. o. *tiefe Sedierung*: • 30–100 mg/kg/ED unter Monitorüberwachung p. o. *Tageshöchstdosis*: • 300 mg/kg/d	• sedierend, hypnotisch bzw. narkotisierend • schwach antikonvulsiv	• Benommenheit, Kopfschmerzen, Schwindel • paradoxe Reaktionen (Hyperaktivität), • milde Atemdepression • Verwirrtheit • Schlafstörungen	• verstärkte Antikoagulantienwirkung
Promethazin z. B. Atosil® *Einzeldosis*: • 0,1–0,5–1 mg/kg i. v. oder p. o. • oder 1 gtt/kg/ED	• sedierend • hypnotisch • antiemetisch	• Mundtrockenheit, Sekreteindickung • Hypotonie, Tachykardie • Miktionsstörungen, Obstipation • Erregungsüberleitungsstörungen • Atemdepression • Verwirrtheitszustände, allgemeine Unruhe	
Diazepam z. B. Valium® *Einzeldosis*: • 0,05–0,3 mg/kg KG alle 2–4 Std. • max. 0,6 mg/kg in 8h *rektal*: • ≤ 15 kg: 5 mg • ≥ 15 kg: 10 mg	• Benzodiazepin • spannungs-, erregungs- und angstdämpfend • sedierend und hypnotisch	• verlängerte Reaktionszeit • Konzentrationsstörungen • Verwirrtheit und Benommenheit (auch am Folgetag) • Schwindelgefühl, Kopfschmerzen • anterograde Amnesie • Ataxie	• **Antidot Flumacenil** (Anexate®) • Theophyllin (➤ oben) in niedriger Dosierung hebt Wirkung von Diazepam auf • *Injektionslösung sofort verwenden*
Lorazepam z. B. Tavor®, Laubeel®, Tolid® *Einzeldosis*: 0,5 mg/kg alle 4–8 Std. p. o. oder i. v.	• Benzodiazepinderivat • spannungs-, erregungs- und angstdämpfend sedierend und hypnotisch	• Müdigkeit, Benommenheit • Muskelschwäche • lichter Blutdruckabfall • Schwindel, Ataxie, Verwirrtheit, Depression • Atemdepression • Abhängigkeit	**Antidot Flumacenil** (Anexate®)
Gammahydroxy-buttersäure (GHB) z. B. Somsanit® *DTI*: 10–20 mg/kg/h	• angstlösend • schlafinduzierend	• Übelkeit, Erbrechen • Bradykardie, Hypo- oder Hypertonie • Myklonien • zerebrale Krampfanfälle • Hypernatriämie, Hypokaliämie, metabolische Alkalose	**Antidot Physostigmin** (Anticholium®)
Thiopental z. B. Trapanal®	• schlafinduzierend • sedierend	• Atemdepression • Bronchokonstriktion • HZV ↓, Kontraktilität ↓, RR ↓, HF ↑ • kann bei Überdosierung Nulllinien-EEG hervorrufen	• veränderte Pupillomotorik • nicht mit anderen Infusionslösungen laufen lassen • als Infusion nur mit NaCl 0,9 % herstellen

22.4 Analgetika

Tab. 22.4 Analgetika.

Wirkstoff, Handelsname und Dosierung	Wirkungen	unerwünschte Wirkungen	Besonderheiten
Paracetamol z. B. ben-u-ron®, Perfalgan® *Einzeldosis*: • 10–15 mg/kg • max. Tagesdosis 60 mg/kg	• reduziert leichte bis mittelstarke Schmerzen und Fieber		• **Antidot**: Fluimicil • bei schwerer NI und LI Dosis verringern und Dosisintervall verlängern • Saft nach Anbruch 6 Monate haltbar • Perfalgan sofort verwenden • Paracetamol-Infusionslösung – 6 Std. bei RT – 24 Std. bei 2–8 °C
Ibuprofen z. B. Ibuprofen CT-Kindersaft®, Dolormin für Kinder®, Nurofen® *Einzeldosis*: • 7–10 mg/kg • max. Tagesdosis 30 mg/kg	• reduziert leichte bis mittelstarke entzündungsbedingte Schmerzen, Schwellungen und Fieber • reduziert Prostaglandinsynthese → Einsatz bei medikamentöser Therapie des persistierenden Ductus botalli	• Sodbrennen, Bauchschmerzen, Übelkeit, Erbrechen • Blähungen, Diarrhö, Obstipation • geringfügige Magen-Darm-Blutverluste	• kann Wirkung von Diuretika und Antihypertensiva beeinträchtigen • Kombination Ibuprofen, ACE-Hemmer, β-Rezeptorenblocker kann zu Niereninsuffizienz führen • Saft nach Anbruch 12 Monate haltbar
Ketoprofen z. B. Sympal®, Gabrilen®	• reduziert akute mäßig bis starke Schmerzen	• Übelkeit, Erbrechen	• verdünnte Lösung 24 Std. bei 2–8 °C haltbar
Metamizol z. B. Novalgin®, Novaminsulfon® *Einzeldosis*: 10 mg/kg	• reduziert akute oder chronische starke Schmerzen und hohes Fieber	• Arzneimittelexanthem • Hypotension	• Tropfen nach Anbruch 12 Monate • Injektionslösung sofort verwenden
Esketamin z. B. Ketanest S® *Einzeldosis*: 1–2 mg/kg Aufrechterhaltung bei Bedarf mit halber Initialdosis ca. alle 10–15 Min. *DTI*: 2 mg/kg/h	• reduziert starke Schmerzen • anästhesierend	• lebhafte Träume bzw. Albträume • Übelkeit, Erbrechen, (Hypersalivation) • Sehstörungen, Schwindel, motorische Unruhe • Gefahr eines Laryngospasmus, Atemdepression • Hypertonie, Tachykardie • ↑↑ Gefäßwiderstand im Pulmonalkreislauf	• Albträume können durch kombinierte Gabe von Benzodiazepinen reduziert werden • Injektionslösung sofort verwenden
Tramadol z. B. Tramal® *Einzeldosis* 0,5–1–(1,5) mg/kg *DTI*: 0,2 mg/kg/h	• Opioid • reduziert mäßige bis starke Schmerzen • 0,1-fache analgetische Potenz im Vergleich zu Morphin	• Schwindel • Kopfschmerzen, Benommenheit • Übelkeit, Erbrechen, Obstipation	• **Antagonist**: Naloxon

Tab. 22.4 Analgetika. (Forts.)

Wirkstoff, Handelsname und Dosierung	Wirkungen	unerwünschte Wirkungen	Besonderheiten
Piritramid z. B. Dipidolor® *Einzeldosis*: 0,05–0,1 mg/kg i. v.	• Opioid • reduziert starke bis stärkste Schmerzen • 0,7 fache analgetische Potenz im Vergleich zu Morphin	• Tachykardie, Hypotonie • Stupor, Schwindel, Somnolenz • Übelkeit, Erbrechen • Atemdepression, Atemstillstand	• **Antagonist**: Naloxon • *unter aseptischen Bedingungen verdünnte Lösung bei RT 72 Std. haltbar*
Fentanyl *Einzeldosis*: 1–2–5–10 µg/kg *DTI*: 0,02 µg/kg/Min.	• Opioid • reduziert kurzwirksam starke bis stärkste Schmerzen • sedierend • 100-fach potenter als Morphin	• Überempfindlichkeitsreaktionen • Freisetzung von ADH • Benommenheit, Schwindel, erhöhter Hirndruck, Verwirrtheit, zentrale Dämpfung • Miosis, Sehstörungen • Bradykardie, Herzrhythmusstörungen, Hypotonie, periphere Vasodilatation, orthostatische Regulationsstörungen • vorübergehender Atemstillstand, postoperative Atemdepression • Übelkeit, Erbrechen, Obstipation • Muskelrigidität, insbesondere Thorax mit atmungshemmender Wirkung • Harnretention	• **Antagonist**: Naloxon • bei Absetzen nach längerer Therapie mit Fentanyl ist ein Entzugssyndrom möglich • *unter aseptischen Bedingungen verdünnte Lösung für 24 Std. bei RT haltbar*
Remifentanil z. B. Ultiva® *DTI*: 0,5–1 µg/kg/Min.	• Opioid • reduziert kurzwirksam stark bis stärkste Schmerzen • 200-fach potenter als Morphin	• Rigidität der Skelettmuskulatur • Bradykardie, Hypotonie • akute Atemdepression, Atemstillstand • Übelkeit, Erbrechen • Juckreiz (Pruritus) • postoperatives Frösteln • Harnretention	• **Antagonist**: Naloxon • bei Absetzen nach längerer Therapie mit Remifentanil ist ein Entzugssyndrom möglich • *unter aseptischen Bedingungen verdünnte Lösung für 24 Std. bei RT haltbar*
Sufentanil z. B. Sufenta® NG, KK und Kinder ≤ 3J.: 5–15 µg/kg KG ≤ 12 Jahre: 5–20 µg/kg KG	• Opioid • reduziert kurzwirksam starke bis stärkste Schmerzen • (vorwiegende Anwendung in der Anästhesie) • 500–1000-fach potenter als Morphin	• Tremor, Schwindel, Kopfschmerz • Tachykardie, Hypo- oder Hypertonie • Erbrechen, Übelkeit • Muskelzuckung • Harnverhalt	• **Antagonist**: Naloxon • *unter aseptischen Bedingungen verdünnte Lösung für 24 Std. bei RT haltbar*
Morphin *Einzeldosis*: 0,05–0,1 mg/kg *DTI*: 0,01–0,1 mg/kg/Std.	• Opioid • reduziert starke und stärkste Schmerzen	• Kopfschmerzen, Schwindel. Stimmungsveränderungen • Schlaflosigkeit, Denkstörungen, Wahrnehmungsstörungen, Halluzinationen, Verwirrtheit • Erbrechen, Appetitlosigkeit • Miktionsstörungen • Schwitzen, Überempfindlichkeitsreaktionen der Haut	• **Antagonist**: Naloxon • *unter aseptischen Bedingungen verdünnte Lösung für 24 Std. bei RT haltbar*

22.5 Relaxanzien

Tab. 22.5 Muskelrelaxanzien.

Wirkstoff, Handelsname und Dosierung	Wirkungen	unerwünschte Wirkungen	Besonderheiten
Vecuroniumbromid z. B. Norcuron® *Einzeldosis*: 0,1 mg/kg i. v. *DTI*: 0,1 mg/kg/Std.	• kurzwirksames nicht-depolarisierendes Muskelrelaxans	• selten zu beobachten	• **Antagonist**: Neostigmin • lähmt die Atemmuskulatur, deshalb vorher Sedativa/Hypnotika verabreichen • *Injektionslösung nach Zubereitung für 24 Std. bei 2–8 °C haltbar*
Pancuroniumbromid z. B. Pancuronium® *Einzeldosis*: 0,08–0,1 mg/kg i. v.	• langwirksames nicht-depolarisierendes Muskelrelaxans	• selten zu beobachten	• **Antagonist**: Neostigmin • *Injektionslösung sofort verwenden*
Suxamethoniumchlorid z. B. Lysthenon® 1 % *Einzeldosis*: 1–1,5 mg/kg i. v.	langwirksames depolarisierendes Muskelrelaxans	• Muskelfaszikulation • postoperative Muskelschmerzen • allergische Reaktionen an der Injektionsstelle	• aufgrund der Depolarisation keine Antagonisierung möglich • *Injektionslösung sofort verwenden*

22.6 Diuretika

Tab. 22.6 Diuretika.

Wirkstoff und Handelsname	Wirkungen	unerwünschte Wirkungen	Besonderheiten
Furosemid z. B. Lasix® *Einzeldosis*: 0,5–1 mg/kg i. v. 1–2 mg/kg p. o. *max. Tagesdosis*: 10–15 mg/kg	• diuretisch	• Elektrolytverluste durch die gesteigerte Diurese • Hypovolämie mit RR-Abfall • evtl. Exanthem • Risiko eines PDA erhöht • Hörstörungen	• *unter aseptischen Bedingungen verdünnte Lösung für 24 Std. bei RT haltbar*
Etacrynsäure z. B. Hydromedin®	diuretisch, jedoch etwas anderer Wirkmechanismus als bei Furosemid, daher oft noch wirksam, wenn Furosemid versagt	• Elektrolytverluste durch die gesteigerte Diurese • Hypovolämie mit RR-abfall	
Hydrochlorothiazid z. B. Esidrix®	• diuretisch • RR-Senkung	• Störungen im Flüssigkeits- und Elektrolythaushalt (K, Na, Mg, Cl ↓↓, Ca, Glukose, Serumlipide, Harnsäure ↑↑) • Magen-Darm-Beschwerden • Appetitlosigkeit • Glukosurie	

22.7 Medikamente zur Reanimation

Tab. 22.7 Medikamente zur Reanimation.

Indikation	Dosierung	Applikationsform
Adrenalin z. B. Suprarenin® 1 : 1.000 (1 mg/ml)		
• Asystolie • Bradyarrhythmie	**Kinder ≤ 8 Jahre**	
	• 0,01 mg/kg Kg (= 0,1 ml/kg KG einer 1 : 10.000-Lösung) • 0,1 mg/kg KG (= 0,1 ml/kg KG einer 1 : 1.000-Lösung) in 3–5 ml NaCl 0,9 % • bei Erfolglosigkeit alle 3–5 Min. wiederholen • Ggf. dann 0,1–0,2 mg/kgK G (0,1–0,2 ml/kg KG einer 1 : 1.000-Lösung)	i. v. oder intraossär endotracheal intravenös oder intraossär
	Kinder > 8 Jahre	
	• 1 mg (10 ml einer 1 : 10.000) Lösung (20 ml NaCl 0,9 % nachspritzen) • 2–2,5 mg (2–2,5 ml einer 1 : 1.000-Lösung) in 5–10 ml NaCl 0,9 % • bei Erfolglosigkeit alle 3–5 Min. wiederholen • Ggf. bis 0,2 mg/kg KG (0,2 ml der 1 : 1.000-Lösung)	i. v. oder intraossär endotracheal intravenös
Atropin		
• symptomatische Bradykardie • AV-Block II. und III. Grades	• 0,02 mg/kg KG • mind. 0,1 mg/kg KG	• i. v., endotracheal • intraossär
Natriumhydrogenkarbonat 8,4 %		
• Ausgleich der Azidose	• 8,4-prozentige Lösung 1:1 mit Aqua verdünnen • 4,2-prozentige Lösung pur verabreichen • Menge abhängig von der Blutgasanalyse	• i. v. • intraossär (nie gemeinsam mit Katecholaminen geben, da es sonst zu deren Wirkungsverlust kommen kann; möglichst zentral verabreichen wegen Nekrosegefahr)
Calciumglukonat 10 %		
• Hypokalzämie • Hyperkaliämie • Intoxikation mit Ca-Antagonisten (z. B. Adalat®) • elektromechanische Entkoppelung	• 0,5–1 ml/kg KG	• intravenös
Amiodaronhydrochlorid z. B. Cordarex®		
• tachykarde supraventrikuläre und ventrikuläre Rhythmusstörungen	• 5 mg/kg KG innerhalb von drei Min.	• intravenös als Bolus oder Kurzinfusion • nur mit Glukose 5 % mischen

LITERATUR

1. www.toxcenter.de/chemie-notfall/ (Letzter Zugriff am 19.1.2012)
2. Wigger, D.; Stange, M.: Medikamente in der Pädiatrie: Inklusive Neonatologie/Intensivmedizin. Elsevier Verlag, München, 2006.
3. www.rote-liste.de (Fachinformationen) (Letzter Zugriff am 19.1.2012).

22.8 Homöopathie
Katja Knab

Einführung
Die Homöopathie wurde vor mehr als 200 Jahren von Samuel Hahnemann (1755–1843) begründet. Nach einer homöopathischen Anamnese durch eine hierfür ausgebildete Pflegekraft oder einen Arzt, erhält der Patient gemäß der Ähnlichkeitsregel („similia similibus curentur") eine homöopathische Arznei, deren Arzneimittelbild dem Beschwerdebild ähnlich ist. Bei NG und Kindern erfolgt die Verabreichung in Form der „Globuli" in entsprechender Potenz einmalig trocken oder verkleppert über mehrere Tage.

Anwendung in der Klinik
Die Homöopathie kann als Akuttherapie bei verschiedenen Erkrankungen während eines stationären Aufenthaltes in der Klinik angewendet werden. Eine konstitutionelle Therapie hingegen ist nur nach einer vor dem Aufenthalt erfolgten homöopathischen Therapie mit ausführlicher Anamneseerhebung sinnvoll.

Die homöopathische Therapie erfolgt begleitend zu den bewährten, schulmedizinischen Maßnahmen. Eine vorherige, ggf. schriftliche Absprache und Einverständnis durch die Eltern ist unabdingbar.

Potenzen
Hahnemann erfand ab ca. 1810 die Methode zur Herstellung von C-Potenzen (Centesimalpotenzen). Dies bedeutet eine Verdünnung der Ursubstanz mit 1 : 100 plus 10 Schüttelschläge. C30 bedeutet 30 Potenzierungsschritte nach dem Verfahren für C-Potenzen. C-Potenzen werden heute noch am häufigsten verwendet. Dazu gehören die Potenzen der Kent-Reihe: C6, C12, C30, C200, C1000. Im Klinikalltag findet die C30-Potenz den meisten Zuspruch.

Einnahmeregeln
- Homöopathische Mittel so oft wie nötig und so selten wie möglich verabreichen.
- Je akuter und ernsthafter eine Krankheit ist, desto häufiger ist die Mitteleinnahme zu wiederholen.
- Wenn sich Krankheitssymptome deutlich bessern, homöopathische Mittel nicht mehr einnehmen.
- Bei einer Heilreaktion (Erstverschlimmerung) Mittel zunächst absetzen, bis die Reaktion vollständig überwunden ist.

Homöopathische Mittel werden eine ½ Std. bzw. kurz vor den Mahlzeiten eingenommen. Die Globuli lässt man bei der Trockengabe entweder auf der Zunge oder in der Wangentasche langsam zergehen. Bei der verklepperten Anwendung gibt man die Lösung mittels Plastiklöffel oder Spritze in die Wangentasche.

> **Dosierungsbeispiel** von *Ferrum phosphoricum C30* zur Schleimmobilisierung bei Infekten der oberen Luftwege:
> - **1. Tag** Trockengabe von je 3 Globuli im Abstand von ca. 8 Std. vor den Mahlzeiten
> - **2. Tag** Beginn der verklepperten Gabe; hierzu 5 Globuli in 100 ml Wasser lösen und 5 TL über den Tag verteilt verabreichen
> - **3. Tag** 4 TL …
> - **4. Tag** 3 TL …
> - **5. Tag** 2 TL …
> - **letzter Tag der Therapie** 1 TL am Tag einnehmen oder verabreichen
>
> Sind die Symptome dann noch nicht vollständig verschwunden, sollte der Therapeut kontaktiert werden, um das weitere Procedere abzusprechen.

Krankheitsbilder
Je weniger homöopathisch ausgebildete Kräfte es auf einer Station gibt, desto wichtiger ist die Festlegung von Krankheitsbildern, die homöopathisch therapiert werden sollen bzw. in Absprache mit der Klinik- und Stationsleitung therapiert werden dürfen.

Bei FG und NG sind häufige Indikationen zur homöopathischen Begleittherapie Meteorismus, Ikterus, Unruhe, Entzugssymptome nach Analgosedierung oder mütterlichem Abusus, Hautveränderungen und gastro-ösophagealer Reflux. Bei intensivpflichtigen Kindern jenseits des 1. Lj. sind es Fieber, Pneumonie, Schmerzen nach Operationen, Wundheilungsunterstützung oder Verbrennungen. Die Indikationen entsprechen den Schwerpunkten der Klinik.

Erstverschlimmerung
Je genauer ein homöopathisches Mittel passt und je höher die eingenommene Potenz ist, desto häufiger kommt es zur **Erstverschlimmerung**. Dabei werden die Beschwerden kurz nach der Einnahme des

Tab. 22.8 Mögliche homöopathische Ansätze (in Anlehnung an das homöopathische Repetitorium).

Beispiel	mögliche Homöopathika	vorherrschende Symptome
zähes Sekret	Kalium bichromicum	• wertvoll bei dickem, gelbem, fädenziehendem Sekret
	Hydrastis canadensis	• ähnliche Symptome wie Kalium, aber Sekret bereits beginnend blutig
	Mercurius solubilis	• eitriges, grünliches Sekret, dick belegte Zunge mit Zahneindrücken, Speichelfluss und nächtliches Schwitzen
	Hepar sulfuris	• schmerzhafte, berührungsempfindliche Sinusitis mit gelber, stinkender „Rotznase", Kinder sind sehr kälteempfindlich, besonders bei unbedecktem Kopf
	Medorrhinum	• zähes, grünes Sekret
	Silicea	• bei zierlichen, leicht fröstelnden Kindern
	Thuja	• Neigung zu gelben oder grünen Nasensekreten
Wundbehandlung	Calendula	• speziell für Schürfwunden, Platzwunden, Wunden mit angerissenen Rändern, die zur Infektion neigen, großflächige Wunden, schlecht heilende Wunden
	Carbolicum acidum	• verschmutzte oder tiefe Wunden, Risswunden, angeschwollenes Wundgebiet, Knochenbruch, juckende Wundschmerzen
	Hamamelis	• Prellungen, Wunden mit Hämorrhagie, fördert die Wundheilung, lindert Schmerzen, gut gegen Blutergüsse, gegen schmerzhafte Thrombose, Ulkusbildung
	Hypericum	• Stich- und Splitterwunden, Nervenverletzungen, Bisswunden, Schmerzen im Wundgebiet
	Staphisagria	• glattrandige Schnittwunden, auch nach chirurgischen Eingriffen, bei langsamer Heilungstendenz, Verletzungen mit scharfkantigen Gegenständen
Obstipation	Kalzium carbonicum	• geeignet bei kräftigen, runden und zufriedenen Babys und Kindern, Schweißneigung am Kopf und Nacken, häufig kalte, feuchte Füße, Entwicklung ist etwas verzögert
	Alumina	• zarte, empfindliche Kinder, Stuhl geht schwer ab, erfordert starkes Pressen
	Opium	• fehlender Stuhl, häufig Erbrechen wegen der Verstopfung. Harte, schwarze Kotballen (Skyballa)
	Plumbum	• Bauchkoliken bei extremer Verstopfung, Bauch ausladend und hart
unruhiger Säugling	Belladonna	• plötzlicher Beginn, plötzliches Ende • rotes, heißes Gesicht, kalte Extremitäten, weite Pupillen. • Kopf ins Kissen gebohrt • krampfartige Bauchschmerzen um Nabel • Verschlimmerung durch Berührung, Erschütterung, Liegen
	Chamomilla	• verzweifelt und außer sich vor Schmerzen • ärgerliche Reizbarkeit, mag keine Berührung • eine Wange rot, die andere blass, Finger im Mund, Kopfschweiß • Besserung durch Herumtragen, Schaukeln, Bewegung
	Nux vomica	• nachts verstopfte Nase • zorniges Schreien durch Trinkschwierigkeiten wegen verstopfter Nase • hastiges Trinken, Blähungskoliken • Verschlimmerung durch Liegen auf dem Rücken, v. a. nach Mitternacht
	Kalzium phosphoricum	• zarte, schwächliche, untergewichtige Säuglinge, unzufrieden • drehen sich hin und her, Reizbarkeit mit Verlangen getragen zu werden • Milchunverträglichkeit; grünliche, übel riechende Durchfälle • Verlangen nach Abwechslung

Tab. 22.8 Mögliche homöopathische Ansätze (in Anlehnung an das homöopathische Repetitorium). (Forts.)

Beispiel	mögliche Homöopathika	vorherrschende Symptome
Unterstützung bei Entzugssymptomen	Carbo vegetabilis	• schwächlich, schlechter Ernährungszustand • übel riechender Stuhl, massiv geblähter Bauch, besser durch Blähungsabgang • kalte Unterschenkel und Füße, kalter Schweiß
Kephalhämatom	Arnica	• posttraumatische Schwellung, Berührungsempfindlichkeit, Kopfschmerzen, Schreckhaftigkeit; Bluterguss und Schwellung
Icterus neonatorum	Aconitum	• Schock unter der Geburt, Herausgerissen werden, plötzliche Abkühlung, perinatale Komplikationen, Sectio
	Chamomilla	• gequält wirkende Neugeborene
	Nux vomica	• Nach Behandlung der Mutter mit Wehenmittel, Sedativa oder Narkotika
	Phosphorus	• starker Bezug zu Lebererkrankungen; hämolytischer Ikterus
kindliche Schlafstörungen	Arsenicum album	• ängstliches, gereiztes Kind, hat Furcht beim ins Bett gehen, Schlafstörungen, besonders zwischen Mitternacht und 3 Uhr durch z. B. Träume, Ängste, Unruhe, Zähneknirschen; Verlangt nach der Nähe der Eltern
	Coffea	• Kind findet nicht zur Ruhe, z. B. wenn das Erlernte am Abend noch im Kopf umher geht. Mischung aus Übermüdung und Munterkeit, kann die Gedanken nicht abschalten
	Cypripedium pubescens	• bewährt bei anhaltender Tag-Nacht-Rhytmusstörung, Kind macht Nacht zum Tage, möchte mitten in der Nacht z. B. spielen, singen
	Nux vomica	• reizbare Kinder, neigen zu Zornausbrüchen. Weinen und Sprechen im Schlaf, Erwachen häufig zwischen 2 und 4 Uhr; Schlafstörungen durch Sorgen oder Ärger; träumen häufig z. B. von Schulproblemen, Streitereien
	Pulsatilla	• spätes, schwieriges Einschlafen, langes Ausschlafen morgens. Pulsatilla-Kinder sind anhänglich-ängstlich und gefühlvoll, daher Trennungsängste beim Zubettgehen, Bedürfnis nach Geborgenheit in der Nacht, Kinder sprechen oder weinen im Schlaf
	Sulfur	• umtriebige, durchsetzungsfähige Kinder, sie sind abends munter (Nachtmenschen), haben ein geringes Schlafbedürfnis. Häufiges Erwachen nach Mitternacht, Hitzegefühl, deckt sich gerne ab, besonders an den Füßen oder schläft nackt

homöopathischen Mittels zunächst schlimmer, bevor sie dann wie erhofft langsam besser werden. Diese Erstverschlimmerung ist aus homöopathischer Sicht ein gutes Zeichen, sofern sie nur wenige Stunden anhält und keine bedrohlichen Formen annimmt.

Sie deutet darauf hin, dass der Körper das Mittel „erkennt" und seine Selbstheilungskräfte aktiviert, um die Krankheit zu bekämpfen. Während der Erstverschlimmerung erfolgen keine weiteren Gaben des homöopathischen Mittels.

Zur Aufhebung des Mittels, z. B. bei starker Erstverschlimmerung, kann man Kampfer oder Menthol verabreichen, z. B. durch Gabe von Pfefferminztee oder Kampfer in Zahnpasta.

VORSICHT
Eine Verschlimmerung der Symptome kann außer einer Erstverschlimmerung auch eine echte Verschlimmerung der Krankheit sein, weshalb sie nicht ausnahmslos als gutes Zeichen zu werten ist.

Wirkungsminderung bzw. -unterstützung
Wirkungsminderung möglich durch:
- Kaffee, schwarzen bzw. grünen Tee
- alkoholische Getränke
- Rauchen
- aufputschende, beruhigende oder anderweitig psychisch verändernde Substanzen
- Kampfer, Menthol oder andere ätherische Öle
- mentholhaltige Zahnpasta und Kaugummi

Wirkungsunterstützung durch:
- ausgewogene Ernährung
- ausreichend Vitamine, Mineralien und Frischkost in der Ernährung
- regelmäßige körperliche Bewegung
- regelmäßigen und ausreichenden Schlaf

Wichtige Aspekte
- Behandlung von FG ab Gewicht ≥1500 g bzw. ab der 30. SSW
- bei NG und FG keine Potenzen über C30
- Behandlung von intensivpflichtigen Kindern und NG erst, wenn Krankheitsbild geklärt und Stabilisierung nicht durch Erstverschlimmerung gefährdet ist
- homöopathische Behandlung nur durch medizinisches Personal mit entsprechender Zusatzausbildung
- genaue, nachvollziehbare und exakte Dokumentation der Verabreichung und ggf. auftretender Nebenwirkungen bzw. einer Erstverschlechterung
- Therapie nur nach Aufklärung von Erziehungsberechtigten und betreuendem medizinischem Personal, um Beobachtung der Wirkungen und unerwünschten Wirkungen zu gewährleisten und damit optimale homöopathische Therapie zu ermöglichen

Diskussion
Richtig angewendet ist die Homöopathie eine gute Ergänzung zur Schulmedizin und sollte auch auf der Kinderintensivstation unterstützend eingesetzt werden.

In Zukunft sollten klinische Studien durchgeführt werden, um die Wirksamkeit der Homöopathie zu belegen und das Vorurteil gegenüber den „Zuckerkügelchen" zu entkräften.

LITERATUR
1. Pfeiffer, H.; Drescher, M.; Hirte, M.: Homöopathie in der Kinder und Jugendmedizin. Elsevier Verlag, München, 2007.
2. Hirte, M.: Differenzierung homöopathischer Kindermittel. Elsevier Verlag, München, 2008.
3. Scheiwiller-Muralt, E.: Homöopathie bei akuten Erkrankungen und Notfällen. Elsevier Verlag, München, 2010.

KAPITEL 23 Anhang

Normalwerte für Laboruntersuchungen
Michael Schroth

Hämatologie

Rotes Blutbild

Alter	Hämoglobin (g/dl)	fetales Hämoglobin (HbF) (% Hb)	Erythrozyten (Mio/µl)	Retikulozyten (‰ Erys)	Hämatokrit (%)
1.–3. LT	14,5–22,5	70–95	4,0–6,0	15–65	45–67
7. LT	12–22	51–68	4,4–5,9	5–15	36–66
2. Monat	9–14	11–33	2,7–4,9	3–15	28–42
3.–6. Monat	9,5–13,5	0,2–12	3,1–4,5	5–16	29–41
2–9 Jahre	11–15	< 1,3	4,0–5,3	3–15	35–47
10–14 Jahre	12,4–15,8		4,5–5,7	3–15	38–49
Erwachsene	12,1–17,9		4,0–6,0	3–15	38–54

Weißes Blutbild (manuelle Differenzierung)

Parameter	Säuglinge	Kinder	Erwachsene
Leukozyten (Gesamtzahl) (10^3/µl)	9–15	8–12	4–9
neutrophile (%)	25–65	30–75	40–75
stabkernige (%)	0–10	0–10	3–5
segmentkernige (%)	25–65	25–65	50–70
eosinophile (%)	1–7	1–5	2–4
basophile (%)	0–2	0–1	0–1
Monozyten (%)	7–20	1–6	2–6
Lymphozyten (%)	20–70	25–50	25–40

Gerinnung und Thrombozyten

Parameter	Neugeborene/Säuglinge	Kinder	Erwachsene	Erwachsenenwerte erreicht nach:
Quick-Test (%)	40–100	70–100	70–100	1–4 Wochen
PTT (Sek.)	30–54	25–41	27–40	6 Monaten
Fibrinogen (mg/dl)	170–300	260–380	160–400	bei Geburt
Antithrombin III (%)	40–85	80–120	80–130	6 Monaten
Thrombozyten ($10^3/\mu l$)	100–350	175–375	160–350	
Blutungszeit (Min.)	2–7			
D-Dimere (mg/l)	< 0,5			

Klinische Chemie

Elektrolyte (in der Regel Serum)

Parameter	Neugeborene/Säuglinge	Kinder	Erwachsene
Natrium (mmol/l)	129–147	132–145	135–145
Chlorid (mmol/l)	93–112	95–111	95–108
Chlorid (Schweiß) (mmol/l)	2,5–22,1	0–31,5	1,5–38,3
Osmolalität (mosm/kg)	275–312	253–294	260–296
Kalium (mmol/l)	3,6–6,1	3,7–5,8	3,1–5,2
Kalzium (gesamt) (mmol/l)	1,8–2,80	2,0–2,7	2,1–2,6
Kalzium (ionisiert) (mmol/l)	1,1–1,5	1,2–1,3	1,2–1,3
Magnesium (mmol/l)	0,85–1,15	0,7–1,05	0,6–1,1
Phosphat (mmol/l)	1,6–3,1	0,9–1,6	1,1–2,0

Glukose, oraler Glukosetoleranztest, Galaktose (Serum, Vollblut)

Parameter	Säuglinge, Kinder und Erwachsene
Galaktose (mg/dl)	< 7,4
Glukose (Vollblut, nüchtern) (mg/dl)	40–60 (Frühgeborene)
Glukose (Vollblut, nüchtern) (mg/dl)	40–90 (Neugeborene)
Glukose (Vollblut, nüchtern) (mg/dl)	60–90 (Säuglinge)
Glukose (Vollblut, nüchtern) (mg/dl)	60–100 (Kinder)

Glucosetoleranztest (orale Gabe von 2 g/kg Oligosaccharide)

nach 1 Std.	< 150 mg/dl
nach 2 Std.	< 130 mg/dl

Retentionsparameter (Nierenwerte, Serum)

Parameter	Neugeborene/Säuglinge	Kinder	Erwachsene
Harnstoff-N (mg/dl)	10–20	6–21	6–24
Kreatinin (mg/dl)	0,1–1,2	0,2–0,7	0,6–1,2

Harnstoff – Stickstoff (BUN) nicht gleich Harnstoff gesamt

Entzündungsparameter, Immunglobuline (Serum)

Parameter	Neugeborene/Säuglinge	Kinder	Erwachsene
BSG (mm/h)	1–2	9–12	3–8
CrP (mg/l)	< 10	< 5	< 5
IgG (g/l)	7–20	4–13	7–18
IgM (g/l)	nicht nachweisbar	0,5–2,0	0,5–2,2
IgA (g/l)	0,1–0,7	0,2–1,3	0,4–2,4

Leber – und Pankreaswerte (Serum)

Parameter	Neugeborene/Säuglinge	Kinder	Erwachsene
alkalische Phosphatase (U/l)	115–590	125–580	50–190
Bilirubin (direkt) (mg/dl)	< 1,2	< 0,3	
Bilirubin (gesamt) (mg/dl)	2–6 (1. LT) 6–12 (2. LT) 4–16 (3.–5. LT)	0,1–0,8	0,1–1,3
Cholinesterase (kU/l)	3,5–8,5		
γ-GT (U/l)	14–163	3–17	5–30
GOT (ASAT) (U/l)	6–38	5–22	5–17
GPT (ALAT) (U/l)	4–32	5–21	5–19
LDH (U/l)	200–840	130–340	120–240
α-Amylase (U/l)	< 50		
Lipase (U/l)	< 80		

Stoffwechselparameter/-produkte (in der Regel Serum)

Parameter	Neugeborene/Säuglinge	Kinder	Erwachsene
Ammoniak (N-µg/dl)	51–245	41–82	24–65
CK (gesamt) (U/l)	17–136	16–94	10–80
CK-MB (% Gesamt-CK)	4–8		
Eiweiß (gesamt) (g/l)	45–69	46–73	59–80
Harnsäure (mg/dl)	0,6–5,5	1,1–5,5	1,9–5,9
Laktat (mg/dl)		8,1–16,2	
Eisen (µg/dl)	36–183	36–157	43–186
Ferritin (µg/dl)	90–770	250–950	160–770
Transferrin (mg/dl)	100–250	200–400	200–400

Eiweißelektrophorese (Serum)

Parameter	Neugeborene/Säuglinge	Kinder	Erwachsene
Albumin (g/l)	33–45	37–52	40–53
α_1-Globulin (g/l)	1–3	2–4	2–5
α_2-Globulin (g/l)	4–8	5–10	4–9
β-Globulin (g/l)	4–8	6–11	9–13
γ-Globulin (g/l)	4–17	5–20	10–20

Blutgasanalyse (arteriell)

Parameter	direkt nach Geburt	5–10 Min. nach Geburt	1 Std. nach Geburt	danach
pH	7,11–7,36	7,09–7,30	7,21–7,38	7,35–7,45
paO_2 (mmHg)	8–24	33–75	55–80	83–108
$paCO_2$ (mmHg)	27–40	27–41	35–45	35–45
Base Excess (mmol/l)	−1 bis −2	−7 bis −1	−3 bis +3	−3 bis +3

Urinanalytik

Parameter	Normalwert
Status	
Erythrozyten	< 5/µl (normal) 5–10/µl (verdächtig) > 10/µl (möglicherweise pathologisch)
Leukozyten	< 20/µl (normal) 20–50/µl (verdächtig) > 50/µl (möglicherweise pathologisch)
pH	5,0–7,0
Glukose	< 100 mg/d/1,73 m^2

tubuläre Funktion	
Natrium	0,5–4,9 mmol/kg/d
fraktionelle Natriumexkretion	< 1,2 %
Kalzium	1–2 mmol/l
Kupfer	5–120 µmol Kupfer/mol Kreatinin
Phosphat	0,1–0,6 g/l
tubuläre Phosphatrückresorption	> 90 %
Eiweiß	< 150 mg/d/1,73m^2
Albumin	< 17 mg/l
renale Funktion/Filtration	
Kreatinin	8–15 mg/kg/d
Kreatininclearance	39–62 ml/Min./1,73m^2 (Neugeborene) 53–104 ml/Min./1,73m^2 (Säuglinge) 124–149 ml/Min./1,73m^2 (Kinder)
Harnstoff-N	0,15–4,0 g/d (Säuglinge) 8–20 g/d (Kinder)
Osmolalität	< 600 mosm/l 200–1.300 mosm/kg

Steuerungstabelle zur Prophylaxe der Frühgeborenen-Osteopathie

< 0,28	< 2,92	Ca- und P-Zufuhr erhöhen
	2,92–8,0	Ca-Zufuhr erhöhen
	> 8,0	Ca-Zufuhr erhöhen
0,28–1,13	< 2,92	P-Zufuhr erhöhen
	2,92–8,0	Normalbefund
	> 8,0	Kontrolle, evtl. P-Zufuhr mindern
> 1,13	< 2,92	P-Zufuhr erhöhen
	2,92–8,0	24 Std. Ca-Ausscheidung, evtl. Ca-Zufuhr mindern
	> 8,0	Kontrolle, evtl. Ca- und P-Zufuhr mindern

Liquoranalytik

Parameter	Neugeborene	Kinder
Status		
Zellzahl (Zellen/µl)	< 22	< 5
Glukose (% der Blutglukose)	45–80	45–80
Differentialdiagnostik		
Albumin (mg/dl)	10–17	11–35
Eiweiß (gesamt) (mg/dl)	15–150	10–50
Laktat (mg/dl)	8–25	8–25

Parameter	Normalbefund	eitrige Meningitis	virale Meningitis	tuberkulöse Meningitis
Druck (Punktion)	kein	erhöht	mäßig erhöht	mäßig erhöht
Aussehen	klar	trüb	klar	klar (Spinngewebsgerinnsel)
Eiweiß	Siehe Normwerte	erhöht	leicht erhöht	mäßig erhöht
Zucker	Siehe Normwerte	erniedrigt	normal oder leicht erhöht	stark erniedrigt
Zellen	Siehe Normwerte	> 300/µl	20–300/µl	20–300/µl
Erreger-Diagnostik	keine	Ausstrich bzw. Grampräparat	Serum Titer bzw. PCR	mikroskopisch bzw. PCR

Index

α-Amylase 414
γ-GT 414

A
AB0-System 172
Abdomen
– akutes 339
– Palpation 65
– Quadranten 66
Abdominalatmung 59
Abklopfen 140
Absaugen, endotracheales 211
Absaugkatheter 212
Absaugsystem, geschlossenes 212
Abstoßung 255, 298
Abwehr, taktile 100
Acetylcystein 395
Adenosin 399
Adrekar® 399
Adrenalin 397, 404
– Notfall 379
Adult respiratory distress syndrome 246
Aktivkohle 370, 374
Alginat 191
Alupent® 398
Ambroxolhydrochlorid 395
Amiodaronhydrochlorid 399, 404
Ammoniak 414
Angehörige 9
– Hygiene 9
– Rundengespräch 47
Angst
– Eltern 22
– kindliche 21
Anisokorie 55
Anleitung, Eltern 24
Anpassungsstörung, kardiorespiratorische 240
– Ductus arteriosus Botalli, persistierender 241
– Hypertension des Neugeborenen, persistierende pulmonale 240
Antidotbehandlung 373
Antiseptikum 188
Apathie 53
Aphthen 86
Apnoe 60
Apoptose 128
APVC 48
ARDS 246
Arterenol® 398
Arterienkatheter 184
Aspiration 247

Assessment, pflegerisches 48
Asthma bronchialis 244
Aszitespunktion 159
Atelektase, Prophylaxe 139
Atemgeräusche 61
– Entfaltungsknistern 61
– Husten 62
– Pleurareiben 62
– Rasseln 61
– Stridor 61
Atemnotsyndrom 234
Atemstimulation, Flutter 252
Atemunterstützung, physikalische 231
Atemwegsdruck, mittlerer 223
Atemzeitverhältnis 222
ATG 254
Atmung
– Einziehungen 60
– Normwerte Frequenz 59
– pathologische 59
– physiologische 59
– Qualität 60
– Rhythmus 59
– Typen 59
– Überwachung 59
– Verletzung, thermische 358
Atresie
– Dünndarm 329
– Duodenum 329
– Ösophagus 327
Atrioventrikulärer Block 273
Atropin 404
Atropinsulfat 374
Atrovent® 395
Aufnahme
– Früh- und Neugeborene 42
– Kind 43
Augenpflege 90
Augenspülung 91
Außerklinischer Arbeitsplatz 48
Ausscheidung 92
Ausstreichung 100
Austauschtransfusion 344
Autostimulation 114
AV-Block 273

B
Baden 104
Basale Stimulation® 95
– Ausstreichung 100
– Autostimulation 114
– Baden 104
– Berührungsqualität 100

– Duschen 105
– Entfaltungsmassage, kommunikative 105
– Ganzkörperwaschung bei Hemiplegie 103
– Ganzkörperwaschung 101
– Ganzkörperwaschung, basal stimulierende 104
– Ganzkörperwaschung, belebende 103
– Ganzkörperwaschung, beruhigende 103
– Ganzkörperwaschung, entfaltende 102
– Ganzkörperwaschung, geführte 104
– Grundlagen 97
– Habituation 96
– Initialberührung 99
– Kauanregung 111
– Lagerung, umgrenzende 101
– Taktile Abwehr 100
– Wahrnehmung, auditive 112
– Wahrnehmung, olfaktorische 108
– Wahrnehmung, orale 108
– Wahrnehmung, taktil-haptische 112
– Wahrnehmung, vestibuläre 106
– Wahrnehmung, vibratorische 107
– Wahrnehmung, visuelle 113
– Zielgruppe 96
Bauchlagerung 122
Bauchmassage 92
Beatmung 203
– Absaugen, endotracheales 211
– druckkontrollierte 216
– druckunterstützte 217
– Entwöhnung 224
– Maske 224
– Monitoring 209
– Parameter 222
– PEEP 222
– Pflege 208
– Reanimation 376
– Tubuspflege 209
– Überwachung Gerät 223
– volumenkontrollierte 216
– volumenunterstützte 218
Beatmungsbeutel 206
Beatmungsmaske 206
Beatmungsmuster 215
– außerklinisches 48
– CPAP 218

– druckkontrolliert 216
– druckunterstützt 217
– Mischformen 217
– volumenkontrolliert 216
– volumenunterstützt 218
Becherfütterung 149
Bedside-Test 174
Berliner Blau 374
Berufsethik 2
– Kodex DGF 3
– Kodex ICN 3
Beruhigungssauger, Hygiene 14
Berührung 98
Berührungsqualität 100
Betreuungsplan 45
Betreuungsübernahme 37
Bewältigungsprozess 22
Bewegung, spiralige 117
Bewusstseinslage 53
– Einschätzung 53
– Glasgow Coma Scale 54
– Pupillenreaktion 55
– Schmerzreiz 54
– Stadien 53
– Überwachung 53
Bilirubin 414
Biografiebogen 33
Biot-Atmung 59
BIPAP 218
Blasenkatheter 176
– Entfernung 178
– Pflege 177
– suprapubischer 178
BLS-Algorithmus 375
Blutbild
– rotes 409
– weißes 409
Blutdruck 76
– Kurvendarstellung 78
Blutdruckmessung 76
– invasive 77
– nicht-invasive 77
– Referenzpunkt 78
Blutgasanalyse 414
Blutkonservierung 172
Blutpräparate 173
Bolusapplikation 154
BPD 239
Braden Q Scale 136
Bricanyl® 396
Bronchoparat® 396
Bronchopneumonie 248
Bronchospasmin® 396
Broviac-Katheter® 186
Brusternährungsset 149
Brustkompression 148, 149
Brustmassage 149

Buddhismus 28
Budesonid 396
Bülau-Drainage 162
Bulbusstellung 57
Button 152

C
Calciumglukonat 374, 404
Cardiac-Lagerung 124
Cellcept® 254
C-Griff 148, 149
Cheyne-Stoke-Atmung 59
Chlorid 414
Chylothorax 293
Ciclosporin A 254
CK 414
Cordarex® 399
Corotrop® 398
Cor pulmonale 244
CPAP 218
Cromoglicinsäure 396

D
Dachziegelverband 164
DanCer-Hold 150
Darmrohr 93
Defäkation 92
Deferoxamin 374
Defibrillation 382
Dekubitus 133
– Braden Q Skala 136
– Hautpflege 135
– Hautstellen, gefährdete 134
– Hilfsmittel, druckreduzierende 135
– Prophylaxe 134
– Risikoeinschätzung 136
– Stadieneinteilung 134
Diabetes insipidus 310
Dialyse, extrakorporale 317
Diazepam 374
DIC 346
Dienstbesprechung 48
Digitalis-Antitoxin 374
Dimercaptopropansulfat 374
Dimethylaminophenol 374
Dobutamin 398
Dobutrex® 398
Dokumentationspflicht 391
– Wundversorgung 188
Dopamin 398
D-Penicillamin 374
Drainagelagerung 126
Drainagen 159
– Ausstreifen 165
– Liquor 168
– Lokalisation 160
– Melken 166

– offene 171
– Perikard 166
– Pleura 162
– Redon 170
– Robinson 171
– Wunde 170
Druck
– Kurvendarstellung 82
– linksatrialer 81
– intrakranieller 81
– Normwert 81
– Normwerte 80
– pulmonalarterieller 80
– Referenzpunkt 82
– Referenzwerte 82
Du-Botschaft 49
Ductus arteriosus Botalli, persistierender 241
Dünndarmatresie 329
Duodenalatresie 329
Duschen 105
Dysplasie
– bronchopulmonale 239
– Gallengänge 333
Dyspnoe 60

E
ECMO 256
– Komplikationen 257
– Patientenübernahme 257
Eigenreflex 58
Einlauf 93
Einschwemmkatheter 183
Eisen 414
Eisen(III)-hexacyanoferrat(II) 374
Eiweiß 414
Eiweißelektrophorese 414
EKG
– Ableitung 71
– Artefakte 268
– Überwachung 71
EKG-Monitoring 71
Elektrogramm, intramyokardiales 298
Elektrolyte 414
Eltern 22
– Anleitung 24
– Begleitung 22
– Betreuung Reanimation 387
– Bewältigungsprozess 22
– Känguru-Methode 33
– Kind, frühgeborenes 24
– Kind, hirntotes 31
Endotrachealtuben 203
Enterale Ernährung 150
Enterokolitis, nekrotisierende 334
Entfaltungsknistern 61

Entfaltungsmassage, kommunikative 105
Entlastungsschnitte 357
Entlassungstermin 47
Entwicklung
– geistige 54
– motorische 54
– sprachliche 54
Enzephalitis 314
Epinephrin 379
Erbrechen, induziertes 370
Ernährung 145
– Bolusapplikation 154
– Dekubitusprophylaxe 136
– enterale 49
– Intensivpflege, ambulante 49
– künstliche enterale 150
– Lungentransplantation 253
– parenterale 156
– PEG 151
– Pumpenapplikation 154
– Schwerkraftapplikation 154
– Sondennahrung 152
– Sondierungsverfahren 151
– Verletzung, thermische 363
Ernährungssonde 151
Erstgespräch, pflegerisches 46
Erstverschlimmerung, Homöopathie 405
Erstversorgung
– Atmung 38
– Körpertemperatur 38
– Material 37
– Monitoring 39
Ertrinkungsunfall 365
– Pflege 367
Erythrozyten 410
Erythrozytenkonzentrat 173
ESBL 51
Escharotomie 357
Ethanol 374
Ethik 1
– Beruf 2
– Kodex DGF 3
– Kodex ICN 3
– Komitee, klinisches 5
Ethylendiamintetraacetat 374
Exit-Site Score 321
Externe Ventrikeldrainage 302
Extrasystolen 269
Extubation 224
– Überwachung 225

F
Facilitated Tucking 131
Familie
– Begleitung 22
– psychosoziale Unterstützung 21

Fencheltee 87
Ferritin 414
FFP 173
Fiebersenkung 64
Fingerfeeding 149
Fingerverband 192
Flächendesinfektion 9
Flugtransport 41
– Einflüsse, physikalische 42
Fluimicil® 395
Flumazenil 374
Flüssigkeitsbilanz 70
Flutter 252
Folsäure 374
Fremdreflex 58
Fresh Frozen Plasma 173
Frühchenhaltung 147
Frühchentagebuch 132
Frühgeborene
– Aufnahme 42
– Erstversorgung 37
– Hirnblutung 309
– Känguru-Methode 33
– Kommunikation 21
– Signale 20
– Situation der Eltern 24
– Sterben 31
– Transport 39
Frühgeborenenlagerung 125
– Nestlagerung 126
Frühmobilisation 119
– Mobilisation, aktive 120
– Mobilisation, passive 120
Führungsstab 206
Furosemid 403

G
Gallengangsfehlbildungen 333
Ganzkörperwaschung
– Basale Stimulation® 101
Gastroschisis 330
GastroTube 152
GCS 55
Gehirnentwicklung, pränatale 128
Geräteeinweisung 47
Geräuschangebot 112
Gerinnung
– disseminierte intravasale 346
– Normwerte 410
Gerinnungspräparate 174
Geschlossenes Absaugsystem 212
Geschwister 26
Giftentfernung 370
Giftnotrufzentralen 373
Glasgow Coma Scale 55
Glaubersalz 374
Glucagon 374
Glukose 414

Glyceroltrinitrat 398
GOT 414
GPT 414
Grundhaltung, wertschätzende 19
Guedel-Tuben 207

H
Haarwäsche 85
Habituation 96
Haltung, embryonale 116
Hämatokrit 410
Hämatom
– epidurales 308
– intrazerebrales 308
– subdurales 308
Hämodialyse 317
Hämofiltration 317
Hämoglobin 410
Hämolytischer Zwischenfall 175
Händehygiene 7
Händewaschen 7
Handflächenregel 351
Handschuhe 9
Harnableitung, instrumentelle 176
– Splint 179
– Urostoma 180
Harnsäure 414
Harnstoff 414
Hautantiseptik 14
Hautpflege, Dekubitusprophylaxe 135
Hautschutz 8
Hauttransplantation 361
– Hautpflege 362
Heimbeatmung 45
Heparinblock 187
Herz
– Extrasystolen 269
– Medikamente 396
Herzdruckmassage 378
– Besonderheiten 384
Herzfrequenz 70
Herzkatheter 277
Herzrhythmusstörung 268
– bradykarde 273
– tachykarde 270
Herzschrittmacher 274
– Anschluss 275
– Batteriewechsel 277
– Einstellung 275
– Monitoring 276
– Pflege 276
Herztransplantation 297
HFOV 221
Hickman-Katheter 186
High volume-low pressure Cuff 205

Hilfsmittel
– Check 47
– druckreduzierendes 135
Hinduismus 28
Hirnblutung 308
– peri- und intraventrikuläre 309
Hirndruck, erhöhter 169
Hirndruckmessung 301
Hirnödem 312
Hirnstammeinklemmung 167
Hirntod
– Diagnostik 303
– Situation der Eltern 31
HIV-Infektion 349
– Verletzungen des Personals 350
Hochfrequenzoszillationsbeatmung 221
Homöopathie 405
– Erstverschlimmerung 405
Hormon, stillrelevantes 145
HSM 274
Husten 62
Hustenstoß, künstlicher 213
Hydrocephalus 313
Hydrofaserverband 191
Hydrogel 190
Hydrokolloidverband 190
Hydrops fetalis 344
Hygiene
– ambulante Intensivpflege 50
– Angehörige 9
– Beruhigungssauger 14
– Katheter 15
– Körperpflege 14
– Muttermilch 13
– Punktionen und Injektionen 9
– Standardmaßnahmen 7
– Wasser 13
Hyperbilirubinämie 343
– Austauschtransfusion 344
– Phototherapie 343
Hyperkapnie 74
Hyperpyrexie 64
Hypersalivation 86
Hypertension, persistierende pulmonale 240
Hyperthermie 64
Hyperventilation 59
Hypoglykämie 334
Hypokapnie 74
Hyposalivation 86
Hypothermie, Maßnahmen 63

I
Ich-Botschaft 49
ICN Ethik-Kodex 3
Ileus 339

Immunsuppression 254
– Bedingungen, häusliche 299
– Medikamente 254
– Pflege 296
Implantierte venöse Dauerkatheter 186
IMV 215
Induktionstherapie 296
Infant Handling 115
Infant respiratory distress syndrome 234
Infektion
– katheterassoziierte 15
– nosokomiale 12
– Pflege 18
Infusionslösungen 157
Ingestion 368
Inhalation 140, 231
Inhalationstrauma 358
Initialberührung 99
Injektion, Hygiene 9
Inkubator
– Aufbereitung 13
– Halleffekt 130
Intensivpflege, außerklinische 45
Intensivstation
– Aufnahme 37
– Farbwahl 32
– Geschwister einbeziehen 26
– Kommunikation 19
– Lärm 34
Interventionen, medizinische 159
Intimsphäre 91
Intoxikation 368
– Anamnese 368
– Antidotbehandlung 373
– Erbrechen, induziertes 370
– Magenspülung 371
– Sofortmaßnahmen 369
Intrakranielle Druckmessung 81
Intrinsic-plus-Stellung 363
Intubation 203
– Assistenz 207
– Intubationswege 204
– Material 203
Intubationszange 205
Invasive Hirndruckmessung 301
IPPV 215
Ipratropiumbromid 395
IRDS 234
– Surfactant
– Therapie 235
Islam 27

J
Judentum 27

K
Kalium 414
Kalzium 414
Kamillentee 87
Kammerflattern 272
Kammerflimmern 272
Kängurumethode 33
Kanülenwechsel 228
Kapnometrie, Kurvendarstellung 75
Kardioversion 268
Katecholamininfusionen 397
Katheter
– arterieller 184
– Heparinblock 187
– Hygiene 15
– implantierte 186
– Nabelarterie 185
– Nabelvene 183
– suprapubischer 178
– transurethaler 176
– zentralvenöser 181
Kauanregung 111
Kausäckchen 111
Kell-System 172
Kieferverdrahtung, Mundpflege 88
Kinästhetik 115
– Anatomie, funktionelle 116
– Anstrengung 118
– Bewegung, menschliche 117
– Bewegungsräume 116
– Funktion, menschliche 118
– Interaktion 115
– Körperteile 116
– Umgebung 118
Kind
– Ängste 21
– Aufnahme 43
– Sterben und Tod 28
Klistier 94
Klopfmassage 92
Knochenmarkpunktion 170
Kohlendioxidpartialdruckmessung, transkutane 74
Kolostrum 145
Koma 53
– andauerndes 312
– diabetisches 341
– Einschätzung 55
– ketoazidotisches 341
Kommunikation 19
– Frühgeborene 21
– Intensivstation 19
– Regeln 49
Konflikt, Bewältigung 49
Königsstuhllagerung 123

Koniotomie 226
Kontaktatmung 139
Kontraktur, Prophylaxe 141
Körperpflege 101
– Verletzung, thermische 359
Körpertemperatur
– Kerntemperatur 62
– Messung, intravesikale 62
– Messung, ösophageale 62
– Messung, rektale 62
– Referenzwerte 64
– Schalentemperatur 63
– Überwachung 62
Kortikosteroide 254
Kostaufbau 152
Krampfanfälle
– Anfallsprotokoll 58
– Status epilepticus 315
– Überwachung 58
Kreatinin 414
Kreatininclearance 409
Kübler-Ross 29
Kulturkreise, verschiedene 26
Künstliche Ernährung 150
Kussmaulatmung 59

L

Lagerung 121
– 30°-Seitenlage 122
– 135°-Bauchlage 122
– A-Lagerung 124
– Bauchlage 122
– Cardiac-Lage 124
– Dekubitusprophylaxe 134
– Drainagelagerungen 126
– Ebene, schiefe 122
– Frühgeborenenlagerung 125
– I-Lagerung 124
– Intrinsic-plus-Stellung 363
– Königsstuhl 123
– Nest 126
– Nussschale 123
– Rückenlage 121
– T-Lagerung 124
– Trendelenburg 124
– umgrenzende 101
– V-Lagerung 124
– Verletzung, thermische 362
LA-Katheter 81
Laktat 414
Laminar-Airflow-Technik 354
Lärm 34
– Einfluss 129
– Reduktion 35
– Wirkung 35

Laryngoskop 205
– Spatel 205
– Spatelgrößen 205
Lasix® 403
LDH 414
Lebertransplantation 337
Leberzirrhose 335
Leukozyten 410
Licht, Einfluss 129
Linksatriale Druckmessung 81
Lipase 414
Liquor, Normwerte 409
Liquordrainage 168
Liquorpunktion 167
Liquorrhö 306
Lobärpneumonie 248
Lungenblähen 223
Lungenerkrankung, neonatale 234
– Dysplasie, bronchopulmonale 239
– IRDS 234
– Mekoniumaspiration 236
– Wet-lung-syndrome 237
– Zwerchfellhernie 237
Lungenkontusion 245
Lungenödem 247
Lungentransplantation 250
– Immunsuppression 254
– Infektionsprophylaxe 252
– Monitoring 251
Lymphozyten 410

M

Magenspülung 371
Magnesium 414
Mandrin 206
Mannitol 311
Maschinenatmung 60
Maske, Mund-Nasen-Schutz 8
Maskenbeatmung 224
– Reanimation 377
Medikamente 395
– herz-kreislaufaktive 396
– immunsupprimierende 254
– Reanimation 405
Medizinprodukte-Betreiberverordnung 389
Medizinproduktegesetz 389
Mekoniumaspiration 236
Meningitis 314
Meningokokkensepsis 348
Meningomyelozele 306
Mesh graft 361
Methylenblau 374
Mikroaspirationen 87
Miktion 92

Milrinon 398
Miosis 56
MMC 306
Mobilisation
– aktive 120
– Dekubitusprophylaxe 134
– passive 120
Monaldi-Drainage 163
Monitoring 70, 251
Monozyten 410
Motorik 57
MRE 51
MRSA 51
Mucosolvan® 395
Mundbodenatmung 60
Mund-Nasen-Schutz 8
Mundpflege 86, 253
– Blutungsneigung, erhöhte 88
– Brackets 88
– Durchführung 87
– intubierter Patient 88
– Kiefer, verdrahteter 88
– Munddusche 88
Mundpflegelösung 87
Muttermilch 145
– Abpumpen 145
– Hygiene 13
Mycophenolat-Mofetil 254
Mydriasis 56
Myelomeningozele 306

N

Nabelarterienkatheter 185
Nabelpflege 14
Nabelvenenkatheter 183
N-Acetylcystein 374
Naloxon-HCL 374
Nasenflügelatmung 60
Nasenkanüle 232
Nasenpflege, Rhinoliquorrhö 89
Nasensonde 232
Natrium 414
Natriumhydrogenkarbonat 8, 4 % 404
Natriumsulfat 374
Natriumthiosulfat 374
Nestlagerung 126
Neugeborene
– Aufnahme 42
– Erstversorgung 37
– Hypoglykämie 334
– Reanimation 385
– Sterben 31
– Transport 39
Neunerregel 352

Nicht-hämolytischer Zwischenfall 175
NIDCAP® 128
– Ausbildung 132
– Subsysteme 130
Nierenersatztherapie 317
– Peritonealdialyse, kontinuierliche 319
Nierentransplantation 324
– Immunsuppression 325
– Indikationen 324
– Komplikationen 324
Nierenversagen 322
Nipruss® 398
Nitroprussamidnatrium 398
NIV 220
Noradrenalin 398
Notfall 375
Notfallkoffer 386
Notfallrucksack 386
Notfallwagen 386
Nussschalenlagerung 123
NVK 183

O
Obidoxim-HCL 374
Octenidin 189
Omphalozele 330
Orciprenalin 398
Organspende 392
Orthopnoe 60
Osmolalität 414
Ösophagusatresie 327
Ösophagusvarizenblutung 336
Oxytocin 145

P
Parenterale Ernährung 156
Paromphalozele 330
Parotitis 86
PEEP 222
PEG 49, 151
– Kostaufbau 152
– Verbandswechsel 154
Perfusionsdruck, zerebraler 82, 305
Perikardpunktion 166
Peritonealdialyse, kontinuierliche 319
– Dialyselösungen 320
Peritonitis 340
Perlinganit® 398
Permcath-Katheter 186
Persönliche Schutzausrüstung 8
Pfefferminztee 87
Pharyngealtubus 206
Phosphat 414
Phototherapie 343

Physostigminsalicylat 374
Phytomenadion 374
PiCCO-Katheter 83
Plasmapräparate 174
Pleuradrainage 162
– Entfernung 165
– Überwachung 165
Pleurapunktion 162
– Lagerung 164
– Nachsorge 164
Pleurareiben 62
Pleur-evac-System® 162
Pneumonie 139, 248
– beatmungsassoziierte 14
– interstitielle 248
– Prophylaxe 139
Pneumonieprophylaxe 139
– Inhalation 140
– Maßnahmen, atemunterstützende 139
Pneumothorax 249
Polyhexanid 189
Portkatheter 186
PPHN 240
Prävention, Hygiene 7
Pretermmilch 145
Prograf® 254
Prolaktin 145
Prong 218
Prophylaxe 133
– Abklopfen 140
– Atelektase 139
– Dekubitus 133
– Kontraktur 141
– Pneumonie 139
– Thrombose 141
– Vibrationsmassage 140
PSA 8
PSIMV 48
PS.Tv 48
PSV 48
Pucken 131
Pulmicort® 395
Pulmonalarterielle Druckmessung 80
Pulmonalis-Katheter 80
Pulskonturanalyse 83
Pulsoxymetrie 72
Pumpenapplikation 154
Punktionen 159
– Aszites 159
– Hygiene 9
– intraössäre 381
– Knochenmark 170
– Liquor 167
– Lokalisation 160
– Perikard 166

– Pleura 162
– Rickham-Kapsel 170
Pupillenerweiterung 56
Pupillenreaktion 55
Pupillenverengung 56
Pyridoxin-HCL 374

R
Rasselgeräusche 61
Raumlufttechnik 13
Reanimation 375
– ABC-Schema 376
– Beatmung 377
– Elternbetreuung 387
– Kreislaufzirkulation 378
– Maskenbeatmung 377
– Medikamente 379, 405
– Neugeborene und Säuglinge 385
– Notfallkoffer/ -wagen/ -rucksack 386
– Organisation 387
– Parameter, kindliche 387
– Punktion, intraössäre 381
Rechtsgrundlagen 389
– Dokumentationspflicht 391
– Transfusionsgesetz 393
– Transplantationsgesetz 392
Redon-Drainage 170
Reflexe, Überwachung 58
Reintubation 226
Reperfusionsödem 255
Reproterolhydrochlorid 396
Respiratorentwöhnung 224
Retikulozyten 410
Rhagaden 86
Rhesus-System 172
Rhinoliquorrhö, Nasenpflege 89
Rickham-Kapsel 170
Robinson-Drainage 171
Rückenhaltung 147
Rückenlagerung 121
Rückzugspflege 45
Rusty pipe Syndrom 146

S
Salbeitee 87
Salbutamol 395
Sandimmun® oproral 254
Sandwichverband 192
Sauerstoff
– Applikationsformen 232
– Flaschen 233
– Inkubator 233
– Therapie 232
Sauerstoffbrille 233
Sauerstoffkonzentration, inspiratorische 223

Sauerstoffmaske 233
Sauerstoffpartialdruckmessung, transkutane 73
Sauerstofftherapie, Inkubator 233
Sauerstoffvernebler 233
Saugen, nonnutritives 131
Säuglinge, Reanimation 385
Schädel-Hirn-Trauma 310
– Diabetes insipidus 310
– Einteilung 310
Schaumverband 190
Schlucktraining 110
Schmerz
– Äußerung, nonverbale 67
– Einfluss 130
– Intervention, pflegerische 67
– Komponenten 66
– Maßnahmen 69
– Skalen 67
– Typen 66
– Überwachung 67
Schmerzskala
– Berner 68
– KUSS 69
Schnappatmung 59
Schnüffelstellung 207
Schock 290
– anaphylaktischer 292
– hypovolämischer 291
– kardiogener 291
– septischer 292
Schonatmung 60
Schusterplastik 332
Schutzkittel 13
Schweigepflicht 390
Schwerkraftapplikation 154
Segmentpneumonie 248
Seitenlagerung 122
Selbstbestimmungsrecht 5
Sensibilität 57
Sepsis 347
– Meningokokken 348
Sexualität 91
Silastic®-Katheter 183
Silberpräparat 189
Silibinindihydrogensuccinat 374
SIMV 48, 216
Singen 113
Sinusbradykardie 273
Sinustachykardie 270
S-IPPV 215
SIRS 353
Sirup Ipecacauanha 371
SoftCup 149
Somatische Wahrnehmung 98

Somnolenz 53
Sondenernährung 152
– Applikationstechniken 154
– Hygiene 155
– Komplikationen 156
– Medikamentengabe 156
Sondierungsverfahren 151
Soor 86
Sopor 53
Spitzendruck, inspiratorischer 222
Splint 179
Spüllösung 188
Standardhygiene 7
Status asthmaticus 243
Status epilepticus 315
Sterbebegleitung, Eltern 30
Sterben 28
– Phasen 29
Stillen 145
– Beginn 146
– Brustmassage 149
– C-Griff 148, 149
– DanCer-Hold 150
– Förderung 145
– Positionen 147
– Zufütterung 148
Stillhütchen 148
Stimulation
– auditiv 112
– olfaktorische 108
– orale 108
– somatische 98
– taktil-haptische 112
– vestibuläre 106
– vibratorische 107
– visuelle 113
Stoma 195
– Pflege 195
– Versorgung 196
Stomatitis 87
Stomaversorgung
– Bestandteile 199
– Komplikationen 156
– Schablone 198
– Tragedauer 197
Stridor 61
Subarachnoidalblutung 309
Sultanol® 395
Swaddling 131
Syndrom
– apallisches 312
– hämolytisch-urämisches 322
– Rusty pipe 146
Systemic Inflammatory Response Syndrome 353

T
Tachykardie
– junktionale ektope 271
– supraventrikuläre 270
– ventrikuläre 272
Tacrolimus 254
Temperaturmessung 62
Tenckhoff-Katheter 319
Terbutalinsulfat 396
Theophyllin-Natriumglycinat 396
Thermodilution 83
Thiopental 400
Thoraxatmung 59
Thrombose 141
– Prophylaxe 142
– Prophylaxestrümpfe 142
Thrombozyten 410
Thrombozytenkonzentrat 173
Tod 28
– Früh- und Neugeborene 31
– Situation der Eltern 31
– Versorgung Kind 32
– Vorstellung, kindliche 29
Toloniumchlorid 374
Trachealkanülen 226
Trachealtoilette
– Absaugsystem, geschlossenes 213
– Absaugung, konventionelle 211
Tracheostoma
– Anlage 226
– Kanülenwechsel 228
– Pflege 227
Transferrin 414
Transfusion 172
– Bedside-Test 174
– Blutkonservierung 172
– Blutpräparate 173
– Dokumentationspflicht 394
– hämolytischer Zwischenfall 175
– Kompatibilitätstabelle 172
– Konservenalterung 173
– Rechtsgrundlage 393
Transfusionsfilter 174
Transfusionsgesetz 393
Transkapnode 74
Transkutane Kohlendioxidpartialdruckmessung 74
Transkutane Sauerstoffpartialmessung 73
Transplantation
– Immunsuppression 254
– Leber 337
– Lunge 250
– Niere 324
– Rechtsgrundlage 392
Transplantationsgesetz 392

Transport
- Flug 41
- Früh- und Neugeborene 39
- interhospitaler 41
- intrahospitaler 40
- Material 39
- Vorbereitung 39
Transurethraler Blasenkatheter 176
Trapanal® 400
Trauerphasen 29
Trendelenburg-Lagerung 124
Tubusfixierung 209
- Verletzung, thermische 360
Tubusobstruktion 210
Tubuspflege 209

U

Überleitungsprozess 46
- in die häusliche Umgebung 45
Überwachung
- Atemgeräusche 61
- Atmung 59
- Bewusstseinslage 53
- Blutdruck 76
- Druck, intrakranieller 81
- Druck, linksatrialer 81
- Druck, pulmonalarterieller 80
- Flüssigkeitsbilanz 70
- Körperkerntemperatur 62
- Körperschalentemperatur 63
- Krampfanfälle 58
- Motorik und Sensibilität 57
- PiCCO-Katheter 83
- Reflexe 58
- Schmerz 67
- Sensibilität 57
- Zentralvenöse Druckmessung 79
Überwässerung 358
Umgebung 118
Urin, Normwerte 414
Urostoma 180

V

V(A)C 48
Vakuumtherapie 192
VATI-Lagerungen 123
Venendruck, zentraler 79
- Kurvendarstellung 79
- Normwert 79
Venenkatheter, zentraler 181
Ventilation, noninvasive 220
Ventrikeldrainage, externe 302
Ventrikeldruckmessung 82
Verband
- Finger 192
- hydrokolloider 191
- Schaum 191
Verbandswechsel 190
Verbrennungen 351
Verbrennungsgrade 352
Verbrennungskrankheit 353
Verbrennungsschock 353
Verbrühungen 351
Verletzung, thermische 351
- Atmung 358
- Aufnahme 355
- Ausmaß 351
- Ernährung 363
- Erstversorgung 355
- Escharotomie 357
- Gesichtsbeteiligung 360
- Gradeinteilung 352
- Hauttransplantation 361
- Krankenbeobachtung 358
- Lagerung 362
- Laminar-Airflow-Technik 354
- Tubusfixierung 360
- Wasserverlust 353
- Wundversorgung 359
Vibrationsmassage 140
Volumenmangel 358
Vorhofflattern 272
Vorhofflimmern 272

W

Wachkoma 312
Wahrnehmung
- auditive 112
- olfaktorische 108
- orale 108
- somatische 98
- taktil-haptische 112
- vestibuläre 106
- vibratorische 107
- visuelle 113
Wasser, Hygiene 13
Wedge-Kurve 80
Wendl-Tuben 206
Wet-lung-syndrome 237
Wiegehaltung, modifizierte 147
Wohlbefinden 32
- Einfluss Pflegende 33
- Umfeld 32
Wunddistanzgitter 191
Wunddrainagen 170
Wunde
- Antiseptikum 188
- Arten 195
- Spüllösung 188
- Vakuumtherapie 192
- Versorgung 188
Wundversorgung 188
- Verletzung, thermische 359

Z

Zentraler Venenkatheter 181
Zentralvenöse Katheter 181
Zentrum für Schwerbrandverletzte 354
Zufütterung 148
ZVK 181
Zwerchfellhernie 237

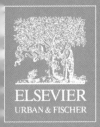

Intensivpflege für die Kitteltasche und Beatmung intensiv

ELSEVIER
URBAN & FISCHER

Bestellen Sie in Ihrer
Buchhandlung oder unter
www.elsevier.de bzw.
bestellung@elsevier.de

Tel. (0 70 71) 93 53 14
Fax (0 70 71) 93 53 24

www.elsevier.de

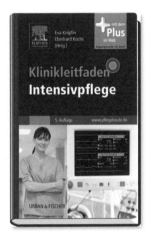

Knipfer, Eva; Kochs, Eberhard
Klinikleitfaden Intensivpflege
mit www.pflegeheute.de - Zugang

Die Arbeit auf einer Intensivstation erfordert ständige Aufmerksamkeit, schnelle Entscheidungen, umsichtiges Handeln und hoch differenziertes Fachwissen. In diesem Klinikleitfaden finden Intensivpflegende das Wissen, das sie für Ihre Arbeit benötigen – vom Alltäglichen bis zur Ausnahmesituation.

- Alle Grundlagen der Intensivpflege – vom Monitoring über die Prophylaxen und der Lagerung bis hin zur Pflege in besonderen Situationen
- Spezielle therapeutische Verfahren, z.B. Leber- und Nierenersatztherapie, Lyse, Lifebridge und ECMO
- Diagnostische Verfahren und die postoperative Versorgung der einzelnen Fachgebiete
- Schmerzmanagement und Schmerztherapie
- Ein detailliertes Beatmungskapitel mit über 40 Seiten
- Krankheiten sortiert von A–Z
- Verhalten im Notfall, Reanimationsmanagement und vieles, vieles mehr

5. Aufl., 2012, 960 S., 152 Abb., PVC-Cover.
ISBN 978-3-437-26912-7

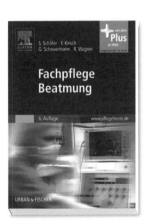

Schäfer, Sigrid; Kirsch, Frank; Scheuermann, Gottfried; Wagner, Rainer
Fachpflege Beatmung
mit www.pflegeheute.de-Zugang

Beatmung auf Intensivstationen und außerklinisch ist ein zentrales Thema der Intensivpflege. Dieses Buch informiert vollständig und praxisnah zu allen beatmungsspezifischen Pflegethemen.
Fachpflege Beatmung umfasst:

- alle grundlegenden Kenntnisse der Beatmungstechnik und der Beatmungsformen
- aktuelles Fachwissen zur Pflege des beatmeten Patienten
- die speziellen Pflegemaßnahmen im Bereich Intubation, Tracheotomie und Maskenbeatmung
- Anleitungen zum Umgang mit den gängigen Respiratoren
- Ausführliche Informationen zur Heimbeatmung.

6. Aufl., 2011, 384 S., 205 Abb., Kartoniert.
ISBN 978-3-437-25184-9

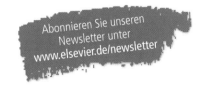

Abonnieren Sie unseren Newsletter unter
www.elsevier.de/newsletter

 Weitere Informationen und Preise finden Sie unter **www.elsevier.de**

Irrtümer vorbehalten. Stand Oktober 2012

Pflege
Wissen was dahinter steckt. Elsevier.